Wolfram Bücking

Die dentale Trickkiste

Quintessenz Verlags-GmbH

Berlin, Chicago, Tokio,
Barcelona, Istanbul, London, Mailand, Moskau, Mumbai,
Paris, Peking, Prag, São Paulo, Seoul, Warschau

Bibliografische Information der Deutschen Bibliothek
Die Deutsche Bibliothek verzeichnet diese Publikation in der Deutschen Nationalbibliografie; detaillierte bibliografische Daten sind im Internet über <http://dnb.ddb.de> abrufbar.

2. Auflage, broschiert

Herstellung: *Andreas Rauschenbach*, Berlin
Druck und Bindung: Bosch-Druck GmbH, Landshut-Ergolding

ISBN: 978-3-938947-75-3

Printed in Germany

Inhaltsverzeichnis

Widmung

Meiner lieben Frau Mia, die mich mit viel Geduld und Liebe bei all den Teilen der Trickkiste unterstützt hat. Die beste Ehefrau von allen ...

Geleitwort

In meiner inzwischen über 30-jährigen beruflichen Laufbahn bin ich vielen Menschen begegnet:

- Schwätzer, die nimmer müde waren, mich von ihren Qualitäten zu überzeugen.
- Besserwisser, die theoretisch immer eine Lösung parat hatten, die aber wenn es darum ging, die Lösung umzusetzen, kläglich gescheitert sind.
- Bastler, die immer alles irgendwie hinbekommen haben, aber nicht so recht wussten, warum.
- Selten bin ich einem Könner begegnet, der dem Sinn des Wortes in jeder Beziehung Ehre gemacht hat: Können ist die praktische Umsetzung des Wissens. *Wolfram Bücking* ist ein solcher.

Geprägt von meinem verstorbenen Lehrer Prof. André Schroeder, bin ich trotz des heutigen Trends zur Spezialisierung überzeugt, dass ein restaurativ tätiger Zahnarzt ein „uomo universale" bezüglich Zahnmedizin sein muss.

Wolfram Bücking ist einer jener seltenen Menschen.

Ich bin auch vielen Zahnärzten begegnet, die ihren Ruf immer wieder bestätigt haben: Sie lesen die Gebrauchsanweisung nicht, arbeiten einfach drauflos und modifizieren die Verarbeitung der Materialien nach eigenem Gusto. Seit ich u. a. auch mit der Bearbeitung von Reklamationen befasst bin, kann ich diesen Ruf nur bestätigen.

Wolfram Bücking ist auch ein typischer Zahnarzt. Nur, ... ich will ihm nicht unterstellen, dass er die Gebrauchsanweisungen nicht liest. Ich denke er hat alle sehr wohl und genau gelesen, aber er hat sie mit viel Phantasie und Hintergrundwissen im Sinne eines Könners weiterentwickelt.

Dieses Buch ist sein Credo. Es zeigt problemorientiert und praxiserprobt Lösungen zu Problemen in fast allen Spezialgebieten der Zahnmedizin. Sie sind entstanden auf Grund des profunden Wissens um die Grundlagen in Kombination mit Phantasie und handwerklichem Können. Jeder Kollege findet hier eine reichhaltige Sammlung an Vorgehensweisen für viele nicht in Lehrbüchern beschriebenen Probleme.

Ein alternatives Lehrbuch also. Sicherlich ja. Der moderne Trend im Unterricht ist „Problem Based Learning". In der Allgemeinmedizin wird das zum Teil schon praktiziert (z. B. im Reformstudiengang der Charité Berlin). In der Zahnmedizin spricht man erst davon (*J.-F. Roulet*: A new concept of dental education. Ann Roy Australas Coll Dent Surg 2002; 16:37-39). Hier betätigt sich *Wolfram Bücking* als Vorreiter. Das vorliegende Buch ist ganz konsequent problemorientiert aufgebaut. Herzlichen Glückwunsch.

Schaan 27.2.2005
Jean-Francois Roulet

Vorwort

Vor vielen Jahren entstand im Rahmen des Grundkurses Prothetik der Akademie Praxis und Wissenschaft ein Kursteil „Prothetische Erste Hilfe – Versuch eines Notfallkastens". Es waren Situationen aus dem dentalen Leben, genauer gesagt die kleinen und großen Missgeschicke unter dem Motto: Es war wieder einer jener Tage... Man hat nicht immer den Nerv bei solchen speziellen Situationen zu fotografieren, aber bei vielen tat ich es. Und so entstand im Laufe der Jahre eine Trickkiste mit recht umfangreichem Inhalt, der bei den Kursteilnehmern zunehmend auf Begeisterung stieß. Ich wurde eingeladen, Seminare und Vorträge über diese Notfallthemen aus der täglichen zahnärztlichen Praxis zu halten. Die Trickkiste wurde voller und voller. Natürlich geschah dies auch durch viele Tipps und Hinweise der Teilnehmer – man gibt ja schließlich auch Kurse, damit man etwas lernt.

Nach meiner Berufung in die Fachredaktion der Quintessenz für Zahnärzte erhielt das Seminar seinen endgültigen Titel: „Die dentale Trickkiste" und erscheint seit Anfang 2001 mit großem Erfolg als Serie. Viele Anregungen und Tipps erhalte ich seither jede Woche von den Lesern, die ich gerne einbaue und weiterverfolge. Ich erhalte viel Lob für meine Beiträge und falls ich einmal etwas geknickt am Ende eines Praxistages im Büro sitze, lese ich gerne diese Zuschriften und bin dann sofort wieder aufgerichtet.

Aus diesen Erste-Hilfe-Tricks wurden im Laufe der Serie Bausteine für alle Bereiche der dentalen Praxis, welche in diesem Buch gut gegliedert zusammengefasst sind.

Ich habe aber nie nur etwas reproduziert, sondern in jedem Kapitel steckt ein Stück „Bücking". Natürlich habe ich viele Anregungen von Freunden und Kollegen eingearbeitet, denen ich an dieser Stelle noch einmal herzlich Dank sagen möchte.

Es ist aber schon eine Dauerbelastung Monat für Monat eine Folge zu gestalten, vor allem vor dem Hintergrund, dass ich nicht unbedingt der geborene Autor bin. Doch wenn ich dann jeden Monat die Quintessenz mit meinem Beitrag in den Händen halte, bin ich einfach stolz. Herr *Meenen*, der zuständige Lektor, bringt mein süddeutsches Idiom in astreines Hochdeutsch – dafür möchte ich mich bei ihm herzlich bedanken. Mein Dank gilt ebenso Herrn *Rauschenbach*, der für das Layout zuständig ist und mit viel Geduld und Können meine grafischen Wünsche, zusammen mit dem Lithografen Herrn *Kürten* von Regg Media, erfüllt.

Ohne Herrn *Wolters*, den Verlagsleiter, der seine wohlwollende Hand über alles hält, wäre dieses Buch nicht entstanden – auch ihm sei gedankt.

Dieses Buch enthält 46 überarbeitete Trickkistenbeiträge, welche dem geneigten Leser nun als kompaktes Ganzes in Buchform zur Verfügung stehen. Mit einem Sachwortregister versehen besteht die Möglichkeit, den gesuchten Teil gezielt aufzusuchen. Zur Zeit schreibe ich an Teil 52, welcher in der Aprilausgabe 2005 erscheinen wird. Zum Ziel habe ich mir gesetzt 100 Beiträge zu schreiben, die ich bereits konzipiert habe und dann in den Ruhestand zu gehen, natürlich nicht ohne einen geeigneten Nachfolger zu benennen. Es gibt eine Person, die mir das nicht glaubt – meine Frau. Sie ist der Meinung, solange ich mit so großem Engagement und Herzblut Zahnarzt bin, werde ich weiter schreiben und lehren.

So wünsche ich dem Leser, dass er viel Nützliches aus der Dentalen Trickkiste entnehmen kann und freue mich auch weiterhin auf einen regen kollegialen Meinungsaustausch.

Mein großer Dank gilt Herrn *H.-W. Haase*, dem Verleger des Quintessenz Verlages, der mich auf seine ganz spezielle väterliche Art zum Schreiben gebracht hat.

Wangen im Februar 2005
Wolfram Bücking

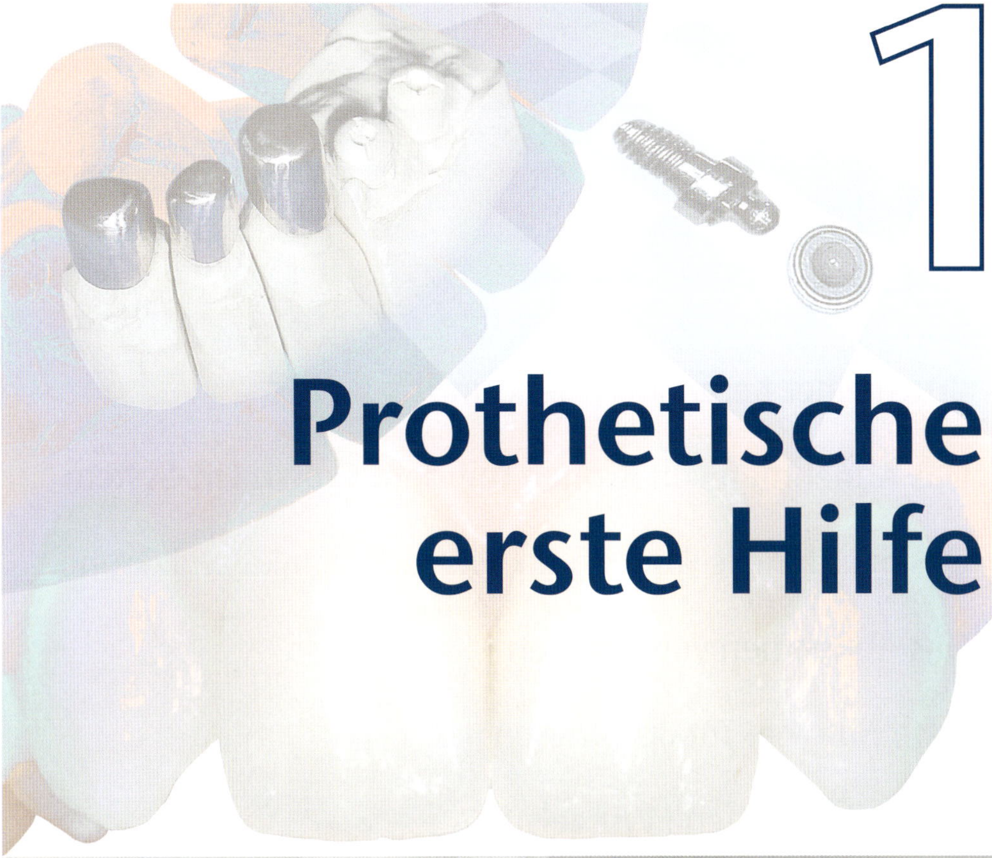

1

Prothetische erste Hilfe

1

Bruch einer Keramikverblendung

Das Abnehmen von Kronen mit dem Crown-Lift-System

Das maschinelle Abnehmen von Aufbrennkeramikkronen

Das Abnehmen von Brücken

Erste Hilfe bei Totalprothesen

Der abgebrochene Wurzelstift

Brückenpfeiler gehen verloren – was tun?

Über den Halt von Teleskopkronen

Bruch einer Keramikverblendung

Problem: Bruch einer Keramikverblendung

Immer wieder passiert es, dass die Verblendung einer Metallkeramik ausbricht oder abplatzt. Wenn eine solche Situation vorliegt, muss zunächst die Frage geklärt werden, warum und wie es zu diesem Bruch gekommen ist. Gründe hierfür können sein:

1. Trauma (Unfall, Schlag, Sturz etc.),
2. mangelhafte Verarbeitung im zahntechnischen Labor oder
3. Okklusionsstörungen, meist verbunden mit Parafunktionen.

Zu 1.: Bei einem Trauma kann sofort mit der Reparatur begonnen werden.

Zu 2.: Bei mangelhafter zahntechnischer Verarbeitung wird die Metallkeramikkrone anstandslos im Labor erneuert. Wenn beim Abbruch der Keramikverblendung keine Keramikreste auf dem Metall zu erkennen sind, also ein blanker Abbruch vorliegt, kann von einer fehlerhaften Verarbeitung ausgegangen werden.

Zu 3.: Bei einer okklusalen Störung sollte diese eruiert und durch selektives Einschleifen, Beschleifen der Kronenkontur und eventuell Verstärkung der Disklusion (Aufbau der Eckzahnführung) eliminiert werden. Bei umfangreichen, im Mund nicht eindeutig zu identifizierenden Störungen sollte eine Funktionsanalyse im Artikulator an montierten Modellen durchgeführt werden.

Die erprobte Lösung: Direkte Reparatur im Mund

Im vorliegenden Fall (Abb. 1) war der mesiale Anteil der labialen Verblendung beim Zahn 12 ausgebrochen. Als Ursache wurde die inzisal-distal aufgestellte Ecke am Zahn 42 ermittelt. Zusätzlich war noch eine Mediotrusionsstörung kontralateral zwischen den Zähnen 27 und 37 vorhanden. Beide Störungen wurden markiert und selektiv ausgeschliffen.

Nach Platzierung von Kofferdam mit Ligatur (Abb. 2) wurde als zusätzliche Retention ein untersichgehender Kasten mit einer Fräse in das Metall eingeschliffen (Abb. 3). Die Keramik wurde mit einem Diamantschleifer im Sinne eines Federrandes beschliffen.

Anschließend erfolgte die Anätzung der Keramik mit 9,5%iger, gepufferter Flusssäure (Porcelain Etch) für 1 Minute (Abb. 4 bis 6). Mit Phosphorsäure, wie sie den meisten Reparatursets beiliegt, ist eine Ätzung von Dentalkeramik nicht möglich. Als Alternative wäre noch die Anwendung eines Minisandstrahlers zu überlegen, aber damit wird nur das Metall konditioniert.

Warnhinweis: Das Präparat Porcelain Etch ist 9,5%ige, stark gepufferte Flusssäure, welche die Haut (Epidermis) auch bei minutenlangem Auftrag nicht verletzt, aber die Schleimhaut (Gingiva, Augen) verätzen kann. Es sollten dieselben Schutzmaßnahmen wie bei herkömmlicher Ätzung mit Phosphorsäuregel getroffen werden (Patientenaufklärung, Abdecken der Augen, Tragen von Schutzbrillen etc.).

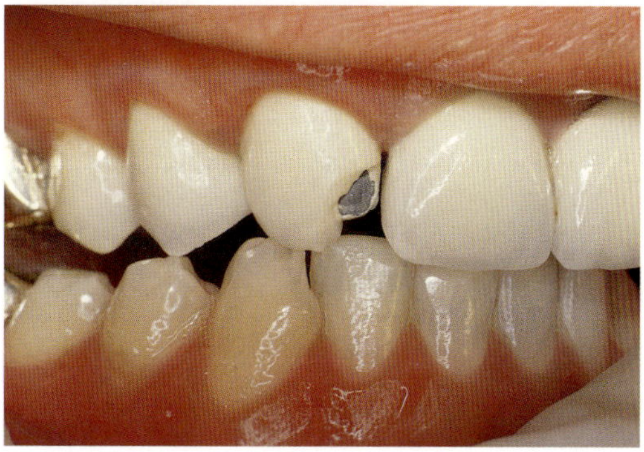

Abb. 1 Durch Okklusionsstörung verursachter Bruch bei Zahn 12

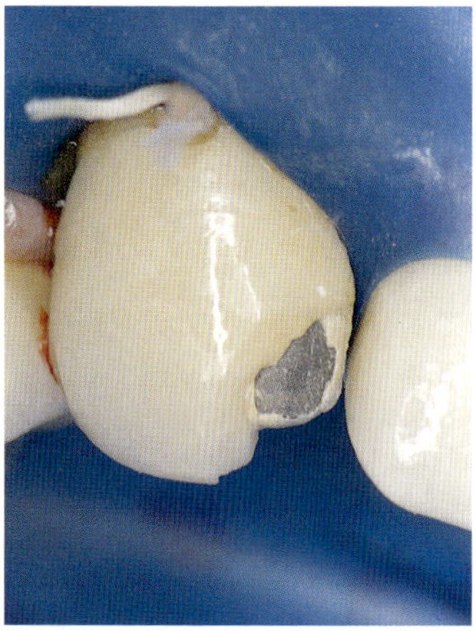

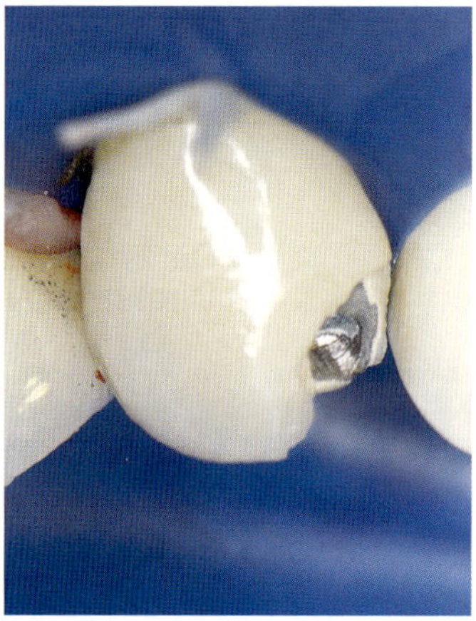

Abb. 2 Absolute Trockenlegung mit Kofferdam

Abb. 3 Präparation der Retentionskavität

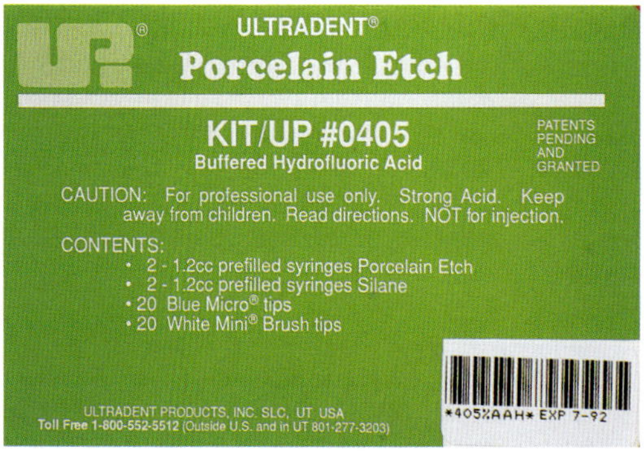

Abb. 4 Porcelain Etch

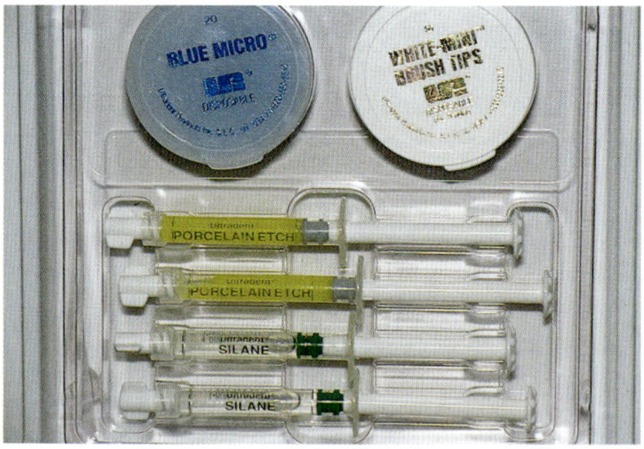

Abb. 5 Applikationsspritzen Porcelain Etch und Silane

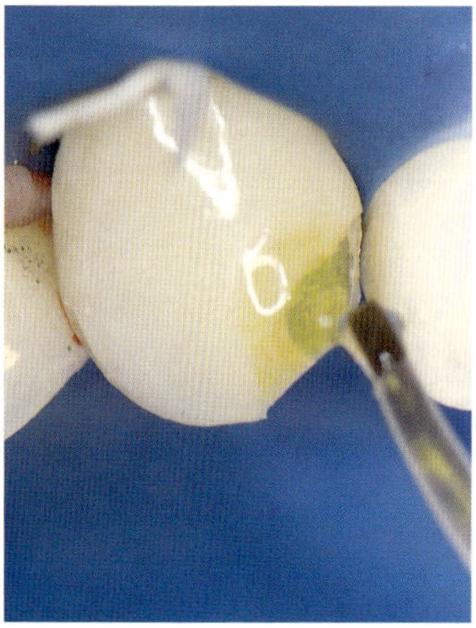

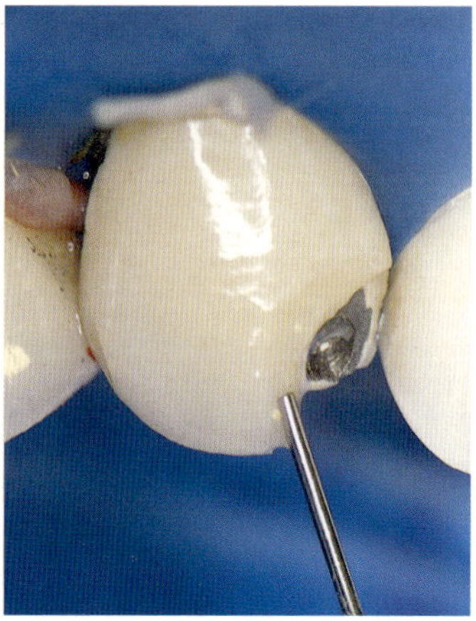

Abb. 6 Ätzung

Abb. 7 Silanisierung

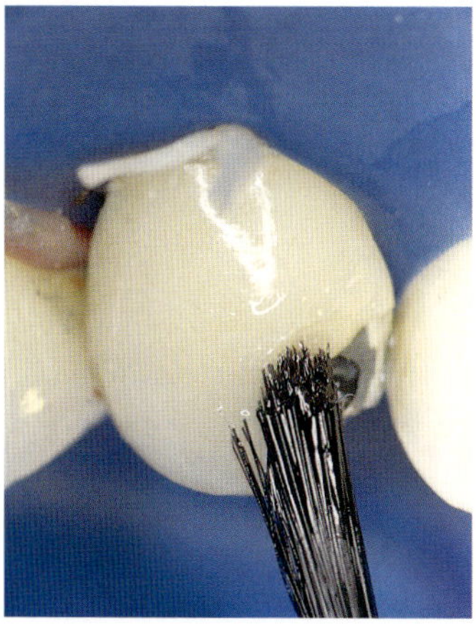

Abb. 8 Auftragen des Bonding

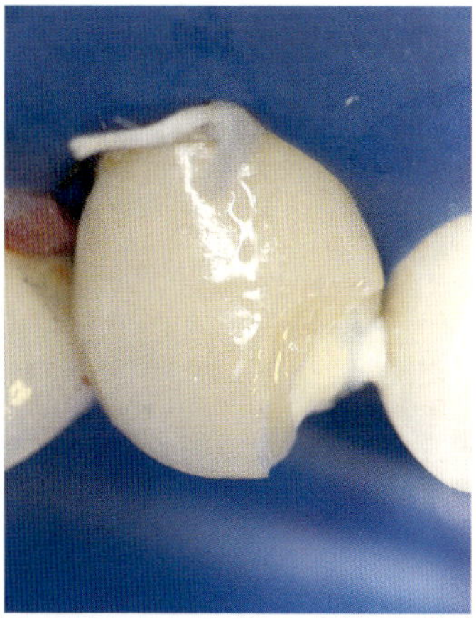

Abb. 9 Auftragen des Opakers

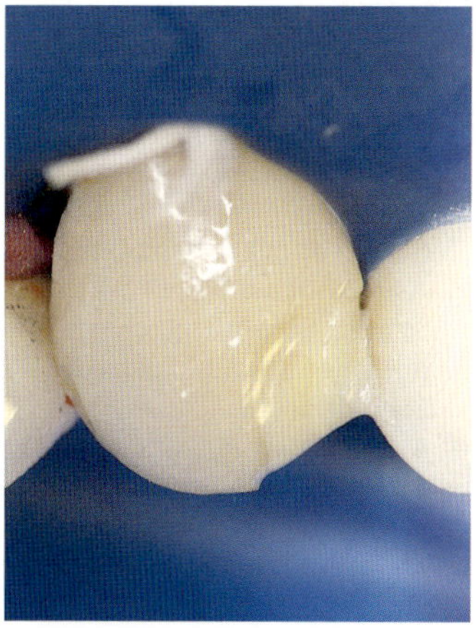

Abb. 10 Schichtung der Dentinmasse

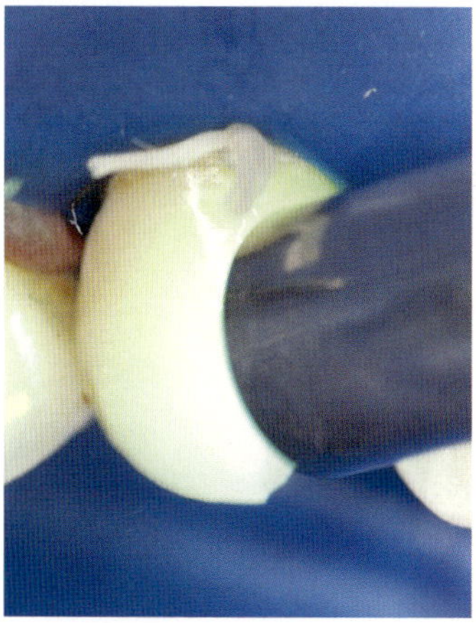

Abb. 11 Zwischenhärtung mit der Polymerisationslampe

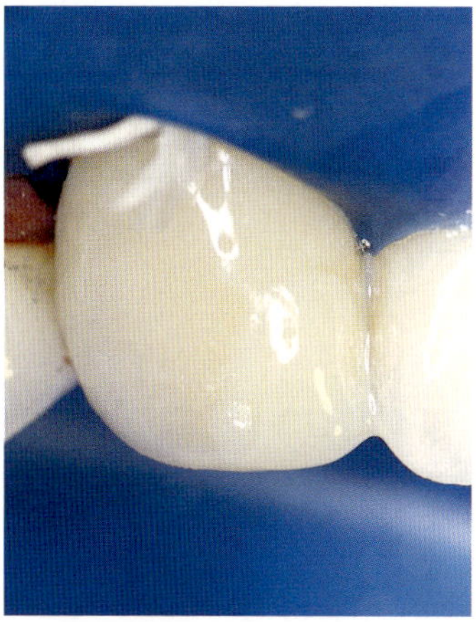

Abb. 12 Schichtung der Schmelzmasse

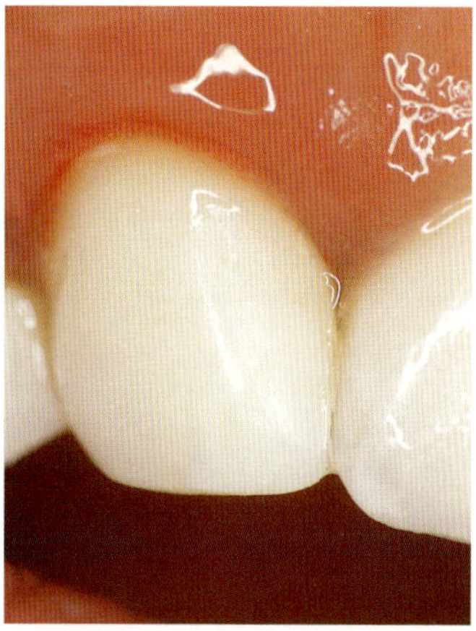

Abb. 13 Politur und Abnahme des Kofferdams

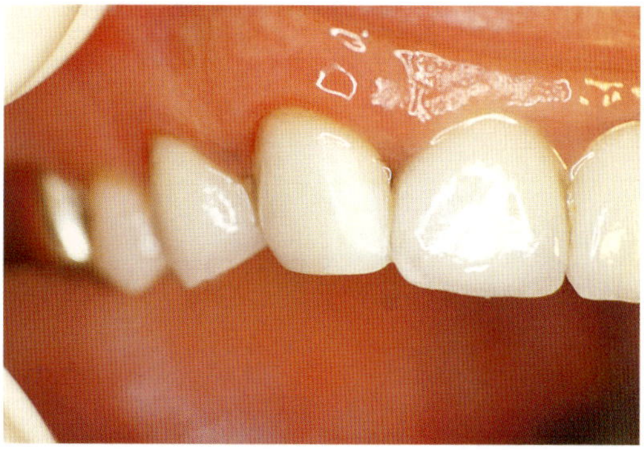

Abb. 14 Kontrolle der Ästhetik

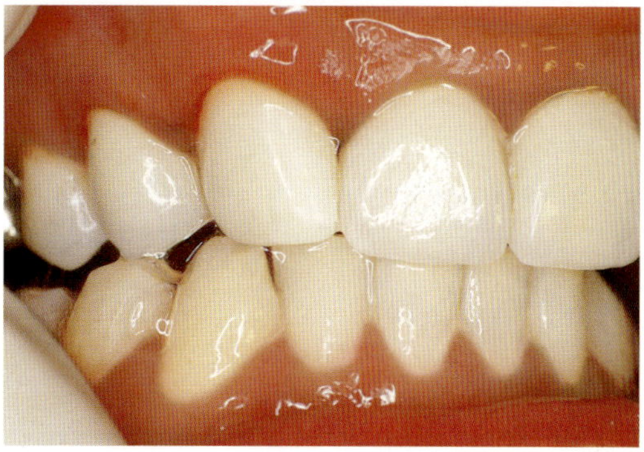

Abb. 15 Kontrolle von Okklusion und Artikulation

Nach sorgfältigem Abspülen mit Wasserspray und anschließender Trocknung erfolgte die Silanisierung für 1 Minute (Abb. 7). Die Krone war nun zur Neuverblendung analog einem Kantenaufbau mit Mikrofeinhybrid-Kompositmaterial vorbereitet. Dabei wurden folgende Schritte durchgeführt:

1. Benetzung mit Bonding (Abb. 8);
2. Abdeckung des Metalls mit Dentinopaker in mehreren Schichten (Zwischenhärtung 40 Sekunden) (Abb. 9);
3. Auftragen und Aushärtung der Dentinmasse für 40 Sekunden (Abb. 10 und 11);
4. Auftragen und Aushärtung der Schmelzmasse für 40 Sekunden (Abb. 12);
5. Ausarbeitung, Politur und Entfernen des Kofferdams (Abb. 13);
6. Überprüfung der Ästhetik (Abb. 14);
7. Kontrolle von Okklusion und Artikulation (Abb. 15).

Materialliste

1. Porcelain Etch und Silane (Fa. Ultradent, South Jordan, USA; Vertrieb in Deutschland: Fa. Dental Liga, Köln).
2. Tetric mit Tetric Color (Fa. Ivoclar Vivadent, Ellwangen).

Das Abnehmen von Kronen mit dem Crown-Lift-System

Problem: Eine definitiv zementierte Krone muss abgenommen und rezementiert werden

Bei einer 40-jährigen Patientin war 2 Jahre zuvor im Rahmen einer Rehabilitation eine Goldteilkrone am Zahn 47 eingegliedert worden (Abb. 1). Mit Hilfe von Lupenbrille und Stereomikroskop konnte eine ausgezeichnete Passform erzielt werden.

Die Patientin kam als Schmerzfall in die Praxis, da sie pochende Schmerzen an diesem Zahn hatte. Der Zahn reagierte auf die Vitalitätsprüfung stark verzögert und war sehr klopfempfindlich. Er musste endodontisch behandelt werden.

Die übliche Vorgehensweise in einem solchen Fall besteht darin, die Kaufläche zu perforieren und die Wurzelkanalbehandlung durch die Krone vorzunehmen. Anschließend wird die Krone mit einer plastischen Füllung oder einem okklusalen Goldinlay verschlossen.

Endodontische Maßnahmen durch eine Krone gestalten sich vor allem im distalen Molarenbereich äußerst schwierig und sind in vielen Fällen überhaupt nicht durchführbar. Die voll aufgewachste Kaufläche würde bei diesem Vorgehen zerstört und könnte nur unvollständig wieder rekonstruiert werden.

Die erprobte Lösung: Abnahme der Krone mit dem Crown-Lift-System

Nach einer Leitungsanästhesie wurde die Krone in der zentralen Fossa möglichst in Achsenrichtung des Zahnes mit einem feinen Hartmetallfräser im Schnelllaufwinkelstück (FG) rot perforiert (Abb. 2 und 3). Die zentrale Perforation wurde anschließend mit dem Spiralbohrer des Crown-Lift-Systems (CLS) auf einen definierten Durchmesser erweitert (Abb. 4). Dies geschah bei langsamer Drehzahl unter Zugabe eines Tropfens Vaselineöl. Die Bohrung erfolgt dann korrekt, wenn sich ein spiralförmiger Bohrspan zeigt.

Da eine minimale Tiefenbohrung in den Kronenstumpf unvermeidbar ist, muss diese Bohrung mit einem umgekehrten Kegel unter der Krone zu einer Fläche umgestaltet werden, denn sonst würde die Krone mit der Abnehmeschraube nicht angehoben, sondern festgeschraubt werden (Abb. 7).

Aus dem CLS wurde eine Abnehmeschraube entnommen und mit einer Rechtsdrehung in das zentrale Bohrloch an Zahn 47 eingedreht. Die Schraube schneidet sich dabei ein Gewinde in das Gold der Krone. Sie sollte einen festen Halt finden. Um den Abnehmevorgang einzuleiten, wurde der Verlängerungshebel aus dem CLS waagerecht in die vorgesehenen Bohrungen an der Abnehmeschraube einge-

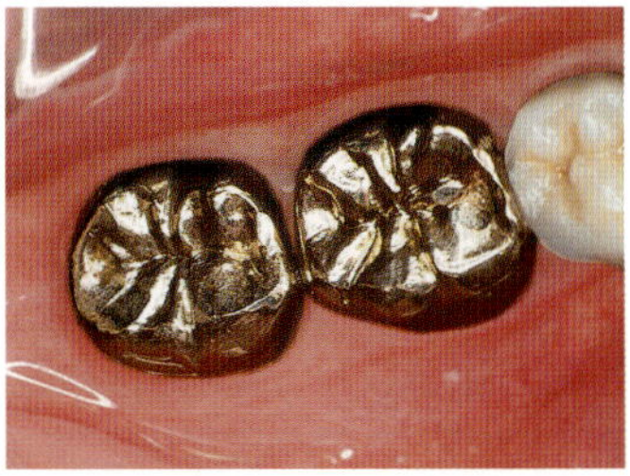

Abb. 1 Goldkronen 46 und 47 (okklusale Ansicht)

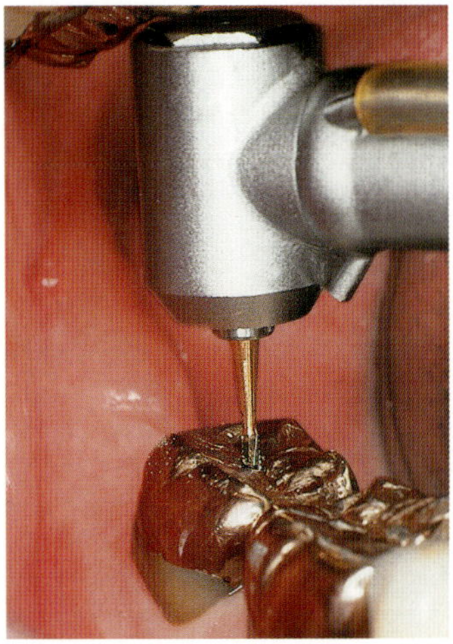

Abb. 2 Okklusale Perforation mit dem Hartmetallbohrer

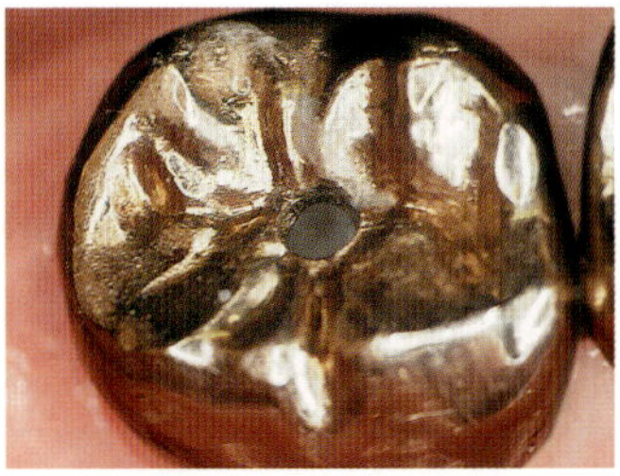

Abb. 3 Die Krone ist perforiert

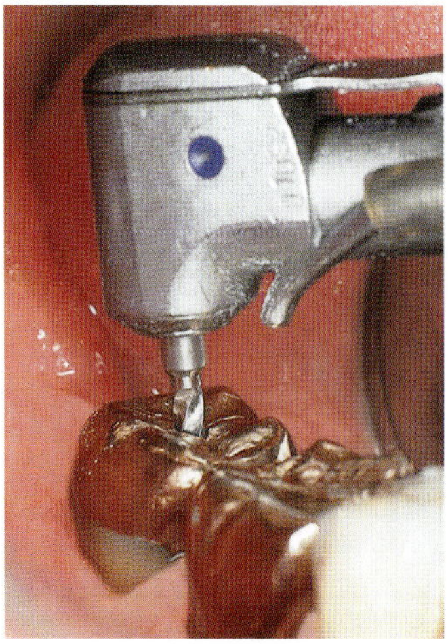

Abb. 4 Erweiterung mit dem CLS-Spiralbohrer

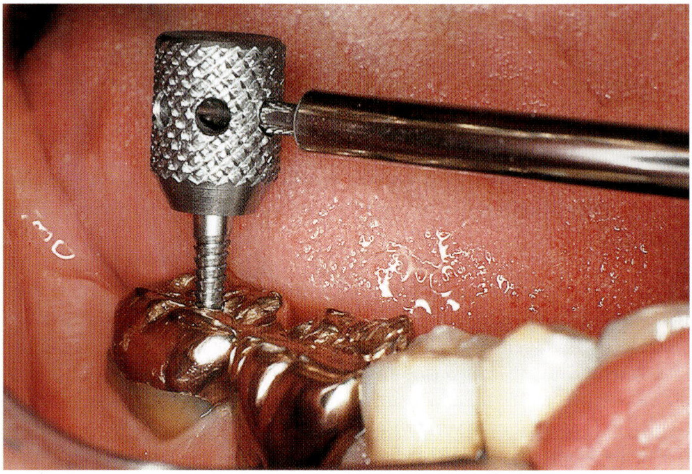

Abb. 5 Weiteres Eindrehen der Abnehmeschraube mit dem Verlängerungshebel

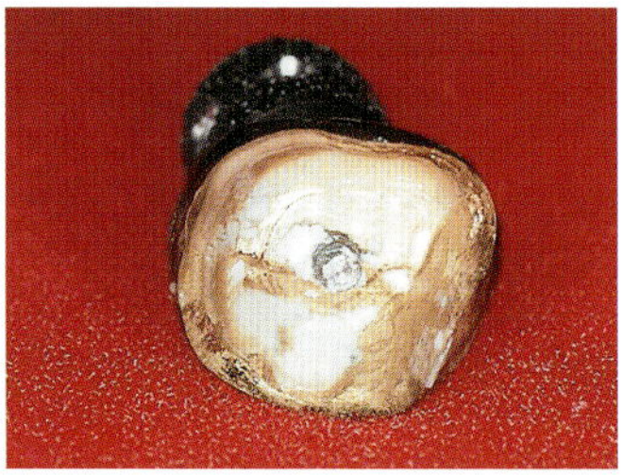

Abb. 6 Innenansicht der abgenommenen Krone

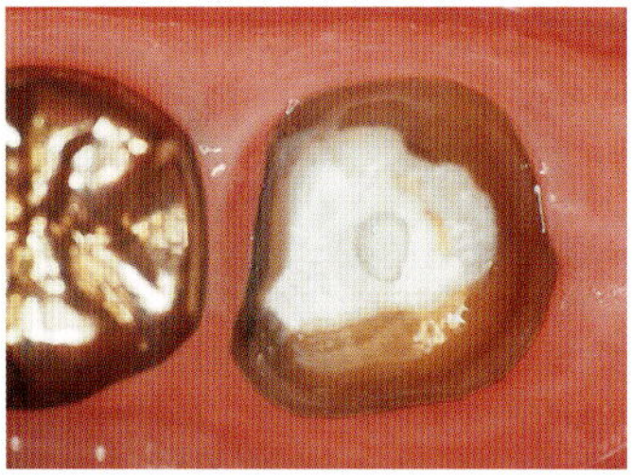

Abb. 7 Der Kronenstumpf nach Abnahme

schoben (Abb. 5). Mit langsamen, gefühlvollen Drehungen wurde die Schraube weiter eingedreht. Dabei sollte die andere Hand zentral Druck auf die Abnehmeschraube ausüben, um ein Abkippen zu vermeiden. Durch die Lupenbrille wurde der Kronenrand aufmerksam beobachtet. Sobald sich eine Anhebung des Kronenrandes feststellen ließ, wurde der Einschraubvorgang abgebrochen und die Krone samt Schraube mit kippenden Bewegungen abgenommen (Abb. 6 und 7).

Das dem Verfahren zugrunde liegende Prinzip stammt aus der Kfz-Technik. Dort werden Radnaben mit Hilfe einer Abnehmeschraube mit wohldosierten Kräften abgenommen.

Die endodontische Behandlung des Zahnes erfolgte wie gewohnt, aber nun unter gutem Zugang. Die Krone wurde provisorisch befestigt und konnte bequem mit der Abnehmeschraube entfernt werden. Nach 3 Monaten – der Zahn 47 war erfolgreich endodontisch versorgt – wurde die Krone im Labor verlötet und wieder definitiv eingegliedert.

Fazit: Eine Goldgusskrone konnte ohne Beschädigung der Kronenränder und mit minimalem Eingriff in die okklusale Morphologie auf einfache Weise wieder erfolgreich eingegliedert werden.

Materialliste

1. Kronenauftrenner (Fa. American Dental Systems, Vaterstetten).
2. Crown Lifter CL (Fa. Bredent, Senden).

Nachbemerkung: Das Crown-Lift-System gibt es in dieser Form nicht mehr. Es wurde vom Crown Lifter CL abgelöst, der sowohl händisch – wie hier gezeigt – als auch maschinell – wie im folgenden Kapitel angewendet werden kann.

Das maschinelle Abnehmen von Aufbrennkeramikkronen

Problem: Eine definitiv zementierte Aufbrennkeramikkrone muss abgenommen und rezementiert werden

Eine Aufbrennkeramikkrone 36 hat mangelhaften Kontakt zu den Nachbarzähnen. Sie muss abgenommen und erneuert werden. Gibt es einen Weg, die Krone zu erhalten, zu korrigieren und wieder einzusetzen?

Es handelt sich hier zwar um einen fiktiven Fall, der am Modell demonstriert wird, aber so ähnlich durchaus schon morgen auch in Ihrer Praxis vorkommen könnte. Unter anderem stellt sich dieses Problem sehr häufig bei PA-Patienten in der Vorbehandlungsphase.

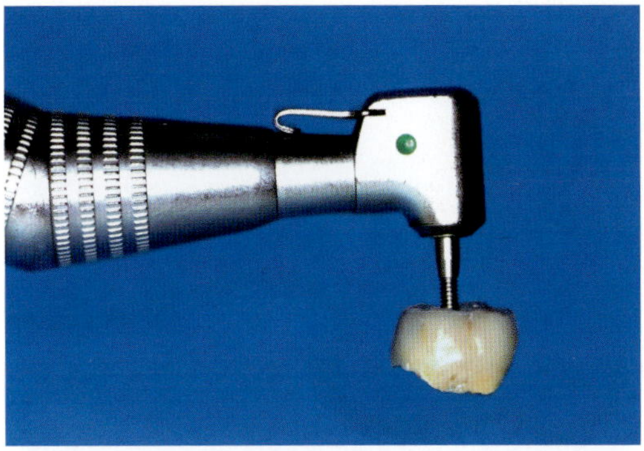

Abb. 1 Das maschinellle Abnehmen von Aufbrennkeramikkronen

Die erprobte Lösung: Maschinelles Abnehmen der Aufbrennkeramikkrone

In Heft 5/2001 der „Quintessenz" stellten wir in dieser Rubrik die Abnahme und Wiederverwendung von Goldkronen vor. Es erhob sich die Frage: Können auch Aufbrennkeramikkronen auf diese Weise abgenommen, repariert und rezementiert werden?

Nach vielen Fehlversuchen gelang es, ein System nach denselben Prinzipien zu konstruieren, welches mit großer Präzision und Wahrscheinlichkeit das oben angesprochene Problem lösen kann. Es gelang überdies, die Abnahme maschinell durchzuführen, was eine nahezu beschädigungsfreie Abnahme von Aufbrennkeramikkronen ermöglicht (Abb. 1 und 2). Diese Methodik soll im Folgenden am Modell demonstriert werden.

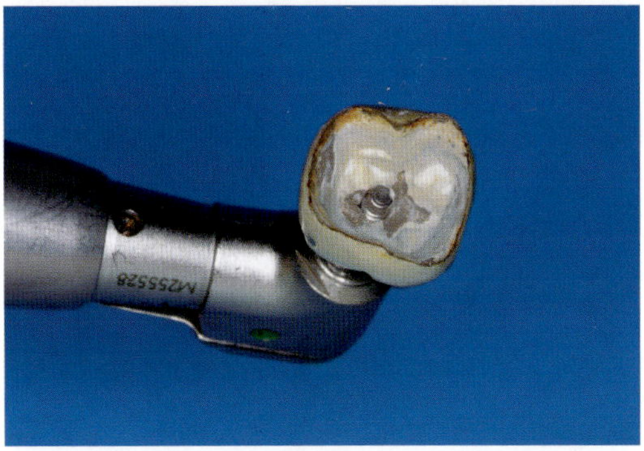

Abb. 2 Die maschinell abgenommene Aufbrennkeramikkrone

Eine Aufbrennkeramikkrone 36 hat mangelhafte Approximalkontakte und soll deshalb abgenommen, repariert und rezementiert werden (Abb. 3). Dazu wird das Zentrum der Okklusalfläche mit einem roten Faserstift markiert (Abb. 4). Eine Schicht Keramik um diesen zentralen Punkt soll abgetragen werden, damit die entstehenden Spannungen bei der Kronenabnahme möglichst keine Keramikbrüche verursachen. Dieser Bereich wird mit einem grünen Faserstift markiert (Abb. 5). Anschließend wird der gesamte markierte Keramikanteil mit einem Diamantzylinder abgeschliffen (Abb. 6a und b sowie 7).

Mit einem Spezialspiralbohrer, dem so genannten Multidrill, wird das Metall nun axial durchbohrt (Abb. 8a und b). Der Multidrill kann je nach Härte des Metalls ca. dreimal verwendet werden (Abb. 9). In der Aufsicht ist die zentrale Bohrung erkennbar. die nur wenig unterhalb des Metalls erfolgen sollte (Abb. 10). Um ein Festschrauben der Krone mit der Abdrückschraube zu vermeiden, ist es notwendig, das Bohrloch mit einem kleinen Rosenbohrer oder einem umgekehrten Kegelbohrer zu unterminieren (Abb. 11a und b). Dabei sollten nur horizontale Bewegungen mit dem Winkelstück durchgeführt werden (Abb. 12). Es empfiehlt sich, die Unterminierung mit der Lupenbrille zu kontrollieren (Abb. 13). Unter Einsatz eines zuvor mit einem Tropfen Vaselineöl benetzten maschinellen Gewindeschneiders wird zentral das Gewinde geschnitten (Abb. 14 a und b sowie

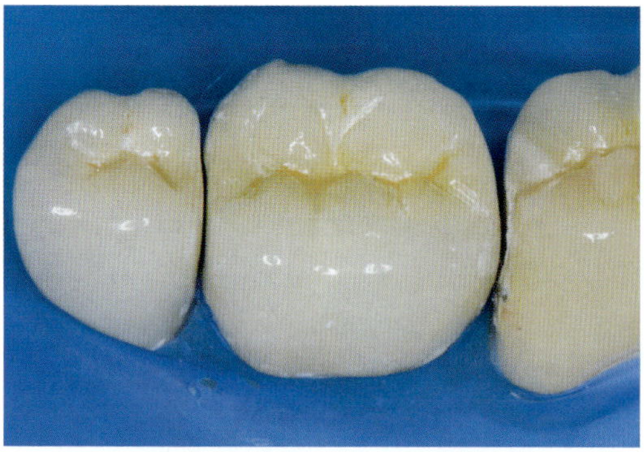

Abb. 3 Die Aufbrennkeramikkrone 36 muss wegen mangelhafter Approximalkontakte abgenommen werden und soll im Labor verbessert und rezementiert werden

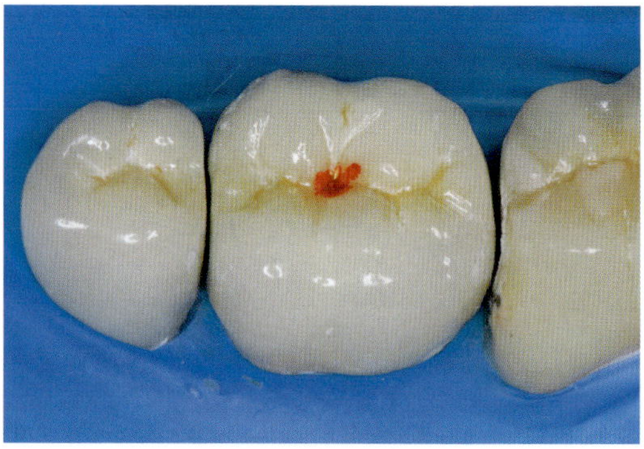

Abb. 4 Das Zentrum der Kaufläche wird mit einem roten Faserstift markiert

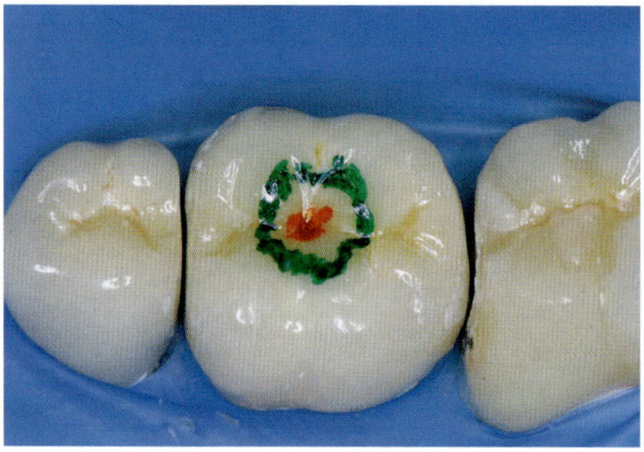

Abb. 5 Der geplante Keramikabtrag wird mit einem grünen Faserschreiber als Kreis markiert

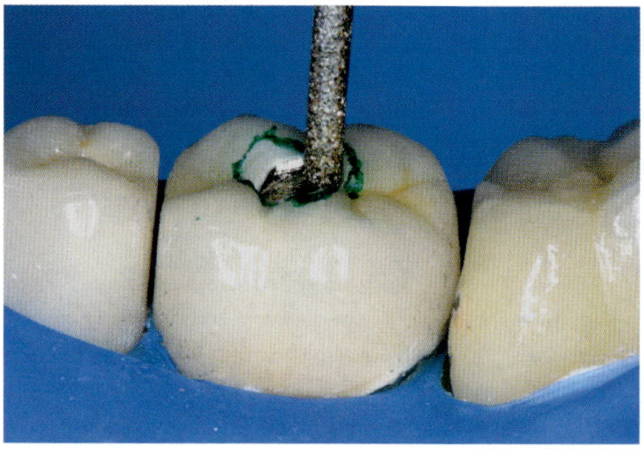

Abb. 6a Mit einem Diamantzylinder wird die Keramik zentral abgetragen

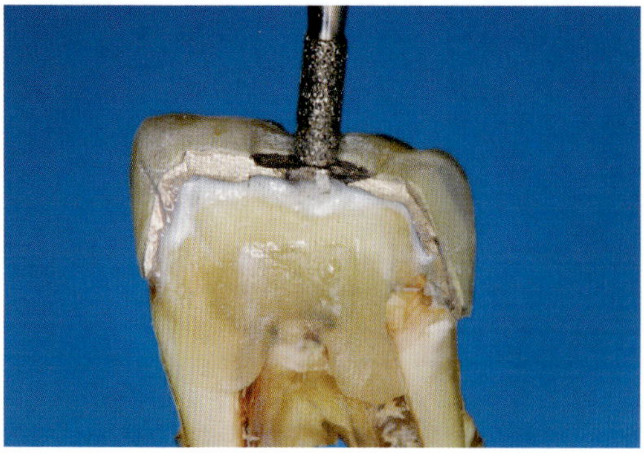

Abb. 6b Querschnitt

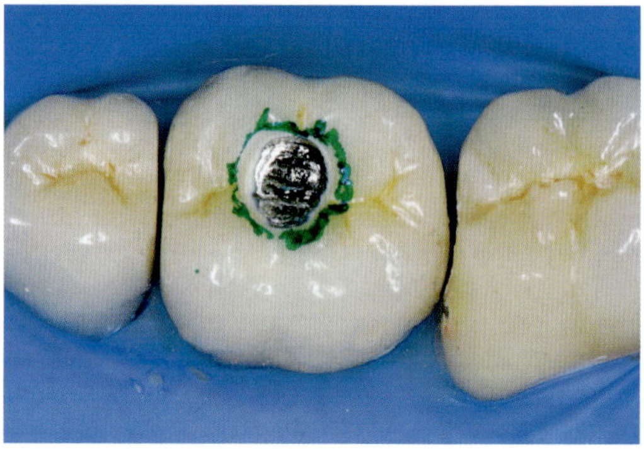

Abb. 7 Das freigeschliffene Metall

15a und b). Es muss darauf geachtet werden, nur so tief wie nötig zu schneiden, denn die Gewindegänge sollen lediglich ins Metall geschnitten werden. Dazu ist der Gewindeschneider im Winkelstück mit Hilfe einer Drehmomentmaschine auf eine langsame Drehzahl und ein Drehmoment von 20 Ncm einzustellen.

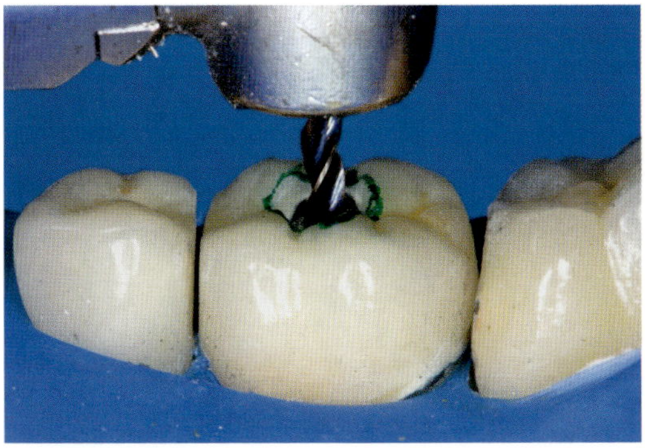

Abb. 8a Mit dem Multidrillbohrer wird die Krone axial perforiert

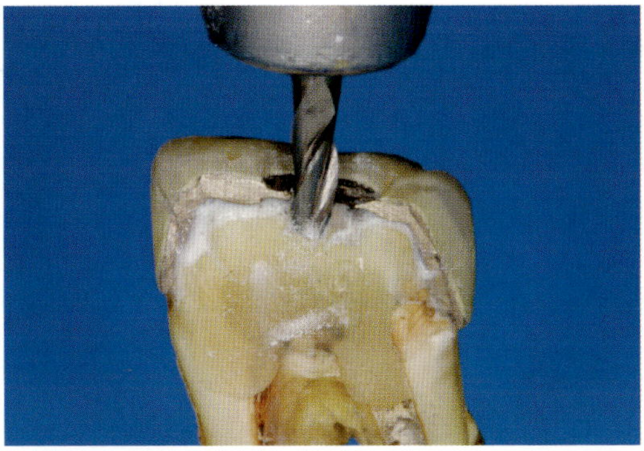

Abb. 8b Querschnitt

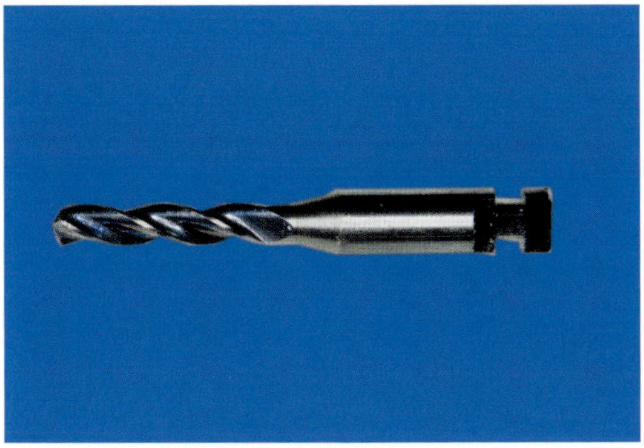

Abb. 9 Der spezialgehärtete Spiralbohrer Multidrill

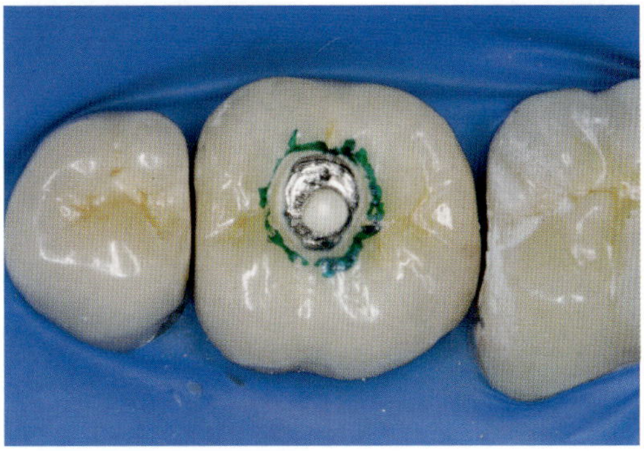

Abb. 10 Die zentrale Perforation

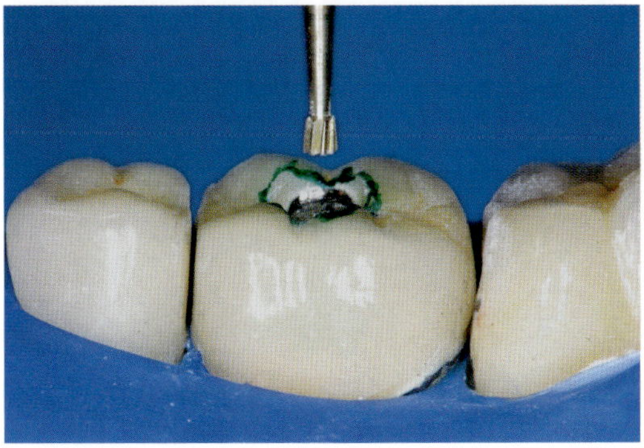

Abb. 11a Mit einem umgekehrten Kegel oder einem Rosenbohrer wird die Bohrstelle sorgfältig unterminiert

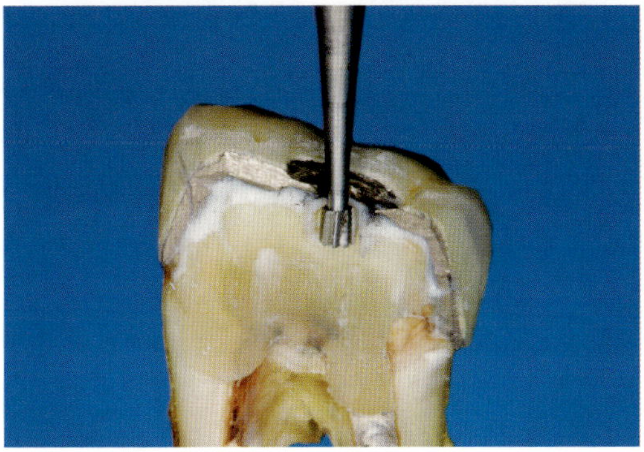

Abb. 11b Querschnitt

Der Gewindeschneider wird nun gegen die Abdrückschraube ausgetauscht. Diese hat im Bereich der letzten 2 mm keine Gewindegänge, um ein Festschrauben im darunter liegenden Dentin zu vermeiden. Langsam und stetig wird die Abdrückschraube eingedreht (Abb. 16a und b sowie 17), wobei unter der Lupenbrille der zervikale Kronenrand

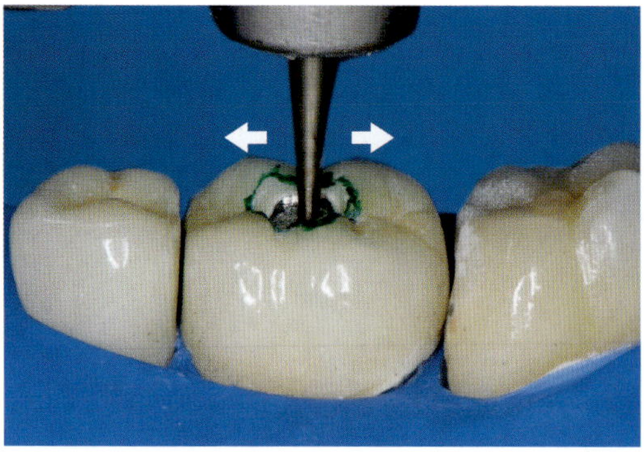

Abb. 12 Horizontale Bewegungen zur Unterminierung

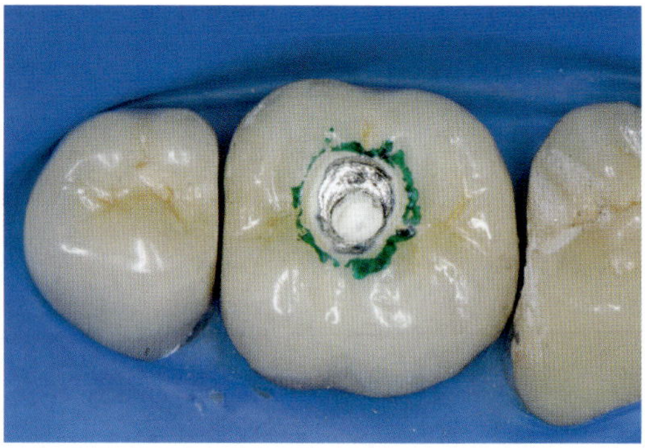

Abb. 13 Das unterminierte Bohrloch

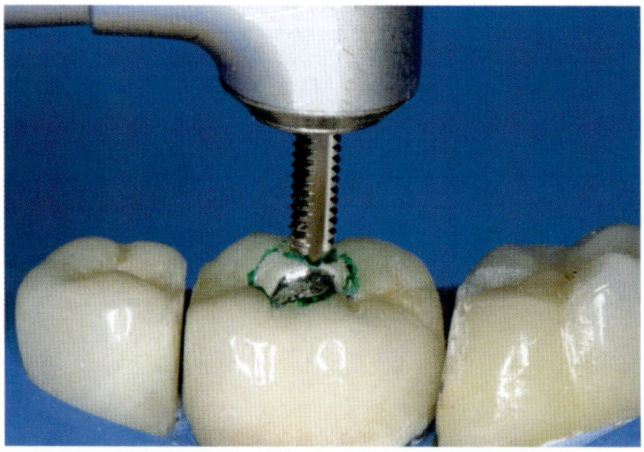

Abb. 14 Mit dem Gewindeschneider wird bei langsamer Drehzahl und einem Drehmoment von 20 Ncm das Gewinde geschnitten

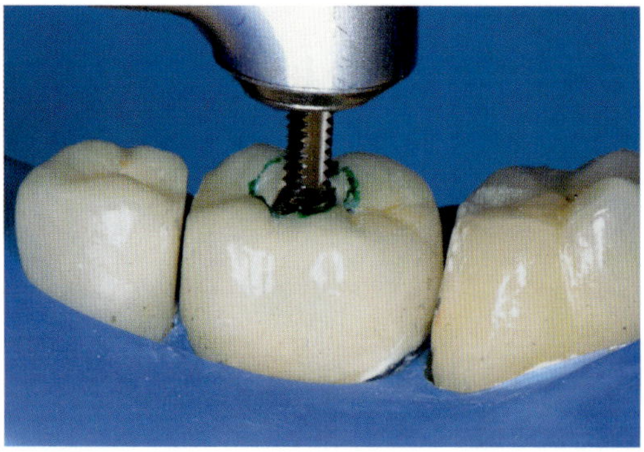

Abb. 15a Der Gewindeschneider versenkt sich

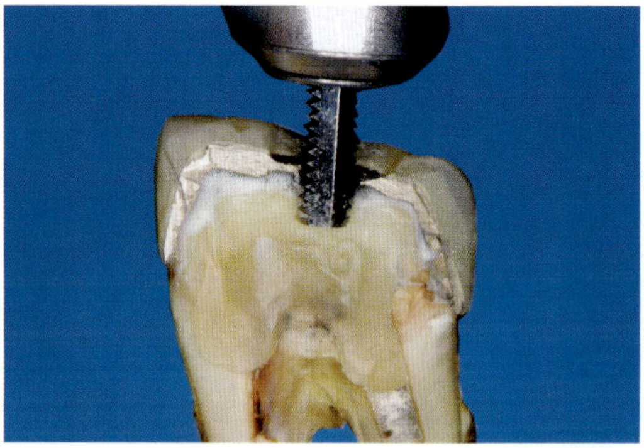

Abb. 15b Querschnitt

beobachtet wird. Das Abheben der Krone erfolgt ebenfalls langsam und stetig (Abb. 18a und b sowie 19). Schließlich wird die am Winkelstück befestigte Krone abgenommen (Abb. 20). Der Kronenstumpf weist den Bohrstollen mit der unterminierten Fläche auf, ist aber ansonsten unbeschädigt (Abb. 21). Die abgenommene Aufbrennkeramikkrone kann nun im Labor repariert, korrigiert und rezementiert werden (Abb.22).

Zusammenfassend lässt sich feststellen, dass mit diesem System (Abb. 23 und 24) in der Praxis eine sehr zuverlässige

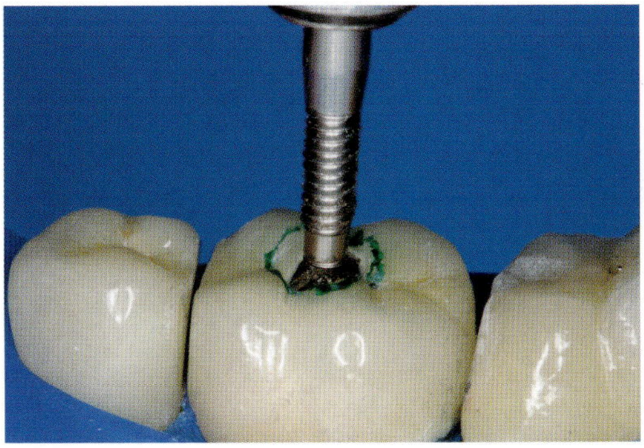

Abb. 16a Mit der Abdrückschraube im Winkelstück, welche im unteren Bereich keine Gewindegänge hat, soll die Krone abgenommen werden. Der zervikale Kronenrand wird mit Hilfe der Lupenbrille beobachtet

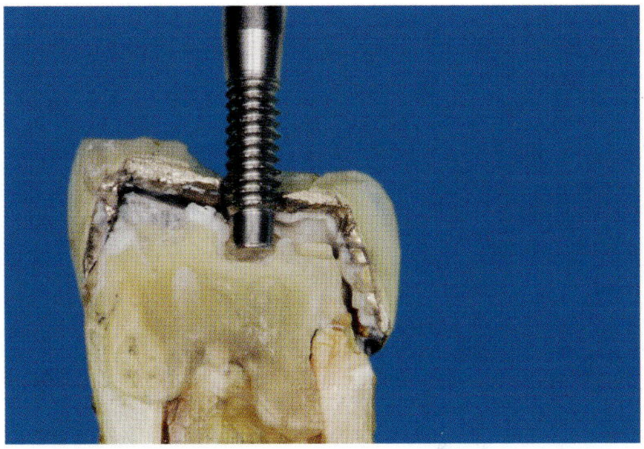

Abb. 16b Querschnitt

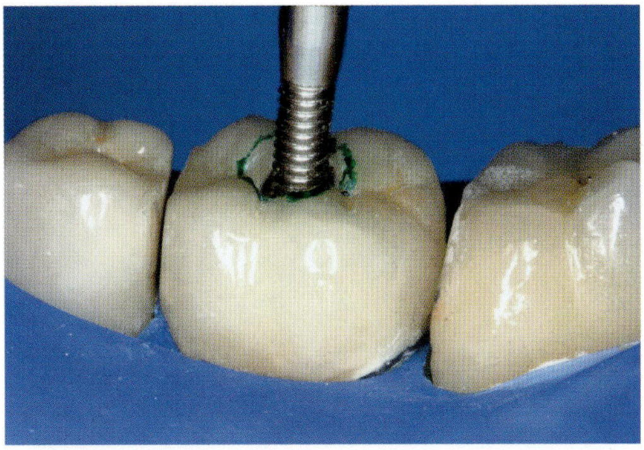

Abb. 17 Mit der Abdrückschraube wird die Krone sukzessive abgenommen

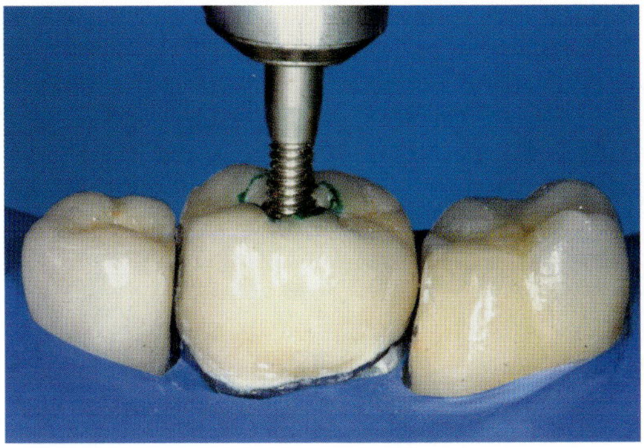

Abb. 18a Mit der Abdrückschraube wird die Krone sukzessive abgenommen

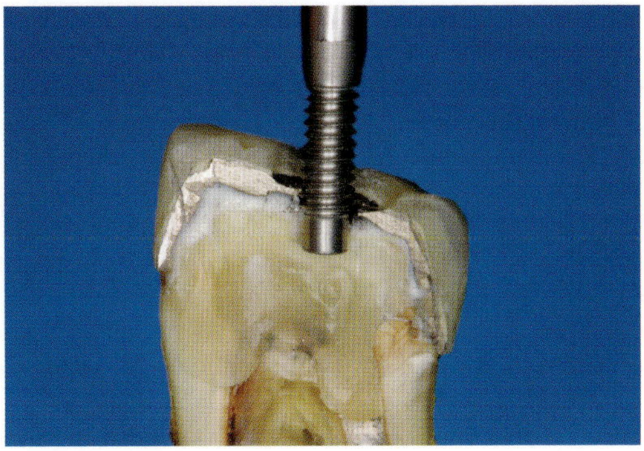

Abb. 18b Querschnitt

Methode zur Verfügung steht. Sie funktioniert allerdings nicht, wenn die okklusale Metallfläche der Aufbrennkeramikkrone dünner als 0,5 mm ist, da sich dann erfahrungsgemäß das Metall aufbiegt und keine Abhebewirkung entsteht.

Die Indikationen des Systems sind in der Abbildung 25 zusammengestellt. Man kann die ganze Methode auch händisch mit Ratsche und Schraubenschlüssel durchführen, doch dauert dies wesentlich länger und ist mechanisch nicht klar definiert.

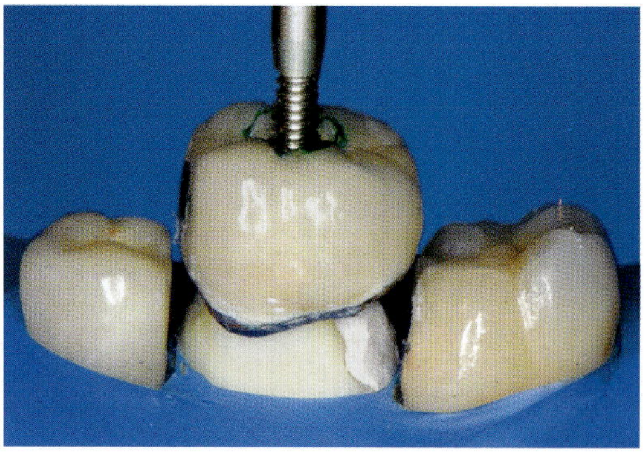

Abb. 19 Mit der Abdrückschraube wird die Krone sukzessive abgenommen

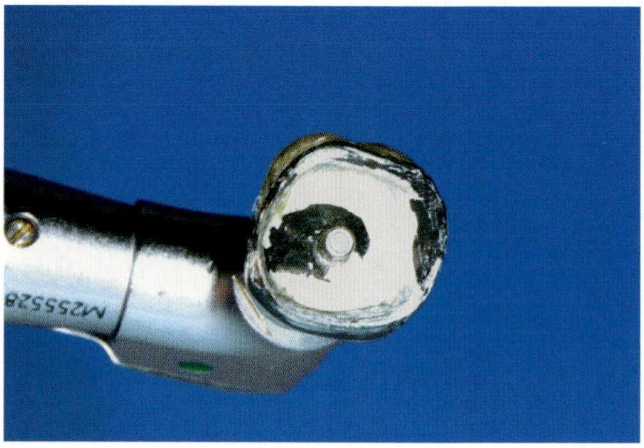

Abb. 20 Die abgenommene Krone im Winkelstück

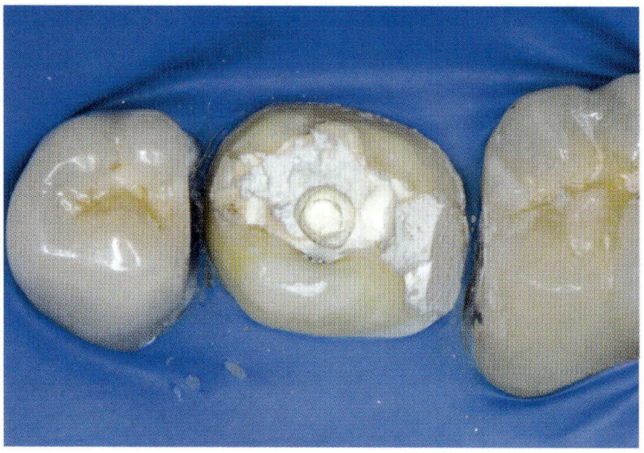

Abb. 21 Der Kronenstumpf

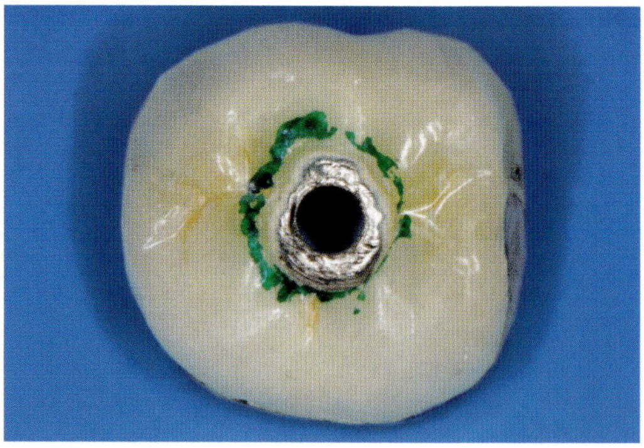

Abb. 22 Die Krone kann jetzt korrekturgebrannt und die zentrale Perforierung geschlossen werden

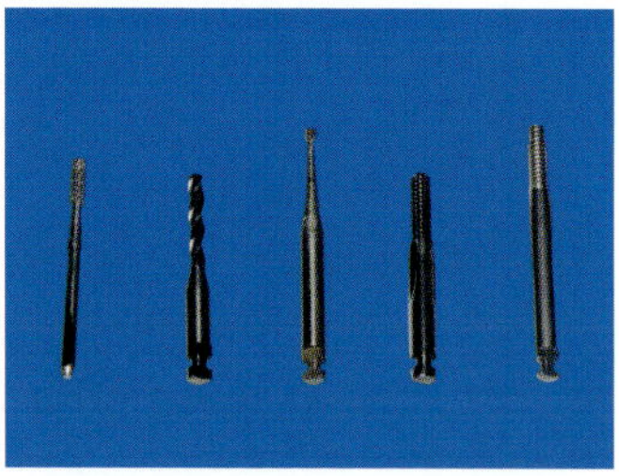

Abb. 23 Das verwendete Instrumentarium Crown Lifter CL. Von links nach rechts: Diamantzylinder, Multidrill, umgekehrter Kegel, Gewindeschneider, Abdrückschraube

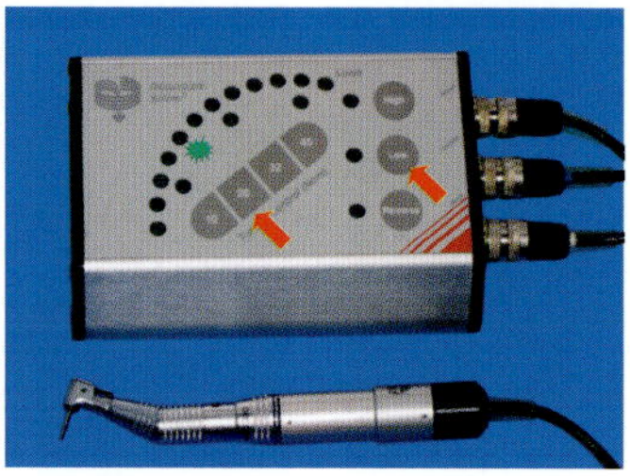

Abb. 24 Die Drehmomentmaschine mit eingestellter Drehzahl und eingestelltem Drehmoment

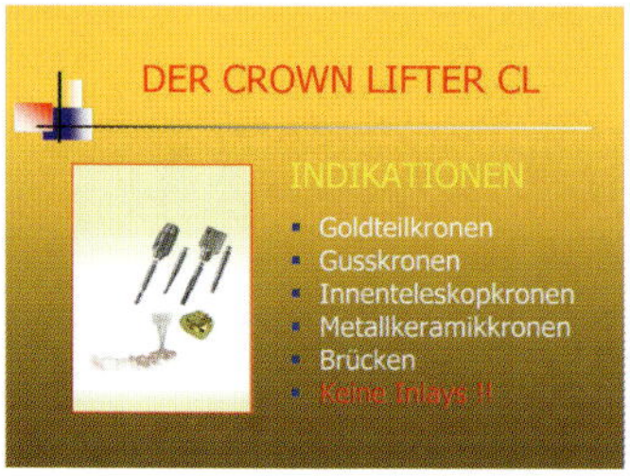

Abb. 25 Indikationen für den Crown Lifter CL

Materialliste

1. Crown Lifter CL (Fa. Bredent, Senden).
2. Drehmomentmaschine (hier verwendet: Torque Controller, Fa. Nobel Biocare, Köln).

Das Abnehmen von Brücken

Problem: Eine zementierte Brücke oder ein verblockter Kronenverbund muss abgenommen werden

In der täglichen zahnärztlichen Praxis kommt es immer wieder vor, dass eine zementierte Brücke oder ein Kronenverbund abgenommen und rezementiert werden muss. Die Gründe dafür können sein:

- Zementierungsfehler
  - Die Brücke wurde beim Zementieren verkantet und sitzt nicht passgenau. Nach Entfernung des Zementes sind Randspalten sichtbar.
  - Bruch der metallfreien Keramikschulter durch Verkanten und Spannungen beim Zementieren. Dies wird aber erst nach Aushärtung des Zementes bemerkt.
- Abzementierung an einzelnen Pfeilerzähnen durch
  - okklusale Fehlbelastung,
  - zu große Brückenspannen oder
  - Knochenverwindungen speziell im Unterkiefer.
- Reparatur
  - Eine Verblendung ist gebrochen und muss repariert werden.
  - Der Patient ist mit der Farbe oder Form nach einiger Zeit nicht mehr einverstanden und verlangt eine Änderung.

Ist es möglich, diese Brücken oder Kronenblöcke ohne Zerstörung der Ränder und ohne Bruch der Pfeilerzähnen abzunehmen? Welche technische Möglichkeiten stehen hierfür zur Verfügung?

Vom Dentalhandel werden eine ganze Reihe von Abnahmehilfen angeboten:

1. Hammer und Hirtenstab,
2. Crown Butler mit Federn und Gewichten,
3. Kronenspreizer,
4. Kronenkrallen,
5. adhäsive klebende Kaugummis,
6. gummibeschichtete Extraktionszangen u. v. a.

Diese Hilfsmittel haben aber alle den Nachteil, dass die Abnahme von Brücken und Kronenblöcken damit zu einem Vabanquespiel mit hohem Bruchrisiko wird. Das Ziel unserer Methode soll sein, die Brücken mit einem möglichst geringen Risiko für diese selbst und für die Pfeilerzähne abzunehmen.

Die meisten der oben aufgeführten Methoden beinhalten punktförmige Kraftansätze an den Brückenkörpern, welche meist unkontrollierte Ausbrüche der Verblendungen oder Verformungen der Kronenränder nach sich ziehen, so dass die Brücken und Verbundkronen nicht mehr rezementiert werden können.

Die mechanische Überlegung führt nun zu folgender Frage: Ist es möglich, die kurzfristig anzuwendende Kraft, also den Impuls, gleichmäßig auf den ganzen Brückenkörper zu verteilen und damit die Bruch- und Verformungsgefahr zu minimieren?

Die erprobte Lösung: Abnahme von Brücken und Kronenblöcken mit Hilfe der Ummantelungstechnik

Um den Impuls, d. h. die kurzfristige Schnellkraft, gleichmäßig auf den ganzen Brückenkörper zu verteilen, wird der gesamte abzunehmende Ersatz mit einem langsamhärtenden, kaum Hitze entwickelnden Kaltpolymerisat ummantelt. Als Ansatz für den Impuls dient ein gekrümmter Haken, der im Widerstandszentrum des Festkörpers Brücke einpolymerisiert wird.

NB: Das Widerstandszentrum ist der Schwerpunkt eines Festkörpers. Eine dort angesetzte Kraft lässt eine lineare Kraftansatzrichtung zu. Kraftansätze außerhalb dieses Widerstandszentrums könnten zu unkontrollierten Drehbewegungen und damit zum Bruch der Pfeilerzähne führen. Eine sehr große Hilfe kann ein Meistermodell leisten, auf welchem die Brücke hergestellt wurde. Darauf lässt sich die Einschubrichtung des Ersatzes im Nachhinein ermitteln.

Patientenfall

Bei einem 50-jährigen Patienten wurde vor 5 Jahren eine festsitzende Metallkeramikbrücke 13-15-16 eingegliedert. Aufgrund der Pfeilerdivergenz von Zahn 16 handelt es sich um eine Geschiebebrücke. Das vordere Brückenteil 13-15 wurde bei der definitiven Zementierung in die Krone 16 eingeschoben (Abb. 1 und 2).

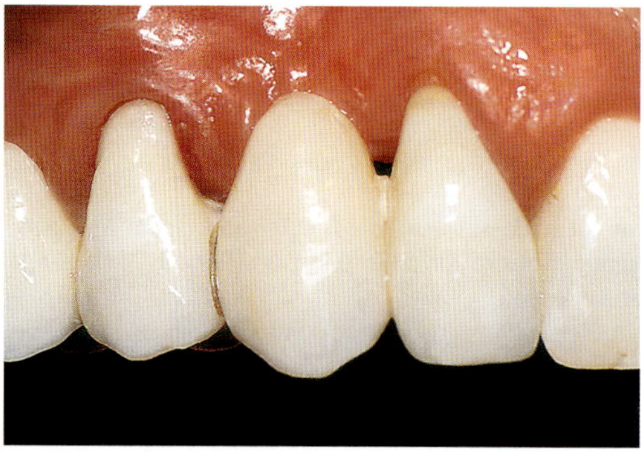

Abb. 1 Loses Brückenteil (Bukkalansicht)

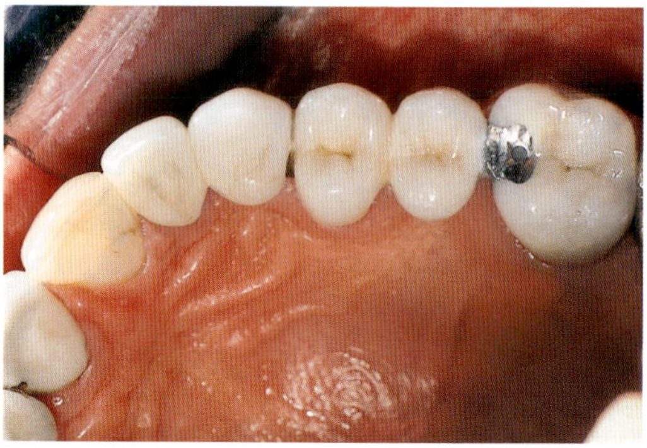

Abb. 2 Loses Brückenteil (Okklusalansicht)

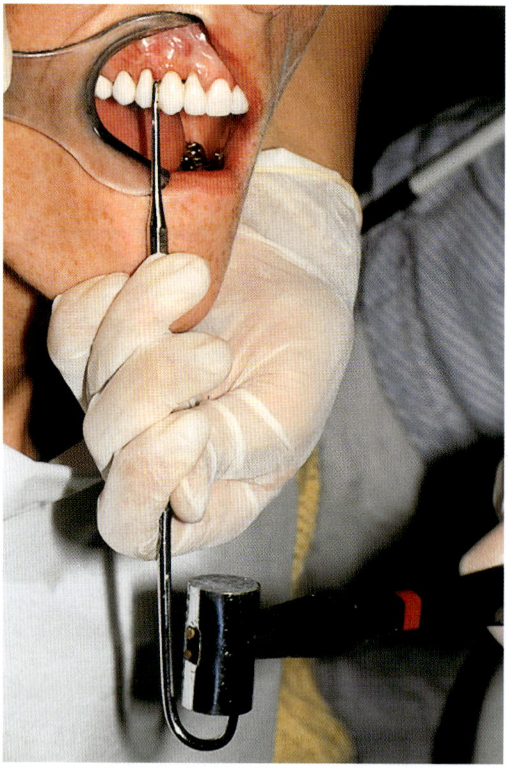

Abb. 3 Eingehakter Hirtenstab mit angesetztem Plombierhammer

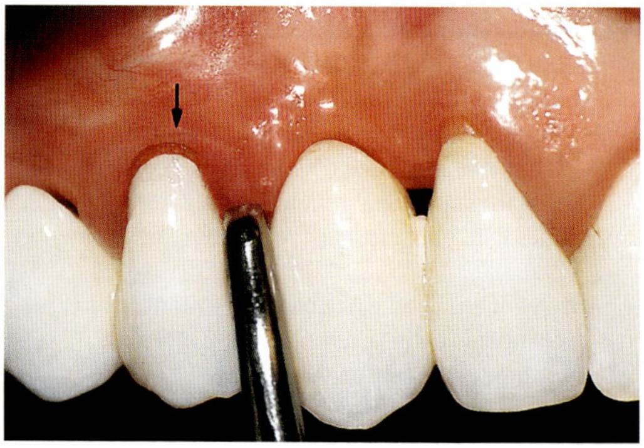

Abb. 4 Mit Pfeil markierte lose Krone

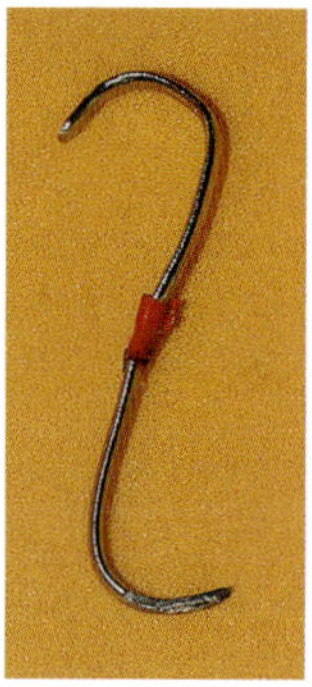

Abb. 5 S-Haken

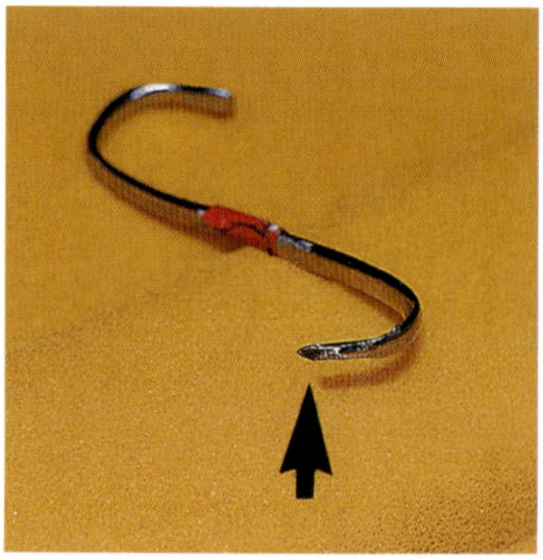

Abb. 6 S-Haken mit angespitztem Ende

Dieses Brückenteil ist jetzt beim Zahn 15 gelockert und beim Zahn 13 noch fest zementiert. Das Abschlagen des Brückenteiles mit Hirtenstab und Hammer würde mit großer Sicherheit ein unkontrolliertes Abplatzen der Keramik zur Folge haben (Abb. 3 und 4).

Zur Abnahme des Brückenteils hat sich in unserer Praxis folgendes Vorgehen bewährt:

1. Ein S-förmiger, an den Enden angespitzter Haken aus Unterzungenbügeldraht für Interimsprothesen wird distal von Zahn 13 durch den Interdentalraum geschoben und ausgerichtet (Abb. 5 bis 7).

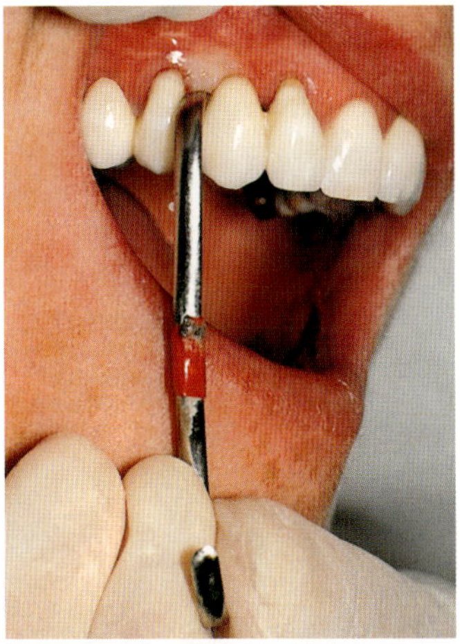

Abb. 7 Eingehakter S-Haken

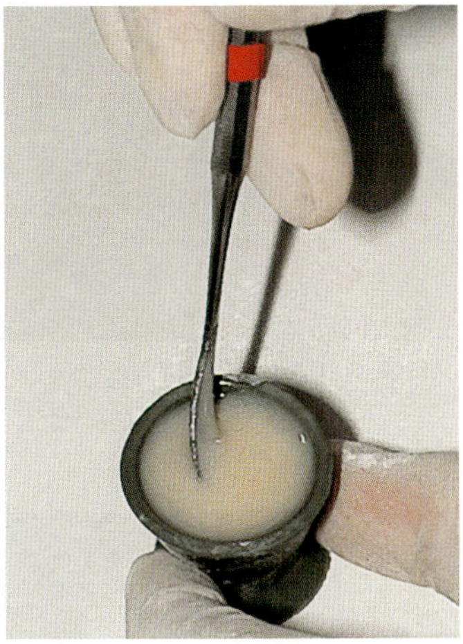

Abb. 8 Das Polymerisat wird angeteigt

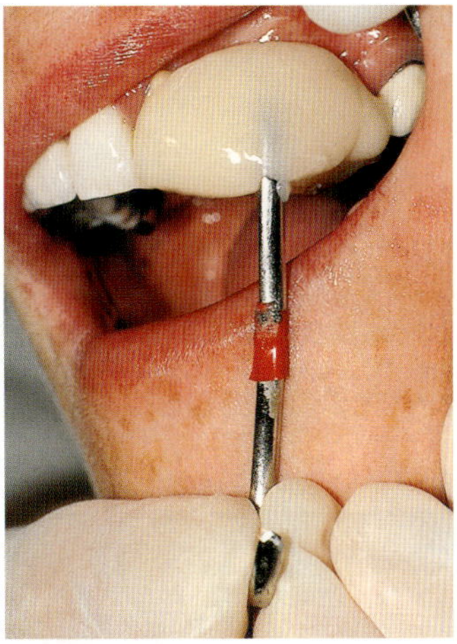

Abb. 9 Ummantelung mit einpolymerisiertem S-Haken (Bukkalansicht)

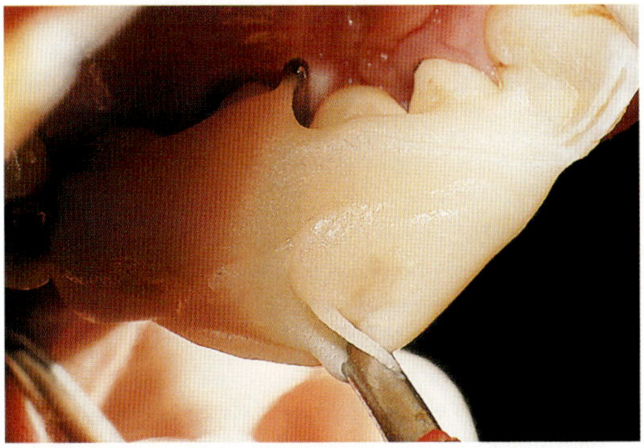

Abb. 10 Ummantelung mit einpolymerisiertem S-Haken (Palatinalansicht)

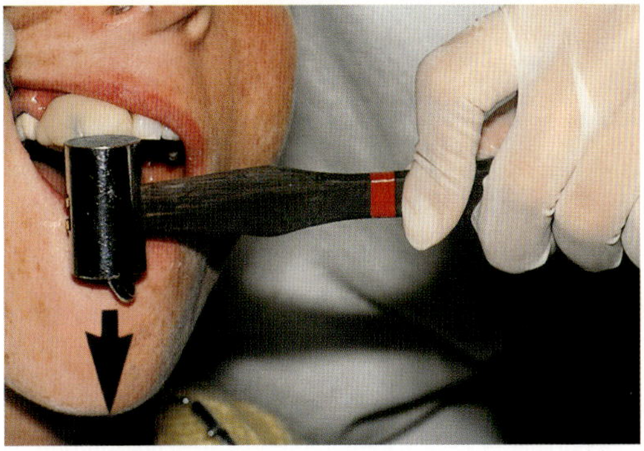

Abb. 11 Abschlagen des Brückenteils

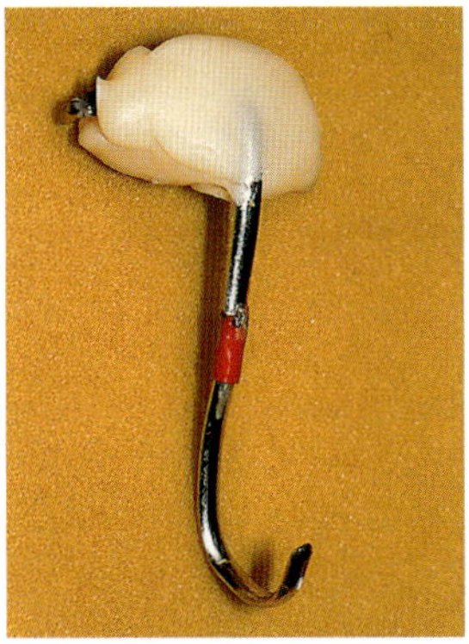

Abb. 12 Abgeschlagenes Brückenteil

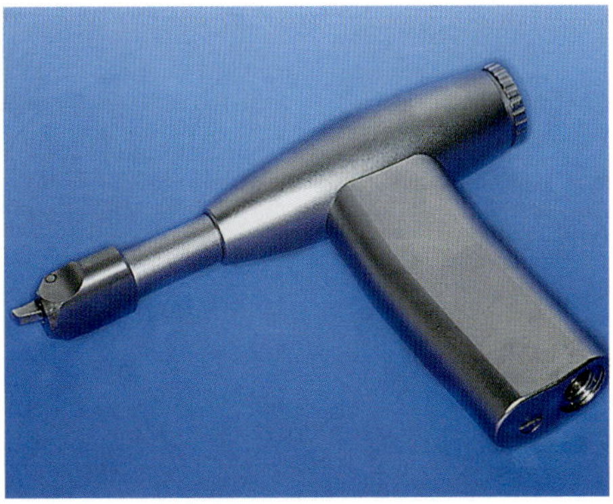

Abb. 13 Coronaflex-System: pneumatischer Hammer

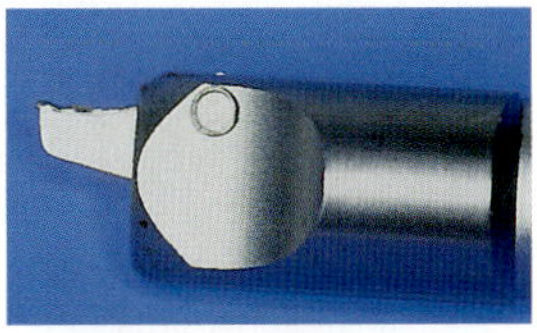

Abb. 14a Schlagbolzen

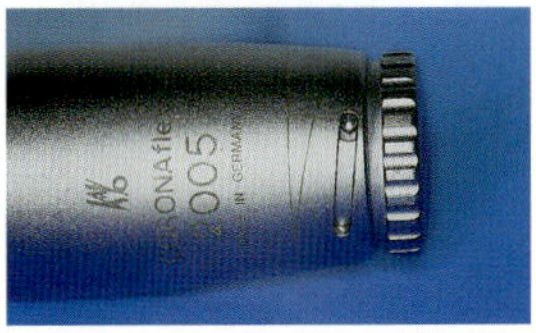

Abb. 14b Rändelrad zur Einstellung der Schnellkraft

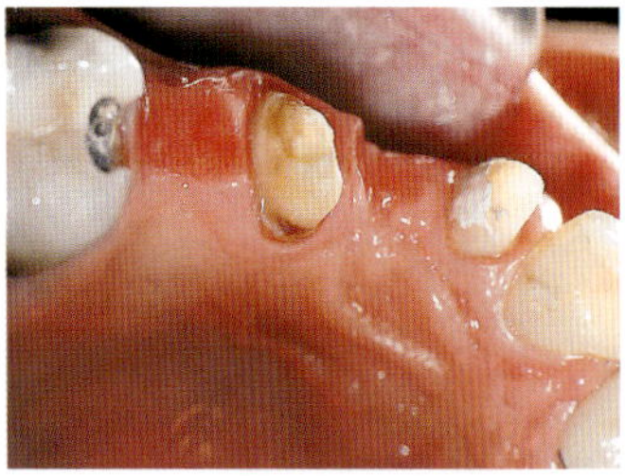

Abb. 15 Zustand der Pfeilerzähne nach Abnahme (Okklusalansicht)

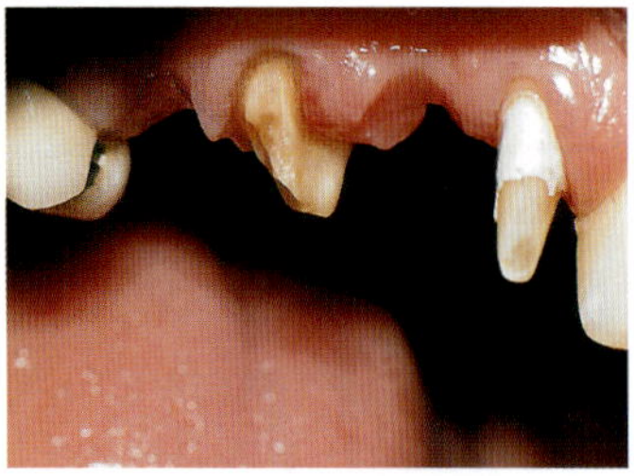

Abb. 16 Zustand der Pfeilerzähne nach Abnahme (Bukkalansicht)

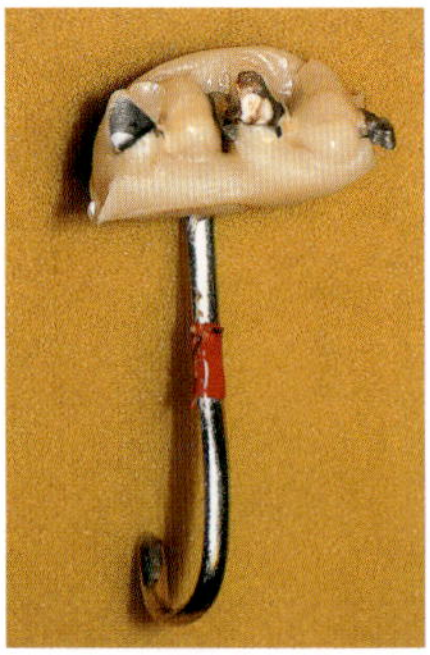

Abb. 17 S-Haken mit abgenommenem Brückenteil

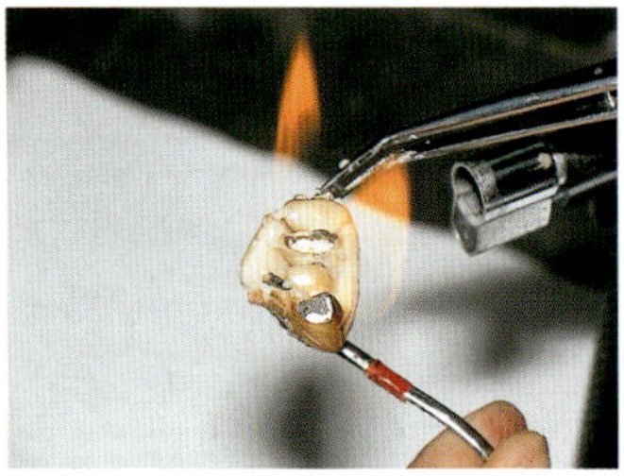

Abb. 18 Abflammen der Ummantelung

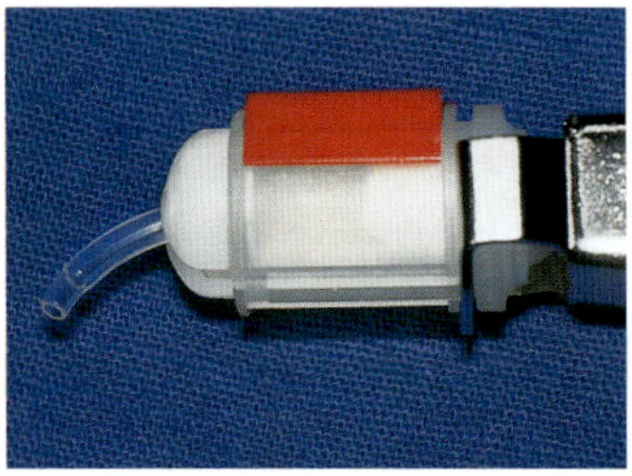

Abb. 19 Erneute Eingliederung mit Glasionomerzement

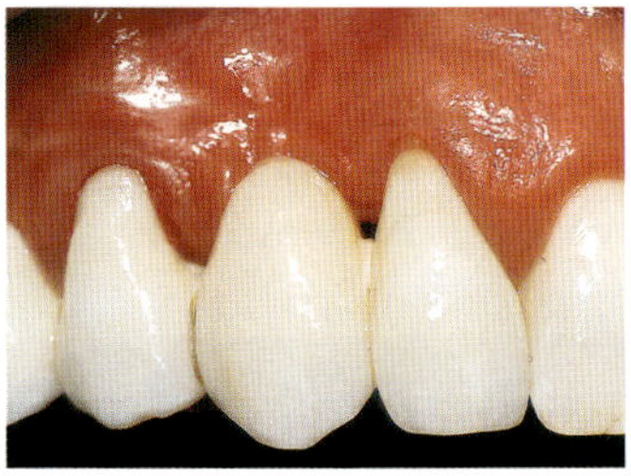

Abb. 20 Das wieder eingegliederte Brückenteil

2. Ein langsamhärtendes provisorisches Kronen- und Brückenmaterial (Dentalon Plus) wird angemischt und der ganze Brückenkörper mit dem platzierten S-Haken ummantelt (Abb. 8 bis 10).
3. Die Aushärtung über einen Zeitraum von 6 Minuten wird abgewartet. Das Kaltpolymerisat muss seine Endhärte erreicht haben, damit der Abschlagsimpuls ohne Dämpfung auf den Brückenkörper übertragen wird.
4. Mit einem Plombierhammer wird das Brückenteil mit einem kurzen, kräftigen Schlag (Impuls) abgeschlagen (Abb. 11 und 12).
   NB: Statt des Plombierhammers hat sich das luftdrukkgesteuerte Impulsgerät Coronaflex sehr gut bewährt. Nach praxiseigener Statistik konnten damit 87 % zum Teil auch großer Brückenverbände ohne Schaden entfernt werden. Der Vorteil dieses Gerätes besteht darin, dass der Zeitanteil des Impulses dem einer Gewehrkugel entspricht, so dass es äußerst effektiv ist (Abb. 13 und 14).
5. Das Brückenteil kann problemlos mit wenigen Schlägen entfernt werden (Abb. 15 und 16).
   NB: Das vorliegende Brückenteil war mit Glasionomerzement eingesetzt. Das Verfahren funktioniert bei allen konventionellen Zementen wie Zinkphosphatzement, Glasionomerzementen, Carboxylatzement und Hybridzementen. Probleme könnten bei 4-Metazementen und adhäsiver Eingliederung auftreten. Erfahrungen zu diesen Zementen liegen in unserer Praxis nicht vor.
6. Da es sich um eine Metallkeramikbrücke handelt, kann das ummantelte abgenommene Brückenteil mit der Flamme erhitzt werden. Die Ummantelung wird weich und lässt sich problemlos entfernen (Abb. 17 und 18).
7. Mit maschinell angemischtem Glasionomerzement wird das Brückenteil wieder definitiv zementiert (Abb. 19 und 20).
8. Da die Ursache der Lockerung vermutlich eine Laterotrusionsstörung und eine etwas zu steile Eckzahnführung war, ist es sehr wichtig, diese etwas auszuschleifen und sorgfältig zu kontrollieren.

Materialliste

1. Unterzungenbügeldraht (Fa. Dentaurum, Pforzheim).
2. Provisorischer K&B-Kunststoff Dentalon Plus (Fa. Heraeus Kulzer, Wehrheim).
3. Coronaflex-System (Fa. Kaltenbach & Voigt, Biberach).
4. Maxi Cem (Fa. Espe, Seefeld).

Erste Hilfe bei Totalprothesen

Problem: Nicht haftende Totalprothesen im Ober- und Unterkiefer

Ein 74-jähriger Patient ist nicht mehr in der Lage, mit seinen Totalprothesen im Ober- und Unterkiefer zu kauen oder zu sprechen. Auch viele Tuben Haftcreme nützten nichts. Bei jeder Bewegung des Unterkiefers lösen sich beide Prothesen sofort. Mehrfache Unterfütterungen, welche keinerlei Erfolg zeitigten, ließen den Patienten resignieren. Wenn er in der Öffentlichkeit mit Prothesen lächelt, presst er sie mit der Zunge nach oben und unten (Abb. 1). Ansonsten erbringt nur das Zusammmenbeißen einen „Prothesenhalt" (Abb. 2).

In 2 Wochen soll sein 75. Geburtstag gefeiert werden. Diesen Ehrentag will die ganze Familie mit ihm begehen. Er aber weigert sich aufgrund seiner prothetischen Verhältnisse, den Geburtstag zu feiern. Mit viel Überredungskunst gelingt es der Familie, ihn zu einem Zahnarztbesuch zu bewegen.

Die zahnärztliche Untersuchung ergibt flache zahnlose Kieferkämme im Ober- und Unterkiefer sowie einen geringfügig reduzierten Speichelfluss. Die Totalprothesen sind insuffizient (Abb. 3). Dieser Befund wirft folgende Fragen auf:

- Wie können wir dem Patienten helfen, dass er seinen 75. Geburtstag beißfähig feiern kann?
- Welche Behandlungsmethoden stehen uns als erste Hilfe zur Verfügung?
- Wie kann der Patient anschließend definitiv versorgt werden?

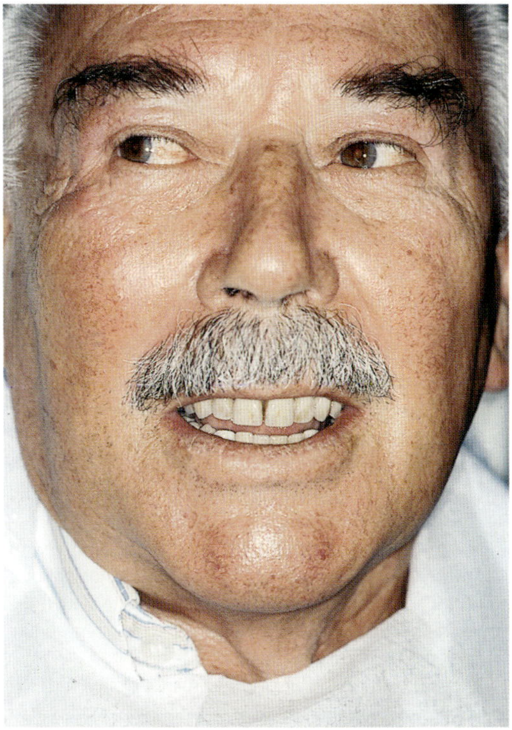

Abb. 1 Der krampfhaft lächelnde Patient stabilisiert seine Prothesen mit der Zunge

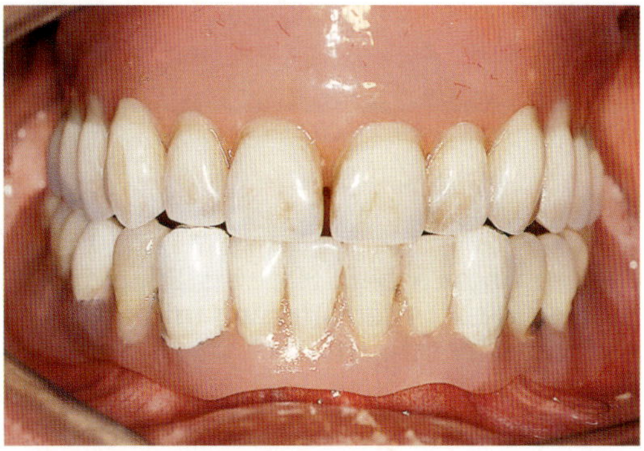

Abb. 2 Die zusammengepressten Prothesen

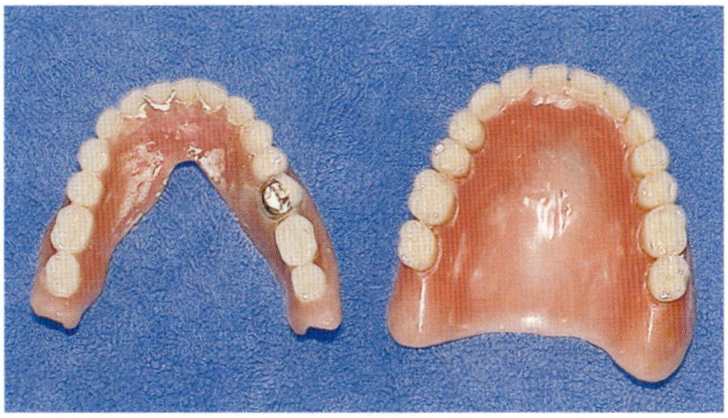

Abb. 3 Das insuffiziente Prothesenpaar

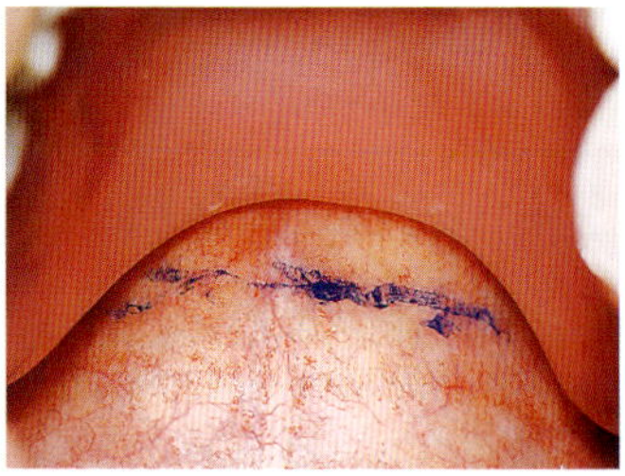

Abb. 4 Die Oberkiefertotalprothese ist zu kurz

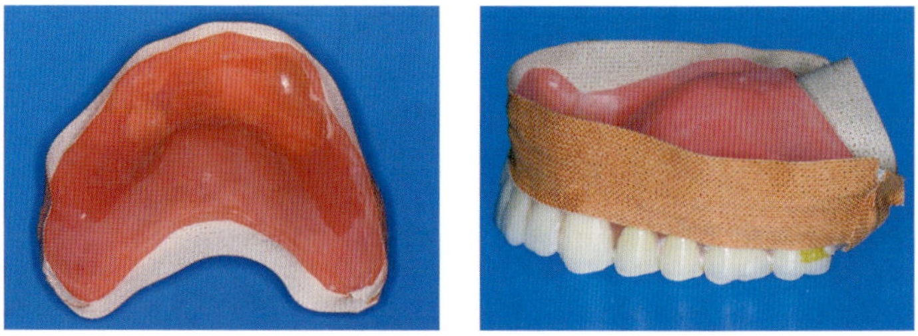

Abb. 5 Die mit Leukoplast abgeklebte verlängerte Prothese (links Palatinalansicht, rechts Seitenansicht)

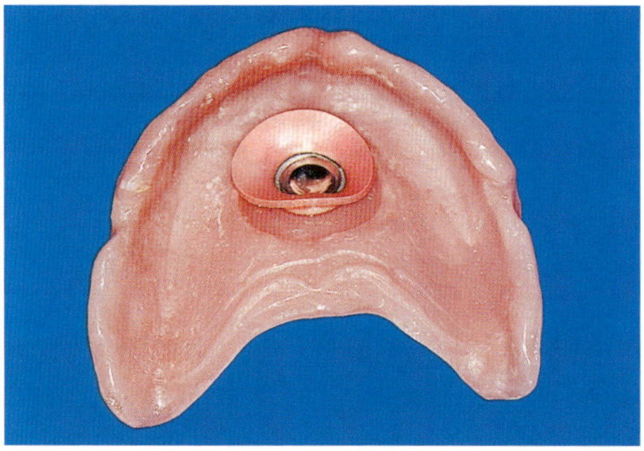

Abb. 6 Die unterfütterte Totalprothese mit eingebautem Gummisauger

Die erprobte Lösung: Haftverstärkung durch direkte Unterfütterung und provisorische Implantate

Die im Ober- und Unterkiefer erforderlichen Behandlungsmaßnahmen werden im Folgenden Schritt für Schritt dargestellt.

Oberkiefer

Die Oberkiefertotalprothese ist im Gaumen zu kurz und muss verlängert werden (Abb. 4). Sie wird am Gaumen und im Bereich der vestibulären Prothesenränder mit Leukoplast abgeklebt. Damit lässt sich einerseits ein Ablaufen des Methacrylates in den Rachen bei der Unterfütterung und andererseits ein unbeabsichtigtes Aufpolymerisieren auf den Zahnkranz vermeiden (Abb. 5).

Die direkt unterfütterte Totalprothese wird ausgearbeitet und poliert. Anschließend wird zentral im Gaumen ein Gummisauger eingearbeitet.

Warnung: Gummisauger in Totalprothesen sind als Dauerlösung für den Prothesenhalt kontraindiziert. In der Literatur werden Fälle von Ulzerationen, Gaumenperforationen und Tumoren beschrieben (Stellungnahme der Deutschen Gesellschaft für Zahnärztliche Prothetik und Werkstoffkunde von 1956).

Dies findet – wenn überhaupt – aber erst nach Jahren der Anwendung eines Saugers statt. In unserem Fall handelte es sich um **eine prothetische Erste-Hilfe-Maßnahme** für wenige Monate bis zur definitiven Versorgung. Der Patient wurde ausführlich aufgeklärt und bestätigte dies mit seiner Unterschrift.

Die so gestaltete Totalprothese im Oberkiefer haftete befriedigend am Prothesenlager (Abb. 6).

Unterkiefer

Neben einer direkten Unterfütterung ist die Befestigung der Unterkiefertotalprothese mit Hilfe provisorischer Implantate geplant. Provisorische Implantate wurden entwickelt, um nach der Insertion von definitiven Implantaten zusätzliche provisorische Implantate zur Befestigung eines festsitzenden Provisoriums setzen zu können. Der Dentalmarkt bietet hierfür mehrere Systeme an. In unserem Fall kam das MTI-System (MTI = Modular Transitional Implants) der Firma Dentatus zum Einsatz (Abb. 7 und 8).

Nach Auswertung eines Orthopantomogramms wird die Platzierung der provisorischen Implantate festgelegt und im Mund markiert (Abb. 9). Die blauen Punkte stellen die Implantatinsertionsstellen dar, und die schwarzen Punkte markieren das Foramen mentale beidseitig.

Nach sorgfältiger Lokalanästhesie mit Carticain (verstärkt durch das Hyaluronidasepräparat Lido Hyal A, das den Knochen durchlässiger macht) wird mit dem Normbohrer durch die desinfizierte Gingiva der Implantatkanal gebohrt.

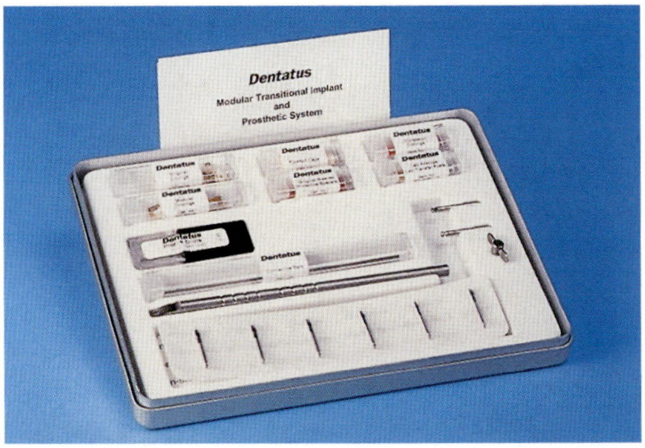

Abb. 7 Das MTI-System im Set

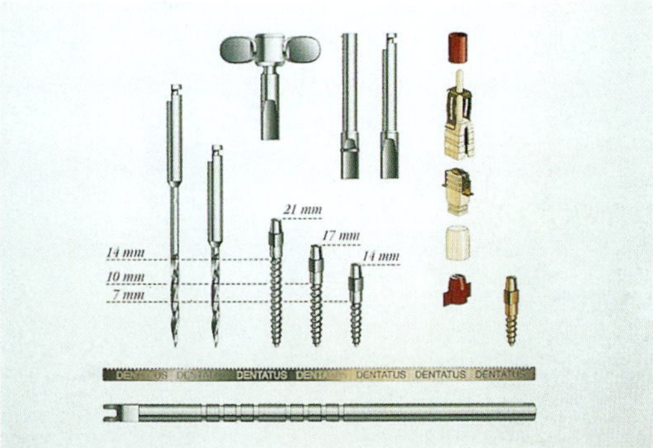

Abb. 8 Die Einzelteile des MTI-Systems

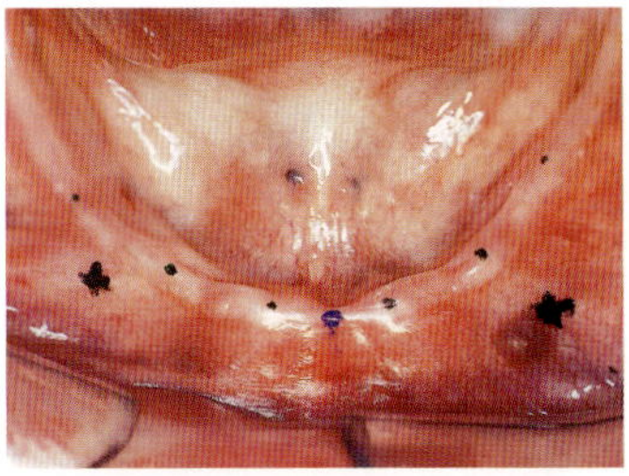

Abb. 9 Die Implantatpositionen sind blau und die Foramina mentales schwarz markiert

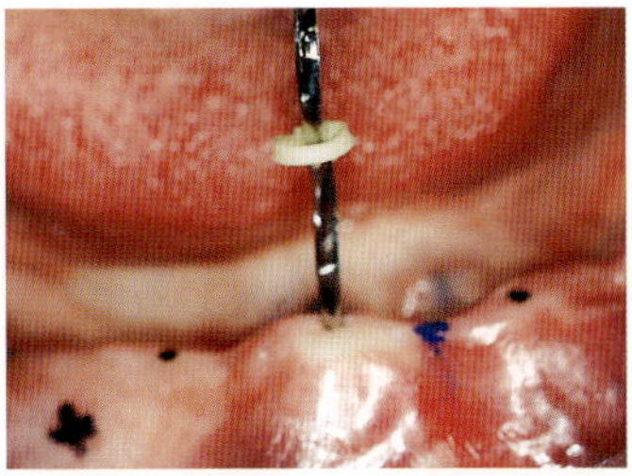

Abb. 10 Die erste transgingivale Bohrung

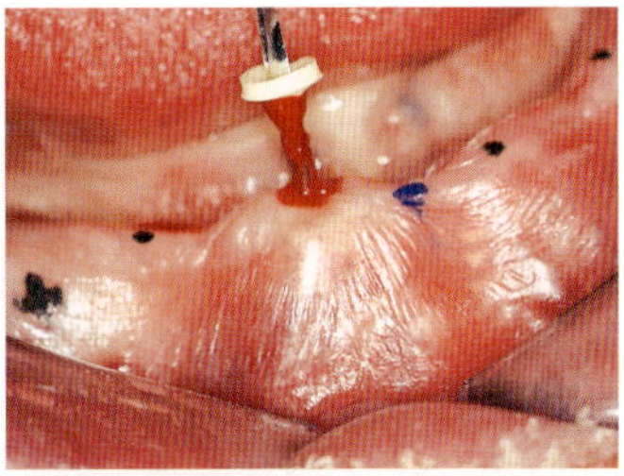

Abb. 11 Die erste transgingivale Bohrung mit pumpenden Bewegungen

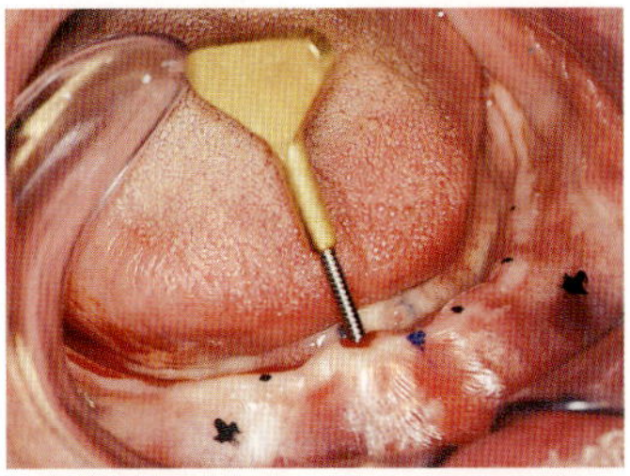

Abb. 12 Mit dem Handschlüssel wird begonnen, das provisorische Implantat einzudrehen

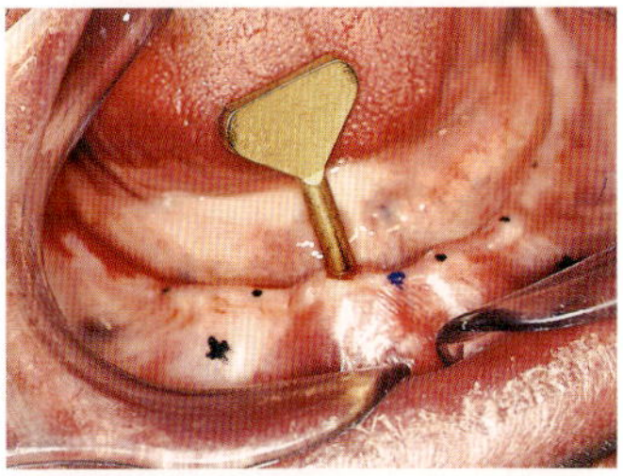

Abb. 13 Das provisorische Implantat ist vollständig eingedreht

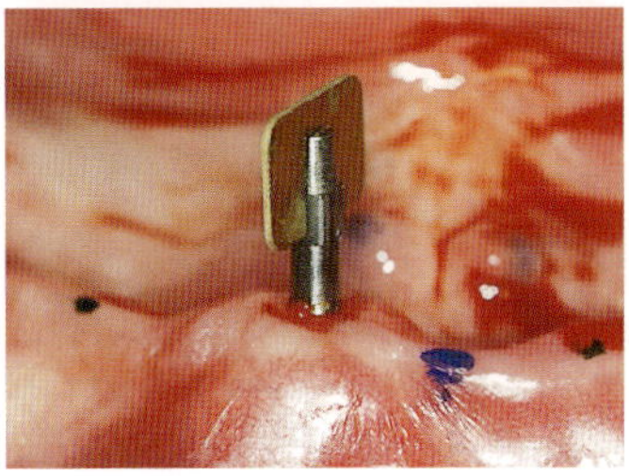

Abb. 14 Die Ausrichtschablone wird aufgesteckt

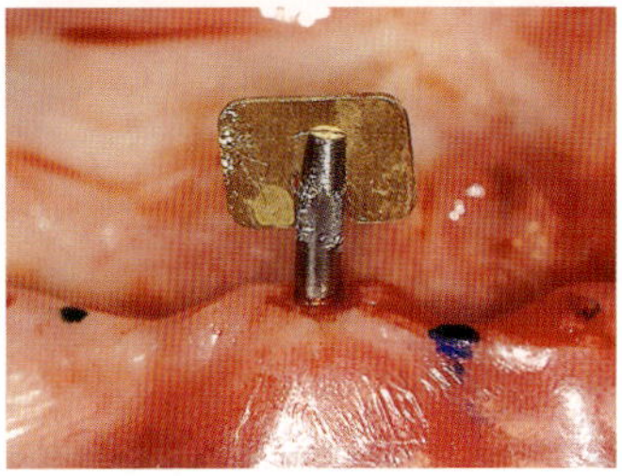

Abb. 15 Das Implantat wird mit dem Schlitz parallel zur Kieferkammlinie ausgerichtet

Dies geschieht mit Gefühl und langsamen Auf- und Abwärtsbewegungen ohne großen Druck (Abb. 10 und 11).

Anschließend werden die provisorischen Implantate eingedreht, und mit einer Schablone wird der Schlitz im Oberteil des Implantates parallel zur Kieferkammlinie ausgerichtet (Abb. 12 bis 15). Dann erfolgen die Bohrung der weiteren Kanäle (Abb. 16) und das maschinelle Setzen der provisorischen Implantate bei langsamer Drehzahl (Abb. 17).

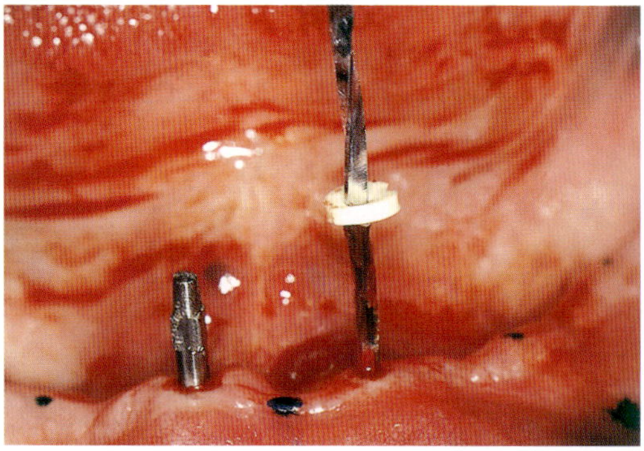

Abb. 16 Die zweite Bohrung an der markierten Position

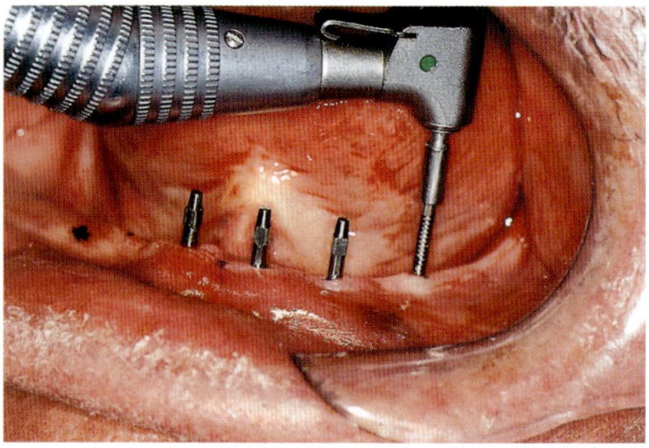

Abb. 17 Das weitere maschinelle Einbringen der provisorischen Implantate

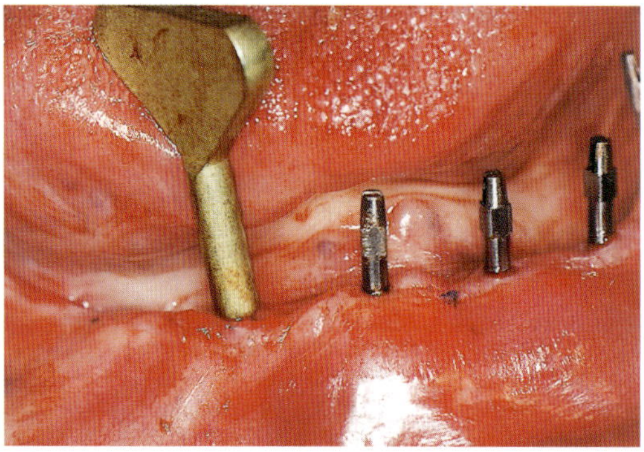

Abb. 18 Mit dem Handschlüssel werden die provisorischen Implantate parallel gebogen

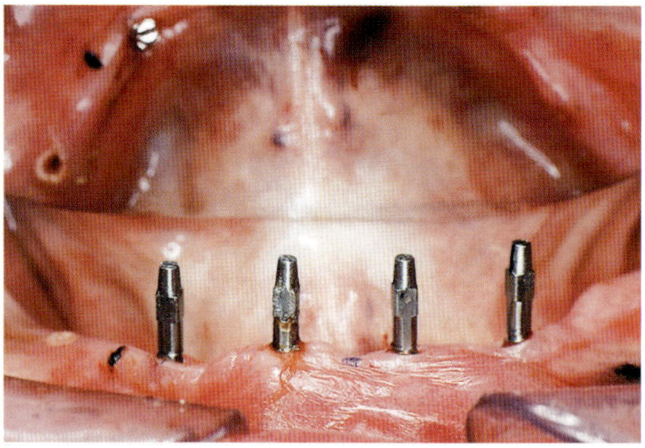

Abb. 19 Kontrolle der Ausrichtung von labial

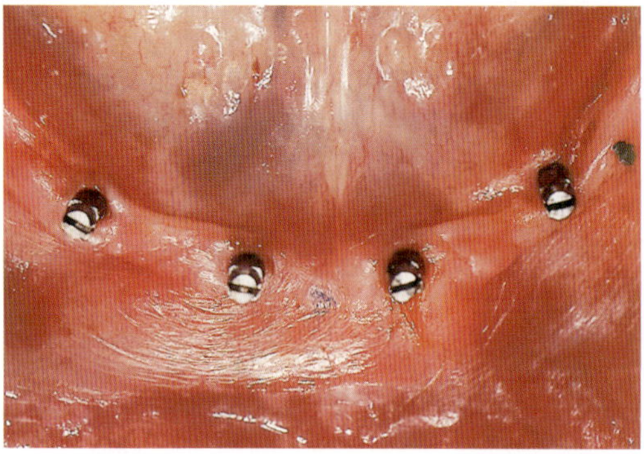

Abb. 20 Kontrolle der Ausrichtung von okklusal

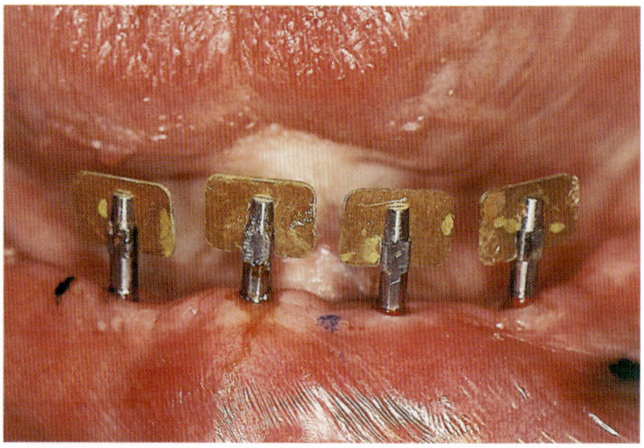

Abb. 21 Nochmalige Kontrolle aller provisorischen Implantate mit den Ausrichtschablonen

Mit dem Einbringschlüssel werden nun alle gesetzten Implantate parallel ausgerichtet (Abb. 18) und von labial sowie okklusal kontrolliert (Abb. 19 und 20). Nach nochmaliger Kontrolle der Ausrichtung in einer Linie parallel zum Kieferkamm mit Hilfe von Schablonen (Abb. 21) wird ein gebogener Steg in die Schlitze der Implantate einprobiert (Abb. 22). Da die provisorischen Implantate nicht ganz in gleicher Höhe sitzen, wird der gebogene Steg ausgeschliffen, um waagerecht in die Schlitze versenkt werden zu können (Abb. 23 und 24).

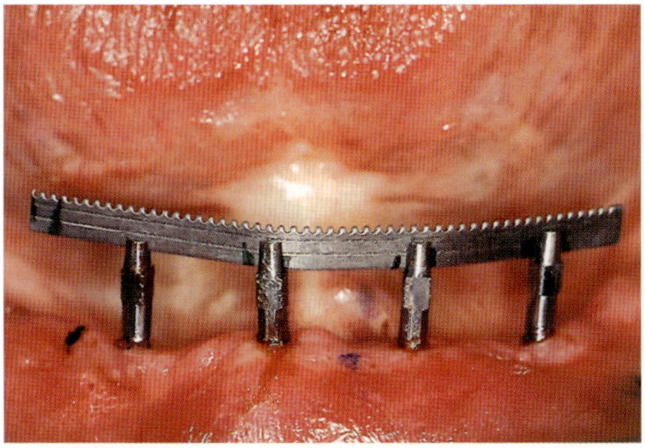

Abb. 22 Erste Einprobe des vorgebogenen Steges

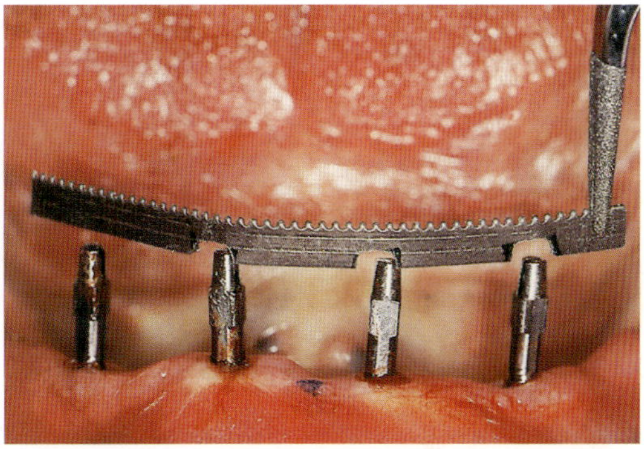

Abb. 23 Zweite Einprobe mit eingeschliffenen Nuten

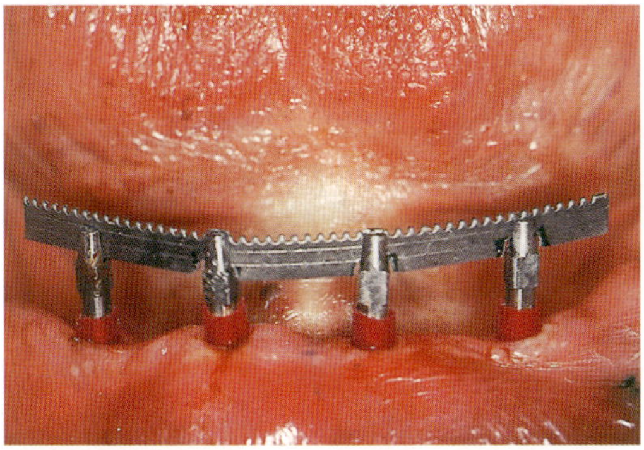

Abb. 24 Der Steg passt

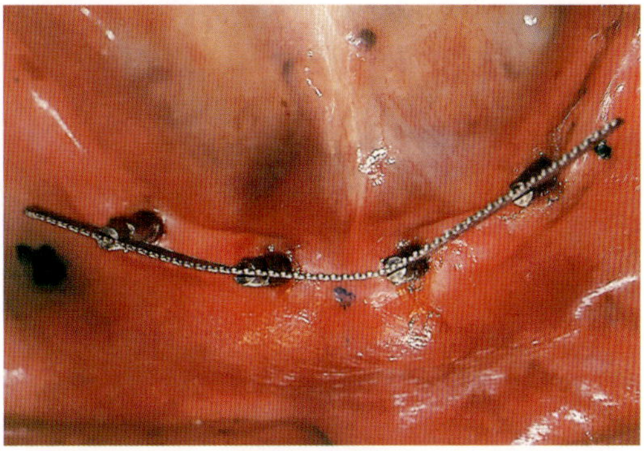

Abb. 25 Kontrolle des Steges von okklusal

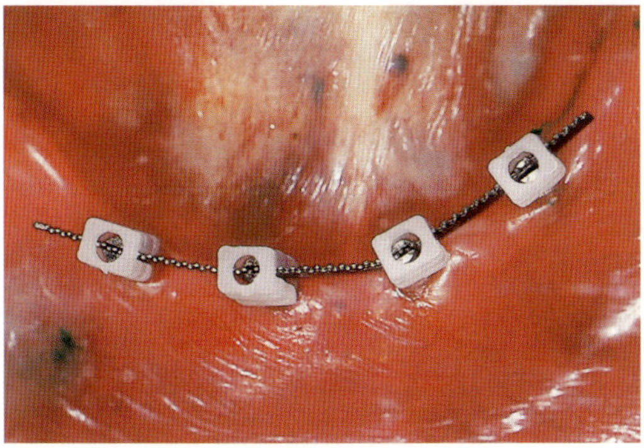

Abb. 26 Aufstecken der Stegführungshülsen

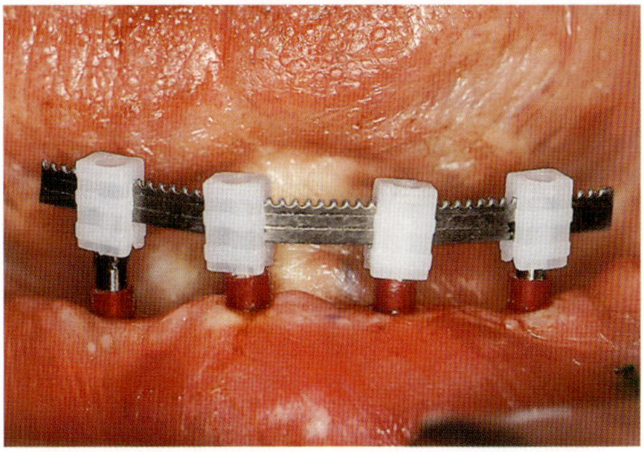

Abb. 27 Aufgesteckte Stegführungshülsen von labial. Zervikal sind die roten Schutzringe der unter sich gehenden Bereiche erkennbar

Von oben (Abb. 25) werden Stegführungen aus weißem Kunststoff aufgesteckt (Abb. 26 und 27) und mittels lichthärtendem Kleber mit dem Steg verbunden (Abb. 28). Die vorhandene Unterkieferprothese wird passend ausgeschliffen und adaptiert (Abb. 29 bis 31).

Abschließend wird die Unterkiefertotalprothese mit selbsthärtendem Methacrylat unterfüttert und der aufgesteckte Steg einpolymerisiert. Dabei sind die unter sich gehenden Bereiche am Implantat mit roten Gummiringen abgedeckt (vgl. Abb. 27). Die Abbildungen 32 bis 34 zeigen

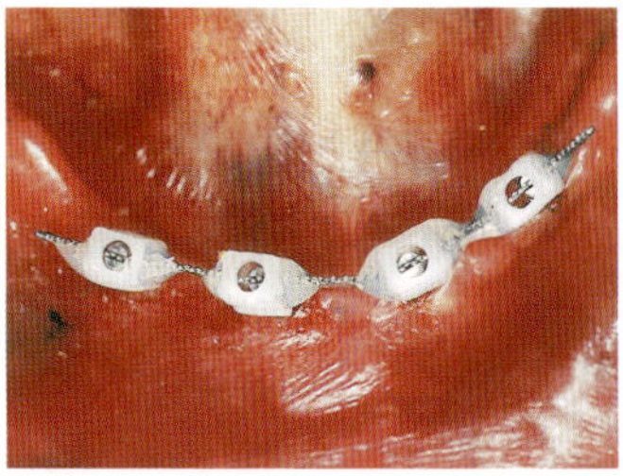

Abb. 28 Aufkleben der Stegführungshülsen mit lichthärtendem Kleber

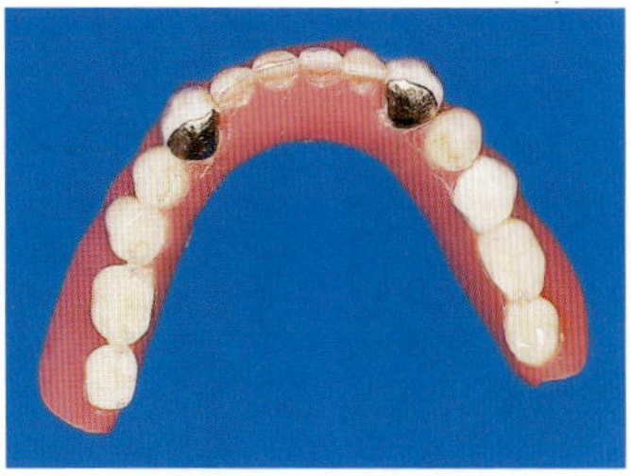

Abb. 29 Die Unterkiefertotalprothese

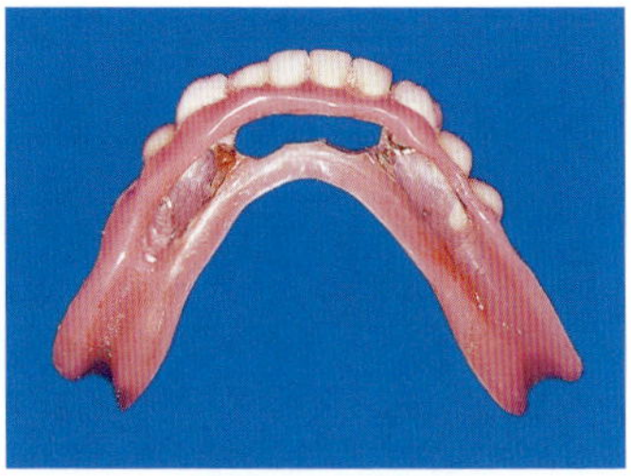

Abb. 30 Ausschleifen des Stegbereiches

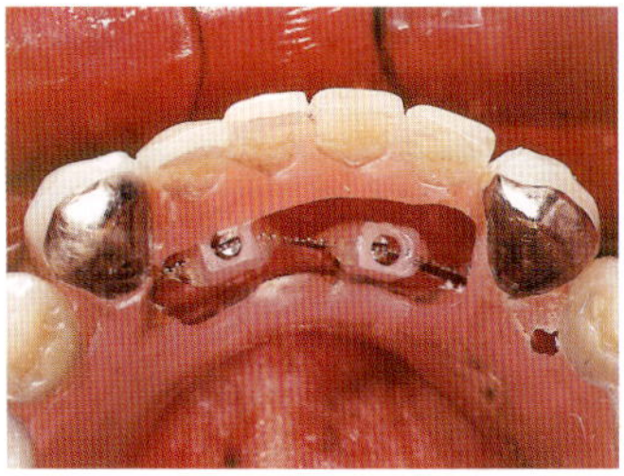

Abb. 31 Einprobe der ausgeschliffenen Prothese im Mund

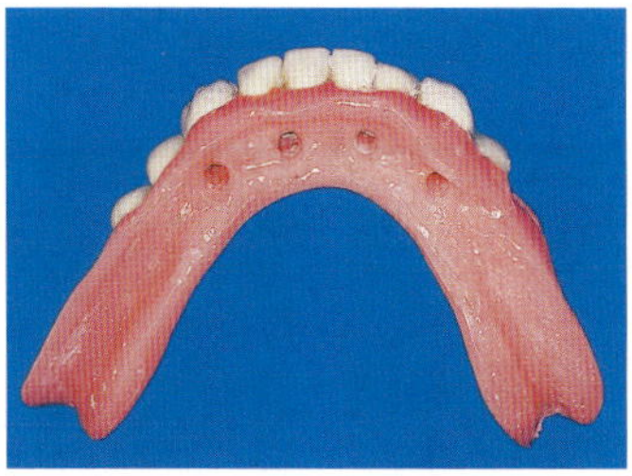

Abb. 32 Die Prothese mit einpolymerisiertem Steg (Ansicht von basal)

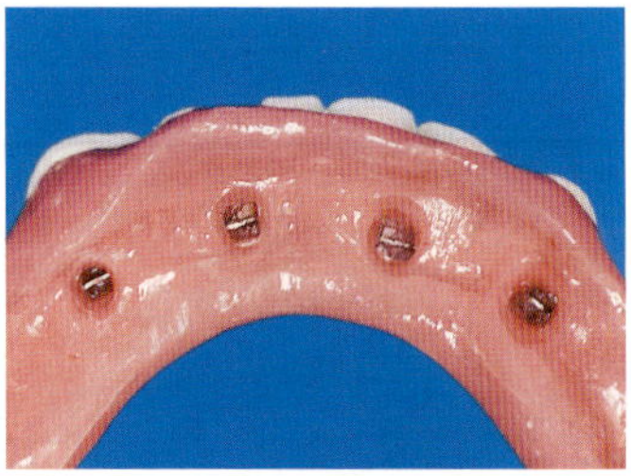

Abb. 33 In der Basalansicht sind die Stegführungen deutlich erkennbar

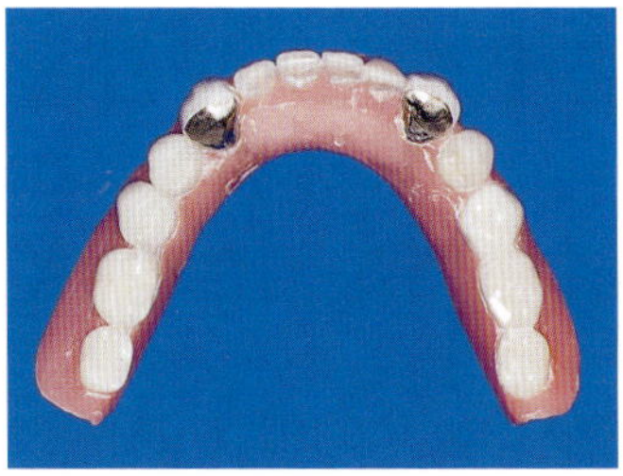

Abb. 34 Die ausgearbeitete und polierte Unterkiefertotalprothese

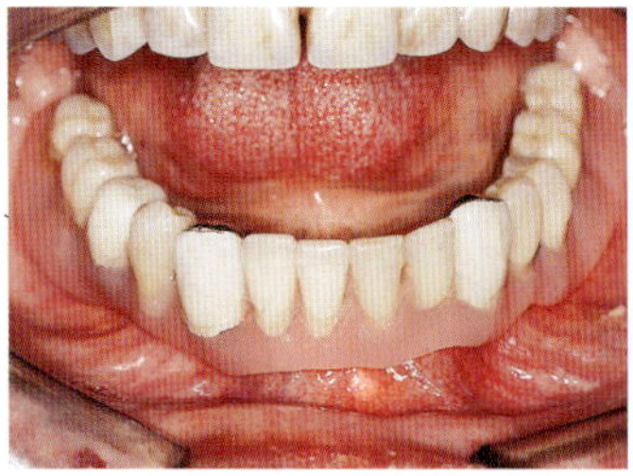

Abb. 35 Der Halt ist gewährleistet

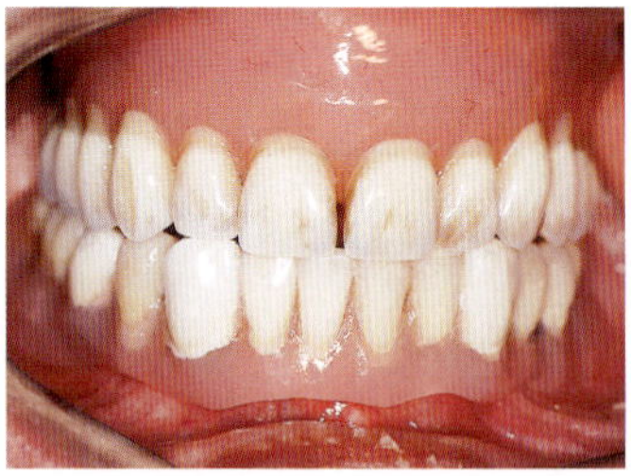

Abb. 36 Das Ziel ist erreicht – Ober- und Unterkiefertotalprothesen halten

die Stegführungen von der Unterseite bzw. die geschlossene Prothese von der Oberseite nach erfolgter Aushärtung, Ausarbeitung und Politur. Die Unterkiefertotalprothese hat festen Halt (Abb. 35).

Die geschilderten Behandlungsmaßnahmen haben zu einem festen Halt der Ober- und der Unterkiefertotalprothese geführt. Der Patient kann essen und sprechen – es kann Geburtstag gefeiert werden (Abb. 36)! Als definitive Versorgung ist geplant: im Oberkiefer eine Modellgussprothese (Steg auf vier Implantaten) und im Unterkiefer ebenfalls eine Modellgussprothese (vier Teleskope auf vier Implantaten).

Materialliste

1. Klebeband Leukoplast (Fa. Beiersdorf, Hamburg).
2. Compound grün oder braun (Fa. Kerr, Karlsruhe).
3. Selbsthärtender Prothesenkunststoff Paladur rosa (Fa. Heraeus Kulzer, Wehrheim).
4. MTI-System (Fa. Dentatus, Hägersten, Schweden; Vertrieb in Deutschland: Fa. Gert Loser, Leverkusen).
5. Lichthärtender Kleber: Heliosit Orthodontic (Fa. Vivadent, Ellwangen).

Der abgebrochene Wurzelstift

Problem: Ein Wurzelstift ist frakturiert – was tun?

Wir haben viel gelernt in den letzten Jahren. Es wurde vieles vermutet, ohne dass eine richtige Überprüfung stattfand – ja, es geht um Stiftaufbauten. Folgende Fehler wurden u. a. gemacht:

- Die Stifte waren zu lang.
- Die Stifte waren zu dick.
- Die Zementierung erfolgte konventionell statt adhäsiv.
- Bei gegossenen Aufbauten wurden die Stifte gegossen statt vorgefertigt gezogen.
- Die Wurzel über der Gingiva war zu kurz (Minimum ist 2 mm zirkulär).
- Die Schraube setzt die Wurzel unter Spannung, was garantiert zu einer Fraktur führt.

Mitte der 90er Jahre lagen die Ergebnisse der Universität Zürich von Velvart, Schärer und anderen Autoren auf dem Tisch. Der Wurzelstift ist ausschließlich zur Retention des Aufbaus da und schient in keiner Weise den wurzelkanalbehandelten Zahn. Wenn der Stift zu lang und zu dick ist, besteht eine erhöhte Frakturgefahr. Die Frakturen treten oft erst nach einigen Jahren auf, aber dafür garantiert. Wer wie der Autor 30 und mehr Jahre zahnärztlicher Praxis überblicken kann, wird dies in jedem Fall bestätigen können.

Konventionell zementierte Metallstifte lassen sich meist mit dem Trepansystem des Masseran-Kits erfolgreich entfernen (Abb. 1). Aber in der ästhetischen Zahnheilkunde von heute werden häufig Stifte aus Zirkonoxid adhäsiv zementiert. Was machen wir, wenn ein solch extrem harter Stift bricht, dessen Zement nicht gelockert werden kann?

Die erprobte Lösung: Der direkte Trepanaufbau

Ein adhäsiv zementierter Zirkonoxidstift kann in den seltensten Fällen entfernt werden – die Wurzel frakturiert zumeist. Wie können wir den Zahn retten und die frakturierte Krone mit einem neuen Aufbau versorgen sowie anschließend rezementieren? Dazu hat sich der Kollege Brandau aus Wilhelmshaven etwas einfallen lassen. Er hat einen Trepanaufbau aus Titan kreiert, und die Firma Komet hat ihn hergestellt. Anhand eines Patientenfalles soll diese wirklich letzte Rettungsmöglichkeit eines mit einem Zirkonoxidstift versorgten Zahnes im Folgenden demonstriert werden.

Bei einem 60-jährigen Patienten war die Krone des Zahnes 12 durch Stoßeinwirkung auf Gingivaniveau frakturiert. Die Krone war von einem Kollegen noch zweimal mit Kompositzement befestigt worden, aber der Halt währte nur wenige Stunden (Abb. 2 bis 7).

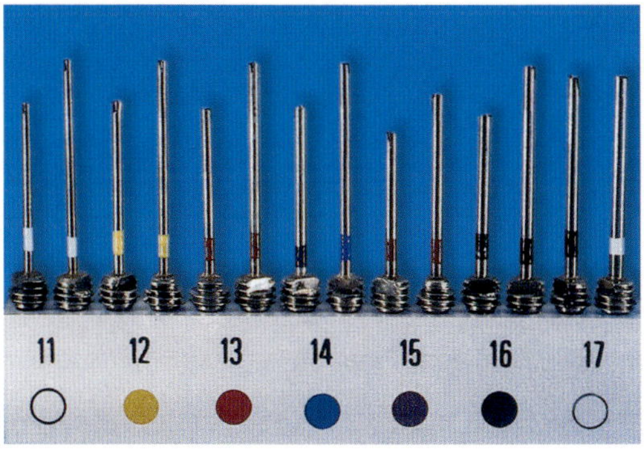

Abb. 1 Das Masseran-Kit, ein Trepanbohrersatz zum Entfernen frakturierter Wurzelstifte und Wurzelkanalinstrumente

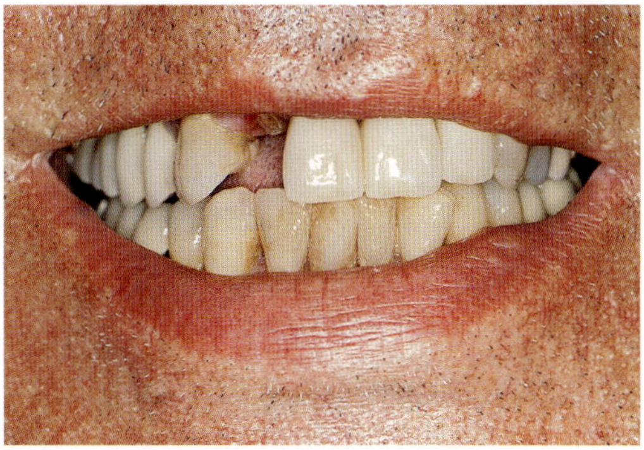

Abb. 2 Der Patient in der Praxis – Zahn 12 ist frakturiert

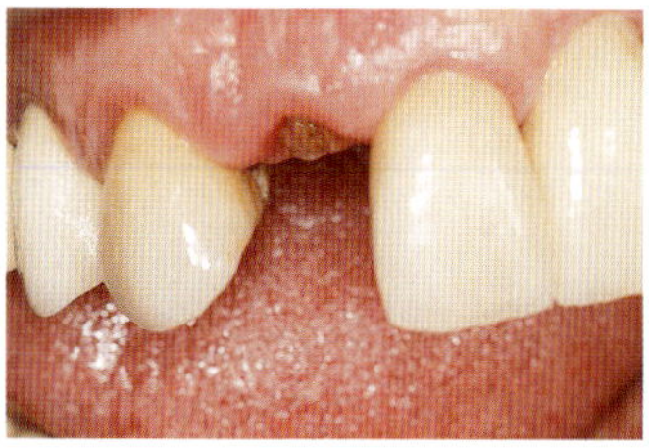

Abb. 3 Die Krone ist auf Gingivaniveau gebrochen

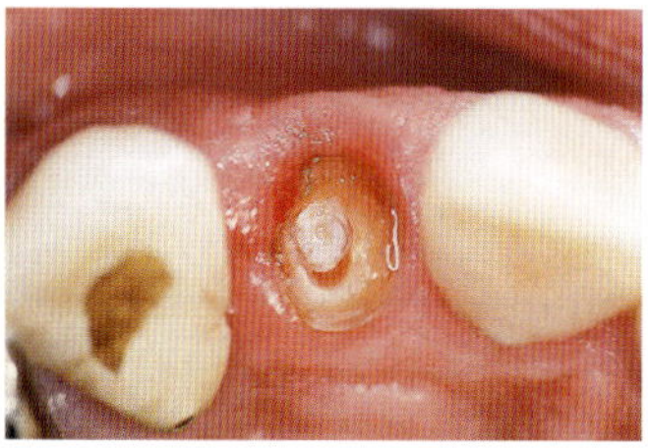

Abb. 4 In der Aufsicht ist der gebrochene Zirkonoxidstift in der Mitte erkennbar

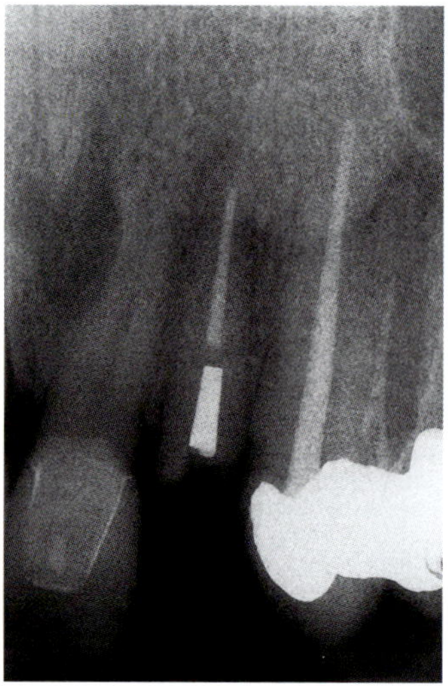

Abb. 5 Die Fraktur in der Einzelzahnröntgenaufnahme

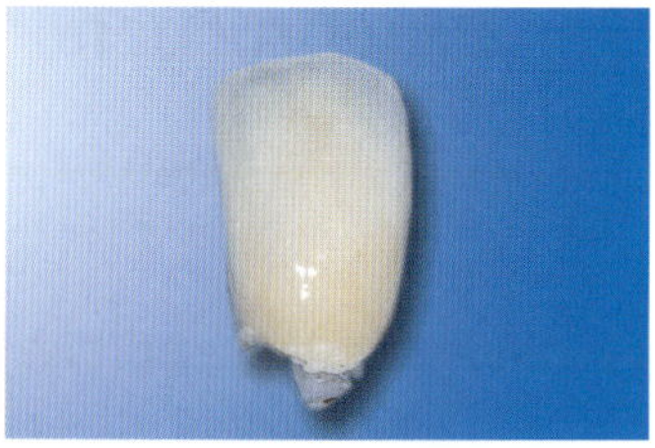

Abb. 6 Die frakturierte Krone

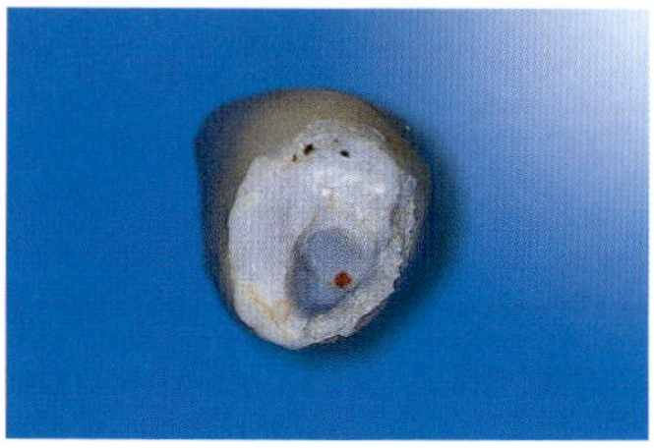

Abb. 7 Die frakturierte Krone mit Zementresten von basal gesehen

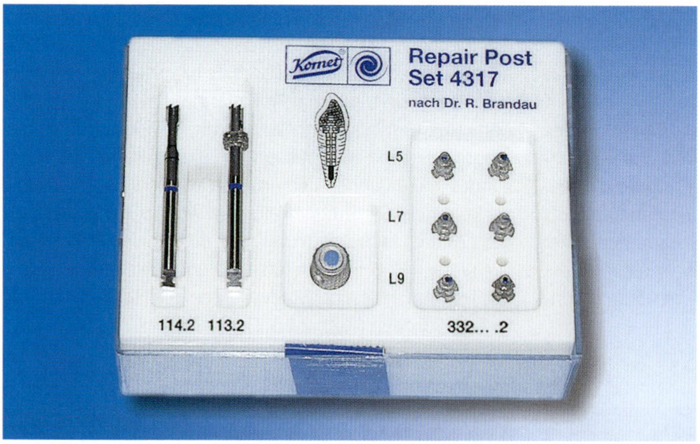

Abb. 8 Das Repair Post Set 4317 (Komet)

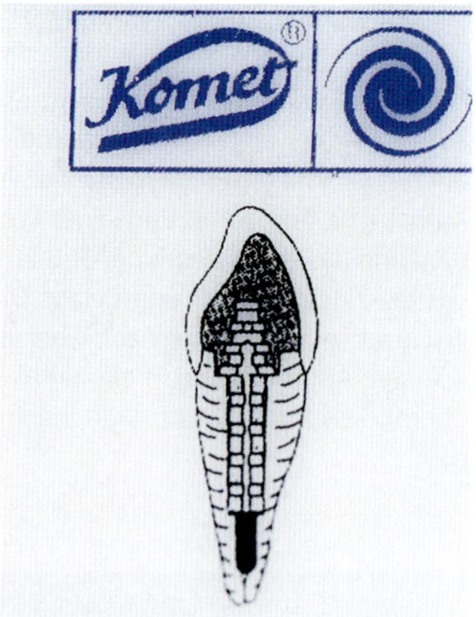

Abb. 9 Das Prinzip des Trepanaufbaus in der schematischen Darstellung

Unter der Krone befand sich ein direkter Aufbau mit einem adhäsiv befestigten Zirkonoxidstift, der nicht mehr entfernt werden konnte. So bestanden die Alternativen darin, den Zahn zu extrahieren oder eine Brücke bzw. ein Einzelzahnimplantat vorzusehen. Mit dem Repair Post Set 4317 der Firma Komet, einem Trepanaufbauset, ist es möglich, in einer solchen Situation einen letzten Rettungsversuch durchzuführen (Abb. 8 und 9).

Zuerst wurde der frakturierte Zirkonoxidstift mit dem Trepanbohrer (Abb. 10 und 11) im Zahn „umbohrt" (Abb. 12 und 13). Zur besseren Anschaulichkeit sei das Vorgehen in den Abbildungen 14 bis 18 an einem extrahierten Zahn demonstriert. Bei einem neuen System ist es immer empfehlenswert, die Methode und Anwendung erst einmal an einem extrahierten Zahn zu üben!

Der Trepanaufbau wurde am Patienten einprobiert (Abb. 19) und mit dem Spezialkleber DTK (Abb. 20), der mit Licht vorgehärtet werden kann, sorgfältig einzementiert (Abb. 21). Die Aushärtungszeit von 12 Minuten wurde mit der Uhr kontrolliert. Zur Verdeutlichung der Situation

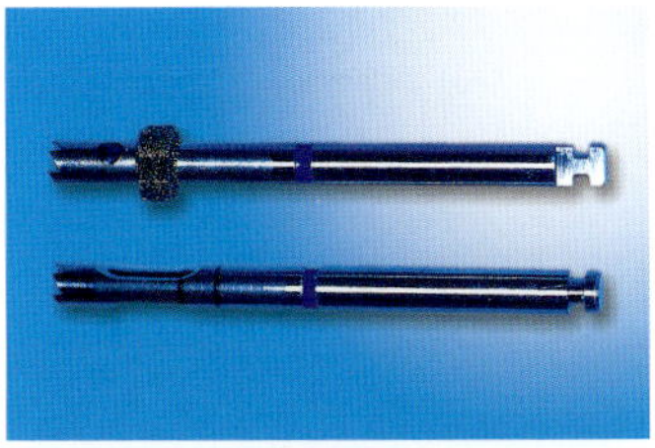

Abb. 10 Die Trepanbohrer des Systems

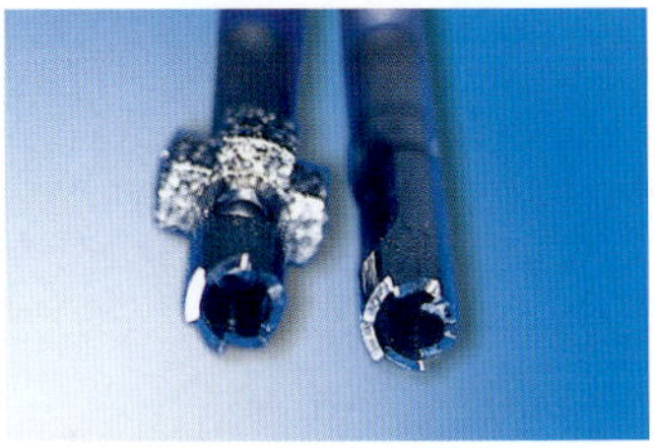

Abb. 11 Die schneidenden Enden der Trepanbohrer

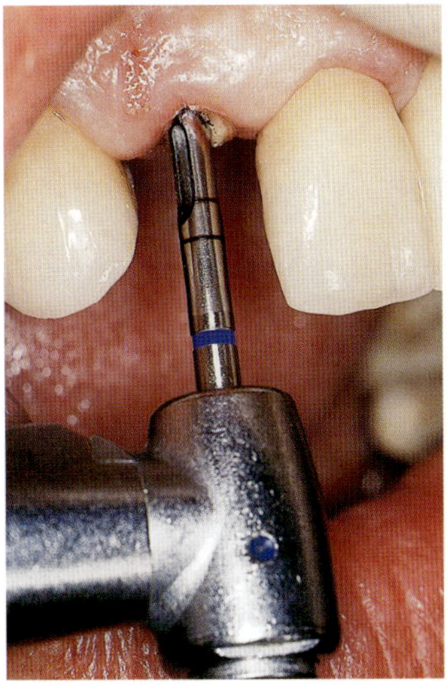

Abb. 12 Der Zirkonoxidstift wird im Mund umbohrt

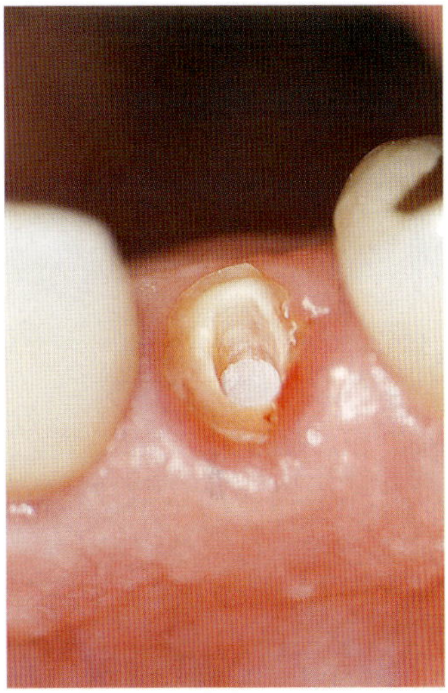

Abb. 13 Der umbohrte Zirkonoxidstift

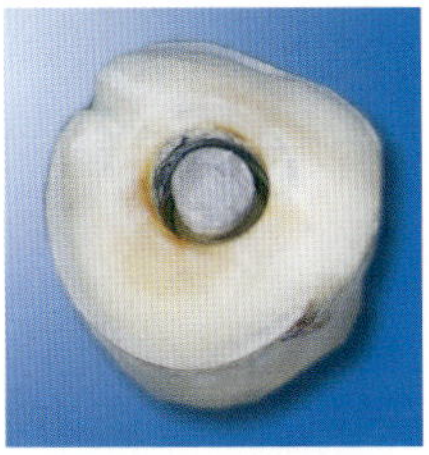

Abb. 14 Die Umbohrung am extrahierten Zahn

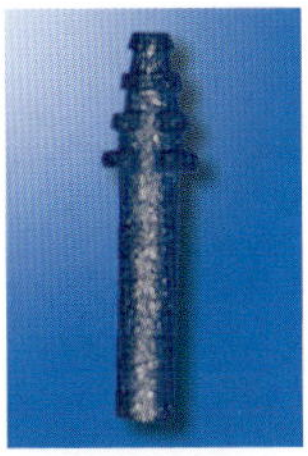

Abb. 15 Der Trepanaufbau – das Oberteil entspricht dem Vlock-Ankersystem (Komet)

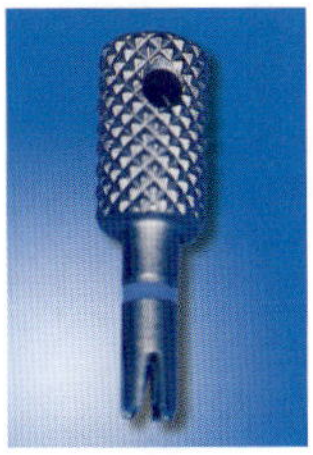

Abb. 16 Der Positionierungsschlüssel

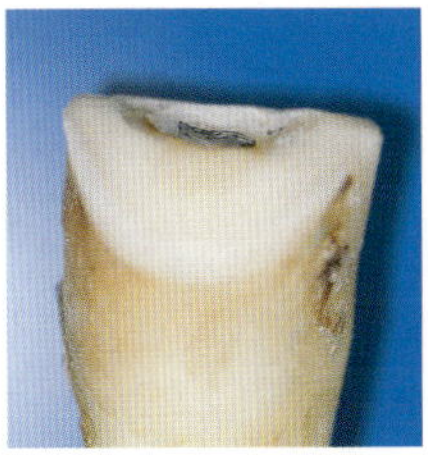

Abb. 17 Die Situation am extrahierten Zahn

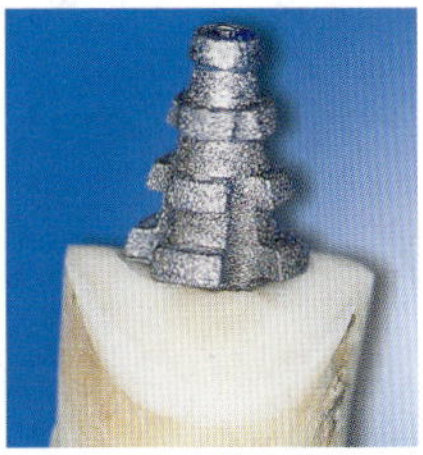

Abb. 18 Der am extrahierten Zahn eingeschraubte Aufbau

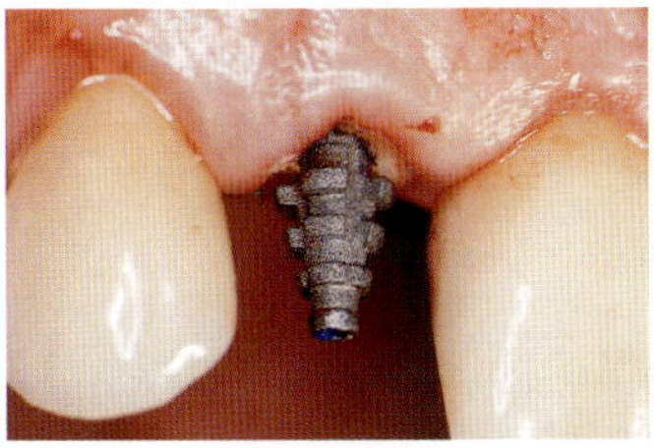

Abb. 19 Der am Zahn 12 eingeschraubte Aufbau zur Einprobe hinsichtlich Länge und Durchmesser

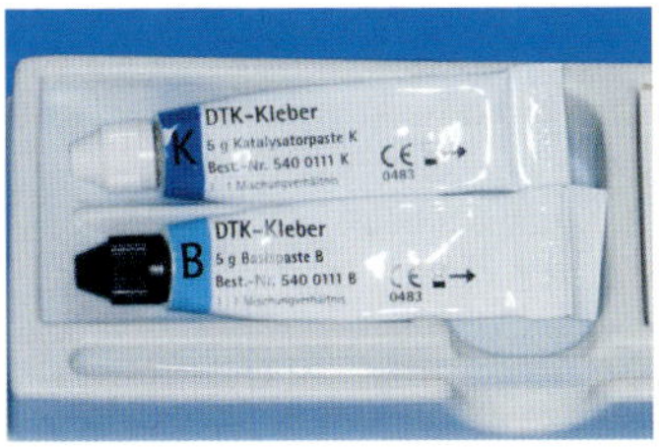

Abb. 20 Der DTK-Kleber (Fa. Bredent)

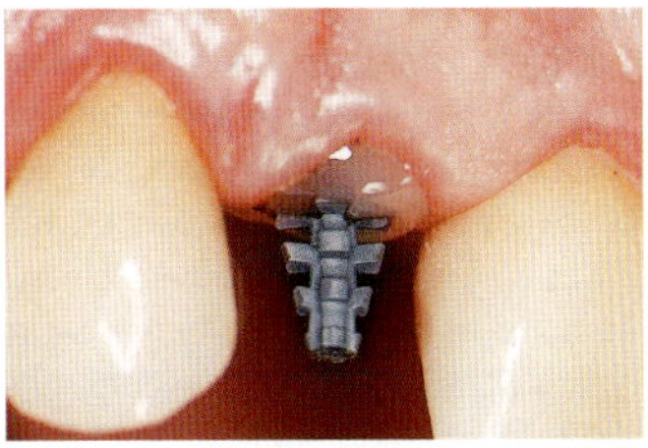

Abb. 21 Der zementierte Trepanaufbau

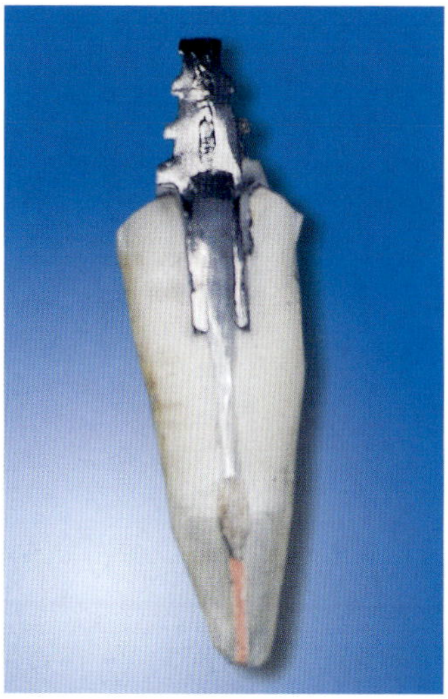

Abb. 22 Der zementierte Trepanaufbau im Zahnschnittbild. Wurzelkanalfüllung, Zirkonoxidstift und Trepanaufbau sind deutlich zu erkennen

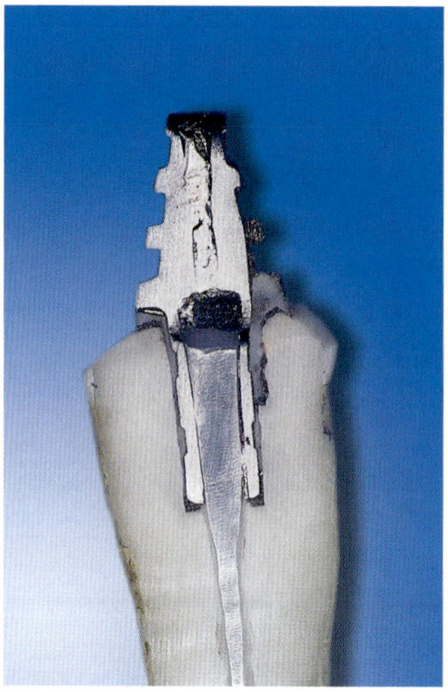

Abb. 23 Der Zahnschnitt in der Vergrößerung – die gute Passform des Aufbaus ist deutlich zu erkennen

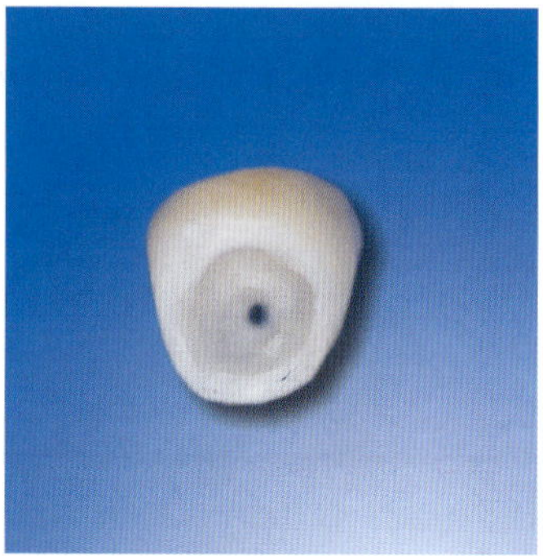

Abb. 24 Die ausgebohrte Krone (Basalansicht)

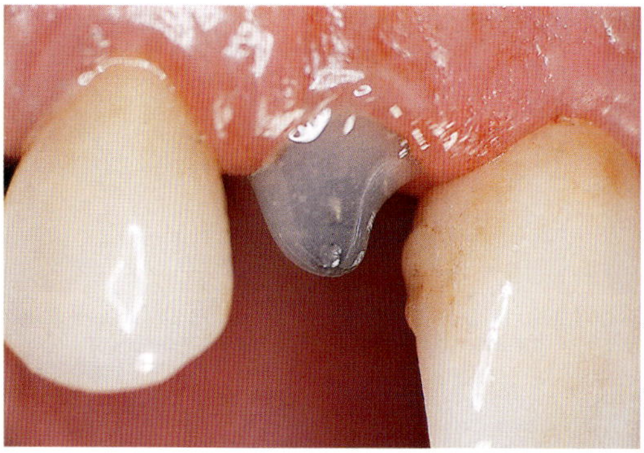

Abb. 25 Der mit Kompositzement beschickte Trepanaufbau

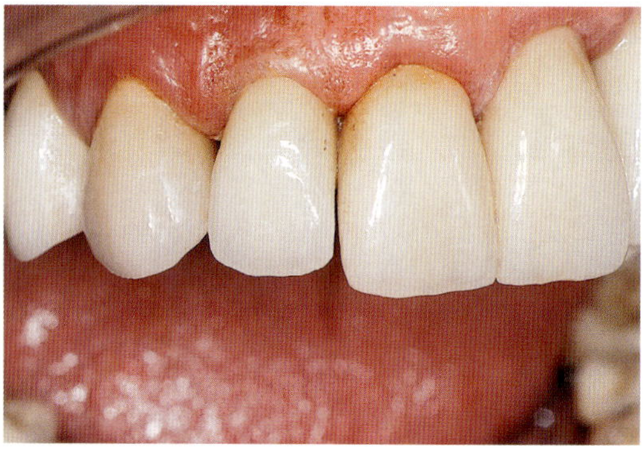

Abb. 26 Die Endkontrolle

am und im Zahn dienen die in den Abbildungen 22 und 23 gezeigten Schliffbilder des extrahierten Zahnes.

Die Krone wurde im Labor unter dem Stereomikroskop vorsichtig ausgebohrt (Abb. 24) und anschließend im Mund einprobiert. Dabei war es notwendig, den Aufbau etwas zu beschleifen. Nach Beschickung des zementierten Aufbaus mit dem DTK-Kleber wurde die Krone innen eingestrichen und dann zementiert (Abb. 25). Bei unsicherer Positionierung sollte eine inzisale Positionierungshilfe aus Kaltpolymerisat (z. B. Pattern Resin) angefertigt werden.

Abbildung 26 zeigt die Krone wieder in situ (Abb. 26). Nach sorgfältiger Okklusions- und Artikulationskontrolle wurde der Patient entlassen.

Materialliste

1. Repair Post Set 4317 (Komet, Fa. Brasseler, Lemgo).
2. DTK-Kleber (Fa. Bredent, Senden).
3. Pattern Resin (Fa. GC Germany, München).
4. Masseran-Kit (Fa. Micro-Mega, Oberursel).

Brückenpfeiler gehen verloren – was tun?

Problem: Bei einer mehrspannigen Brücke gehen Pfeiler verloren

Eine Schmerzpatientin (Abb. 1) meldete sich und berichtete von starken Beschwerden im Bereich ihrer ausgedehnten Oberkieferbrücke (Abb. 2 und 3). Die Untersuchung und das angefertigte Orthopantomogramm (Abb. 4) ergaben folgenden Befund:

- festsitzende Brücke 16 15 B 13 B B B B B 24 B 26 (Alter: 20 Jahre);
- Lockerungsgrad der Brücke: 0 bis I;
- Pusaustritt Regio 24, Wurzelreste palatinal sichtbar (Abb. 5 bis 7);
- pulpitische Beschwerden an Zahn 27 (Vitalitätsprobe +++).

Die Patientin ist Erzieherin in einem Behindertenheim und war zu der Zeit unabkömmlich. Wie konnte sie sofort im Sinne einer prothetischen ersten Hilfe versorgt werden?

Die erprobte Lösung: Abstützung der Brücke mit provisorischen Implantaten

Um die gelockerte Brücke abzustützen, sollten zwei provisorische Implantate zwischen den Zähnen 21 und 22 sowie 22 und 23 inseriert werden. Zur Befestigung mit dem Brückenkörper wurden in diesen Bereichen zwei vertikale Retentionsrinnen gefräst (Abb. 8). Dies geschah vor dem chirurgischen Eingriff, um Metallspäne in der Extraktionswunde zu vermeiden.

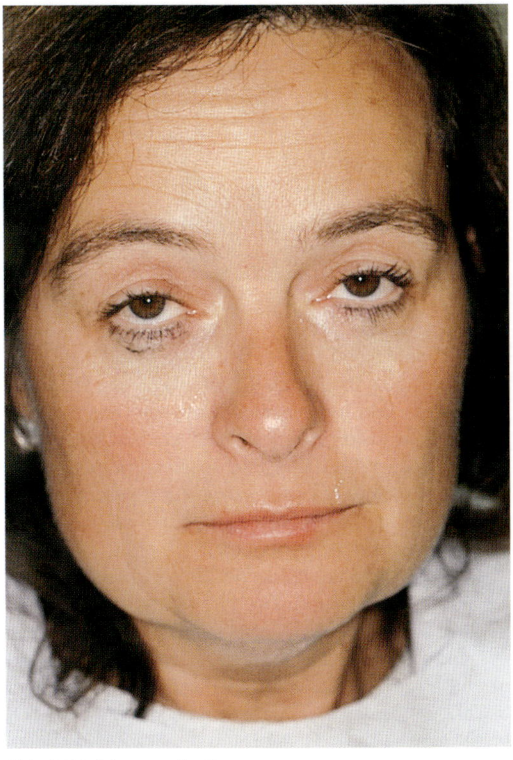

Abb. 1 Die Schmerzpatientin

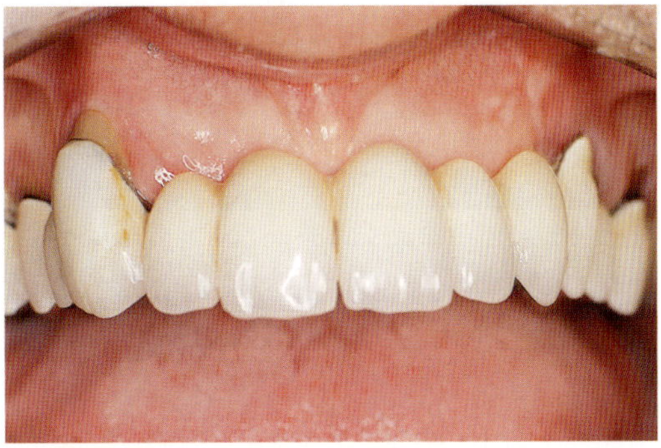

Abb. 2 Die festsitzende Brücke mit Problemen

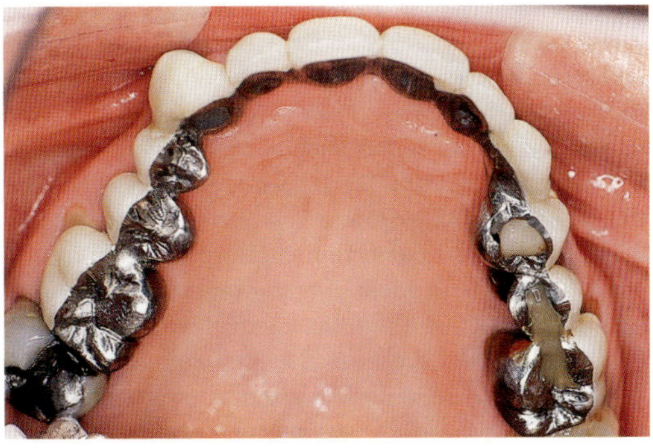

Abb. 3 Palatinalansicht der 20 Jahre alten Brücke

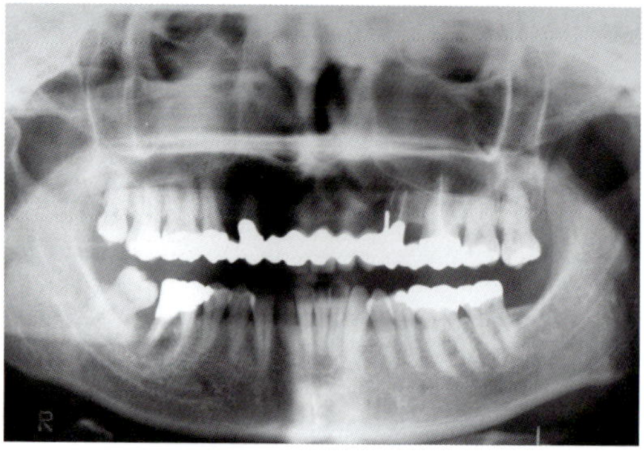

Abb. 4 Orthopantomogramm der Patientin

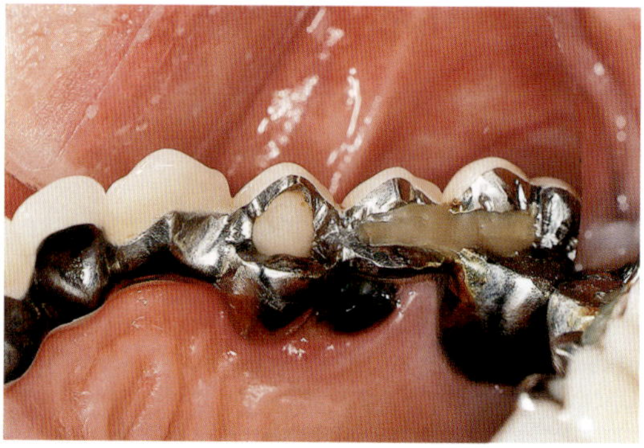

Abb. 5 Die sichtbaren, nach palatinal verschobenen kariösen Wurzeln des Zahnes 24

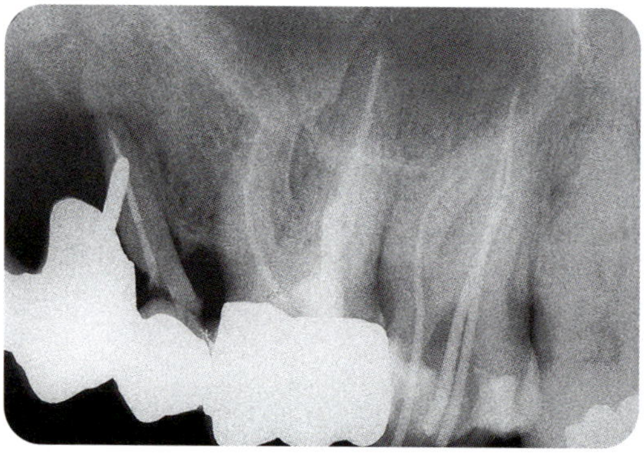

Abb. 6 Einzelröntgenbild zur Situation am Zahn 24 (orthoradial)

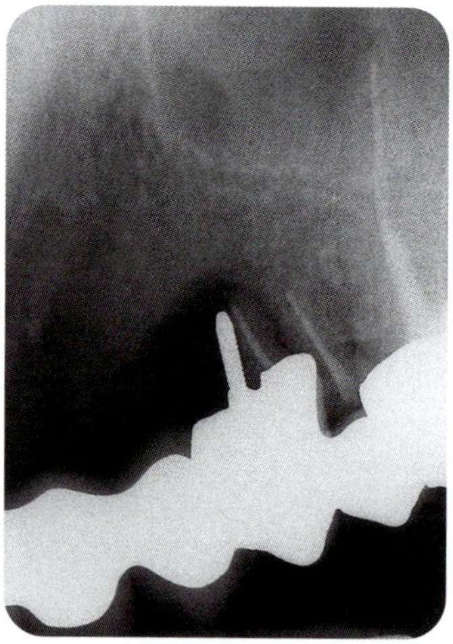

Abb. 7 Einzelröntgenbild zur Situation am Zahn 24 (mesialexzentrisch)

Der Bereich der Wurzelreste von Zahn 24 wurde palatinal aufgeklappt (Abb. 9), so dass die Wurzelreste sichtbar wurden. Dann wurden die Bruchstücke mit einem Luxator luxiert (Abb. 10 und 11) und mit einer Diamantpinzette herausgenommen. Ferner wurde mit einer überlangen Diamantfräse der Wurzelstift abgetrennt (Abb. 12).

Luxatoren sind eine Kombination aus Periotom und Bein'schem Hebel (Abb. 13). Sie werden ausschließlich vertikal angewandt. Zuerst wird mit vertikal schneidenden Bewegungen das Ligamentum circulare durchtrennt und anschließend mit vertikalen Drehbewegungen die Wurzel luxiert und mit der Extraktionszange herausgenommen. Ein Nahtverschluss beendet den chirurgischen Eingriff. Luxatoren sollten keinesfalls horizontal angewendet werden, weil sie dafür nicht geeignet sind und bei falschem Gebrauch die Gefahr eines Bruches besteht.

Es ist verblüffend, wie leicht mit den Luxatoren Extraktionen gelingen. Das Prinzip für die erfolgreiche Extraktion heißt heute: kein schwellender Bizeps und kein kräftiges Wuchten mit ständiger Bruchgefahr, sondern feine taktile Luxation mit Luxatoren und anschließendes Herausnehmen des Zahnes mit der Extraktionszange. Für die verschiedenen Zahnformen und Kieferregionen steht ein ausgeklügelter Satz von Luxatoren zur Verfügung (Abb. 14).

Zur Abstützung der Brücke (Pfeilervermehrung) wurden die provisorischen Implantate MTI (Modular Transitional Implants) der Firma Dentatus verwendet (Abb. 15 und 16). Ausgerichtet durch die Rententionsrinnen, wurden Bohrungen mit einer Tiefe von ca. 10 mm durch die Gingiva eingebracht (Abb. 17 und 18). Danach wurden die provisorischen Implantate mit einem Flügelschlüssel auf ca. 15 mm eingedreht und auf Primärstabilität geprüft (Abb. 19 und 20).

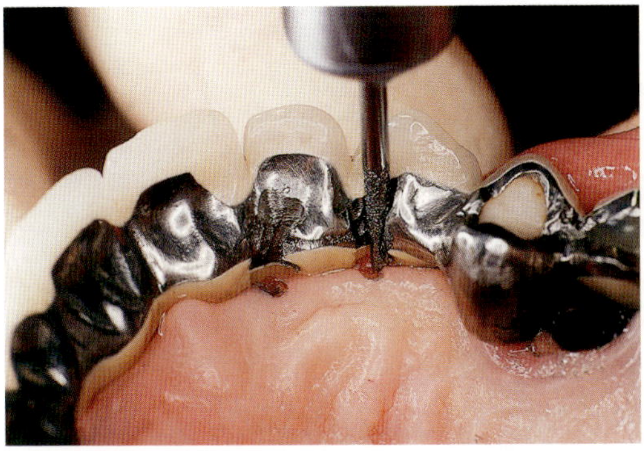

Abb. 8 Die Retentionsrinnen werden palatinal-vertikal in die Brücke gefräst

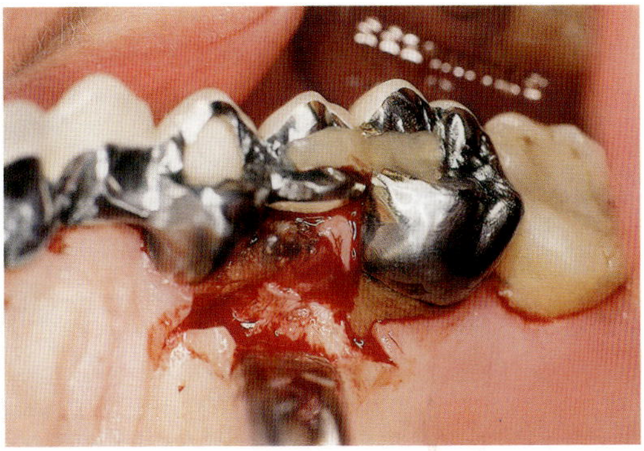

Abb. 9 Die palatinale Aufklappung

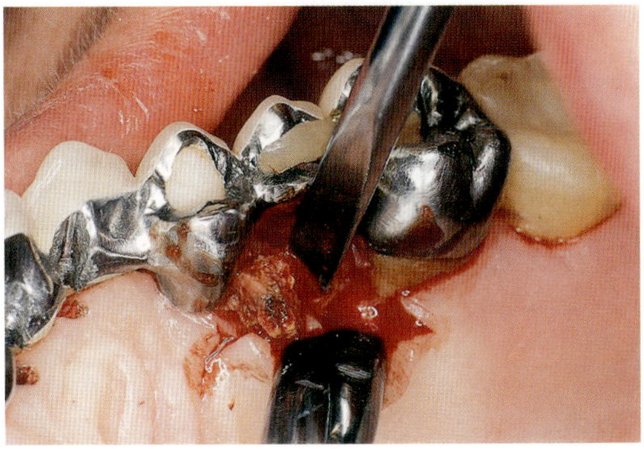

Abb. 10 Luxation der Wurzelreste mit dem Luxator

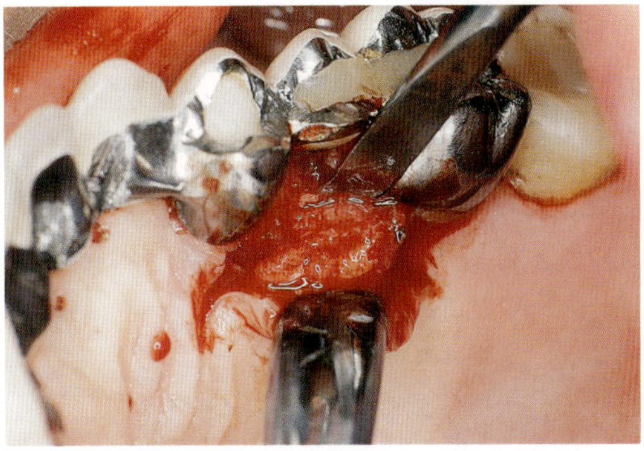

Abb. 11 Extraktion der Wurzelreste

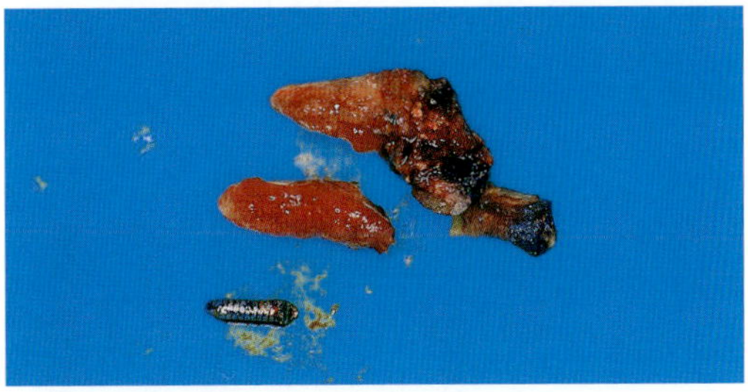

Abb. 12 Die extrahierten Wurzelreste und der abgetrennte Wurzelstift des Zahnes 24

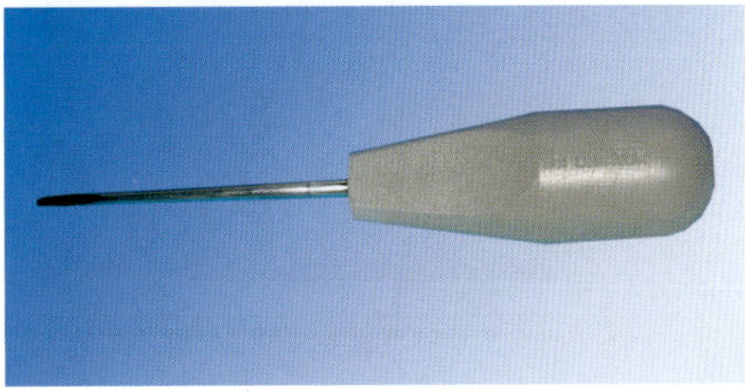

Abb. 13 Der Luxator

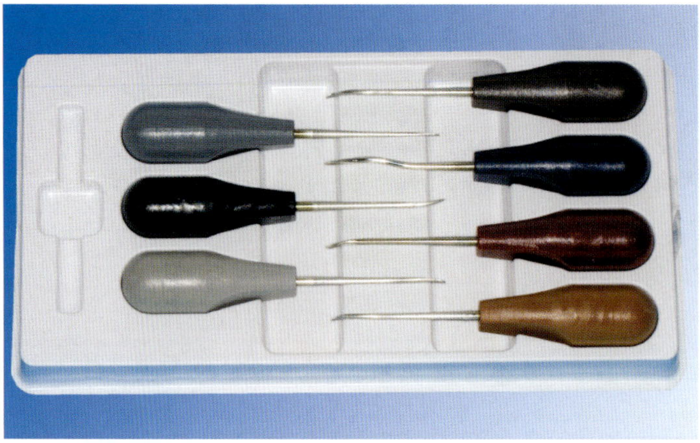

Abb. 14 Der Luxatorsatz

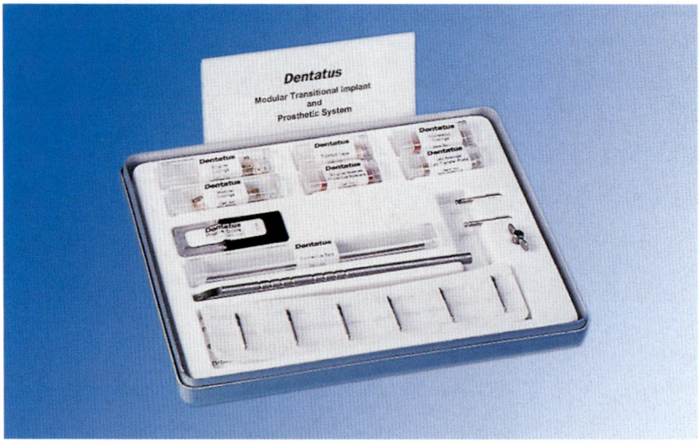

Abb. 15 Das MTI-System im Set

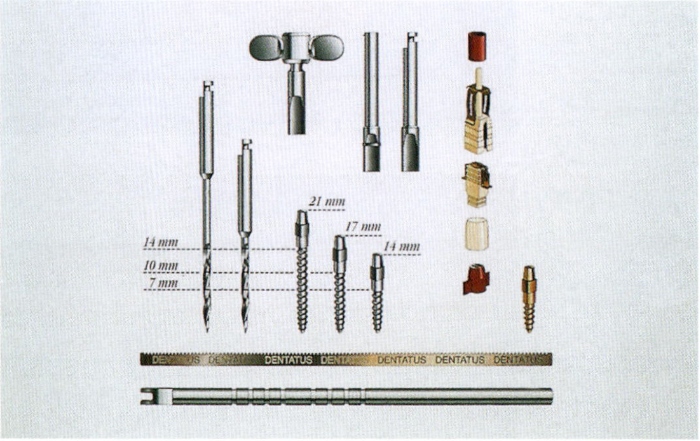

Abb. 16 Einzelteile des MTI-Systems

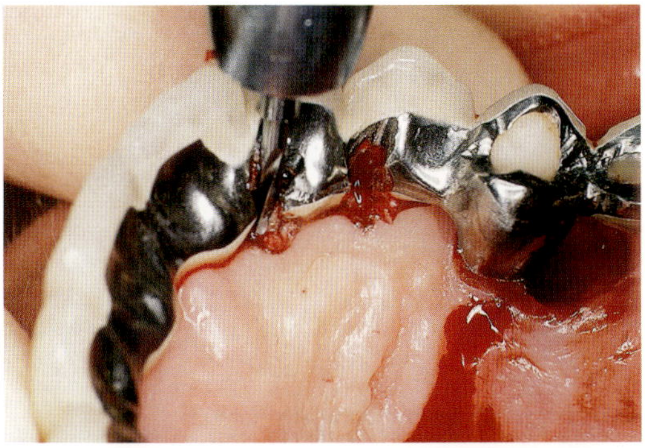

Abb. 17 Implantatbohrung zwischen den Zähnen 21 und 22

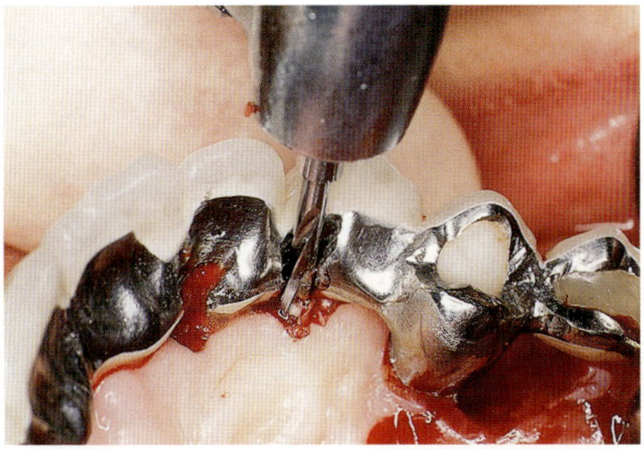

Abb. 18 Implantatbohrung zwischen den Zähnen 22 und 23

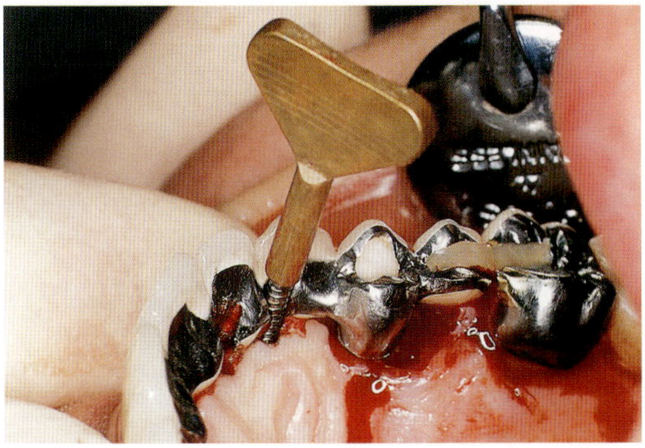

Abb. 19 Das Einschrauben der provisorischen Implantate

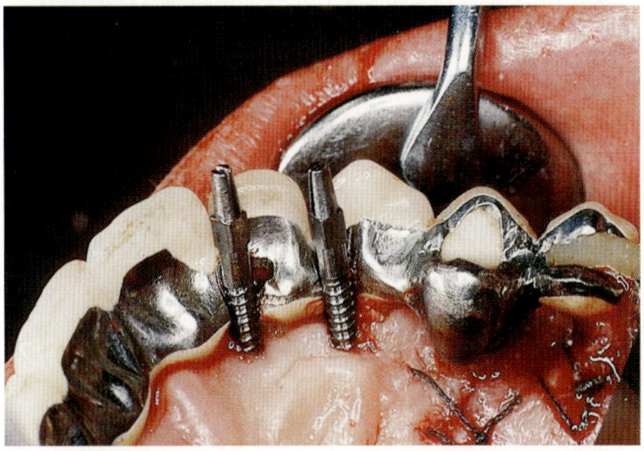

Abb. 20 Die eingeschraubten provisorischen Implantate

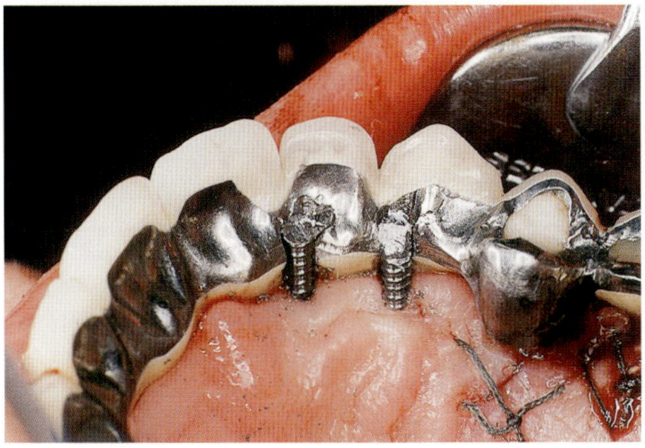

Abb. 21 Die eingeschraubten provisorischen Implantate wurden gekürzt

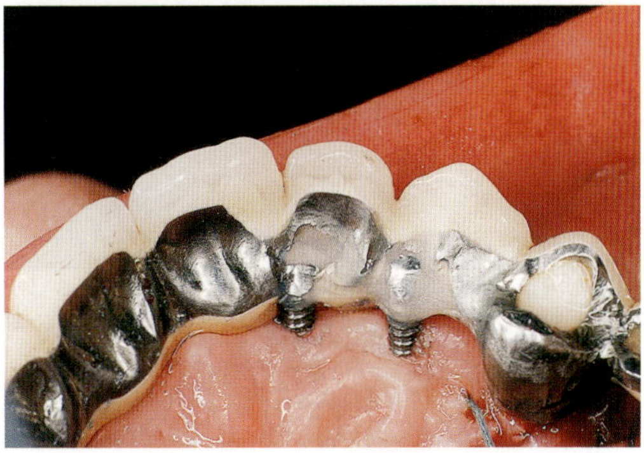

Abb. 22 Die provisorischen Implantate werden mit Metallkleber verklebt

Die Enden wurden mit einer Fräse eingekürzt (Abb. 21) und mit Hilfe eines Metallklebers mit der Brücke verklebt. Nach sorgfältigem Einschleifen der statischen und dynamischen Okklusion wurde die Brücke auf Kippmomente überprüft (Abb. 22). Abschließend wurden mit einem Orthopantomogramm die gesetzten provisorischen Implantate überprüft (Abb. 23). Dann konnte die staunende Patientin entlassen werden (Abb. 24). Anhand des zweiten Orthopantomogramms wurde später die definitive implantatprothetische Planung vorgenommen (Abb. 25).

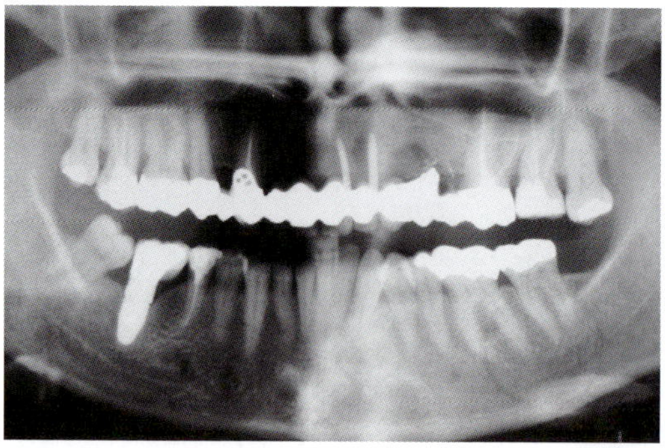

Abb. 23 Kontrolle mit dem Orthopantomogramm

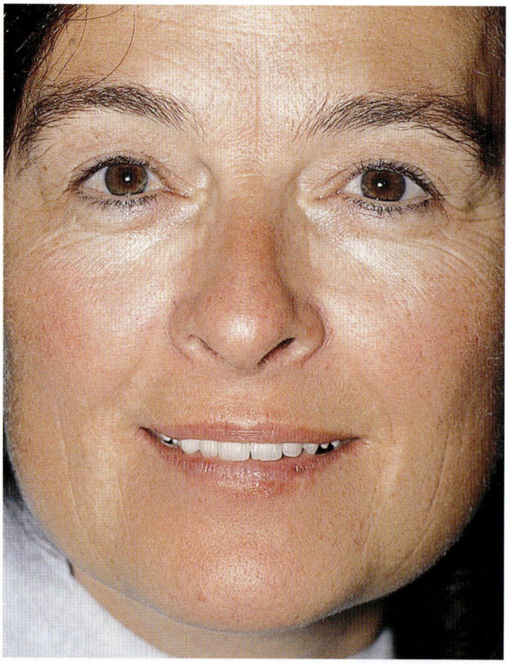

Abb. 24 Die staunende Patientin

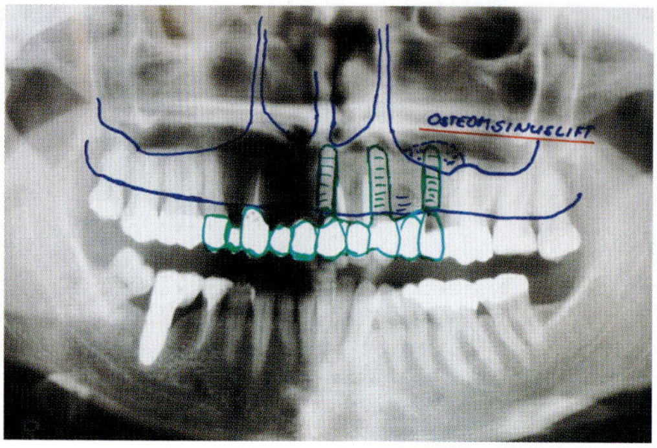

Abb. 25 Die implantatprothetische Planung auf dem Orthopantomogramm

Materialliste

1. Luxatoren (Fa. Optima Dental, Kümmersbruck).
2. MTI-System (Fa. Dentatus, Hägersten, Schweden; Vertrieb in Deutschland: Fa. Gert Loser, Leverkusen).
3. Metallkleber (DTK-Kleber, Fa. Bredent, Senden; Alternative: Nimetic, Fa. 3M Espe, Seefeld).

Über den Halt von Teleskopkronen

Problem: Teleskopkronen geben keinen Halt mehr – Verlust der Friktion

Ein Patient kommt in unsere Praxis und beklagt den mangelhaften Halt seiner Teilprothese, die mit Teleskopkronen auf den Restzähnen abgestützt ist. Er sei schon mehrere Male bei seinem Zahnarzt gewesen, aber der habe ihm nicht mehr helfen können. Sein Rat bestand lediglich darin, keine klebrigen Speisen mehr zu essen, ansonsten würde sich das schon noch einbeißen. Farbe und Form „beißen sich ein": Die klassische Ausrede eines Zahnarztes, der sich nicht mehr zu helfen weiß, ist allen geläufig.

Welche Möglichkeiten haben wir in der Praxis, um dem Patienten zu einem besseren Halt seiner Teleskopprothese zu verhelfen? Im Folgenden sollen verschiedene Methoden und ggf. auch deren Nachteile beschrieben werden. Mit Ausnahme der Neuanfertigung handelt es sich dabei um Maßnahmen im Sinne einer prothetischen ersten Hilfe direkt am Behandlungsstuhl.

Erprobte Lösungen

Neuanfertigung

Wenn die Teleskopprothese neu ist und keinen Halt aufweist, liegt vermutlich ein Fehler des Labors oder des Behandlers vor. In einem solchen Fall ist eine Neuanfertigung selbstverständlich. Dies sollte durch den bisherigen Behandler und sein Labor erfolgen.

Einfache Maßnahmen

Wenn es sich um eine in der eigenen Praxis eingegliederte Arbeit handelt und man schwer wiegende Fehler ausschließen kann, ist meist Folgendes passiert: Nach der Zementierung der Innenteleskopkronen konnte der Patient die Teleskopprothese trotz großer Kraftanstrengung nicht entfernen. Auch dem Behandler war dies nur mit dem Hirtenstab oder gar leichten Hammerschlägen möglich. Jetzt lässt der Behandler sich sehr oft dazu verleiten, die Außenteleskope freihändig nach Gutdünken auszuschleifen, bis der Patient die Teleskopprothese gut abnehmen kann. Spätestens nach 2 Tagen ist genau dieser Patient wieder in der Praxis und beschwert sich, dass seine Prothese ständig herunterfällt.

Mein Rat: Egal wie sehr die neue Teleskopprothese klemmt – wenn der Patient sie 1 Tag lang trägt, ohne sie abzunehmen, stellen sich die Teleskopzähne in der Regel ein. Für den nächsten Tag kann man den Patienten einbestellen und die Prothese dann abnehmen sowie reinigen. Danach funktioniert die Friktion der Teleskope fast immer wie geplant.

Sollte nach 1 Woche die eine oder andere Teleskopkrone noch etwas schwer abzunehmen sein, empfiehlt sich die gute alte Methode mit Chloropercha. Dazu wird Stangenguttapercha in Chloroform gelöst, bis eine milchige Flüssigkeit entsteht (Abb. 1). Diese Flüssigkeit pinselt man in das trockene Außenteleskop ein und trocknet vorsichtig mit dem Luftbläser. In Einschubrichtung wird die Teleskopprothese dann im Mund des Patienten auf den

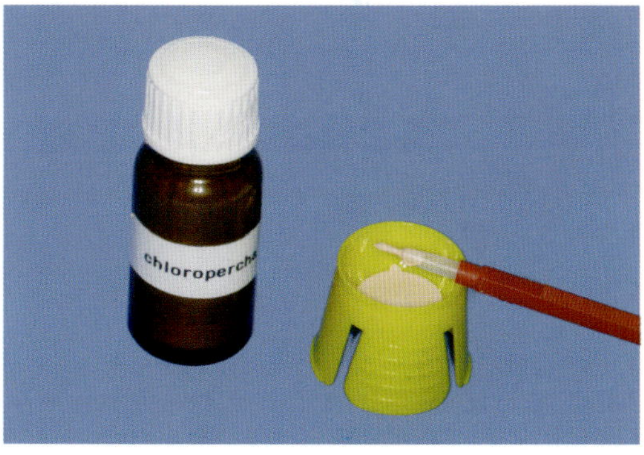

Abb. 1 Chloropercha

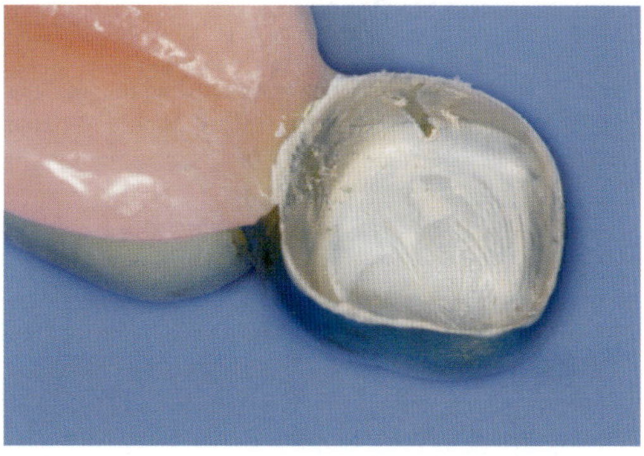

Abb. 2 Eingestrichenes Außenteleskop mit Primärkontakten

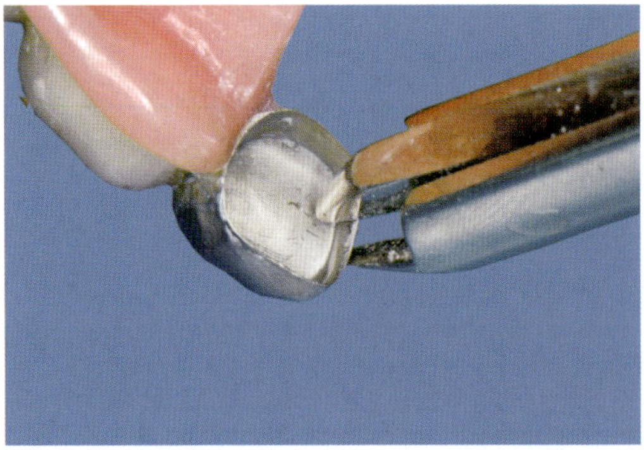

Abb. 3 Verbiegen des Außenteleskopes mit der *Aderer*-Zange

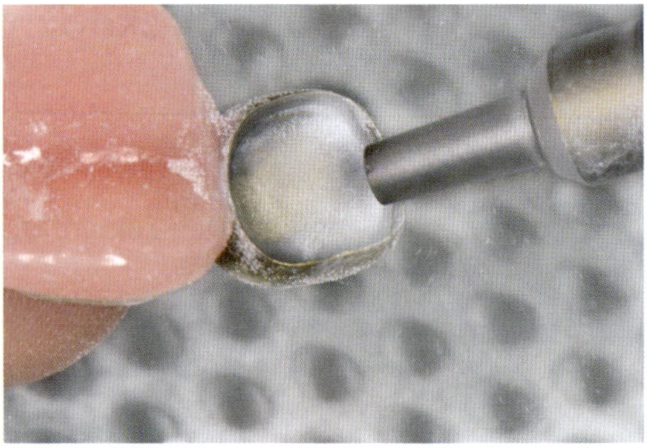

Abb. 4 Sandgestrahlte Außenteleskope

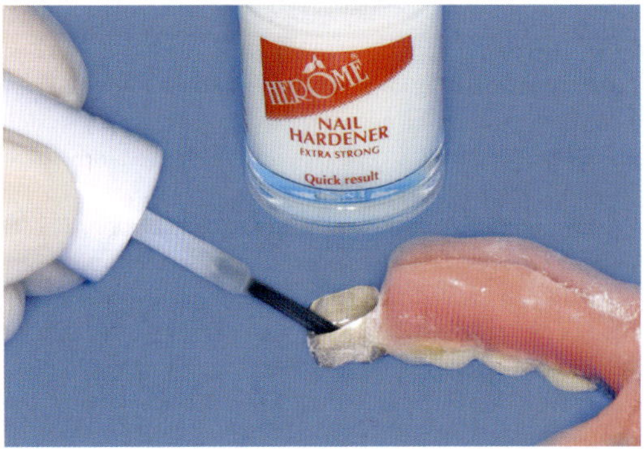

Abb. 5 Mit Nagellack ausgestrichene Außenteleskope

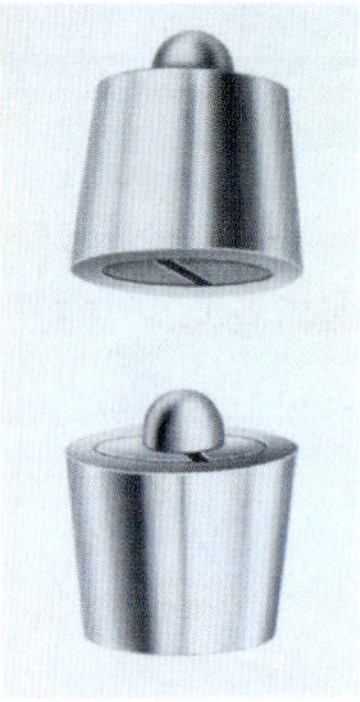

Abb. 6 Federbolzen zum Einbau

Innenteleskopen adaptiert. Danach wird die Prothese abgenommen, und es erfolgt eine Kontrolle der Innenseiten mit der Lupenbrille. Eventuelle Primärkontakte werden gezielt ausgeschliffen und poliert (Abb. 2). Nach sorgfältiger Reinigung funktioniert die Teleskopkrone wie geplant.

Problematische Methoden

Wenn es sich um eine Teleskopprothese handelt, welche noch einige Zeit verwendet werden soll, werden in den Praxen zum Teil abenteuerliche Methoden angewandt. Im Folgenden sollen nur einige aufgeführt werden:

- Mit der *Aderer*-Zange werden die Ränder der Außenteleskopkronen verbogen, um eine Friktion zu erzeugen (Abb. 3). Ergebnis: Die Teleskopprothese ist meist nicht mehr aufzusetzen. Wenn man dann ausschleift, hält die Prothese für einige Tage etwas besser, aber der Patient beklagt sich über ein unangenehmes Spannungsgefühl, und wenig später ist der Halt wieder verloren gegangen.
- Die Außenteleskopkronen werden innen sandgestrahlt, um mehr Haftreibung zu erzielen (Abb. 4). Auch dies funktioniert nur für kurze Zeit.
- Die Außenteleskope werden innen sandgestrahlt, dann mit transparentem Nagellack eingestrichen und auf die isolierten Innenteleskope gedrückt. Dies funktioniert ebenfalls nur für kurze Zeit, da der Nagellack wieder abblättert (Abb. 5).

Schwierige Methoden

Folgende Methoden versprechen zwar Erfolg, sind aber schwierig durchzuführen:

- Mit dem Laborlaser werden zwei gegenüberliegende Punkte im Innenteleskop gesetzt. Es ist äußerst mühsam und langwierig, eine gute Passung zu erzielen.
  Sehr häufig endet man dort, wo man begonnen hat.
- Mit Hilfe der Galvanotechnik wird eine dünne Goldschicht aufgetragen. Auch hierbei handelt es sich um

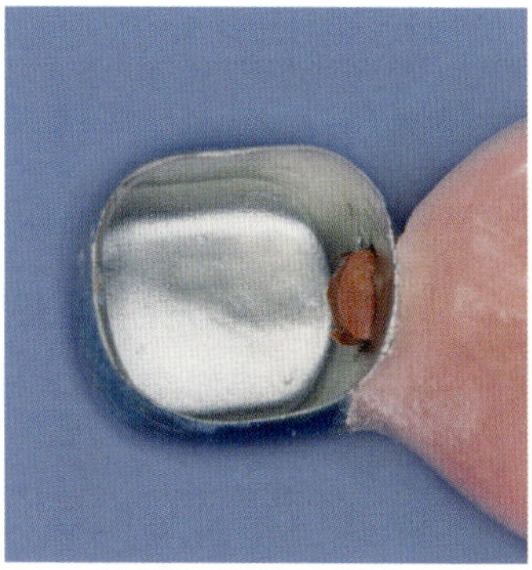

Abb. 7 Retentionsscheibe eingebaut

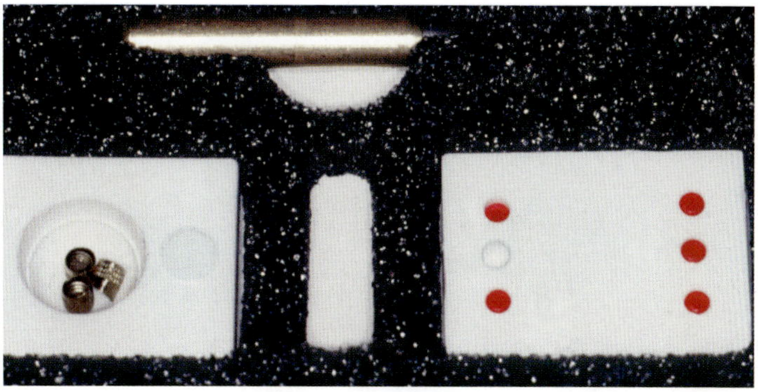

Abb. 8 Frisoft-System

ein Verfahren, das schwer durchzuführen ist. Meist löst sich die Galvanoschicht sehr bald wieder ab.

Einbau von Halteelementen

Der Erfolg dieser Methode hängt davon ab, welche Halteelemente verwendet werden:

- Der Einbau einer Innenfeder (Universität Tübingen) kann als historisch überlebtes Verfahren bezeichnet werden.
- Federnde Druckknöpfe wie z. B. Ipsoclips (vergleichbar auch: TK-Snap-System) sind erfolgreich, aber sehr schwierig einzubauen (Abb. 6).
- Auch der Einbau von Retentionsscheiben ist nach Aussagen von Anwendern sehr umständlich und soll nur kurzzeitige Wirkung haben (Abb.7).

Ein Verfahren, das längerfristig Erfolg zeitigt, ist der Einbau von Frisoft-Geschiebeschrauben (Abb. 8). Diese Methode habe ich mehrere Male mit guten Ergebnissen in meiner Praxis durchgeführt. Anhand eines Patientenfalles soll das Vorgehen Schritt für Schritt beschrieben werden.

Patientenfall

Bei einer 65-jährigen Patientin sollte zuerst der Unterkiefer mit einer implantatgestützten Prothese versorgt werden. In der Zwischenzeit sollte die Oberkiefer-Teleskopprothese weiter getragen werden (Abb. 9). Leider hatte diese keinen Halt mehr und fiel ständig herunter. Um den Halt wiederherzustellen, sollten Geschiebeschrauben eingebaut werden (Abb. 10).

In der Außenkrone wurde ein Bezirk mit ausreichender Dicke aufgesucht, hier approximal (Abb. 11). Dort erfolgte die Bohrung auf die gewünschte Tiefe (Abb. 12 und 13), was mit der Sonde kontrolliert wurde (Abb. 14). Anschließend wurde die Hülse auf Passung überprüft und mit dem Spezialkleber des Frisoft-Sets eingeklebt (Abb. 15 bis 19). Nach einer 15-minütigen Phase der Aushärtung wurde in diese Gewindehülse aus Metall nun die Friktionsschraube aus rotem Kunststoff eingeschraubt. Die Gewindeschraube weist einen Innenvierkant auf, der aber mit einem geraden Schraubendreher nur sehr schwierig in die eingeklebte Gewindehülse einzuschrauben ist. Deshalb haben wir eine Sonde als passenden Vierkant zugeschliffen, so dass das Einschrauben keine Probleme bereitete (Abb. 20). Die Kunststoff-Friktionsschraube wurde abschließend so weit ein- oder ausgeschraubt, wie es für einen guten Halt der oberen Teleskopprothese bei der Patientin notwendig war.

Dauerhafte Erhöhung der Friktion mittels Friktions-Geschiebe-Passung (FGP)

Das FGP-System (die Abkürzung sollte nicht mit der für die „Functionally Generated Path"-Methode verwechselt werden) ist ein aus zwei Komponenten bestehendes Kunststoffsystem (Abb. 21), mit dem eine dauerhafte Verbesserung der Friktion bei Teleskopen, Geschieben und Stegen erzielt werden kann (Abb. 22 bis 24). Der Hersteller empfiehlt die vollständige Unterfütterung direkt im Mund. Dies ist aber ein äußerst riskantes Unterfangen und muss wohl überlegt vorgenommen werden. Die größte Gefahr bildet ein Aufpolymerisieren der Außenteleskope durch das Einfließen des ausgehärteten Klebers in die unter sich gehenden Stellen an den Innenteleskoppfeilern. Dies ist ein Vorkommnis, das sicher keiner erleben möchte, denn man müsste in

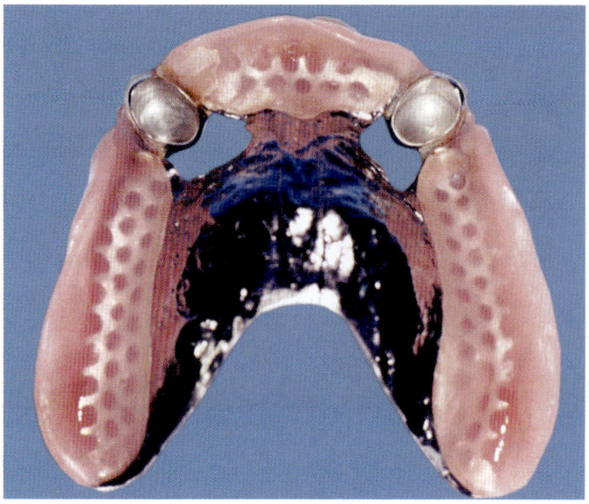

Abb. 9 Modellgussprothese mit Teleskopkronen

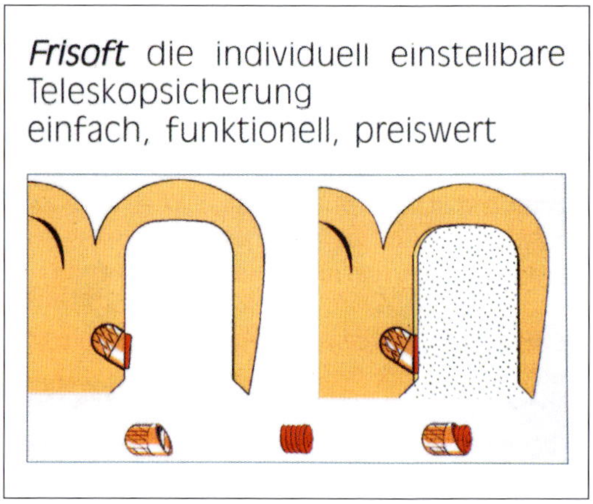

Abb. 10 Das Frisoft-System in der Anwendung (zeichnerische Darstellung)

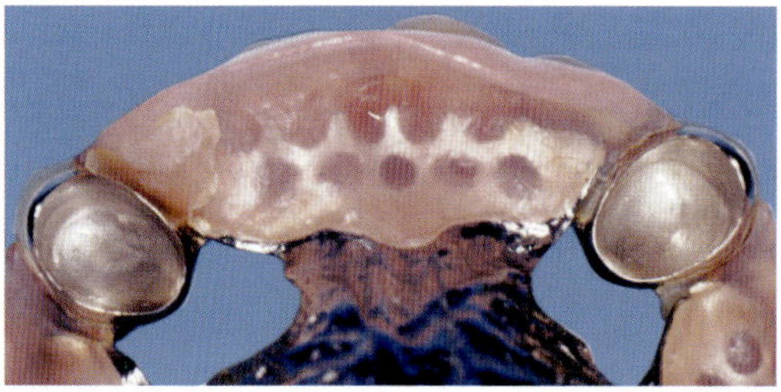

Abb. 11 Außenteleskope mit mangelhafter Friktion

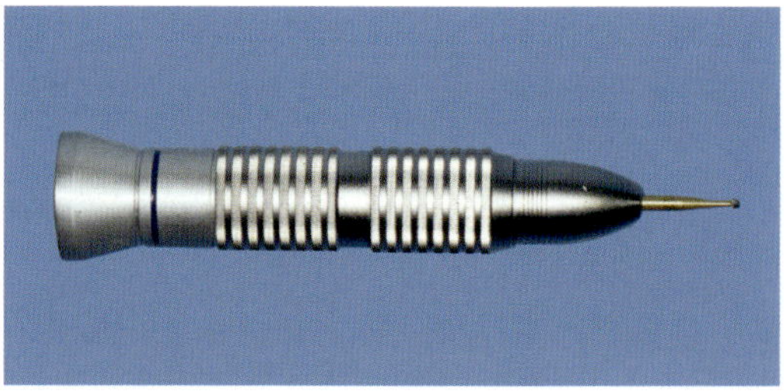

Abb. 12 Handstück mit Rosenbohrer

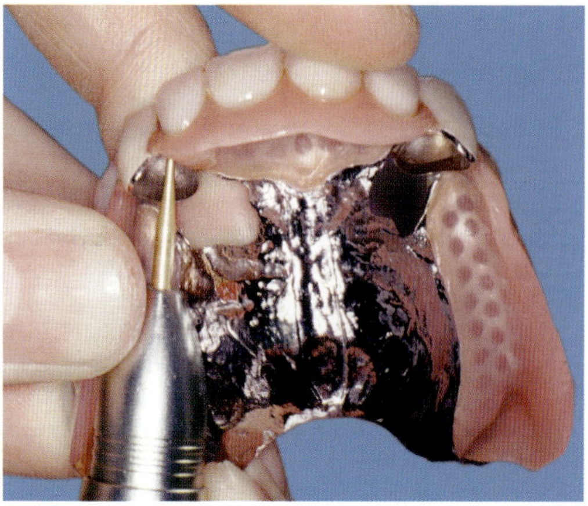

Abb. 13 Die Bohrung für die Gewindehülse

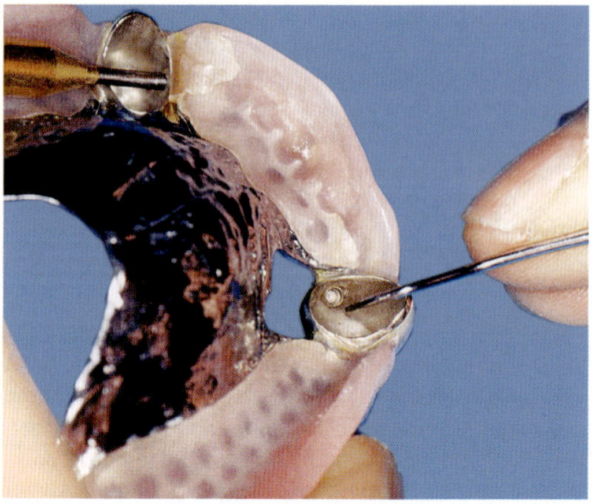

Abb. 14 Kontrolle der Bohrung

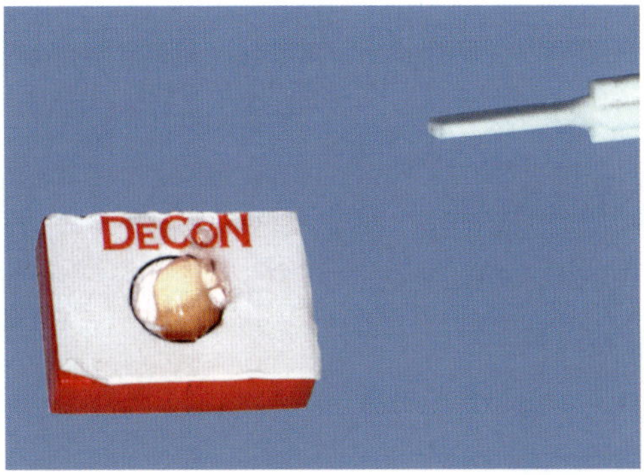

Abb. 15 Anmischen des Klebers

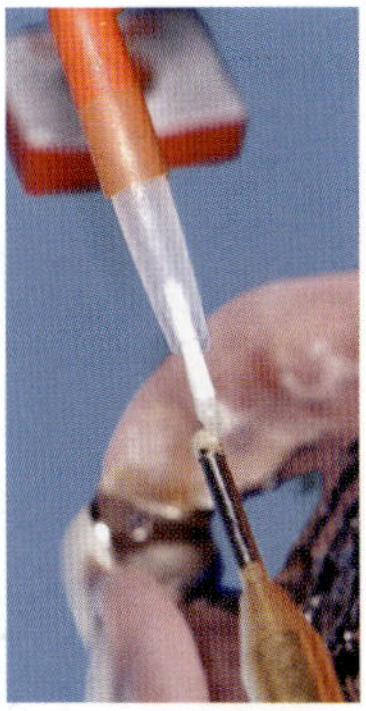

Abb. 16 Der Kleber wird auf die Gewindehülse aufgetragen

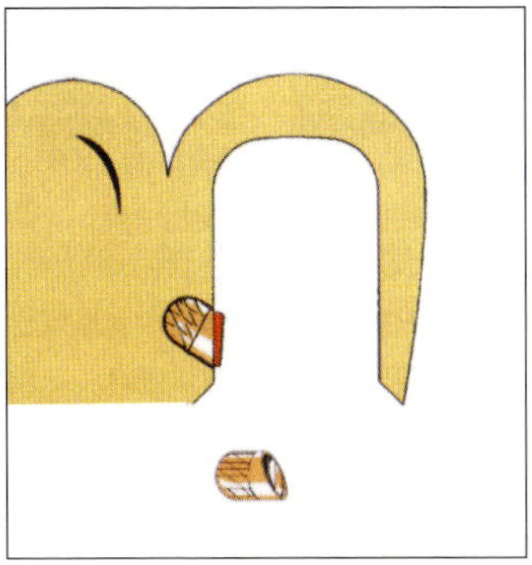

Abb. 17 Das Einkleben im Schema

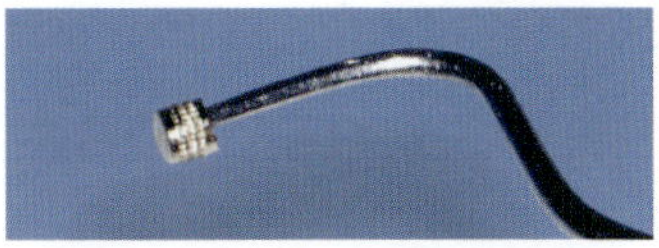

Abb.18a Hülse auf der Sonde bereit zum Einsetzen

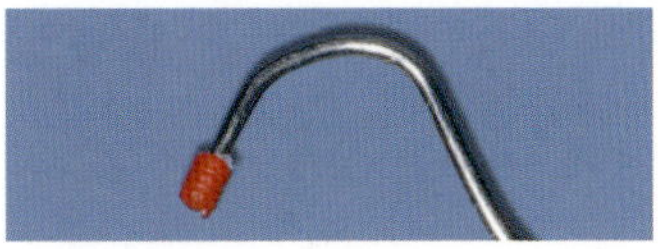

Abb. 18b Die Gewindeschraube – bereit zum Eindrehen.

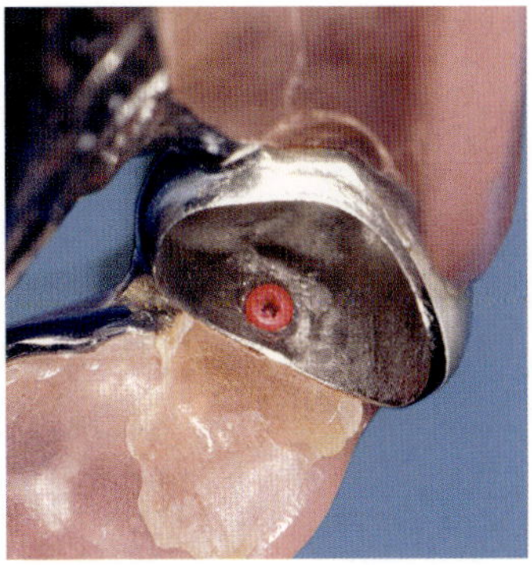

Abb. 19 Gewindeschraube eingebaut und aktiviert

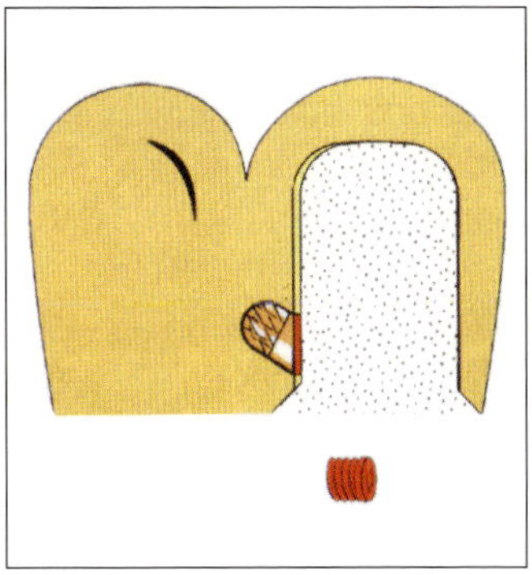

Abb. 20 Die Gewindeschraube im Schema – bereit zum Einkleben

einem solche Fall die ganze Arbeit im Mund auseinander trennen. Weiterhin ergibt die vollständige Unterfütterung der Außenteleskope zwangsläufig eine Anhebung der gesamten Konstruktion, so dass die Prothesensättel unterfüttert werden müssten, also eine Bisshebung vorzunehmen wäre.

Um die Gefahr der Aufpolymerisation und eine Bisshebung zu vermeiden, empfehle ich das Einfräsen von vertikalen Retentionsrillen, die dann mit dem Friktionskunststoff aufgefüllt werden (Abb. 25 und 26). Dieses Vorgehen soll zum Schluss anhand eines weiteren Patientenfalles demonstriert werden.

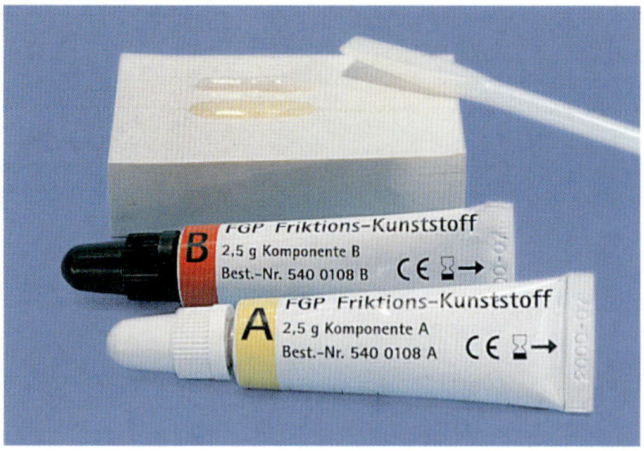

Abb. 21 Das Friktions-Geschiebe-Passungs-Set

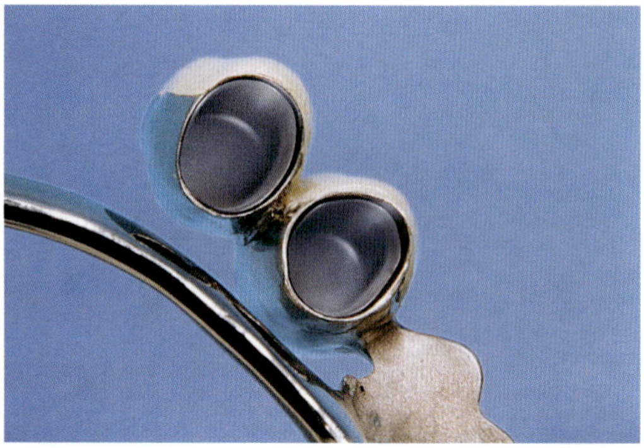

Abb. 22 Die komplette Unterfütterung des Außenteleskopes

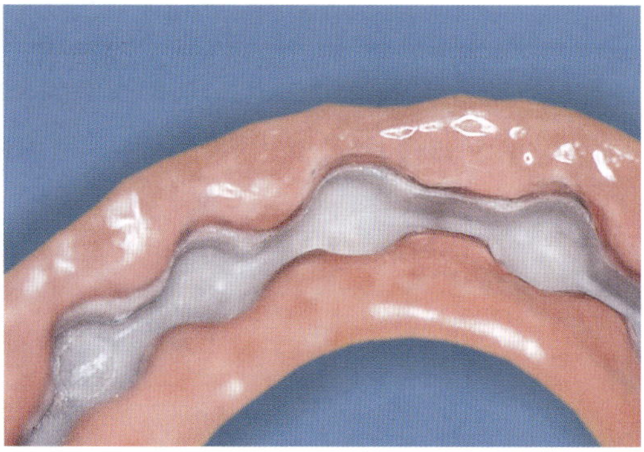

Abb. 23 Geschiebeunterfütterung

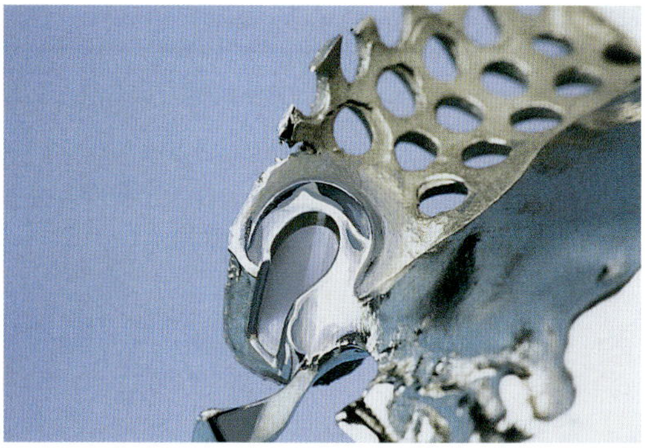

Abb. 24 Unterfütterung des Steggeschiebes

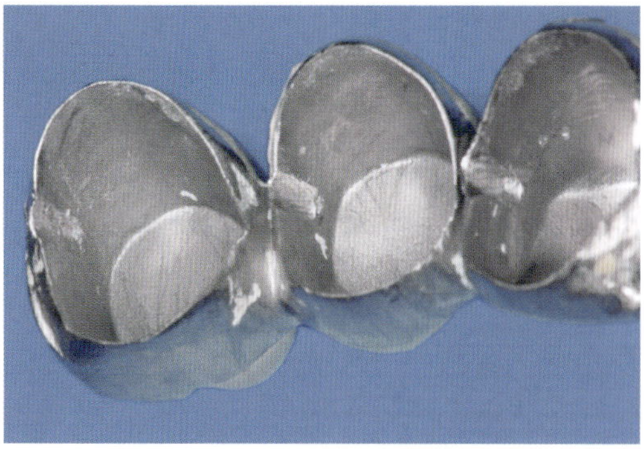

Abb. 25 Einfräsung der vertikalen Retentionsrillen

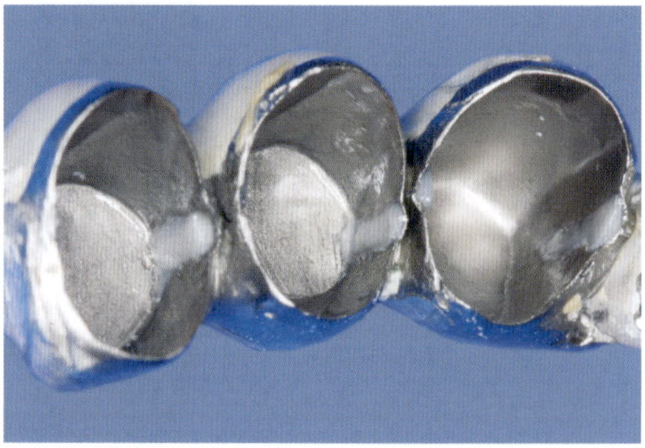

Abb. 26 Die Retentionsrillen mit FGP-Kunststoff aufgefüllt

Patientenfall

Bei einer Patientin war im Unterkiefer eine auf vier Implantaten abstützte Modellgussprothese mit Galvanoaußenteleskopen eingegliedert worden (Abb. 27). Nach einiger Zeit ließ der Halt der Außenteleskope nach. Ein Blick mit der Lupe in die Außenteleskope zeigte Abriebspuren (Abb. 28). Der Versuch einer Totalunterfütterung misslang, da durch die Ausblockung der unter sich gehenden Bereiche am Innenteleskop die Prothese nicht mehr exakt reponiert werden konnte.

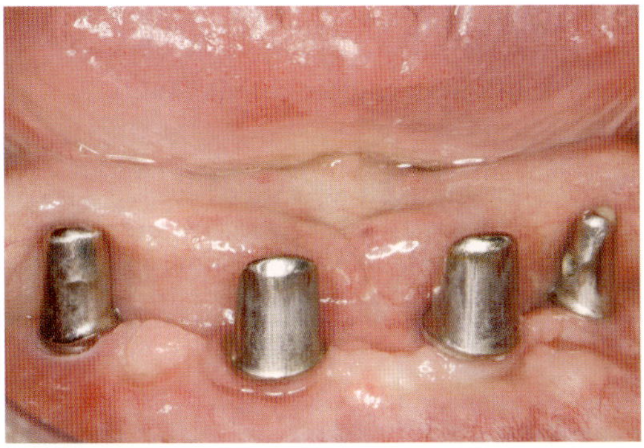

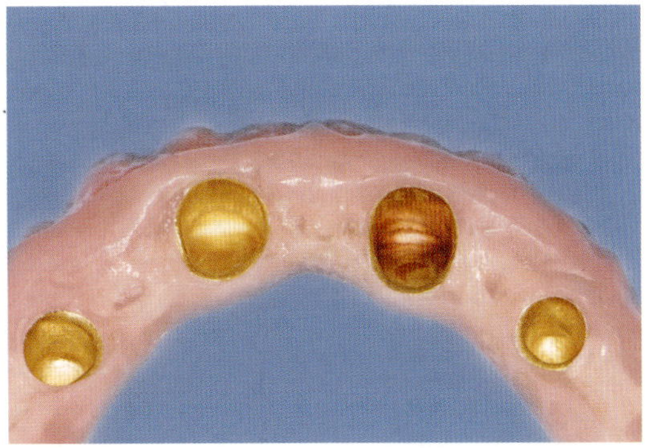

Abb. 27 Innenteleskope auf Implantaten – insuffiziente Haftung der Außenteleskope

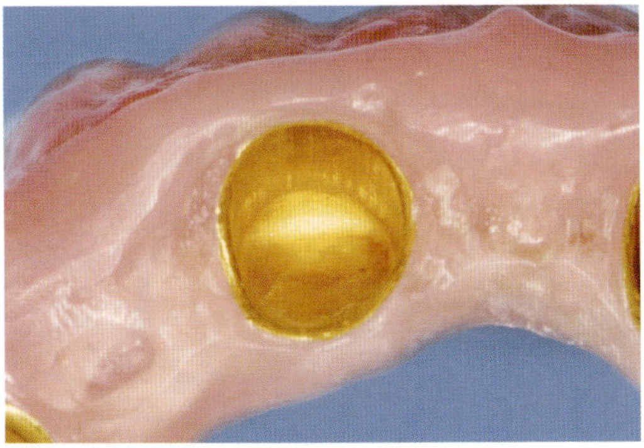

Abb. 28 Abrieb in den Außenteleskopen

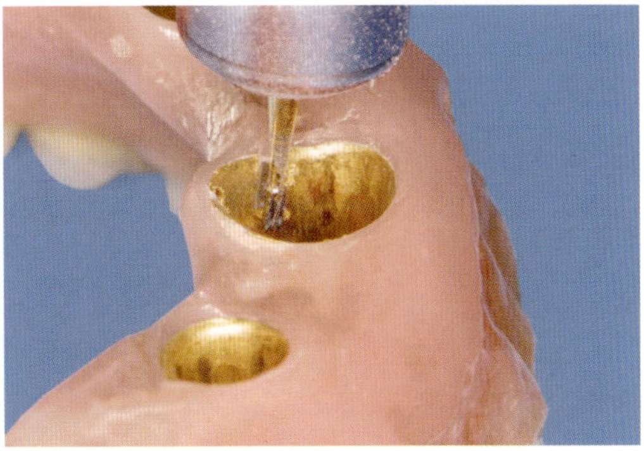

Abb. 29 Vertikale Rillen eingeschliffen

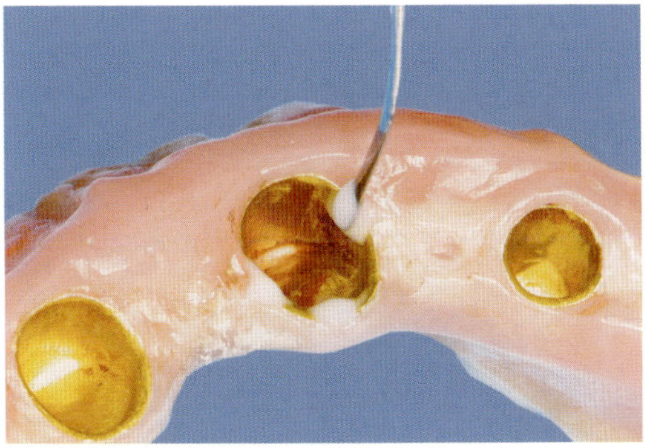

Abb. 30 Mit dem FGP aufgefüllt

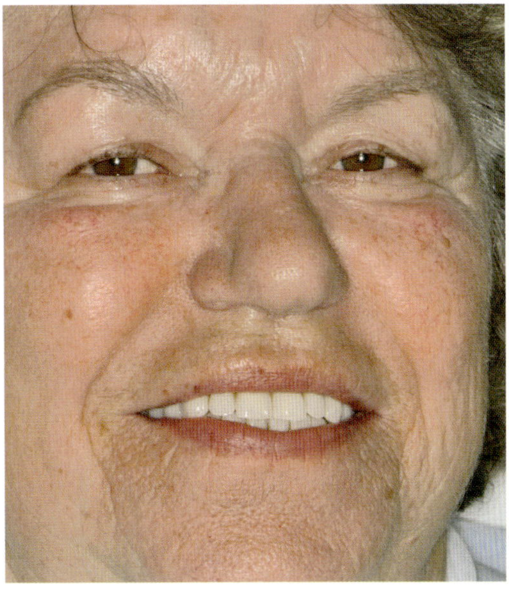

Abb. 31 Die Prothese hält wieder

So entschlossen wir uns zu einer sukzessiven Unterfütterung mit vertikalen Retentionsrillen ohne Ausblockung (Abb. 29). Dies ist risikolos, wenn es Teleskop für Teleskop durchgeführt und die Prothese nach 90 sowie 180 Sekunden jeweils kurz angehoben wird. Außerdem ist ein sparsamer Einsatz des Klebers unbedingt zu empfehlen (Abb. 30). Die Pfeiler sollten vor der Adaption mit Vaselineöl isoliert werden.

Die sukzessive Unterfütterung gelang problemlos, und die Patientin war hochzufrieden über den neu gewonnenen Prothesenhalt (Abb. 31).

Materialliste

1. Frisoft-System (Fa. Microtec, Hagen).
2. Friktions-Geschiebe-Passungs-System (Fa. Bredent, Senden).
3. Chloropercha lässt sich leicht selbst herstellen: Stangenguttapercha in Chlorform lösen und in einer Flasche mit dichtem Verschluss aufbewahren.
4. Vaselineöl (aus der Apotheke).

2 Zahnerhaltung

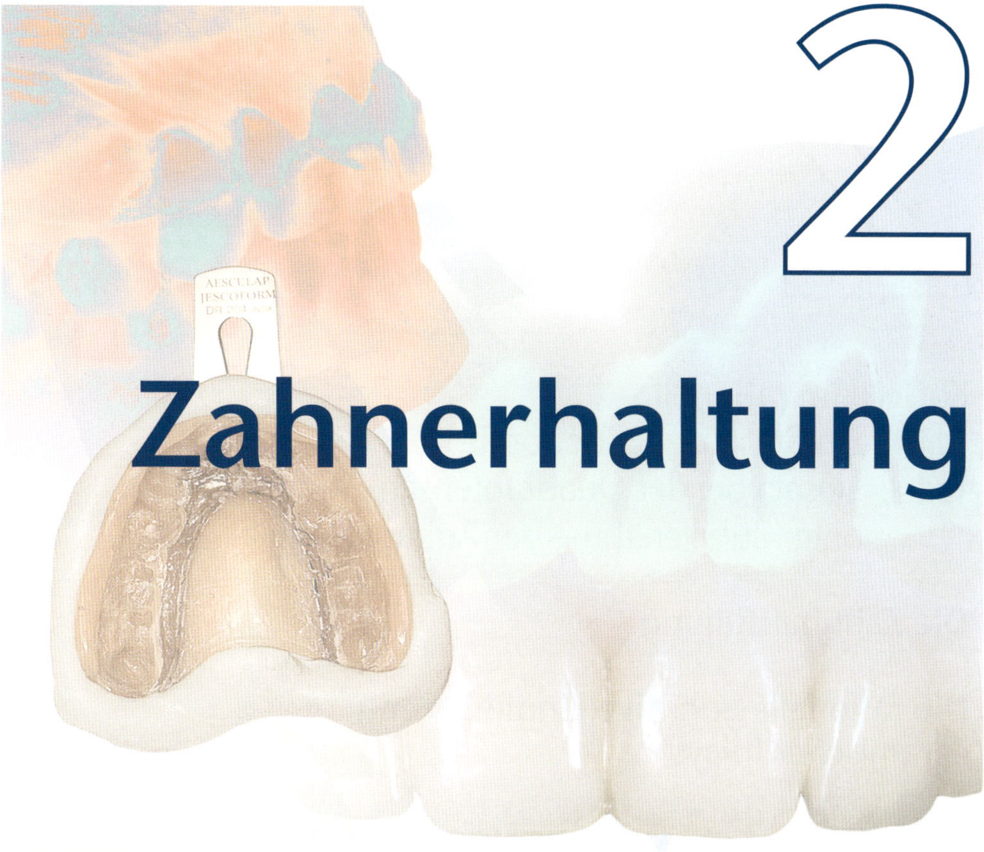

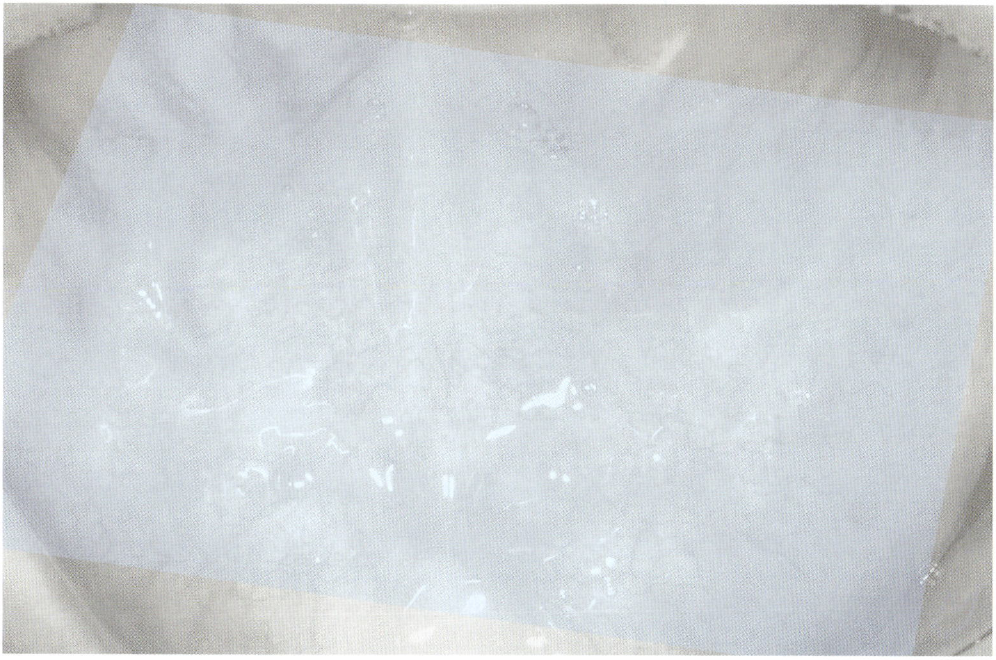

2

Kofferdam rationell
Teil 1: Einsatz in der Endodontie
Teil 2: Einsatz bei der Quadrantensanierung unter Zuhilfenahme der Adhäsivtechnik

Die Zahnhalsfüllung

Die rationelle adhäsive Eingliederung keramischer Inlays

Lückenschluss mit Contour Strip und Komposit

Kofferdam rationell

Teil 1: Einsatz in der Endodontie

Problem: Kofferdam ist umständlich und schwer zu legen

Kofferdam ist ein zahnmedizinisches Muss

- bei endodontischen Maßnahmen und
- in der direkten sowie indirekten Adhäsivtechnik.

Keiner mag gerne Kofferdam anlegen, aber jeder Zahnarzt liebt ihn, wenn er angelegt ist. Nach absoluter Trockenlegung gestaltet sich das Arbeiten für den Behandler nämlich sehr viel einfacher.

Was sind die Gründe für die Reserviertheit gegenüber Kofferdam? Während des Studiums wurde das Anlegen von Kofferdam meist sehr umständlich demonstriert und geübt. Dies schreckt viele Zahnärzte bis heute davon ab, Kofferdam anzuwenden.

Wenn etwas umständlich erscheint, sollte man sich Gedanken machen, wie man es rationeller gestalten kann. In der Industrie wird ein Produktionsprozess in Arbeitsvorbereitung und Arbeitsvorgang aufgeteilt. Das Prinzip des rationellen Arbeitens besteht darin, möglichst viele Teile des Produktionsprozesses in die Arbeitsvorbereitung zu verlagern, damit der eigentliche Arbeitsvorgang möglichst kurz ist (Abb. 1).

Dies lässt sich mit einem Zaubertrick vergleichen, bei dem der Magier die Vorbereitung sehr extensiv gestaltet, so dass die eigentliche Vorführung sehr schnell und für die Zuschauer nicht sichtbar und – wie gewollt – nicht nachvollziehbar ist (Abb. 2). Also 90 % Arbeitsvorbereitung und 10 % Arbeitsvorgang!

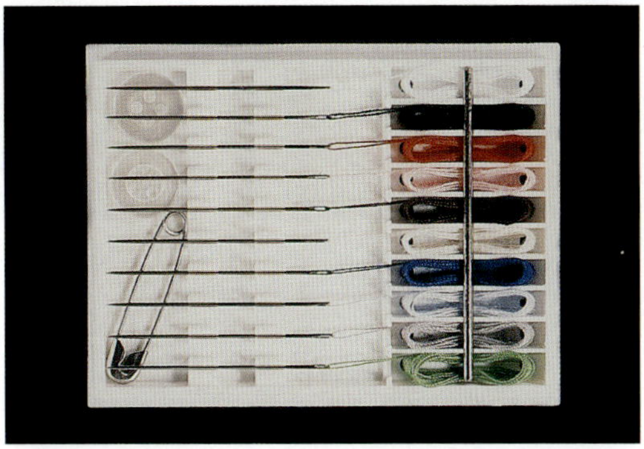

Abb. 1 Exzellentes Beispiel für Arbeitsvorbereitung – das eingefädelte Nähset im Hotel

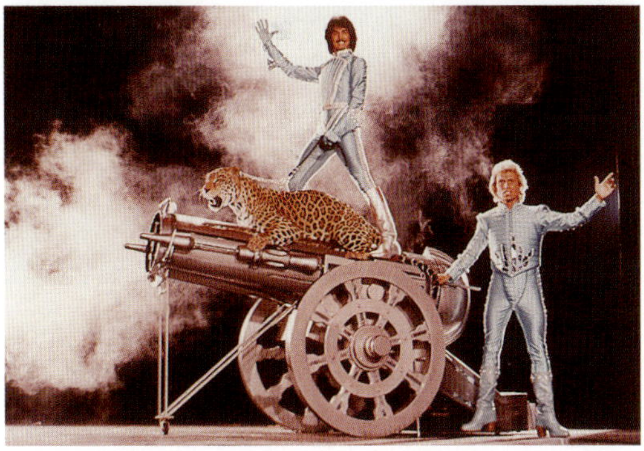

Abb. 2 Die Magier *Siegfried* und *Roy* aus Las Vegas – wer sie gesehen hat, weiß, was Arbeitsvorbereitung und Arbeitsvorgang sind!

Die erprobte Lösung: Rationelle Anwendung von Kofferdam in der Endodontie

Um das Anlegen von Kofferdam rationell zu gestalten, teilen auch wir die „Produktion" in Arbeitsvorbereitung und Arbeitsvorgang auf.

Arbeitsvorbereitung

Die Arbeitsvorbereitung, die durch die Assistenz vor Eintreffen des Patienten durchgeführt werden kann, setzt sich aus folgenden Schritten zusammen:

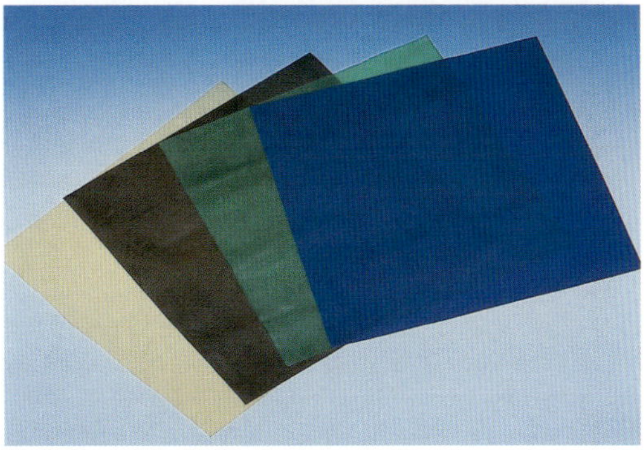

Abb. 3 Bereits vorgeschnittener Kofferdam

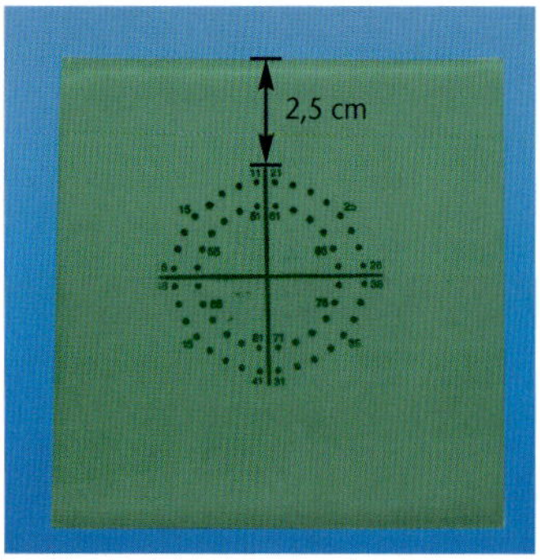

Abb. 4 Gestempelter Kofferdam

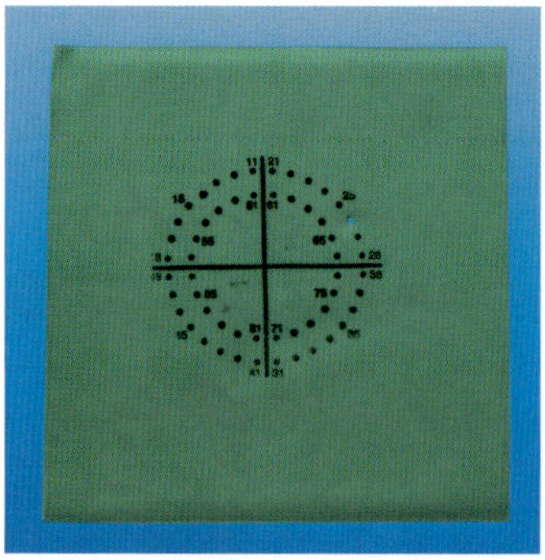

Abb. 5 Gelochter Kofferdam

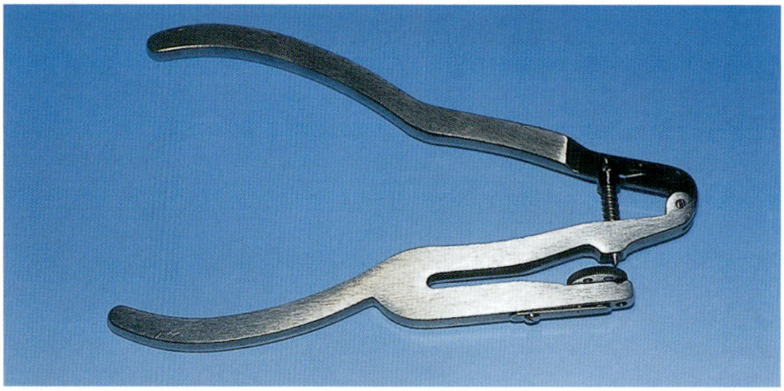

Abb. 6 Kofferdamlochzange

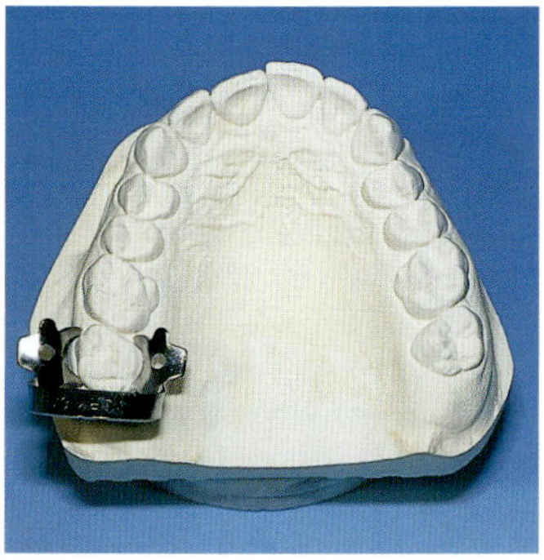

Abb. 7 Anprobe der Klammer am Modell – sie sollte nur mit den Spitzen aufsitzen

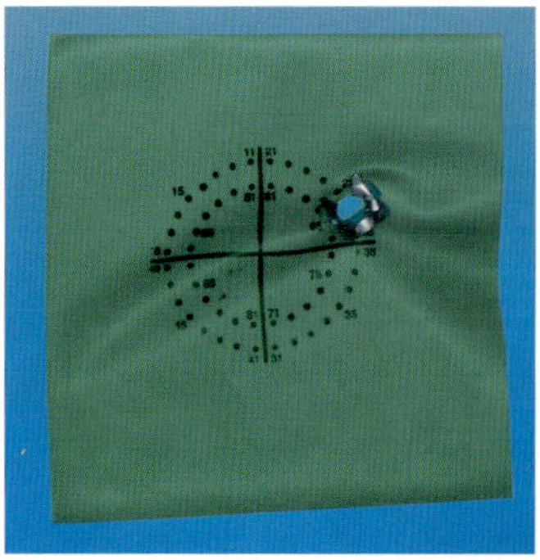

Abb. 8 Die Flügelklammer im Kofferdam adaptiert

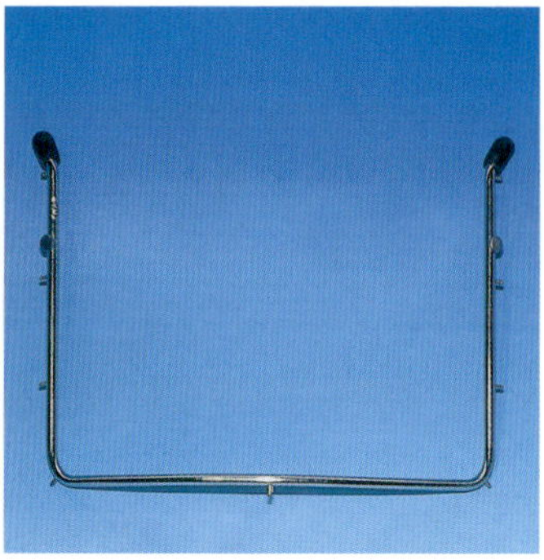

Abb. 9 Kofferdamrahmen aus Metall

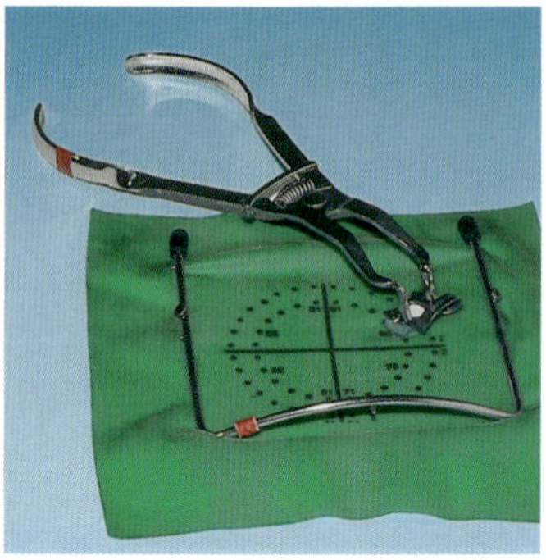

Abb. 10 Die abgeschlossene Arbeitsvorbereitung – der aufgezogene Kofferdam mit bereits in der Klammer fixierter Kofferdamklammerzange

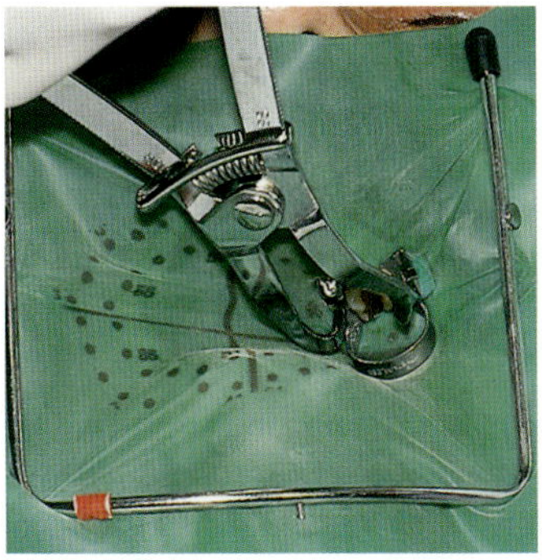

Abb. 11 Dieses Set wird auf dem zur Wurzelkanalbehandlung vorgesehenen Zahn aufgesetzt

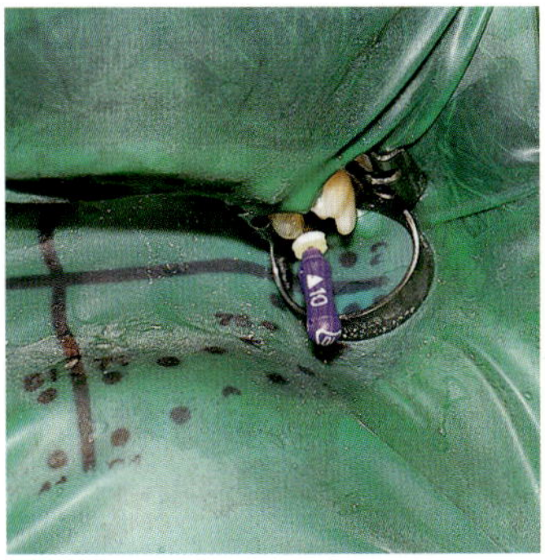

Abb. 12 Mit dem *Heidemann*-Spatel wird der Kofferdam über die Flügel gestülpt

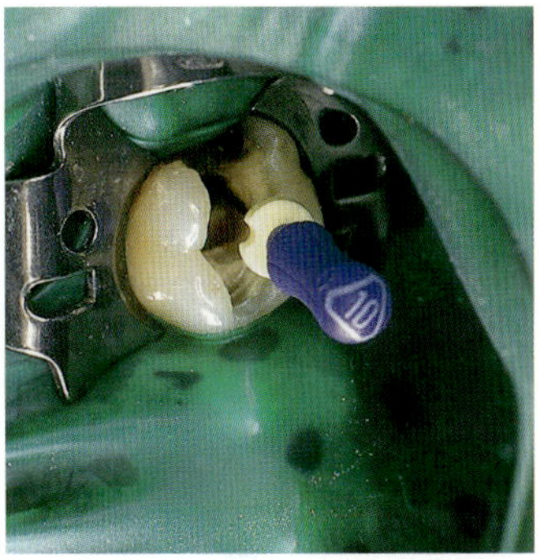

Abb. 13 Die Wurzelkanalbehandlung kann beginnen

1. Der Kofferdam in der Qualität Medium sollte geschnitten sein (Abb. 3).
2. Er sollte gestempelt sein. Dies sollte auf der matten Seite erfolgen. Rote Stempelfarbe hält besser als blaue (Abb. 4).
3. Die Stelle des zur Trockenlegung vorgesehenen Zahnes wird mit einer Lochzange gelocht (Abb. 5 und 6).
4. Eine Kofferdamklammer (mit Flügeln) wird ausgewählt und am Modell anprobiert (Abb. 7).
5. Die Kofferdamklammer wird im Kofferdam adaptiert. Hierbei sollte ein Einreißen vermieden werden (Abb. 8).
6. Der so vorbereitete Kofferdam wird auf dem Kofferdamrahmen vorgespannt (Abb. 9).
7. Die Klammerzange wird in den Löchern der Klammern adaptiert und arretiert (Abb. 10).

Damit ist die Arbeitsvorbereitung abgeschlossen (benötigte Zeit: ca. 3 Minuten).

Arbeitsvorgang

Das Anlegen des Kofferdams – der eigentliche Arbeitsvorgang – gestaltet sich im Einzelnen wie folgt:

1. Aufnehmen des vorbereiteten Kofferdamsets an der Klammerzange.
2. Aufsetzen der Klammer auf den Zahn (Abb. 11).
3. Abstreifen des Spanngummis von den Flügeln der Klammer. Hier kann es geschehen, dass der Spanngummi – bedingt durch die Klammerspitzen – nicht sofort am Zahn anliegt. Ein leichtes Anheben der Klammer löst dieses Problem.
4. Nachspannen des Kofferdams auf dem Rahmen.

Und schon kann die endodontische Behandlung beginnen (Abb. 13; benötigte Zeit: ca. 20 Sekunden)!

Materialliste

1. Spanngummi geschnitten (Fa. Hygienic, Akron, USA).
2. Stempel (Fa. Hygienic).
3. Lochzange (Fa. Ivory, South Bend, USA).
4. Klammern (Fa. Ash, Surry, Großbritannien).
5. Klammerzange (Fa. Ivory).
6. Rahmen Typ Junior (Fa. Hygienic).

Nachwort

Kofferdam leitet sich von dem englischen Wort Cofferdam ab. Es hat nichts mit unserem deutschen Koffer zu tun, sondern bedeutet ursprünglich Setzkasten. Diesen hat man früher im Schiffshafen zur Erzeugung einer Luftblase, also zur Trockenlegung verwendet, um am Grund des Hafens Arbeiten wie das Heben von verlorenen Ankern vornehmen zu können.

Teil 2: Einsatz bei der Quadrantensanierung unter Zuhilfenahme der Adhäsivtechnik

Problem: Kofferdam ist umständlich und schwer zu legen

Die absolute Trockenlegung ist ein Muss bei

- endodontischen Maßnahmen,
- der Reparatur von Keramikfacetten im Mund,
- Goldhämmerfüllungen,
- der direkten Adhäsivtechnik mit Komposit und
- der adhäsiven Befestigung von zahnfarbenen Restaurationen aus Komposit und Vollkeramik.

Wenn der Kofferdam liegt, sind alle begeistert, denn unter absoluter Trockenlegung gestaltet sich das Arbeiten wesentlich einfacher. Auch für den Patienten ist dies viel angenehmer, als den ständigen Kampf des Behandlers gegen Speichel, Blut und Schlucken mit Watterollen, Abhalten und Sauger mitzuerleben!

Die erprobte Lösung: Rationelle Anwendung von Kofferdam bei der Quadranten-sanierung

Wir unterteilen auch hier das Anlegen von Kofferdam, wie in der Industrie die Produktion, in Arbeitsvorbereitung und Arbeitsvorgang. Die Arbeitsvorbereitung gliedert sich in langfristige und kurzfristige Maßnahmen.

Die langfristige Arbeitsvorbereitung

Der Spanngummi in Medium-Qualität sollte bereits in Quadranten mit 15 cm Kantenlänge vorgeschnitten sein. Ein direktes Abschneiden von der Rolle ist zu umständlich (Abb. 1 und 2). Die Farbe sollte in Abhängigkeit von der geplanten therapeutischen Maßnahme ausgewählt werden. Es ist empfehlenswert, folgende Auswahl zu treffen:

- Endodontie: dunkelblauer oder dunkelgrüner Kofferdam als Kontrast zum eröffneten Zahn (Abb. 3);
- Kompositfüllungen bei Einsatz der direkten Adhäsivtechnik: rosafarbener Kofferdam, d h. gingivaähnlich (Abb. 4).

In dem zuletzt genannten Anwendungsbereich sollten keine intensiven Farben wie dunkelblau oder dunkelgrün verwendet werden, da das menschliche Auge durch diese Intensivfarben stark beeinflusst wird. Für das Auge verändert sich die Originalfarbe durch eine daneben gelegte Farbe sofort in eine ganz spezifische Richtung. Das Auge beurteilt eine Farbe weitgehend nach der Umgebung. Die in Abbildung 5 gezeigten roten Quadrate sind in genau dem gleichen Farbton gedruckt, aber sie erscheinen je nach der Unterlage, auf der man sie betrachtet, verschieden. Die Farbe des roten Quadrates weicht immer im Sinne der Gegenfarbe zur Unterlage ab. Das Phänomen „simultaner Farbkontrast" wird besonders deutlich, wenn man ein Durchschlag- oder ein Pergamentpapier darüber legt. Das menschliche Auge kann, ähnlich wie das Ohr in einem Musikakkord, den Einzelton nur verändert wahrnehmen.

Deshalb sollte bei der direkten Adhäsivtechnik der rosafarbene Spanngummi angewandt werden, da dieser der Gingiva ähnlich ist und ein Farbsehen ermöglicht, das wir gewohnt sind. Wünschenswert wäre allerdings ein gingivaroter Spanngummi (Abb. 6)! Elfenbeinfarbener Spanngummi bietet zu wenig Kontrast zum Zahn und damit zu wenig Kontrast für die direkten Füllungsmaterialien. Grauer Spanngummi lässt den Zahn zu hell erscheinen und ist eine zu triste Arbeitsfarbe (Abb. 7).

Bei zahnfarbenen Restaurationen unter Einsatz der indirekten Adhäsivtechnik empfiehlt sich dunkelblauer oder dunkelgrüner Kofferdam als Kontrast zum Zahn und zu den Materialien. Der Spanngummi ist auf der matten Seite rot gestempelt und gelocht (Abb. 8).

Am meisten bereitet uns aber das Anlegen von Ligaturen am Zahn Probleme. Wir schlingen die Zahnseide um den Zahn und knüpfen einen ersten Weberknoten. Wie beim Päckchenpacken hält die Assistenz den Knoten mit dem Finger, während der zweite Knoten geknüpft wird. Wenn der Haltefinger nun entfernt wird, ist der Knoten zwar geknüpft, aber lose. Extrem schwierig gestaltet sich das Ganze z. B. bei einem hinteren Molaren und vielleicht noch behinderter Mundöffnung.

So ergab sich zwangsläufig die Überlegung: Können wir die Ligaturen nicht bereits vorknüpfen, und welche Art von Knoten kommt dabei zum Einsatz? An einem Segeltampen (Abb. 9) sollen zwei empfehlenswerte Knoten demonstriert werden:

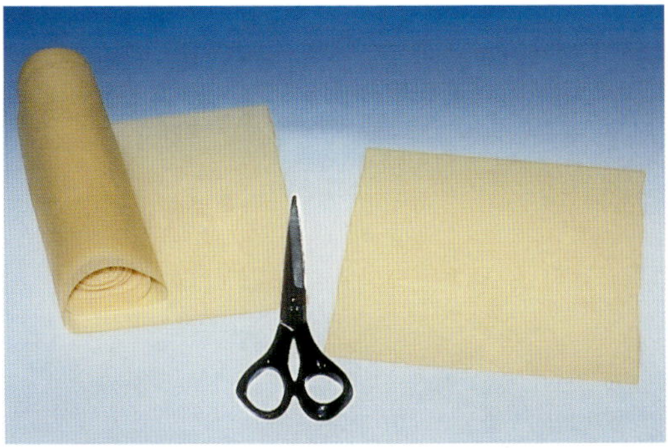

Abb. 1 Spanngummi von der Rolle – unrationell

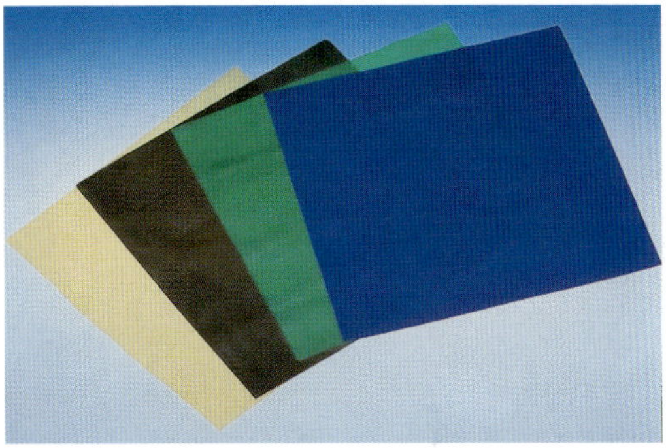

Abb. 2 In Quadraten vorgeschnittener Spanngummi

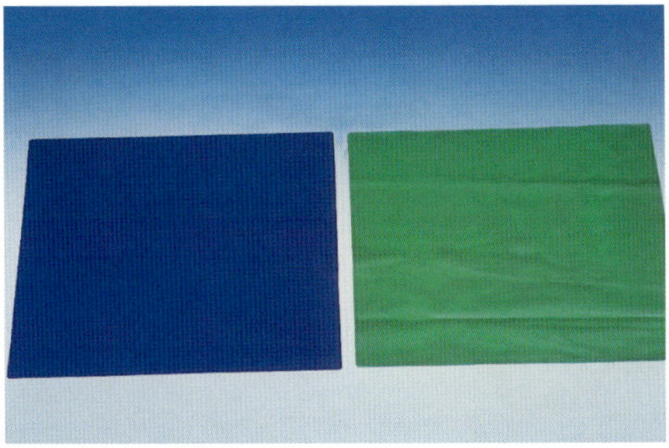

Abb. 3 Spanngummi geschnitten grün und blau

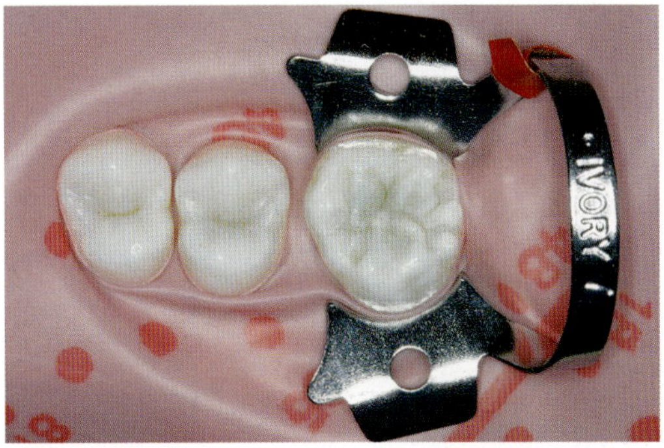

Abb. 4 Kofferdam rosa, angelegt für eine direkte Restauration

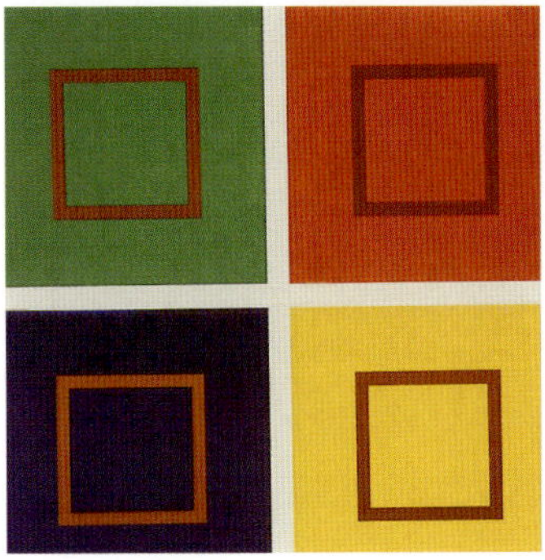

Abb. 5 Relatives Farbsehen – das rote Quadrat ist immer gleich

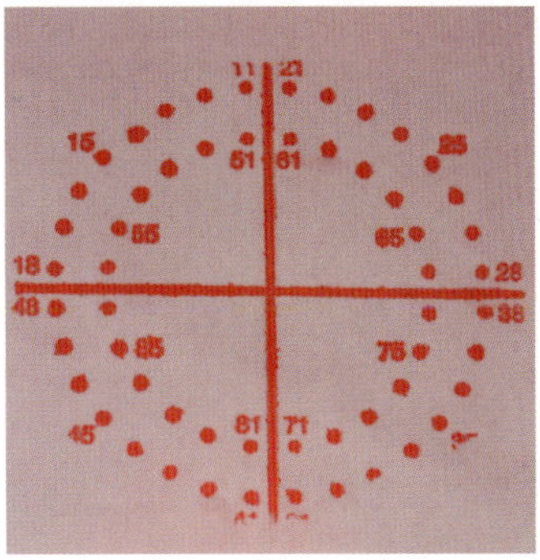

Abb. 6 Spanngummi rosa

- Knoten 1: halber Schlag als laufender und sich selbst bekneifender Knoten. Der halbe Schlag wird geknüpft (Abb. 10) und das lange Ende durch die Schlinge gezogen. Fertig ist die vorbereitete Ligatur (Abb. 11).
- Knoten 2: halber Schlag doppelt geknüpft. Eine Bucht wird gelegt (Abb. 12) und das doppelte Ende als halber Schlag geknüpft.

Beide Knoten sind laufende Knoten, die sich selbst bekneifen (Abb. 13).

Bei den Zahnligaturen sollte gewachste Zahnseide verwendet werden. Diese bekneift sich besser, und man benötigt selten einen zweiten Knoten.

In einer Schachtel werden die vorgeknüpften Ligaturen bis zum Einsatz aufbewahrt (Abb. 14).

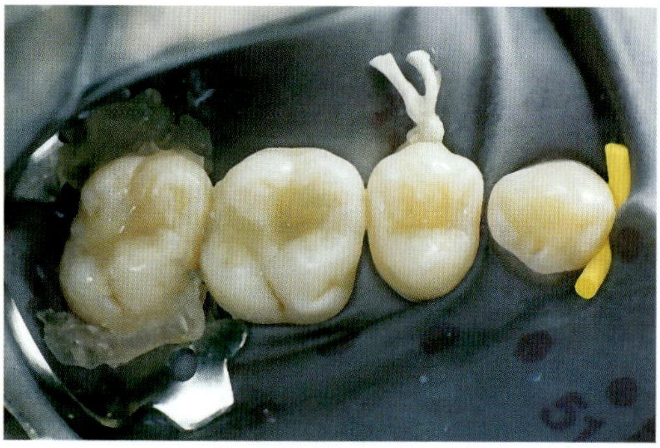

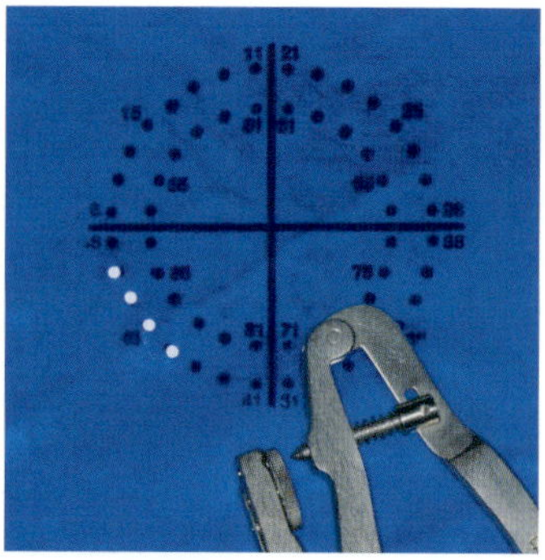

Abb. 7 Kofferdam grau, angelegt für eine direkte Restauration. Die Zähne erscheinen zu hell

Abb. 8 Blauer Spanngummi, rot gestempelt

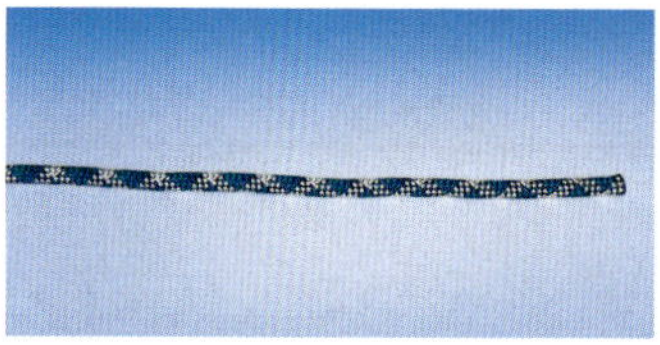

Abb. 9 Der Segeltampen

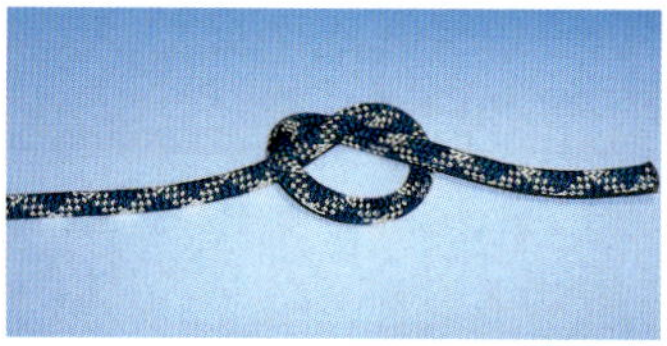

Abb. 10 Der halbe Schlag

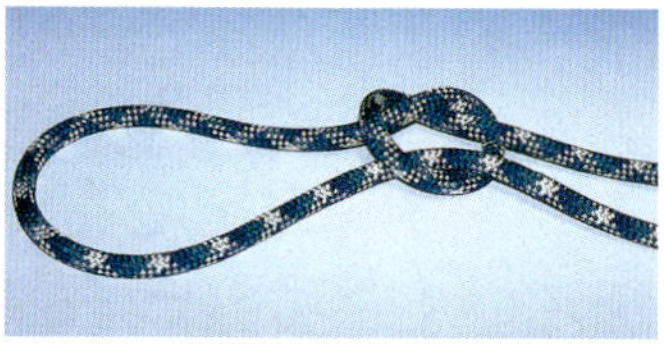

Abb. 11 Der fertige laufende Knoten

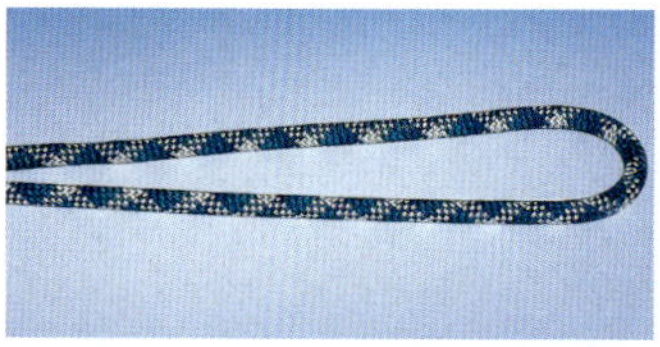

Abb. 12 Die gelegte Bucht

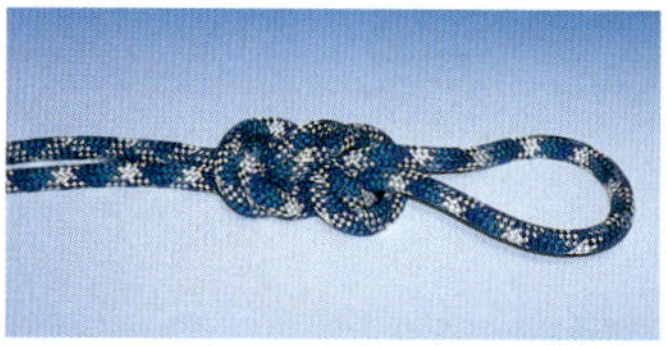

Abb. 13 Der fertige Knoten

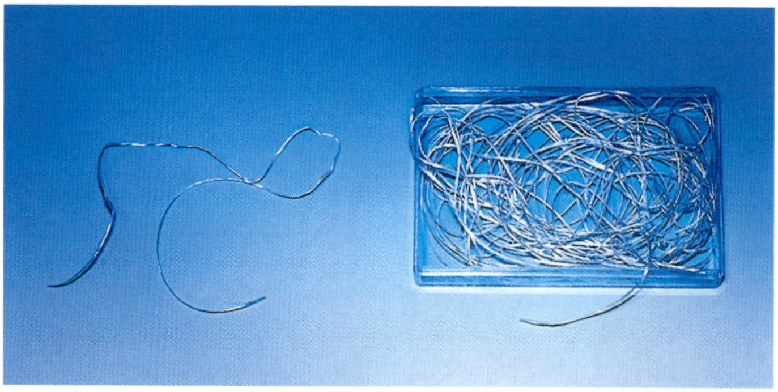

Abb. 14 Vorgefertigte Ligaturen aus gewachster Zahnseide

Kurzfristige Arbeitsvorbereitung (vor Eintreffen des Patienten)

Der Spanngummi wird entnommen und je nach Behandlungsplan mit der Lochzange gelocht (Abb. 15). Die entsprechende Klammer wird aus dem Set ausgewählt und auf dem Modell anprobiert. Die Klammer sollte nur an den Spitzen am Zahn anliegen (Abb. 16).

Anschließend wird die Klammer in der endständigen Lochung an den Klammerflügeln adaptiert und der Spanngummi lose auf dem Metallrahmen vorgespannt (Abb. 17). Nach Einspannen der Klammerzange in die Ösen der Klammer (Abb. 18) ist die Vorbereitung abgeschlossen – der Patient kann kommen.

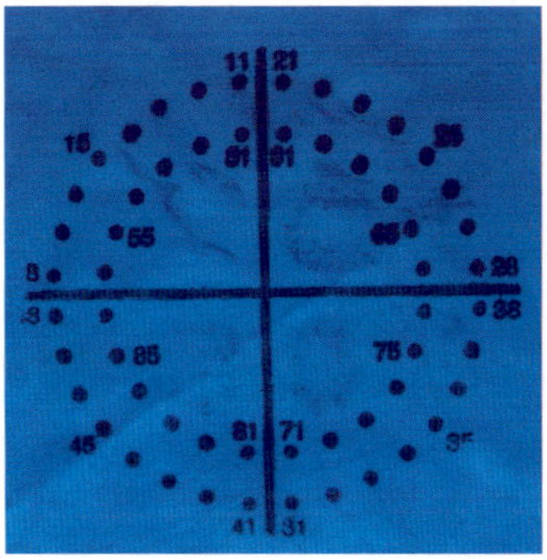

Abb. 15 Der gelochte Spanngummi mit der Lochzange

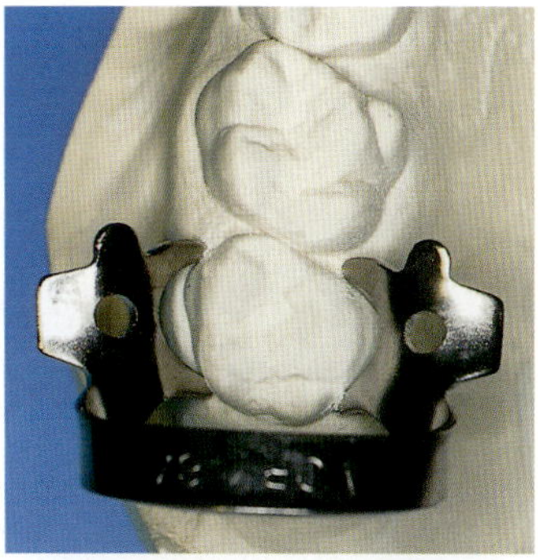

Abb. 16 Anprobe der Klammer auf dem Modell

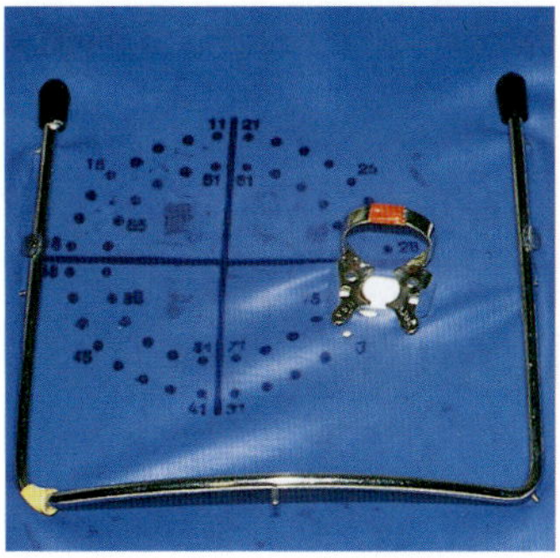

Abb. 17 Der auf dem Rahmen vorgespannte Spanngummi mit adaptierter Klammer

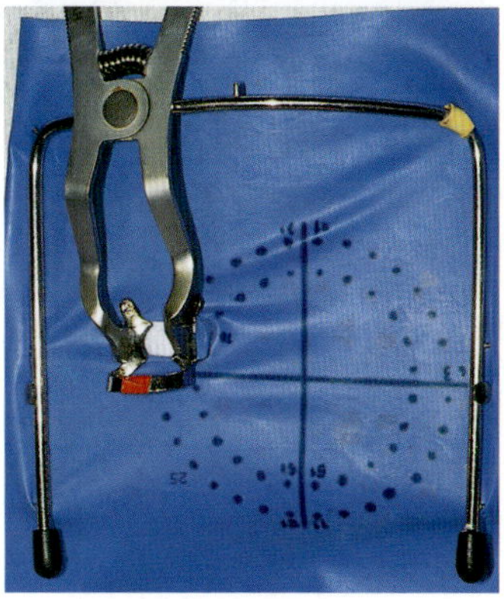

Abb. 18 Die Klammerzange ist im Vorbereitungsset eingespannt

Anlegen des Kofferdams bei adhäsiver Eingliederung in einem Quadranten

Das Kofferdamset wird an der Klammerzange aufgenommen und die Klammer am endständigen Molaren aufgesetzt. Die Klammerzange wird vorsichtig herausgezogen und der Spanngummi mit einem Spatel über die Flügel gestülpt. Damit der Spanngummi unter der Klammer dicht am Zahn anliegt, ist es empfehlenswert, die Klammer mit der Klammerzange nochmals anzuheben. Der Spanngummi kann sich dann ungehindert dem Zahn anlegen (Abb. 19). Loch für Loch wird der Spanngummi nun Zahn für Zahn nach mesial adaptiert (Abb. 20).

Im Prämolarenbereich – an einem Zahn außerhalb des Arbeitsbereiches – erfolgt die Fixierung des Kofferdams entweder mit einer Gummischnur, dem so genannten Wedjet, oder mit einer zusätzlichen Klammer. Dazu muss der Spanngummi durch die approximalen Kontakte gestreift werden, was nicht immer ganz einfach ist. Auf keinen Fall sollten die Kontakte gestrippt oder anderswie erweitert werden (spätere Speiseimpaktierung!).

Mit einem doppelt gelegten Faden aus Glide Floss gehen wir durch den Kontaktbereich und ziehen den Faden an einem Ende wieder heraus. Durch das Doppeltlegen kann sich der Faden nicht verwickeln und ganz problemlos entfernt werden (Abb. 21). Das Wedjet wird lang gezogen, durch den Approximalraum gestreift und losgelassen. Anschließend werden die zu langen Enden mit der Schere abgeschnitten (Abb. 22). Nun wird Zwischenraum für Zwischenraum kontrolliert, ob der Spanngummi korrekt liegt, d. h. alle Präparationsgrenzen sichtbar frei liegen und alles abgedichtet ist.

Bei tiefer liegenden Präparationsgrenzen empfiehlt sich das Anlegen einer Ligatur. Wir entnehmen die vorgeknüpfte Ligatur und streifen sie über den Zahn. Die Assistenz adaptiert die Ligatur mit einem Spatel unter dem Zahnäquator. Der Knoten läuft und bekneift sich selbst. Nach dem Abschneiden ist die Ligatur gelegt (Abb. 23).

Manchmal kommt es bei hohen Papillen vor, dass der Spanngummi nach oben umgestülpt ist und die approximale Präparationsgrenze bedeckt. In diesem Fall lässt er sich mithilfe eines Luftbläsers und eines Spatels in die rich-

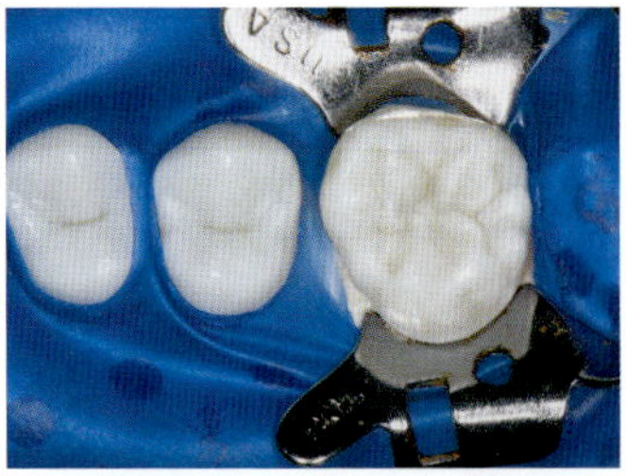

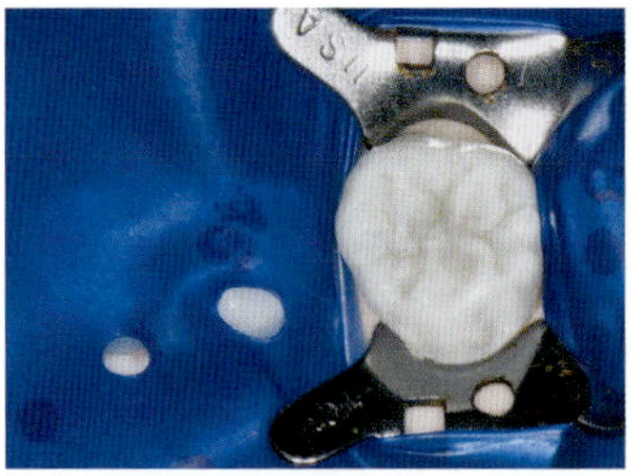

Abb. 19 Das Kofferdamset wird mit der Klammer an den endständigen Zahn angelegt

Abb. 20 Zahn für Zahn wird der Spanngummi adaptiert

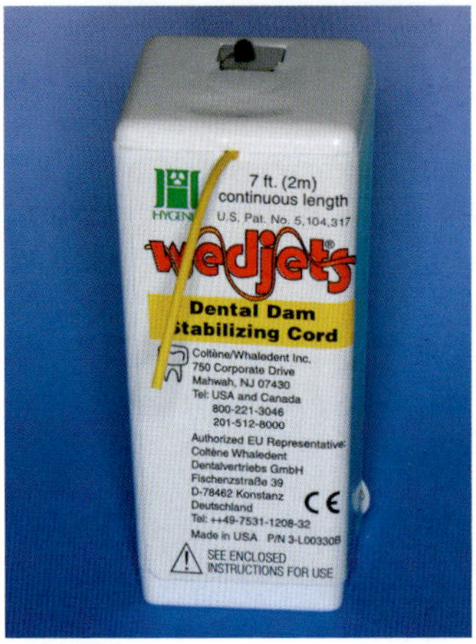

Abb. 21 Die Doppelschlinge Glide Floss im Approximalraum

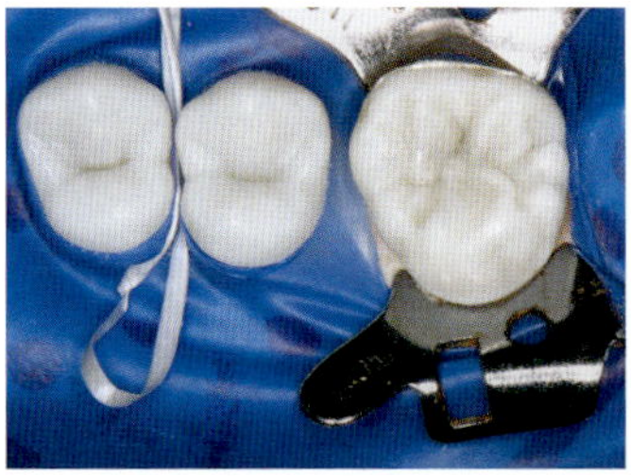

Abb. 22 Wedjet im Approximalraum

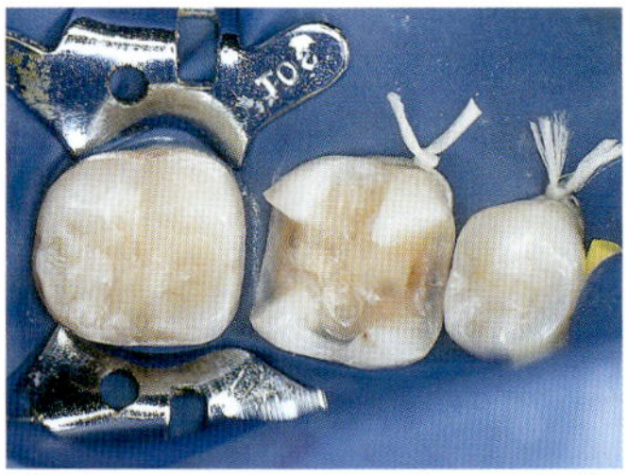

Abb. 23 Der Quadrant nach absoluter Trockenlegung, bereit zur adhäsiven Eingliederung

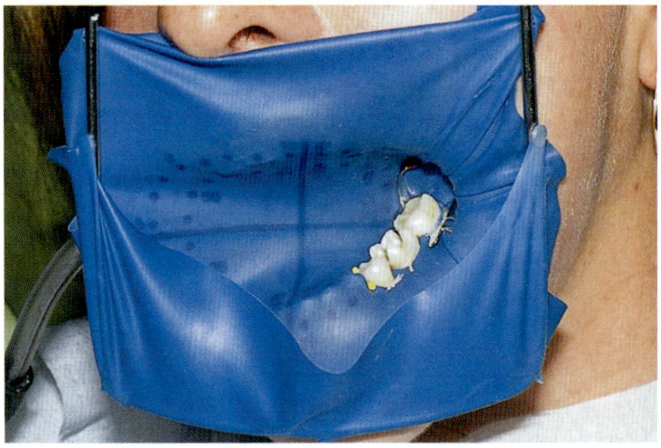

Abb. 24 Der angelegte Kofferdam mit Auffangtasche

tige Lage bringen. Dann sollte unbedingt noch eine Ligatur gelegt werden.

Um das Herauslaufen von Flüssigkeiten zu verhindern und ein Auffangen der einzuprobierenden Restaurationen zu ermöglichen, empfiehlt es sich, den Spanngummi seitlich hochzuspannen und damit eine Auffangtasche herzustellen (Abb. 24).

Nun liegt der Kofferdam, die absolute Trockenlegung ist erfolgreich verlaufen. Das Anlegen hat 3 bis 4 Minuten in Anspruch genommen. Damit ist der Einsatz von Kofferdam rationell. Die adhäsive Eingliederung der Vollkeramikrestaurationen kann beginnen.

Materialliste

1. Spanngummi geschnitten (Fa. Hygenic, Akron, USA); bei Latexallergien Silikonkofferdam (Fa. Roeko, Langenau).
2. Stempel (Fa. Hygenic, Akron, USA).
3. Lochzange (Fa. Ivory, South Bend, USA).
4. Klammern (Fa. Ash, Addlestone Weybridge, Großbritannien).
5. Klammerzange (Fa. Ivory, South Bend, USA).
6. Rahmen Typ Junior (Fa. Hygenic, Akron, USA).
7. Wedjets (Fa. Hygenic, Akron, USA).
8. Glide Floss (Fa. W. L. Gore & Associates, Flagstaff, USA).
9. Gewachste Zahnseide (Fa. Johnson & Johnson, Arlington, USA).

Die Zahnhalsfüllung

Problem: Haftung und Lebensdauer bei Zahnhalsfüllungen

Die langlebige Versorgung von Zahnhalskavitäten (Klasse V) ist auch heute noch ein Problem für den restaurativ tätigen Zahnarzt (Abb. 1). Vor jeder Therapie sollte jedoch die Frage gestellt werden: Warum und wie ist dieser Defekt entstanden? Darüber gehen die Meinungen zum Teil weit auseinander, doch seien die bisher feststehenden Erkenntnisse über die Ursachen von Zahnhalsdefekten einmal zusammengefasst:

- Zahnputzmethodik. Horizontales Zähneputzen speziell mit harten, vielleicht nicht abgerundeten Borsten hat im Zahnhalsdentin einen keilförmigen Defekt verursacht.
- Funktionelle Überbelastung. Durch Überbelastung des Zahnes, vor allem durch dessen Biegung bei Parafunktionen, kann es zu einer Aussplitterung des zervikalen Schmelzes und Dentins kommen.

Unter Umständen verstärkt das Zusammenwirken beider Ursachen den Defekt. Auch Säureeinwirkung durch Speisen und Getränke kann in diesem Sinne wirken, und Bakterien können eine Zahnhalskaries verursachen. Es gilt also, die Ursachen zu beseitigen und den Defekt zu versorgen.

Die Therapie beinhaltet folgende Probleme: Biegung des Zahnes und unterschiedliche Haftung (am Schmelz koronal, am Dentin zervikal). Das sind die biomechanischen Faktoren, welche die Füllungstherapie im Zahnhalsbereich so schwierig gestalten.

Die möglichen Füllungstherapien sind alle mit mehr oder weniger großen Nachteilen verbunden:

1. Goldhämmerfüllung. Sie ist sehr aufwändig und kostenintensiv, aber die einzige Füllungsart, die durch ihre adhäsiven und gleichzeitig flexiblen Eigenschaften eine garantierte Langlebigkeit vorweisen kann. Die Therapie von heute verlangt kostengünstigere Alternativen, und sie sollte zahnfarben sein.
2. Glasionomerfüllung. Sie weist gute adhäsive Werte auf, aber die Oberfläche ist kaum dauerhaft polierbar und sehr bruchanfällig.
3. Komposit-/Kompomerfüllung. Trotz verbesserter Dentinadhäsive und spezieller Schichtung ist ein dichter Füllungsrand auf Dauer vor allem im zervikalen Dentinbereich nicht gesichert, da die Adhäsion zum Schmelz koronal um ein Vielfaches höher ist als zum zervikalen Dentin. Außerdem ist der Behandler zur ständigen Kontrolle und ggf. zur erneuten Versiegelung des zervikalen Füllungsrandes gezwungen.
4. Sandwichfüllung. Sie ist zu aufwändig und bringt keine besseren Ergebnisse. Darüber hinaus besteht folgende Gefahr: Wenn man den Glasionomerzement anätzt, hebt die starke Bindung des Komposits ihn vom Dentin ab, wodurch Undichtigkeiten erzeugt werden.
5. Kompositfüllung mit verstärkter Retention. Zervikale Stifte habe sich als insuffizient, ästhetisch problematisch und pulpengefährlich herausgestellt.

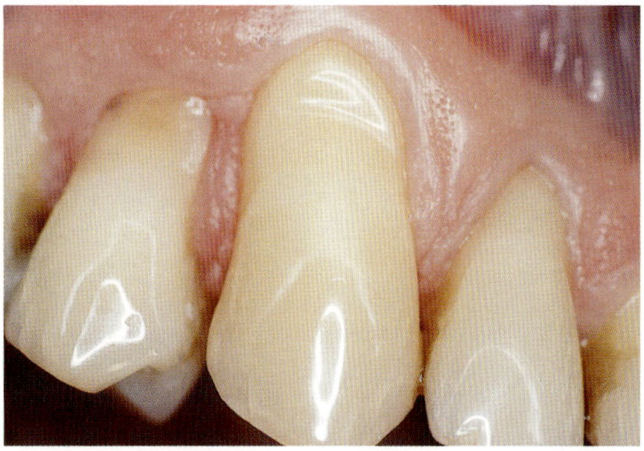

Abb. 1 Multiple Zahnhalsdefekte

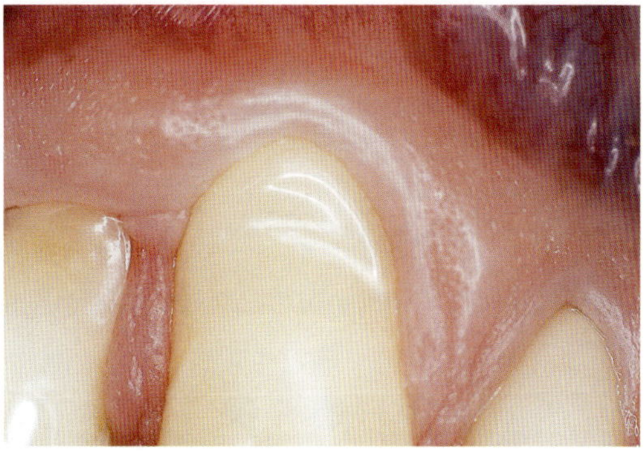

Abb. 2 Zahnhalsdefekt am Zahn 13

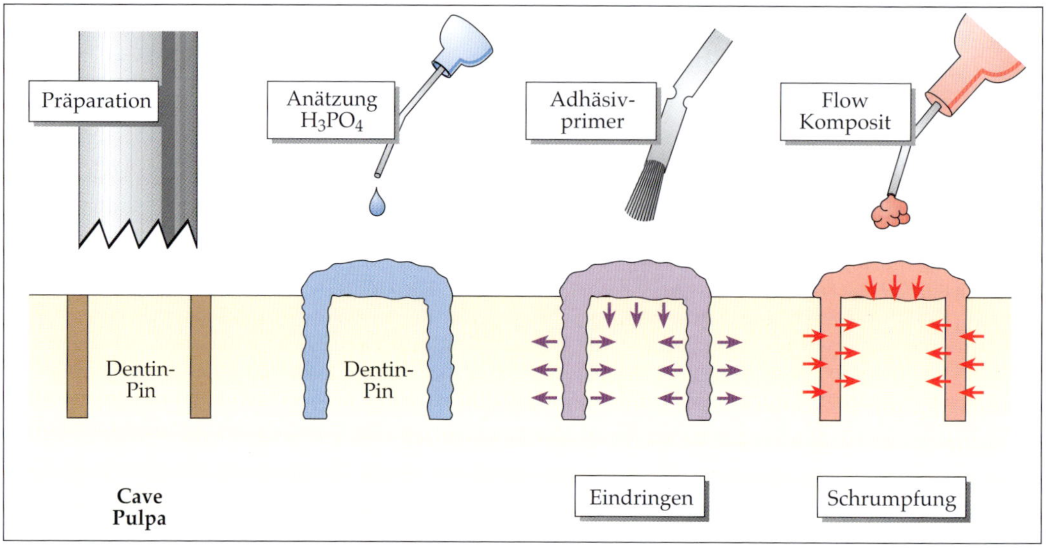

Abb. 3 Schematische Darstellung der Zahnhalsfüllung mit Dentin-Pins

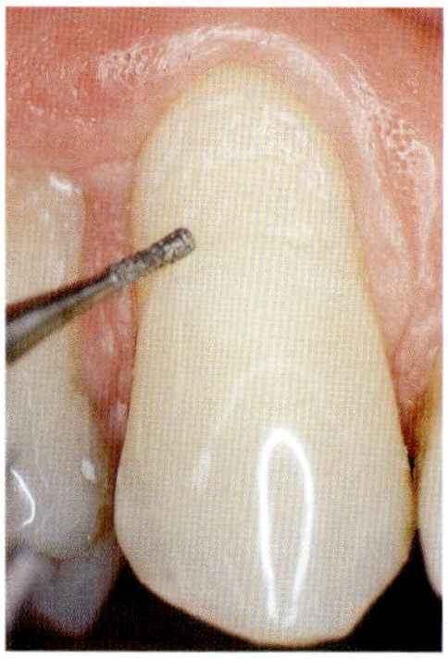

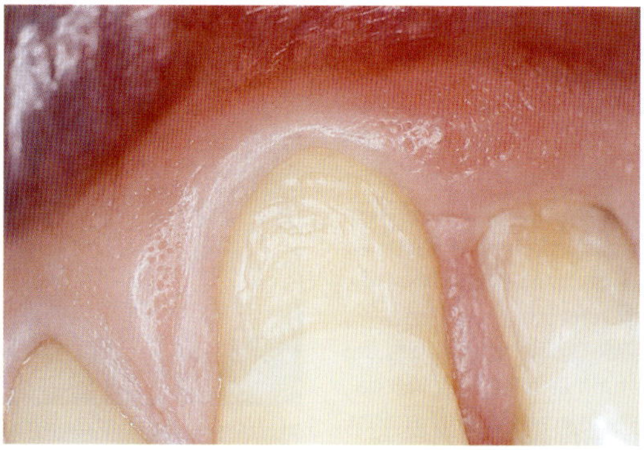

Abb. 4 Präparation der Zahnhalskavität

Abb. 5 Abgeschlossene Präparation mit unter sich gehenden Bereichen und abgeschrägtem Schmelz

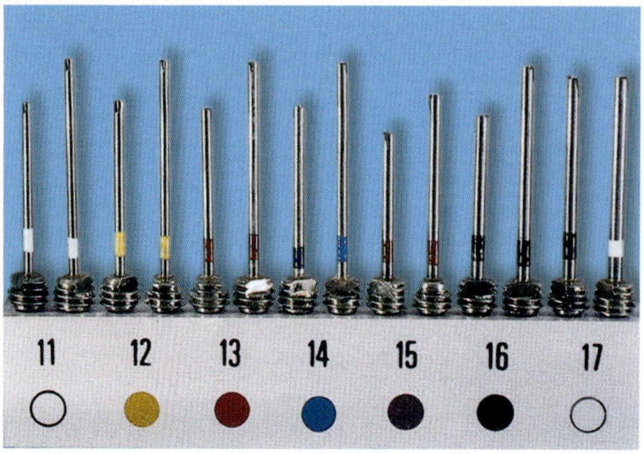

Abb. 6 Das Masseran-Kit

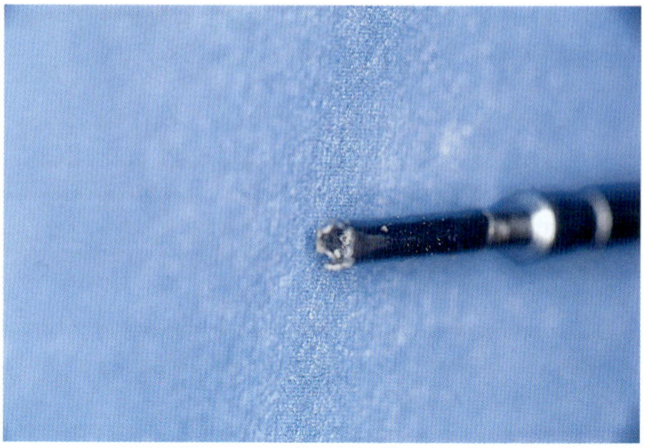

Abb. 7 Der Trepanbohrer

Die erprobte Lösung: Zahnhalsfüllungen mit Dentin-Pins

Diese Methode hat sich in der Praxis als dauerhaft und ästhetischen Ansprüchen genügend erwiesen (Abb. 2).

Das Vorgehen gestaltet sich in Einzelschritten wie folgt (Abb. 3):

1. Das Dentin wird mit einer abrasiven Paste gereinigt.
2. Eine flache Zahnhalskavität mit unter sich gehendem Füllungsrand wird präpariert (Abb. 4 und 5).
3. Mit einem Trepanbohrer aus dem Masseran-Kit (Abb. 6 und 7) werden die Dentin-Pins geschnitten. Die Laufrichtung ist linksgehend einzustellen, da diese Trepanbohrer nur dann schneiden!

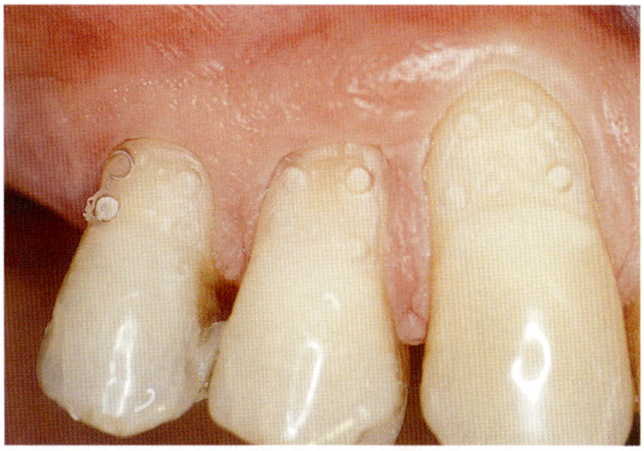

Abb. 8 Präparation der Dentin-Pins

Abb. 9 Anätzen der Kavität mit Phosphorsäure

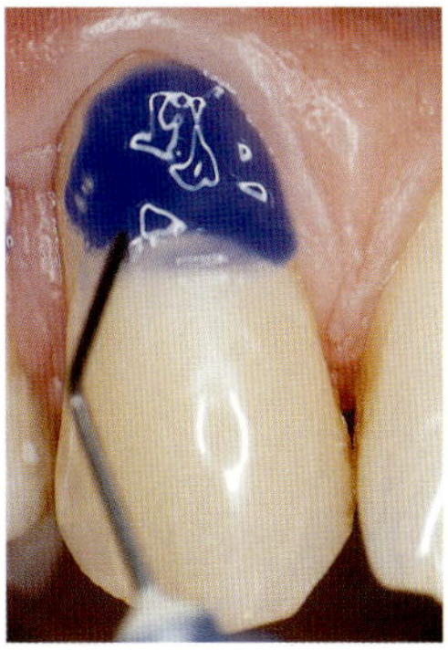

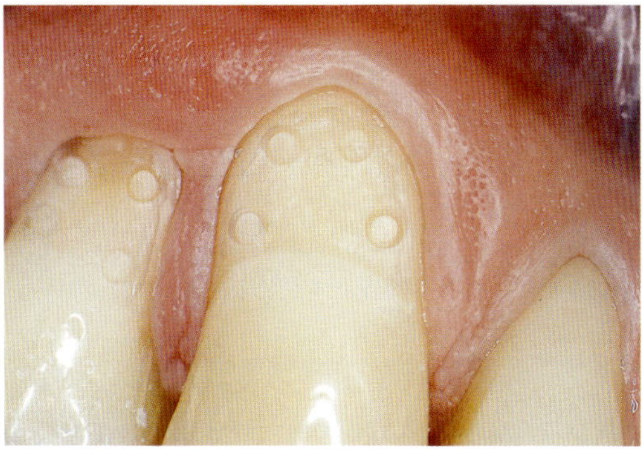

Abb. 10 Nach Abspülung und sorgfältiger Trocknung

   Warnhinweis: Cave Pulpa – keine zentralen Bohrungen! (Abb. 8). Das Dentin wird mit Phosphorsäure 10 Sekunden angeätzt, gespült und getrocknet (Abb. 9 und 10).
4. Dentinadhäsiv wird nach Gebrauchsanweisung aufgebracht und getrocknet (Abb. 11 und 12).
5. Eine erste Schicht fließfähigen Komposits wird mit einem Pinsel einmassiert und kurz polymerisiert.
6. Eine Deckschicht zähen Komposits wird aufgebracht und aus divergierenden Richtungen auspolymerisiert (Abb. 13 bis 15).
7. Ausarbeitung und Politur schließen sich an (Abb. 16).
8. Als letzter Arbeitsschritt wird eine Fluoridierung durchgeführt.

Abschließend erfolgt eine Kontrolle der Okklusion und Artikulation, um eine funktionelle Ursache auszuschalten. Der Patient sollte über adäquate Zahnputzmethoden aufgeklärt werden.

Diskussion

Ob kariesfreie Zahnhalskavitäten wie die gezeigten überhaupt versorgt werden sollten, kann diskutiert werden. Im vorliegenden Fall bestand der Patient ausdrücklich auf einer Versorgung, da er die Zahnhalsdefekte als Schaden und ästhetisches Defizit empfand.

Ein anderer Weg, solche Defekte ästhetisch abzudecken, ist die parodontale Mukogingivalchirurgie. Es gibt mittlerweile eine ganze Reihe sehr erfolgreicher Methoden, diese Defekte mit Weichgewebe abzudecken.

Appell an die Wissenschaft

Es ist bis heute nicht gelungen, eine Abteilung für Zahnerhaltung im deutschen Hochschulbereich für eine Untersuchung der vorgestellten Methode zu gewinnen. Dabei bräuchten wir Praktiker dringend Fortschritte und wissenschaftlichen Hintergrund für die so problematische Zahnhalsfüllungstherapie!

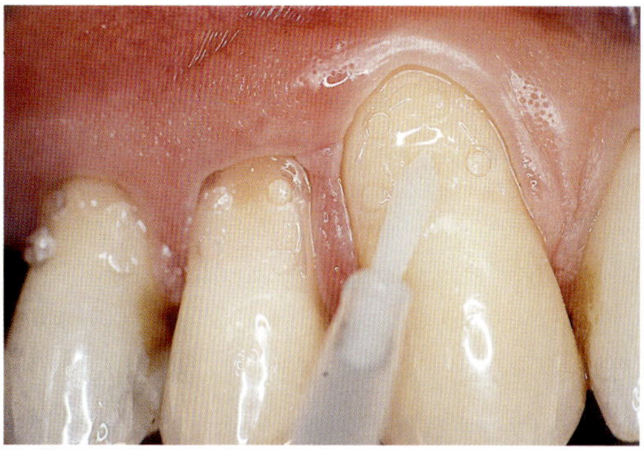

Abb. 11 Auftragen des Dentinadhäsivs

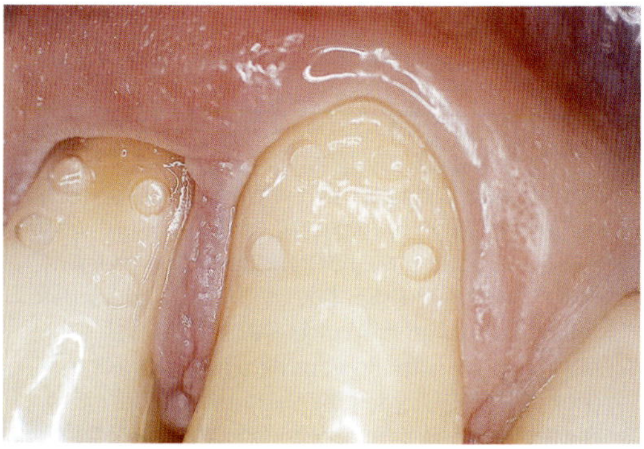

Abb. 12 Nach Aushärtung des Adhäsivs

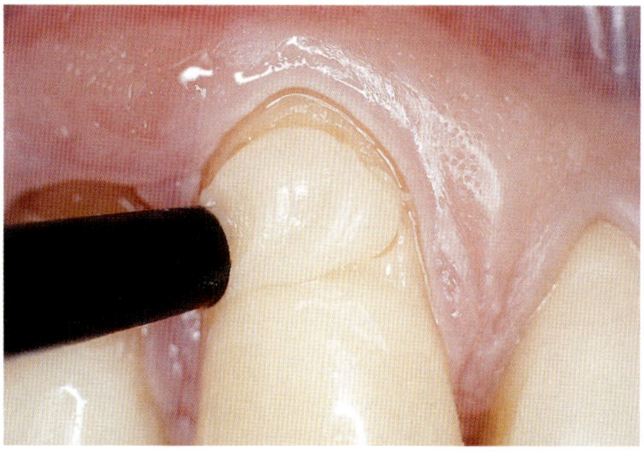

Abb. 13 Auftragen des Komposits mit einer Applikationsspritze

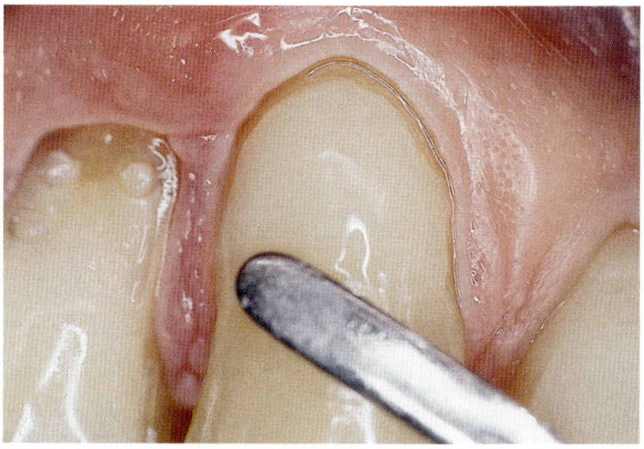

Abb. 14 Ausmodellation des Komposits

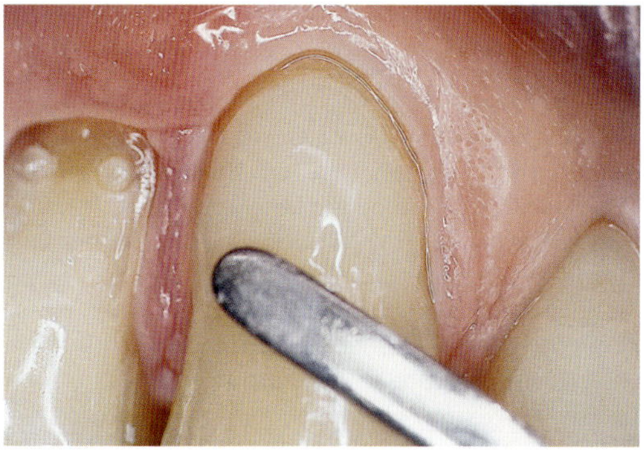

Abb. 15 Lichthärtung aus divergierenden Richtungen

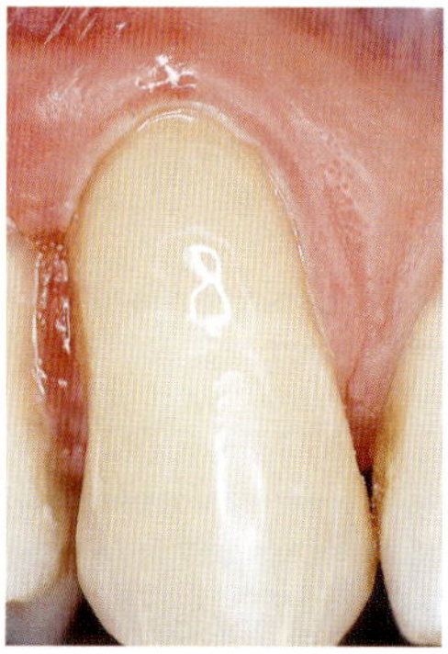

Abb. 16 Fertig gestellte Zahnhalsfüllung

Materialliste

1. Trepanbohrer der Größen 13, 14 und 15 aus dem Masseran-Kit (Fa. Micro-Mega, Oberursel). Diese Trepanbohrer können mit der Trennscheibe wieder geschärft werden (Arbeitsanleitung im Kit).
2. Kürzere Trepanbohrer speziell für die Dentin-Pins kommen in Kürze von der Firma Dentatus (Hägersten, Schweden) auf den Markt.
3. Ätzgel Ultra-Etch 35%ige Orthophosphorsäure (Fa. Ultradent, South Jordan, USA; Vertrieb in Deutschland: Fa. Dental Liga, Köln)
4. Dentinadhäsiv: Excite; Komposit: Tetric Flow und Tetric (Fa. Vivadent, Ellwangen).

Die rationelle adhäsive Eingliederung keramischer Inlays

Problem: Die adhäsive Eingliederung keramischer Inlays ist zu kompliziert und zu zeitaufwändig

Seit 1985 versorge ich Patienten in meiner Praxis mit zahnfarbenen Seitenzahninlays. Während dies zunächst mit Hilfe von laborgefertigtem Komposit geschah, wurden ab 1988 frei gebrannte Inlays aus Feldspatkeramik und ab 1990 aus leuzitverstärkter Keramik verwendet, bis dann das Kopierfräsverfahren zum Einsatz kam. Das Problem blieb immer dasselbe – die adhäsive Eingliederung keramischer Inlays war zu umständlich und zu zeitaufwändig (Abb. 1).

Für die Eingliederung eines keramischen Inlays benötigten wir bei sorgfältigem Vorgehen ca. 30 Minuten. Im Rahmen einer Quadrantenversorgung mit vier Keramikinlays war für die Eingliederung über 1 Stunde erforderlich. Man setzte Inlay für Inlay ein, arbeitete es aus und polierte es, um dann zum nächsten überzugehen. Dieses passte speziell am Kontaktpunkt um ein Minimales nicht, musste erneut eingeschliffen und eingepasst werden. Das Befestigungskomposit war zu flüssig, ergab unkontrollierte, kaum sichtbare Überschüsse, die nur äußerst mühsam entfernt werden konnten. Durch diesen hohen Zeitaufwand war es schwierig, keramische Inlayversorgungen im Seitenzahnbereich in betriebswirtschaftlich vertretbarer Weise herzustellen und einzugliedern.

Als Sohn eines Rationalisierungsingenieurs der Metallindustrie habe ich vom Vater gelernt: Umständliche, komplizierte Arbeitsvorgänge müssen bei gleicher Qualität zusammengefasst, vereinfacht und gründlich vorbereitet werden. Wenn wir diesen Grundsatz beherzigen, gelangen wir durch Überlegung und Beobachtung zu einer Lösung.

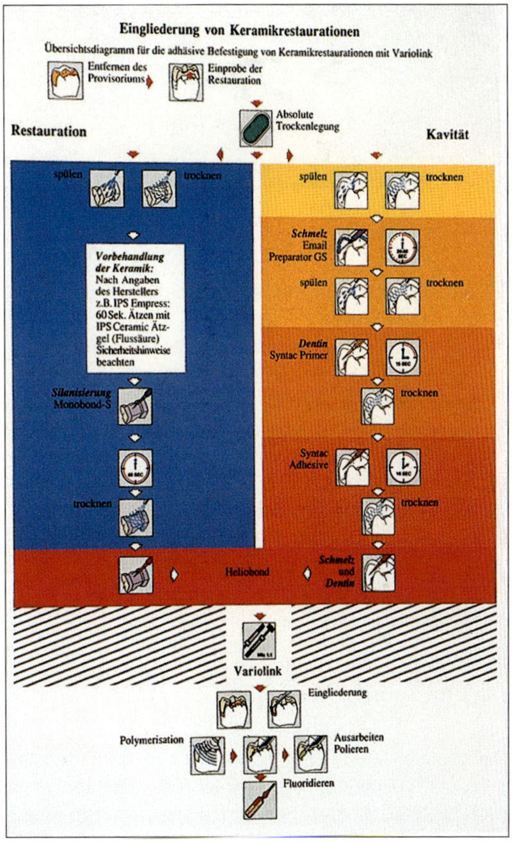

Abb. 1 Ablaufschema zur adhäsiven Eingliederung (Dr. *Jürg Kleinmann*)

Die erprobte Lösung: Adhäsive Eingliederung mit Ultraschall

Gehen wir anhand einer Quadrantenversorgung mit keramischen Inlays den Möglichkeiten der Rationalisierung bei gleich bleibender Qualität auf den Grund – wie immer Schritt für Schritt.

Die Präparation

Die Zähne des Patienten werden für eine Versorgung der Zähne 35, 36 und 37 mit Keramikinlays nach den Regeln für adhäsiv befestigte Restaurationen präpariert:

- konische Blockpräparation mit dem Keramikinlay-Präparationsset und vertikalen Diamantfeilen (Profin-System) unter optischer Kontrolle mit der Lupenbrille (siehe Dentale Trickkiste „Quintessenz" 3/2002);

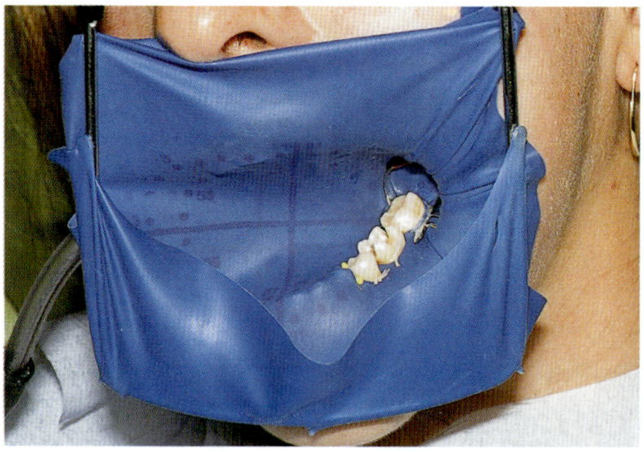

Abb. 2 Angelegter Kofferdam

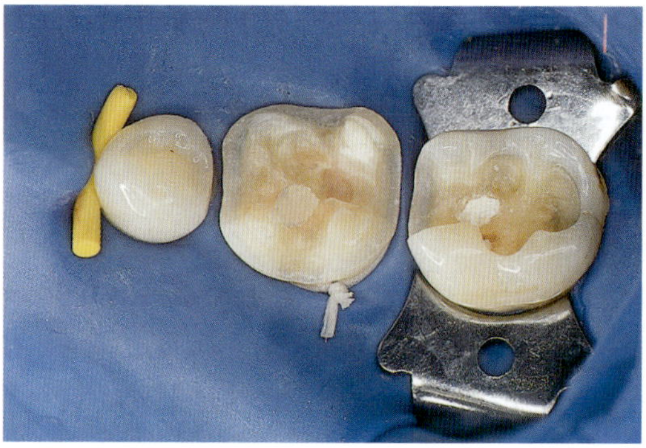

Abb. 3 Absolute Trockenlegung

- alle Ränder und Innenflächen definiert und glatt;
- keine Federränder;
- Präparation der approximalen Kästen möglichst mit dem Sonicsys-System, um die Nachbarzähne nicht rotierend anzuschleifen;
- alle Höcker, sofern einbezogen, weich und abgerundet – keine Retentionspräparation, denn diese erzeugt nur Bruchbelastungen bei der Einprobe, beim Eingliedern und bei der späteren Kaubelastung;
- Präparation möglichst im Schmelzbereich;
- schmelzerhaltende restaurative Unterfüllungen mit Dentinadhäsiv und einem fließfähigen zahnfarbenen Komposit.

Die provisorische Versorgung

Die Kavitäten werden mit Provisorien aus dualhärtendem Komposit (Luxatemp Solar) unter Zuhilfenahme einer vorgefertigten tiefgezogenen Schiene versorgt. Diese wurde im Schnelltiefziehverfahren (Perfect-Plast Kit) chairside hergestellt (siehe Dentale Trickkiste „Quintessenz" 5/2002).

Das dualhärtende Komposit härtet zuerst chemisch bis zu einer gummiartigen Konsistenz aus und kann dann im Anschluss an die Konturierung nach und nach mit Licht auf den Zähnen endgehärtet werden. Dies verhindert das Auspolymerisieren in unter sich gehenden Bereichen und die damit verbundenen Schwierigkeiten.

Eingesetzt werden die Provisorien mit einem eugenolfreien provisorischen Zement, am besten dualhärtend (z. B. Provilink). Im Verbund mit Voll- und Teilkronen ist die provisorische Eingliederung mit einem am Rand dünn ausgestrichenen Carboxylatzement (Durelon) zu empfehlen.

Die Vorbereitung

Der Patient erscheint zum Eingliederungstermin in der Praxis. Die präparierten Zähne reagieren bei der Vitalitätsprüfung normal positiv. Da bei der adhäsiven Eingliederung viel geblasen und gespült wird, ist eine Leitungsanästhesie zu empfehlen. Die provisorische Versorgung wird vorsichtig entfernt und Kofferdam appliziert (siehe Dentale Trickkiste „Quintessenz" 1/2002). Die Kavitäten werden mit dem Pulverstrahlgerät mechanisch sowie mit Tubulicid chemisch gereinigt und desinfiziert.

Die absolute Trockenlegung mit Kofferdam

Da die Adhäsivtechnik nur im trockenen Milieu erfolgreich sein kann, ist eine Trockenlegung mit Kofferdam eine Conditio sine qua non. Für das rationelle Anlegen in einem Quadranten werden bei guter Vorbereitung und geschultem Team 2 bis 3 Minuten benötigt (Abb. 2 und 3) (siehe Dentale Trickkiste „Quintessenz" 1/2002). Das Anlegen von Kofferdam ist zwar auch noch nach der Einprobe möglich, sollte aber besser schon vorher erfolgen, um Verschlucken und Aspirieren zu vermeiden.

Die Einprobe

Die vom zahntechnischen Labor angelieferten Keramikinlays werden zunächst auf dem ungesägten Modell begutachtet. Randschlüsse, Kontaktpunkte, Schichtung und Farbe müssen stimmen (Abb. 4). Mit einem Klebestick (VivaStick), der von mesial kommend geknickt ist, wird dann das erste Inlay vom Modellstumpf abgenommen (Abb. 5 bis 7), mit Try-in-Paste, einem zahnfarbenen wasserlöslichen Glycerin, beschickt und vorsichtig in der Einschubrichtung

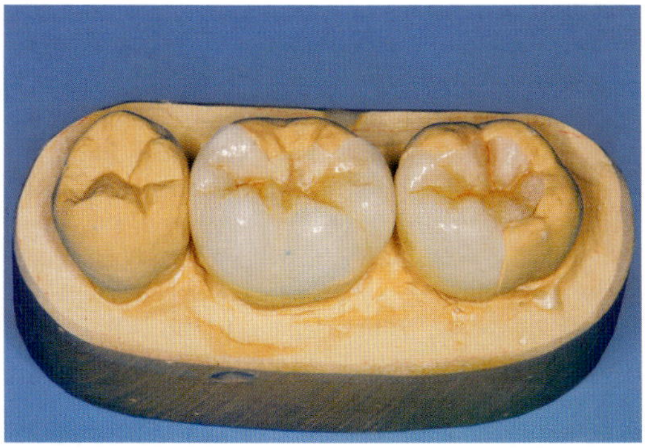

Abb. 4 Die Keramikinlays auf dem ungesägten Labormodell

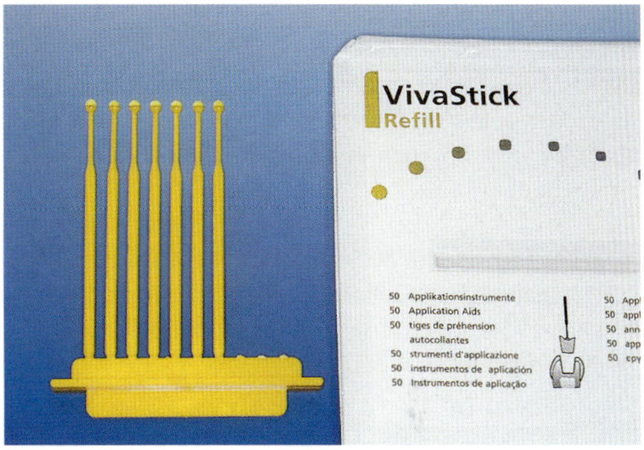

Abb. 5 Klebesticks

in die Kavität gesetzt (Abb. 8 bis 10). Mit dem nächsten Inlay wird analog verfahren.

Nach Abwischen der Überschüsse werden die Randschlüsse, die Form sowie die Farbgebung kontrolliert, und der Patient wird gefragt, ob er mit allem einverstanden ist (Abb. 11). Die Farbgebung muss von Anfang an stimmen, da eine Korrektur durch das Befestigungskomposit kaum möglich ist. Von einer Bemalung des Inlays zur Farbkorrektur muss dringend abgeraten werden. Die Bemalung wird durch okklusales Einschleifen partiell wieder aufgehoben, was zu unschönen fleckigen Endergebnissen führt.

Die Präzision der Restaurationen wird mit einem farbigen dünnfließenden Abformmaterial und dem Labormikroskop überprüft – mit der so genannten Spotprobe (Abb. 12 bis 17) (siehe Dentale Trickkiste Quintessenz 2001/10). Wenn die Passform, die Einschubrichtungen und die approximalen Kontakte korrekt sind, sollte unter keinen Umständen die Okklusion überprüft werden – dies könnte zu unkontrollierten Brüchen führen.

Nach der Einprobe, welche Patient, Zahnarzt und Zahntechniker zufrieden gestellt hat, werden die Inlays abgenommen, gereinigt und zur Eingliederung vorbereitet. Dabei ist nach einer Feinsilikoneinprobe unbedingt eine basale Sandstrahlung im Labor vorzunehmen, da das Silikonöl nur mechanisch und nicht chemisch entfernt werden kann (Abb. 18).

Die adhäsive Eingliederung mit Ultraschall

Die Arbeitsschritte der adhäsiven Eingliederung werden zeitgleich durchgeführt, d. h. die Konditionierung und Vorbereitung der Inlaykavitäten im Mund des Patienten sowie die Vorbereitung der Keramikinlays am Behandlungsstuhl erfolgen zur gleichen Zeit (siehe das in meiner Praxis entstandene, in Abbildung 1 dargestellte Eingliederungsschema).

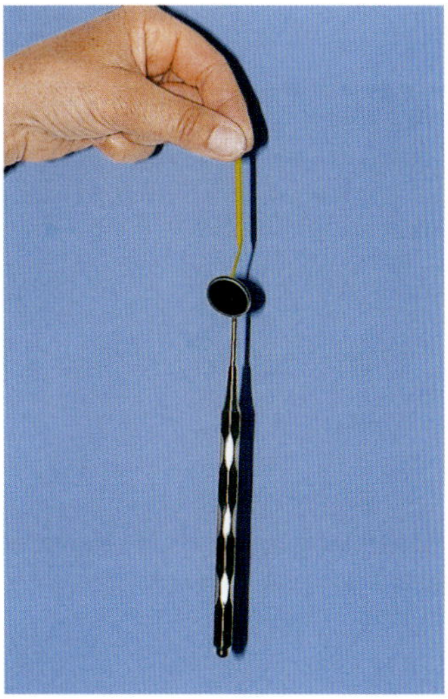

Abb. 6
Demonstration der Klebekraft mit dem Mundspiegel

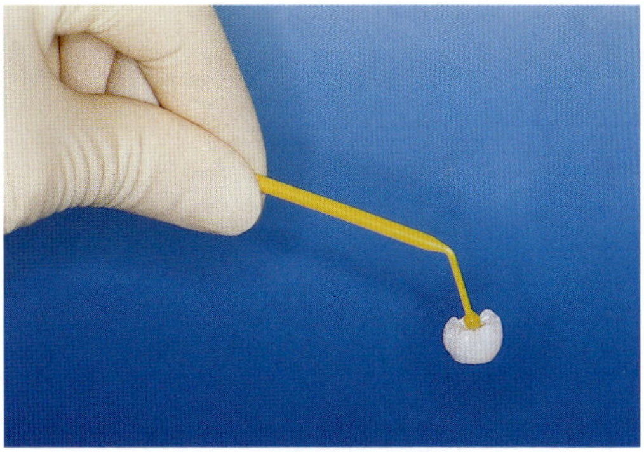

Abb. 7 Das Keramikinlay mit dem Klebestick abgenommen

Vorbereitung der Kavitäten

Die Kavitäten werden mechanisch mit Bürstchen und Bimsstein oder einem Pulverstrahlgerät gereinigt. Nach dem Abspülen und Trocknen erfolgt die Ätzung der Zähne in zwei Schritten:

- Schmelzätzung für 30 Sekunden mit 40%iger Phosphorsäure in Gelform (Abb. 19 bis 26) und
- nach 20 Sekunden zusätzliche Ätzung des Dentins für 10 Sekunden (Abb. 27).

Eine längere Ätzung des Dentins kann zu postoperativen Sensitivitäten führen, welche für den Patienten – und für den Zahnarzt – äußerst unangenehm sein können.

Es folgt ein 15-sekündiges Abspülen – 5 Sekunden lang nur mit Wasserstrahl, um ein Umherspritzen des Säuregels zu vermeiden (Abb. 28), und dann 10 Sekunden lang mit Spraystrahl – immer in Richtung der großen Absaugkanüle (Abb. 29). Anschließend wird eine vorsichtige Trocknung (nicht Austrocknung!) mit dem Luftbläser durchgeführt, wobei es sich empfiehlt, die Wassertropfen in eine daneben gehaltene Watterolle zu blasen, um ein Umherspritzen des Wassers auf dem Kofferdam zu vermeiden und den Trocknungsvorgang zu beschleunigen (Abb. 30). Danach wird das Ätzmuster kontrolliert (Abb. 31).

Nun erfolgt die Konditionierung des Dentins mit einem Zweiflaschen-Adhäsivsystem wie z. B. dem hier verwendeten Syntac Classic (Abb. 32 bis 34). Es wird viel diskutiert, viel behauptet und noch mehr geglaubt, was die unzähligen

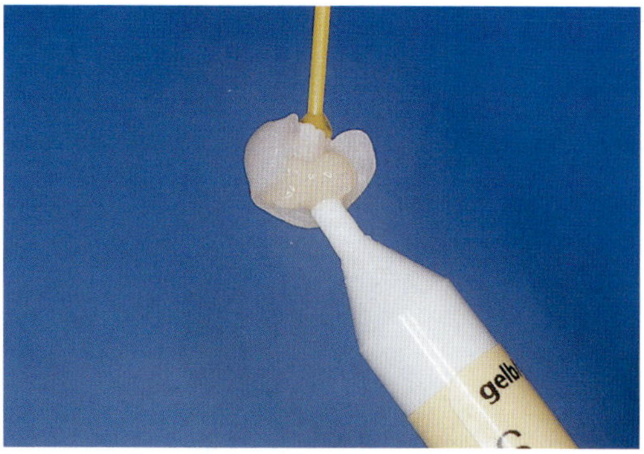

Abb. 8 Das abgenommene Keramikinlay wird mit der Try-in-Paste beschickt

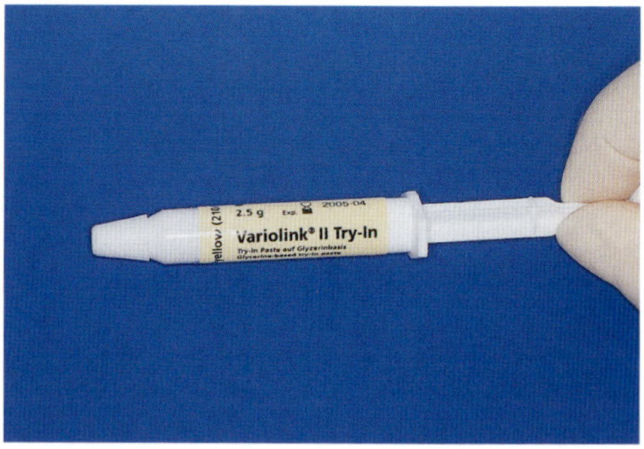

Abb. 9 Try-in-Paste in der gewünschten Zahnfarbe

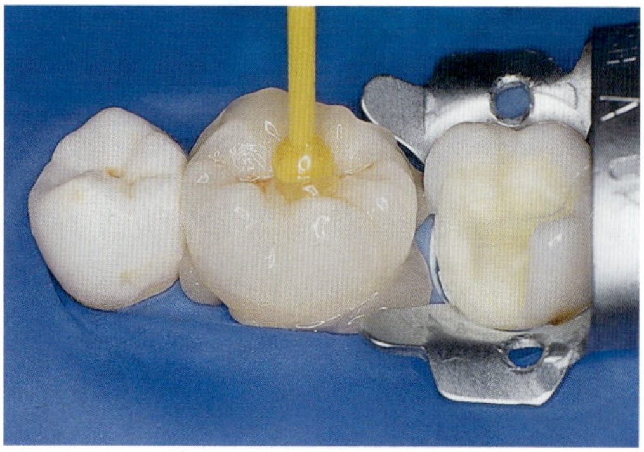

Abb. 10 Das Keramikinlay wird einprobiert

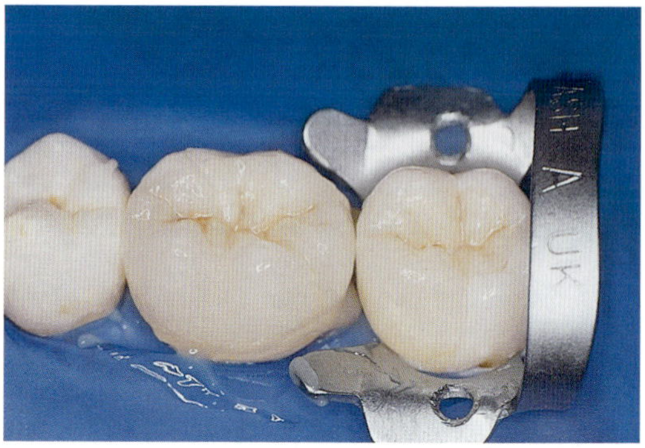

Abb. 11 Beide Keramikinlays zur Einprobe in den Kavitäten

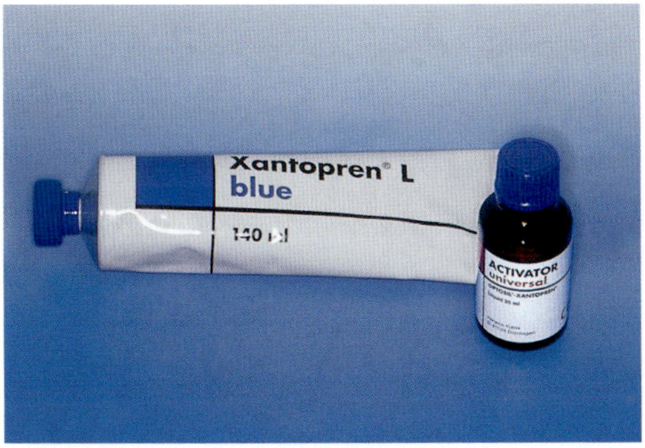

Abb. 12 Intensivfarbenes Einprobiersilikon

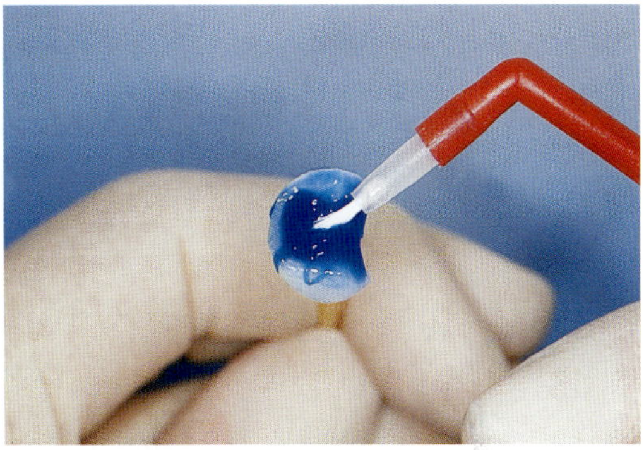

Abb. 13 Das Silikon wird fein aufgepinselt

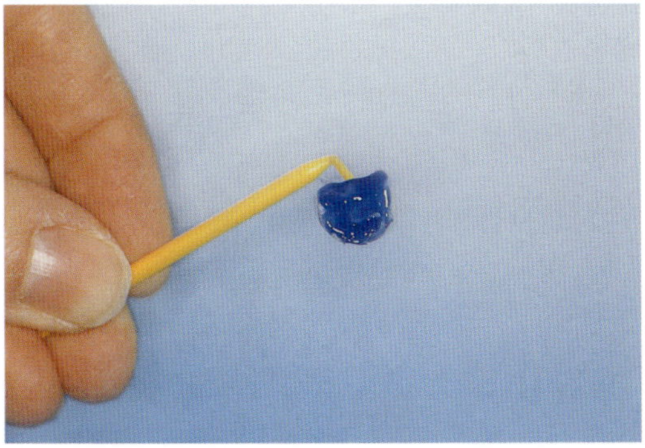

Abb. 14 Das eingepinselte Keramikinlay auf dem Klebestick

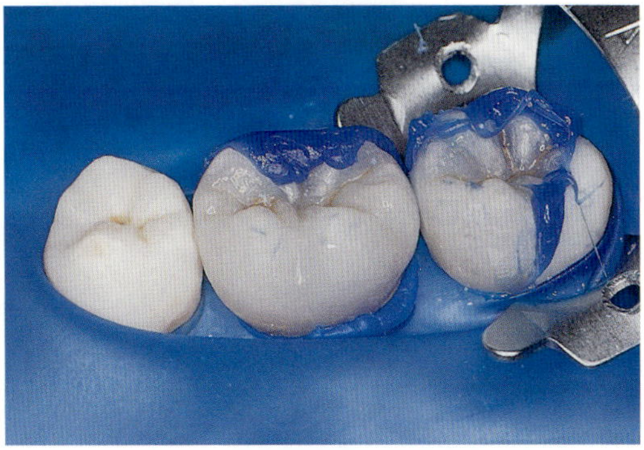

Abb. 15 Beide Keramikinlays werden mit sanftem Druck adaptiert

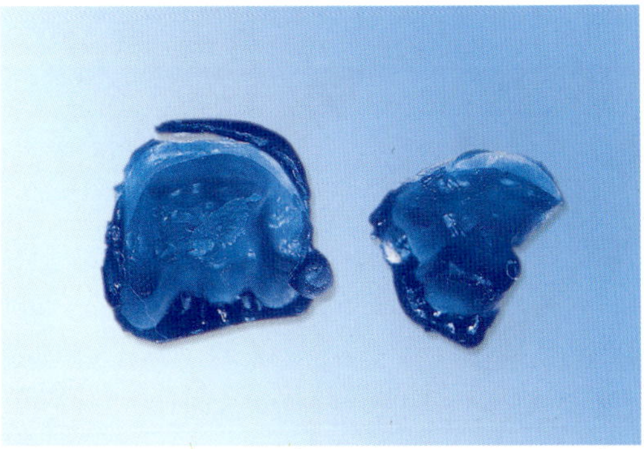

Abb. 16 Die Spotprobe (abgenommen)

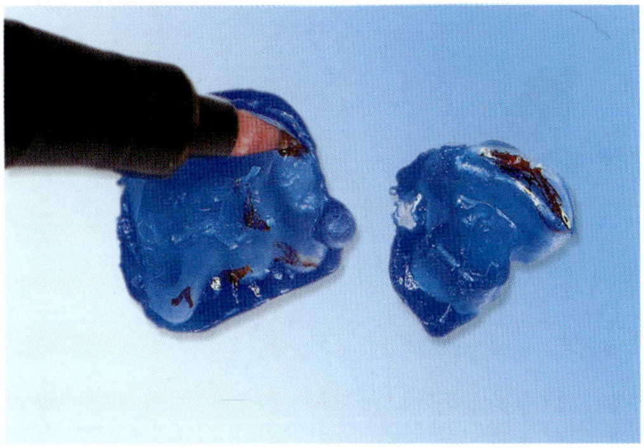

Abb. 17 Die Spotprobe (Primärkontakte sind mit wasserfestem Faserschreiber markiert)

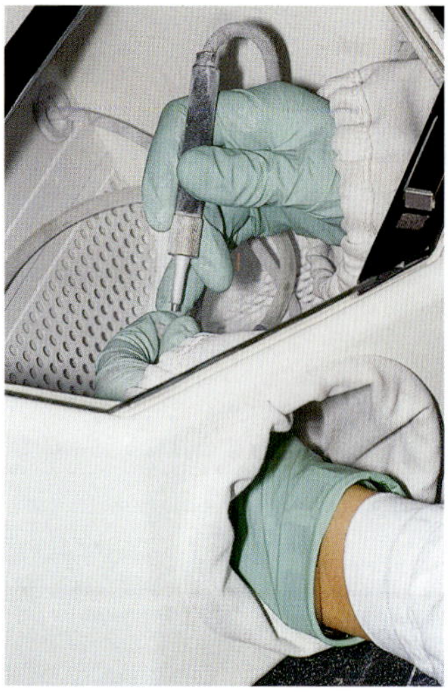

Abb. 18 Das unbedingt notwendige Abstrahlen nach der Spotprobe mit 50 µm Strahlmedium

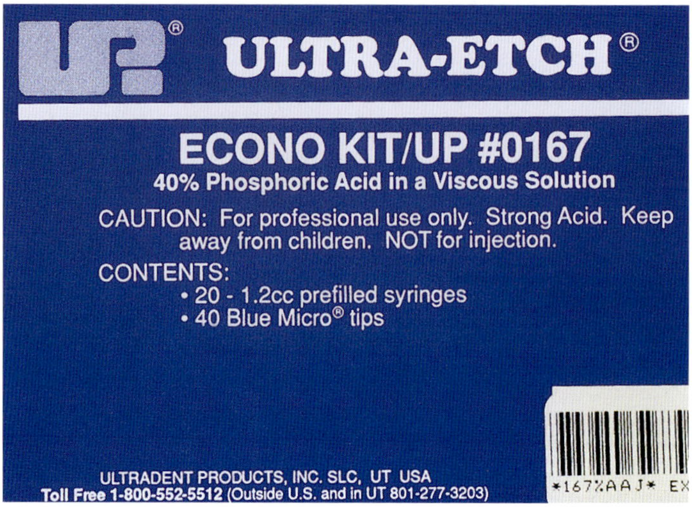

Abb. 19 Die 40%ige Orthophosphorsäure

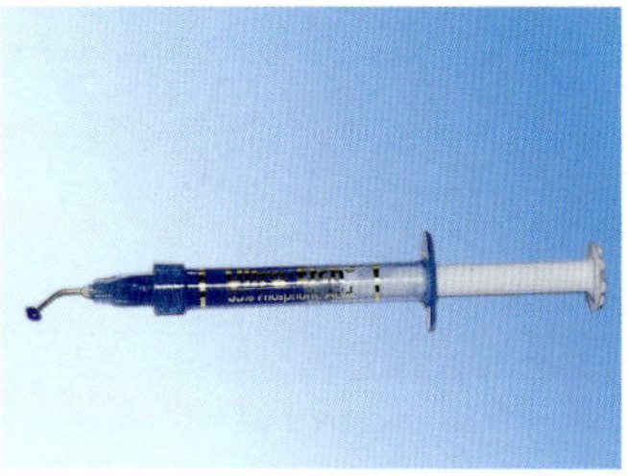

Abb. 20 Applikationsspritze

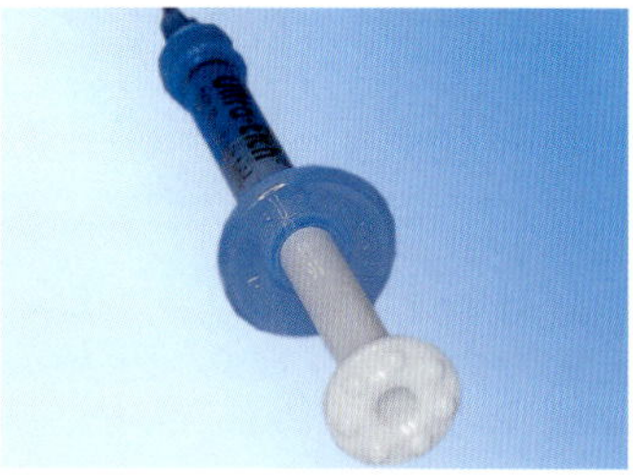

Abb. 21 Eine runde Auflage sorgt für ständiges Abrollen der Spritze

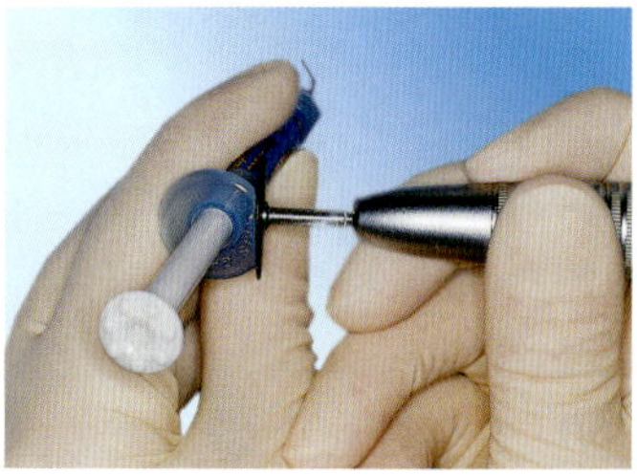

Abb. 22 Mit der Trennscheibe wird eine definierte Auflage geschaffen

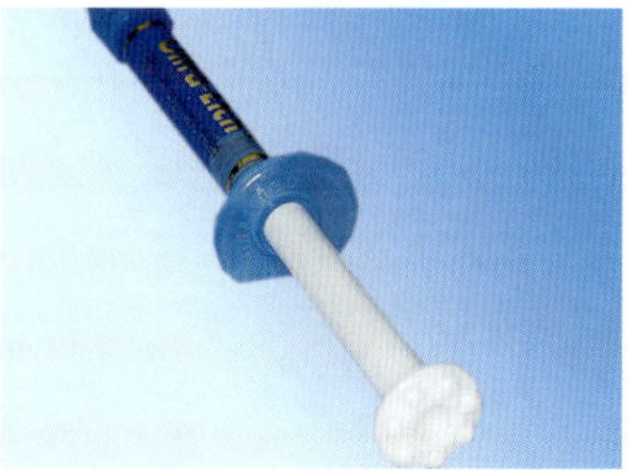

Abb. 23 Mit einer definierten Auflage liegt die Spritze sicher – die Kanüle zeigt nach oben

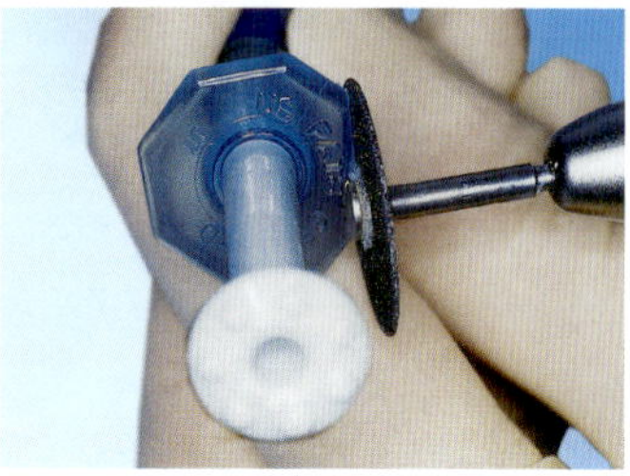

Abb. 24 Bei den neueren Oktagonauflagen ist eine abweisende Position der Kanüle immer noch nicht gewährleistet, so dass auch eine definierte Auflage mit Trennscheibe eingeschliffen wird

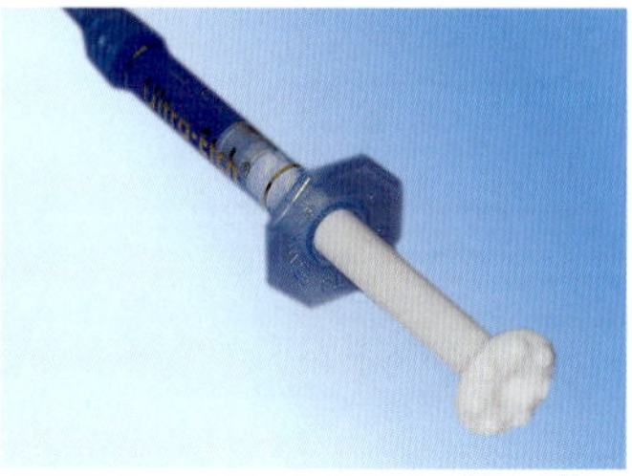

Abb. 25 Applikationsspritze mit definierter Auflage

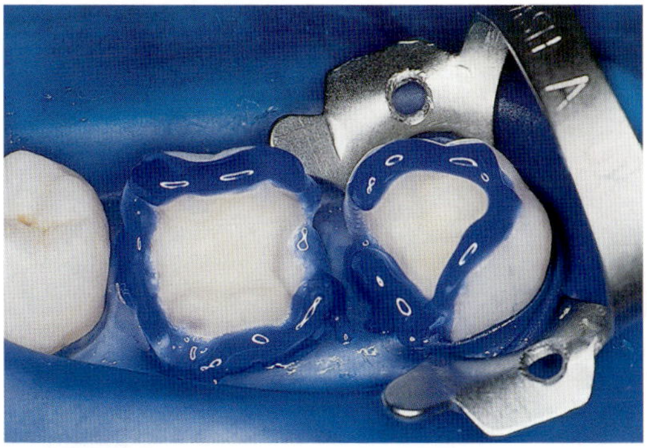

Abb. 26 Anätzung des Schmelzes für 30 Sekunden

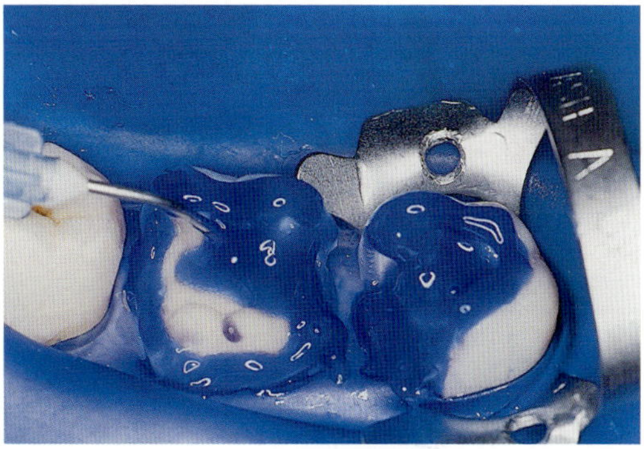

Abb. 27 Nach 20 Sekunden Anätzung des Dentins für 10 Sekunden

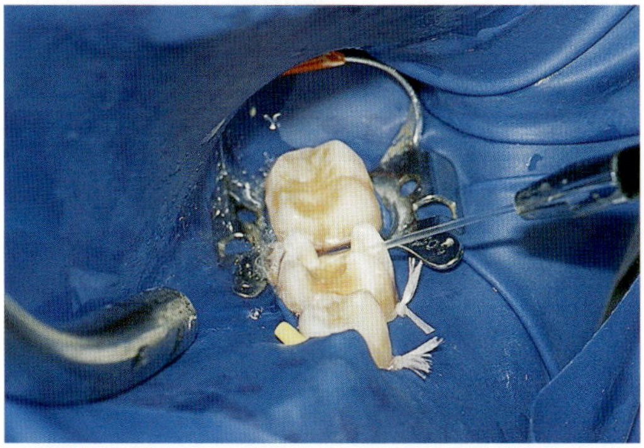

Abb. 28 Abspülen der Säure mit dem Wasserstrahl für 5 Sekunden

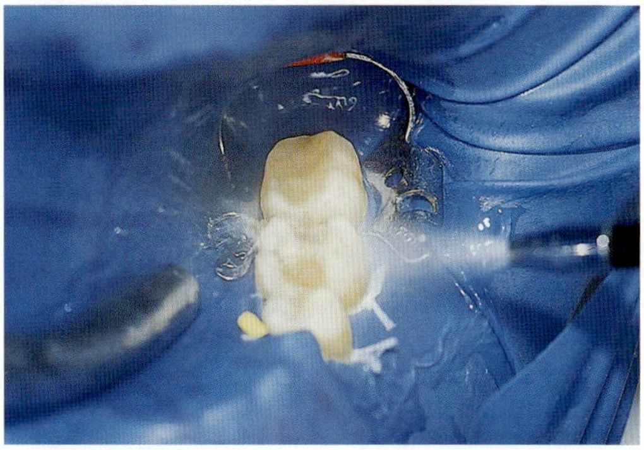

Abb. 29 Abspülen der Säure mit dem Spraystrahl für 10 Sekunden

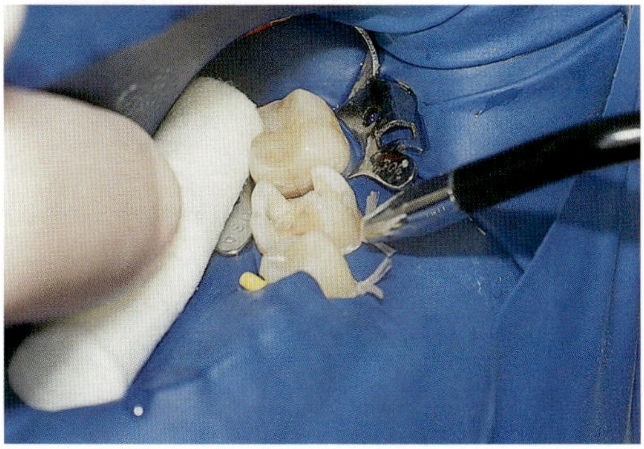

Abb. 30 Trocknung mit Hilfe einer Watterolle

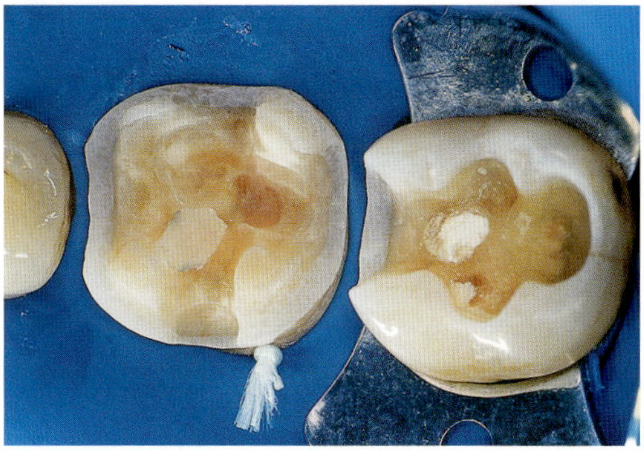

Abb. 31 Kontrolle des Ätzmusters

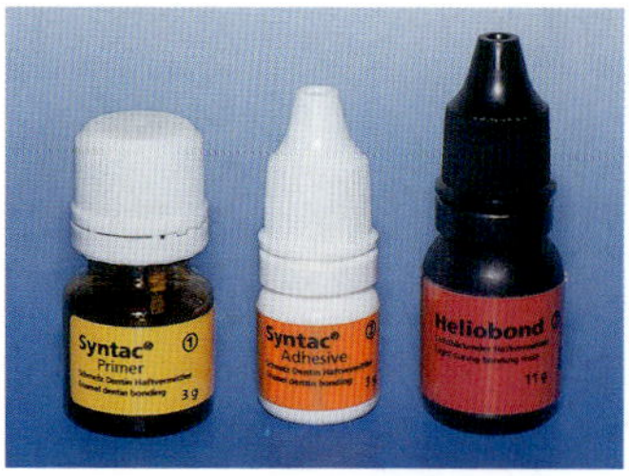

Abb. 32 Primer, Adhäsiv und Bonding

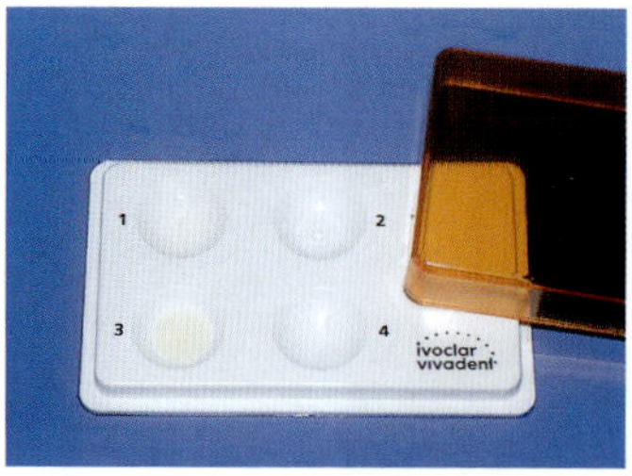

Abb. 33 Die lichtgeschützte Platte mit nummerierten Vertiefungen

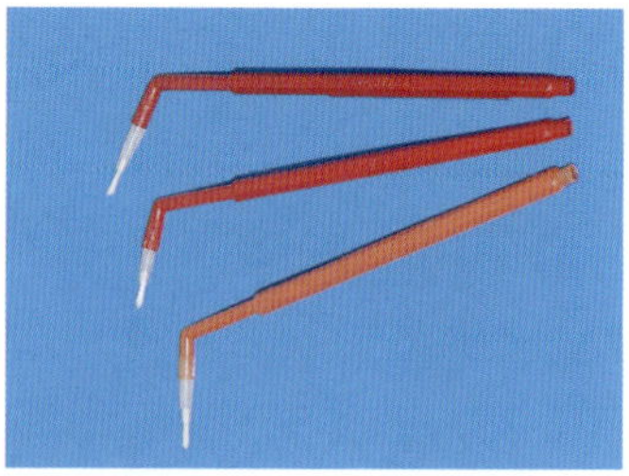

Abb. 34 Einwegpinsel in farbig normierter Reihenfolge

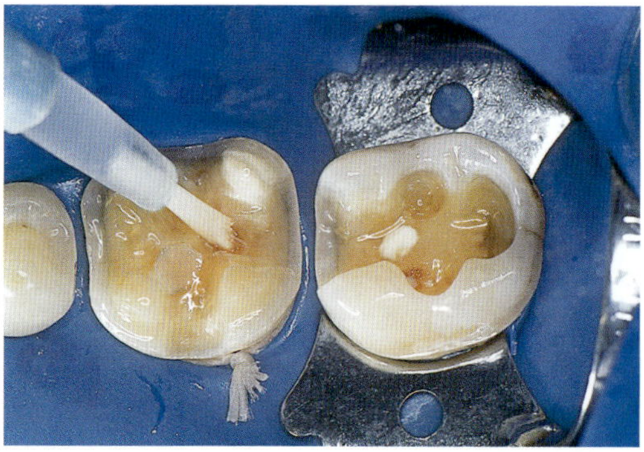

Abb. 35 Das Einpinseln des Primers

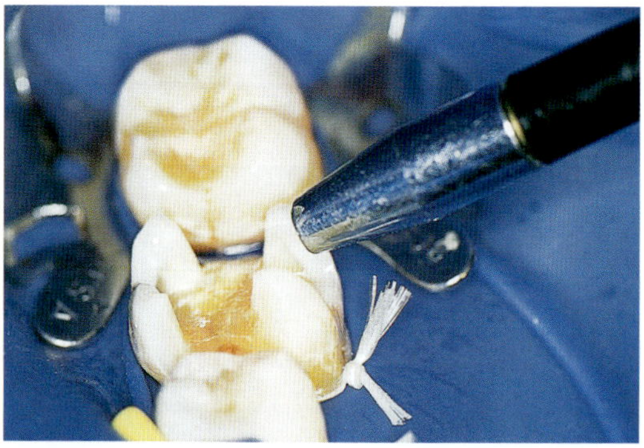

Abb. 36 Trocknung nach 30 Sekunden

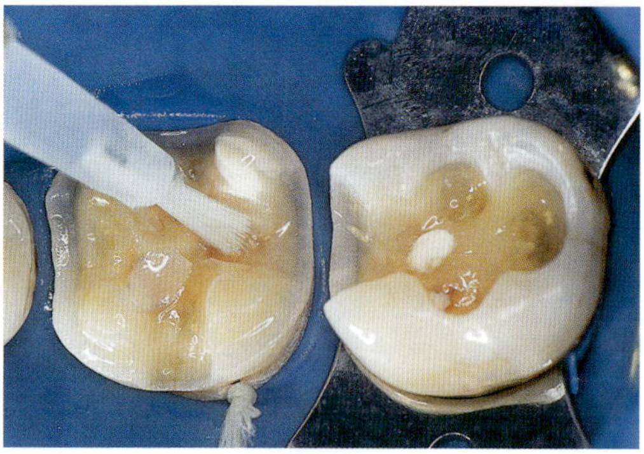

Abb. 37 Das Einpinseln des Adhäsivs

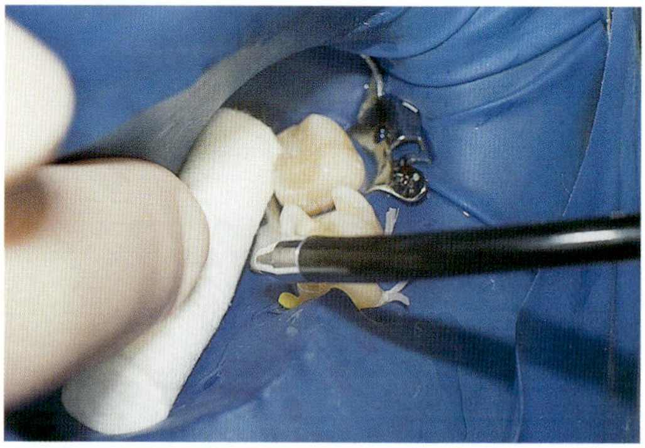

Abb. 38 Trocknung des Adhäsivs – auch hier kann eine Watterolle hilfreich sein

Einflaschensysteme mit den verschiedenen Bestandteilen und Anwendungen betrifft. „All in one" ist eine typisch amerikanische Forderung, die allerdings auch folgendermaßen übersetzt werden könnte: viel Risiko für wenig Zeitersparnis. Vielleicht genügt es in der Zukunft, der Kavität nur die Flasche zu zeigen, um eine ausreichende Adhäsion zu erzeugen! Einflaschensysteme gelten bei indirekten Restaurationen als unzuverlässig und sind auf längere Zeit

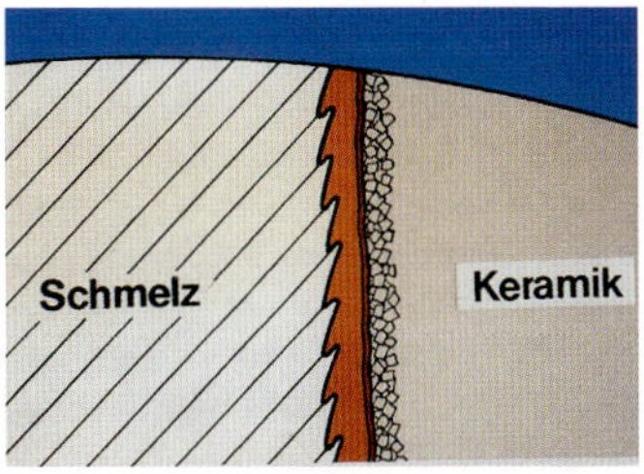

Abb. 39 Grenzflächen zwischen Schmelz und Keramik

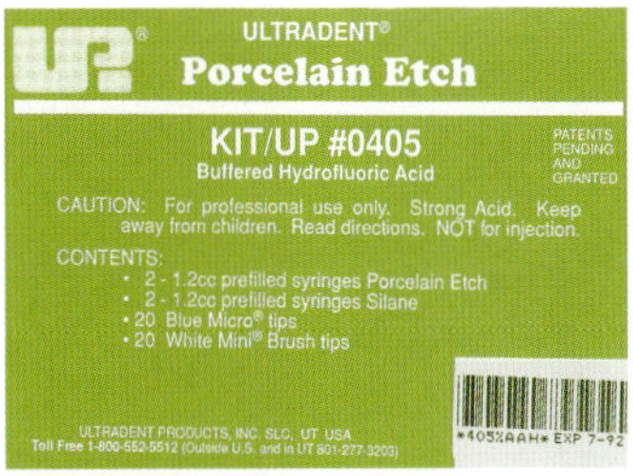

Abb. 40 Das 9,5%ige gepufferte Flusssäuregel

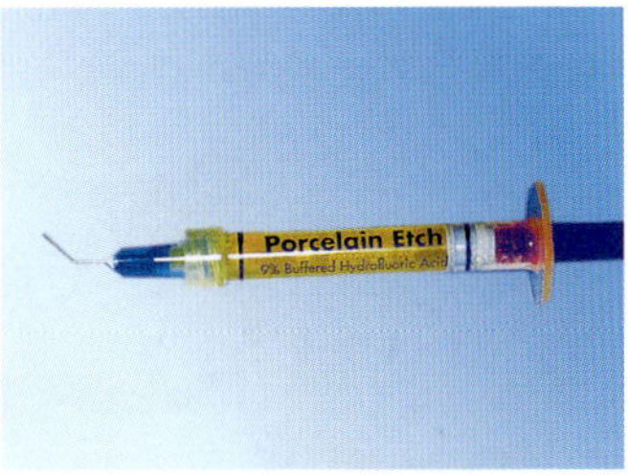

Abb. 41 Appikationsspritze

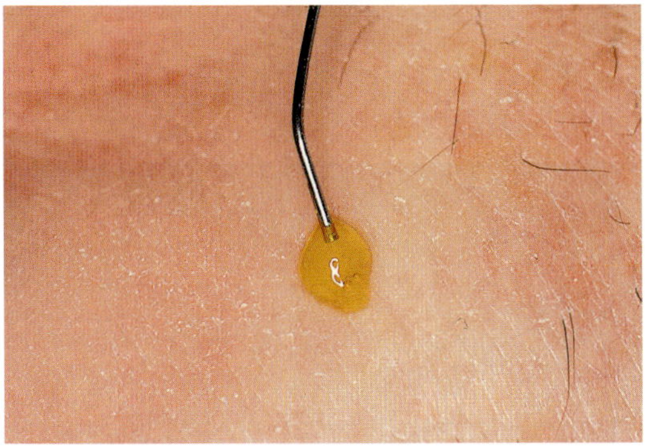

Abb. 42 Hautprobe

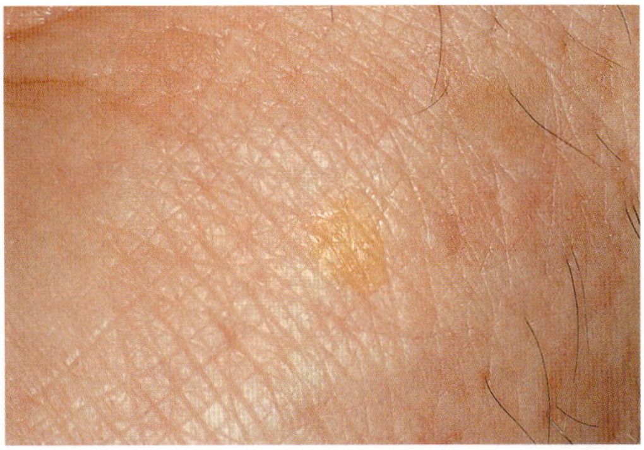

Abb. 43 Nach 5 Minuten nur eine Verfärbung, aber keine Wirkung auf der Haut

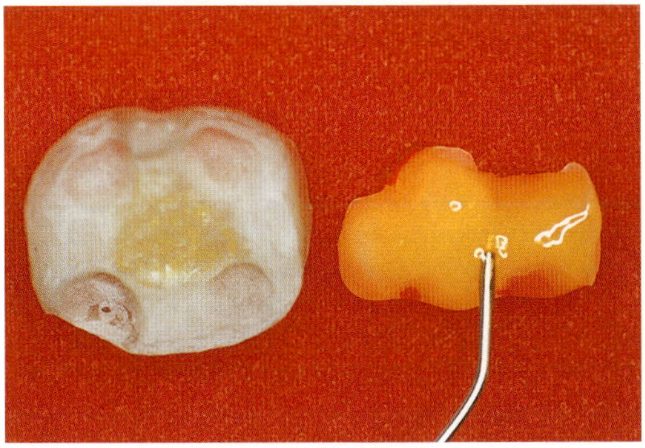

Abb. 44 Die basale Anätzung der Keramikinlays

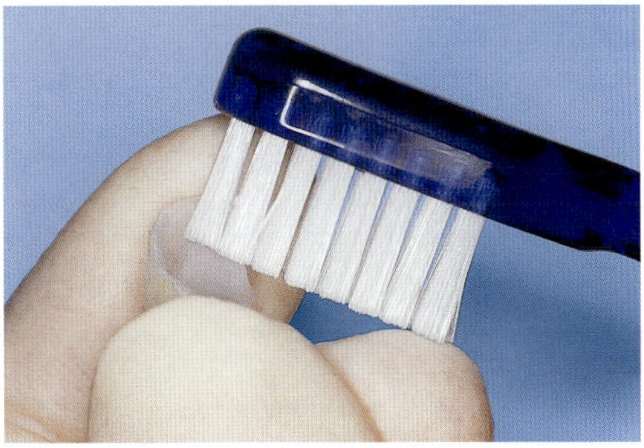

Abb. 45 Das Abbürsten mit einer weichen Zahnbürste mit Kunststoffborsten

nicht lagerstabil, was der Zahnarzt jedoch schlecht beurteilen kann.

Der Primer aus dem ersten Fläschchen wird mit dem Pinsel sorgfältig aufgetragen und nach 30 Sekunden trokkengeblasen (Abb. 35 und 36). Sobald sich eine glänzende Oberfläche zeigt, wird das Adhäsiv aus dem zweiten Fläschchen aufgetragen, sofort verblasen und getrocknet (Abb. 37 und 38).

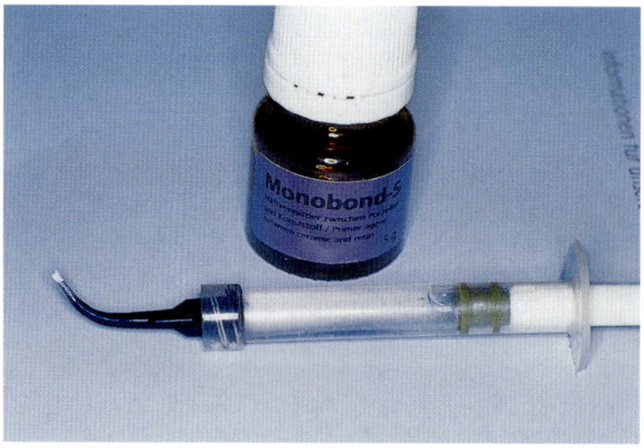

Abb. 46 Das Silan mit Applikationsspritze

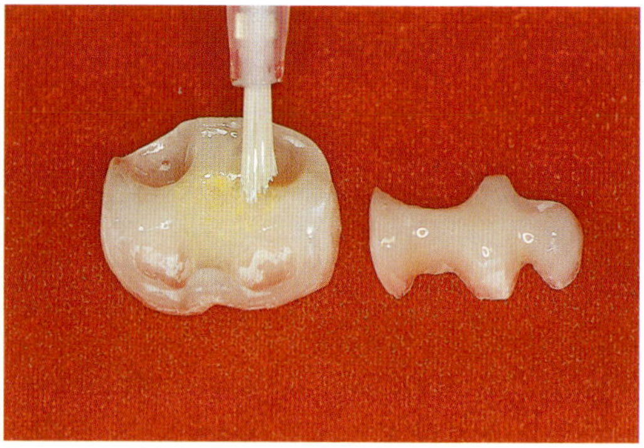

Abb. 47 Auftragen des Silans auf die Keramikinlays

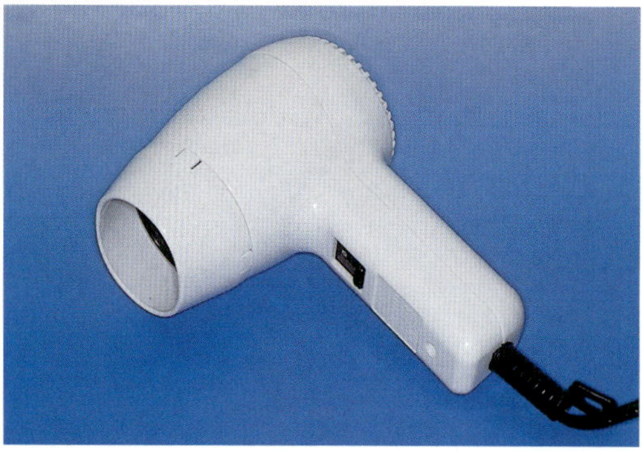

Abb. 48 Der kleine Haarfön

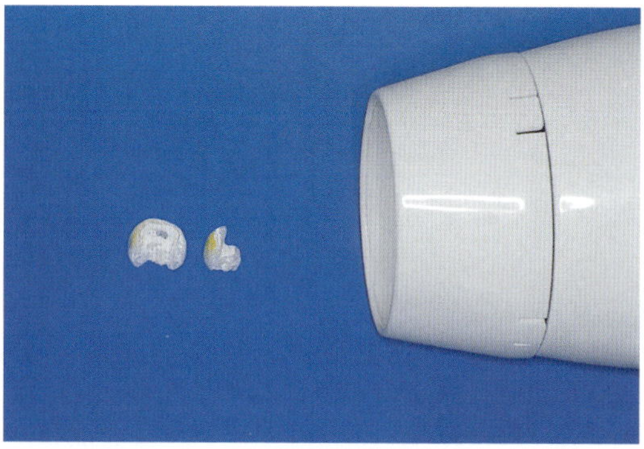

Abb. 49 Trocknung und Anwärmung mit dem Haarfön

Die Kavitäten sind damit zur adhäsiven Eingliederung vorbereitet.

Vorbereitung der Keramikinlays

Nach der Einprobe im Mund des Patienten werden die Keramikinlays gereinigt sowie getrocknet und können nun konditioniert werden (Abb. 39). Mit der Applikationsspritze wird 9,5%ige Flusssäure (Porcelain Etch) auf die Unterflächen aufgespritzt. Es empfiehlt sich, dabei stets eine Brille zu tragen, um die Augen zu schützen (Abb. 40 bis 44). Flusssäuregel zeigt keine Wirkung auf der Haut, ist aber auf Schleimhäuten äußerst gefährlich!

Nach 90 Sekunden Einwirkzeit wird das Flusssäuregel abgespült (Vorsicht bei Keramikwaschbecken – Kunststoffschale benutzen) und die Unterseite der angeätzten Keramikteile mit einer weichen Zahnbürste mit Kunststoffborsten abgebürstet, um lose Ätzmuster, die sich negativ auf die Adhäsivbefestigung auswirken, zu entfernen (Abb. 45). Im Anschluss an eine Kontrolle des Ätzmusters wird Silan aus der Applikationsspritze auf die angeätzten Flächen aufgetragen (Abb. 46 und 47) und nach 1 Minute Einwirkzeit mit einem kleinen Haarfön sorgfältig warm verblasen und getrocknet. Der Warmluftfön ist notwendig, um das Lösungsmittel des Silans vollständig zu verdampfen (Abb. 48 und 49).

Damit sind auch die Keramikinlays zur Eingliederung vorbereitet.

Eingliederung mit Ultraschall

Die Eingliederung erfolgt nach den Regeln der Adhäsivtechnik – hier mit dem Variolink-System von Vivadent (Abb. 50 und 51).

Auf dem Anmischblock wird ein zähplastisches, dualhärtendes Befestigungskomposit (Variolink Ultra) angemischt (Abb. 52 und 53). Synchron dazu werden die Kavitäten im Mund und die Keramikinlays in der Hand mit dem Warmluftfön getrocknet und angewärmt. Warme und trockene Klebestellen halten um ein Vielfaches besser als nur getrocknete. Das Keramikinlay wird mit Bonding eingepinselt (Abb. 54), während die Kavitäten mit dem zähplastischen Befestigungskomposit sorgfältig ausgekleidet werden (Abb. 55). Es sollte unbedingt darauf geachtet werden, mit Überschuss zu arbeiten und die Ränder sorgfältig zu bedekken, da das Befestigungskomposit beim anschließenden Inserieren mit Ultraschall in den Kavitäten nur absackt und nicht nach oben herausquillt wie bei dünnfließendem Zement. (Manche Autoren setzen ausschließlich mit lichthärtendem Komposit ein. Dies ist sicherlich eine Diskussion wert, aber ich bin der Meinung, dass eine sichere Durchhärtung in allen Bereichen unter dem Keramikinlay nur mit dualhärtendem Komposit zu erzielen ist.)

Ein Einpinseln der Kavitäten mit Bonding ist nicht notwendig – die Benetzung wird durch Ultraschall gewährleistet, kann aber zur Beruhigung durchgeführt werden. Das erste am Klebestick angepinnte Keramikinlay wird auf den

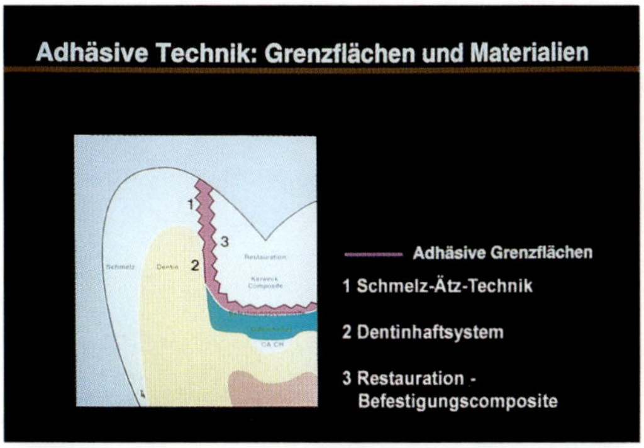

Abb. 50 Grenzflächen der Adhäsivtechnik

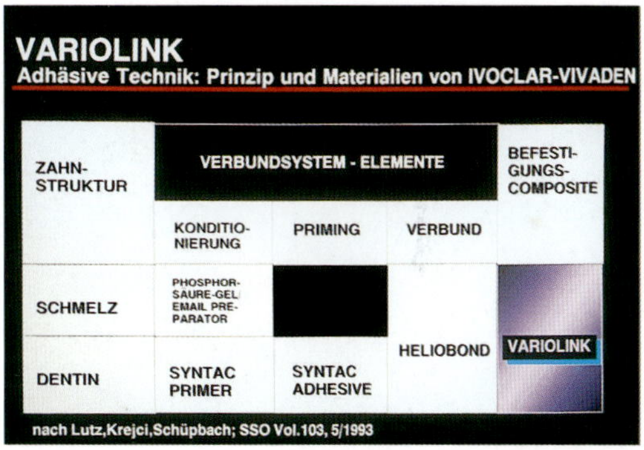

Abb. 51 Grenzflächen und Materialien der Adhäsivtechnik

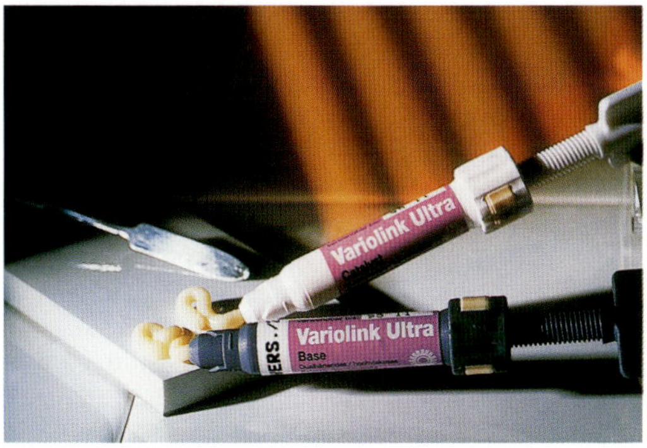

Abb. 52 Das hoch visköse Befestigungskomposit

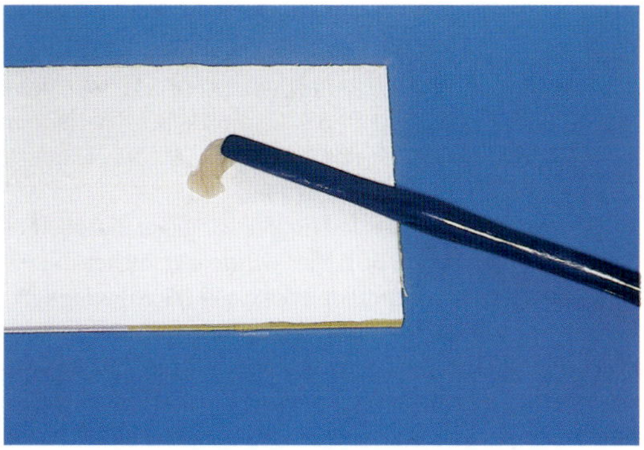

Abb. 53 Das zähe Befestigungskomposit wird angemischt

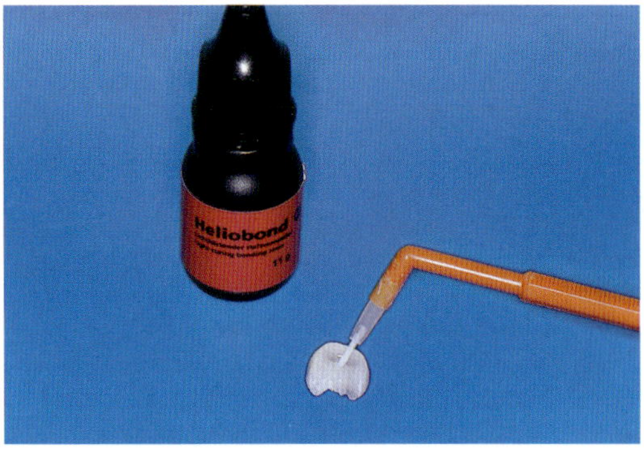

Abb. 54 Das Keramikinlay wird mit Bonding eingepinselt

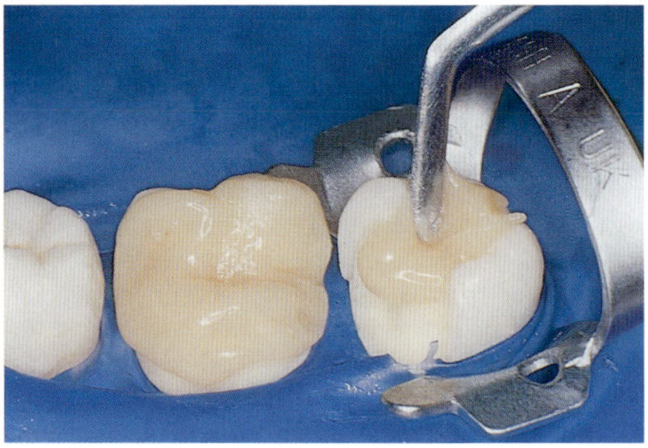

Abb. 55 Die Kavitäten werden mit dem zähen Befestigungskomposit ausgekleidet

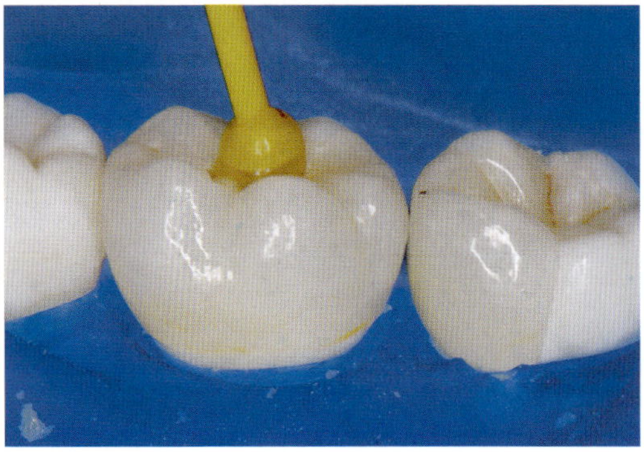

Abb. 56 Die Keramikinlays werden aufgesetzt

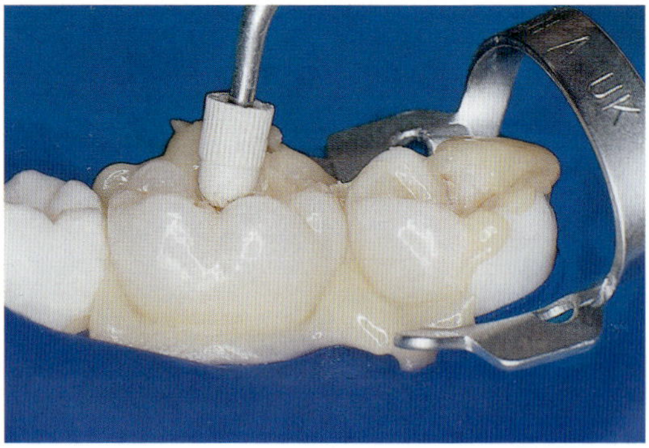

Abb. 57 Mit dem Sonocem-Ansatz werden die Keramikinlays einvibriert

zugehörigen Zahn aufgebracht und mit wenig Druck auf das Befestigungskomposit aufgelegt (Abb. 56). Mit dem Sonocem-Ansatz wird dann das Keramikteil mit geringem Druck in die Kavität einvibriert (Abb. 57). Das nächste Keramikinlay erfährt dieselbe Behandlung.

Die Sonocem-Ansätze sind für alle gängigen Piezogeräte beziehbar (Abb. 58 bis 60). Hier wurde ein solcher mit einem Gewindeschneider für den Air Scaler (KaVo) adaptiert. Es besteht auch die Möglichkeit, mit einem Sprayschlauch (Abb. 61 bis 64) einen Zahnsteinentfernungsansatz zu umkleiden, um beim Einvibrieren einen direkten Kontakt des Metalls zur Keramik zu verhindern. Unschöne Metallabriebspuren sollten vermieden werden.

Die Überschüsse werden nach sorgfältigem Einvibrieren (Abb. 65) mit Scaler, Spatel und Pinsel gründlich entfernt (Abb. 66 bis 69). Ein zweites Mal werden die Keramikinlays einvibriert (Abb. 70) und auf genaue Passung überprüft.

Nochmals austretende Überschüsse wischt man mit einem Pinsel ab. Dann werden die Keramikinlays von bukkal mit Hilfe der Aushärtungslampe und einer selbst gefertigten Lochblende wie bei einer punktförmigen Lötstelle für maximal 10 Sekunden fixiert. Die Alternative wäre die Fixierung mit einer Lichtspitze, doch streut hier das Licht trotz Bündelung und kann somit nicht so punktuell dosiert wie bei der Lochblende eingesetzt werden (Abb. 71 bis 75).

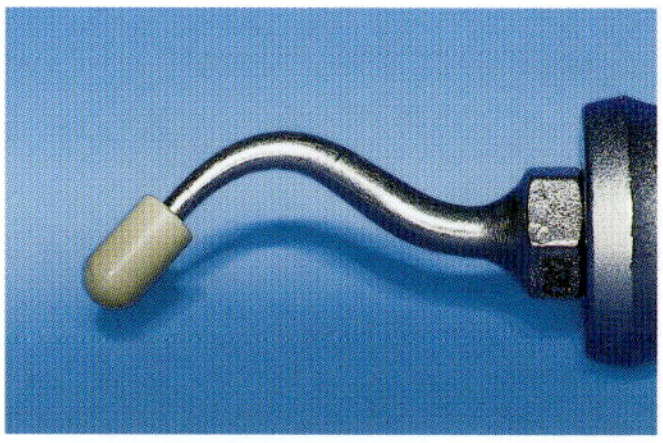

Abb. 58 Sonocem-Ansatz

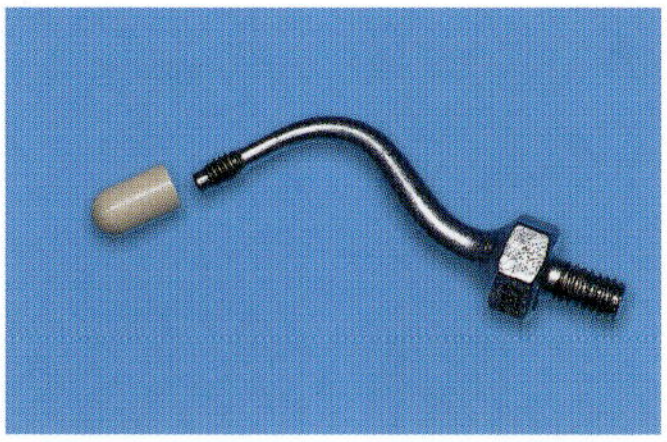

Abb. 59 Sonocem-Ansatz mit abgeschraubter Teflonspitze

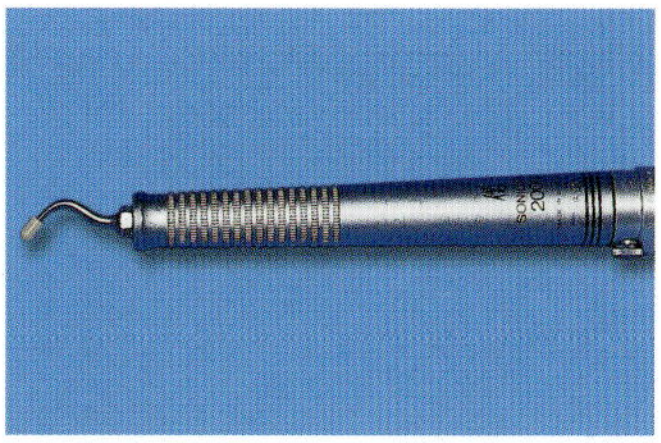

Abb. 60 Der Airscaler mit aufgeschraubter Sonocem-Spitze

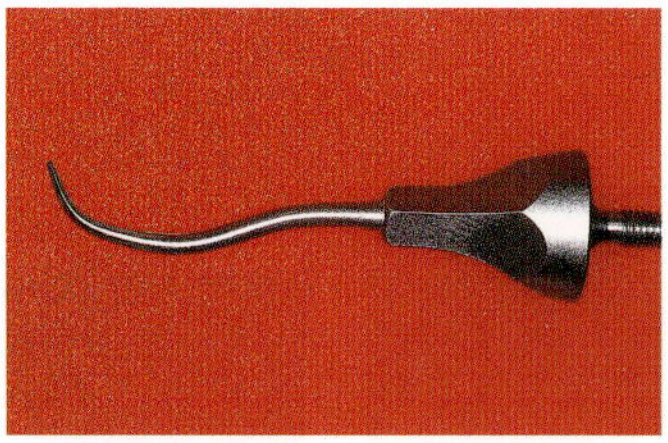

Abb. 61 Zahnsteinentfernungsansatz

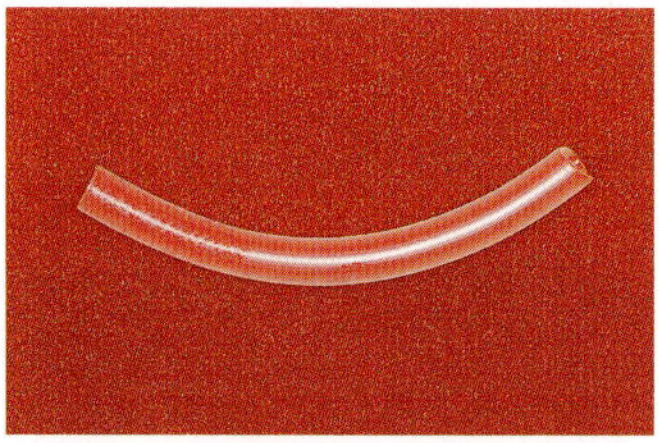

Abb. 62 Ein passend abgeschnittenes Stück Sprayschlauch

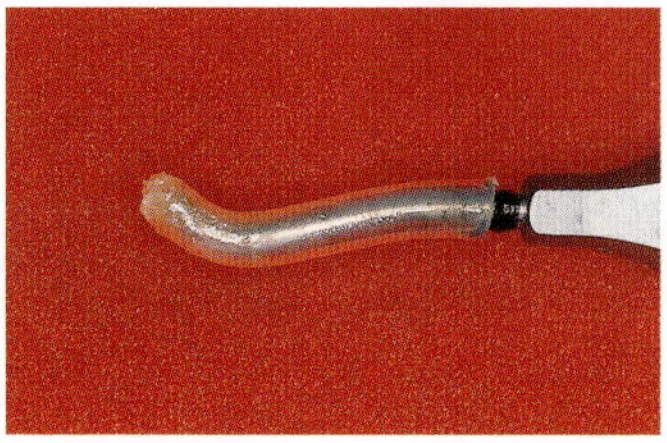

Abb. 63 Der aufgeschobene Sprayschlauch

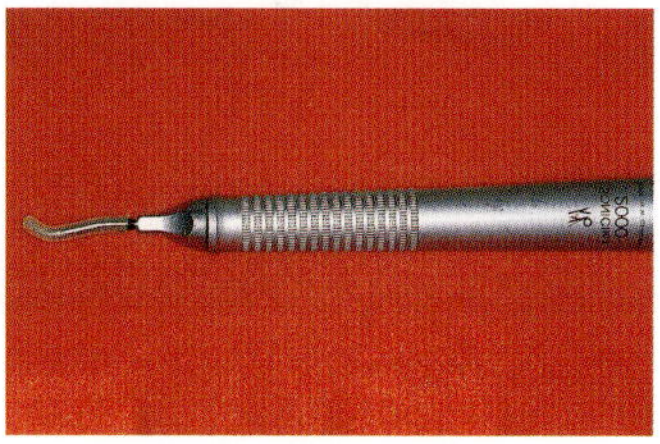

Abb. 64 Der Airscaler vorbereitet zum Einvibrieren der Keramikinlays

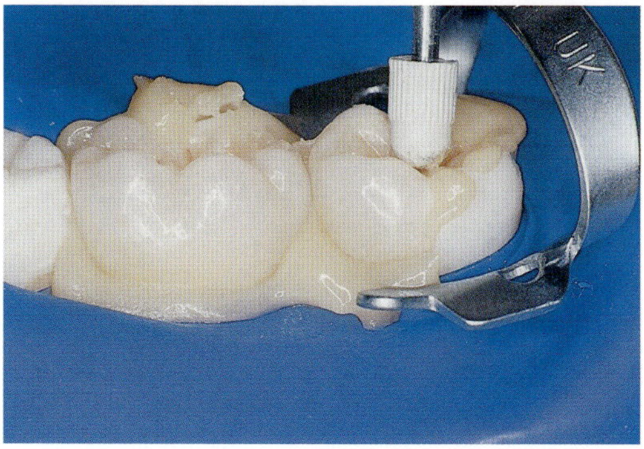

Abb. 65 Die Keramikinlays werden einvibriert

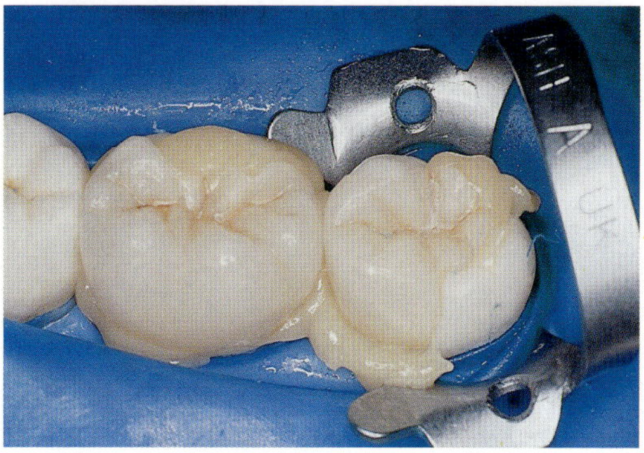

Abb. 66 Überschüsse quellen hervor

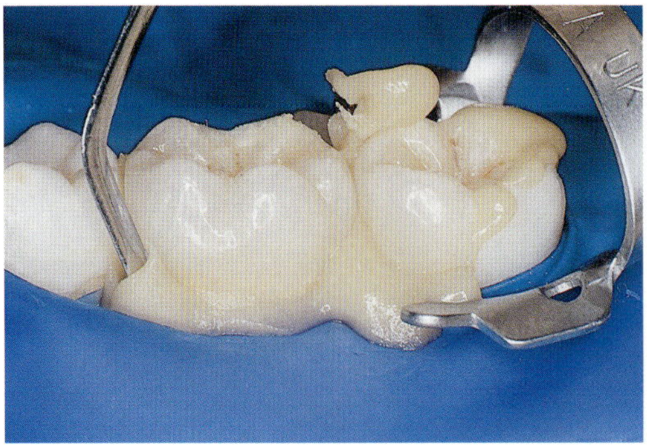

Abb. 67 Entfernung der Überschüsse mit dem *Heidemann*-Spatel

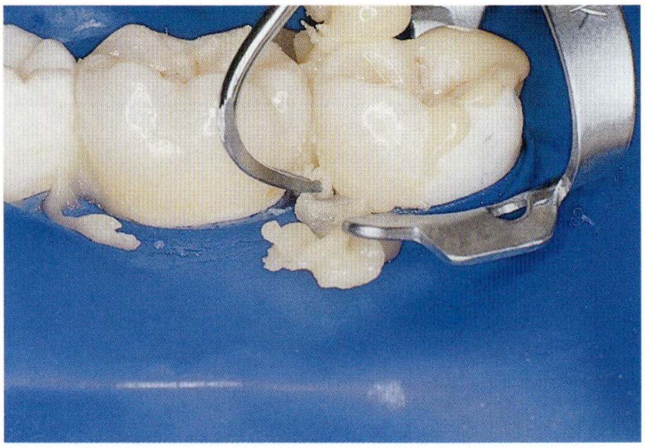

Abb. 68 Entfernung der Überschüsse mit der Sichel

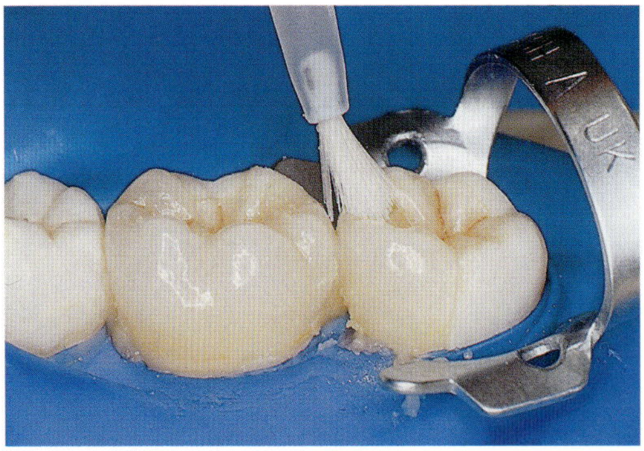

Abb. 69 Abstreifen der Überschüsse mit dem Einwegpinsel

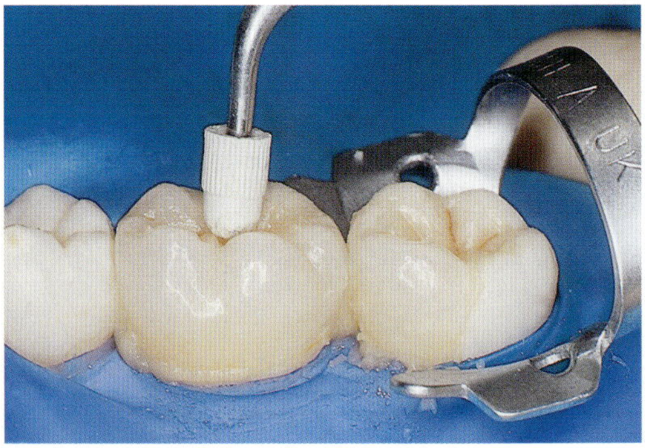

Abb. 70 Nochmaliges Einvibrieren mit dem Sonocem-Ansatz

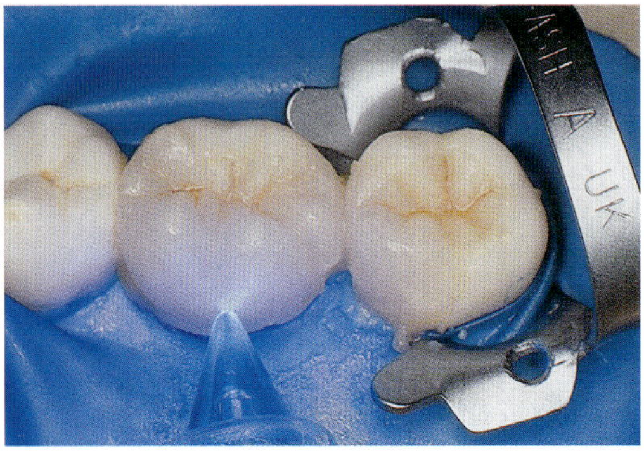

Abb. 71 Punktuelles Anheften mit der Lichtspitze beim Zahn 36

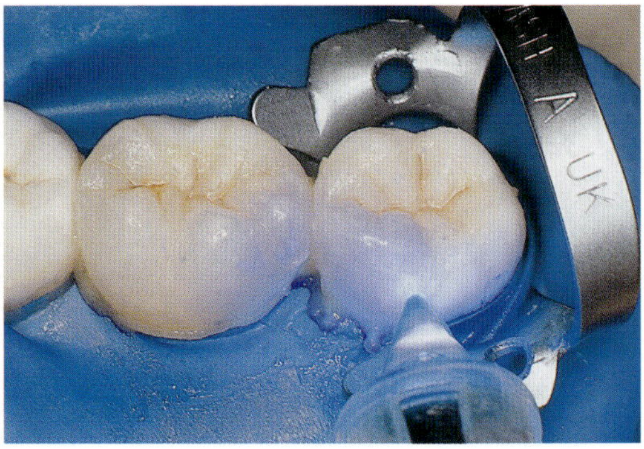

Abb. 72 Punktuelles Anheften mit der Lichtspitze beim Zahn 37 (bei beiden Anheftungen starkes Streulicht bemerkbar)

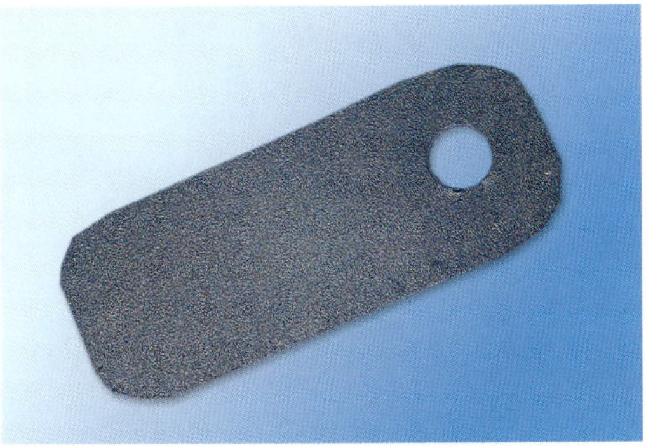

Abb. 73 Die selbst hergestellte Lochblende: ausgeschnittene lichtdichte Kunststofffolie mit dem Aktenlocher perforiert

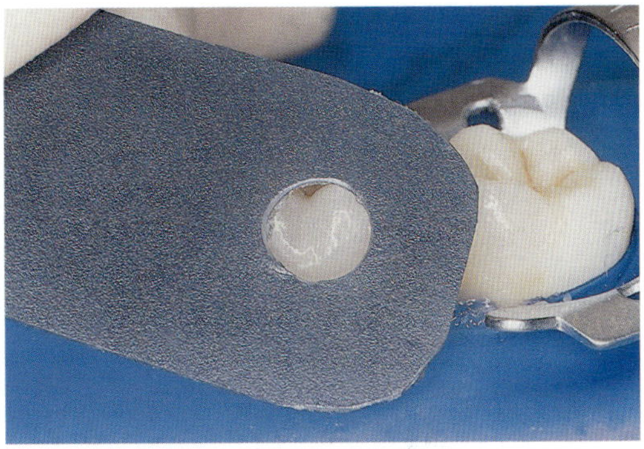

Abb. 74 Lochblende am Zahn

Jetzt beginnt die Feinreinigung: Mit Glide Floss geht man zunächst durch die Approximalräume (Abb. 76 und 77) und beseitigt anschließend mit Superfloss sorgfältig alle Kompositreste aus den Approximalräumen (Abb. 78 und 79). Mit der Lupenbrille wird kontrolliert, ob alle Reste entfernt worden sind. Um den Sauerstoff der Umgebungsluft zu inhibieren und damit eine mangelhafte Aushärtung im Randbereich zu vermeiden, wird vor der Aushärtung ein Glyceringel auf alle Ränder auch im Approximalraum aufgetragen (Abb. 80 bis 82). Dadurch lässt sich eine signifikante Verbesserung der Kleberänder erreichen. Dann beginnt die definitive Aushärtung mit zwei ausreichend starken Aushärtungslampen (möglichst 1.000 mW/cm²) in gegenüberliegender Position (Abb. 83 und 84).

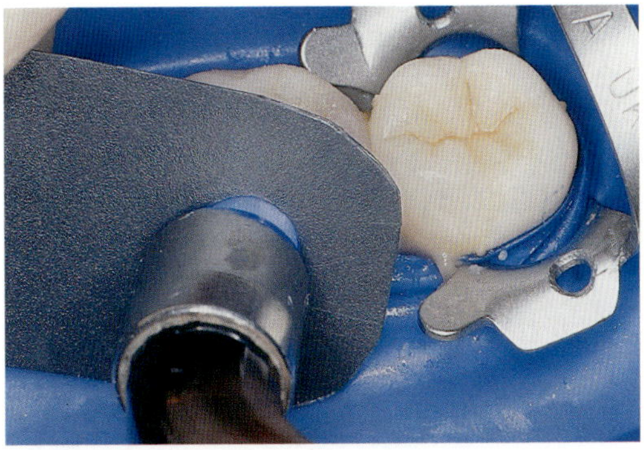

Abb. 75 Anheftung mit Licht durch die Lochblende

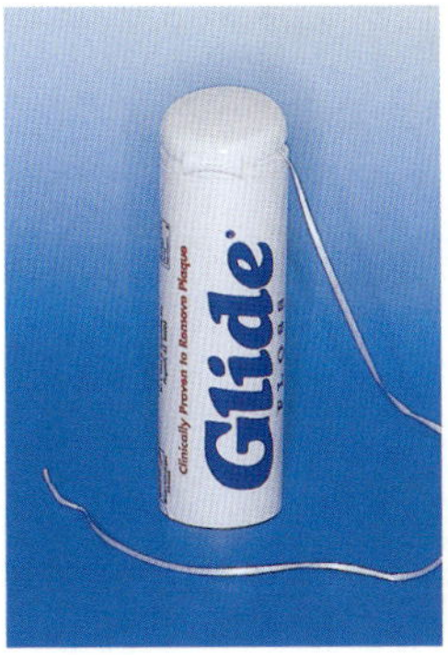

Abb. 76 Glide Floss

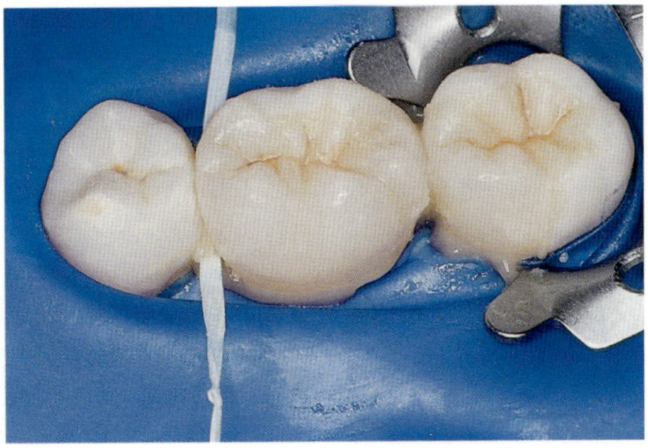

Abb. 77 Der Approximalraum wird geöffnet

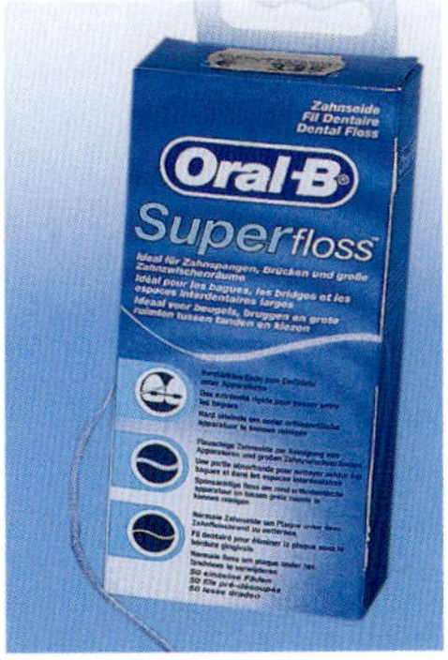

Abb. 78 Superfloss

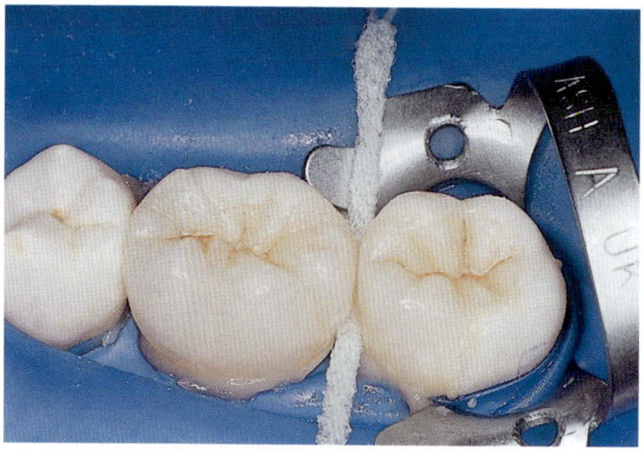

Abb. 79 Der Approximalraum wird gesäubert

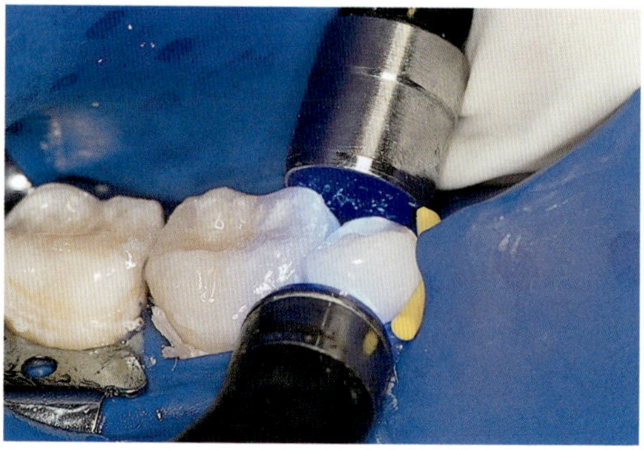

Abb. 80 Primäre Sauerstoffinhibierung

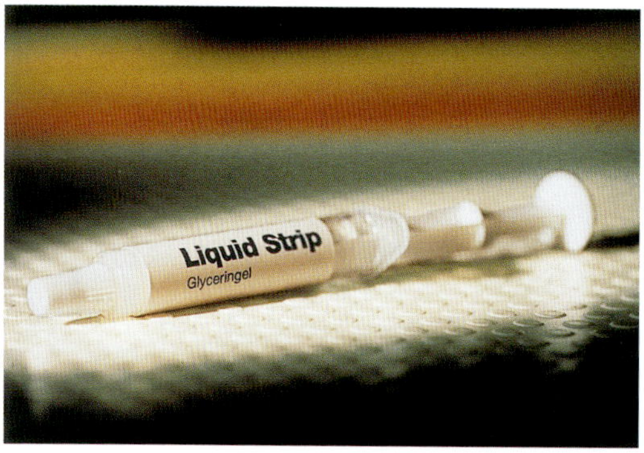

Abb. 81 Sauerstoffinhibitionsgel

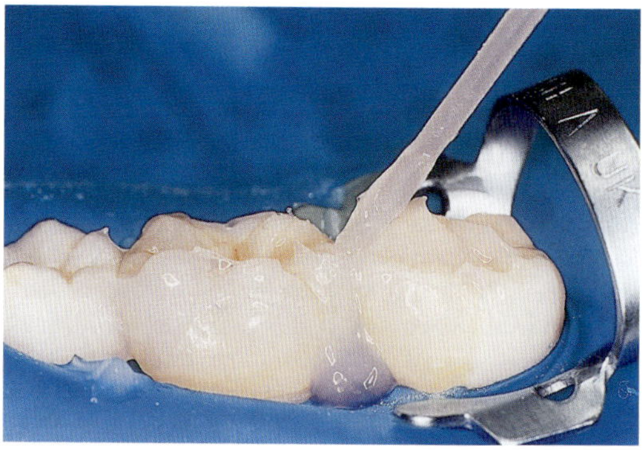

Abb. 82 Das Gel wird auf alle Ränder sorgfältig aufgetragen

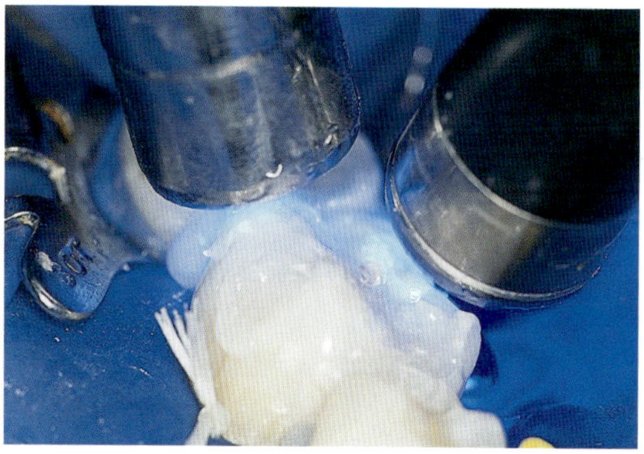

Abb. 83 Lichthärtung mit zwei Lampen

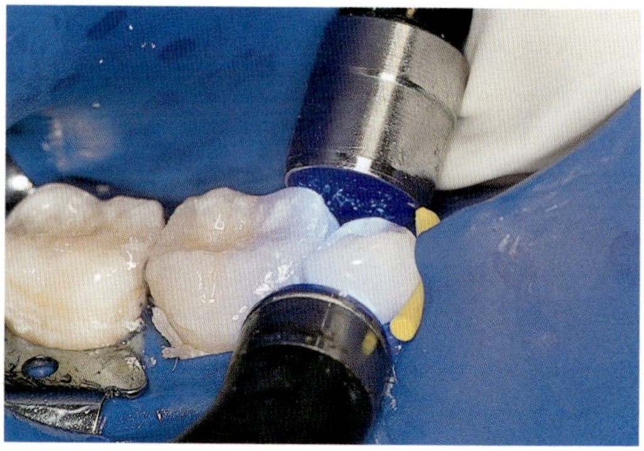

Abb. 84 Lichthärtung mit zwei gegenüberliegenden Lampen, um den ganzen Zahn zu belichten

Alle Bereiche werden sorgfältig von mindestens vier Positionen je 40 Sekunden lang lichtgehärtet. Nach Abnahme des Kofferdams erfolgt die Ausarbeitung der adhäsiv eingegliederten Keramikinlays mit Scheibchen und Feinkorndiamanten. Die Okklusion wird sorgfältig eingeschliffen, und dann werden alle Flächen mit Feinstkorndiamanten, Gummipolierern und Okklubrushes gründlich poliert (Abb. 85 bis 88). Die adhäsive Befestigung wird mit der Fluoridierung der Zähne abgeschlossen (Abb. 89).

Sind im Approximalraum noch Kanten zu spüren, empfiehlt es sich, diese Überstände mit dem Vertikalfeilensystem (Profin) zu entfernen. Im Zweifelsfall sollte eine Einzelröntgenaufnahme angefertigt werden (Abb. 90).

Die Endkontrolle erfolgt mit einer feinen Sonde unter Zuhilfenahme einer Lupenbrille. Sollte einmal ein Approximalraum zugeklebt sein, kann dieser mit dem Proxoplaner in kippenden Bewegungen wieder geöffnet werden, was aber erst nach vollständiger Aushärtung des Befestigungskomposits geschehen sollte (Abb. 91 und 92). Wenn das erläuterte Procedere sorgfältig eingehalten wird, tritt ein solches Problem jedoch fast nie auf.

Der Autor hat mit der beschriebenen Methode mehr als tausend Keramikteile adhäsiv befestigt, und nur sehr wenige Restaurationen mussten im Verlauf von nunmehr über 13 Jahren erneuert werden. Basis hierfür ist natürlich die gute Mundhygiene der Patienten sowie die Betreuung und Nachsorge durch Zahnarzt und Prophylaxeassistentin.

Die abschließenden Bilder zeigen die erfolgreiche Restauration mit den adhäsiv befestigten Keramikinlays (Abb. 93 bis 96).

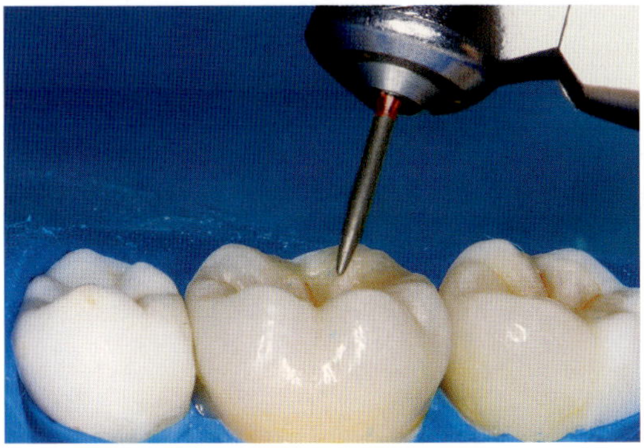

Abb. 85 Ausarbeitung mit Feinkorndiamanten (rot)

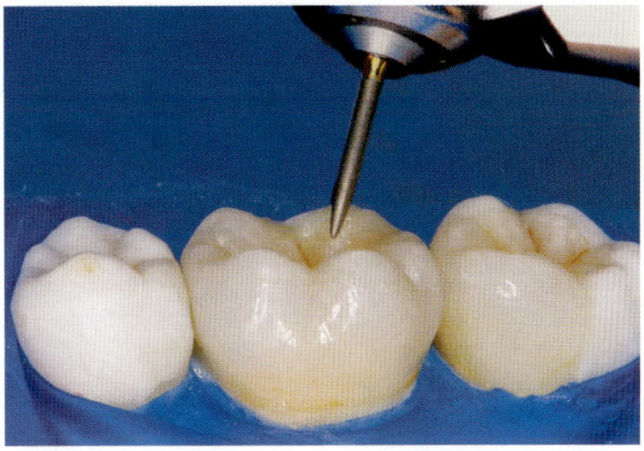

Abb. 86 Ausarbeitung mit Feinkorndiamanten (gelb)

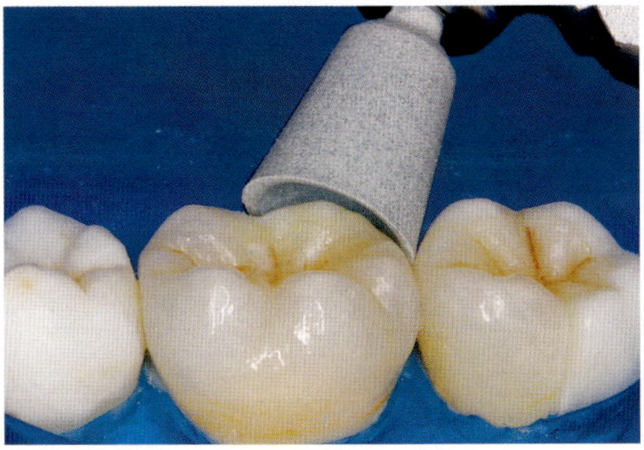

Abb. 87 Vorpolitur mit groben Gummipolierern

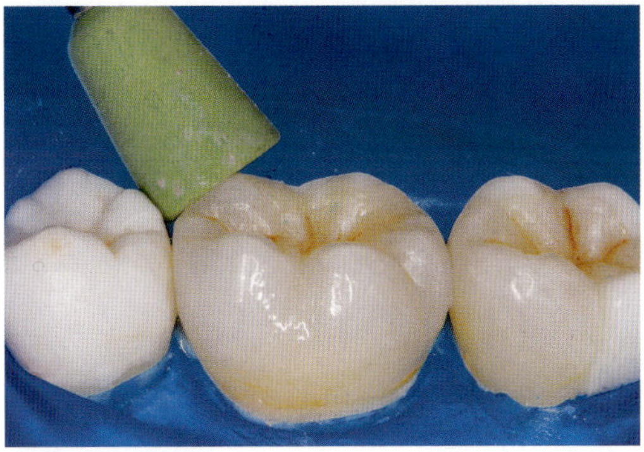

Abb. 88 Politur mit Feingummipolierern

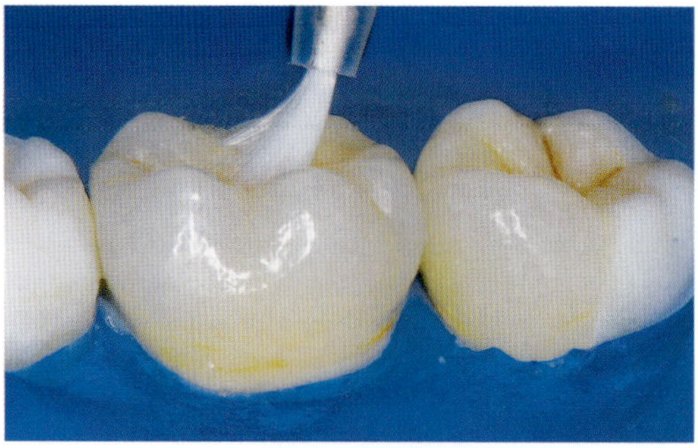

Abb. 89 Abschließende Fluoridierung

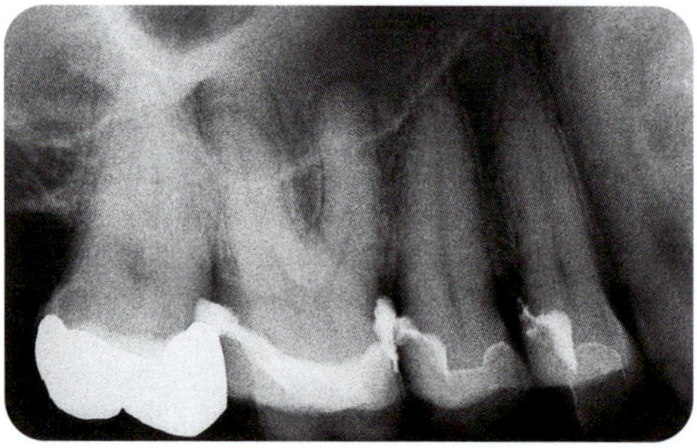

Abb. 90 Bei mangelhafter Säuberung – überstehende Reste des Befestigungskomposits

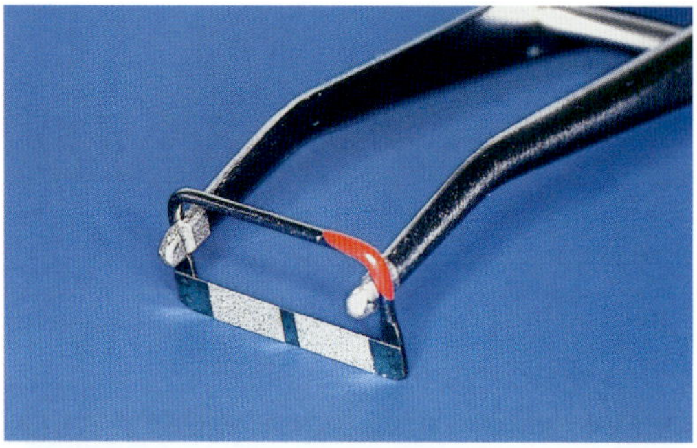

Abb. 91 Der Proxoplaner

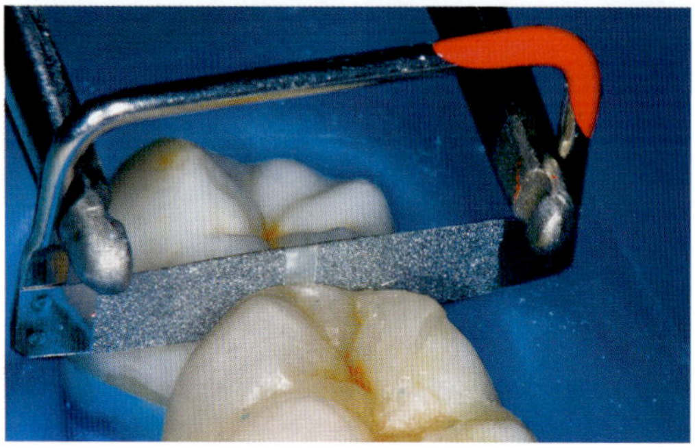

Abb. 92 Öffnen des approximalen Kontaktes mit dem Proxoplaner

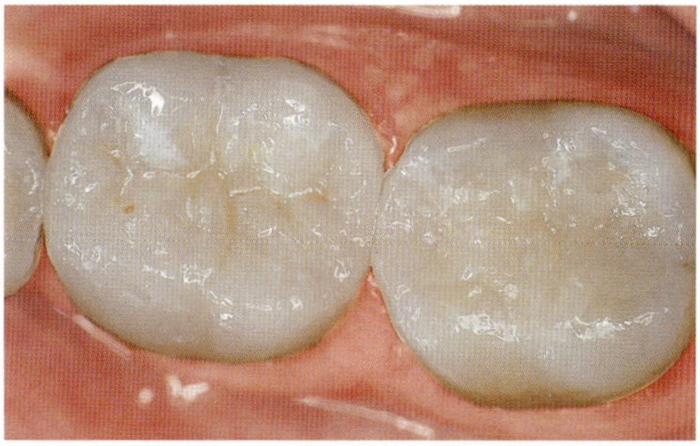

Abb. 93 Die adhäsive Eingliederung ist abgeschlossen

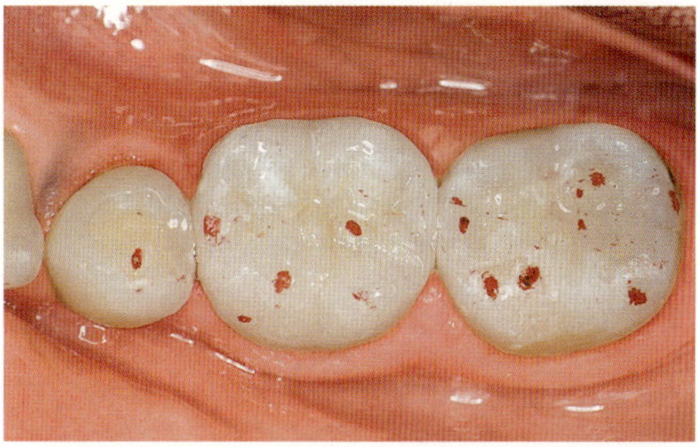

Abb. 94 Die okklusale Kontrolle

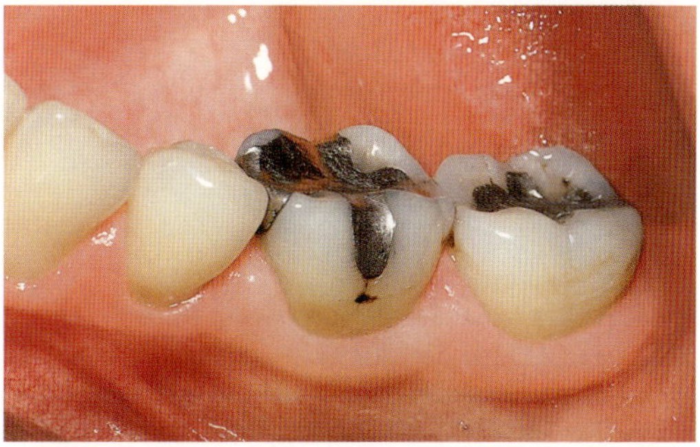

Abb. 95 Zustand vor der Restauration mit Keramikinlays

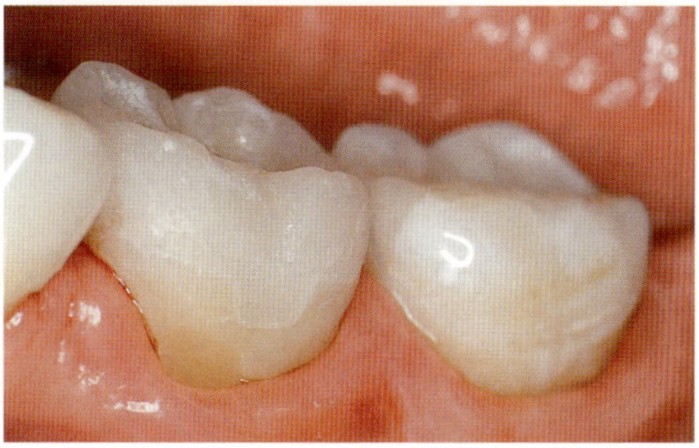

Abb. 96 Die Versorgung mit Keramikinlays

Materialliste

1. Keramikinlays aus Empress-Presskeramik (Fa. Ivoclar Vivadent, Ellwangen). Es gibt eine Vielzahl von hochwertigen Keramikinlaymaterialien anderer Hersteller; bei frei gebrannten Feldspatkeramikinlays sollte jedoch sehr viel vorsichtiger vorgegangen werden.
2. Befestigungsadhäsivsystem (Fa. Ivoclar Vivadent, Ellwangen) bestehend aus:
   - Dentinadhäsiv Syntac Classic;
   - Befestigungskomposit Variolink Ultra;
   - Sauerstoffausschluss mit Liquid Strip Glyceringel;
   - Fluoridierung mit Fluorid Protector.

   Es sind auch gute Systeme anderer Firmen verfügbar; jedoch sollte stets ein chemisch in sich abgestimmtes System verwendet werden.
3. Ätzen und Silanisieren mit Produkten der Firma Ultradent, South Jordan, USA (Vertrieb in Deutschland: Fa. Dental Liga, Köln):
   - Schmelz und Dentin: Ultra-Etch;
   - Keramik: Porcelain Etch;
   - Silanisieren: Silane;
   - Retraktionsfäden: Ultrapak;
   - Blutstillung: Astringedent.
4. Provisorien:
   - Schnelltiefziehsystem Perfect-Plast Kit (Fa. Hager & Werken, Duisburg);
   - Komposit Luxatemp Solar (Fa. DMG, Hamburg);
   - provisorischer Befestigungszement Durelon (Fa. 3M Espe, Seefeld);
   - provisorischer Befestigungszement Provilink (Fa. Ivoclar Vivadent, Ellwangen).
5. Präparation:
   - Keramikinlayset 4263 (Fa. Brasseler, Lemgo);
   - Vertikalfeilenwinkelstück (Fa. W&H, Bürmoos, Österreich);
   - Vertikalfeilen Proxoshape (Fa. Intensiv, Grancia, Schweiz);
   - Sonicsys-System (Fa. KaVo, Biberach).
6. Lupenbrille 6fach Heine (Fa. Lercher, Emmingen-Liptingen).
7. Klebestick VivaStick (Fa. Ivoclar Vivadent, Ellwangen).
8. Spotprobe bei Keramikrestaurationen: Xanthopren blau (Fa. Heraeus Kulzer, Dormagen).
9. Try-in-Paste (Fa. Ivoclar Vivadent, Ellwangen).
10. Trockenlegung:
    - Kofferdamgummi reißfest: Keydent (Fa. American Dental Supplies, Vaterstetten);
    - Kofferdamklammern (Fa. Dentsply Ash, Weybridge, Großbritannien);
    - Wedjets und Kofferdamstempel (Fa. Hygenic, Akron, USA).
11. Ultraschall Sonocem-Ansatz für die gängigen Ultraschall-Piezo-Systeme (Fa. Sirona, Bensheim).
12. Lochblende aus dunkler Folie ausgeschnitten und mit einem Aktenlocher gelocht.
13. Aushärtungslampe Astralis 10 (Fa. Ivoclar Vivadent, Ellwangen).

    Es gibt sehr gute Aushärtungslampen mehrerer Hersteller. Die Lichtleistung sollte bei 1.000 mW/cm^2 liegen, weshalb LED-Lampen vorerst noch ausscheiden.
14. Glide Floss (Fa. Gore, Flagstaff, USA) und Oral-B Superfloss (Fa. Gillette, Kronberg).
15. Approximalfeilensystem Proxoplaner zum Öffnen der Kontaktpunkte (Fa. Intensiv, Grancia, Schweiz).

Generell empfiehlt es sich bei allen Produkten, die aktuellen Vorschriften der Hersteller zu beachten. ◻

Lückenschluss mit Contour Strip und Komposit

Problem: Störende Lücke im Frontzahnbereich

Eine Patientin, die seit Jahren unter einer Frontzahnlücke zwischen dem seitlichen und dem mittleren Schneidezahn leidet, erscheint in unserer Praxis. Sie berichtet, dass sie sich wegen der häßlichen Lücke kaum noch zu lachen traue. Ihr bisheriger Zahnarzt, der ihr die beiden Frontzahnkronen 11 und 21 vor einigen Jahren eingesetzt hat, habe behauptet, dass man nichts machen könne und dass sie damit leben müsse (Abb. 1 bis 3).

Nach eingehender Untersuchung wird eine ästhetische Lösung ihres Problems besprochen und eine Kostenschätzung erstellt. Vorgeschlagen werden Veneers auf den Zähnen 12 und 22 sowie Vollkeramikkronen auf den Zähnen 11 und 21, um die Mittenverschiebung zu beseitigen und eine ästhetische Anordnung der Schneidezähne zu ermöglichen.

Da die Patientin zurzeit nicht über die finanziellen Mittel für die optimale ästhetische Lösung verfügt, erhebt sich die Frage: Wie kann die Lücke trotzdem auf zuverlässige Weise geschlossen werden?

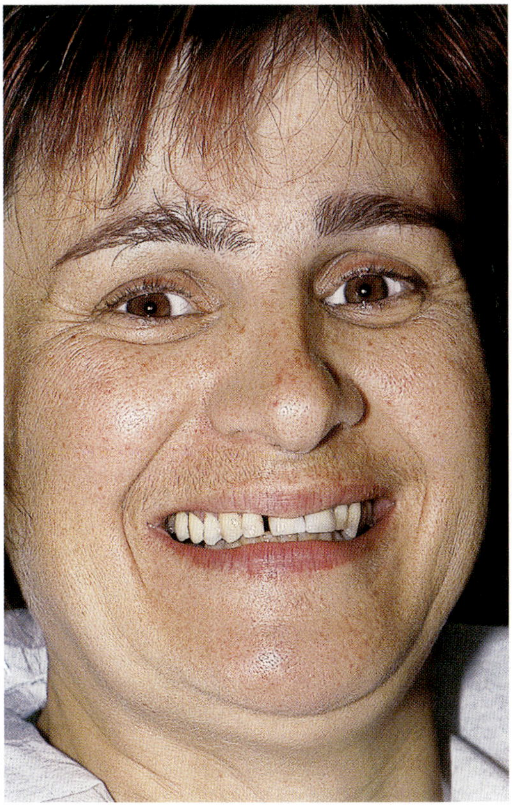

Abb. 1 Die Patientin zeigt die Frontzahnlücke mit einem verkrampften Lächeln

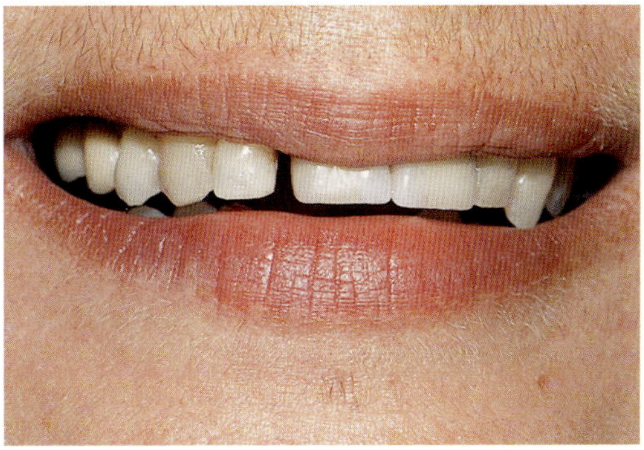

Abb. 2 Beim Lächeln ist die Lücke störend sichtbar

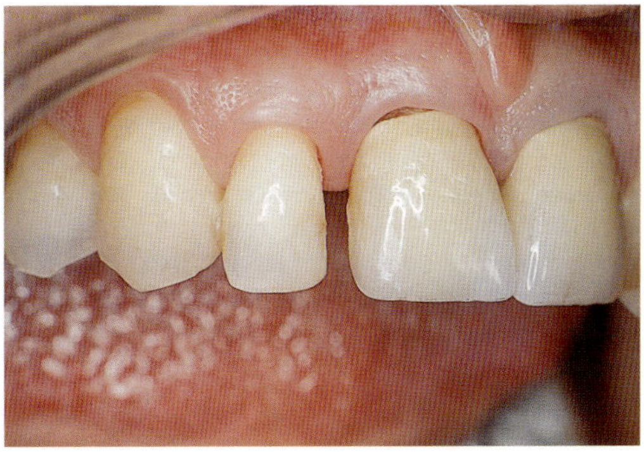

Abb. 3 Die Lücke zwischen den Zähnen 12 und 11

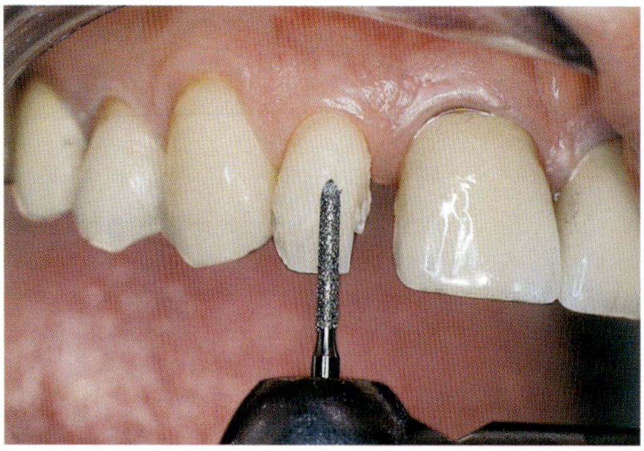

Abb. 4 Präparation der Restauration – approximal leicht subgingival

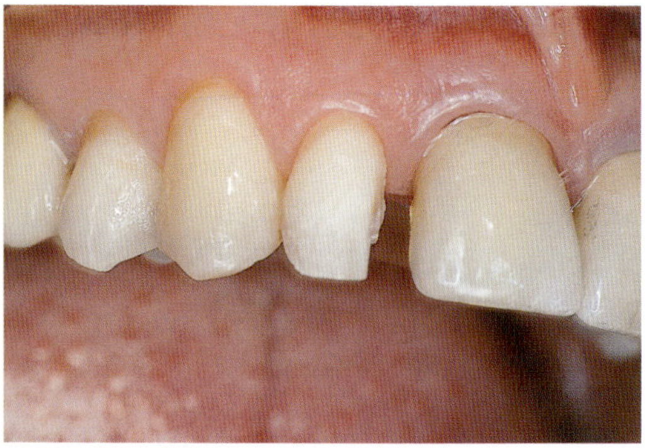

Abb. 5 Die fertige Präparation

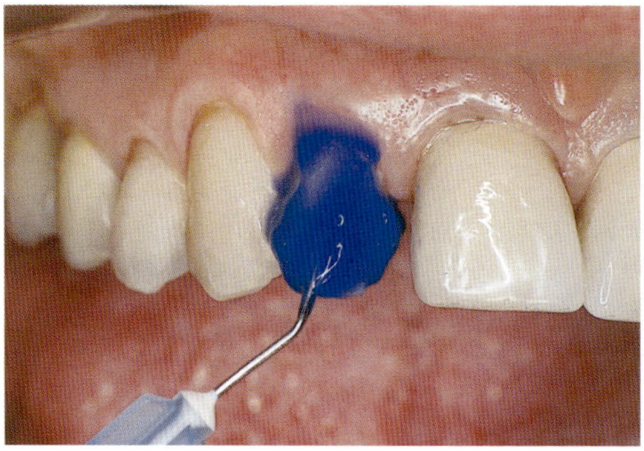

Abb. 6 Anätzen der präparierten Flächen

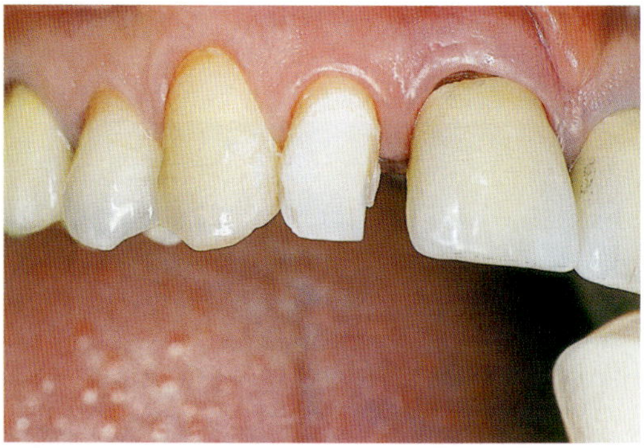

Abb. 7 Kontrolle der Ätzung nach Spülung und Trocknung

Die erprobte Lösung: Lückenschluss mit Contour Strip und Komposit

Es ist möglich, eine solche Lücke, ähnlich wie Restlücken in der Kieferorthopädie, mit Komposit in direkter Technik ästhetisch befriedigend über einen längeren Zeitraum zu versorgen. Freihändig kann der Lückenschluss aber weder haltbar noch ästhetisch erzielt werden. Besonders die Randgestaltung im zervikalen Bereich lässt sich kaum zufrieden stellend realisieren – es kommt meist zu einem unvollständigen oder abstehenden Rand bei der Restauration.

So entwickelte *Paul Belvedere* Mitte der 80er Jahre ein völlig neues Matrizensystem, den Contour Strip, das sich für folgende Indikationen in der Komposittechnik eignet:

- Zahnhalsfüllungen,
- Zahnverbreiterungen,
- direkte Veneers und
- Reparatur von zervikalen Verblendungen.

Der Contour Strip hat sich nur deshalb kaum durchgesetzt, weil die keineswegs schlechte, mit Skizzen versehene Gebrauchsanweisung schlicht und einfach nicht gelesen wurde. In der Folge ist der Contour Strip meist völlig falsch angewandt worden und so eine exzellente Matrizentechnik in Vergessenheit geraten.

Der Contour Strip zeichnet sich insbesondere durch zwei Eigenschaften aus:

- perfekter zervikal zentraler und approximaler Randschluss sowie
- absolute Trockenlegung im adhäsiven Bereich.

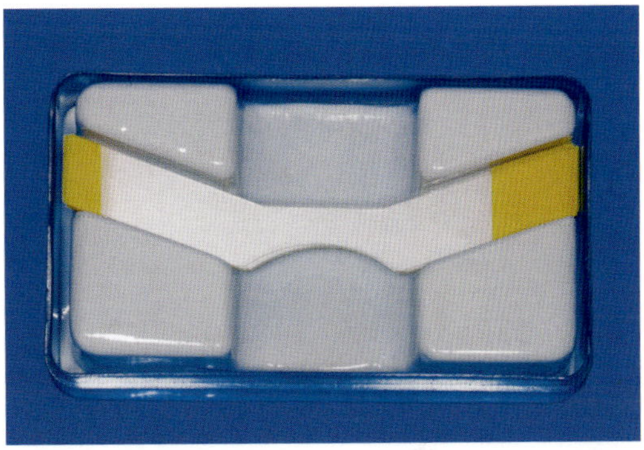

Abb. 8 Der Contour Strip – eine raffinierte Matrize

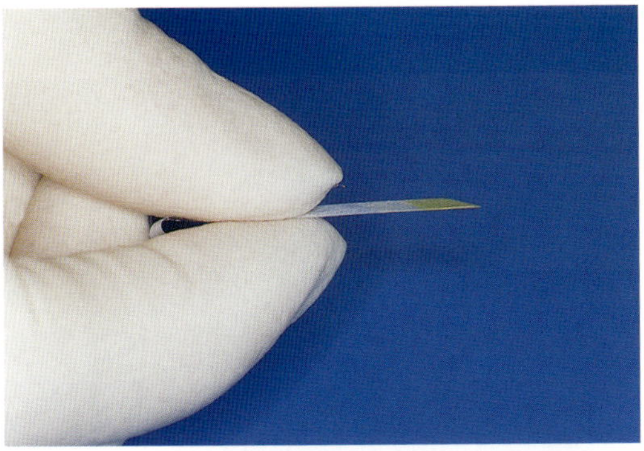

Abb. 9 Rollen des Strips zwischen den Fingern mit leichtem Druck. Nicht knicken!

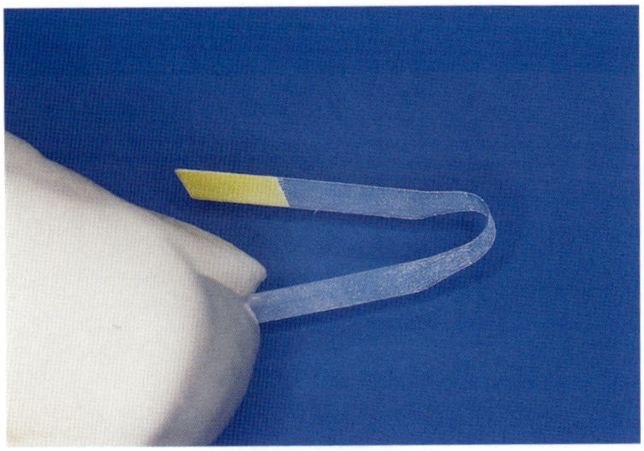

Abb. 10 Der Strip in der gewünschten Form

Unserer Patientin soll geholfen werden. Mit Hilfe des Contour Strips und Komposit lässt sich die Lücke zwischen den Zähnen 11 und 12 auf zuverlässige Weise schließen.

Die Technik in Einzelschritten

Beim Zahn 12 wird die mesiale Füllung entfernt und mit einem torpedoförmigen Diamantschleifer eine Kavität approximal leicht subgingival und zentral die ganze labiale Fläche mit Federrändern für ein direktes Veneer mit mesialer Extension zum Zahn 11 präpariert (Abb. 4 und 5). Nach 30-sekündiger Anätzung der präparierten Fläche mit Phosphorsäureätzgel wird diese gespült und getrocknet (Abb. 6 und 7).

Ein Contour Strip (Abb. 8) wird der Packung entnommen. Die Anteile des Strips sind in der Abbildung markiert:

- gerades Oberteil,
- gekrümmtes Zervikalteil und
- approximal-zervikale Flügel.

Zur Formgestaltung wird der Contour Strip bidigital ergriffen und mit leichtem Druck gerollt, um ihm eine dem Zahn entsprechende Krümmung zu geben (Abb. 9 und 10). Die approximal-zervikalen Flügel werden mit einer Spitz-Flach-Zange nach innen gebogen (Abb. 11 und 12). Um eine konkave Krümmung im Zahnhalsbereich zu erhalten, nehmen wir einen Sondengriff und börteln den Strip zervikal aus (Abb. 13 und 14).

Der so vorgeformte Strip wird nach Trocknung mit dem Luftbläser am Zahn platziert, wobei der zervikale Anteil subgingival gleitet (Abb. 15 und 16). Auf das Fläschchen mit Bonding wird eine Kanüle gesteckt, mit der es möglich ist, am Strip außen eine feine Schicht Bonding aufzutragen,

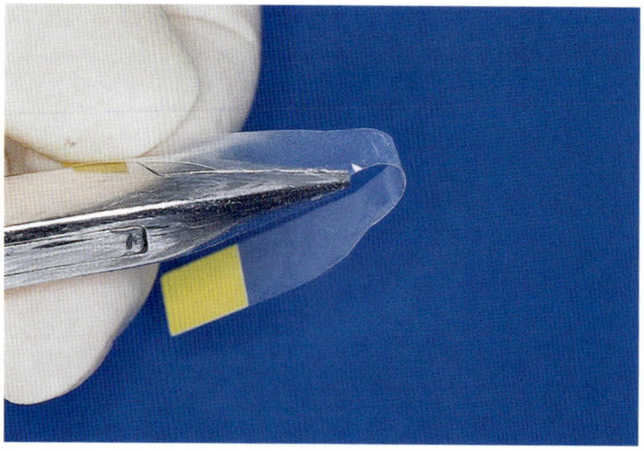

Abb. 11 Einknicken der approximal-zervikalen Flügel mit der Spitz-Flach-Zange

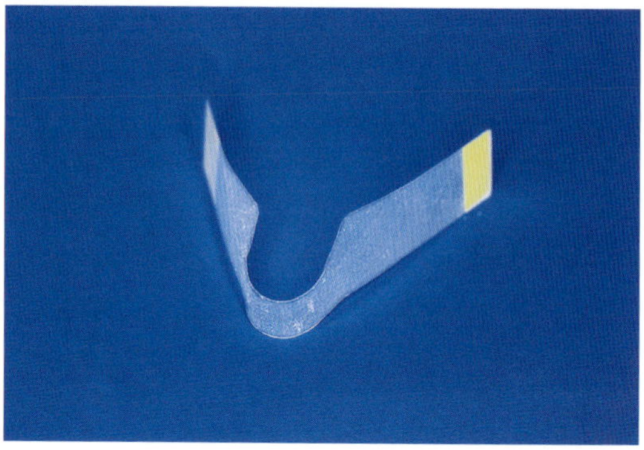

Abb. 12 Der zervikal anliegend geformte Strip

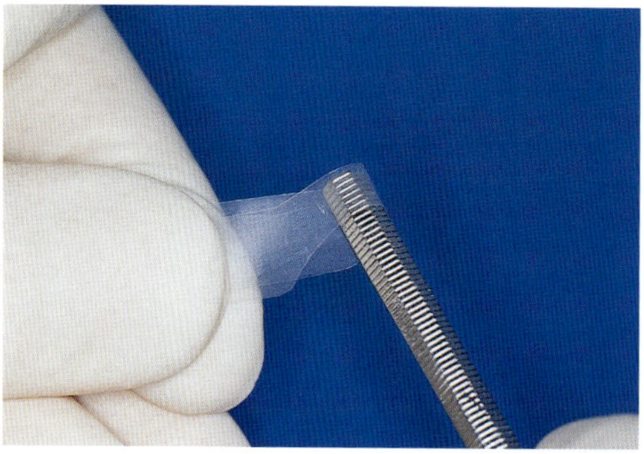

Abb. 13 Mit dem Sondengriff wird der Strip konkav ausgeformt

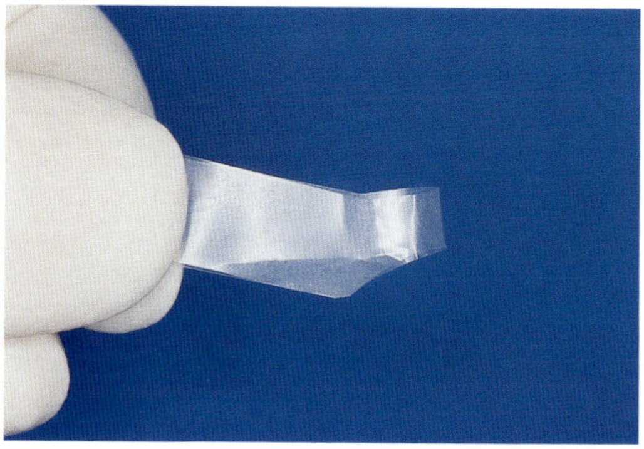

Abb. 14 Der fertig ausgeformte Strip

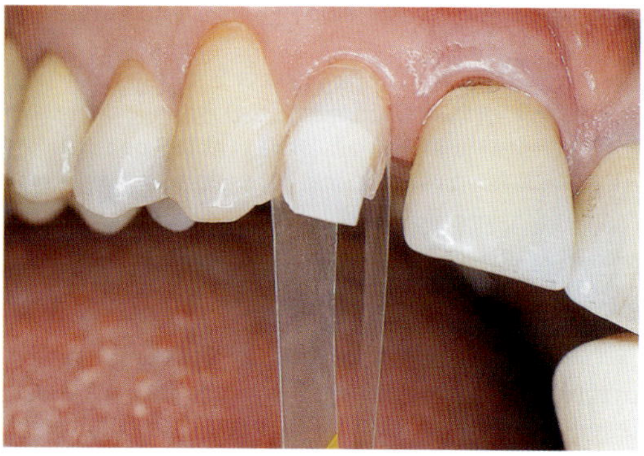

Abb. 15 Der Strip wird subgingival eingeschoben und am Zahn 12 adaptiert

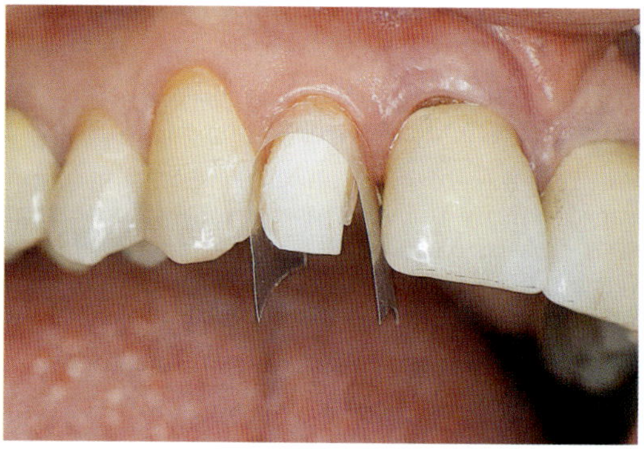

Abb. 16 Die palatinal abstehenden Enden werden mit der Schere abgeschnitten

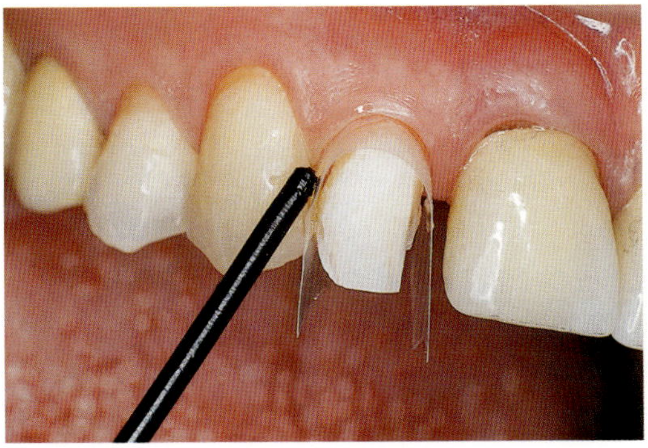

Abb. 17 Aus der Kanüle wird von außen Bonding aufgetragen

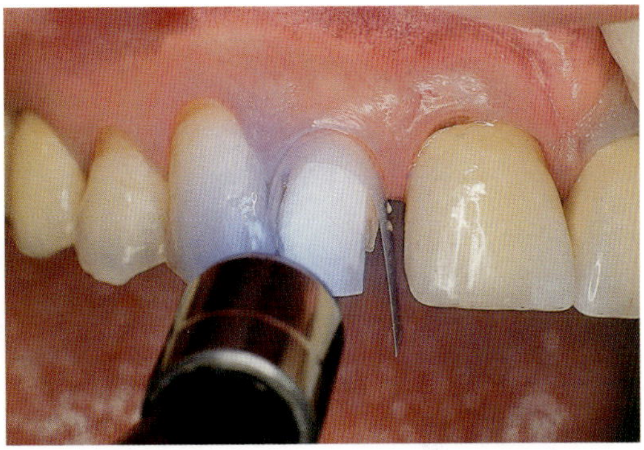

Abb. 18 Sofortige Aushärtung mit der Polymerisationslampe

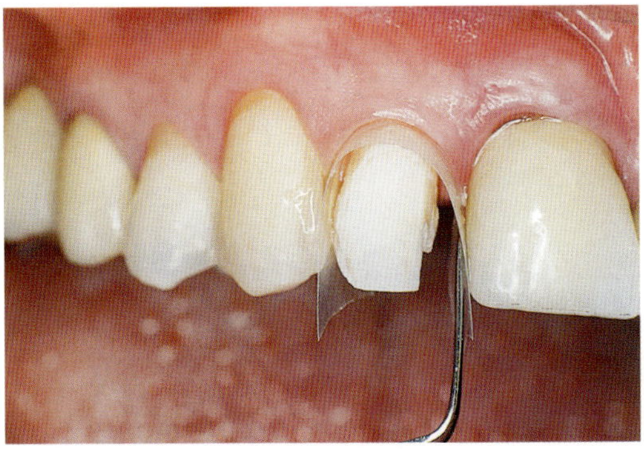

Abb. 19 Adaption der Matrize am Nachbarzahn 11 mit dem Spatel

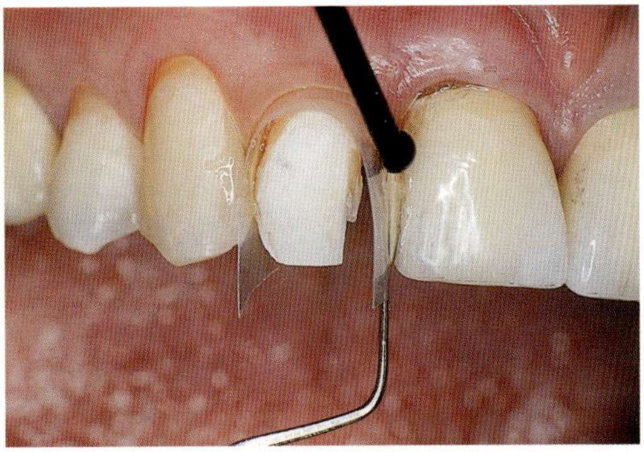

Abb. 20 Verklebung der Matrize mit Bonding am Nachbarzahn 11

die sofort mit einer Polymerisationslampe ausgehärtet wird (Abb. 17 und 18). Damit ist der zervikal anliegende Strip an der Gingiva fixiert und abgedichtet. Die Klebewirkung an der Gingiva entspricht der eines Klebestreifens.

Da der Zahn zum Lückenschluss verbreitert werden soll, wird der Strip approximal mittels Bonding mit dem Zahn 11 distal verklebt (Abb. 19 und 20). Die ganze präparierte und geätzte Fläche wird mit einer dünnen Schicht Bonding beschickt und vorgehärtet (Abb. 21). Das opake Dentin A 3,5 wird aus einer Spritze approximal eingespritzt und mit einem flachen, schmalen Aquarellpinsel sorgfältig adaptiert (Abb. 22 und 23). Die Lichthärtung mit zwei Lampen gleichzeitig von palatinal und labial ist empfehlenswert. Dies spart Zeit und garantiert eine sorgfältige Durchhärtung (Abb. 24).

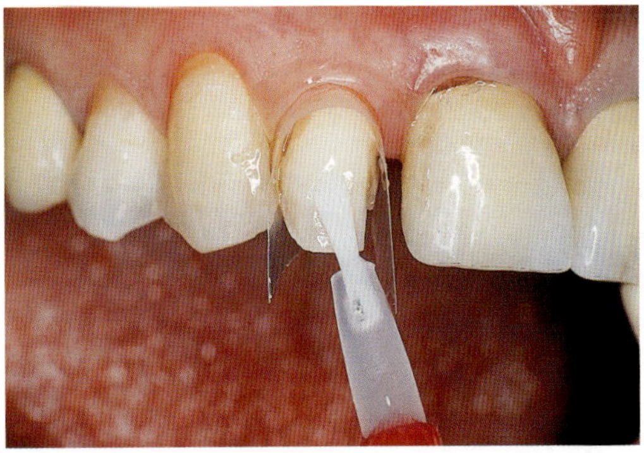

Abb. 21 Die Oberfläche wird dünn mit Bonding eingestrichen und polymerisiert

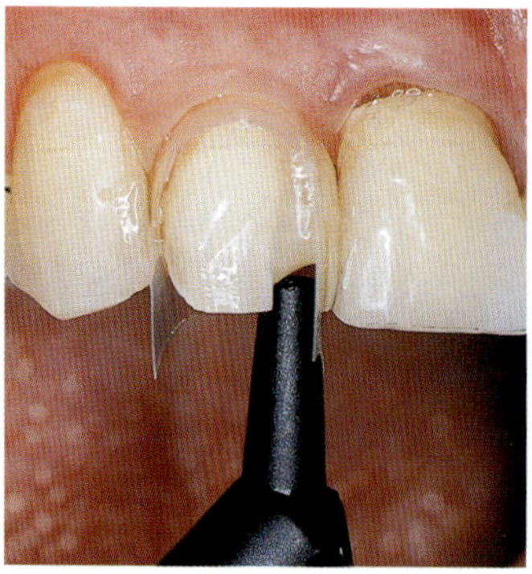

Abb. 22 Mit der Spritze wird das Dentinkomposit A 3,5 eingespritzt

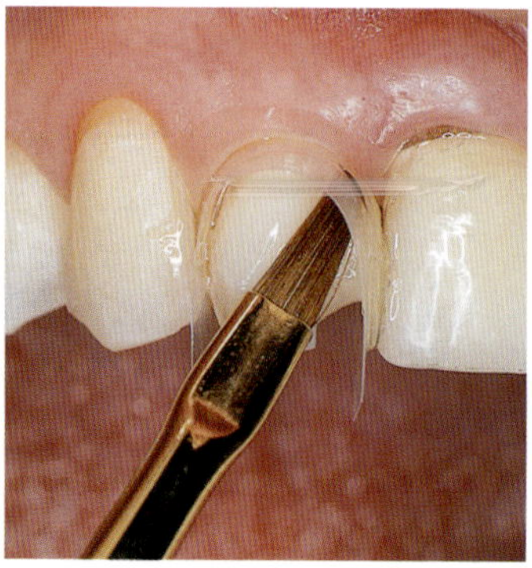

Abb. 23 Sorgfältige Adaption des Komposits mit dem Aquarellpinsel

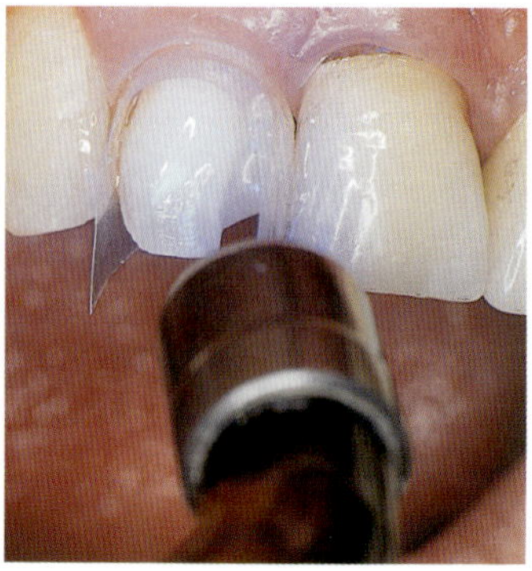

Abb. 24 Lichthärtung – am besten mit zwei Lampen von palatinal und labial gleichzeitig

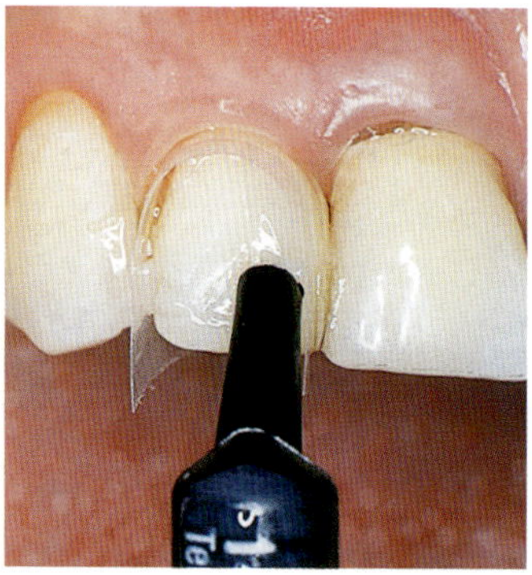

Abb. 25 Die Schmelzmasse D 3 wird appliziert

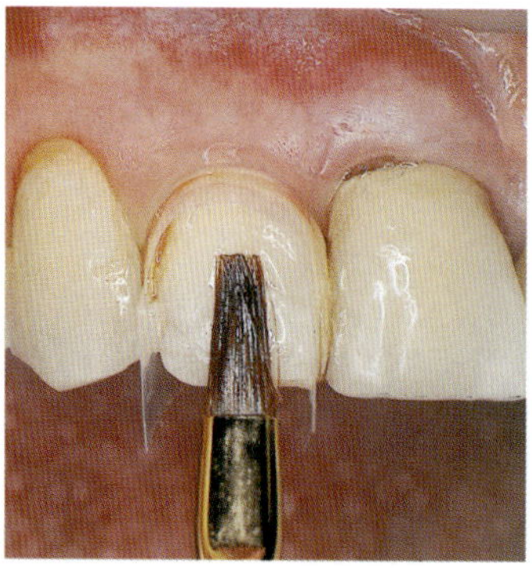

Abb. 26 Modellation mit dem Pinsel

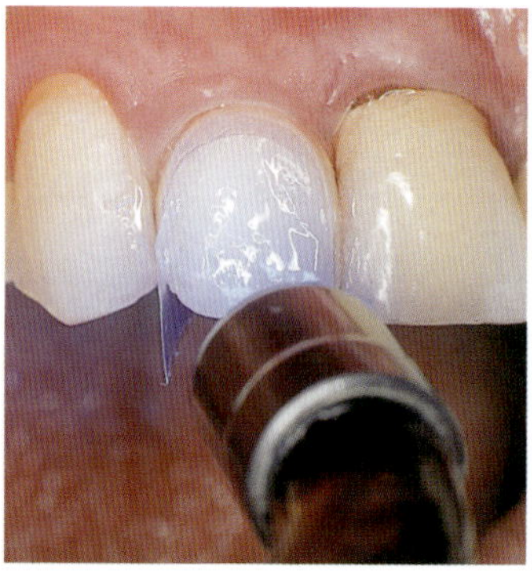

Abb. 27 Abschließende Lichthärtung

Anschließend wird die Deckschicht Schmelz D 3 aufgespritzt, mit dem Pinsel adaptiert und lichtgehärtet (Abb. 25 bis 27). Mit einer Sichel wird die äußere Verklebung der Matrize entfernt (Abb. 28). Dann kann mit der Spitz-Flach-Zange der Contour Strip in toto abgenommen werden (Abb. 29 und 30).

Die Restauration soll nun ästhetisch konturiert werden. Dabei empfiehlt sich ein dunkler bzw. schwarzer Hintergrund. Wir haben uns zu diesem Zweck aus schwarzem Acrylmaterial eine Schablone zurechtgeschnitten und sorgsam auspoliert. Diese schwarze Hintergrundschablone brauchen wir sowohl zum ästhetischen Einschleifen als auch zur Mundfotografie. Wir platzieren die Schablone direkt hinter den oberen Frontzähnen (Abb. 31 bis 33).

Mit Feinkorndiamanten konturieren und polieren wir gegen den dunklen Hintergrund die Restauration beim Zahn 12. Dabei ist die Absaugung mit einer dunklen Absaugkanüle (hier dunkelgrün) empfehlenswert, um sich voll auf die Zahnkontur konzentrieren zu können. Die Politur wird zunächst mit einem groben und dann mit einem feinen Gummipolierer durchgeführt, während die Schlusspolitur mit einem polierpastengefüllten Bürstchen erfolgt (Abb. 34 bis 37).

Die fertig gestellte Restauration macht im Vergleich zur Ausgangssituation einen sehr ästhetischen Eindruck (Abb. 38 und 39). Die glückliche Patientin begutachtet erstaunt das Behandlungsergebnis im Handspiegel (Abb. 40 und 41). Mit einem sicheren Lächeln verlässt sie zufrieden unsere Praxis (Abb. 42 und 43). Wenn die Haushaltskasse wieder gefüllt ist, möchte sie sich die Oberkieferfrontzähne mit Vollkeramik versorgen lassen. Dann ist es möglich, die ganze Front ästhetisch auszugestalten.

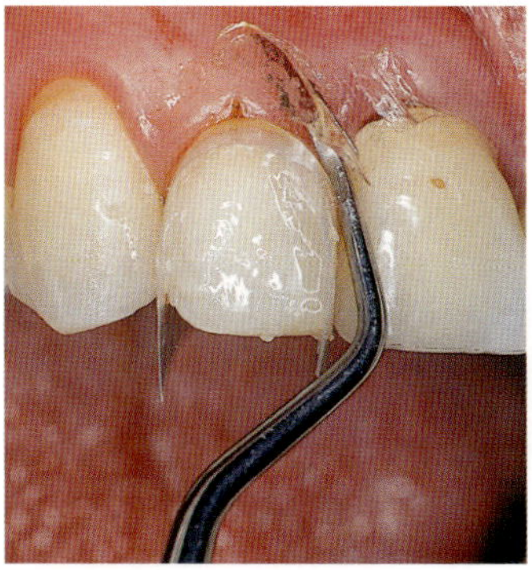

Abb. 28 Das Klebebonding wird mit der Sichel entfernt

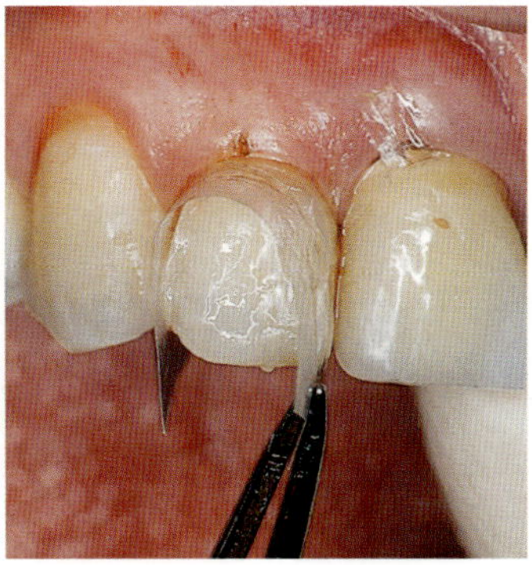

Abb. 29 Der Strip wird mit der Zange gefasst

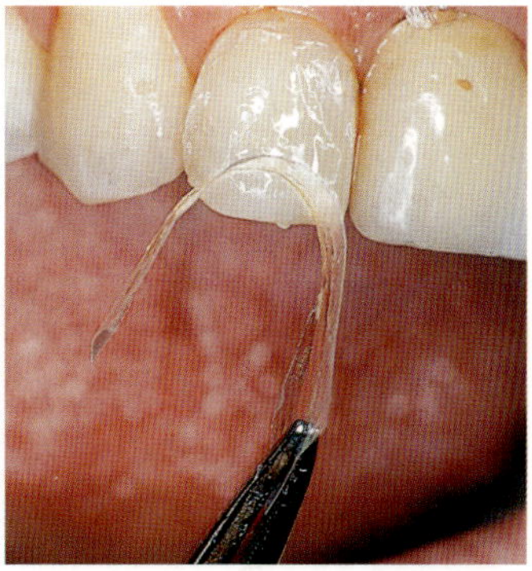

Abb. 30 Der Strip wird mit Zange entfernt

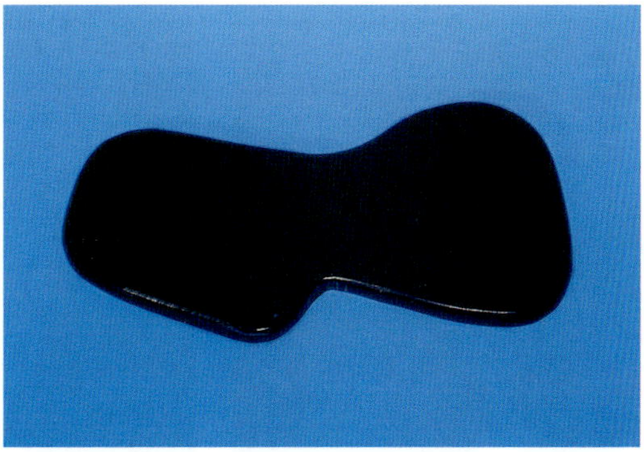

Abb. 31 Schwarze Hintergrundschablone aus Acryl

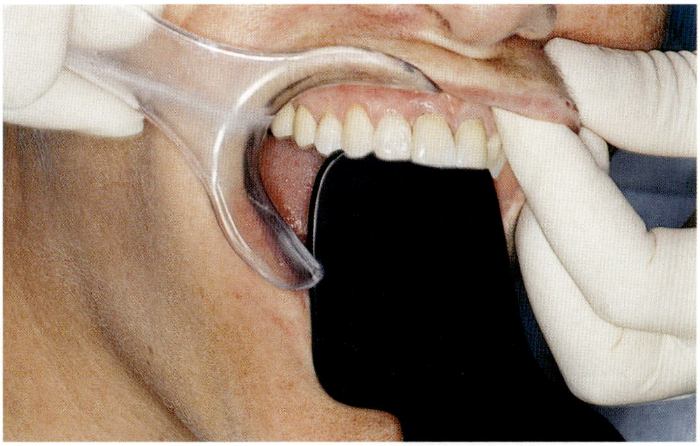

Abb. 32 Die Schablone wird oral hinter den oberen Frontzähnen platziert

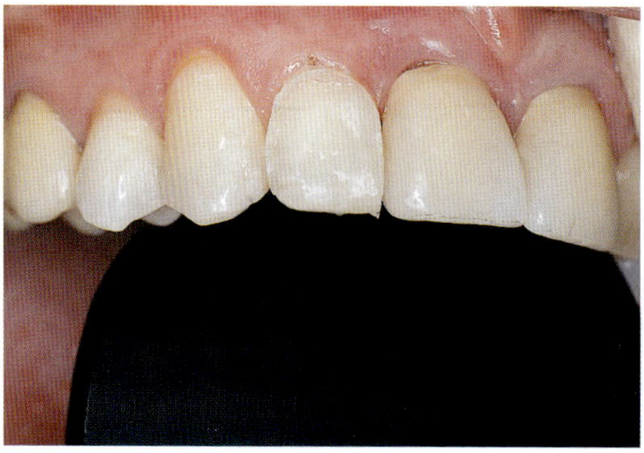

Abb. 33 Vor dem schwarzen Hintergrund ist das ästhetische Einschleifen leicht durchzuführen

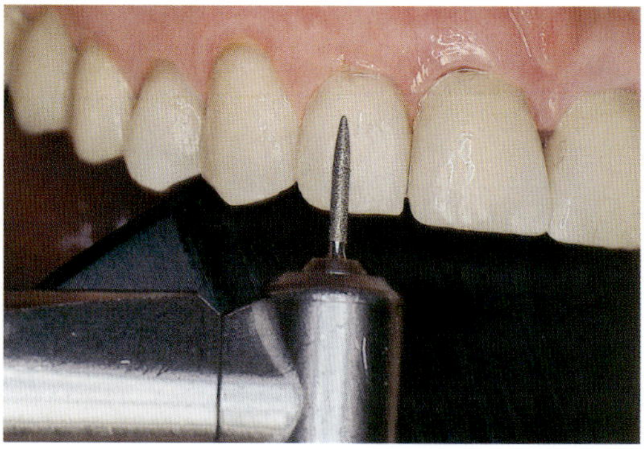

Abb. 34 Konturierung mit der Feinkorndiamantflamme

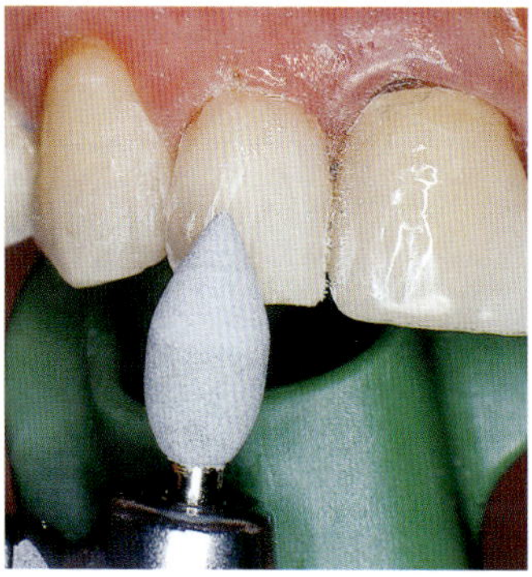

Abb. 35 Vorpolitur mit dem groben Gummipolierer

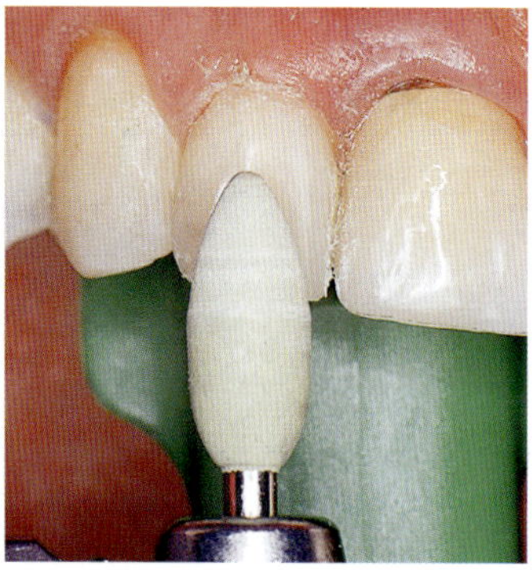

Abb. 36 Feinpolitur mit dem feinen Gummipolierer

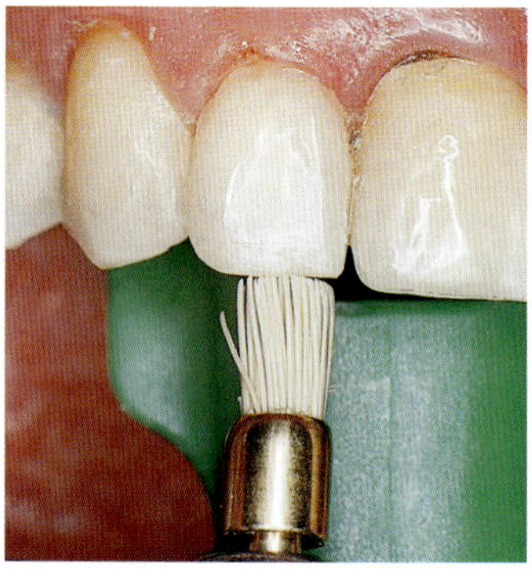

Abb. 37 Hochglanzpolitur mit dem Occlubrush-Bürstchen

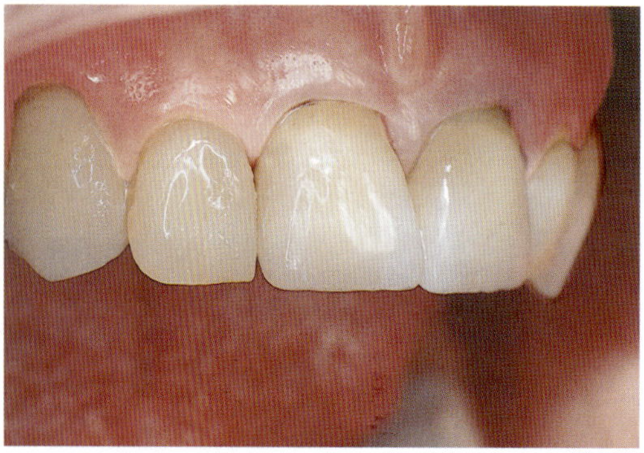

Abb. 38 Die fertige Restauration

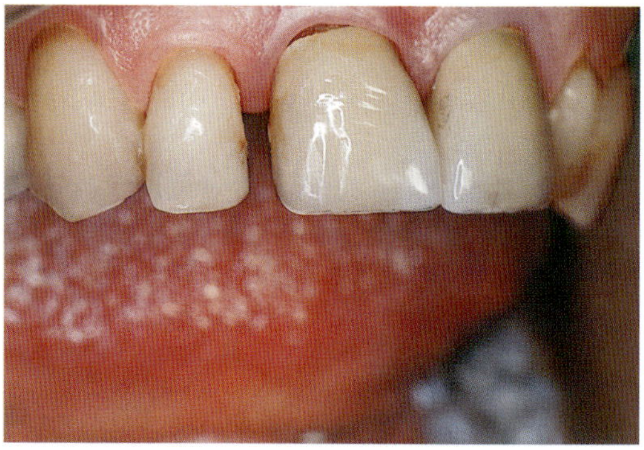

Abb. 39 Im Vergleich dazu die Ausgangssituation

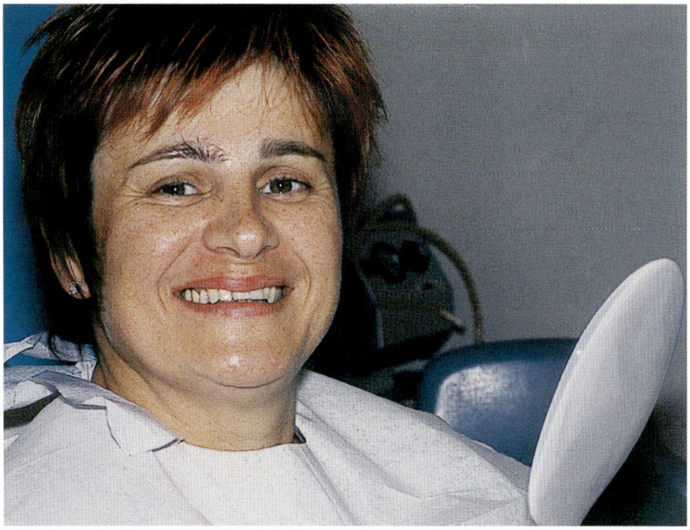

Abb. 40 Die erstaunte Patientin

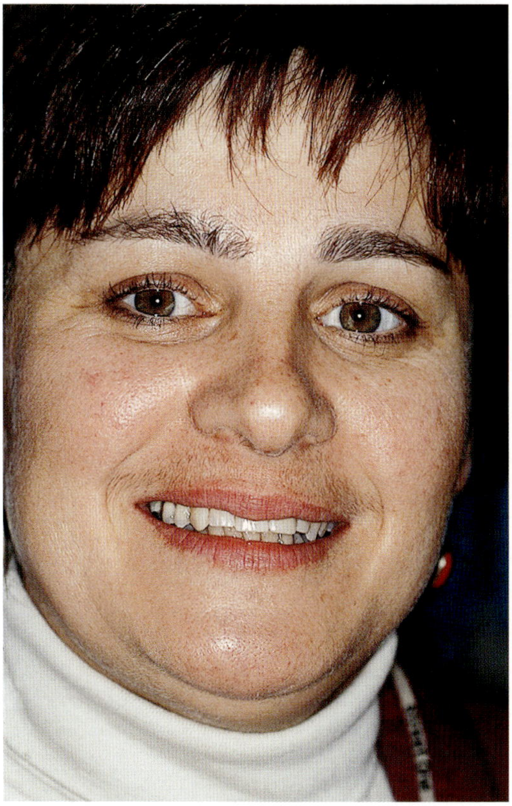

Abb. 42 Ein selbstbewusstes Lächeln nach der Restaurierung

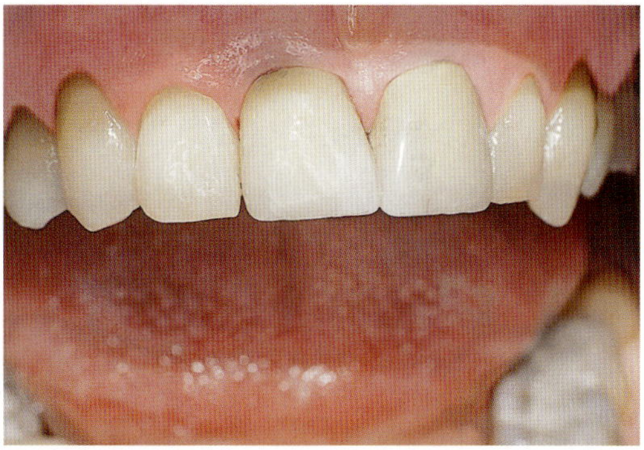

Abb. 41 Mit dem Handspiegel betrachtet sie das Behandlungsergebnis

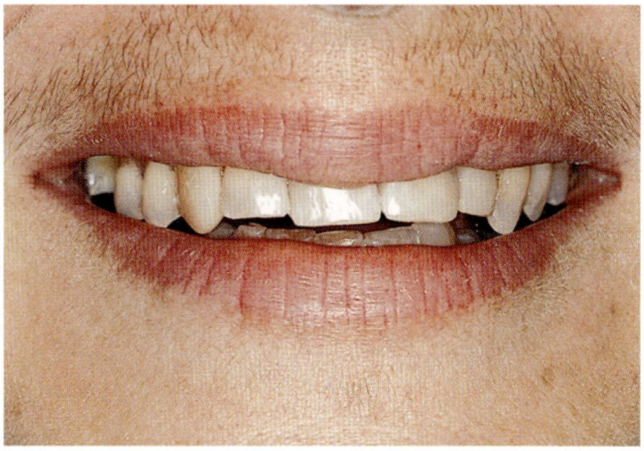

Abb. 43 Die Lücke ist verschwunden

Materialliste

1. Contour Strip (Fa. Ivoclar Vivadent, Ellwangen). Nur die steifen Strips verwenden, nicht die von der Rolle, denn diese sind zu weich!
2. Phosphorsäureätzgel Ultra-Etch (Fa. Ultradent, South Jordan, USA).
3. Kompositsystem Tetric und Heliobond (Fa. Ivoclar Vivadent, Ellwangen).
4. Schmaler Aquarellpinsel C 2 (Fa. Ivoclar Vivadent, Ellwangen).
5. Gummipolierer grau und grün (Fa. Ivoclar Vivadent, Ellwangen).
6. Polierbürstchen (Fa. Hawe Neos Dental, Bioggio, Schweiz).
7. Schwarze Ästhetikblende (selbst hergestellt).

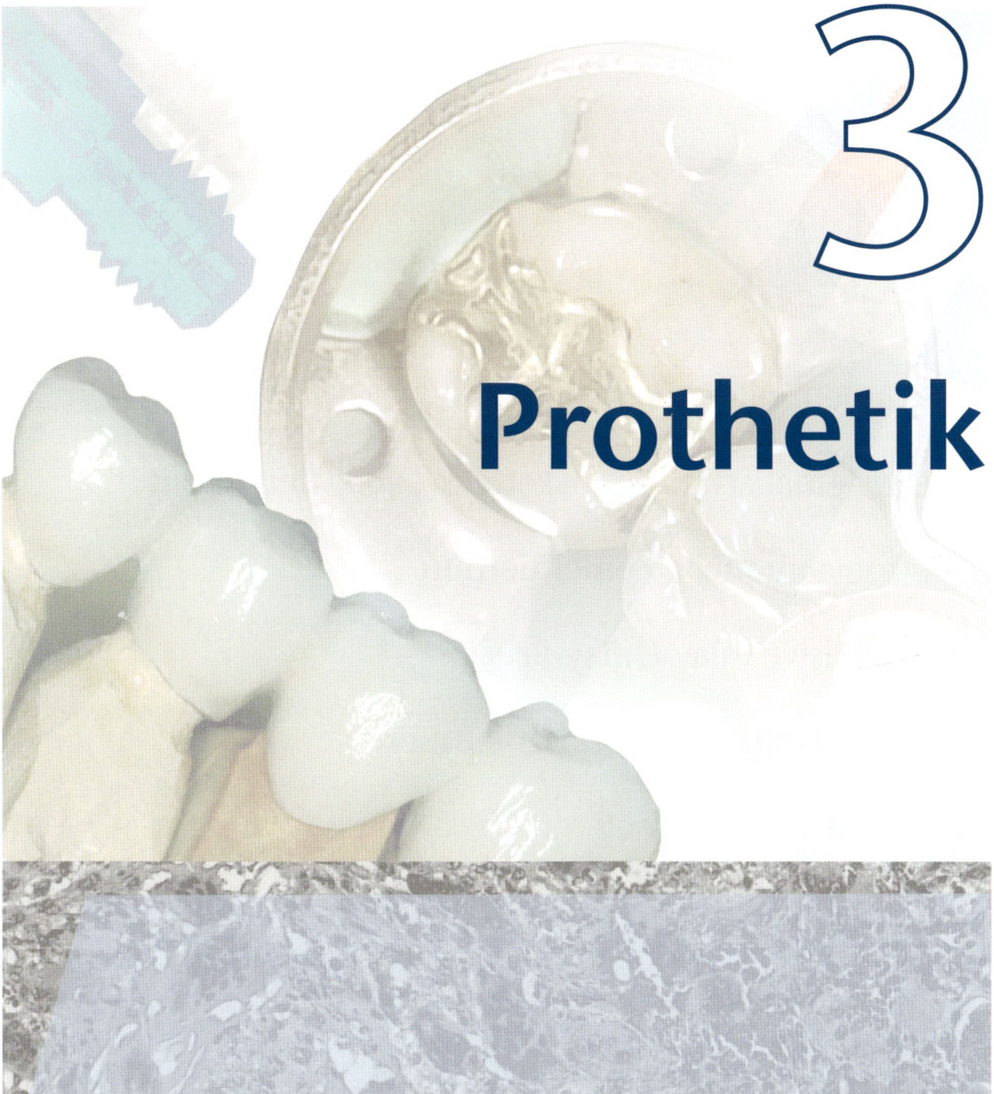

3 Prothetik

3

Die Lupenbrille

Die systematische Arbeitskette in Labor und Praxis

Die konventionelle Zementierung

Die adhäsive Inlay-Onlay-Brücke

Die passgenaue provisorische Brücke

Totalprothetik rationell

Zähneknirschen – psychisch oder okklusal bedingt?

Zentrische Schienen mit anteriorer Führung

Diagnostik in der Implantatprothetik

Die Lupenbrille

Problem: Erhöhte Präzision in der Zahnmedizin

In allen Bereichen der Zahnmedizin ist das Wissen und damit der Anspruch an die Präzision der zahnärztlichen Tätigkeit enorm gestiegen:

- In der Zahnerhaltung werden das Aufspüren von minimaler Karies, die minimalinvasive Versorgung von kariösen Läsionen, Fissurenversiegelungen und die Ultraschallaufbereitung von Tag zu Tag wichtiger (Abb. 1 und 2).
- In der Prothetik wird gefordert, dass der Kronenrandspalt kleiner als 50 µm (Abb. 3) sein soll, um eine mikrobiologische Besiedlung zu verhindern. Dazu ist eine hochpräzise Präparations- und Abformungstechnik notwendig (Abb. 4 bis 6).
- In der Parodontalchirurgie wird mit 6.0 bis 9.0 Nähten gearbeitet, um eine möglichst reizlose, schnelle und narbenfreie Wundheilung zu ermöglichen.
- In der Füllungstherapie werden unsichtbare Ränder speziell im Frontzahnbereich gefordert.
- In der Endodontie ist das Auffinden akzessorischer Kanäle ohne eine Vergrößerungshilfe schlichtweg unmöglich.
- In der Oralchirurgie lässt sich der Langzeiterfolg einer Wurzelspitzenamputation nur gewährleisten, wenn die Wurzelspitze während des Eingriffs optisch vergrößert wird.
- Die Präzision einer selektiven Einschleifbehandlung der dentalen Okklusion ist stark von der vergrößerten Sicht abhängig.

Kurz gesagt: Man weiß nur von dem, was man sieht!

Die erprobte Lösung: Vergrößerung mit der Lupenbrille

Durch den Einsatz einer Lupenbrille kann der Zahnarzt viele der o. g. Probleme lösen (Abb. 7 und 8). Im Folgenden soll kurz darauf eingegangen werden, welche Anforderungen eine Lupenbrille erfüllen muss und was sonst noch zu beachten ist.

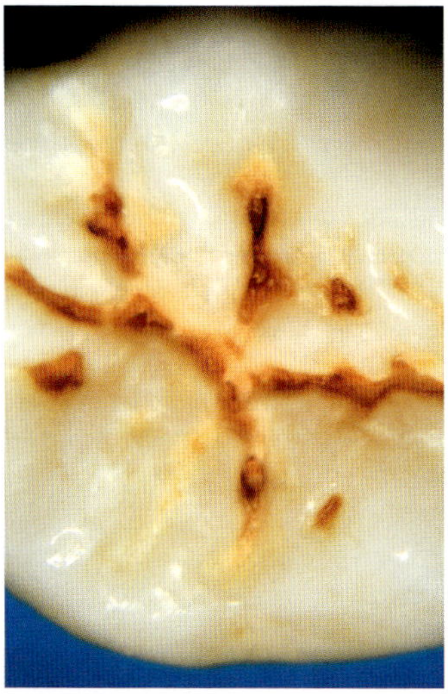

Abb. 1 Fissurenkaries

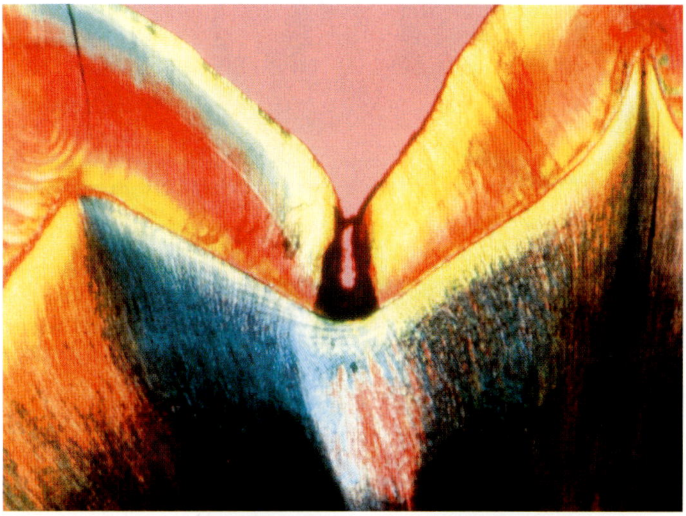

Abb. 2 Fissurenkaries im polarisationsoptischen Bild (aus: *R. Heinrich-Weltzien* et al.: Kann die Kariesrisiko-Einschätzung die Indikation zur Fissurenversiegelung beeinflussen? Quintessenz 50, 3, 245-251, 1999)

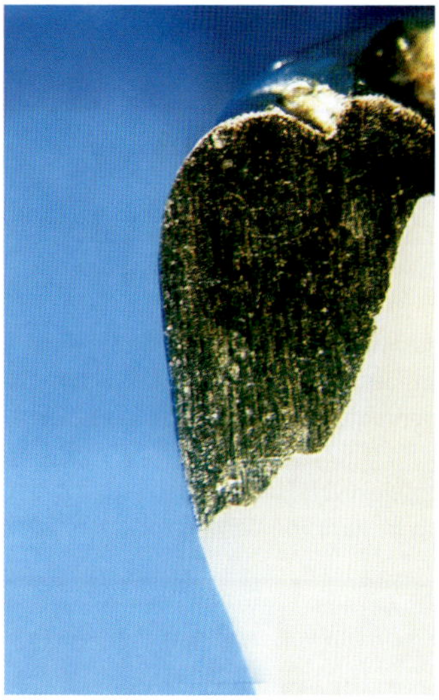

Abb. 3 Schnitt durch einen Seitenzahn mit Goldteilkrone

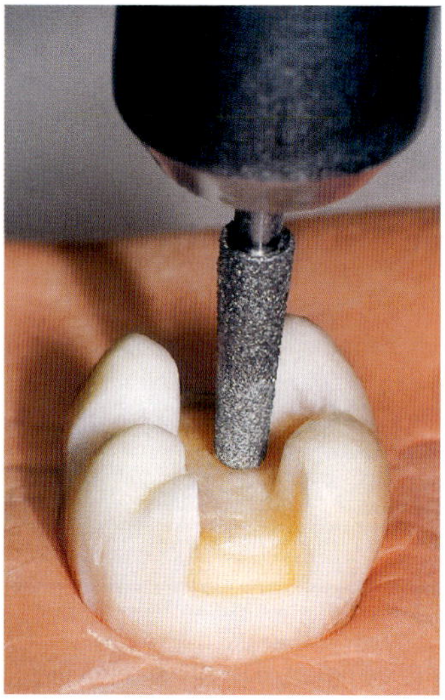

Abb. 4 Präparationsübung an einem extrahierten Zahn

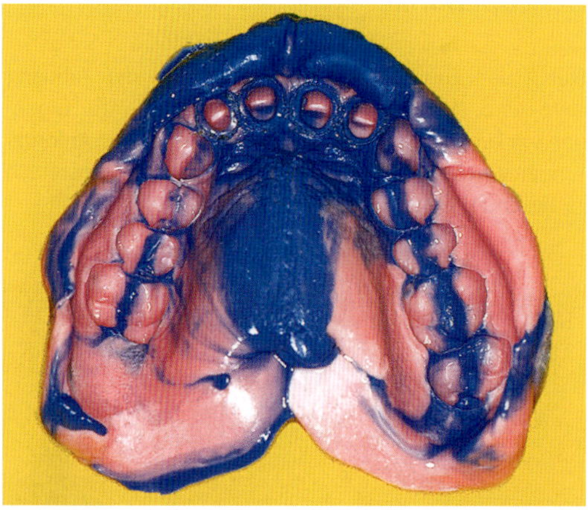

Abb. 5 Polyätherabformung

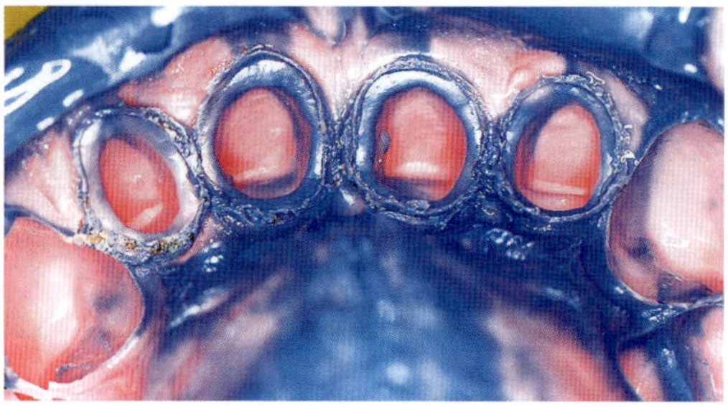

Abb. 6 Polyätherabformung unter der Lupenbrille

Tragekomfort

Die Lupenbrille sollte

- nicht zu schwer sein,
- zur Entlastung des Kopfes mit einem elastischen Halteband versehen sein
- und eine bequeme Nasenstütze haben (Abb. 9).

Vergrößerung

Empfehlenswert ist für den Einsteiger eine 2,5- bis 3fache (Abb. 10 und 11) und für den Geübten eine 3- bis 6fache Vergrößerung (Abb. 12). Stärkere Vergrößerungen führen nach den optischen Gesetzen zu einer erheblichen Einschränkung der Tiefenschärfe und erfordern vor allem sehr schwere Prismengläser an der Brille, was ein bequemes Tragen nahezu unmöglich macht.

Die Arbeitsweise sollte bei starker Vergrößerung verlangsamt werden (Zeitlupe), um eine ständige Kontrolle der Tätigkeit im Sichtfeld zu erhalten.

Weitwinkelprismen

Um das Arbeiten mit der optischen Vergrößerung zu erleichtern, sollte das optische System der Lupenbrille eine Weitwinkelsicht ermöglichen. Im englischen Sprachbereich wird dies als Panorama oder Panoramic bezeichnet.

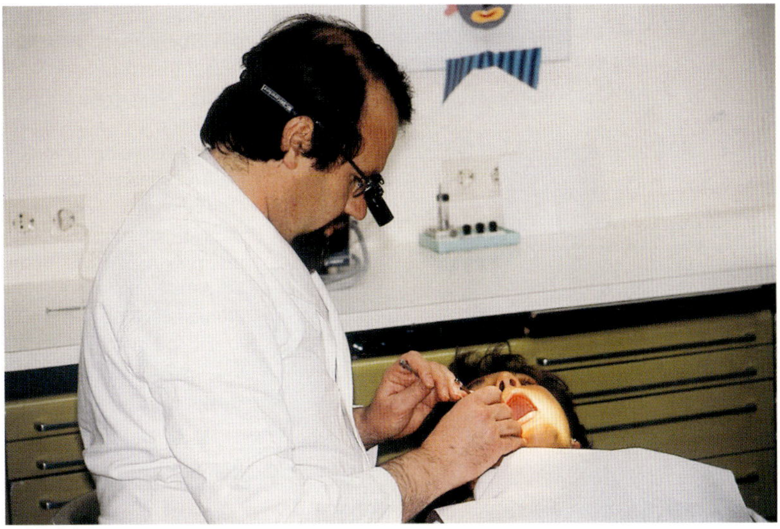

Abb. 7 Der Autor während einer Präparation mit Lupenbrille

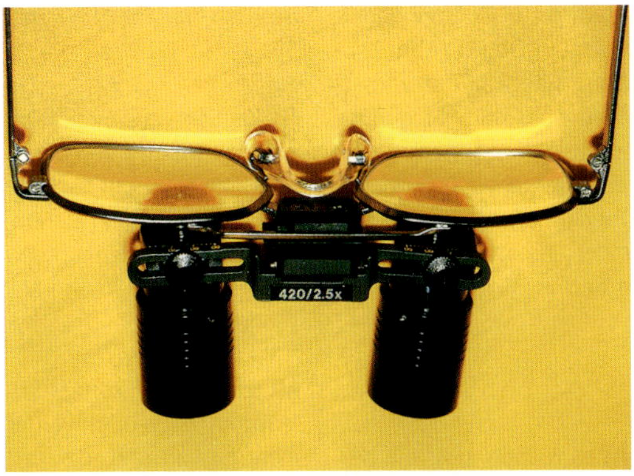

Abb. 8 Lupenbrille (3fache Vergrößerung)

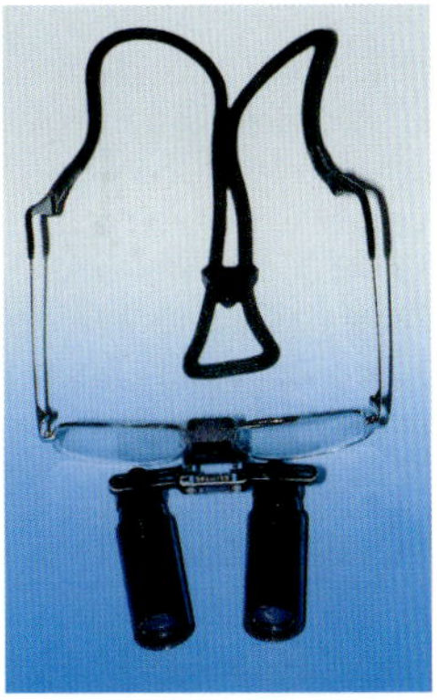

Abb. 9 Lupenbrille (6fache Vergrößerung) mit bequemem Hinterkopfband)

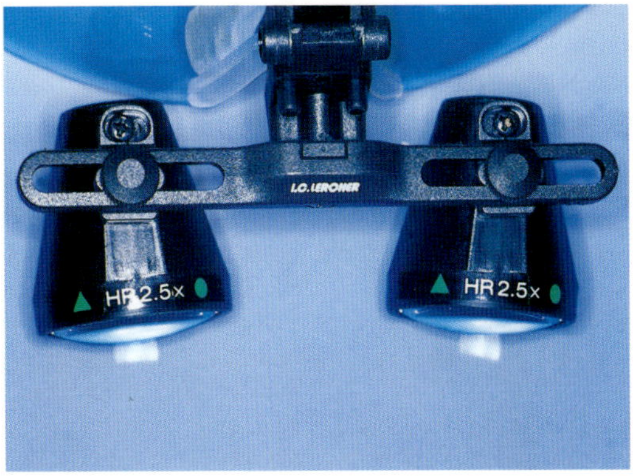

Abb. 10 Lupenbrille (3fache Vergrößerung) mit Weitwinkel-optik

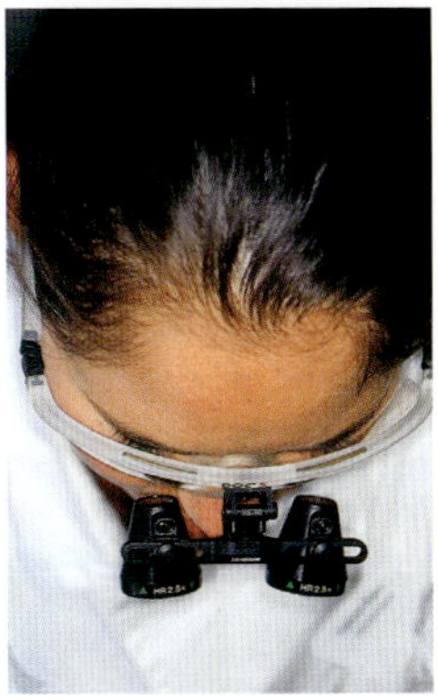

Abb. 11 Lupenbrille (3fache Vergrößerung) mit elastischen Bügeln

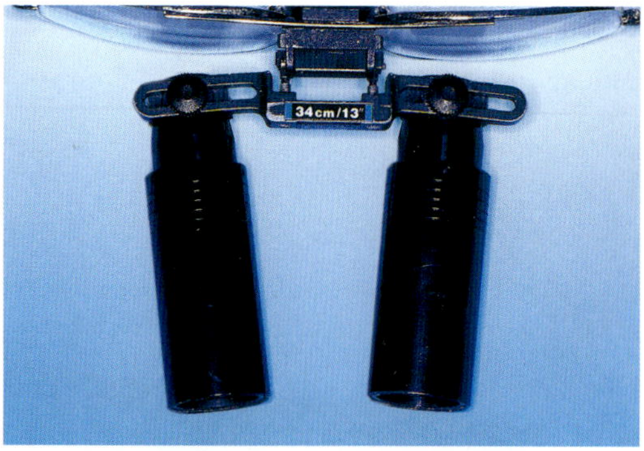

Abb. 12 Lupenbrille (6fache Vergrößerung) mit schwerer Optik

Arbeitsabstand

Der Arbeitsabstand bei einer Lupenbrille wird von der Oberfläche des Auges bis zum Objekt gemessen. Die Normwerte für die Arbeitsphysiologie werden in Deutschland von der Universität Darmstadt festgelegt. Sie liegen derzeit bei 32 bis 35 cm vom Auge zum Objekt (Abb. 13).

Allerdings ist der Arbeitsabstand stark von den körperlichen Proportionen des Einzelnen abhängig. Es gibt so genannte Sitzriesen, d. h. Menschen mit hohem Oberkörper und langen Armen, und Sitzzwerge, die bei gleicher Körpergröße einen niedrigen Oberkörper und kurze Arme haben. Aus diesem Grund sollte der Arbeitsabstand individuell getestet und festgelegt werden.

Pupillendistanz

Für das stereoskopische Sehen ist es wichtig, dass die beiden Einzelbilder des linken und des rechten Auges korrekt ausgerichtet sind. Dazu ist es hilfreich, die Augenabstände vom Augenarzt oder Optiker ausmessen zu lassen. Sie sind in der Regel nicht symmetrisch! Die meisten Lupenbrillen haben einen horizontalen Einstellbalken mit Millimeterskala, auf dem sich die ermittelten Abstände einstellen lassen. Diese Voreinstellung wird für beide Augen einzeln überprüft und nachjustiert, und anschließend wird das stereoskopische Sehen mit beiden Augen getestet. Es empfiehlt sich die Justierung mit einem Kreuz auf hellem Hintergrund.

Neigungswinkel

Es sollte die Möglichkeit bestehen, die an der Lupenbrille befestigten Teleskope in ihrem Neigungswinkel der Kopfhaltung anzupassen. Der Kopf sollte bei aufrechter Haltung des Oberkörpers leicht und entspannt geneigt sein (vgl. Abb. 7 und 13).

Der Neigungswinkel spielt ebenso wie der Arbeitsabstand und die Lagerung des Patienten eine wichtige Rolle bei der Vermeidung von muskoskelettalen Problemen, wie sie im zahnärztlichen Bereich leider sehr verbreitet sind. Der Behandler neigt dazu, durch verkrümmte Körperhaltungen eine bessere Sicht zu erzielen. Diese ständigen isometrischen Muskelanspannungen in unphysiologischer Körperhaltung führen unweigerlich zu orthopädischen Problemen (Abb. 14).

Ein physiologisch richtig eingestellter Arbeitsabstand und ein korrekter Neigungswinkel sorgen für ein körperlich entspanntes Sehen in aufrechter Körperhaltung!

Beleuchtung

Die OP-Lampe am Behandlungsstuhl lässt häufig keine direkte und schattenfreie Ausleuchtung des gewünschten Arbeitsfeldes zu. Folgende Beleuchtungsmöglichkeiten stehen zur Verfügung:

- Kaltlicht an einem Kopfrahmen, über einen Lichtleiter mit einem stationären Generator verbunden;
- Kaltlicht an der Lupenbrille befestigt, über ein Stromkabel mit einem stationären Netzgerät verbunden;
- Kaltlicht an der Lupenbrille befestigt, über ein Stromkabel mit einem am Körper getragenen Akku verbunden.

Als Lichtquelle können Halogen-, Dioden- und Xenonleuchten verwendet werden. Das Ausleuchtungslicht sollte nicht zu hell sein, da sonst ein kontraproduktiver Blendeffekt auftritt, der vor allem die Farbsehtüchtigkeit beeinträchtigt. Für den zahnärztlichen Arbeitsbereich ist eine Helligkeit von 10.000 bis 15.000 Lux ausreichend.

Hygienefähigkeit

Um die vergütete Oberfläche der Teleskope zu schützen, sollte wie bei einer Spiegelreflexkamera eine Schutzlinse davor gesetzt werden können. Leider gibt es bis jetzt nur einen Hersteller, der eine solche Möglichkeit anbietet.

Ferner wäre es wünschenswert, wasserdichte Optiken zu haben, um die Lupenbrille regelmäßig im Ultraschallbad reinigen zu können. Wer schon einmal eine Lupenbrille nach einer ausgedehnten Präparation gesehen hat, wird diese Forderung als unabdingbar betrachten!

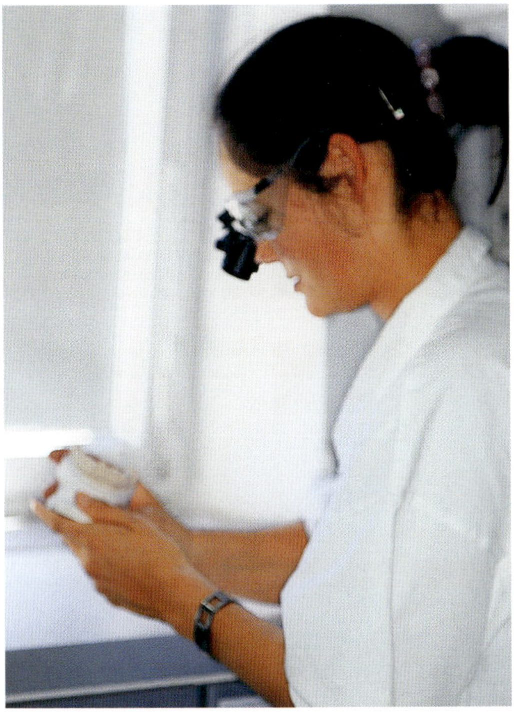

Abb. 13 Arbeitsabstand bei entspannter Körperhaltung

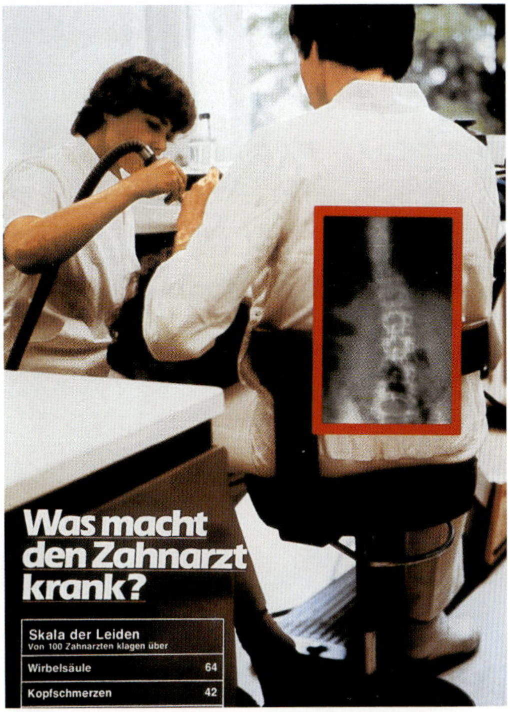

Abb. 14 Was macht den Zahnarzt krank? (Ausschnitt aus einem Titelblatt der ZM)

Trainingsprogramm

Viele Zahnärzte leihen sich eine Lupenbrille zum Test aus, beginnen sofort eine Präparation, bekommen Kopfschmerzen sowie Schwindelgefühle und gelangen zu dem Ergebnis, dass eine Lupenbrille für sie nicht geeignet sei. Die Anwendung einer starken Vergrößerung ist aber ein Lernprogramm, das je nach Vergrößerungsfaktor zwischen 1 und 3 Wochen dauert. Es geht nicht allein um das Sehen – die Propriozeption unserer Bewegungen muss im Vergrößerungsfeld erlernt werden!

So ist folgendes Trainingsprogramm zu empfehlen:

- Ausarbeitung von Provisorien (Markierung der Präparationsgrenze mit Feinbleistift und anschließendes exaktes Ausarbeiten) außerhalb des Mundes (Abb. 15);
- Wurzelglättung und Kürettage in der Parodontalbehandlung (Abb. 16);
- Ausarbeitung und Politur von Kompositfüllungen (Abb. 17);
- selektives Einschleifen (Abb. 18);
- Oralchirurgie mit Nähten 6.0 bis 9.0;
- Kontrolle der Präparationen von Zahnrestaurationen;
- Präparationen von Zahnrestaurationen (Abb. 19).

Auswahl

Für den Zahnarzt als optischen Laien können folgende Empfehlungen zum Kauf einer Lupenbrille gegeben werden:

- Qualität der Optik: Nehmen Sie beim geplanten Kauf ein 10 cm2 großes Stück Millimeterpapier mit. Wenn beim Blick durch die Lupenbrille auch im Randbereich noch Quadrate zu sehen sind und keine verformte Geometrie, handelt es sich um eine gute Optik (Abb. 20).
- Bequemlichkeit: Sie sollten die Lupenbrille ein paar Minuten aufsetzen, verschiedene Gegenstände betrachten und sich dann folgende Fragen stellen: Ist die Nasenstütze bequem? Kneift das Hinterkopfband nicht? Ist die Lupenbrille nicht zu schwer?
- Körperhaltung: Stimmen der Neigungswinkel und der Arbeitsabstand? Kann ich aufrecht und entspannt sitzen und in allen Arbeitsbereichen gut sehen?

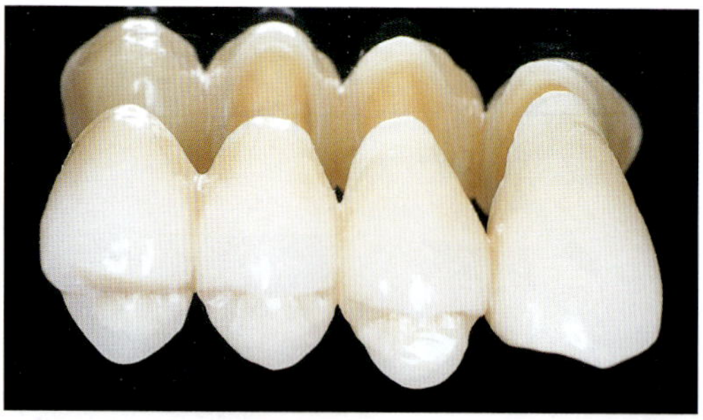

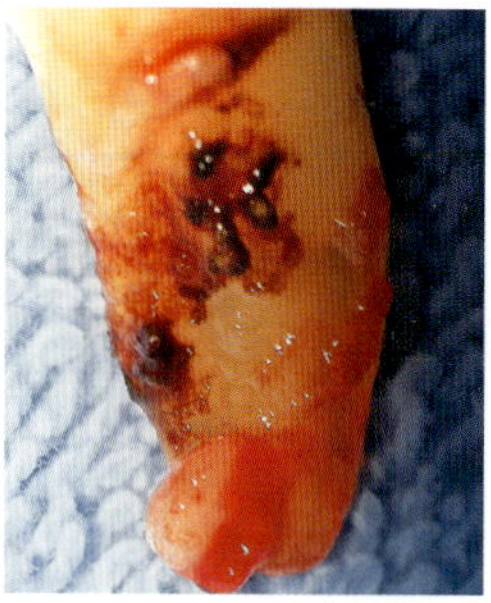

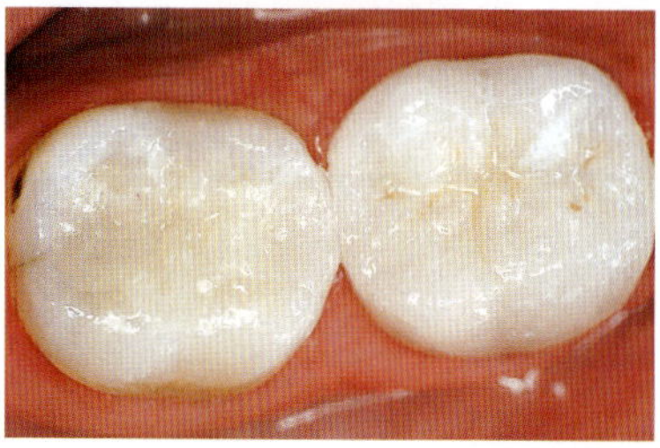

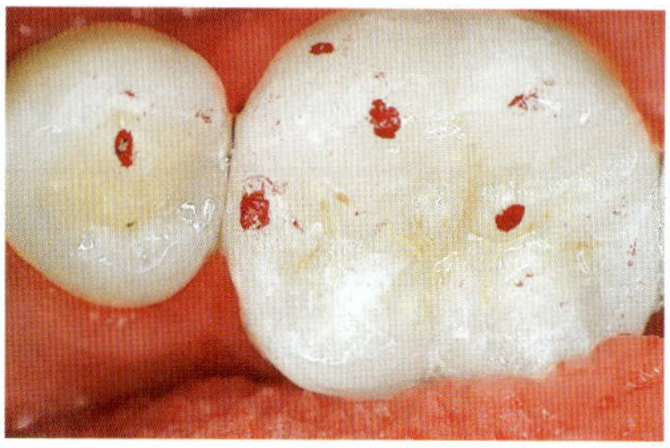

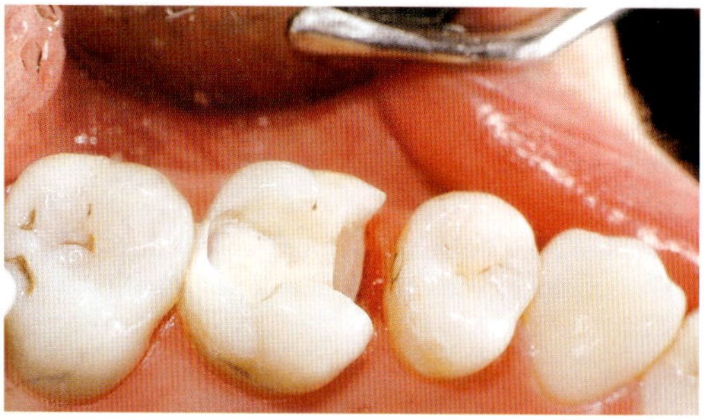

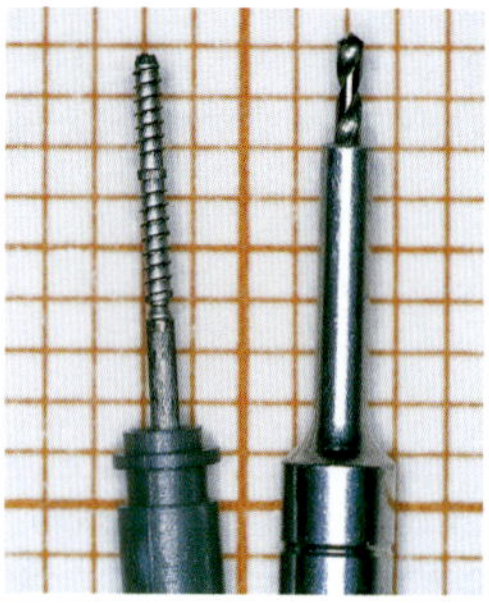

Abb. 15 Das ausgearbeitete Provisorium

Abb. 16 Der extrahierte Zahn nach geschlossener Kürettage und Extraktion

Abb. 17 Die fertig polierten Seitenzahnfüllungen

Abb. 18 Selektives Einschleifen unter der Lupenbrille

Abb. 19 Präparation eines Keramikinlays

Abb. 20 Sichtprobe mit einer Lupenbrille (Stifte auf Millimeterpapier). Die Optik ist gut

– Ausleuchtung: Sind alle Arbeitsbereiche gut ausgeleuchtet? Komme ich mit der technischen Ausrüstung zurecht?

Bewertung

Die Lupenbrille ist nach Meinung des Autors das wichtigste Werkzeug für den Zahnarzt in der modernen Zahnmedizin. Sie gestattet ein Sehen in Bereichen, in die unser Auge normalerweise nicht vordringen kann, und ermöglicht eine früher nicht gekannte Präzision. Damit kann in vielen Bereichen der Zahnmedizin zum Wohle unserer Patienten ein Langzeiterfolg erzielt werden, der bis vor einiger Zeit nicht vorstellbar war.

Materialliste

Möglichkeiten des Kaufes gibt es beim Optiker und u. a. bei folgenden Firmen:

1. Fa. Gerd Loser, Leverkusen,
2. Fa. Lercher, Emmingen-Liptingen,
3. Fa. Girrbach, Pforzheim (Produkte der Fa. Zeiss, Oberkochen),
4. Fa. Eickhorst, Hamburg und
5. Fa. American Dental Systems, Vaterstetten.

Die oben genannten Firmen bieten eine ausführliche Beratung sowie die Möglichkeit, Lupenbrillen mit Zubehör auszuleihen und einige Zeit in der Praxis zu testen.

Die systematische Arbeitskette in Labor und Praxis

Problem: Präzision in Praxis und Labor – was ist machbar?

Die Präparation war gut, die Abformung verlief erfolgreich, und der Zahntechniker hat eine Krone hergestellt, die auf das Modell aufgepasst wurde. Die Krone wurde zementiert, ist zu hoch, muss eingeschliffen werden, und ein deutlicher Randspalt ist sichtbar (Abb. 1).

Was stimmt an unserer Arbeitsweise von der Präparation bis zur Zementierung nicht? Liegt es

- an der Präparation,
- an der Abformung,
- am Modell,
- am Guss,
- am Aufpassen,
- am Zahntechniker,
- am Zement oder
- an uns selbst?

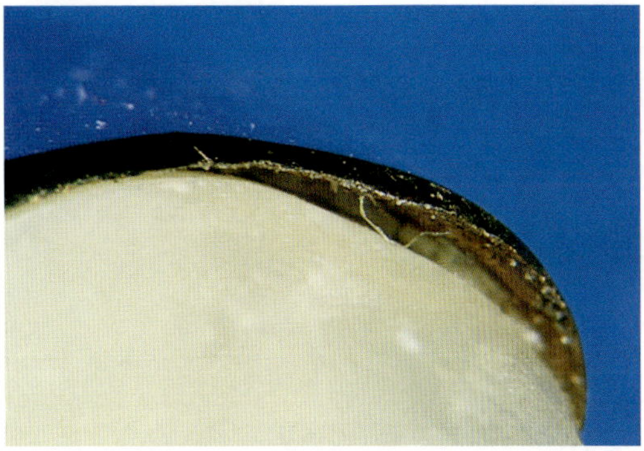

Abb. 1 Abstehender Kronenrand

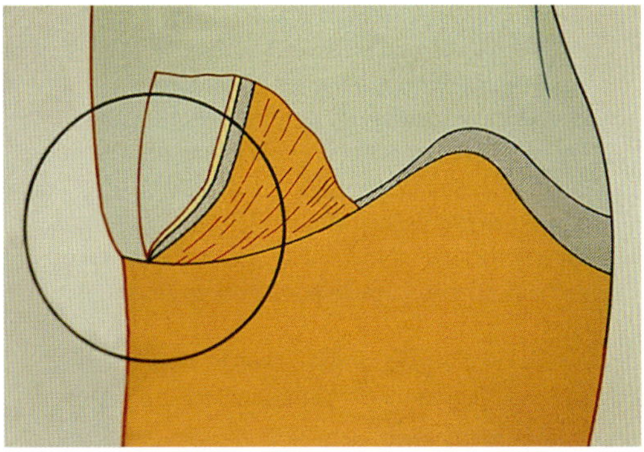

Abb. 2 Problemzone Kronenrand

Die erprobte Lösung: Die systematische Arbeitskette

Teil 1: Von der Praxis ins Labor

Von der Präparation bis zur Zementierung sollte ein kontinuierliches Höchstmaß an Präzision aufgewendet werden. Jede einzelne Zwischenstation ist vom Zahnarzt und vom Zahntechniker regelmäßig auf ihre Möglichkeiten hinsichtlich Material und Methode zu überprüfen. Es sollte nie eine Schuldzuweisung erfolgen, sondern stets die gemeinsame Suche nach dem Fehler, nach der Verbesserungsmöglichkeit im Mittelpunkt stehen!

Als Anfang der 80er Jahre das Stereomikroskop Eingang in das zahntechnische Labor fand, erhob sich die Frage: Welche Präzision ist damit möglich? (Abb. 2). Die Untersuchungen von Marxkors, Universität Münster, aus dem Jahr 1976 ergaben ein mittleres Abstehen der Kronenränder von 0,46 mm bei Bandkronen und von 0,22 mm bei Gusskronen. Um eine bakterielle Besiedlung des Randspaltes zu verhindern, wurde gefordert, dass der Randspalt nicht größer als 0,03 mm sein dürfe.

Diese Forderung galt zu jener Zeit als utopisch und unerreichbar. Das hat sich mit der Einführung des Stereomikroskopes als einem der wichtigsten Werkzeuge des Zahntechnikers geändert. Früher nur bei Diamantschleifern, Chipkontrollen in der Computerindustrie, Feinmechanikern und Uhrmachern eingesetzt, hat es heute auch im zahntechnischen Labor seinen festen Platz (Abb. 3).

Welche Eigenschaften sollte das Stereomikroskop für das Zahntechniklabor haben? Im Folgenden seien kurz die wichtigsten Anforderungen genannt und einige zusätzliche Tipps aufgeführt:

- Typ: Es sollte sich um ein biokkuläres Auflichtstereomikroskop handeln (Abb. 4).

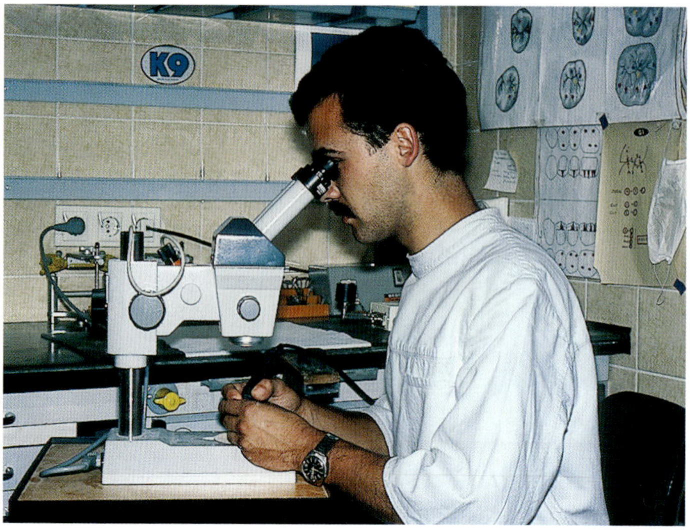

Abb. 3 Das Stereomikroskop – ein wichtiges Werkzeug im Labor

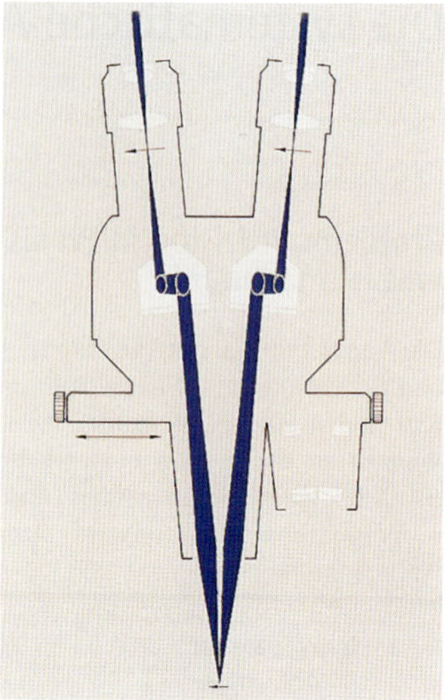

Abb. 4 Der Strahlengang im Stereomikroskop

- Vergrößerung: Empfehlenswert ist eine 10fache Vergrößerung für die ständige Arbeit und eine 30fache Vergrößerung für Kontrollzwecke. Wichtig ist in diesem Zusammenhang ein Trainingsprogramm, bei dem das Stereomikroskop zunächst nur zur Kontrolle und erst nach einiger Zeit zum ständigen Arbeiten benutzt werden sollte. Nach 4 Wochen ist der Zahntechniker am Stereomikroskop sicher eingewöhnt.
- Weitwinkeloptik: Weitwinkelokkulare vergrößern das Arbeitsfeld unter dem Stereomikroskop um ein Vielfaches.
- Ergonomie: Um eine physiologische Arbeitshaltung zu ermöglichen, sollte das Stereomikroskop entweder mit Hilfe eines Unterlegkeiles zum Techniker gekippt oder mit Hilfe eines Schwenkarmes im Arbeitsbereich adaptiert werden.
- Qualität der Optik: Hier hilft ein Test mit Millimeterpapier. Wenn am Rand alle Quadrate auch tatsächlich quadratisch sind, kann man von einer guten Optik ausgehen.
- Hersteller: Gute Stereomikroskope sind u. a. bei den Firmen Zeiss (Oberkochen), Leitz Wild (Heerbrugg, Schweiz), Eickhorst (Hamburg) und Renfert (Singen) erhältlich.
- Foto- und Videoanschluss: Zur Dokumentation und zu Kurszwecken ist ein Foto- und Videoadapter (C-Mount) empfehlenswert.
- Beleuchtung: Stereomikroskope haben normalerweise eine eingebaute Beleuchtung, die für ausreichendes Licht sorgt. Zur besseren Darstellung für Foto- und Kurszwecke empfiehlt sich die zusätzliche Beleuchtung mit einer Kaltlichtquelle.

Die systematische Arbeitskette in Einzelschritten:

1. Präparation mit Hilfe einer Lupenbrille (siehe Beitrag zu dieser Rubrik in der „Quintessenz" 8/2001);
2. Kontrolle der Abformung unter dem Stereomikroskop (Abb. 5);
3. Ausgießen mit abgewogenem Modellgips und abgemessener Flüssigkeit, Anrühren unter Vakuum und Einfüllen auf dem Rüttler (Abb. 6 bis 8);
4. Kontrolle des Arbeitsmodells unter dem Stereomikroskop (Abb. 9 und 10); einer der zurzeit besten Modellgipse ist Moldasynt von Heraeus Kulzer, getestet mit dem Expansometer (Abb. 11 und 12);
5. Festlegung der Präparationsgrenze mit einem Farbstift und Fixierung mit Cyanoacrylat (Abb. 13 und 14), Auftragen von Platzhalterlack (Abb. 15);
6. Aufwachsen der Gusskrone (Abb. 16 bis 18);
7. kontrolliertes Abheben der aufgewachsten Krone mit Kontrolle des Randes (Abb. 19), Anstiftung (Abb. 20) und Einbettung;

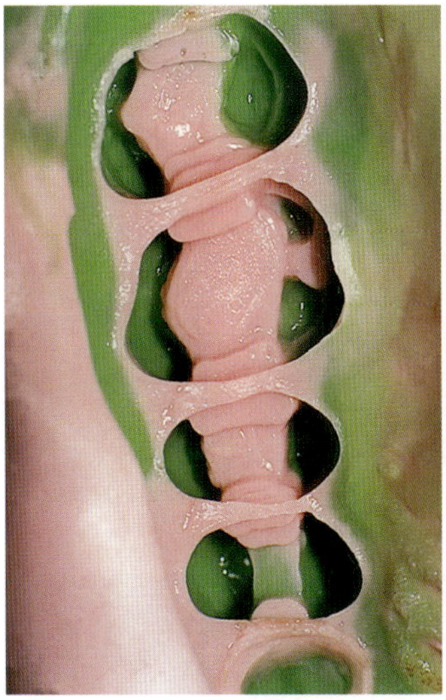

Abb. 5 Kontrolle der Hydrokolloidabformung auf Vollständigkeit

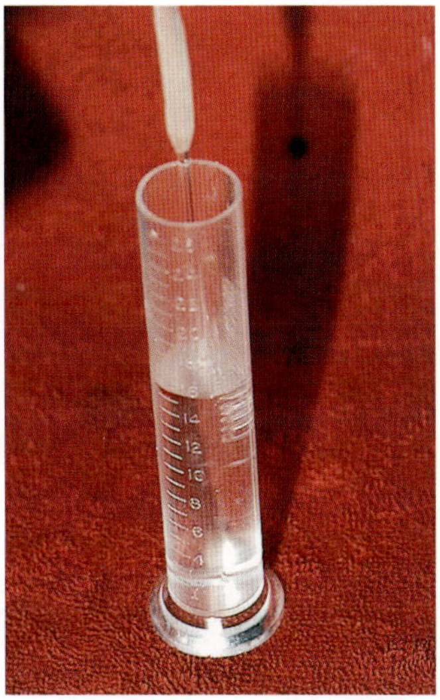

Abb. 6 Abmessen der Anmischflüssigkeit in der Messphiole

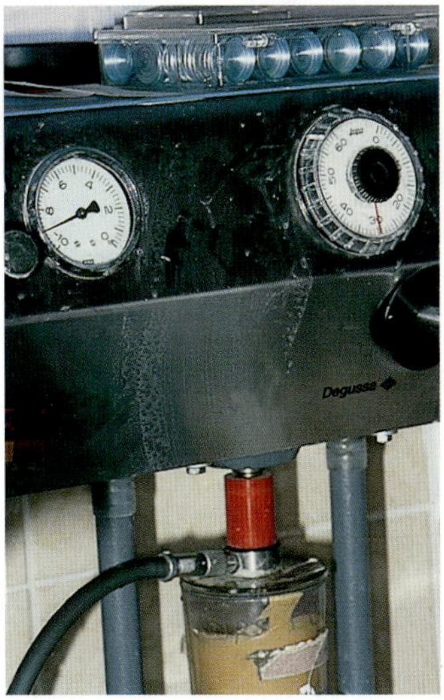

Abb. 7 Anmischen des Modellgipses unter Vakuum

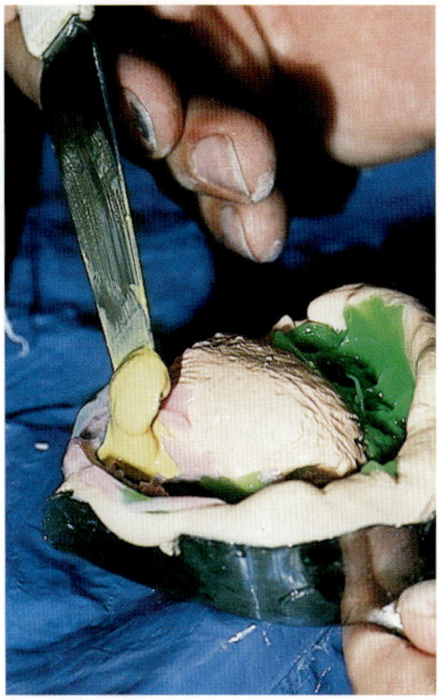

Abb. 8 Einfüllen des Modellgipses in die Abformung auf dem Rüttler

8. Kontrolle des Rohgusses, Entfernen des Gusskanals und der Gussperlen (Abb. 21 bis 23);
9. Aufpassen auf den Modellstumpf mit Hilfe eines groben wasserlöslichen Filzstiftes, der bei jeder Probe durch Anhauchen wieder aktiviert werden kann (Abb. 24 und 25). Die roten Primärkontakte werden mit einem scharfen Rosenbohrer entfernt (Abb. 26). Die Aufpassung wird so lange wiederholt, bis die Krone ohne Druck auf dem Modellstumpf passt! Wenn Druck ausgeübt wird, verursacht dies einen Abtrag am Modellstumpf, und es wird eine Passgenauigkeit vorgetäuscht, die anschließend im Mund nicht vorhanden ist!
10. Ausarbeitung und Finish (Abb. 27).

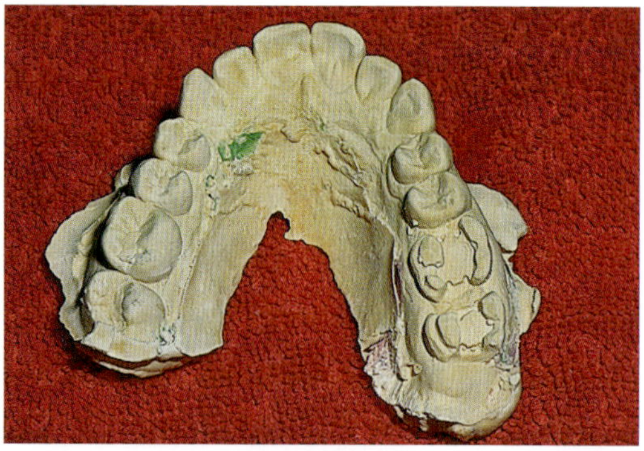

Abb. 9 Das abgehobene ausgegossene Modell

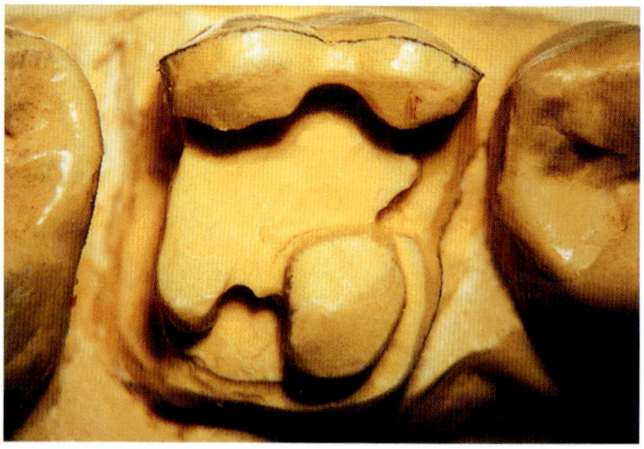

Abb. 10 Kontrolle des Modellstumpfes unter dem Stereomikroskop

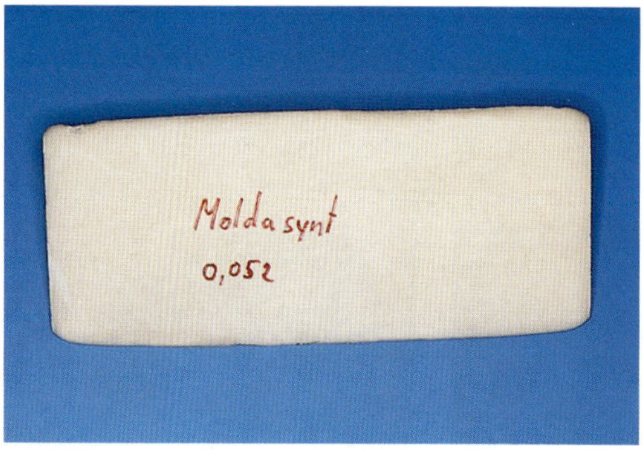

Abb. 11 Die Probe mit dem Messergebnis

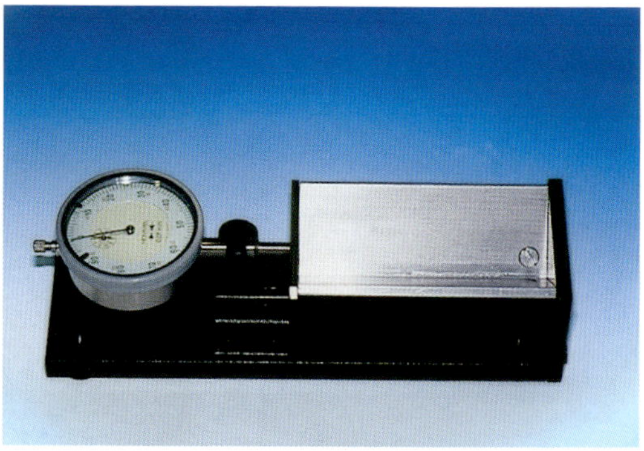

Abb. 12 Das Expansometer

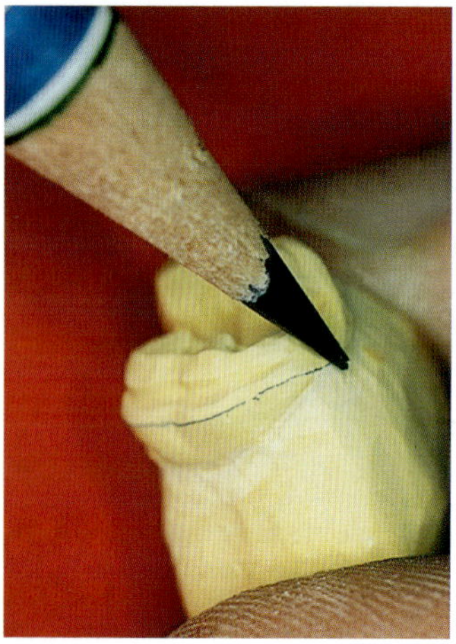

Abb. 13 Anzeichnen der Präparationsgrenze

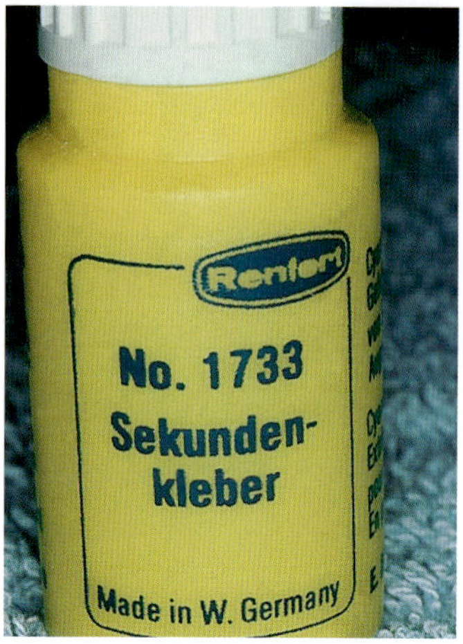

Abb. 14 Sekundenkleber zum Fixieren der angezeichneten Präparationsgrenze auf dem Modell

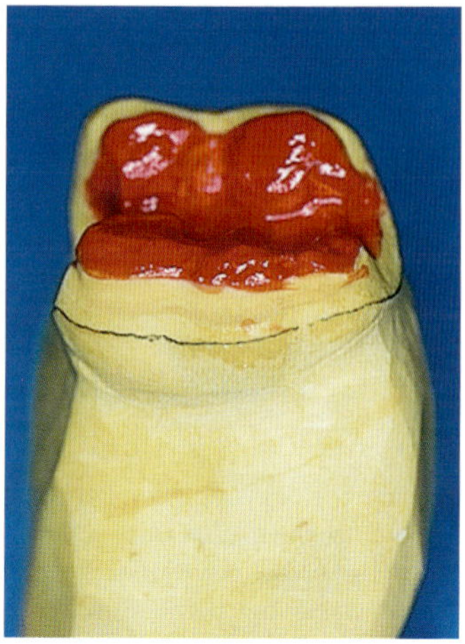

Abb. 15 Auf dem Modellstumpf wurde Platzhalterlack zur Simulation des Zementspaltes aufgetragen

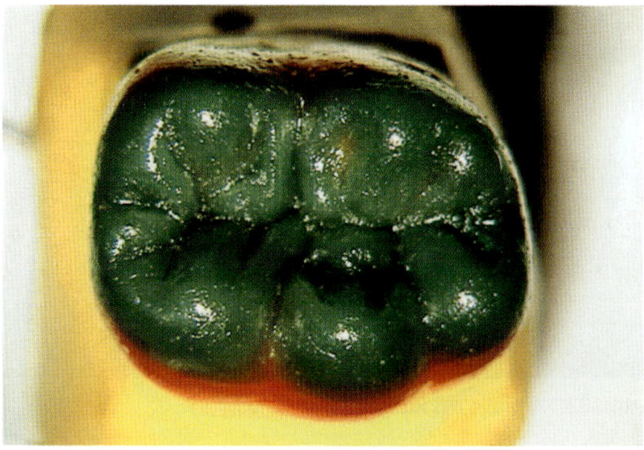

Abb. 16 Die fertige Wachsmodellation (Okklusalansicht)

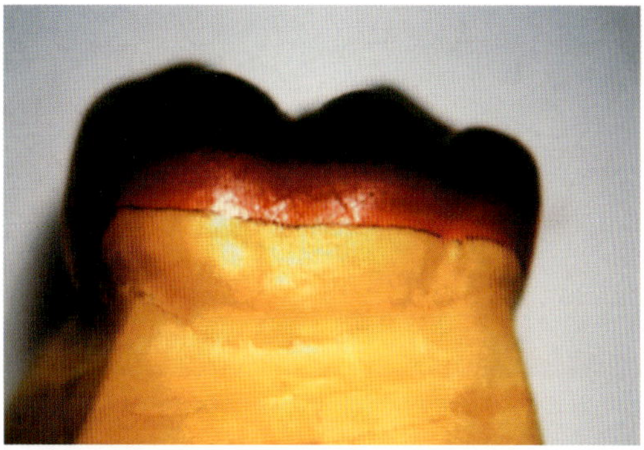

Abb. 17 Die fertige Wachsmodellation (Bukkalansicht)

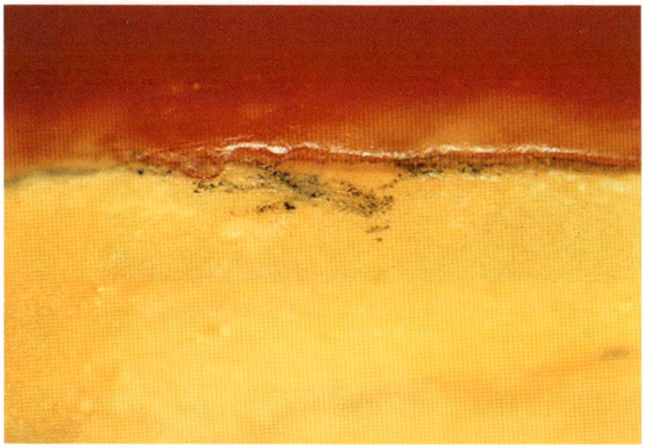

Abb. 18 Der aufgewachste Kronenrand in 50facher Vergrößerung

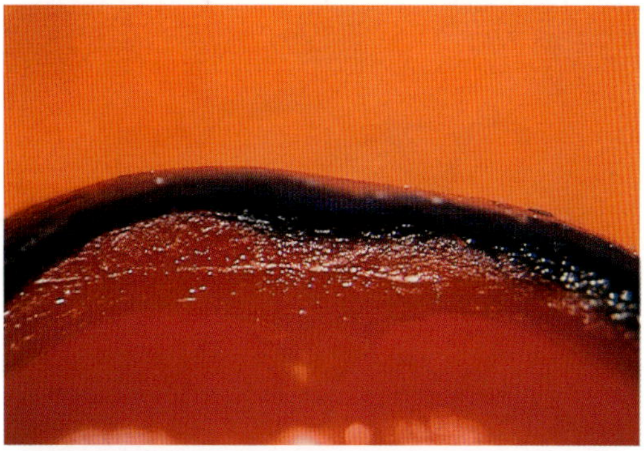

Abb. 19 Kontrolle des Kronenrandes nach dem Abheben der aufgewachsten Krone

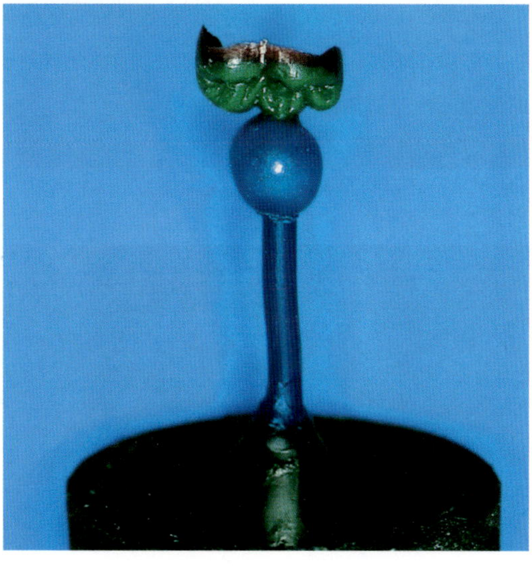

Abb. 20 Die angestiftete Teilkrone – fertig zum Einbetten

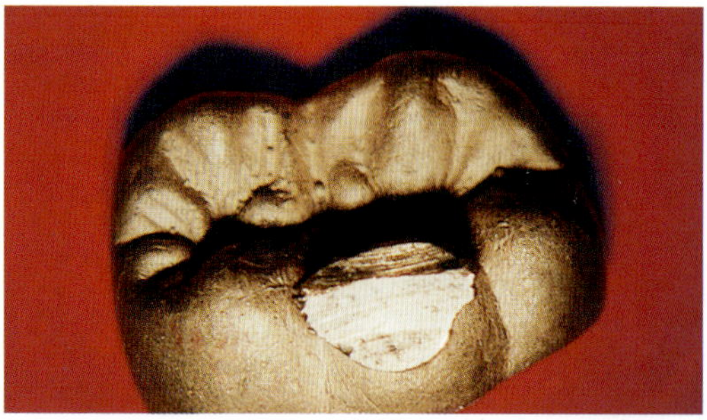

Abb. 21 Der Rohguss – der Gussstift wurde abgetrennt

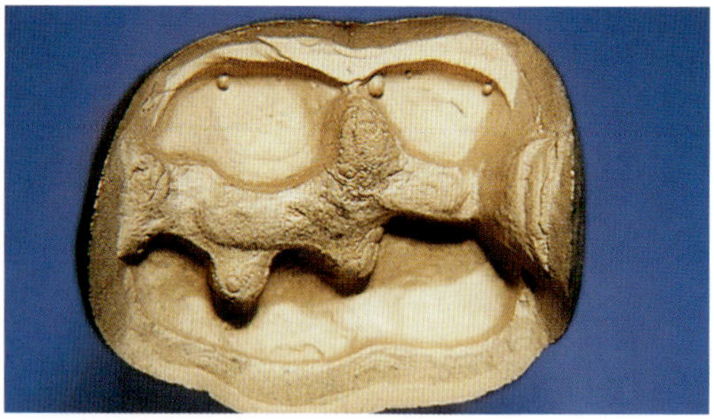

Abb. 22 Kontrolle des Rohgusses von unten

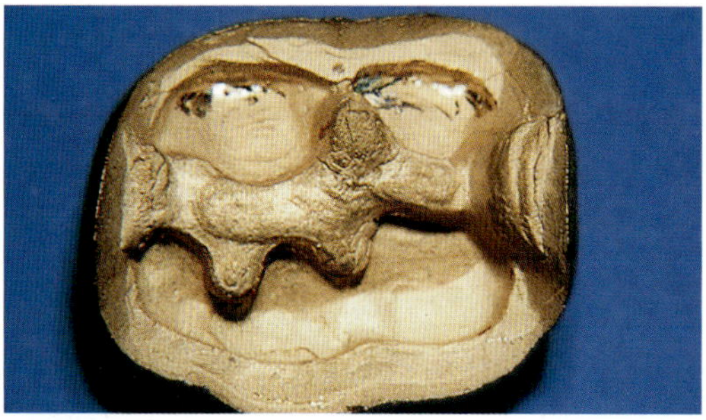

Abb. 23 Rohguss von unten nach Entfernung der Gussperlen

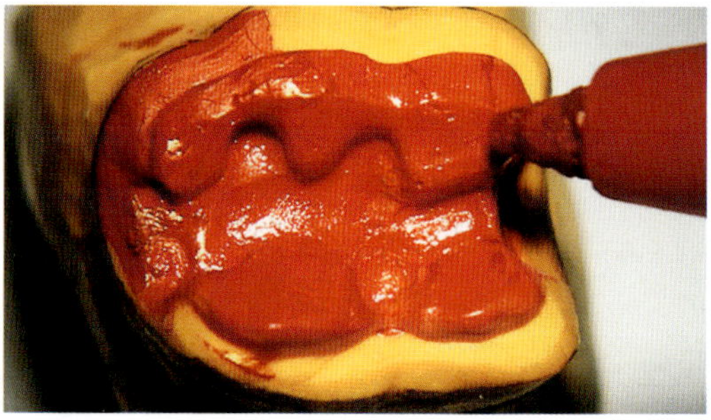

Abb. 24 Der Modellstumpf wird mit wasserlöslichem Filzschreiber eingelassen

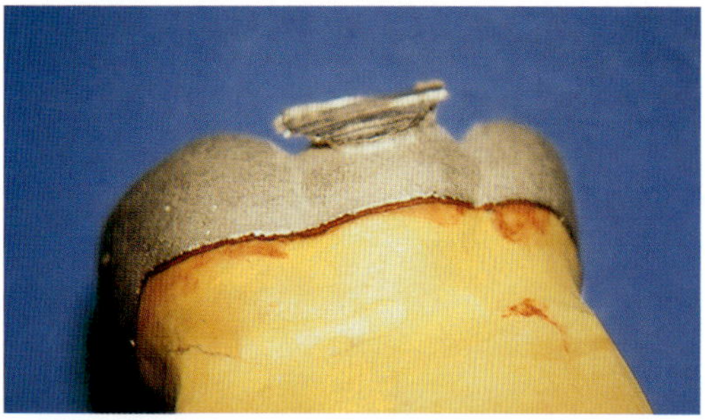

Abb. 25 Fast drucklose Aufpassung des Rohgusses auf den markierten Modellstumpf

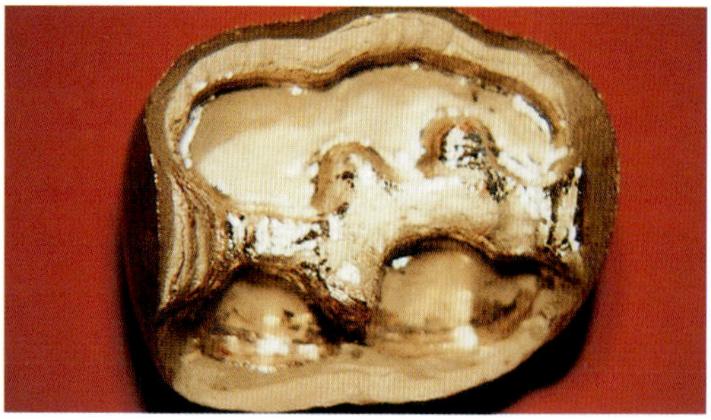

Abb. 26 Interne Markierungen – die Primärkontakte

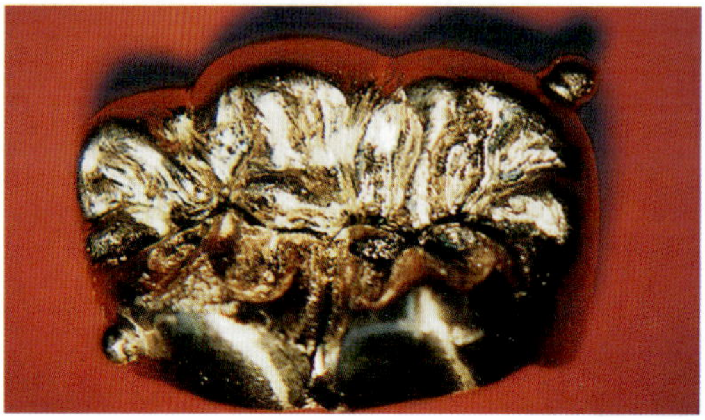

Abb. 27 Die ausgearbeitete Teilkrone

Problem: Übertragung der Laborpräzision unserer Restaurationen auf den Zahn

Die Restauration auf dem Arbeitsmodell weist in Bezug auf den Randspalt eine Präzision von 0,02 mm auf. Können wir diese Präzision auf den Zahn übertragen? Die Fortsetzung der systematischen Arbeitskette zeigt, wie dies möglich ist.

Die erprobte Lösung: Die systematische Arbeitskette

Teil 2: Vom Labor in die Praxis

11. Es wird eine Spotprobe in mehreren Schritten durchgeführt: Mit Hilfe eines thixotropen opaken Silikons (Thixotropie bedeutet in diesem Fall, dass das eingefüllte Silikon bei Druckeinwirkung dünnflüssig wird) und mit der Spotprobe wird die Einpassung im Mund vorgenommen. Eine kleine Portion PSI-Indikator wird angemischt und mit dem Pinsel in die Krone eingestrichen (Abb. 28). Die Krone wird mit Hilfe eines Inlaysetters auf den Zahn aufgedrückt, und die Aushärtung wird abgewartet (Abb. 29). Nach Aushärtung des Silikons wird die Krone abgenommen, und unter dem Stereomikroskop werden die Primärkontakte mit einem wasserfesten Filzschreiber gekennzeichnet (Abb. 30). Der Silikonfilm wird beseitigt, und anschließend können die markierten Primärkontakte mit dem Rosenbohrer entfernt werden. Die Spotproben werden so lange fortgesetzt, bis die Silikonschicht im Randbereich transparent wird (Abb. 31). Messungen unter dem Stereomikroskop mit Messeinrichtung ergaben bei Transparenz eine Schichtdicke des Silikons von ca. 0,020 mm.
12. Die Zementierung erfolgt mit Glasionomerzement, da mit diesem Material Filmdicken von ca. 0,010 bis 0,015 mm erzielt werden können. Krone und Stumpf werden mit dem Zement ausgepinselt (Abb. 32 und 33). Hierbei sollte darauf geachtet werden, dass nicht voll gefüllt wird – dies ergäbe einen Rückstau und damit eine nicht exakt platzierte Krone, was zu einer Bisserhöhung führen würde!
13. Endkontrolle (Abb. 34).

1982 wurde im Rahmen einer Wette der zur Extraktion vorgesehene Zahn 38 teilüberkront. Es ging in der Wette darum, ob ein Randspalt mit Zement im Mund unter 0,050 mm erreichbar wäre. Die Krone verblieb 4 Wochen in situ. Anschließend wurde der Zahn schonend extrahiert (Abb. 35 bis 38) und zur Auswertung des Randspaltes in allen Zonen in Scheiben geschnitten (Abb. 39 und 40). Es wurden folgende Werte gemessen: mesial 0,031 und 0,018 mm, distal 0,040 und 0,030 mm sowie vestibulooral 0,033, 0,044 und 0,032 mm. Der Wettpartner war Prof. Klaus Lehmann, Universität Marburg, dem der Autor sehr herzlich dankt.

Aus diesem Experiment wurde so viel Erfahrung geschöpft, dass mit den Verbesserungen bei Material und Methode die heutigen Ergebnisse von beinahe konstant 0,030 mm erzielt werden können. Diese Randspaltgenauigkeit wurde von Prof. Marinello, damals noch Universität Zürich, angezweifelt. Der teilüberkronte Zahn wurde daraufhin ein zweites Mal vermessen – mit demselben Ergebnis!

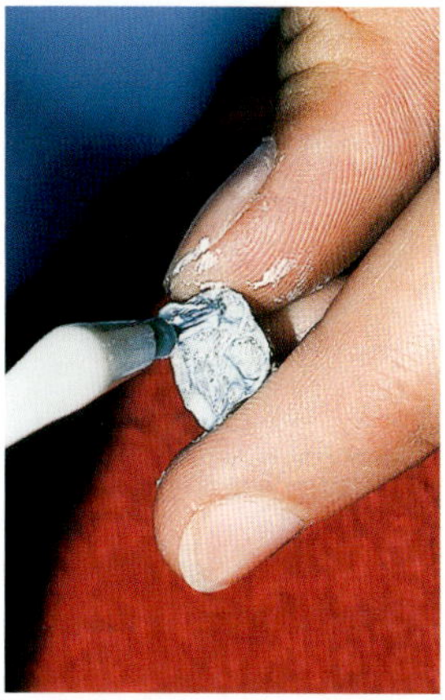

Abb. 28 Das Silikon zur Spotprobe wird in die Teilkrone eingepinselt

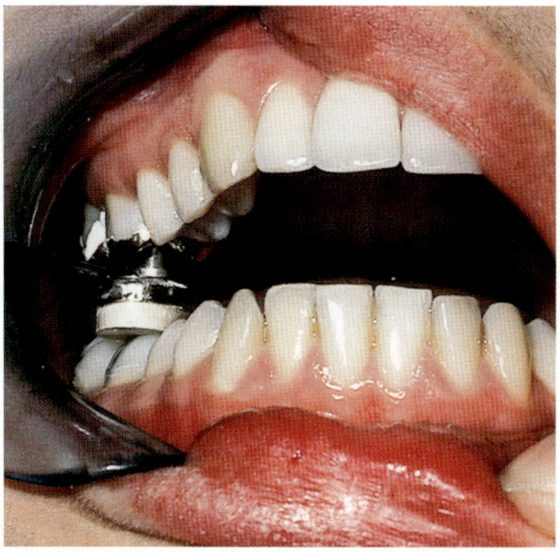

Abb. 29 Die Teilkrone wird mit dem Inlaysetter auf dem Zahn adaptiert

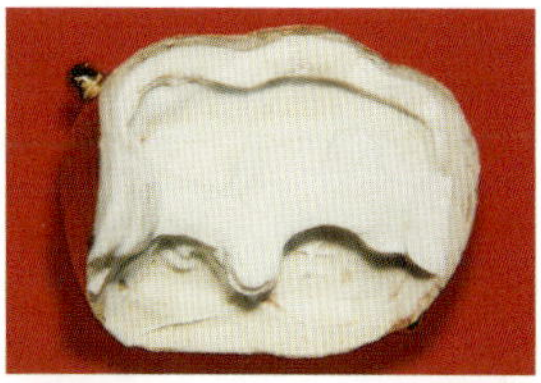

Abb. 30 Die erste Spotprobe

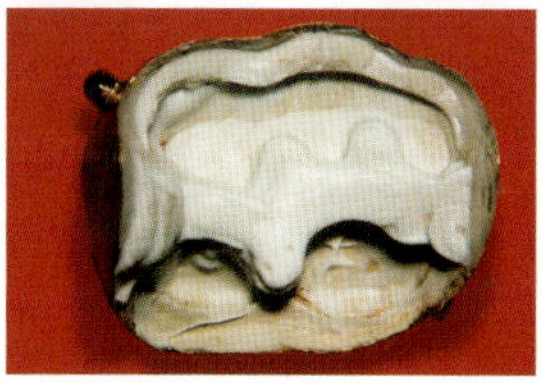

Abb. 31 Die letzte Spotprobe

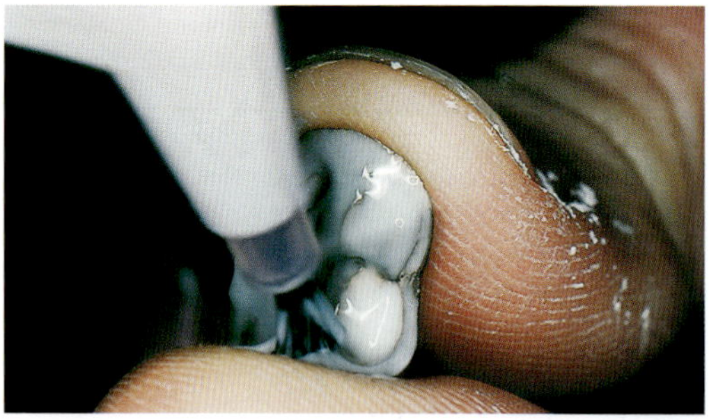

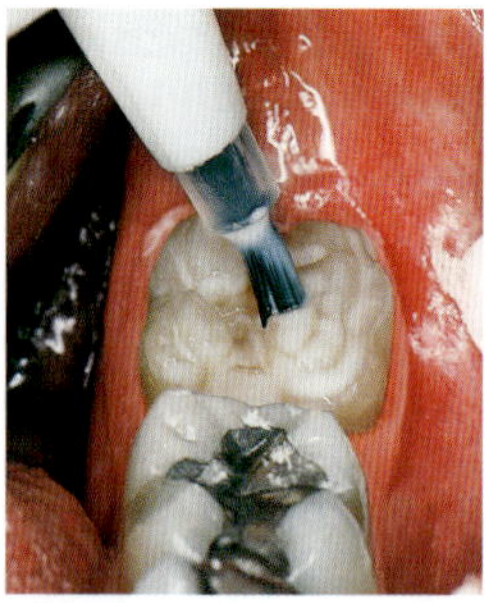

Abb. 32 Die Teilkrone wird mit Zement eingepinselt

Abb. 33 Der präparierte Zahn wird mit Zement eingepinselt

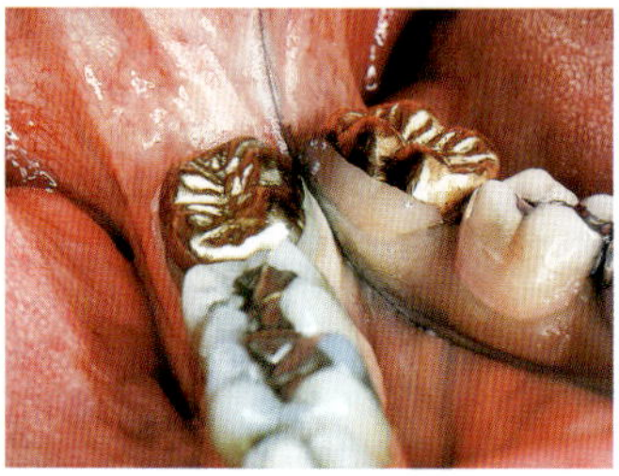

Abb. 34 Die definitiv zementierte Teilkrone

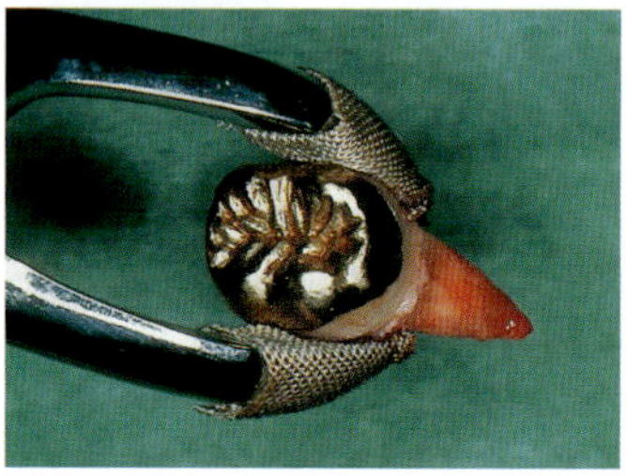

Abb. 35 Der mit der Teilkrone versorgte Zahn wurde extrahiert

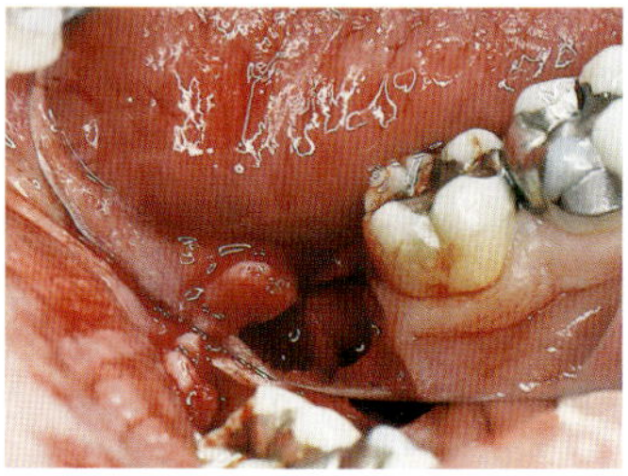

Abb. 36 Die Extraktionsstelle

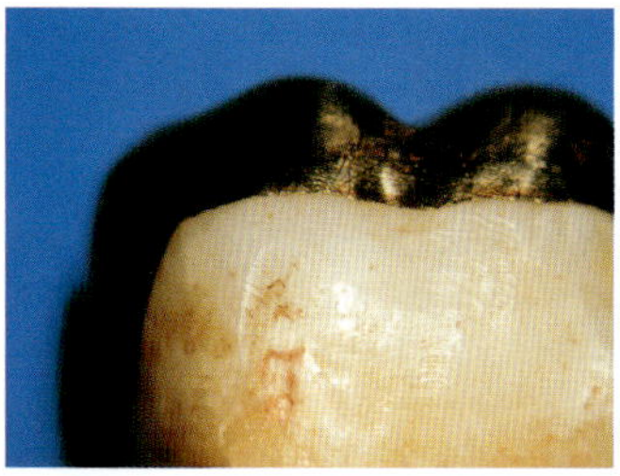

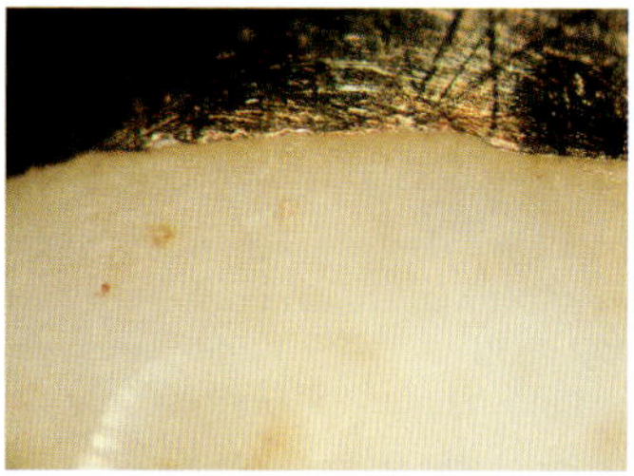

Abb. 37 Der Kronenrand bukkal (10fache Vergrößerung)

Abb. 38 Der Kronenrand bukkal (50fache Vergrößerung)

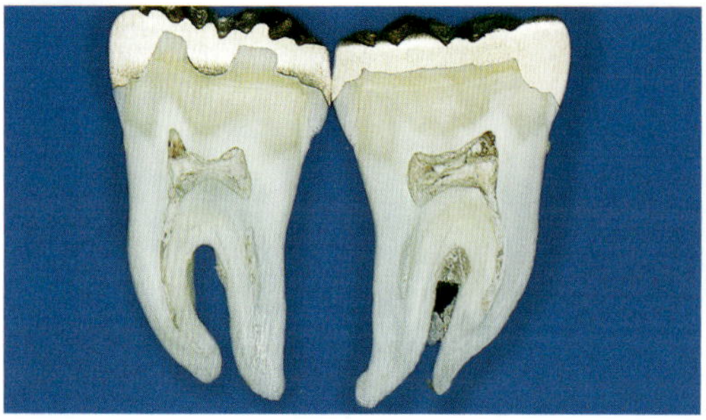

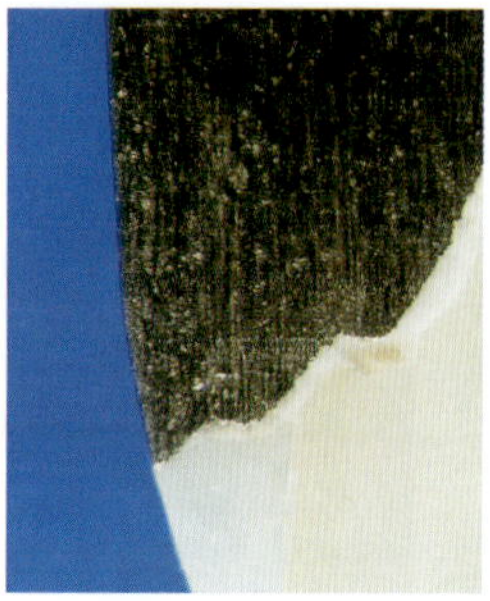

Abb. 39 Die extrahierte Teilkrone im Schnittbild

Abb. 40 Teilkronenrand in 50facher Vergrößerung

Materialliste

1. Stumpfmaterial Moldasynt (Fa. Heraeus Kulzer, Hanau).
2. Sekundenkleber (Fa. Renfert, Singen).
3. Silikon für die Spotprobe, PSR-Indikator (Fa. Coltène, Altstetten, Schweiz).
4. Befestigungszement Ketac-Cem (Fa. 3M Espe, Seefeld).
5. Mikroskop Zeiss Vario (Fa. Zeiss, Oberkochen).

Die konventionelle Zementierung

Problem: Fehler bei der konventionellen Zementierung

Bei der konventionellen Zementierung von Gussteilen, seien es Inlays, Onlays, Teilkronen oder Vollkronen, tauchen Fehler auf, die einen nicht erwünschten Randspalt oder gar eine falsche Positionierung der Gussteile bewirkt haben. In diesem Zusammenhang können folgende Fehler aufgetreten sein:

- Der Zement ist nicht homogen per Hand angemischt.
- Der Zement befindet sich beim Einzementieren bereits in der Abbindephase.
- Das Gussteil wurde falsch platziert (Randspalt).
- Das Gussteil, speziell die Krone, wurde vollständig aufgefüllt und passt nicht vollständig auf den Pfeilerzahn (Bisserhöhung, Okklusion).
- Die Pfeilerzähne konnten nicht trocken genug gehalten werden (Auswaschung des Zementes).

Die erprobte Lösung: Rationelle Zementierung mit Pinseltechnik, Kapselzement und Klebebandtechnik

Für die konventionelle Zementierung stehen uns mehrere Zemente zur Verfügung, deren Eigenschaften in der Tabelle 1 aufgelistet sind. Dabei handelt es sich um Durchschnittswerte aus verschiedenen wissenschaftlichen Untersuchungen, die zu unserer Auswahl des für die konventionelle Zementierung geeigneten Zementes beitragen.

Seit 1980 setzte der Autor erfolgreich alle Gussteile konventionell mit Glasionomerzement ein (siehe die letzten Folgen der „Dentalen Trickkiste" über die Präzision in Labor und Praxis). Für die Zementierung mit Glasionomerzement sprechen folgende Punkte:

- hohe Qualität des Zementes durch maschinelle Kapselanmischung in 10 Sekunden,
- geringe Filmdicke,
- gute Zug- und Druckfestigkeitswerte,
- rationelles Zementieren in kurzer Zeit sowie
- Fluoridabgabe.

Zementierung in Einzelschritten (zwei Gussteilkronen im Oberkiefer)

Vorbereitung der Pfeilerzähne

Die Pfeilerzähne werden mit Tubulicid (EDTA-Präparat) gereinigt und mit Hilfe von Watterollen von der Erstassistenz trockengelegt. Bei tieferen Kavitäten empfiehlt es sich, trockene Retraktionsfäden zu legen.

In die Approximalräume sollten so genannte Sugis eingespannt werden, die durch ihr Wasseraufnahmevermögen diese Räume auf ideale Weise trocken halten. Sugis sind gepresste Zellstoffteile, die das 10fache ihres Eigenvolumens an Wasser aufnehmen können und sich durch die Quellung selbst am Platz halten.

Tabelle 1 Eigenschaften der Zemente für die konventionelle Zementierung

	Glasionomerzement	Zinkphosphatzement	Carboxylatzement	Kompositzement
Abbindezeit	3,5 min	9 min	4 min	3 min
pH	6	< 3	6	7
Filmdicke	15 mm	22 mm	13 mm	10 mm
Wasserlöslichkeit	0,25 %	0,2 %	0,2 %	0,07 %
Zugfestigkeit	16 PSI	10 PSI	1,7 PSI	6,8 PSI
Druckfestigkeit	17 PSI	10,8 PSI	12,3 PSI	40 PSI
Anmischung	maschinell in Kapseln	per Hand	per Hand	per Hand
Trockenlegung	Watterollen	Watterollen	Watterollen	Kofferdam

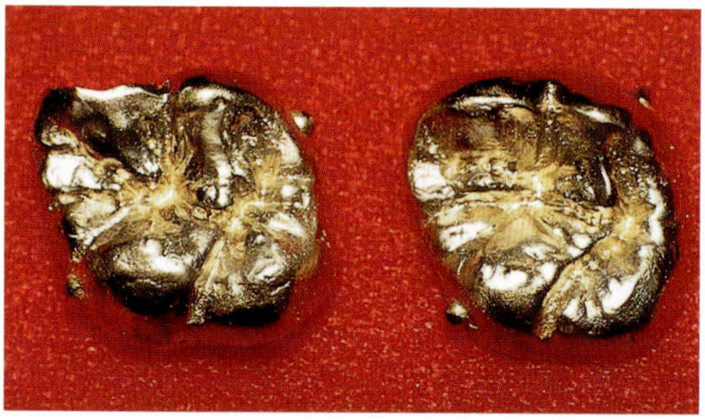

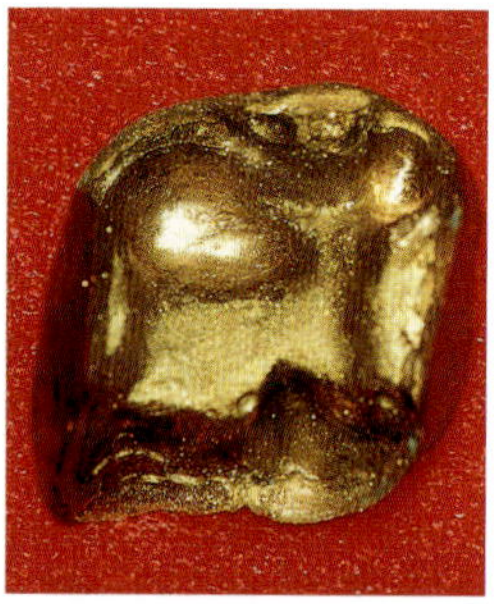

Abb. 1 Die Goldteilkronen 26 und 27 bei der Einprobe

Abb. 2 Die Goldteilkrone 26 nach dem Sandstrahlen

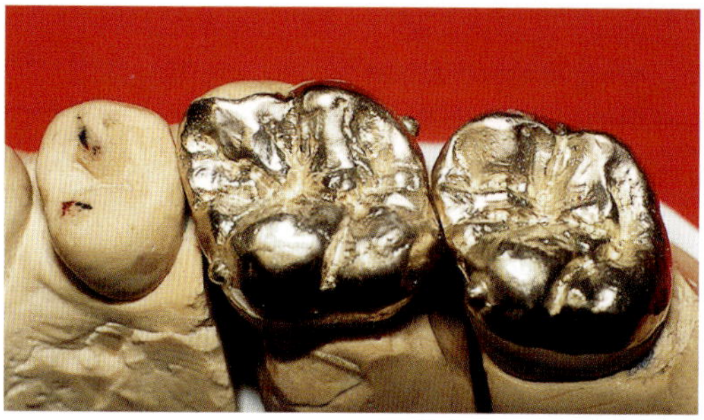

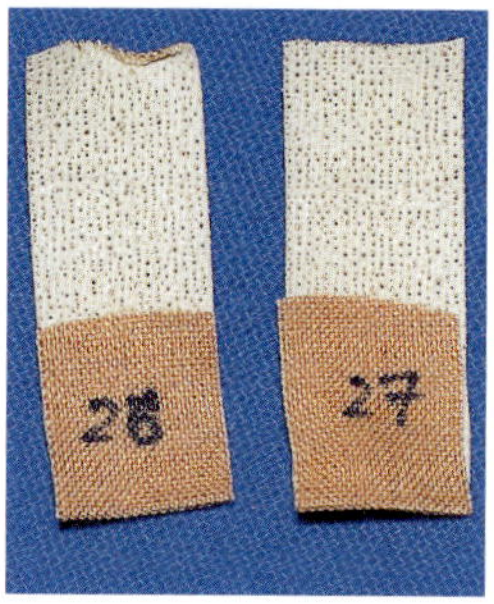

Abb. 3 Die einprobierten Teilkronen auf das Labormodell reponiert

Abb. 4 Die vorbereiteten Klebebandstreifen

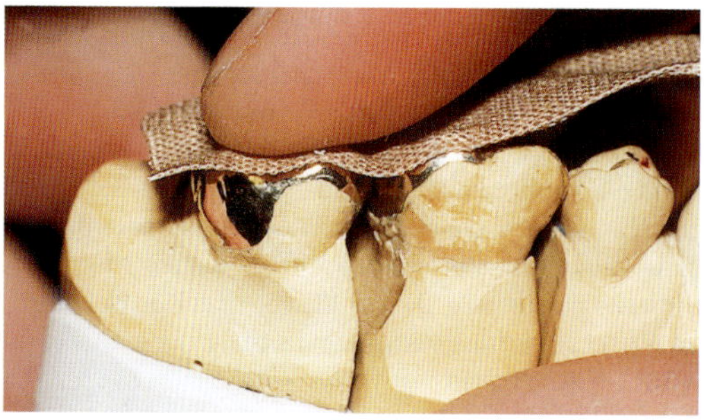

Abb. 5 Der Klebebandstreifen wird sorgfältig an die Goldteilkrone adaptiert

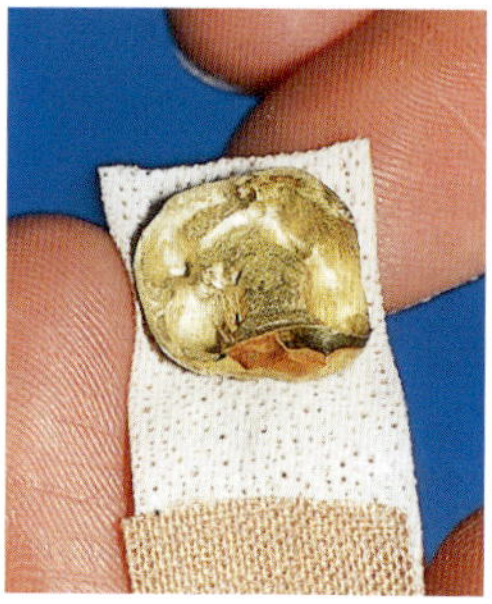

Abb. 6 Die mit Hilfe des Klebebandes abgenommene Goldteilkrone

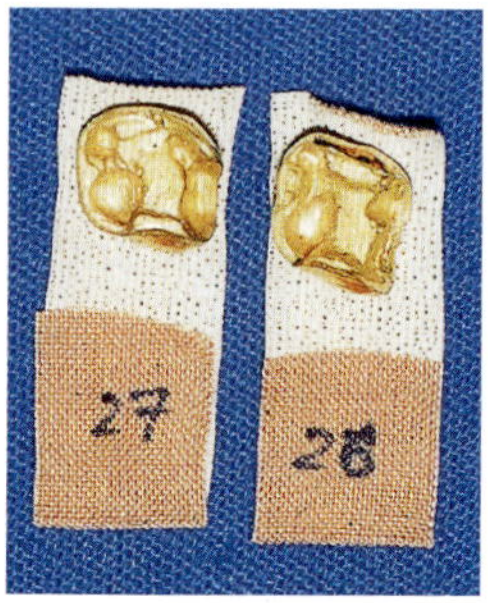

Abb. 7 Die Goldteilkronen 26 und 27 fertig zur Eingliederung

Vorbereitung der Gussteile

Die Gussteile (Abb. 1) werden nach einer Spotprobe mit Feinsilikon von der Zweitassistenz sorgfältig sandgestrahlt (50 µm Strahlsand). Dabei dürfen die Ränder nicht verletzt werden! (Abb. 2). Anschließend erfolgen die Reinigung mit Alkohol und die sorgfältige Trocknung. Die Gussteile werden dann nochmals korrekt auf dem Labormodell platziert (Abb. 3).

Für die Klebebandtechnik werden ca. 4 cm lange Leukoplaststreifen von der Rolle geschnitten und an einem Ende in einer Länge von 1 cm als Grifffläche eingeschlagen. Mit einem Filzschreiber wird die Nummer des Zahnes auf die Grifffläche geschrieben (Abb. 4). Anschließend wird das Gussteil von mesial beginnend mit dem Klebestreifen abgenommen und für die Zementierung bereitgelegt (Abb. 5 bis 7).

Anmischung des Zementes

Die Zementkapsel wird in einem Aktivator 3 Sekunden lang aktiviert und dann im Kapselmischer eingespannt und für 10 Sekunden gerüttelt (Abb. 8 bis 10). Danach wird der Zement auf eine gekühlte Glasplatte ausgespritzt (Abb. 11 und 12).

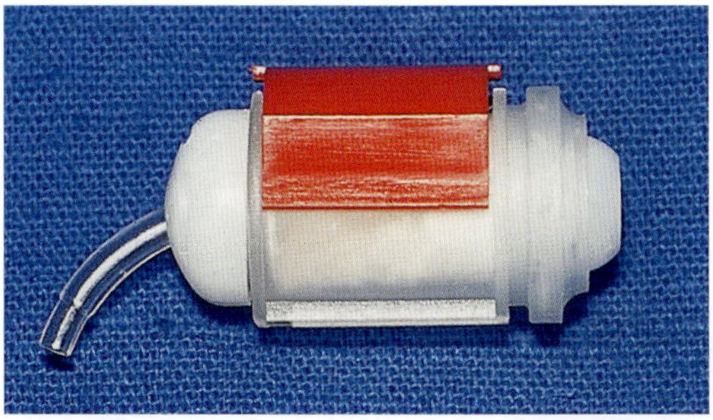

Abb. 8 Die MaxiCap mit dem Glasionomerzement

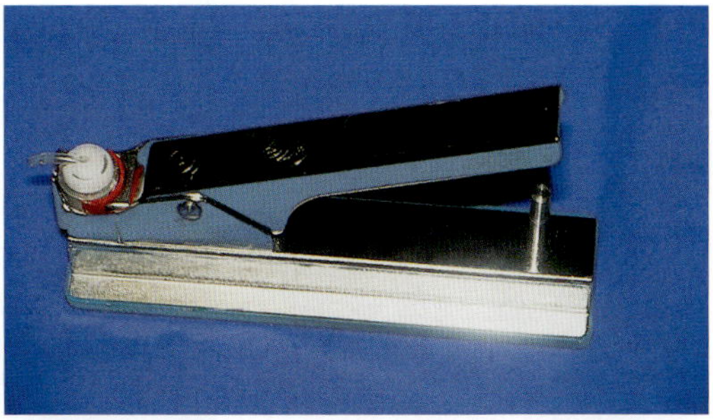

Abb. 9 Die MaxiCap wird 3 Sekunden aktiviert

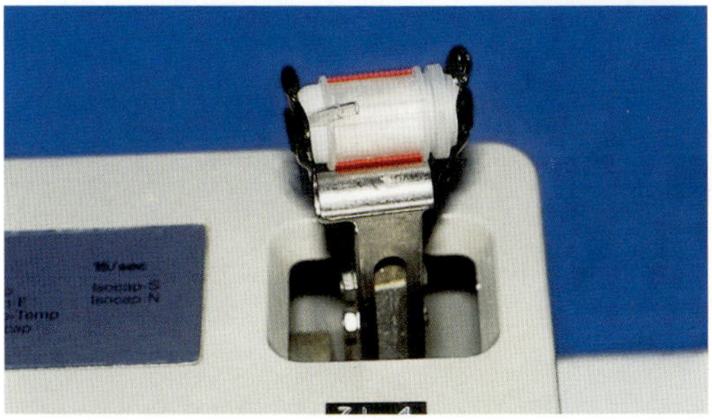

Abb. 10 Anmischung für 10 Sekunden im Kapselmischer

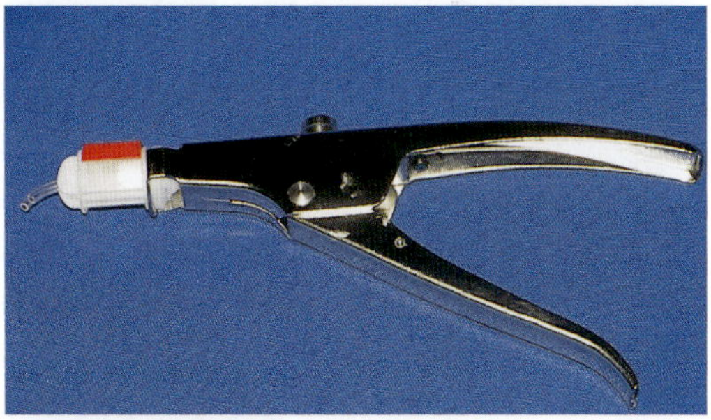

Abb. 11 Die MaxiCap wird in die Applikationsspritze eingeschoben

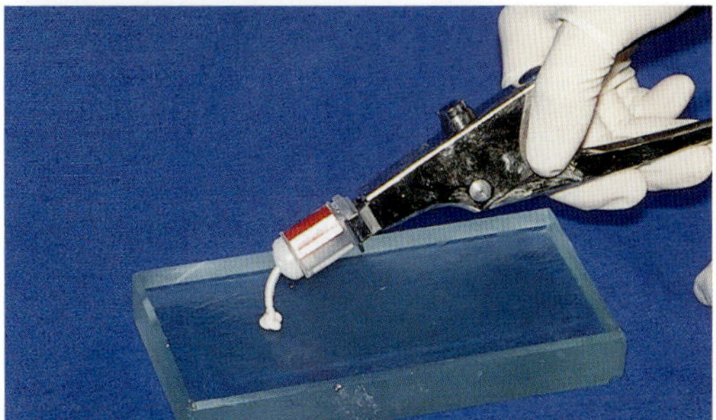

Abb. 12 Der Glasionomerzement wird auf eine gekühlte Glasplatte gespritzt

Die Zementierung

Mit einem Einwegpinsel wird der Zement von Behandler aufgenommen, und die Kavitäten werden im Mund sorgfältig ausgestrichen (Abb. 13). Die Zweitassistent pinselt die auf dem Klebeband befestigten Gussteile ebenfalls sorgfältig aus (Abb. 14).

Der Zahnarzt übernimmt die solchermaßen vorbereiteten Gussteile und appliziert sie von distal beginnend nach mesial (Abb. 15). Dann wird das Klebeband abgezogen, wobei eine Pinzette die Gussteile festhält. Zum Abschluss werden die applizierten Restaurationen mit einem Ultraschallansatz einvibriert.

Zur Sicherung der Position werden kleine Balsaholzkeile, die in den Zement getaucht werden, in die zentrale Fossa der Restauration eingebracht (Abb. 16), und der Patient wird angewiesen, mit mittlerem Druck zuzubeißen (Abb. 17).

Entfernung des Zementes

2 Minuten nach Adaptation aller Gussteile werden in zugebissener Position die ersten Zementreste von bukkal ent-

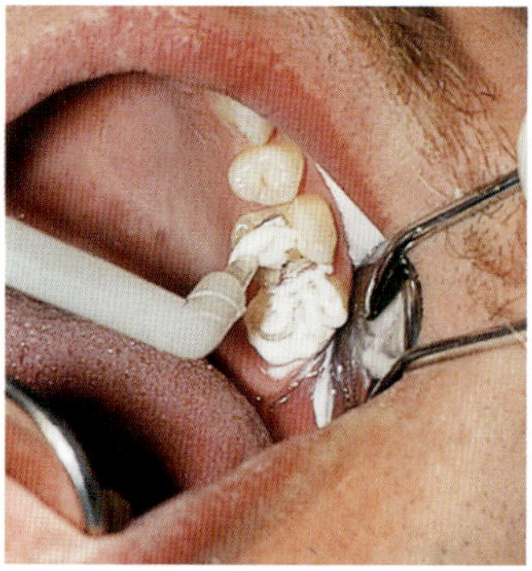

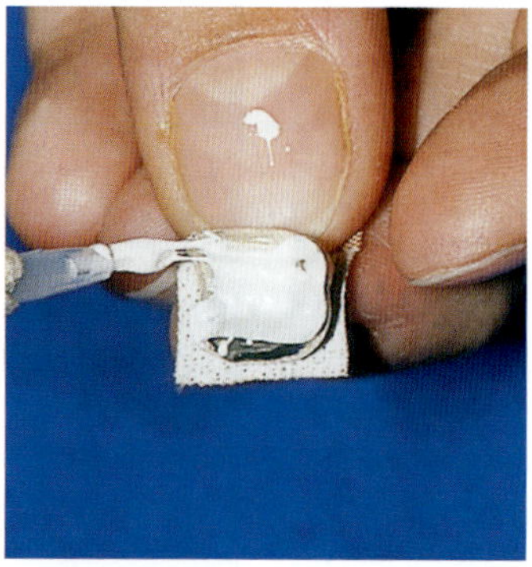

Abb. 13 Mit dem Einwegpinsel werden die Kavitäten sorgfältig ausgestrichen

Abb. 14 Genauso sorgfältig werden die Goldteilkronen ausgestrichen

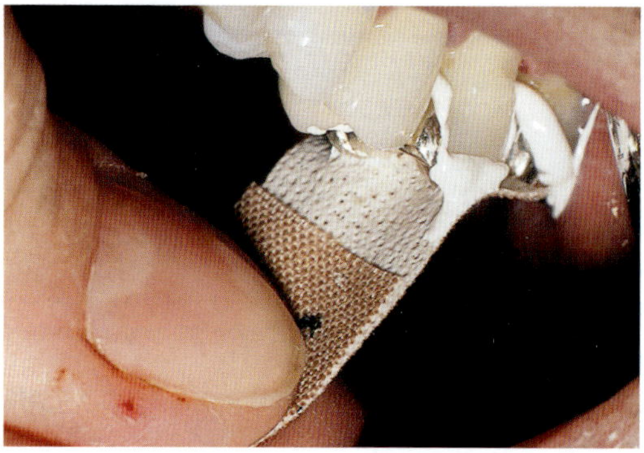

Abb. 15 Die auf dem Klebestreifen fixierten Goldteilkronen werden der Reihe nach platziert

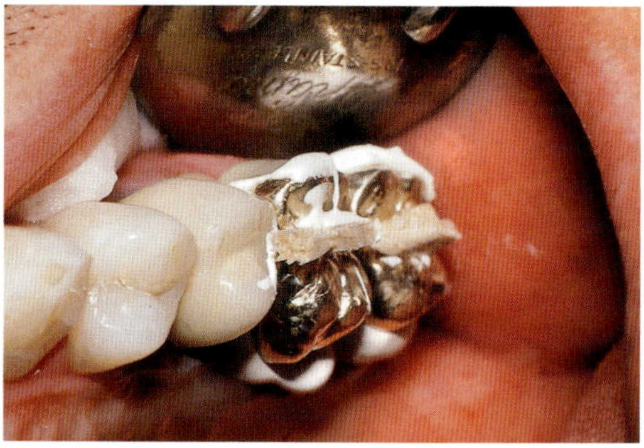

Abb. 16 Zur okklusalen Stabilisierung werden in der zentralen Fossa Balsaholzkeile eingebracht

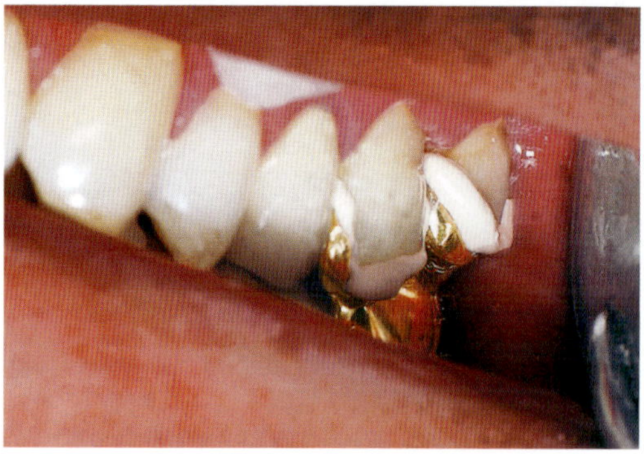

Abb. 17 Mit konstantem Druck des Zubisses werden die Teilkronen während des Abbindevorgangs in situ gehalten

fernt. Nach 3 Minuten öffnet der Patient den Mund, und der Zahnarzt beseitigt mit Hilfe von Sicheln und Zahnseide mit Knoten die letzten Zementreste. Die okklusale Kontrolle und Adjustierung sowie eine Hygieneunterweisung des Patienten schließen die Zementierung ab (Abb. 18).

Eine aktive Zementierung, wie sie z. B. von Tucker, *Thomas* und *Gutowski* vorgeschlagen wurde, ist nach der Einführung der Mikroskoptechnik im zahntechnischen Labor eigentlich überflüssig, da die Ränder im zugänglichen Bereich kaum verbessert werden können und im nicht

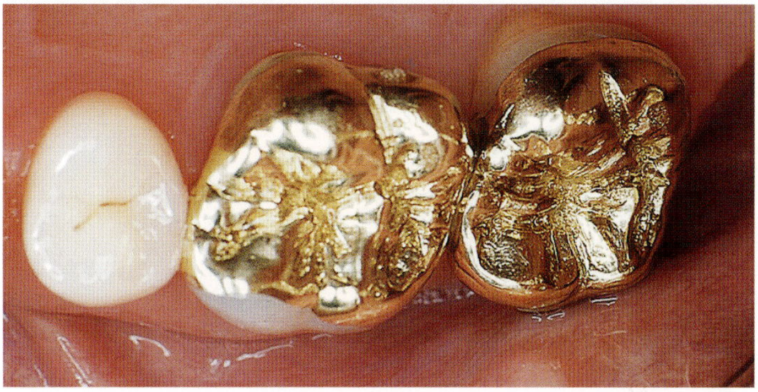

Abb. 18 Die fertig zementierten Kronen

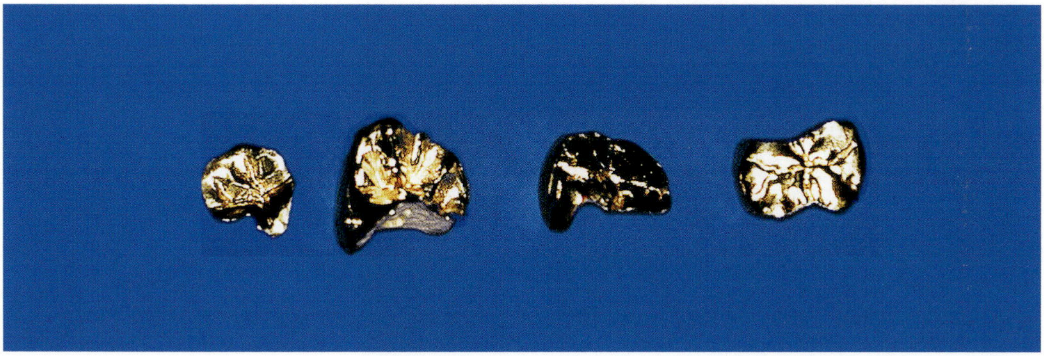

Abb. 19 Kleine, sehr schwierig zu platzierende Goldgussteile

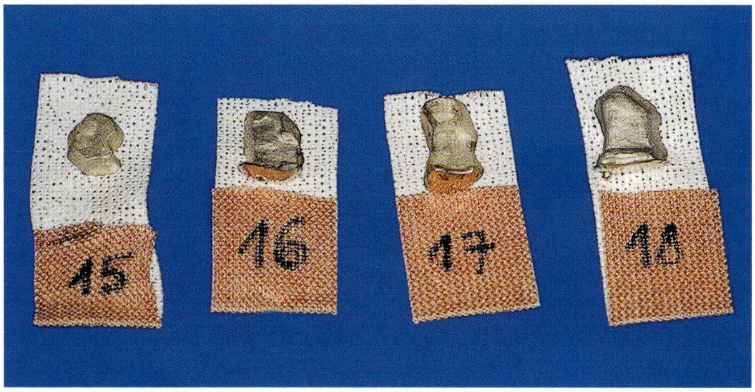

Abb. 20 Alles wird einfacher durch die Adaption und Ausrichtung auf dem Klebeband

zugänglichen approximalen Bereich, wo es darauf ankäme, nicht verbesserbar sind.

Die Methode mit der Klebebandtechnik ist insbesondere bei kleinen Gussteilen äußerst hilfreich, da diese nur sehr schwer zu platzieren sind (Abb. 19 und 20). Abgeschaut wurde dieses Verfahren von den Kieferorthopäden, die ihre Bänder auf den Molaren mit Hilfe von Klebebändern korrekt platzieren (Abb. 21).

Ganz Mutige versuchen gar, den ganzen Quadranten mit einem Klebeband auf einen Sitz einzuzementieren. Das

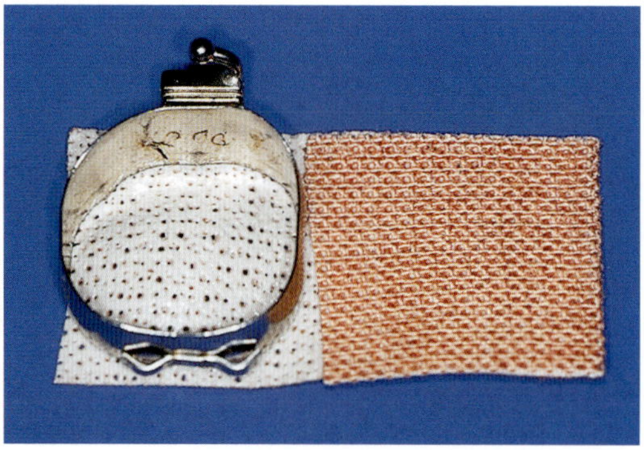

Abb. 21 Entstehung der Methode: Das auf dem Klebeband fixierte kieferorthopädische Molarenband

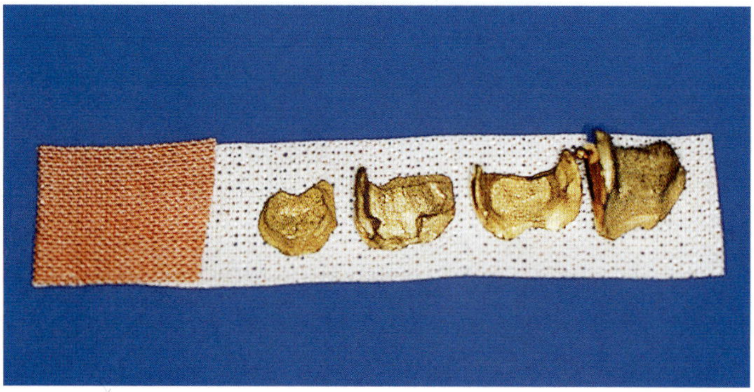

Abb. 22 Vier auf einen Streich?

erinnert zwar an das tapfere Schneiderlein im Märchen – aber vielleicht funktioniert es (Abb. 22).

Materialliste

1. Ketac Cem als MaxiCaps (Fa. 3M Espe, Seefeld).
2. Sugis, Fa. Kettenbach, Eschenburg).
3. Tubulicid (Fa. Global Dental Products, North Bellmore, USA).
4. Klebeband Leukoplast (Fa. Beiersdorf, Hamburg).
5. Ultraschallansatz nach Prof. Noack (Fa. Sirona, Bensheim).
6. Retraktionsfäden Ultrapak (Fa. Ultradent, South Jordan, USA; Vertrieb in Deutschland: Fa. Dental Liga, Köln).

Alle aufgeführten Produkte sind über Dental-Depots zu beziehen.

Die adhäsive Inlay-Onlay-Brücke

Problem: Eingliederung einer adhäsiven Inlay-Onlay-Brücke bei einem Patienten mit Metallallergie

Ein junger Patient (Abb. 1) weist eine Schaltlücke im 1. Quadranten auf – der Zahn 16 fehlt und der Zahn 17 steht im Hochstand außer Okklusion zur Gegenbezahnung (Abb. 2). Der Patient legt die Ergebnisse eines Allergietests vor, der allergische Reaktionen auf viele in der zahnärztlichen Prothetik verwendete Metalle und Legierungsbestandteile aufgezeigt hat. Wir respektieren seinen Wunsch nach einer metallfreien Versorgung.

Zwei Fragen drängen sich in diesem Fall sofort auf:

1. Wäre es lege artis, die zwei karies- und beinahe füllungsfreien Zähne mit einer Vollkronenbrücke zu versorgen?
   Die Zahnmedizin hat sich in letzten Jahren weg von der stark invasiven und hin zur minimalinvasiven Technik bewegt. Wir können – speziell durch die Adhäsivtechnik sowie neue keramische Werkstoffe und Kompositmaterialien bedingt – dieses Ziel der Schonung der Zahnsubstanz und insbesondere des deckenden Zahnschmelzes mehr und mehr erreichen.

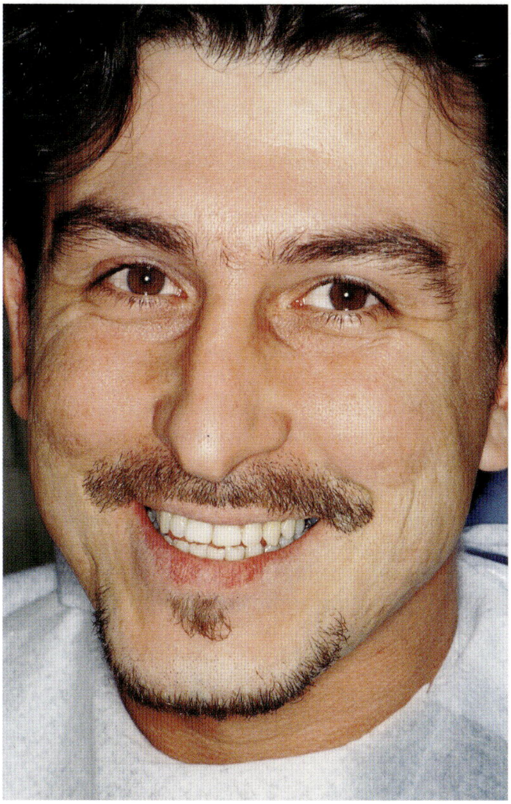

Abb. 1 Der Patient

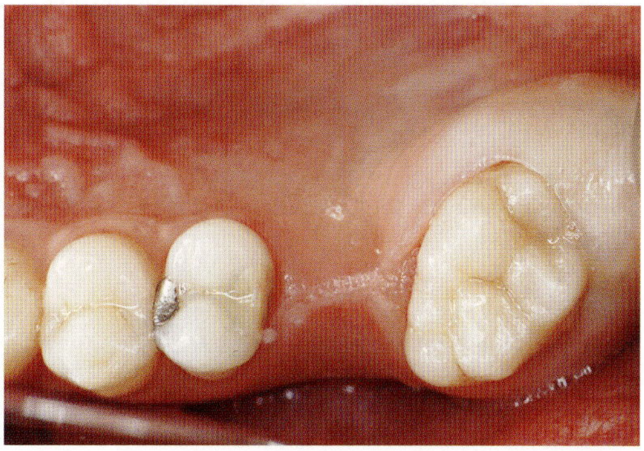

Abb. 2 Die Schaltlücke soll mit einer metallfreien Brücke versorgt werden

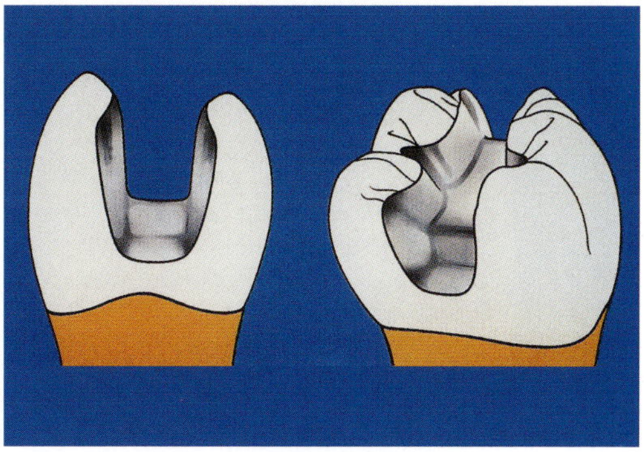

Abb. 3 Blockpräparation mit glatten Flächen

2. Haben wir metallfreie Werkstoffe zur Verfügung, mit denen man eine Inlay-Onlay-Brücke herstellen und eingliedern könnte?
   Vollkeramik im Seitenzahnbereich ist als Vollkronenbrückenmaterial nach wie vor riskant und als Inlay-Onlay-Brückenmaterial für einen Langzeiterfolg sicher nicht geeignet. Was steht uns dann zur Verfügung?

Die erprobte Lösung: Metallfreie Inlay-Onlay-Brücke in Glasfaserverbundtechnik

Mit verschiedenen Glasfaserverbundtechnologien ist es möglich, zahnfarbene, metallfreie und dauerhafte adhäsive Inlaybrücken herzustellen. In der Praxis des Autors werden seit 1996 Erfahrungen mit dem Targis-Vectris-System der Firma Ivoclar gesammelt. Die Anwendungsmöglichkeiten des Systems wurden bereits ausführlich in seinem Buch mit dem Titel „Metallfreie Restaurationen mit glasfaserverstärkter Verbundtechnologie" (Quintessenz, Berlin 1999) vorgestellt. Am Beispiel unseres jungen Patienten soll diese Technik im Folgenden Schritt für Schritt dargestellt werden.

Präparation

Die Inlaypräparation folgt den Regeln der Präparationstechnik für Keramikinlays (Abb. 3):

- Blockpräparation;
- nur geringe Retentionspräparation, da adhäsive Befestigung;
- keine Ecken, geschwungene Girlandenpräparation;
- keine Federränder;
- Mindestabtrag im Fissur- und Randbereich 1,5 mm;
- approximal 60 bis 90° aufziehen;
- rekonstruktive Unterfüllung zur Abstützung und Ausblockung der für die Adhäsivtechnik notwendigen Schmelzstrukturen, denn nur sie garantieren den bestmöglichen Adhäsivverbund.

Ein Pulpenschutz im klassischen Sinne ist in der heutigen Adhäsivtechnik (Total Etching/Total Bonding) nur in Ausnahmefällen notwendig.

Zur Präparation sind zu empfehlen:

- Keramikinlay-Präparationsset 4263 von Komet mit abgerundeten, leicht konischen Schleifern verschiedener Längen, Dicken und Kornstärken (Abb. 4);
- Hubfeilen im EVA-Kopf (KaVo61LXR) oder in den W&H-Spezialhubfeilen-Winkelstücken mit 0,4 mm Hub für die Präparationstechnik (Abb. 5);
- Hubfeilen der Firmen Dentatus (Profin), Intensiv (Proxoshape, Abb. 6) oder Brasseler in verschiedenen Formen und Körnungen.

Nur mit Hubfeilen ist es möglich, glatte Flächen in den Kästen zu präparieren und die Schmelzprismen abzugraten. Dies ist ein unschätzbarer Vorteil bei der Präparation adhäsiver Restaurationen und sollte an extrahierten Zähnen mehrfach trainiert werden (Abb. 7 und 8).

Bei unserem Patienten werden wie geplant für die Versorgung der Lücke 16 mit einer Inlay-Onlay-Brücke ein MOD-Inlay am Zahn 15 und ein Onlay am Zahn 17 präpariert (Abb. 9 und 10). Am Zahn 15 findet sich in den approximalen Kästen noch Zahnschmelz, aber auch Sekundärkaries (Abb. 11). Wenn wir die Karies unachtsam entfernen, bricht der approximale Schmelz aus, und unsere Präparationsgrenze kommt im Dentin zu liegen.

Es steht außer Frage, dass die Adhäsivtechnik im Dentin nach der Eingliederung wesentlich geringere Haftwerte aufweist. Deshalb ist jeder noch so kleine Schmelzanteil zu erhalten und mit einer rekonstruktiven Unterfüllung zu „untermauern". Um aber ein Ausbrechen dieses so wertvollen Schmelzes bei der Kariesexkavation zu vermeiden, unterstützen wir den Schmelz approximal mit einem Interdentalkeil (Abb. 12) – auch das Anlegen einer unterstützenden zirkulären Metallmatrize wäre möglich.

Mit einem langsam drehenden Rosenbohrer wird nun die Karies entfernt (Abb. 13). Nach Überprüfung der Kariesfreiheit mit der Sonde oder auch einmal mit dem Kariesdetektor werden die approximalen Schmelzwände und das kariesfreie Dentin mittels Total-Etching-/Total-Bonding-Technik (Abb. 14) mit einem dünnfließenden Kompomer versorgt (Abb. 15).

Die Präparation wird mit dem Finish abgeschlossen. Zum Einsatz kommen die analogen Formen der Präparationsdiamanten, jetzt aber mit feinerer Körnung. Danach erfolgen – wie oben angesprochen – das Abgraten und die Glättung von Innenwänden mit der Diamanthubfeile (Abb. 16 bis 19).

Bei Zahn 17 wird ein Retraktionsfaden gelegt und abschließend eine Abschlusskontrolle mit Hilfe der Lupenbrille durchgeführt (Abb. 20 und 21).

Abformung

Die Abformung erfolgt in der maschinellen Doppelmischtechnik mit individuellem Löffel und Polyether (Abb. 22 und 23).

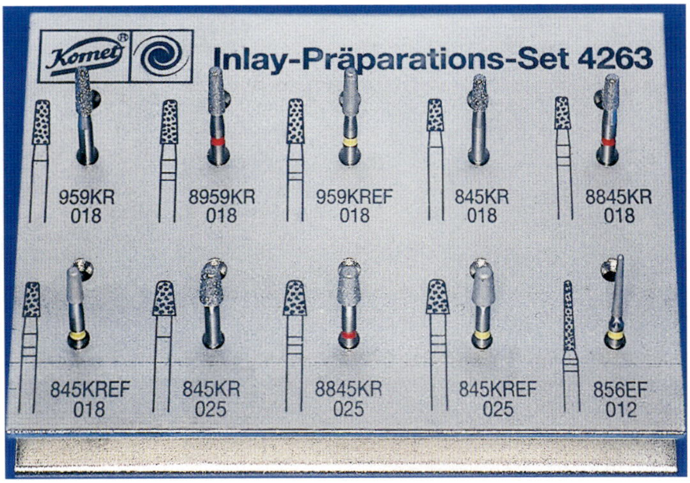

Abb. 4 Das Keramikinlay-Präparationsset

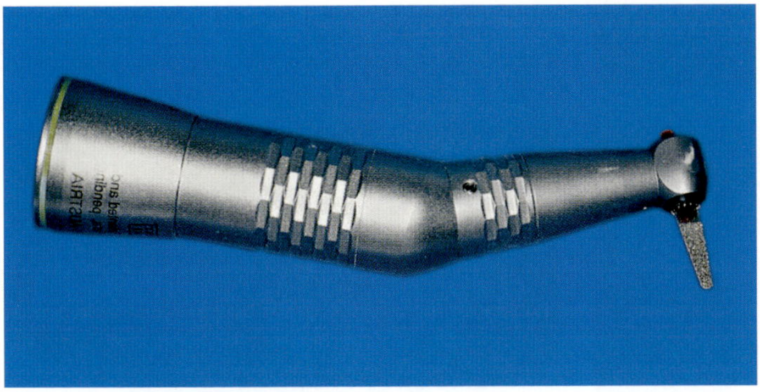

Abb. 5 Das Hubfeilenwinkelstück

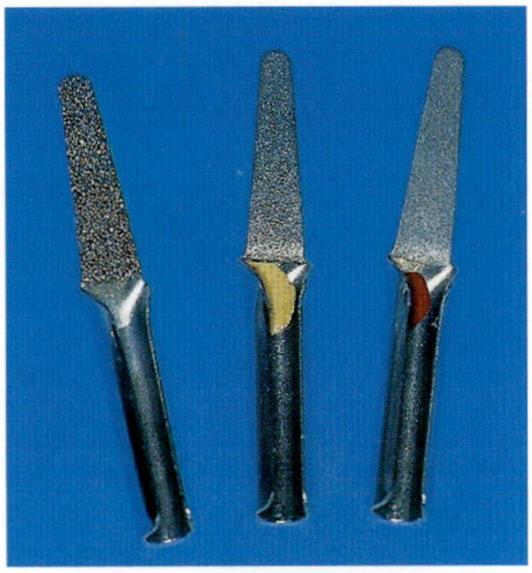

Abb. 6 Das Proxoshape-Hubfeilenset

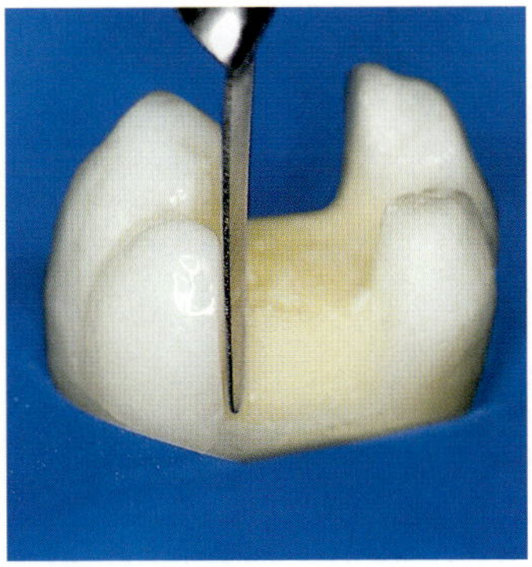

Abb. 7 Hubfeilenanwendung (Glättung der Innenflächen)

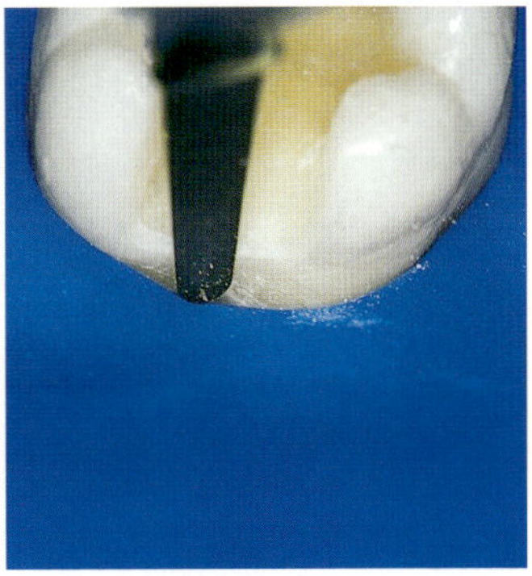

Abb. 8 Hubfeilenanwendung (Abgraten der Schmelzränder)

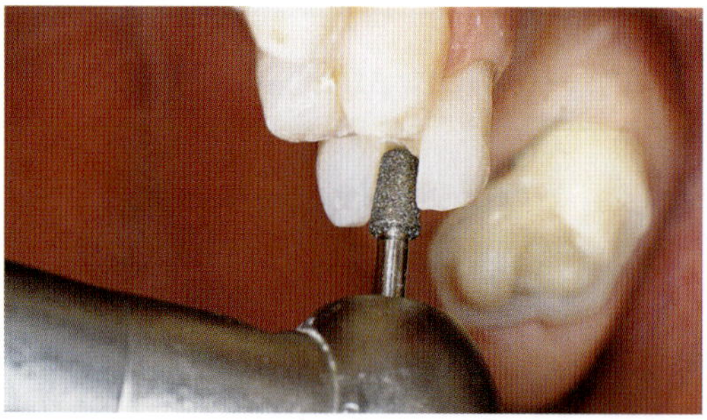

Abb. 9 Die Präparation (MOD-Inlay an Zahn 15)

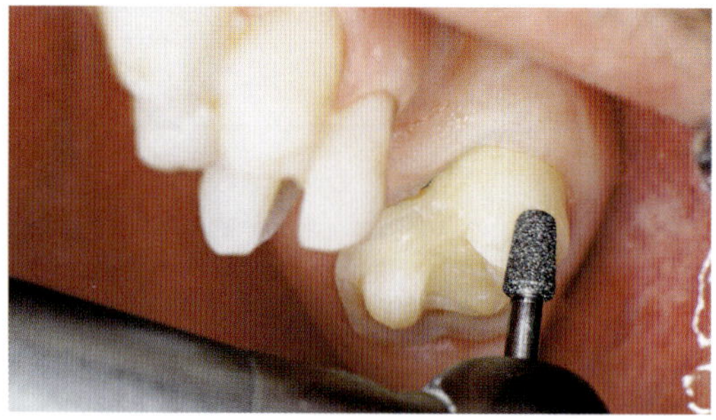

Abb. 10 Die Präparation (Onlay an Zahn 17)

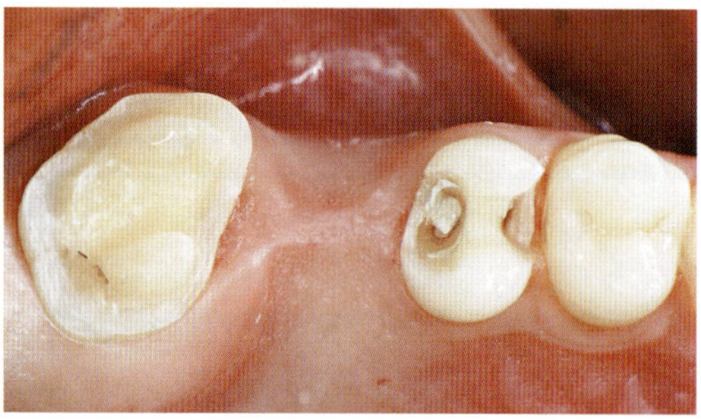

Abb. 11 Am Zahn 15 ist mesial und distal deutlich Sekundärkaries zu erkennen

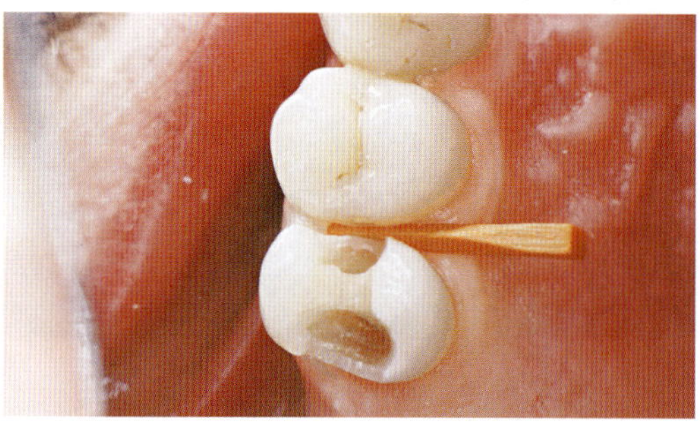

Abb. 12 Vor der Exkavierung der Karies wird zum Schutz der zervikalen Randleiste ein Interdentalkeil eingebracht

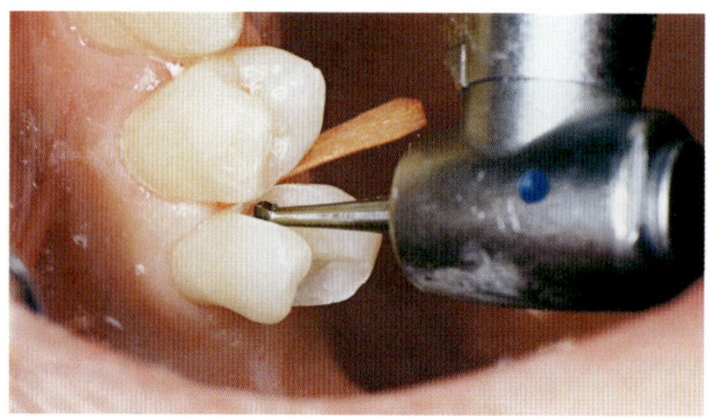

Abb. 13 Die Karies wird vorsichtig exkaviert

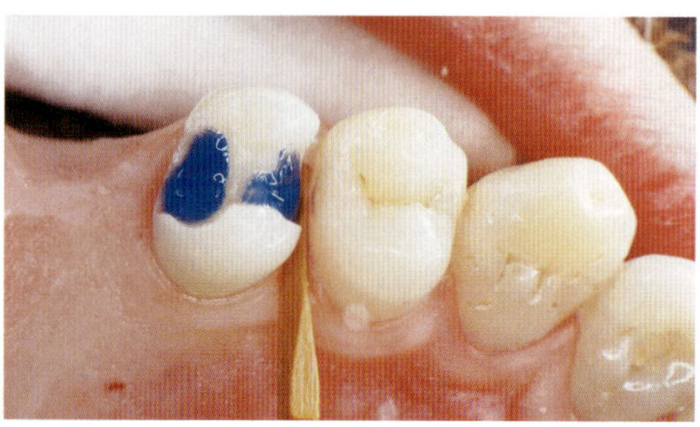

Abb. 14 Die approximalen Defekte werden mit Phosphorsäuregel angeätzt

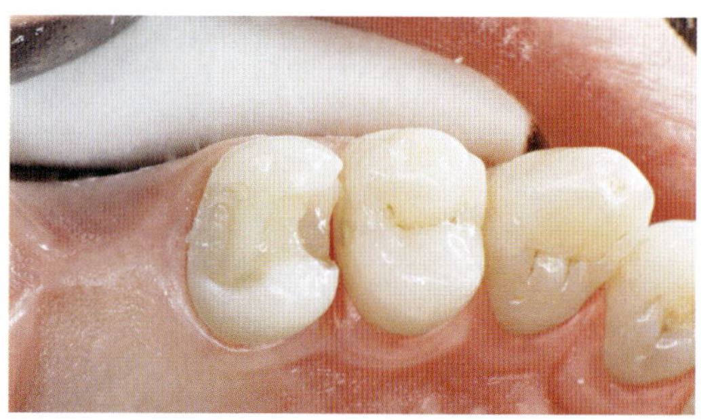

Abb. 15 Mit der Total-Etching-/Total-Bonding-Technik werden die Kavitäten mit einem dünnfließenden lichthärtenden Kompomer versorgt

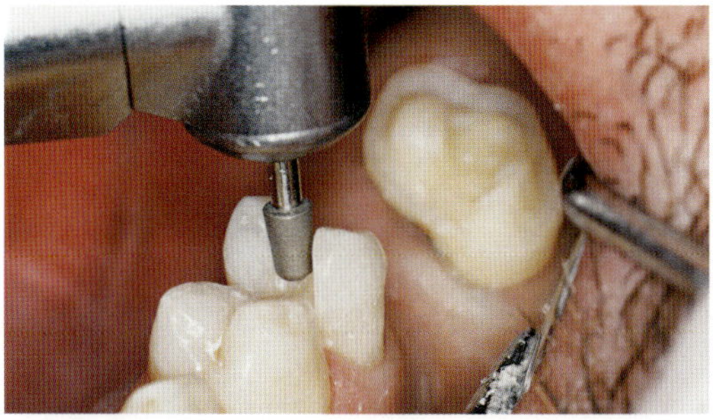

Abb. 16 Finieren der Kavität 15 mit dem Feinkorndiamanten

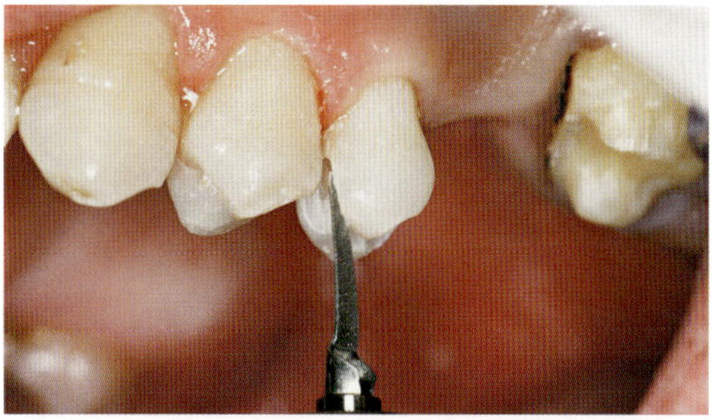

Abb. 17 Glätten der Kavität 15 mit der Hubfeile

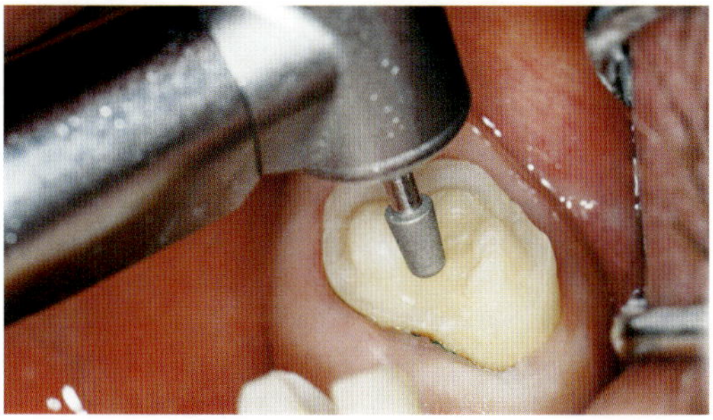

Abb. 18 Finieren der Präparation 17 mit dem Feinkorndiamanten

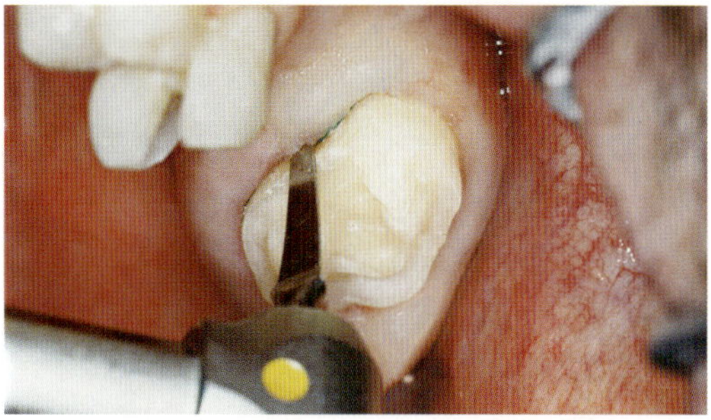

Abb. 19 Abgraten der Schmelzränder an der Präparation 17 mit der Hubfeile

Abb. 20 Legen des Retraktionsfadens

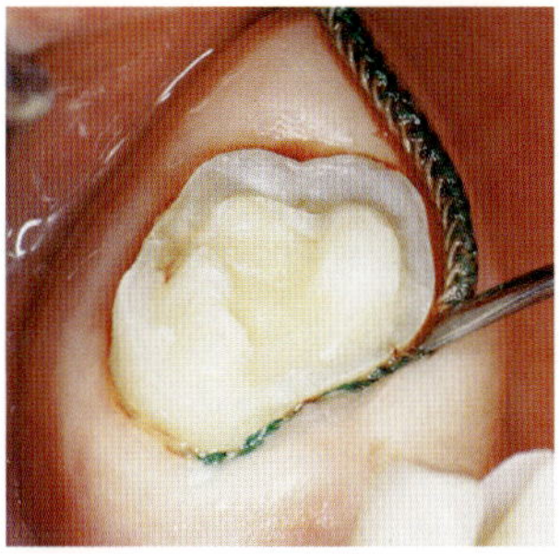

Abb. 21 Die fertige Präparation mit deutlich erkennbaren Präparationsgrenzen

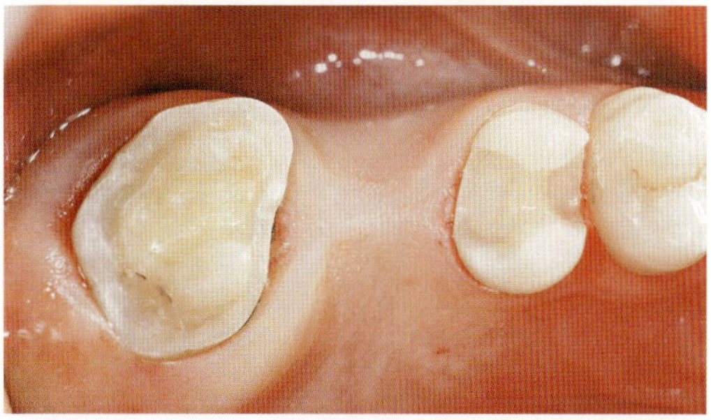

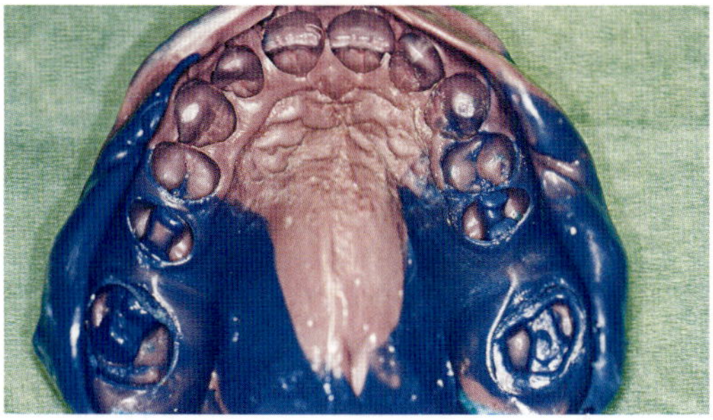

Abb. 22 Die Polyetherabformung mit individuellem Löffel

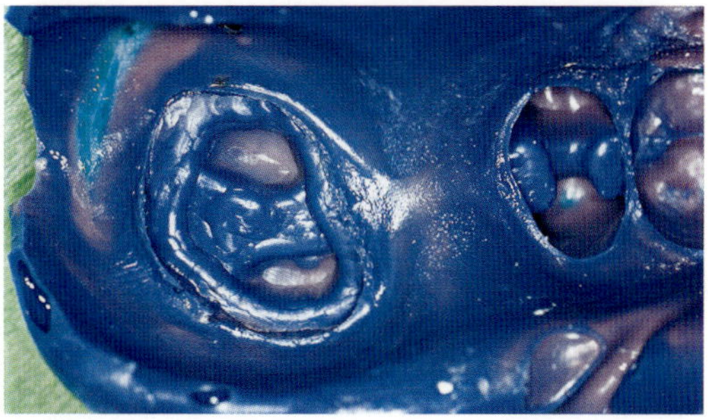

Abb. 23 In der Vergrößerung sind alle Präparationsgrenzen in der Abformung erkennbar

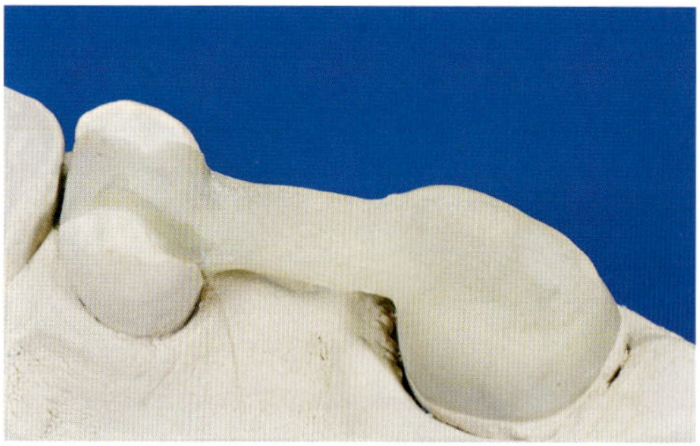

Abb. 24 Das noch überdimensionierte Glasfasergerüst auf dem Modell

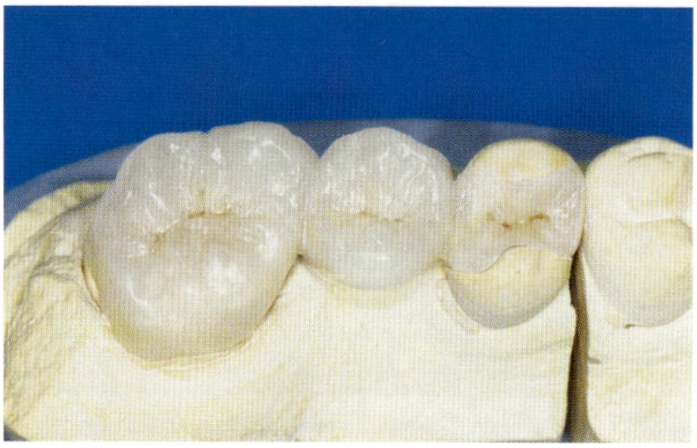

Abb. 25 Die fertig gestellte Inlay-Onlay-Brücke aus dem Labor

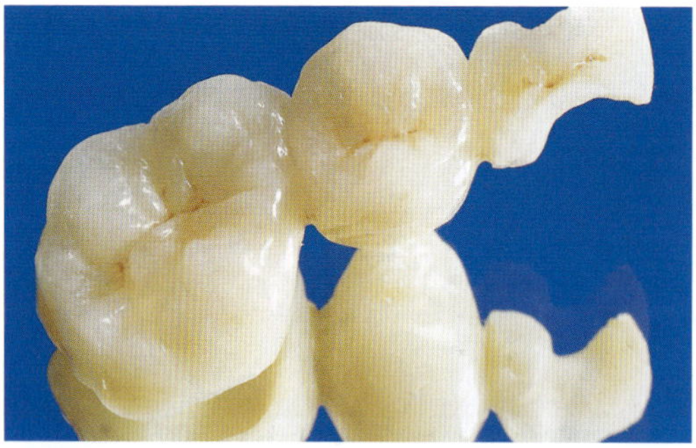

Abb. 26 Die gestrahlte und silanisierte Unterseite der Brücke

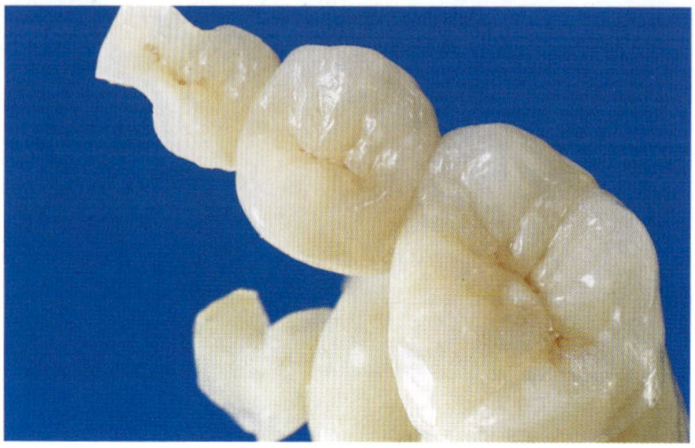

Abb. 27 Die Inlay-Onlay-Brücke bereit zur adhäsiven Befestigung

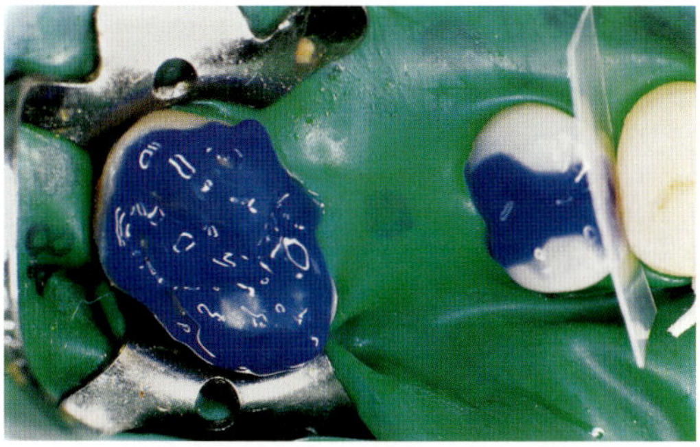

Abb. 28 Nach 20 Sekunden Schmelzätzung erfolgt eine 10-sekündige Dentinätzung

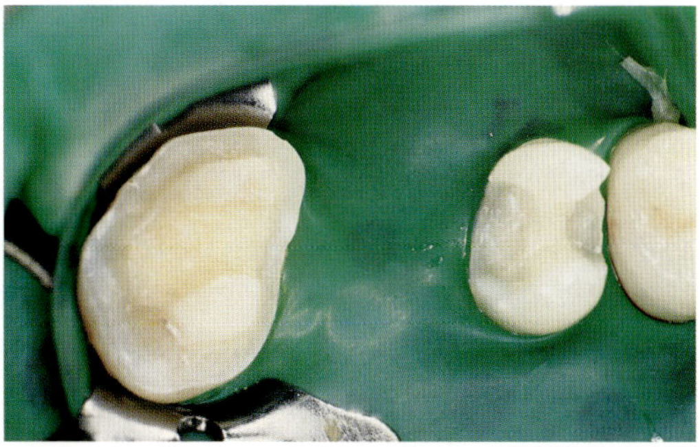

Abb. 29 Kontrolle des Ätzmusters

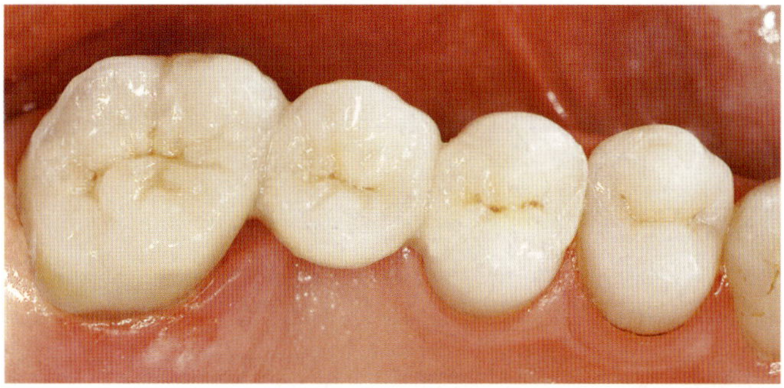

Abb. 30 Die eingegliederte Brücke – ein funktionell und ästhetisch befriedigendes Ergebnis

Labortechnik

Die Labortechnik wird exakt nach der von der Firma Ivoclar vorgegebenen Gebrauchsanweisung für den Glasfaserverbundwerkstoff Targis-Vectris durchgeführt. Das aus Gläsern im Lichtofen unter Licht, Druck und Vakuum hergestellte Gerüst muss zur Aufnahme der Verblendschicht noch deutlich reduziert werden (Abb. 24). Nach der Verblendung und Politur ist die Labortechnik beendet – die Brücke geht zurück in die Praxis (Abb. 25).

Adhäsive Eingliederung

Nach der Einprobe mit Feinsilikon (siehe Dentale Trickkiste in der „Quintessenz" 10/2001) wird die Unterfläche sandgestrahlt und silanisiert. Ein Anätzen wie bei der Keramik ist nicht möglich (Abb. 26).

Die Inlay-Onlay-Brücke ist vorbereitet zur adhäsiven Eingliederung (Abb. 27). Es wird Kofferdam angelegt, und der Schmelz sowie das Dentin werden angeätzt (Abb. 28). Im Anschluss an die Kontrolle des Ätzmusters (Abb. 29) wird mit einem dual härtenden mittelviskösen Befestigungskomposit exakt nach Gebrauchsanweisung lichthärtend eingegliedert, ausgearbeitet und poliert (Abb. 30).

Die hier vorgestellte Brücke wurde im Sommer 1996 eingegliedert und ist seither unverändert in situ. Eine Aufpolitur war nicht notwendig. Der Patient fühlt sich mit der Restauration äußerst wohl und hat als Nebeneffekt im Vergleich zur Metallinlaybrücke keinerlei Heiß-Kalt-Empfindlichkeiten. Übrigens, unser biologisches Vorgehen wurde auch vom Allergologen abgesegnet.

Persönliche Anmerkung

Insgesamt hat die Glasfaserverbundtechnik, speziell im Vollkronenbereich, nicht das gehalten, was die Entwickler versprochen haben. Besonders vor Vollkronenbrücken ist zu warnen – sie sind nur als Langzeitprovisorien tauglich. Aber Indikationen wie die Inlay-Onlay-Brücke, der Aufbau mit Glasfaserstift, die parodontale Schienung und der KFO-Retainer sind aus meiner Praxis nicht mehr wegzudenken und auch langfristig sehr erfolgreich.

Materialliste

1. Präparationsset Komet 4263 für Keramikinlays (Fa. Gebr. Brasseler, Lemgo).
2. Hubfeilenwinkelstück W&H 0,4 mm Hub (Fa. W&H Dentalvertrieb, Laufen).
3. Hubfeilen diamantiert (Fa. Dentatus, Hägersten, Schweden/Fa. Intensiv, Lugano, Schweiz).
4. Unterfüllungskompomer Compoglass (Fa. Vivadent, Ellwangen).
5. Retraktionsfäden Ultrapak (Fa. Ultradent, South Jordan, USA; Vertrieb in Deutschland: Fa. Dental Liga, Köln).
6. Polyether im Pentamixgerät (Fa. 3M Espe, Seefeld).
7. Targis-Vectris-System (Fa. Ivoclar, Ellwangen).
8. Befestigungskomposit Variolink II (Fa. Vivadent, Ellwangen).

Die passgenaue provisorische Brücke

Problem: Passgenaue provisorische Brücken – Basis für eine erfolgreiche definitive Versorgung

In der zahnärztlichen Praxis wird die Anfertigung von exakten festsitzenden provisorischen Brücken (Abb. 1) sehr häufig sträflich vernachlässigt. Es soll sogar immer noch Behandler geben, die bis zur Eingliederung des definitiven Zahnersatzes überhaupt keine provisorische Versorgung einsetzen!

Ohne eine exakte provisorische Versorgung kann es zu folgenden Mängeln kommen, welche die Eingliederung der definitiven Versorgung sehr erschweren oder gar verhindern:

1. Durch mangelnden Schutz der beschliffenen Pfeilerzähne kann es zu einer Pulpitis kommen, die unter Umständen eine thermische Überempfindlichkeit provoziert oder sogar eine endodontische Behandlung erforderlich macht.
2. Eine mangelhafte Verblockung der Pfeilerzähne kann zu Zahnwanderungen und Kippungen führen, die eine Eingliederung der definitiven Brücke sehr schwierig oder gar unmöglich machen.
3. Durch eine mangelhafte oder gar fehlende Okklusion kann es zur Elongation der Pfeilerzähne kommen – bei Primärkontakten brechen die Provisorien häufig.
4. Ein ungenügender Randschluss hat oft ein Einwachsen der Gingiva zur Folge, was einen parodontalchirurgischen Eingriff notwendig macht.
5. Ein mangelhafter Kontaktpunkt zum Restzahnbestand kann ein Einbeißen von Speisen nach sich ziehen, wodurch eventuell eine Gingivitis, Retraktionen oder sogar ein parodontaler Abbau provoziert werden.

In vielen Praxen sind provisorische Versorgungen ein Stiefkind, was vor allem folgende Gründe hat:

- Man hat zu wenig Zeit dafür eingeplant.
- Es werden keine entsprechenden Vorbereitungen getroffen.
- Das verwendete Material ist mangelhaft.
- Es wird fehlerhaft zementiert, die provisorischen Versorgungen zementieren dauernd ab und zerbrechen häufig.

Die Frage ist nun: Gibt es Möglichkeiten, eine provisorische Versorgung mit exakter Passform, guter Okklusion und guter Ästhetik richtig zementiert herzustellen, um eine problemlose Eingliederung des definitiven festsitzenden Zahnersatzes zu gewährleisten?

Die erprobte Lösung: Provisorische Brücken aus Komposit mittels tiefgezogener Folie

Die Arbeitsvorbereitung

Zur Formgestaltung der provisorischen Brücke können folgende Maßnahmen durchgeführt werden:

1. Eine Vorabformung im Mund wird im Brückengliedbereich ausgeschnitten.
   - Einsatz von Alginat völlig obsolet, da bei Verlust des Provisoriums eine Neuanfertigung fast nicht mehr möglich ist;
   - Verwendung von Silikon besser, führt aber meist zu Bisserhöhungen und oft zu Luftblaseneinschlüssen, die Reparaturen notwendig machen.
   - Wenn alle Pfeilerzähne beschliffen werden, kann es zur Fehlplatzierung kommen, so dass eine sofortige Neuanfertigung erforderlich ist.

2. Folientechnik
   - Tiefziehfolie aus dem Labor: sehr vorteilhaft, vor allem für provisorische Langzeitversorgungen,erfordert aber Laboraufwand, mehr Zeit und höhere Kosten;
   - Schnelltiefziehfolie chair-side: Herstellung der Folie auf vorhandenem Modell in wenigen Minuten am Behandlungsstuhl – geringer Zeitaufwand, geringe Kosten und leichte Verarbeitung bei gutem Endergebnis.

3. Eierschalenprovisorien
   - Hier handelt es sich um eine semidirekte Methode, bei der eine provisorische Brücke im Labor hergestellt wird, und zwar nur der Oberflächenanteil (Schmelz). Die provisorische Brücke wird dann direkt im Mund unterfüttert (Dentin). Dies ist eine ausgezeichnete, aber sehr aufwändige und kostenintensive

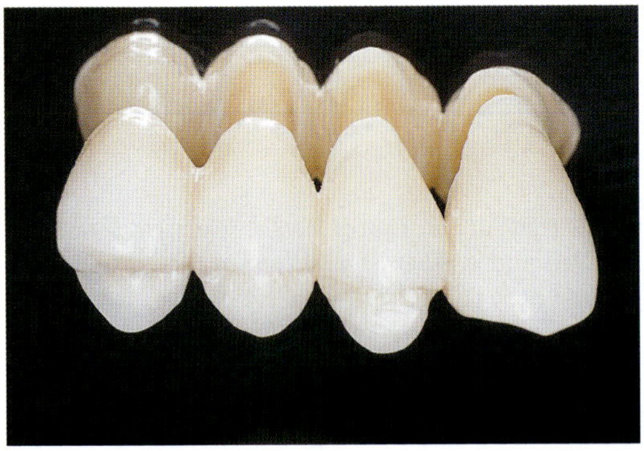

Abb. 1 Perfekte provisorische Brücke

Methode, die bei Langzeitprovisorien mit funktionellem und ästhetischem Anspruch zu guten Resultaten führt.

4. Laborprovisorium
   - Hierbei handelt es sich um ein vollständig im Labor hergestelltes Provisorium, das ein Optimum darstellt, aber sehr kostenintensiv ist und ein direktes Zwischenprovisorium erfordert. Diese Methode ist bei Bisslageveränderungen, Bisshebungen, ästhetischen mukogingivalen Eingriffen sowie Austestungen von Materialien, Funktion und Ästhetik unbedingt empfehlenswert.

Zur Herstellung des Provisoriums im Mund stehen die in Tabelle 1 aufgeführten Materialien zur Verfügung. (Die Materialien haben sich in der Praxis des Autors bewährt – die Liste erhebt keinen Anspruch auf Vollständigkeit.)

Für die tägliche restaurative Praxis ist das Verfahren mittels Schnelltiefziehfolie bezüglich Präzision, Ästhetik und Funktion die Methode der Wahl. Voraussetzung ist aber die Eingliederung des definitiven Ersatzes innerhalb weniger Wochen. Diese Methode soll im Folgenden Schritt für Schritt dargestellt werden.

Das Schnelltiefziehverfahren mit dem Perfect-Plast-Kit

Das vorhandene Modell (ein Situationsmodell, eventuell mit aufgewachstem Brückenglied oder noch zusätzlich funktionell und formenmäßig verbessert) wird mit dem im Perfect-Plast-Kit (Abb. 2) enthaltenen Spray im Brückenbereich isoliert (Abb. 3). Zum Anpressen der erweichten Folie kommt Knetmaterial zum Einsatz, das zuvor weichgeknetet werden sollte.

Die Folie wird nun in die Gabel eingespannt und über der Flamme eines Gasbrenners erweicht, bis sie weich und durchscheinend ist (Abb. 4). Anschließend wird die erweichte Folie über das Modell gehalten und mit der Knetmasse als Stempel auf dem vorgesehenen Modellbereich adaptiert (Abb. 5 und 6). Nach ca. 1 Minute wird die Folie abgezogen und mit der Schere auf das gewünschte Maß eingekürzt (Abb. 7 und 8). Die Vorbereitung ist damit abgeschlossen.

Nach der Präparation (Abb. 9) erfolgt die Einprobe und Aufpassung der Folie. In die fertige Provisorienfolie (Abb. 10) wird aus der Doppelkartusche mit Mischkanüle (Abb. 11) das Provisorienkomposit blasenfrei eingespritzt (Abb. 12) und auf die präparierten Pfeiler aufgepresst (Abb. 13). Während der Aushärtung wird die Folie mit dem Rohling entnommen und dieser aus der Folie herausgezogen. Die Überschüsse werden mit der Schere entfernt (Abb. 14 bis 16). Zur endgültigen Härtung wird die provisorische Brücke nochmals auf die Pfeilerzähne zurückgesteckt, um ein Verziehen durch Polymerisationsschrumpfung zu vermeiden.

Bei lichthärtendem Material sollte die Vorhärtung im Mund nur von okklusal erfolgen. Die provisorische Brücke wird entnommen und nach Beschneiden der halb ausge-

Tabelle 1 Provisorische Kronen- und Brückenmaterialien für die direkte Technik

selbsthärtendes PMMA (Butylmethacrylat – nur Wärme, keine Hitze)	selbsthärtendes provisorisches Komposit	dualhärtendes provisorisches Komposit
Dentacolor (Kulzer)	Protemp 3 (Espe)	Luxatemp Automix Solar (DMG)
Cronsin (Merz)	Luxatemp (DMG)	
Tab 2000 (Kerr)	Tempofit (Detax)	
langsam härtend (Vorsicht: Unterschnitte!); farbstabil, Malfarben; Tragedauer bis zu 4 Monaten	zügige Aushärtung (Vorsicht: Unterschnitte!); farbstabil, Malfarben; Tragedauer bis 9 Monate	Dualhärtung, sehr gut geeignet für Inlays, Onlaysund Teilkronen (Unterschnitte kein Problem); farbstabil bis 4 Wochen; Tragedauer 2 Monate

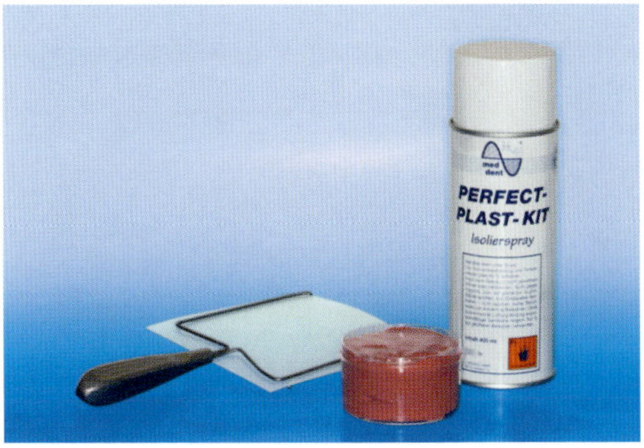

Abb. 2 Das Schnelltiefziehset

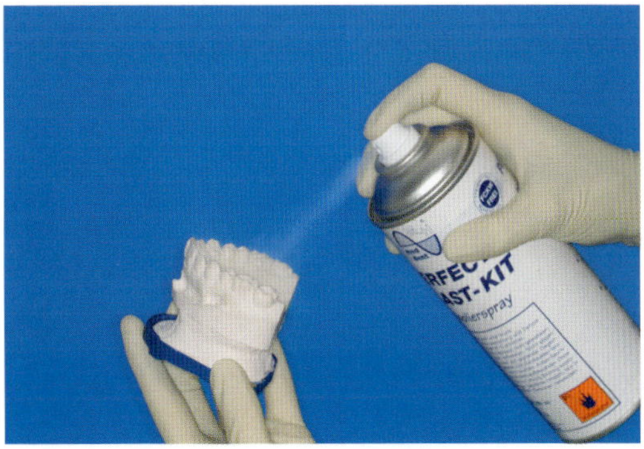

Abb. 3 Das Situationsmodell wird mit Spray isoliert

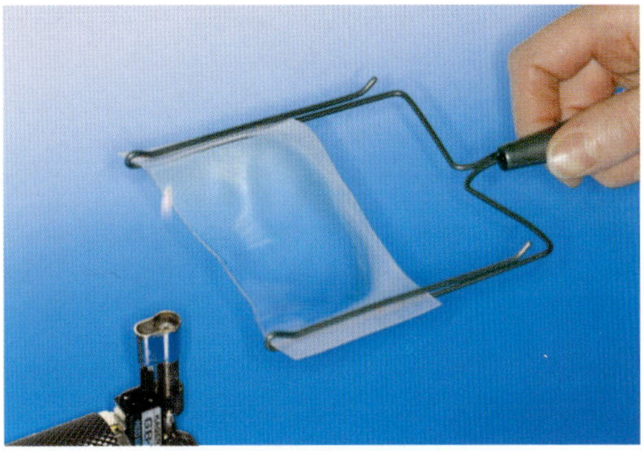

Abb. 4 Die in der Gabel adaptierte Tiefziehfolie wird über der Flamme glasig erweicht

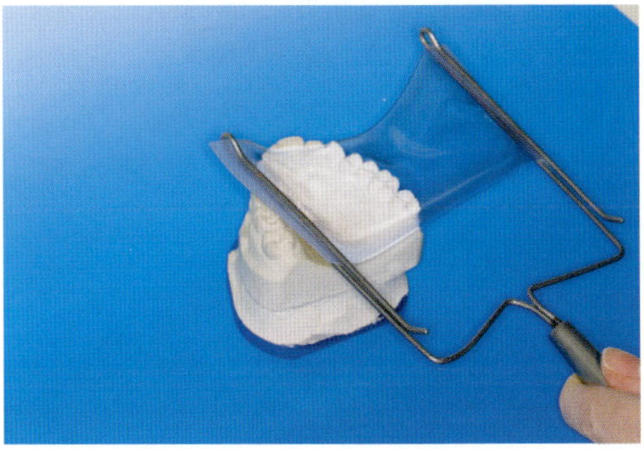

Abb. 5 Die erweichte Folie über der Zahnreihe

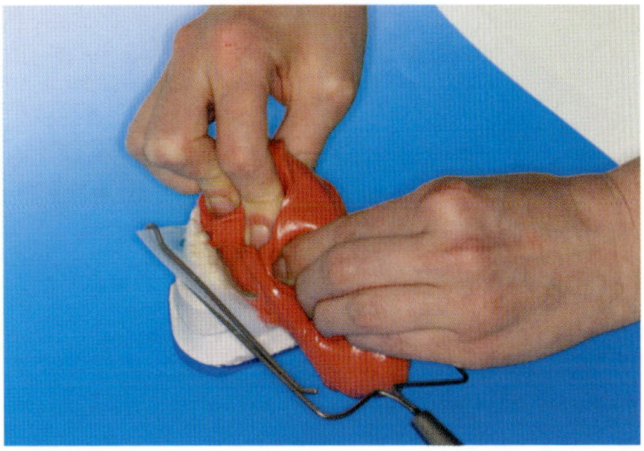

Abb. 6 Mit der Knetmasse als Stempel wird die erweichte Folie adaptiert

härteten Ränder mit der Schere zur weiteren Härtung von allen Seiten in den Mund zurückgesetzt. Die Endhärtung erfolgt in einem Lichtofen. Bei dualhärtendem provisorischem Komposit wird die Dualhärtung im Mund abgewartet und das Provisorium entnommen, mit der Schere getrimmt, zurückgesetzt sowie sukzessive ausgehärtet. Die Lichthärtung darf nie außerhalb des Mundes erfolgen! Anschließend wird noch die Endhärtung in einem Lichtofen durchgeführt.

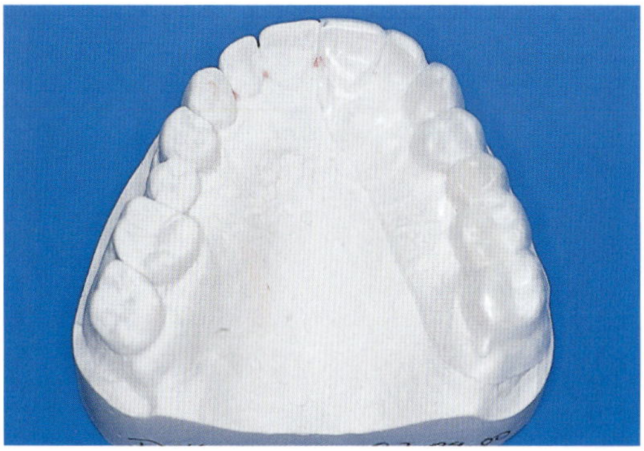

Abb. 7 Die abgezogene erstarrte Folie

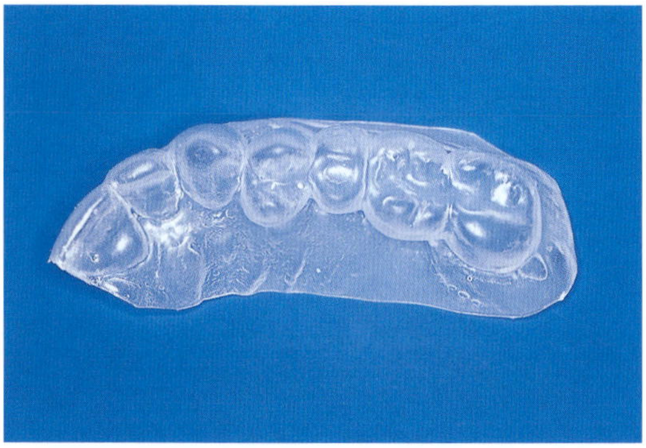

Abb. 8 Die mit einer Materialschere getrimmte Folie

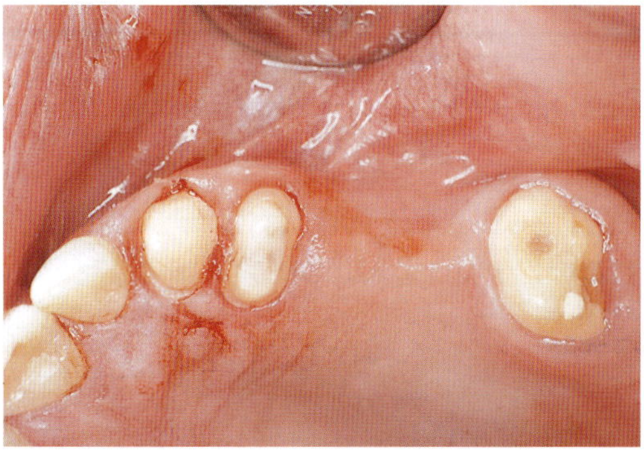

Abb. 9 Die für eine Seitenzahnbrücke präparierten Pfeilerzähne

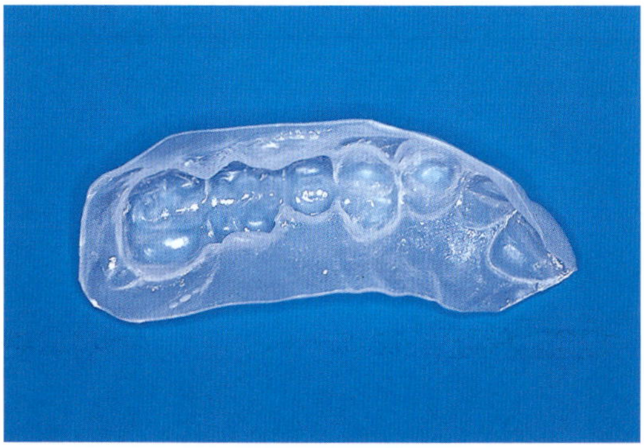

Abb. 10 Die fertige Folie (Ansicht von unten)

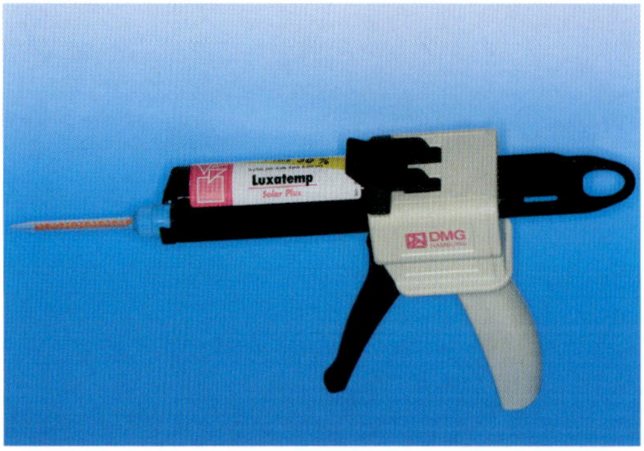

Abb. 11 Das provisorische Kompositmaterial in der Mischspritze

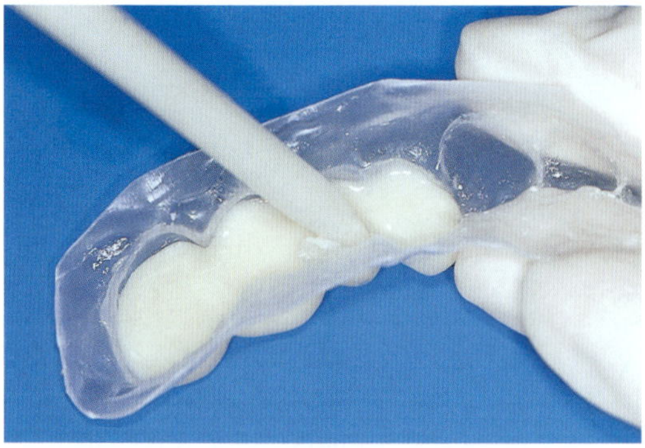

Abb. 12 Sorgfältig wird das Folienteil mit Komposit ausgespritzt

Mit einem feinen Druckbleistift werden unter der Lupenbrille (vgl. „Quintessenz" 8/2001) oder dem Stereomikroskop die Präparationsgrenzen angezeichnet (Abb. 17) und mit feinen Fräsen sowie Steinchen ausgearbeitet (Abb. 18 und 19). Nach sorgfältigem Einschleifen der Okklusion werden die Approximalkontakte kontrolliert und die Interdentalräume ausgearbeitet (Abb. 20 und 21). Mit Kompositmalfarbe können die Approximalräume und die Fissuren noch charakterisiert werden. Abschließend erfolgt die Endpolitur (Abb. 22).

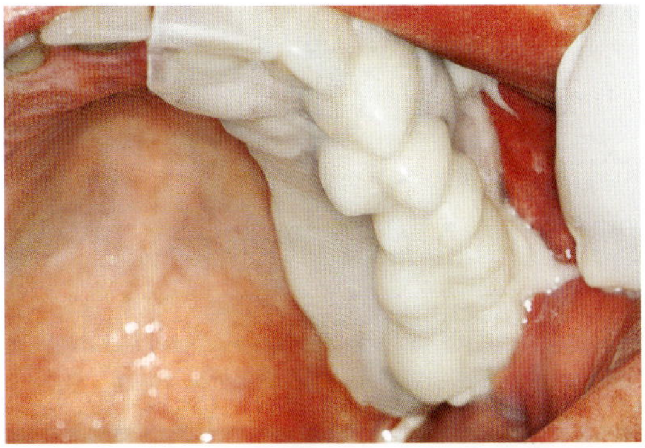

Abb. 13 Die provisorische Brücke härtet im Mund auf den Pfeilerzähnen aus

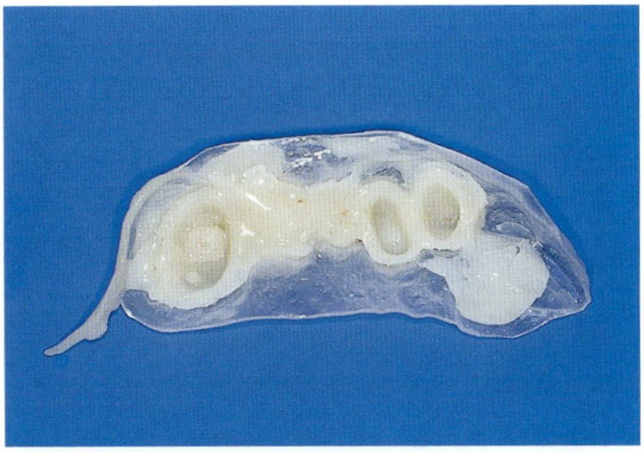

Abb. 14 Das Folienteil wird entnommen

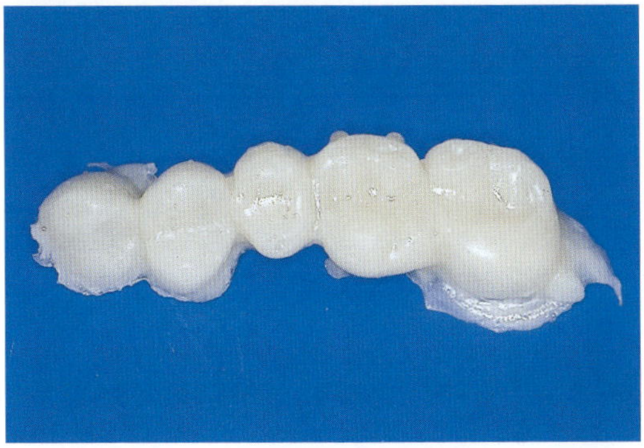

Abb. 15 Die provisorische Brücke wird aus dem Folienteil entfernt

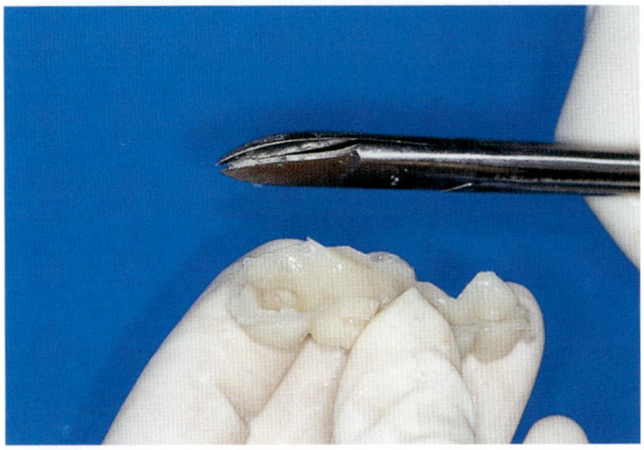

Abb. 16 Mit einer Materialschere wird der Rohling getrimmt

Abb. 17 Mit einem feinen Druckbleistift werden die Präparationsgrenzen markiert

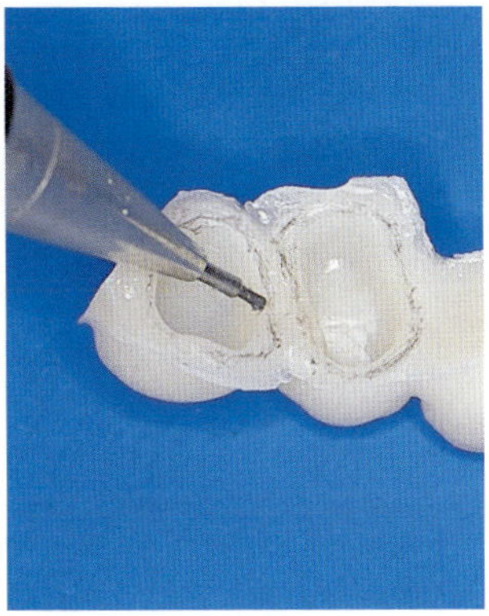

Abb. 18 Schleifinstrumente zur Ausarbeitung (von links oben nach rechts unten): kreuzverzahnte Kunststofffräse, Korundstein montiert, Linse für die Approximalräume, montierte Sandpapierscheibchen, Gummipolierer, Polierbürstchen

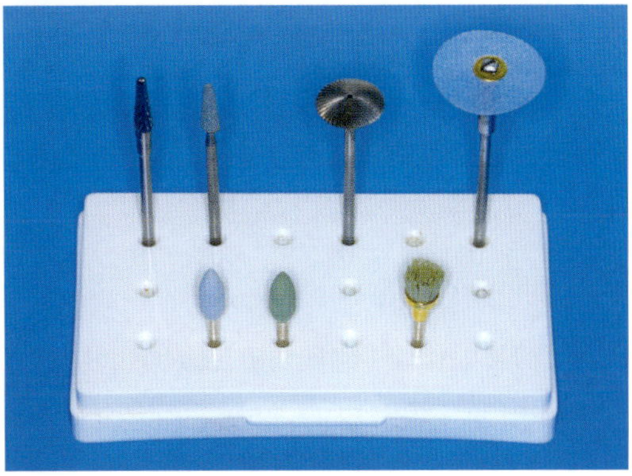

Vor dem Einsetzen der provisorischen Brücke ist eine Desensibilisierung mit einem Desensitizer (z. B. Gluma) empfehlenswert. Zum Einsetzen wird Carboxylatzement empfohlen, wobei die Kronen aber nur dünn ausgepinselt werden sollten. Carboxylatzement (Durelon) ist dicht, hält gut und verhindert ein Abzementieren während der Tragezeit. Es lässt sich schwieriger entfernen, doch ist dies mit einem Kronen- und Brückenentferner (z. B. Coronaflex, vgl. „Quintessenz" 6/2001) ohne große Mühe möglich (Abb. 23 und 24).

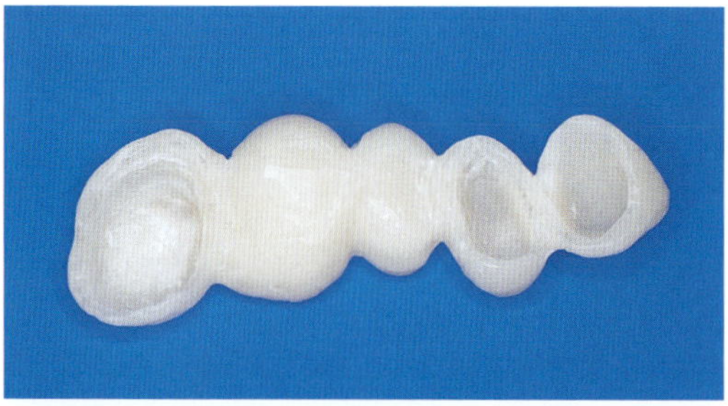

Abb. 19 Zervikal fertig ausgearbeitetes Provisorium

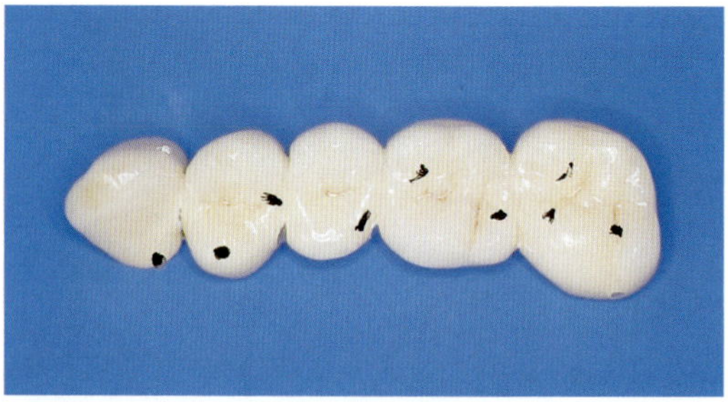

Abb. 20 Okklusales Einschleifen nach Folienmarkierung

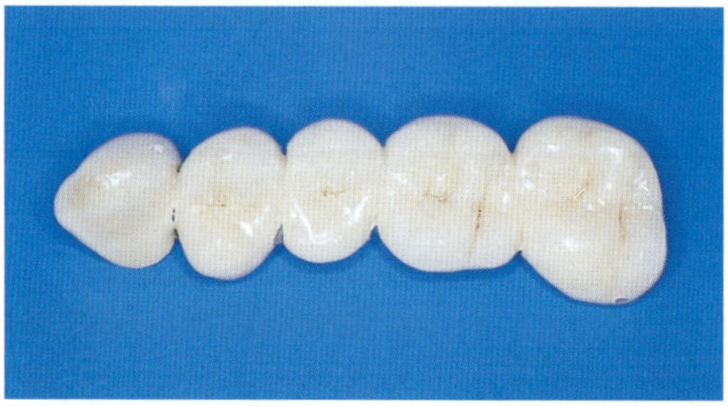

Abb. 21 Fertig polierte und charakterisierte provisorische Brücke (Okklusalansicht)

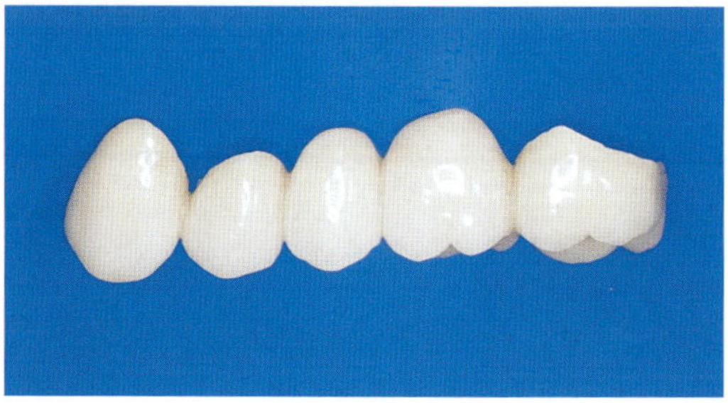

Abb. 22 Fertig polierte und charakterisierte provisorische Brücke (Bukkalansicht)

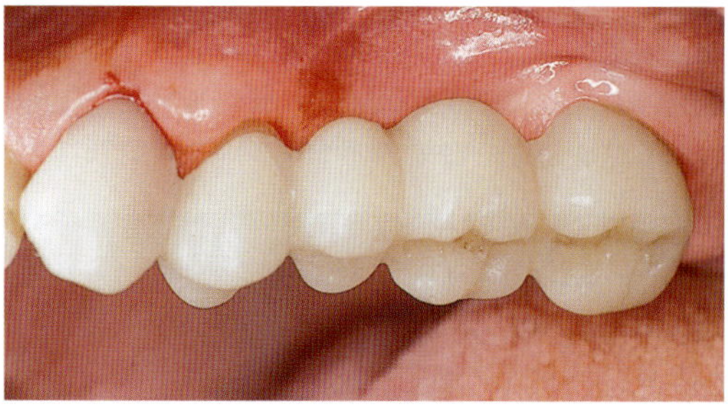

Abb. 23 Eingegliederte provisorische Brücke (Okklusalansicht)

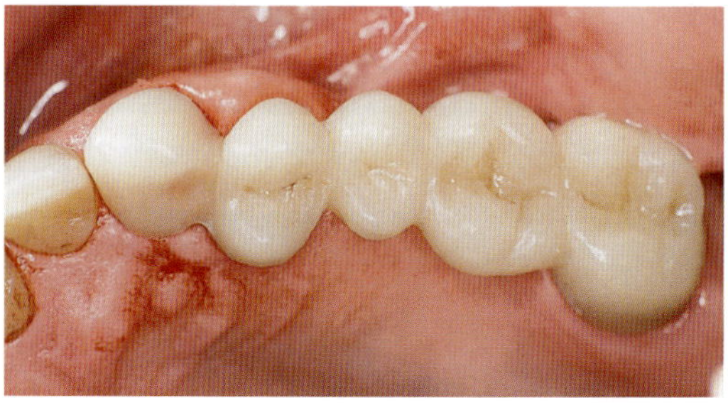

Abb. 24 Eingegliederte provisorische Brücke (Bukkalansicht)

Materialliste

1. Schnelltiefziehset Perfect-Plast-Kit (Fa. Meyer-Haake, Oberursel).
2. Provisorische Kronen- und Brückenmaterialien:
   - Dentacolor (Fa. Heraeus Kulzer, Wehrheim);
   - Cronsin (Fa. Merz Dental, Lütjenburg);
   - Protemp 3 (Fa. 3M Espe, Seefeld);
   - Luxatemp Automix und Luxatemp Automix Solar (Fa. DMG, Hamburg);
   - Tab 2000 (Fa. Kerr, Karlsruhe).
3. Feiner Druckbleistift (Scheibwarenhandel).
4. Lupenbrille/Stereomikroskop (Fachhandel).
5. Fräsen, Steinchen, Linsen (Komet, Fa. Brasseler, Lemgo).
6. Polierpaste für Targis-Vectris (Fa. Vivadent, Ellwangen).
7. Polierbürstchen (Fa. Hawe Neos Dental, Bioggio, Schweiz).
8. Hanel-Okklusionsfolie (Fa. Roeko, Langenau).
9. Provisorischer Zement
   - bei Kronen und Brücken: Durelon (Fa. 3M Espe, Seefeld);
   - bei Inlays, Onlays und Teilkronen: Provilink lichthärtend (Fa. Vivadent, Ellwangen).
10. Stumpfisolierung: Gluma (Fa. Heraeus Kulzer, Wehrheim).

Totalprothetik rationell

Problem: Totalprothesen sind zu umständlich und unwirtschaftlich

Die Totalprothetik wird seit Jahrzehnten an den Universitäten nahezu unverändert gelehrt und demonstriert. Ist die Zeit stehen geblieben? Haben wir nichts dazugelernt? Gab es keine Weiterentwicklung?

Warum sind viele Zahnärzte so frustriert, wenn die Herstellung einer Totalprothese ansteht? Blicken wir kurz auf die Entwicklung der Totalprothetik zurück.

Mit der Einführung der systematischen Totalprothetik durch Gysi haben sich die traditionellen Behandlungsschritte herausgebildet:

1. Situationsabformung des zahnlosen Kiefers;
2. Herstellung des Funktionsabformlöffels im Labor;
3. Funktionsabformung;
4. Herstellung des Meistermodells im Labor, darauf die Registrierschablone mit Wachswällen;
5. Kieferrelationsbestimmung mit Registrierschablonen, Messzirkel und Stützstiftregistriersystem, Zahnfarben- und Zahnformenauswahl;
6. Montage der Modelle im Artikulator und Aufstellung der Prothesenzähne auf einer Wachsbasis im Labor;
7. Wachseinprobe;
8. Fertigstellung im Labor;
9. Eingliederung der Totalprothese;
10. Endkontrolle, Druckstellenentfernung, Einschleifen der Okklusion.

Die durchschnittliche Behandlungsdauer von der Erstabformung bis zur Eingliederung beträgt bei diesem Vorgehen 3 Wochen.

Durch Arne Lauritzen und Axel Gutowski kamen Präzision und Okklusion in die Totalprothetik. Präzision ist besonders bei Totalprothesen mit einem großen zeitlichen Aufwand verbunden, der sich natürlich auf der Kostenseite niederschlägt. Die Patienten bekamen saugende Totalprothesen in präziser Okklusion – ein enormer Fortschritt. Mit den Erfolgen der Implantologie konnten auch zuvor als hoffnungslos angesehene Fälle gut versorgt werden. Heroische chirurgische, meist wenig erfolgreiche Eingriffe wie Vestibulumplastik, Mundbodenabsenkung und Durchtrennen der Ligamenta mandibulares sind nur noch ganz selten oder überhaupt nicht mehr notwendig.

Mit der Einführung der systematischen Prophylaxe in den Zahnarztpraxen und durch die verbesserte Akzeptanz und Motivation unserer Patienten sinkt die Zahl der anzufertigenden Totalprothesen von Jahr zu Jahr. Dies ist ein großer Erfolg für die Zahnmedizin!

Doch wenn die Herstellung einer Totalprothese ansteht, erhebt sich immer wieder die folgende Frage: Gibt es Möglichkeiten, das Procedere bei gleicher Qualität rationeller zu gestalten?

Die erprobte Lösung: Systematisieren und Zusammenfassen der Einzelschritte zu wenigen Gesamtschritten

Anhand eines Patientenfalles werden im Folgenden Schritt für Schritt die Möglichkeiten der Rationalisierung in Praxis und Labor dargestellt.

Bei einer 65-jährigen Patientin soll im Oberkiefer eine neue Totalprothese angefertigt werden (Abb. 1 bis 4). Im Unterkiefer trägt sie eine implantatgestützte Teleskopprothese (Abb. 5a und b).

1. Tag morgens

Arbeitsschritte im Behandlungsstuhl

Bei der vorhandenen Totalprothese (Abb. 6a und b) werden die Funktionsränder, der palatinale Abschluss und die Okklusion überprüft. Außerdem wird darauf geachtet, dass das Prothesenlager keine Druckstellen aufweist (Abb. 7a und b).

Die bisherigen Funktionsränder werden etwas zurück- und die unter sich gehenden Bereiche deutlich ausgeschliffen (Abb. 8). Die Basis wird im Mund nochmals überprüft. Eine größere Erweiterung der Funktionsränder z. B. mit Abformmasse ist nicht notwendig. So wird die Basis gesäubert und Haftlack aufgetragen (Abb. 9).

Die Funktionsabformung erfolgt mit dem zahnfarbenen weichbleibenden Silikonunterfütterungsmaterial Mollosil. Dabei werden alle Funktionsbewegungen aktiv und passiv durchgeführt (Abb. 10 bis 14).

Nach 5 Minuten ist das Silikon ausgehärtet. Die funktionell ausgeformte Prothese wird entnommen, kontrolliert und nach Entfernung eventueller Überschüsse wieder in den Mund zurückgesetzt (Abb. 15). Eine mit erweichtem Beauty-

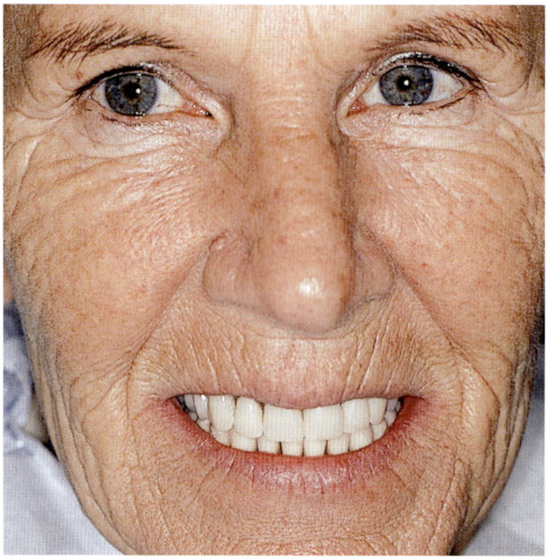

Abb. 1 Die Patientin

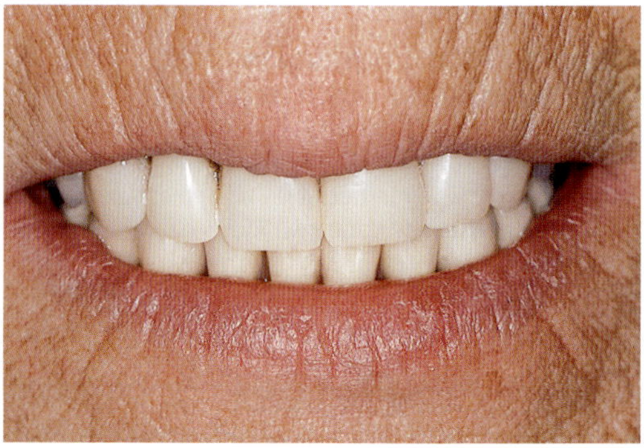

Abb. 2 Lippenbild der Patientin

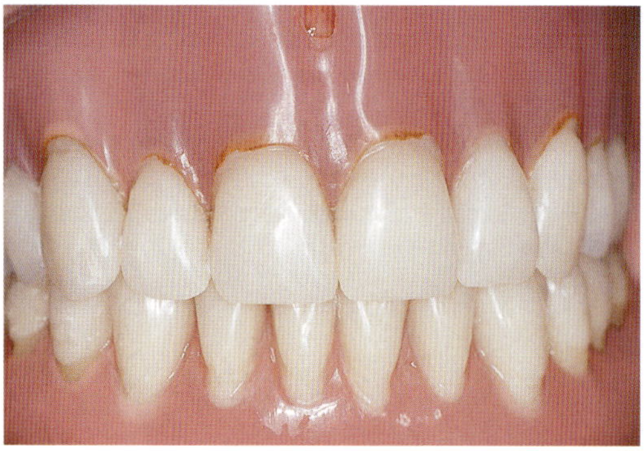

Abb. 3 Ober- und Unterkiefertotalprothesen der Patientin

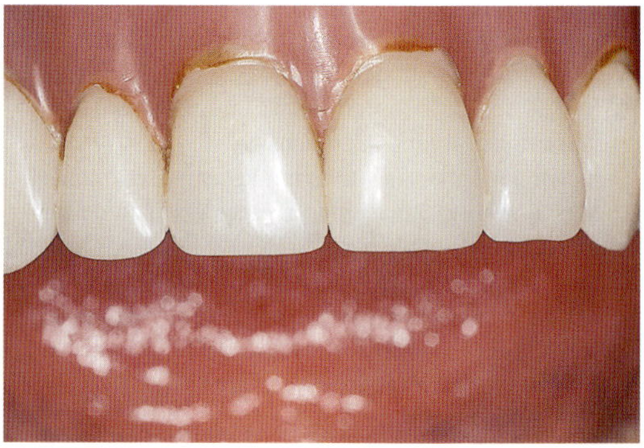

Abb. 4 Die zu erneuernde Oberkiefertotalprothese

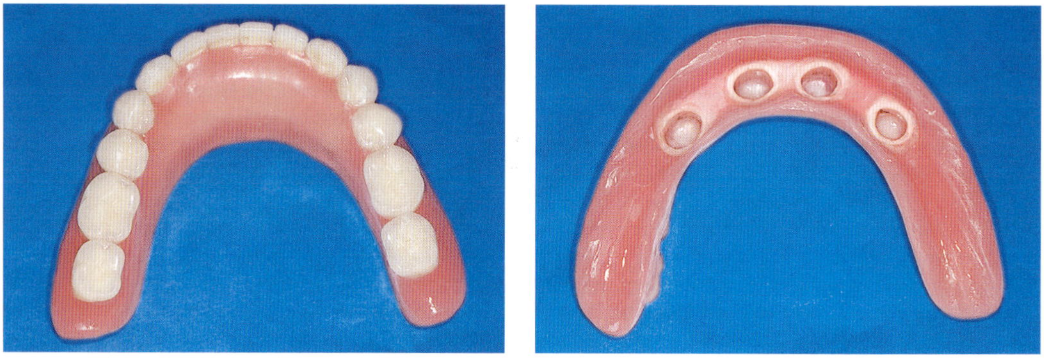

Abb. 5a und b Die Unterkiefertotalprothese mit Targis-Vectris-Teleskopen

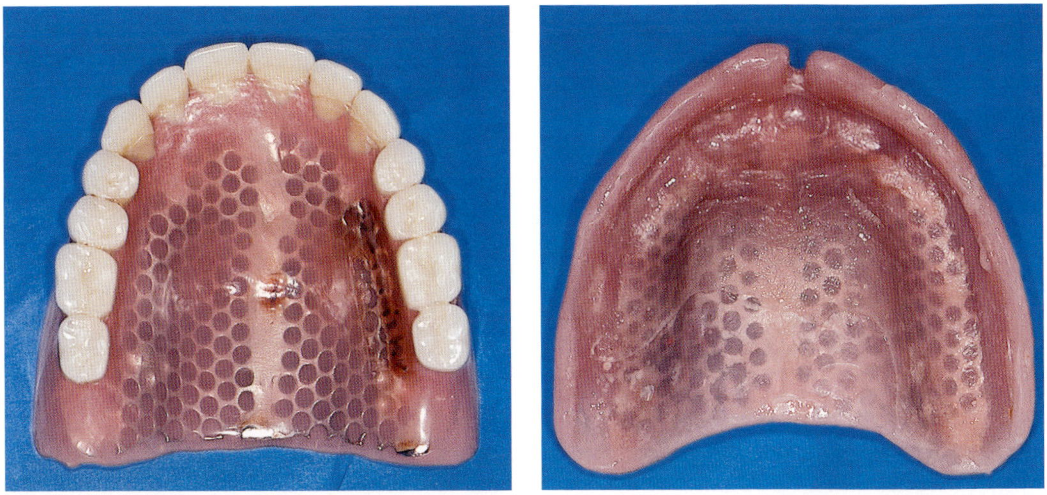

Abb. 6a und b Die Oberkieferprothese mit eingearbeiteter Metallbasis

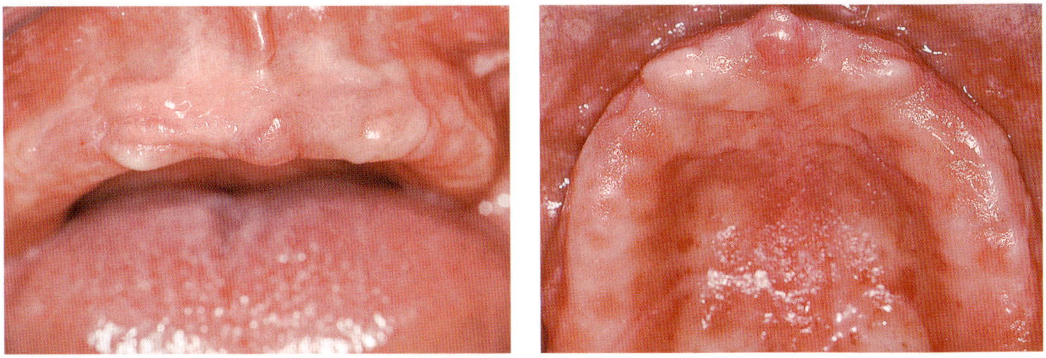

Abb. 7a und b Die Kieferkammverhältnisse der Patientin im Oberkiefer

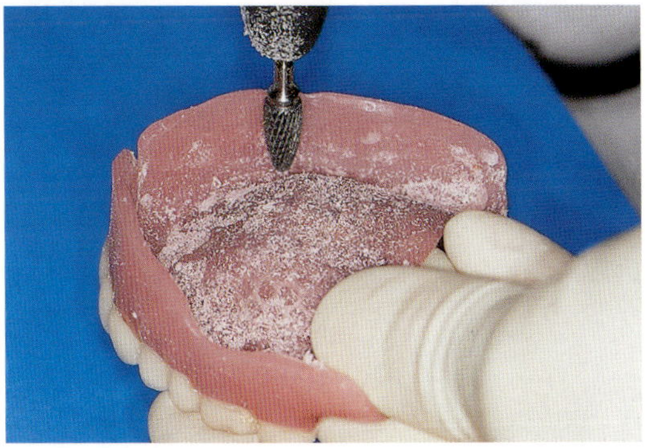

Abb. 8 Die Funktionsränder werden leicht eingekürzt und die unter sich gehenden Bereiche ausgeschliffen

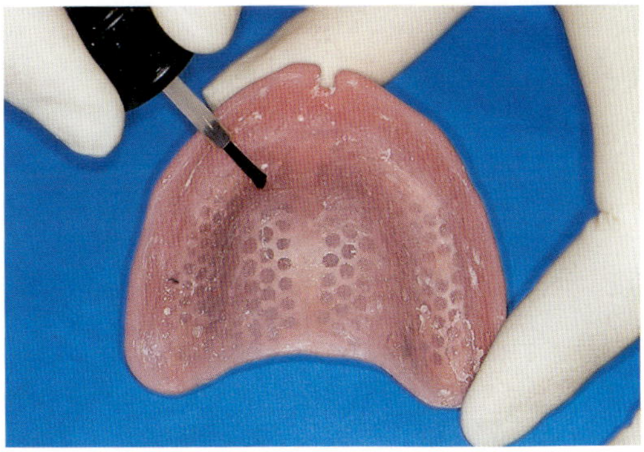

Abb. 9 Der Silikonhaftlack wird aufgetragen

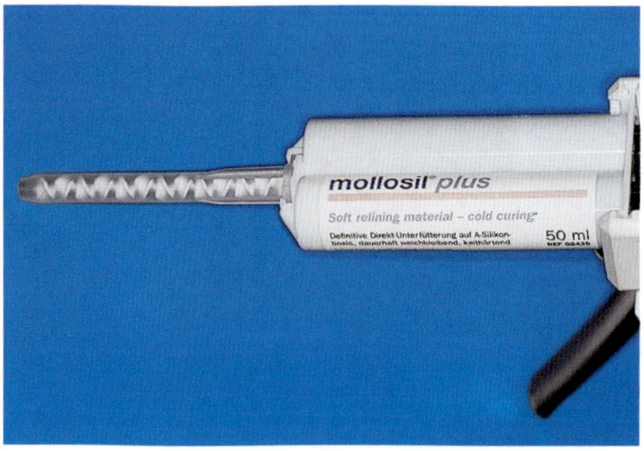

Abb. 10 Die Doppelkartuschenspritze mit dem Unterfütterungs-silikon

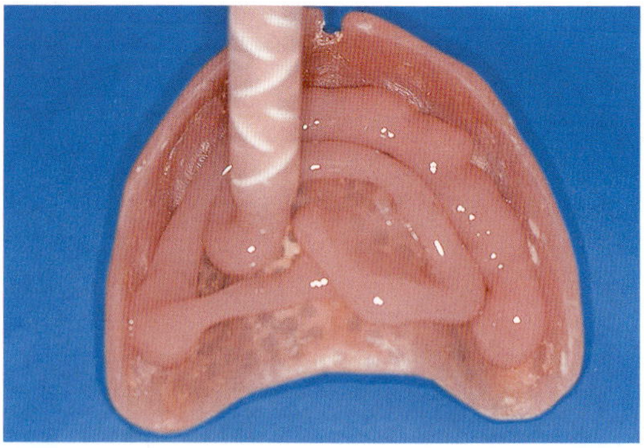

Abb. 11 Das Unterfütterungssilikon wird aufgespritzt

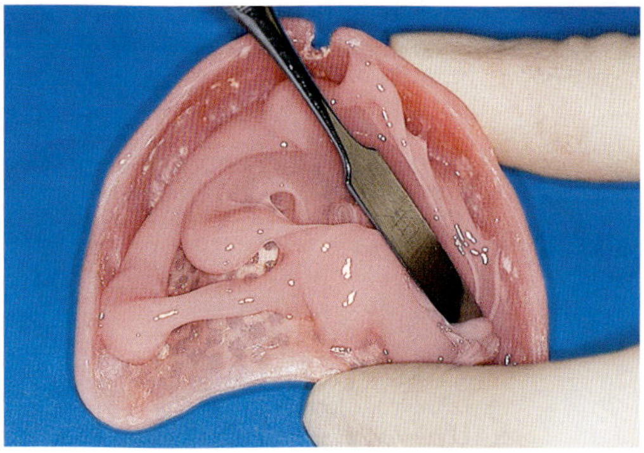

Abb. 12 Mit dem Spatel wird das Material gleichmäßig verteilt

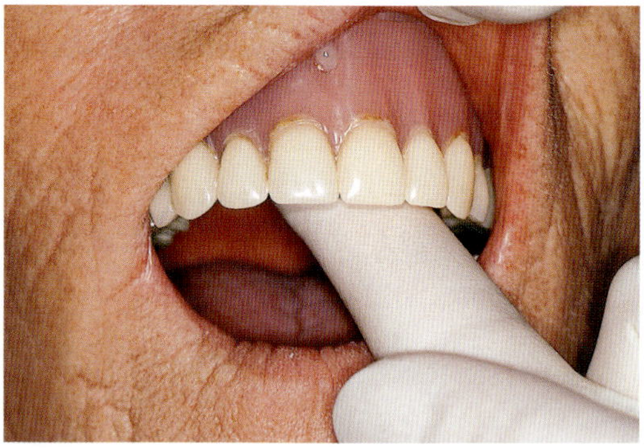

Abb. 13 Mit ansteigendem Druck wird die Prothese zentral im Gaumen angepresst

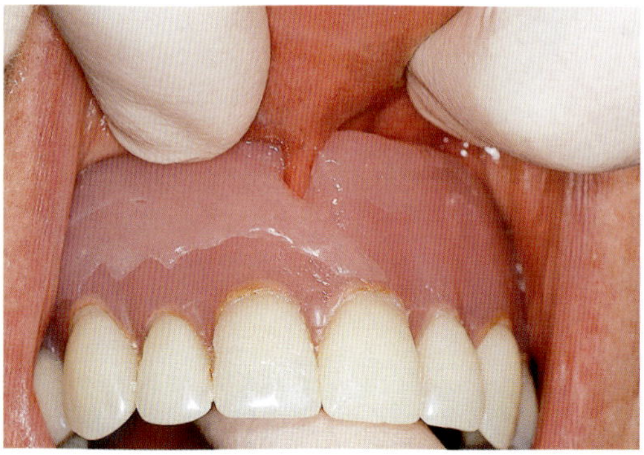

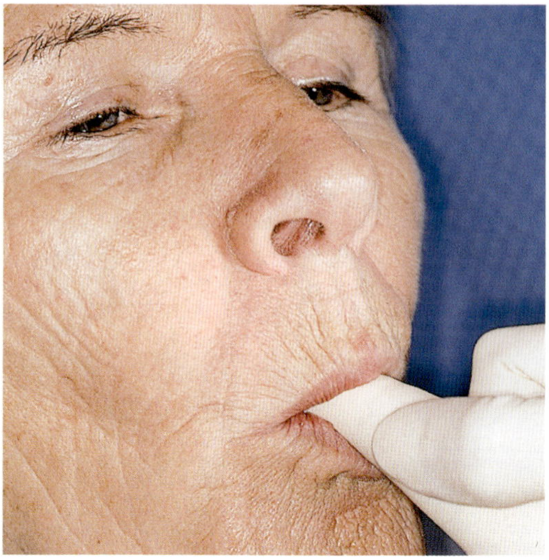

Abb. 14a und b Die Funktionsabformung mit den entsprechenden Bewegungen – hier festes Saugen am Finger – wird durchgeführt

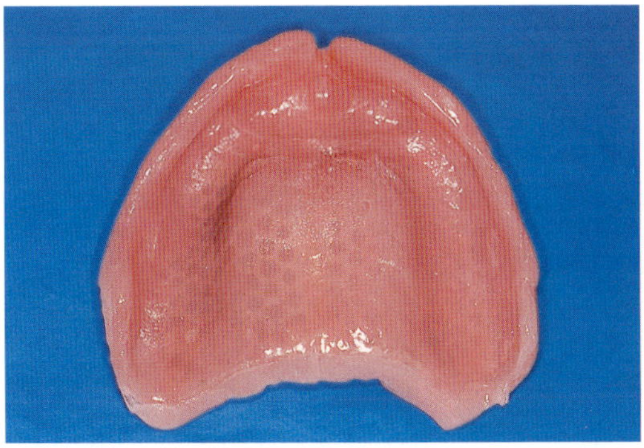

Abb. 15 Kontrolle der Funktionsabformung

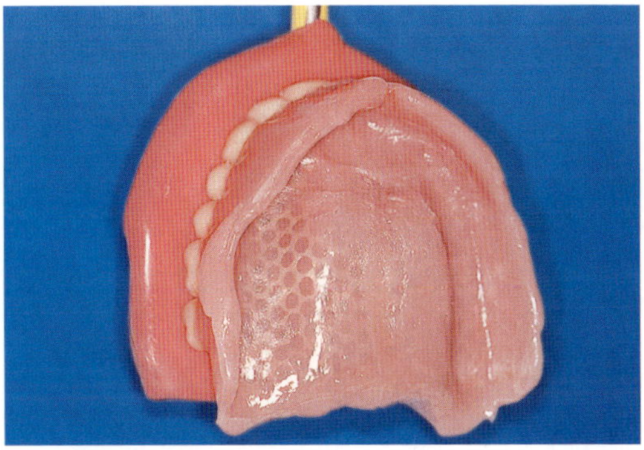

Abb. 16 Anpassung der Bissgabel

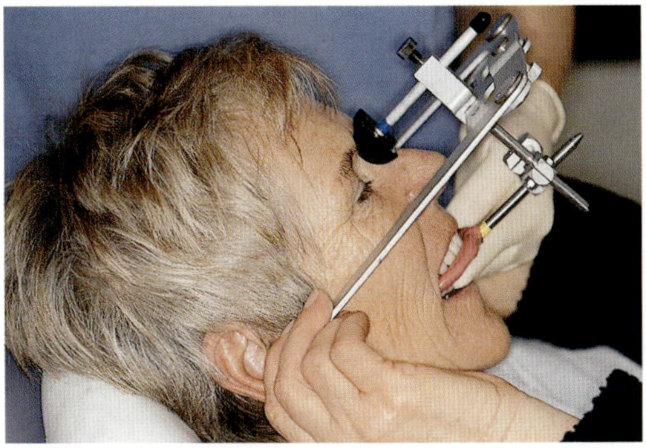

Abb. 17 Die arbiträre Gesichtsbogenregistrierung

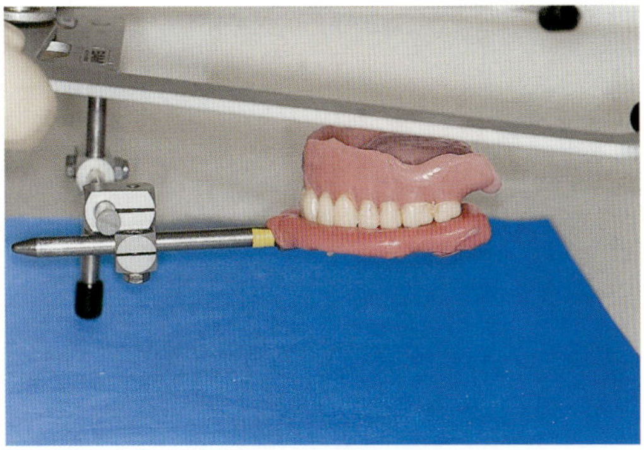

Abb. 18 Die registrierte Prothese

Pink-Wachs beschichtete Bissgabel (Abb. 16) wird mittig adaptiert und abgekühlt. Der Gesichtsbogen Quick Mount wird in den Gehörgängen eingesteckt und vom Patienten nach oben gedrückt, um die Erfordernisse der Frankfurter Horizontalen nach Gutowski zu erfüllen (Abb. 17).

Nach Adaption der Glabellastütze und Andrehen aller Schrauben erfolgt die Überprüfung der arbiträren Registrierung. Ist alles korrekt, kann der adjustierte Bogen abgenommen werden (Abb. 18). Die untere Prothese wird mit einem Gegenkieferabdruck aus Alginat abgeformt und im Praxislabor sofort ausgegossen.

Als Nächstes wird die Position des Unterkiefers mit einem Zentrikregistrat festgelegt. Im Fall der hier vorgestellten Patientin ist die habituelle mit der zentrischen Position identisch, so dass auf ein Zentrikregistrat mit Jig und Spezialabformmasse (Gutowski) verzichtet werden kann; es genügt ein Hartsilikonregistrat mit Futar D (Abb. 19). Die Vertikaldimension scheint nach klassischer Messung (Schlussbisslage = Ruhelage minus 2 mm) korrekt zu sein.

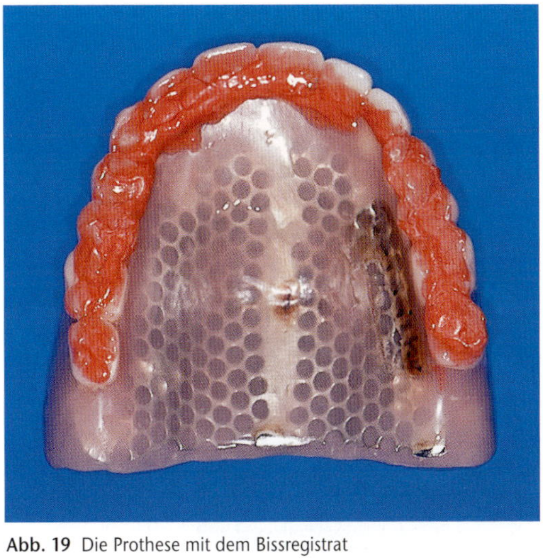

Abb. 19 Die Prothese mit dem Bissregistrat

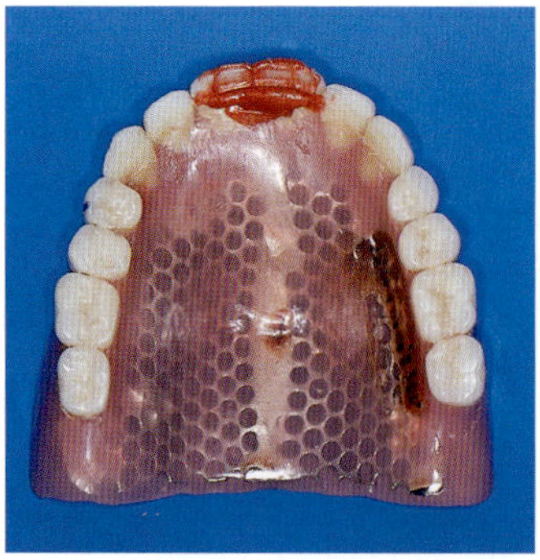

Abb. 20 Protrusionsstellung und Einbiss in den frontalen Jig

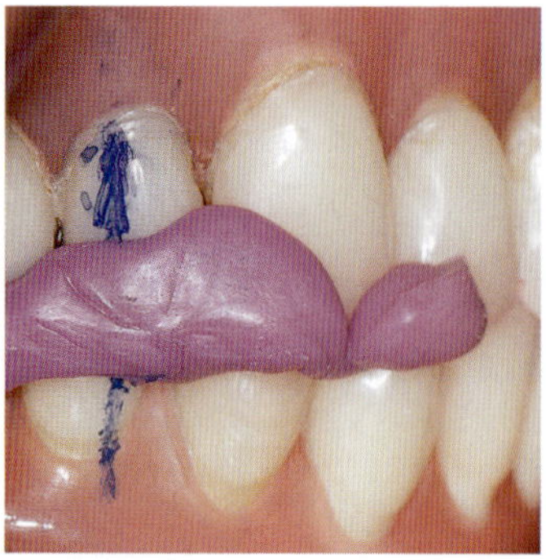

Abb. 21 Fixierung der Protrusionsstellung mit Hartsilikon

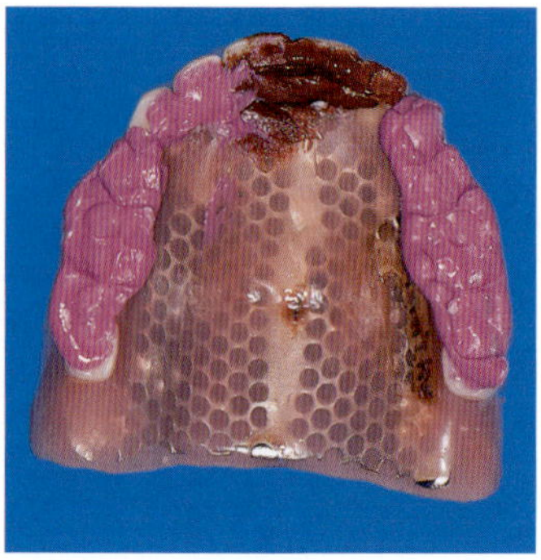

Abb. 22 Die Prothese mit dem Protrusionsregistrat

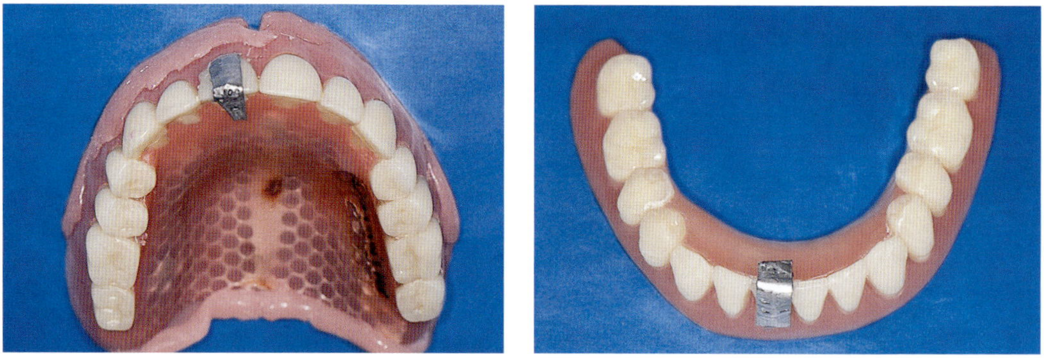

Abb. 23a und b Die aufgeklebten Bleifolienstreifen zur funktionellen Fernröntgenanalyse auf der Ober- und Unterkiefertotalprothese

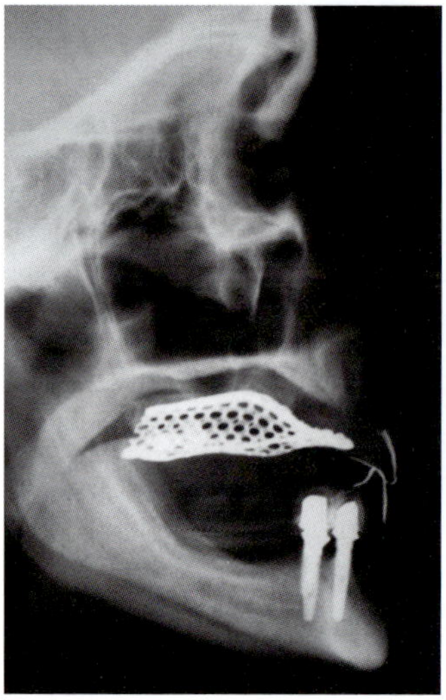

Abb. 24 Das Fernröntgenbild

Zur Einstellung der Gelenkbahnneigung brauchen wir ein Protrusionsregistrat. In protrudierter Position wird über einen Jig aus Abformmasse eine um 4 mm nach vorwärts verschobene Position des Unterkiefers festgelegt. Die Seitenzähne werden anschließend mit dem Hartsilikon Futar D verschlüsselt (Abb. 20 bis 22).

Zur Durchführung der funktionellen Fernröntgenanalyse werden in Streifen geschnittene Bleifolien aus dem Einzelzahnröntgenfilm mit Bondingmaterial über die Zähne 11 und 41 geklebt (Abb. 23a und b; vgl. Dentale Trickkiste in Heft 7/2002), und anschließend wird ein Fernröntgenbild erstellt (Abb. 24).

Arbeitsschritte im Labor

Der Funktionsabdruck mit der alten Oberkieferprothese wird ausgegossen und nach der Aushärtung abgenommen (Abb. 25). Anschließend wird das Meistermodell mit Hilfe des Quick-Mount-Bogens schädelbezüglich im Artikulator montiert und das Gegenkiefermodell über das zentrische

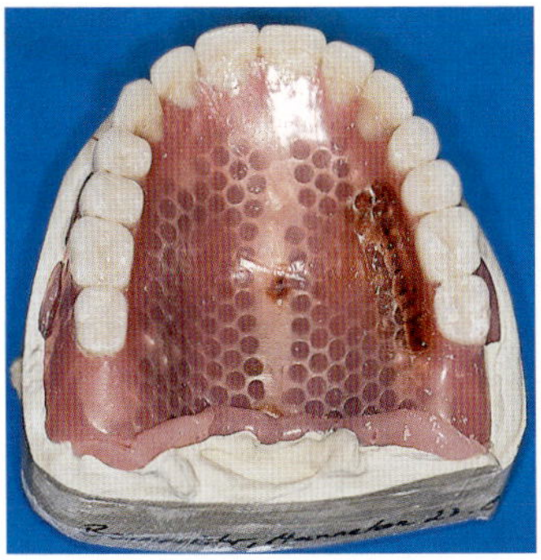

Abb. 25 Das Meistermodell ist ausgegossen

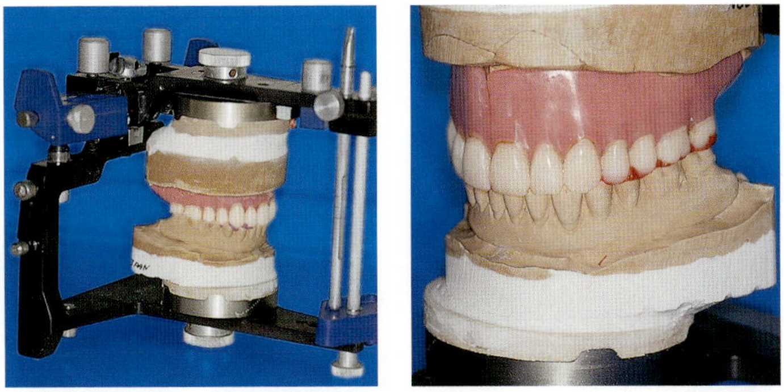

Abb. 26a und b Im Artikulator montiertes Meistermodell

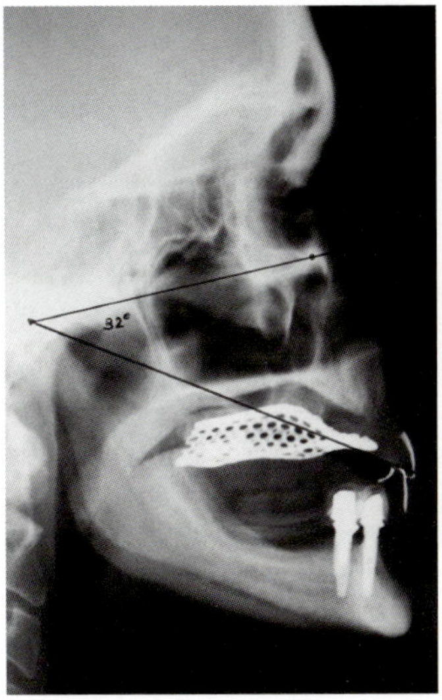

Abb. 27 Die funktionelle Fernröntgenanalyse

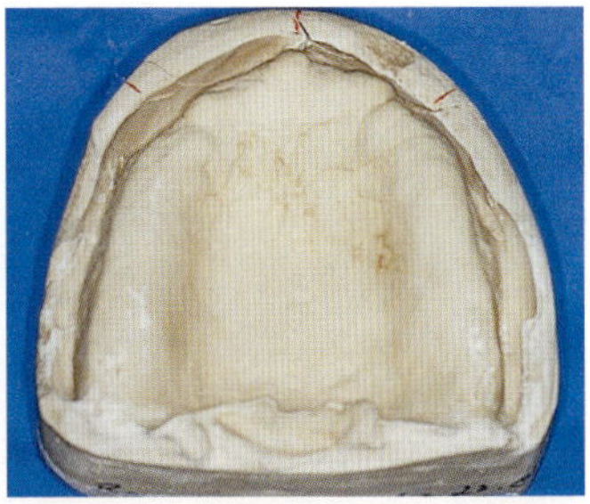

Abb. 28 Meistermodell

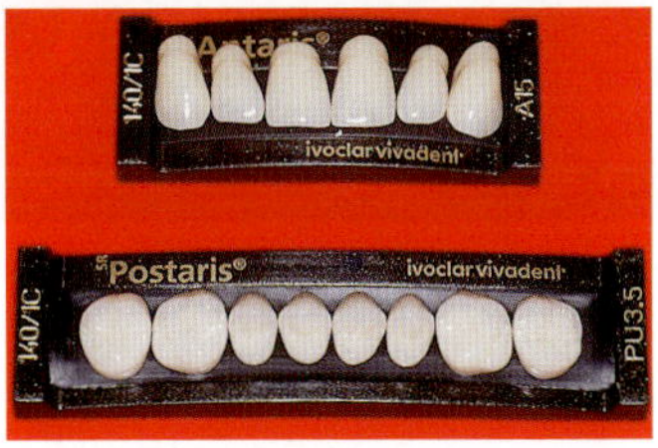

Abb. 29 Die Front- und Seitenzähne für die Aufstellung

Registrat zugeordnet (Abb. 26a und b). Die Einstellung der Gelenkbahnneigung am Artikulator mit Hilfe des Protrusionsregistrates erfolgt in gewohnter Weise (Abb. 27).

Arbeitsschritte im Behandlungsstuhl

Die obere Totalprothese wird nach sorgfältiger Reinigung von Gipsresten dem Patienten wieder eingegliedert. Durch die Abformung mit dem zahnfarbenen Unterfütterungsmaterial Mollosil kommt die hier vorgestellte Patientin mit Sitz und Farbe bestens zurecht.

Im Dialog zwischen Patient sowie Zahnarzt und Zahntechniker erfolgt die Zahnfarben- und Zahnformenauswahl. Der Zahnarzt führt dann die funktionelle Fernröntgenanalyse durch (Abb. 28), gibt die Werte an den Zahntechniker weiter und überprüft mit ihm zusammen die geplanten Schritte im Labor.

Die Funktionsränder werden am Meistermodell analysiert und die notwendigen Modellradierungen vorgenommen. Nach Herstellung einer Basis aus lichthärtendem Löffelmaterial werden die Prothesenzähne mit Klebewachs aufgestellt. Mein okklusales Prinzip ist die Front-Eckzahnführung auch bei Totalprothesen, um vertikales Kauen und das Aufstellen von gnathologischen scharfen Seitenzähnen zu ermöglichen (Frontzähne Antares, Seitenzähne Postaris, Abb. 29). Anschließend wird die Basis mit Rosa Wachs ausmodelliert.

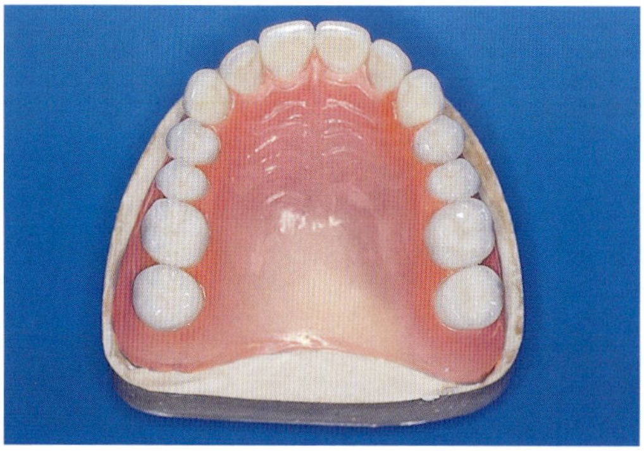

Abb. 30 Ausmodelliert Prothese mit aufgestellten Zähnen

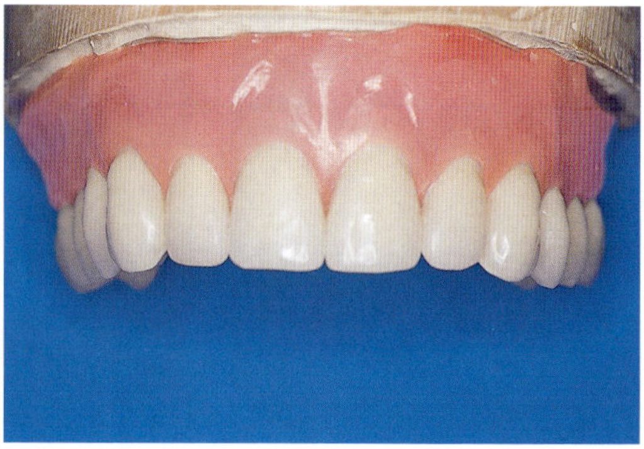

Abb. 31 Wachseinprobe

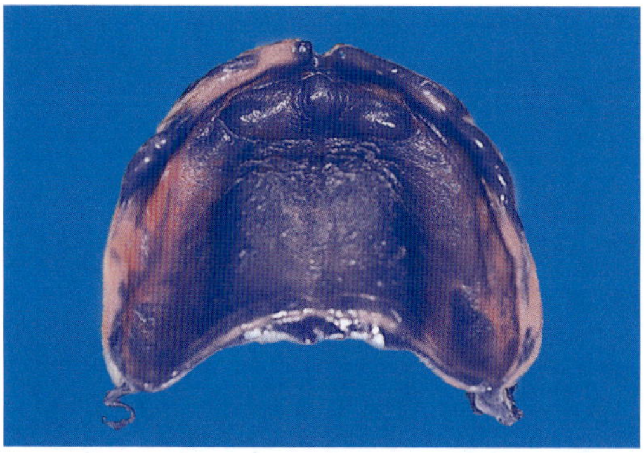

Abb. 32 Die mit feinem Polyäthermaterial korrigierte Prothese

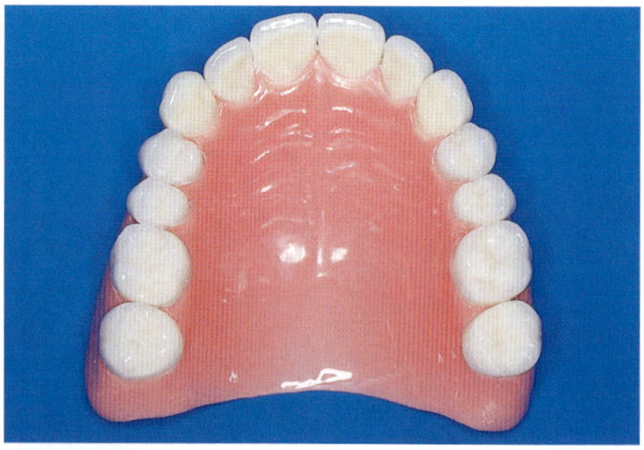

Abb. 33 Die fertige Oberkiefertotalprothese

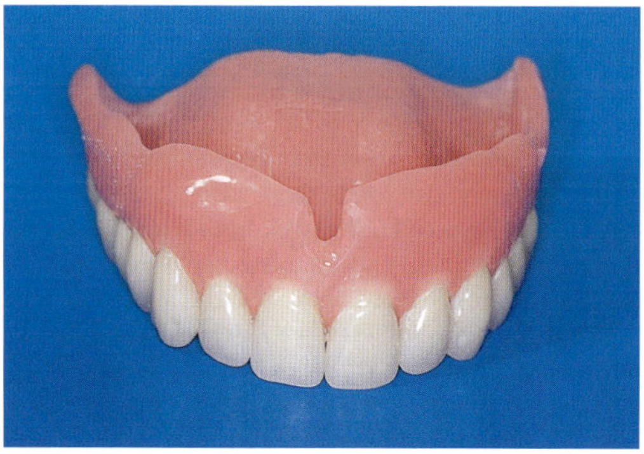

Abb. 34 Eingliederung

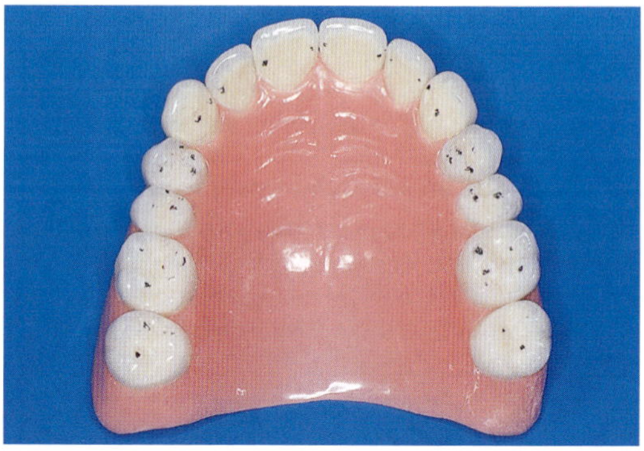

Abb. 35 Okklusionskontrolle

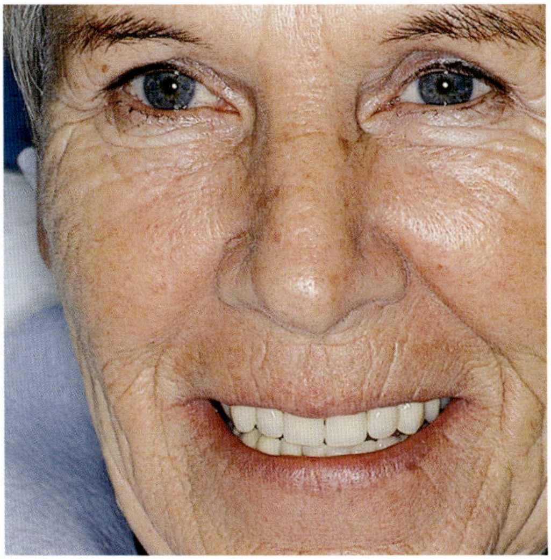

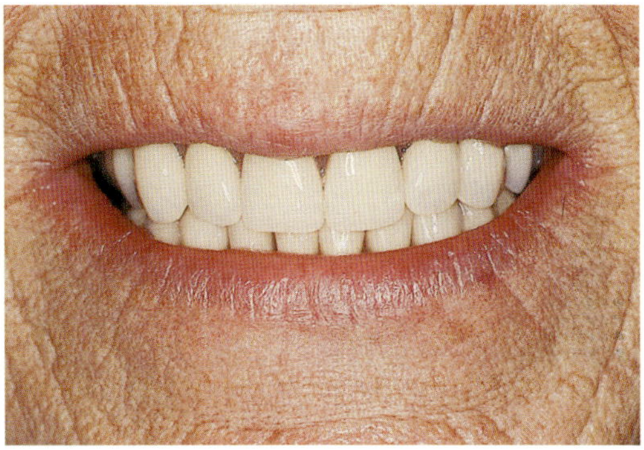

Abb. 36a und b Die glückliche Patientin mit der neuen Totalprothese

2. Tag morgens

Arbeitsschritte im Behandlungsstuhl

Am Morgen des nächsten Tages erfolgt die Wachseinprobe mit aufgestellten Zähnen (Abb. 30). Bei Bedarf wird umgestellt. Die Individualisierung wird besprochen und bereits eingeschliffen. Auch die Farbcharakterisierung erfolgt in Absprache mit dem Patienten (Abb. 31). Zum Schluss wird die Prothesenbasis noch einmal mit einem feinen Polyäthermaterial (Permadyne blau) abgeformt (Abb. 32).

Arbeitsschritte im Labor

Die Wachsprothese wird eingebettet, gestopft und polymerisiert. Nach Aushärtung und vorsichtiger Ausbettung wird die Prothese ausgearbeitet und poliert (Abb. 33).

2. Tag abends

Abends erfolgt die Einprobe der fertigen Oberkiefertotalprothese (Abb. 34) am Patienten. Kleine Korrekturen werden sofort durchgeführt. Bei der Überprüfung der Okklusion mit Hanel- und Shimstockfolie entscheidet sich, ob eine sofortige Remontage notwendig ist oder ob diese erst nach einer gewissen Tragezeit erfolgen sollte. Dies ist von Patient zu Patient verschieden. In jedem Fall sollte der Okklusion sehr viel Augenmerk gewidmet werden – sie entscheidet über die Stabilität beim Kauen und verhindert langfristig einen starken Abbau der Kieferkämme (Abb. 35).

Die Eingliederung der Oberkieferprothese ist damit in 2 Tagen erfolgreich abgeschlossen (Abb. 36a und b).

Fazit

Wenn man die Behandlungsschritte logisch und konsequent zusammenfasst, ist es möglich, die Versorgung mit einer Totalprothese wesentlich rationeller durchzuführen und gleichzeitig einen hohen Qualitätsstandard zu halten.

Materialliste

1. Zahnfarbenes weichbleibendes Unterfütterungsmaterial Mollosil plus (Fa. Detax, Karlsruhe).
2. Kreuzverzahnte Kunststofffräsen (Fa. Brasseler, Lemgo).
3. Beauty Pink Wax X-hard abgelagert (Fa. Riss, Hanau).
4. Gesichtsbogen Quick Mount (Fa. SAM, München).
5. Compoundmasse in Spritzen für Zentrikregistrate (Fa. American Dental Systems, Vaterstetten).
6. Abformmasse braun für den frontalen Jig (Fa. Kerr, Karlsruhe).
7. Hartes Registriersilikon Futar D (Fa. Kettenbach, Eschenburg).
8. Panadent Artikulator (Fa. Loser, Leverkusen).

9. Frontzähne Antares/Seitenzähne Postaris (Fa. Ivoclar Vivadent, Ellwangen).
10. Feinabformpolyäther Permadyne (Fa. 3M Espe, Seefeld).
11. Hanelfolie (Fa. Coltène-Whaledent, vormals Fa. Roeko, Langenau).
12. Shimstockfolien: Rettungsdecke vom ADAC, in feine Streifen geschnitten.

Zähneknirschen – psychisch oder okklusal bedingt?

Problem: Ist die Ursache für Zähneknirschen psychischer oder okklusaler Natur?

Zu den größten Schwierigkeiten in der Zahnarztpraxis gehören Zähneknirschen, Kiefergelenkserkrankungen sowie Stellungsprobleme zwischen Unter- und Oberkiefer (Abb. 1 bis 3). Wenn ein Patient mit einem Schuhkarton voll Aufbissschienen in die Praxis kommt und auf seine zehn Vorbehandler schimpft, wissen wir genau, dass er ab übermorgen auf uns schimpft. Wo liegt das Problem?

1. Der Zahnarzt wird für die Behandlung funktioneller Schäden des Kauorgans wenig bzw. fast überhaupt nicht ausgebildet. So steht er vor einem Problem, das er eigentlich nicht lösen kann. Soll er überweisen – und wenn ja, wohin?
2. An den Universitäten gibt es zwar so genannte Funktionsoberärzte, die jedoch nach Meinung des Autors meist nur eine Alibifunktion für die entsprechende prothetische Abteilung haben. Seit der Auflösung der Abteilung von Prof. *Bock* an der Universität Erlangen in den 70er Jahren existiert meines Wissens keine eigenständige Abteilung für Funktionsdiagnostik und -therapie des stomatognathen Systems. Es gibt und gab selbstverständlich auf diesem Gebiet außergewöhnlich engagierte Universitätslehrer wie z. B. Prof. Dr. *Oskar Bock* (†), Universität Erlangen, Prof. Dr. *Alex Motsch* (†), Universität Göttingen, Prof. Dr. *Georges Graber*, Emeritus, Universität Basel, Prof. Dr. *Georg Meyer*, Universität Greifswald, Prof. Dr. Dr. Rolf Ewers, Universität Wien, Prof. Dr. *Ulrich Lotzmann*, Universität Marburg, Prof. Dr. *Sandro Palla*, Universität Zürich, und Prof. Dr. *Axel Bumann*, UCLA, USA.
3. Außerdem gibt es hervorragende Praktiker, die sich auf dem Feld der Funktionstherapie engagieren, z. B. Prof. Dr. *Axel Gutowski*, Prof. Dr. *Roman Schubert*, München, Prof. Dr. *Hans Müller*, München, Prof. Dr. *Peter Engelhard*, Düsseldorf, Dr. *Werner Fischer*, Braunschweig, und Dr. *Diether Reusch*, Westerburg.
4. Allen gemeinsam ist ein gewisses Maß an Frustration über die mühsame Funktionsanalyse und -therapie sowie die ständigen Abrechnungsschwierigkeiten mit den privaten Krankenkassen. Für die gesetzlichen Krankenkassen gibt es Kiefergelenkserkrankungen seit *Seehofer* 1997 ohnehin nicht mehr. Den schnellsten Heilungserfolg bei einer Kiefergelenkserkrankung garantiert die Vorlage des privaten Kostenplans (Spontanheilung!).

Wie können wir bei Patienten mit funktionellen Problemen trotzdem gemäß unserem ärztlich-ethischen Auftrag erfolgreich analysieren und therapieren?

Die erprobte Lösung: Ursachenanalyse mittels *Lüscher*-Farbdiagnostik

Nach Prof. Dr. *Graber*, Universität Basel, ergibt sich bei den zähneknirschenden Patienten die in Abbildung 4 dargestellte Verteilung. Die 50 % zähneknirschender Patienten mit okklusaler Ursache können sofort und ohne Probleme saniert werden. 12 % sind Kiefergelenkspatienten und müssen einer entsprechenden Therapie zugeführt werden. Bei 30 % liegt ein psychischer Primärfaktor und bei 8 % eine psychische Ursache für das Zähneknirschen vor. Diese 38 % der Patienten sind unser größtes Problem!

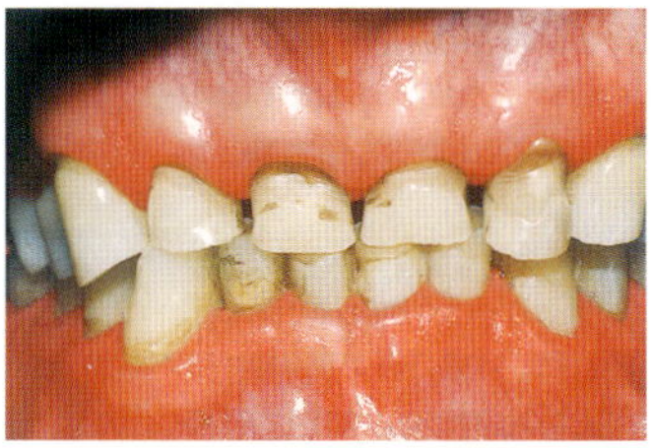

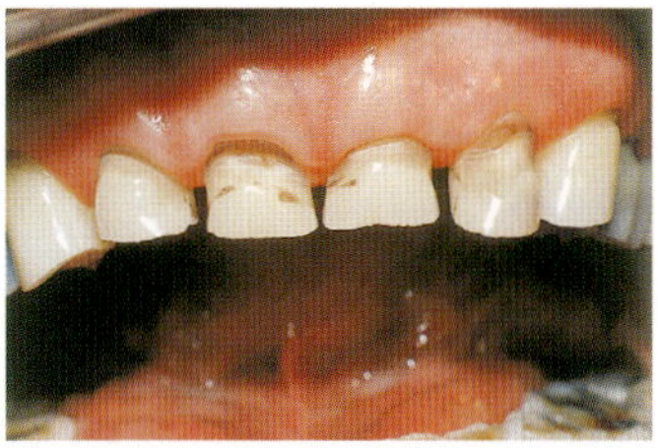

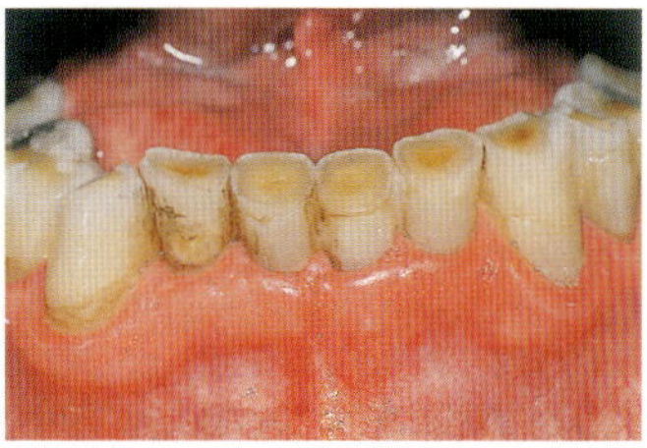

Abb. 1 bis 3 Massiver Bruxismus mit Verlust der Vertikaldimension bei einem 55-jährigen Patienten

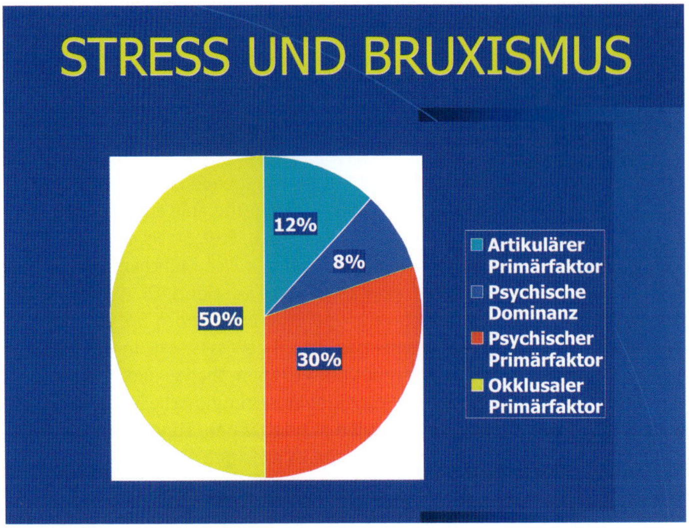

Abb. 4 Faktoren Stress und Bruxismus (Prof. *G. Graber*, Basel)

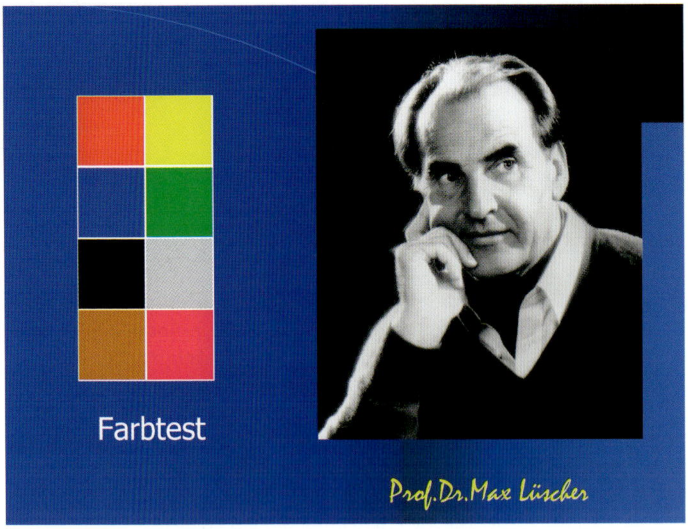

Abb. 5 Der *Lüscher*-Farbtest

Wenn wir diese Gruppe rein funktionell behandeln, werden wir in den meisten Fällen scheitern, denn für die psychische Analyse und Behandlung sind wir überhaupt nicht ausgebildet. Wie können wir Praktiker diese Patienten eindeutig klassifizieren? Aufgrund jahrelanger Erfahrung kann ich sagen, dass dies mit dem Farbpsychologie-Test nach *Max Lüscher* eindeutig möglich ist.

Die Vorliebe für bestimmte Farben und Formen lässt eine fundierte Aussage über den momentanen psychischen Zustand des Patienten zu und gibt dem Zahnarzt damit die Möglichkeit, den Patienten eindeutig einzuordnen. Doch lassen wir Prof. *Lüscher* selbst zu Wort kommen:

Welche von den in Abbildung 5 gezeigten Farben ist Ihre Lieblingsfarbe? Rot oder Gelb oder Blau oder Grün oder ...? Sie werden überrascht sein, was Sie mit der Antwort auf diese Frage über Ihr Wesen ausgesagt haben! Der „*Lüscher*-Test" mit seinen 8 Farbkarten, die über 40.000 verschiede-

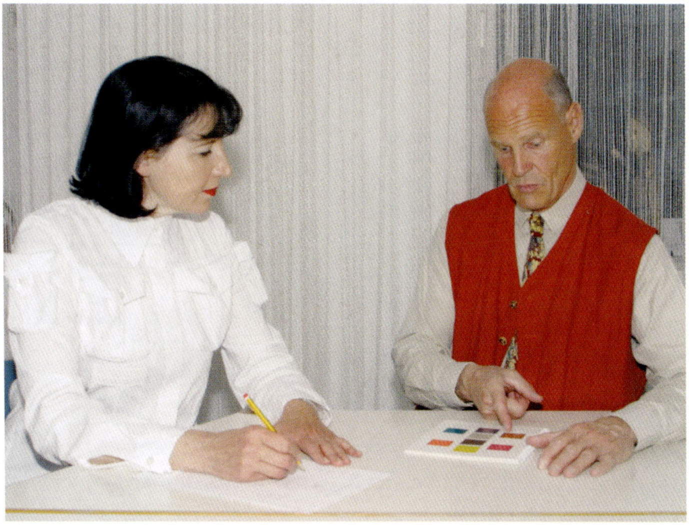

Abb. 6 Durchführung des *Lüscher*-Farbtests

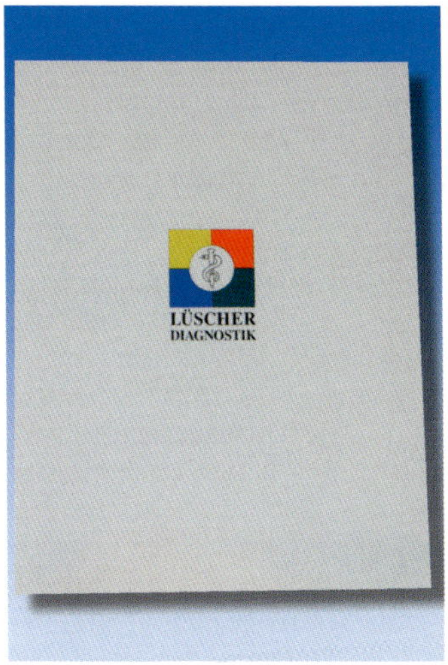

Abb. 7 Die *Lüscher*-Farbtesttafeln

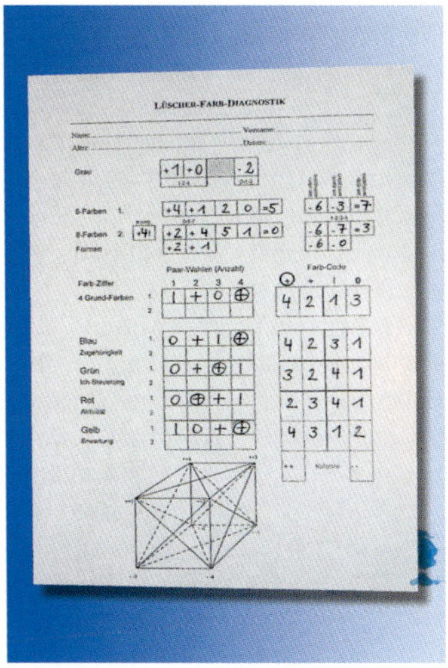

Abb. 8 Der Auswertungsbogen

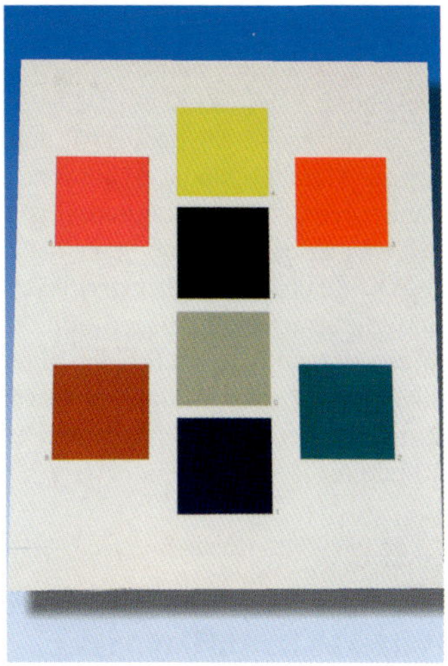

Abb. 9 Die Grundfarben

ne Kombinationsmöglichkeiten bieten, liefert Ihnen dank der Computerauswertung im Handumdrehen eine genaue Analyse Ihres momentanen seelischen und körperlichen Befindens und der Grundstruktur Ihrer Persönlichkeit. Der *Lüscher*-Test beruht auf der experimentell erhärteten Psychologie der Farben. Diese baut auf der Tatsache auf, dass Zuneigung und Ablehnung gegenüber Farben ein unbewusster, aber gültiger Ausdruck der psychischen und physischen Gesamtsituation eines Menschen sind.

Die *Lüscher*-Farbdiagnostik ist ein probates, in der Psychologie, Psychiatrie und Psychotherapie anerkanntes Mittel, um sich nonverbal einen raschen Eindruck vom emotionalen, psychovegetativen Zustand des Patienten zu verschaffen. Die Farbwahl deckt die „subjektiven Beschwerden" auf.

Ein Beispiel: Dunkelblau repräsentiert Sedation, Ruhe, Entspannung, Regeneration. Lehnt der Patient diese Farbe ab, dann sind ihm die genannten Umstände unangenehm; er ist ruhelos, ständig in Aktion und unfähig, sich zu ent-

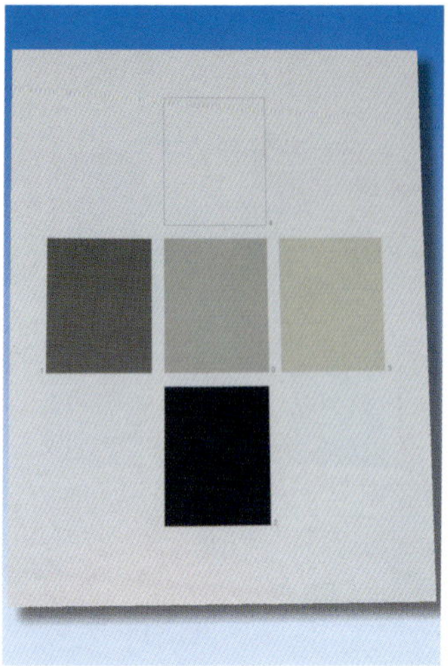

Abb. 10 Die Grauwertetafel

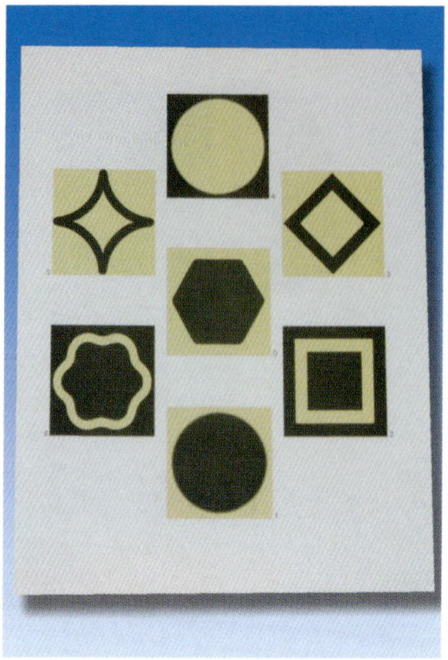

Abb. 11 Die Formentafel

spannen. Er reagiert möglicherweise mit hohem Blutdruck, Schlafstörungen, Magenbeschwerden und im Kieferbereich mit Parafunktionen, Zähneknirschen sowie weiteren Fehlfunktionen.

Seit ich meine Methode 1947 auf dem Internationalen Kongress für Psychologie in Lausanne der Fachwelt vortrug, haben intensive Forschungsarbeiten und groß angelegte Reihenuntersuchungen bis heute die Zuverlässigkeit meines Tests bestätigt. Ärzte, Pädagogen, Psychologen, Personalleiter und Werbefachleute arbeiten nun schon seit Jahrzehnten in den USA und Europa mit der *Lüscher*-Farbdiagnostik erfolgreich in Arztpraxen, Krankenhäusern, Schulen, Behörden, Betrieben, bei der Berufsberatung und bei der Produktgestaltung.

So weit Prof. *Lüscher*.

Praktische Durchführung der *Lüscher*-Farbdiagnostik

Vor der praktischen Durchführung sollte der Patient mit viel Feingefühl über den Test aufgeklärt werden, um ihm dessen Sinn und Zweck zu erläutern. Es geht nicht darum, ihn in irgendeiner Weise bloßzustellen, sondern darum, die Ursachen für sein Zähneknirschen zu ermitteln. Selbstverständlich unterliegen alle Ergebnisse der strengsten ärztlichen Schweigepflicht.

Der Test wird nach Einverständnis des Patienten von einer entsprechend ausgebildeten Fachassistenz vorgenommen (Abb. 6). Dazu benötigt sie die *Lüscher*-Farbtesttafeln (Abb. 7), den Auswertungsbogen sowie Bleistift und Radiergummi (Abb. 8). Der Reihe nach werden die Seiten der Farbtesttafeln abgearbeitet und die jeweilige Farb-, Farbkombinations- und Formenauswahl mit Nummern in den Auswertungsbogen eingetragen (Abb. 9 bis 12). Der Test dauert ca. 15 Minuten und wird in Teilen noch einmal hinterfragt.

Mit Hilfe eines Auswertungsprogramms für den Praxis-PC (Abb. 13) reduziert sich die früher sehr zeitaufwändige Auswertung auf die Eingabe der Ergebniszahlen und das Ausdrucken des Testergebnisses, was innerhalb weniger Minuten erledigt ist. Es werden ca. 10 DIN-A4-Seiten ausgedruckt. Ich empfehle, diese dem Patienten ungelesen in die Hand zu drücken und ihn seine Analyse in Ruhe studieren zu lassen (Abb. 14).

Danach wird er uns in einem vertraulichen Gespräch (Abb. 15) von sich und seinem Befinden erzählen. Dabei ist für den Zahnarzt die letzte Seite der Farbdiagnostik, die Zusammenfassung, die wichtigste. Diese gehen wir mit dem Patienten durch und können anschließend fundiert entscheiden, ob sich sein Zähneknirschen mit unseren zahnmedizinischen Behandlungsmöglichkeiten direkt beseitigen lässt oder ob wir zunächst andere Therapiemaßnahmen einleiten müssen.

Die *Lüscher*-Farbdiagnostik sollte in einem fundierten Kurs erlernt und geübt werden. Über den Autor oder das *Lüscher*-Institut können Informationen dazu angefordert werden. Übrigens, wenn man den Test mit sich selbst macht, führt dies zu beeindruckenden Ergebnissen, welche für die Erkenntnis der eigenen Persönlichkeit sehr wertvoll sein können.

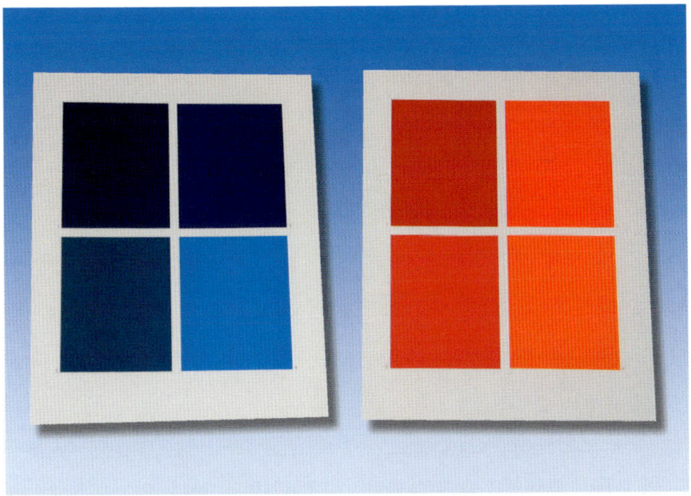

Abb. 12 Zwei der Farbkombinationstafeln

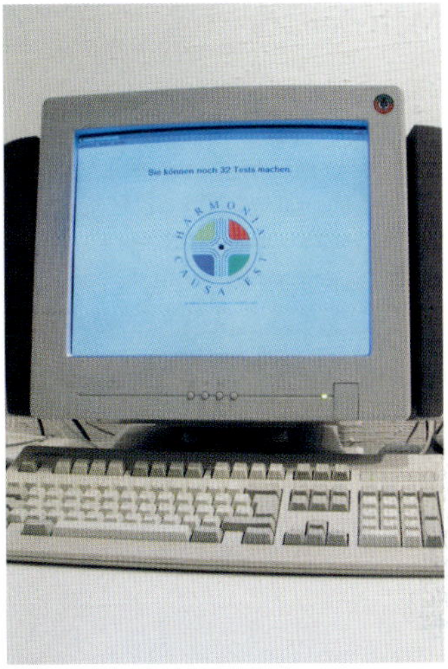

Abb. 13 Auswertung mit dem Praxis- PC

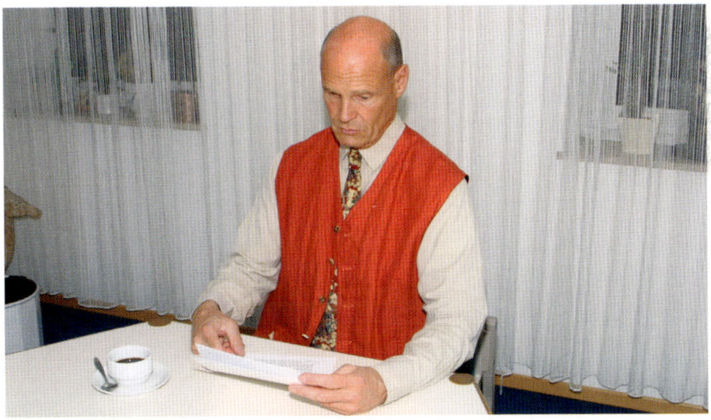

Abb. 14 Der Patient liest die ausgedruckte Analyse

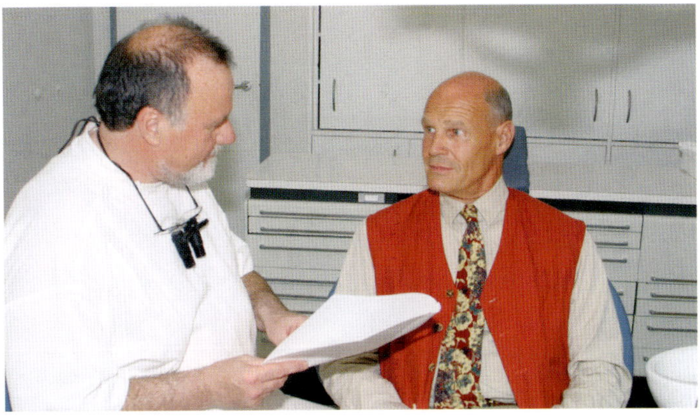

Abb. 15 Das vertrauliche Gespräch zwischen Patient und Arzt

Materialliste

Alle benötigten Unterlagen (Farbtesttafeln, Auswertungsbögen, PC-Auswertungsprogramm) können angefordert werden bei *Lüscher*diagnostik, Mühlestiegstr. 29, CH-4125 Riehen/BS, www.luscher-color.com. ◻

Zentrische Schienen mit anteriorer Führung

Problem: Die Herstellung von Aufbissschienen mit anteriorer Führung ist sehr schwierig

In der Therapie von Funktionsstörungen und Erkrankungen des Kiefergelenks sind Aufbissschienen ein fester Bestandteil der Vorbehandlung. Dabei haben sich folgende Formen der Schienen bewährt:

- die Entspannungsschiene,
- die Repositionierungsschiene und
- die Bissführungsschiene.

Die Entspannungsschiene dient zur Relaxierung der an der Parafunktion (Pressen, Knirschen, Habits) beteiligten Gewebe. Diese Schiene ist in der Initialbehandlung ein fester Bestandteil der Therapie, um ein entspanntes stomatognathes System zur Funktionsanalyse, Funktionstherapie und Restauration zu erhalten.

Die Repositionierungsschiene kommt zum Einsatz, wenn die Diskus-Kondylus-Einheit des Kiefergelenks gestört ist. Durch sie wird versucht, bei vorliegenden Verlagerungen eine Reposition zu erzielen.

Die Bissführungsschiene spielt eine wichtige Rolle in der fortgeschrittenen Initialtherapie. Das stomatognathe System ist bereits entspannt, die Kondylen sind zentrisch fixiert – jetzt geht es an die Installation einer störungsfreien Front-Eckzahn-Führung, welche die Basis für eine erfolgreiche Rehabilitation bildet. Deshalb wird bei diesen Schienen eine Front-Eckzahn-Führung aufgebaut und eingeschliffen.

Der freihändige Aufbau und das anschließende Einschleifen einer funktionierenden Front-Eckzahn-Führung sind äußerst schwierig und sehr zeitaufwändig. Gibt es Wege und Methoden, dies rationeller und zielgerichteter durchzuführen?

Die erprobte Lösung: Aufbau der anterioren Führung mit dem Contour-Curven-Former

Die Entwicklung des Contour-Curven-Formers (CCF) in den 80er Jahren ergab eine neue Bestimmung der Front-Eckzahn-Führung. Anteriore Führung ist durch das Katenatenmodell von *D. Kubein-Meesenburg, H. Naegerl, G. Meyer* und *W. Bücking* folgendermaßen definiert: Die harmonisch im Bogen korrekt angeordneten Unterkieferfrontzähne bewegen sich in einem dazu mathematisch definierten Gewölbe der Oberkieferfrontzähne.

Die wissenschaftlichen Arbeiten und die Erfahrungen aus der Praxis führten zu einem theoretischen, biomechanisch schlüssigen Modell der anterioren Führung und zu einer praktischen exzellenten Anwendung des CCF beim Aufbau dieser anterioren Führung im Rahmen der Schienentherapie und der definitiven Versorgung.

Patientenfall

Die Herstellung einer zentrischen Schiene mit anteriorer Führung (Abb. 1 und 2) soll im Folgenden anhand eines Patientenfalls Schritt für Schritt demonstriert werden.

Eine 21-jährige Patientin litt unter Kiefergelenksbeschwerden, Migräne, Parafunktionen (Pressen und Knirschen – die Zähne waren bereits um 2 mm gekürzt) sowie ständigen Schlafstörungen (Abb. 3 und 4). Mehrere Relaxierungsschienen brachten kaum Erfolg – sie wurden auch mehrfach zerbrochen. Das Problem war die Distanz von 4 mm von der selbst eingenommenen ungeführten zentrischen Position der Kondylen (PKP) und der habituellen protrudierten Position (IKP) (Abb. 5 und 6). Ein geführtes zentrisches Registrat ergab eine „Long Zentrik" von 7 mm. Welche ist nun die richtige zentrische Position, um in die Therapie einzusteigen?

Die Patientin bekam eine Schiene mit zentrischem Plateau nach Shore und trug diese 2 Tage. Das Plateau war matt gestrahlt und wies nach diesen 2 Tagen glänzende Frontzahnspuren als Position auf. Durch Einschleifen der Front- und Seitenzahnbereiche wurde der Unterkiefer zum Oberkiefer in zentrischer Position eindeutig fixiert (Abb. 7). Diese Position wurde von der Patientin akzeptiert und führte nach 1 Woche zu einer deutlichen Besserung der Schmerzzustände. Zusätzlich wurde die Migräne mittels Heilhypnose erfolgreich behandelt.

Nach 2 Wochen war die Patientin schmerzfrei, und so sollte bei dieser bisher erfolgreichen zentrischen Schiene eine anteriore Führung mit dem CCF aufgebaut werden. Die passende Konturkurve kann

- aus der palatinalen Kontur der Frontzähne (Abb. 8) bzw. der über die Spitze der tragenden Höcker paramedian sagittal geschnittenen distalen Kontur der Seitenzähne analysiert werden oder
- aus der Protrusionsspur einer Axiographie mathematisch-geometrisch ermittelt werden.

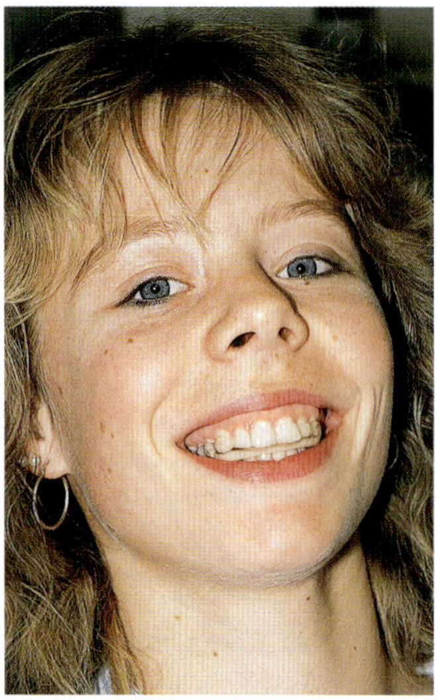

Abb. 1 Patientin mit zentrischer Bissführungsschiene

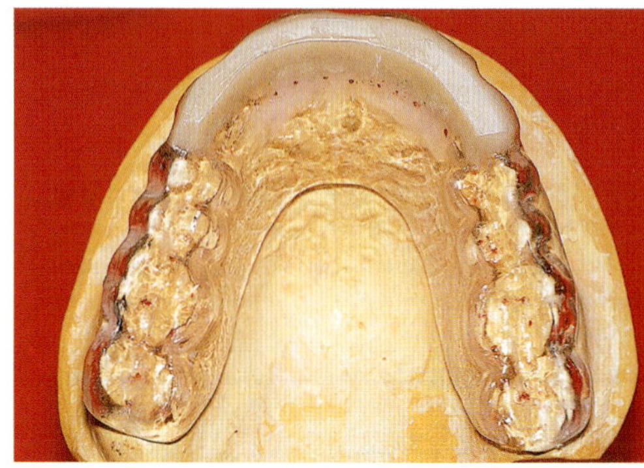

Abb. 2 Zentrische Bissführungsschiene mit anteriorer Führung

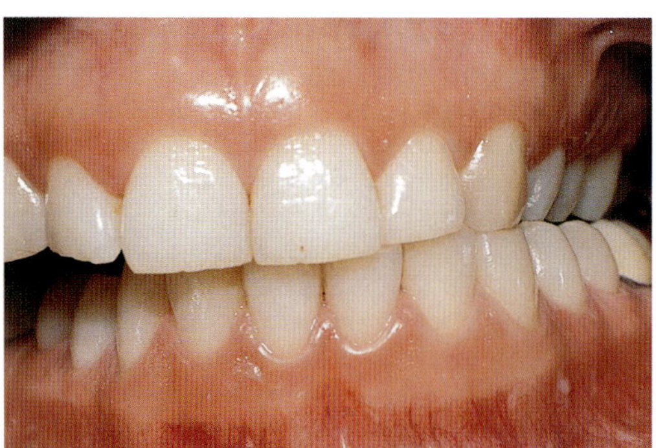

Abb. 3 Die exzentrisch bruxierende Patientin

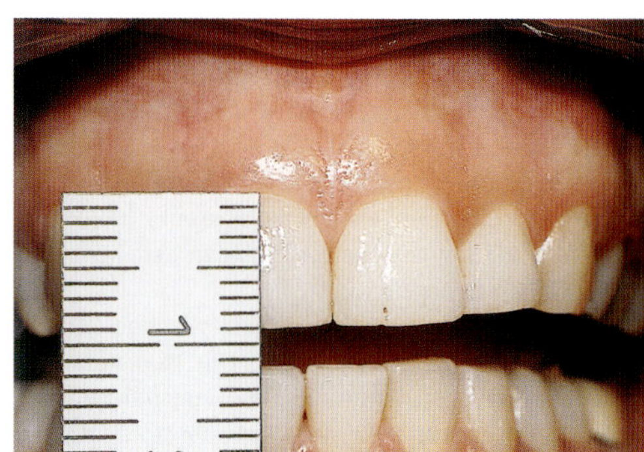

Abb. 4 Die bereits erheblich abgeknirschten Zähne

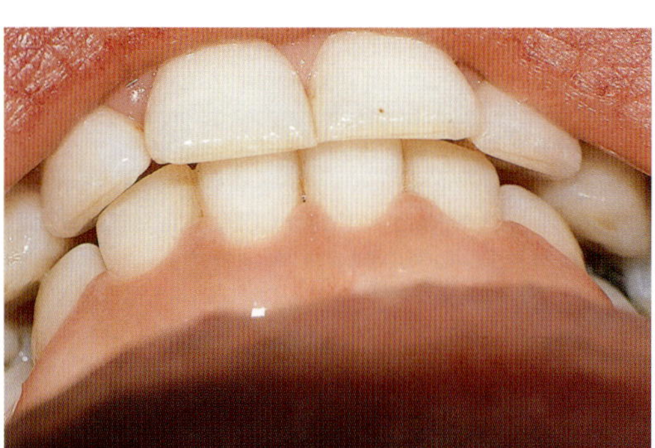

Abb. 5 Habituelle Interkuspidation IKP

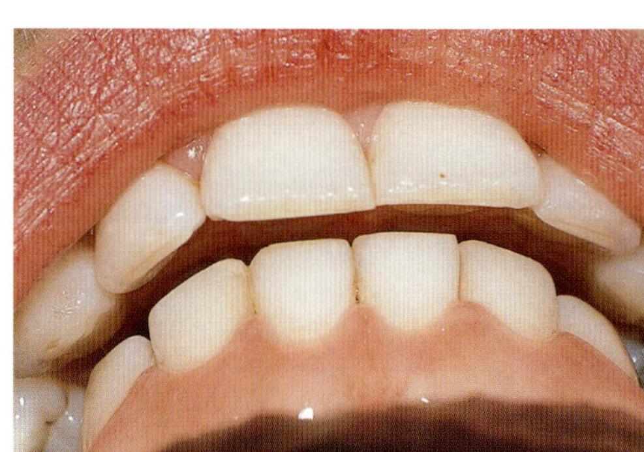

Abb. 6 Die selbst eingenommene zentrische Position PKP

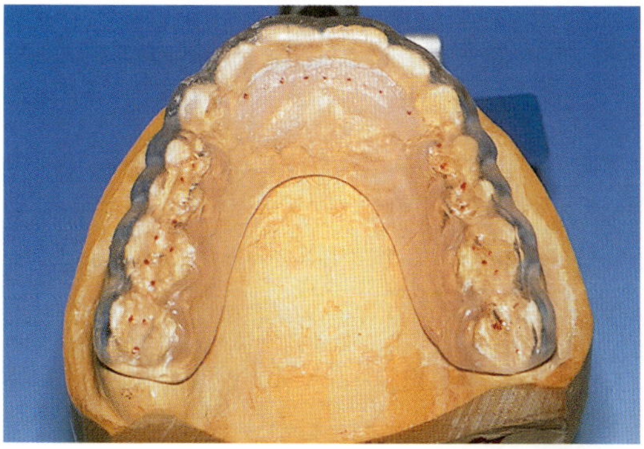

Abb. 7 Die zentrische Schiene mit dem *Shore*-Plateau nach selektivem Einschleifen

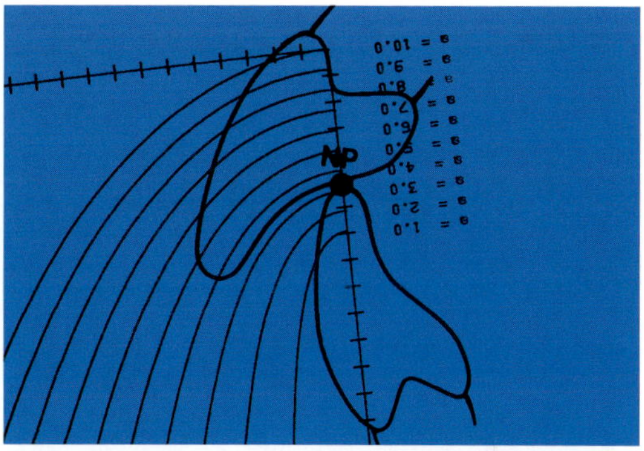

Abb. 8 Analyse der Konturkurve aus der Kurvatur der Frontzähne

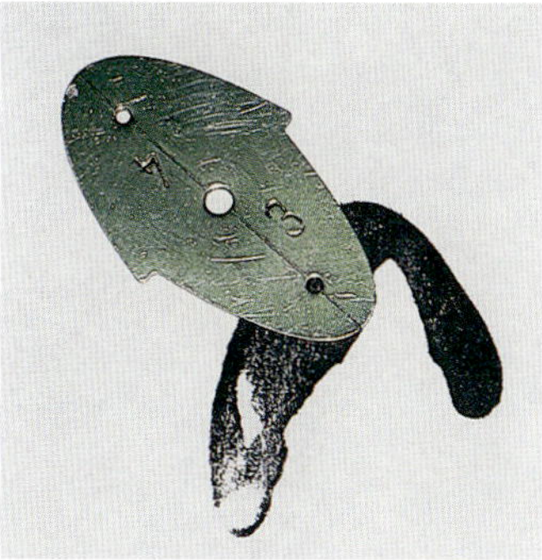

Abb. 9 Analyse der Konturkurve mit dem CCF-Plättchen am gestempelten Schnitt der Frontzähne der Patientin

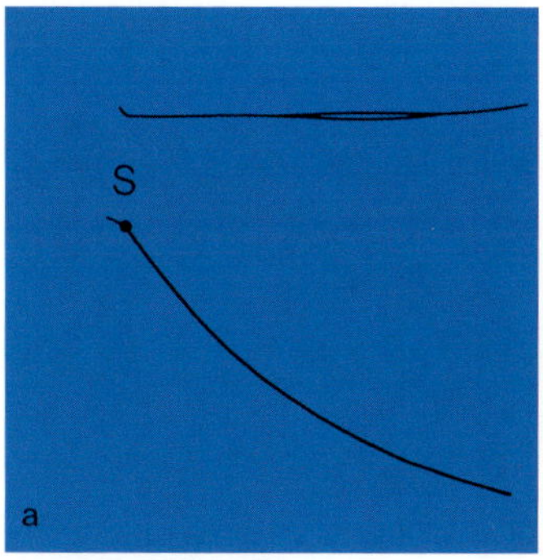

Abb. 10 Die Axiographie der Patientin

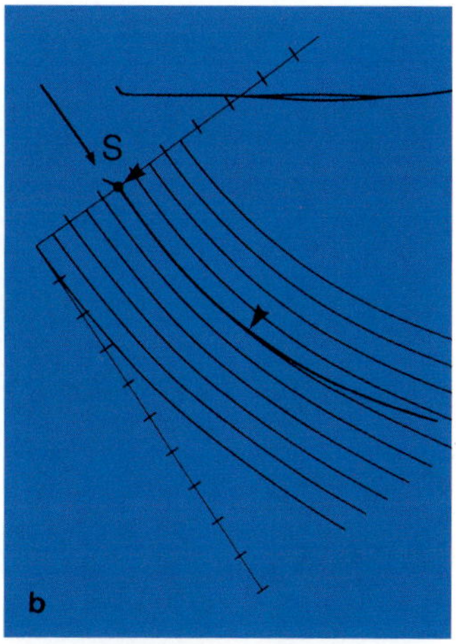

Abb. 11 Die Analyse von R2 mit der Überlegfolie aus der Protrusionsspur

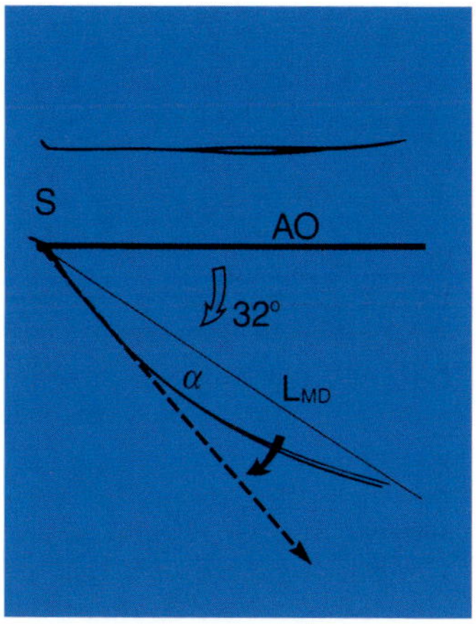

Abb. 12 Messung des Winkels α

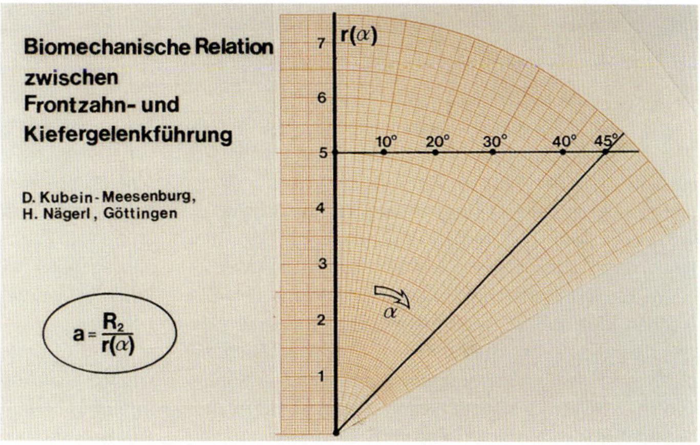

Abb. 13 Die Rechentabelle

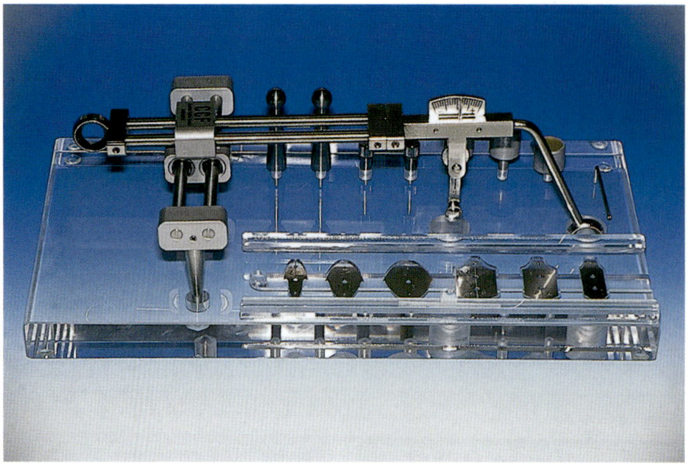

Abb. 14 Der Contour-Curven-Former CCF (Grundgerät)

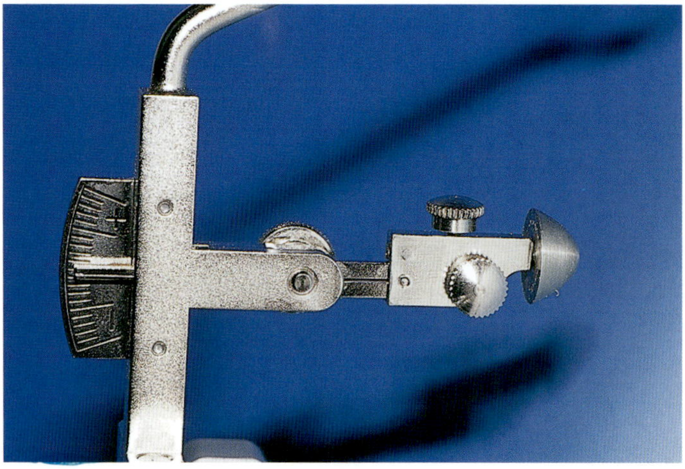

Abb. 15 Die passende Schienenknospe ist eingespannt

Da aber im vorliegenden Fall die Seitenzähne infolge des Knirschens bereits flach geworden waren, eigneten sie sich nicht für eine Analyse der Konturkurve. Die Frontzähne hatten sich ebenfalls durch das Knirschen sehr verkürzt, so dass auch hier nur eine kurze palatinale Krümmung für die Analyse zur Verfügung stand. Dies war zu unsicher – eine eindeutige Konturkurve hätte sich nur schwer ermitteln lassen (Abb. 9).

Weiterhin hat die langjährige Erfahrung mit den CCF ergeben, dass bei fortgeschrittenem Bruxismus die Axiographiespuren aufgeweitet sind und Kurven ergeben, die nicht mehr den aus der Zahnform gewonnenen Konturkurven entsprechen. So entschieden wir uns für die Analyse der Konturkurve aus der Protrusionsspur der Axiographie der Patientin (Abb. 10).

Dazu wurde mit einer Überlegfolie das R2 dieser Protrusionsspur ermittelt. Der Wert lag bei 22 (Abb. 11). Des Weiteren wurde mit einem Winkelmesser der Winkel a zwischen Koppelebene (Koppelebene = Achsorbitalebene – 32°; vgl. Dentale Trickkiste Heft 7/2002) und initialer Tangente an die Axiographie angelegt, wobei vom Scharnierachspunkt ausgegangen wurde (Abb. 12). Aus der Rechentabelle (Abb. 13) wurde das „a" (hier a = 4) der Konturkurve entnommen.

Der CCF besteht aus dem Grundgerät (Abb. 14), das an fast alle Arconartikulatoren adaptierbar ist. Es dient zur Ausformung von frontalen Gewölben bei Kronen und Brücken. Für die Ausformung von anterioren Gewölben bei zentrischen Schienen wurde zusätzlich ein Knospensatz entwickelt.

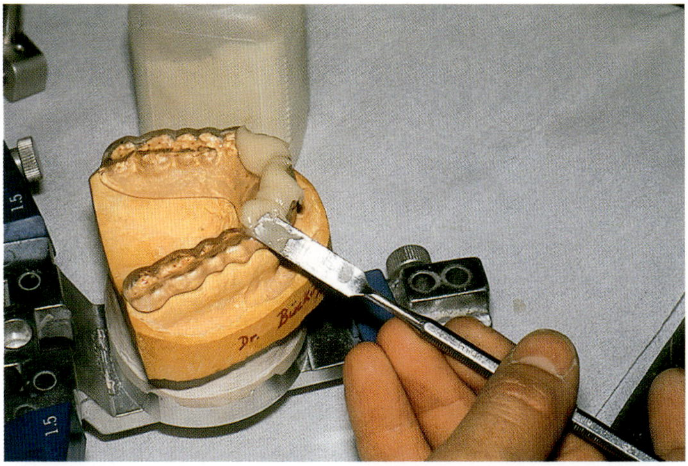

Abb. 16 Das Kaltpolymerisat wird aufgetragen

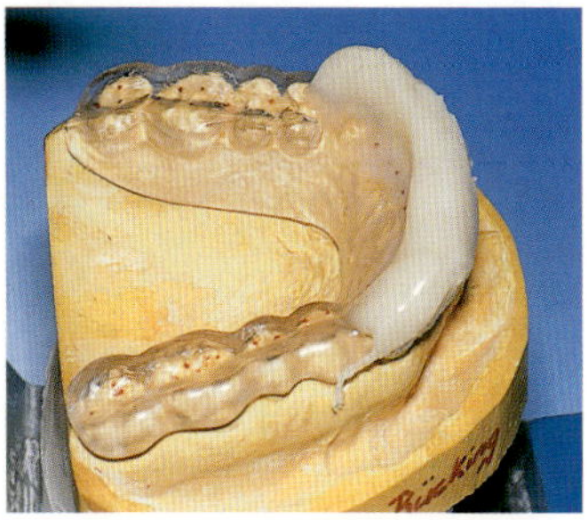

Abb. 17 Das aufgetragene plastische Kaltpolymerisat wird zum Wall vorgeformt

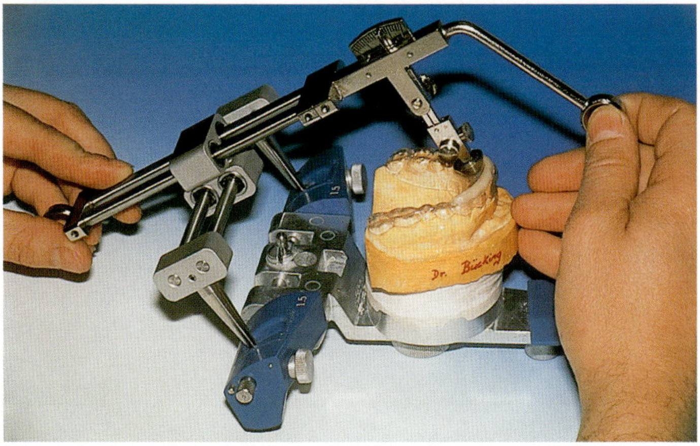

Abb. 18 Das CCF-Gerät ist zentrisch im Artikulator verriegelt

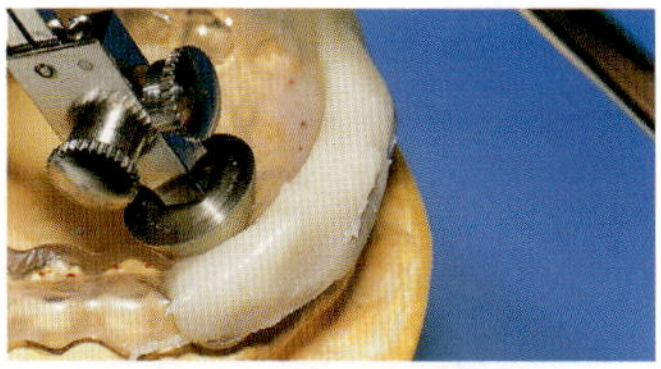

Abb. 19 Ausformung des anterioren Gewölbes mit dem CCF von lateral

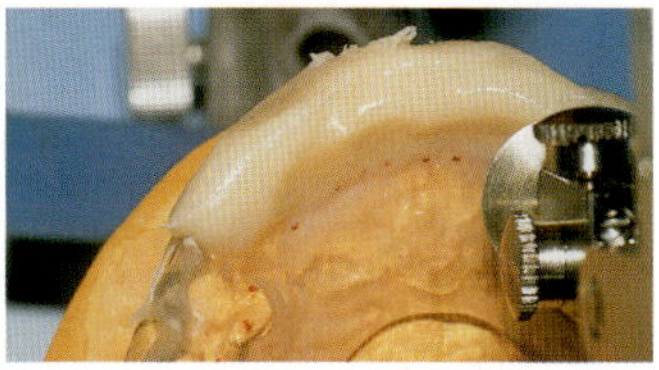

Abb. 20 Ausformung des anterioren Gewölbes mit dem CCF von oben

Im vorliegenden Fall wurde die passende Knospe nach der Analyse a = 4 entnommen und in das CCF-Gerät eingespannt (Abb. 15). Im Anschluss an ein nochmaliges selektives Einschleifen erfolgte eine erneute zentrische Montage der Schiene auf dem Modell im Artikulator. Der frontale Bereich mit dem Plateau wurde angeraut und gereinigt. Ein langsam härtendes Buthylmethacrylat (provisorischer Kronen- und Brückenkunststoff) wurde angemischt, im frontalen Bereich als flexibler Wall aufgebracht und mit den Fingern vorgeformt (Abb. 16 und 17).

Das CCF-Instrument war im Artikulator zentrisch verriegelt. Die eingespannte Schienenknospe wurde zur reibungslosen Ausformung des anterioren Gewölbes mit Monomer benetzt (Abb. 18 bis 20). Die Spitze der eingespannten Knospe wurde nun akkurat entlang den eingeschliffenen Basispunkten – der Basislinie – geführt, bis ein harmonisches Führungsgewölbe ausgeformt war. Nach der Aushärtung wurde dieses auf die richtige Höhe getrimmt und sorgfältig poliert (Abb. 21).

Bei der Eingliederung testete die Patientin die Aufbissschiene mit anteriorer Führung in alle Bewegungsebenen (Abb. 22 bis 24) und bestätigte ihre Zustimmung mit einem zufriedenen „mhm". Das ist immer das beste Kompliment für erfolgreiche Maßnahmen!

Bei den Nachkontrollen war die Patientin beschwerdefrei und fühlte sich wohl. Nach einigen Monaten stetiger Kontrolle soll bei fortbestehender Beschwerdefreiheit die definitive prothetische Versorgung angegangen werden.

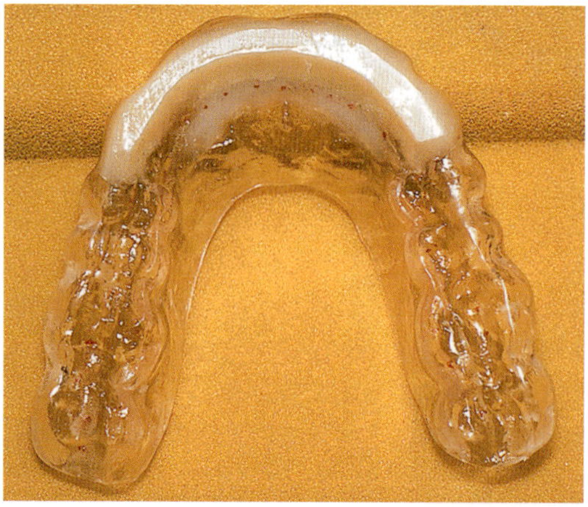

Abb. 21 Die fertig ausgearbeitete zentrische Schiene mit anteriorem Gewölbe

Abb. 22 bis 24 Die Patientin testet die eingesetzte Schiene in allen Funktionsebenen: harmonische, reibungsfreie Bewegungen sind möglich

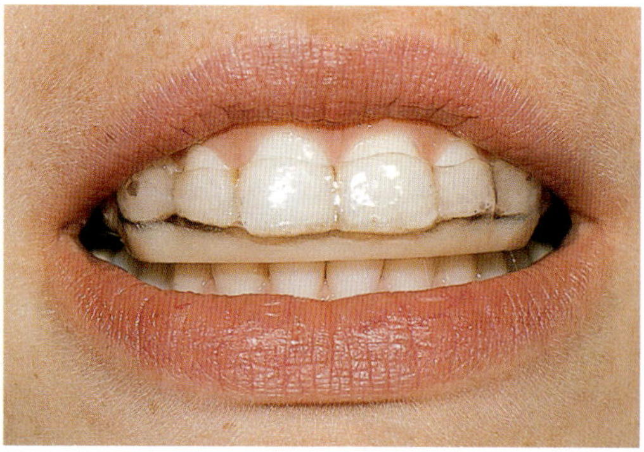

Abb. 22

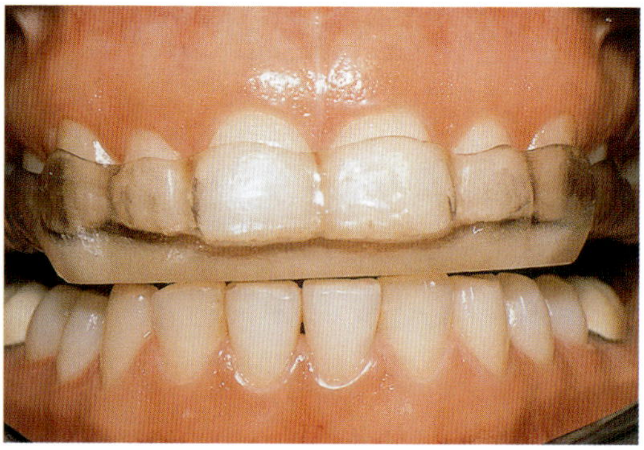

Abb. 23

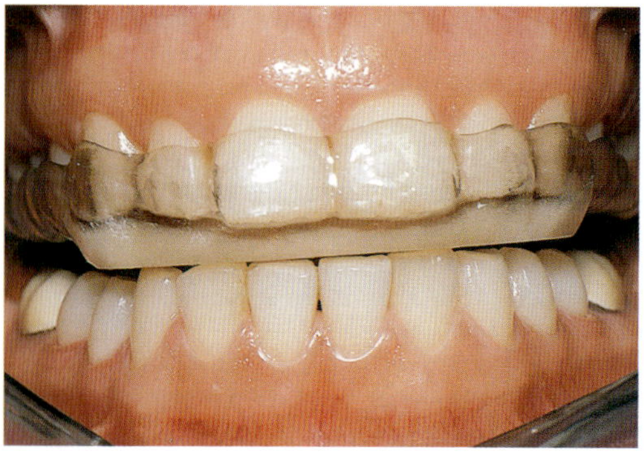

Abb. 24

Materialliste

1. Contour-Curven-Former CCF (erhältlich direkt bei Dr. *Bücking*, Wangen).
2. Kronen- und Brückenacrylat Dentalon Plus (Fa. Heraeus Kulzer, Wehrheim). Alternative: Snap (Fa. Coltène-Roeko, Langenau).
3. Hanel-Okklusionsfolie (Fa. Coltène-Roeko, Langenau).
4. Tiefziehschienenfolie (Fa. Erkodent, Pfalzgrafenweiler).

Diagnostik in der Implantatprothetik

Problem: Diagnostik in der Implantatprothetik

Implantatprothetik ist zahnärztliche Prothetik mit einer chirurgischen Komponente. Dies bedeutet: Wir schaffen uns Stützpfeiler mit Hilfe dentaler Implantate, um unseren geplanten prothetischen Ersatz zu verankern. Das Procedere umfasst folgende Einzelschritte:

- Ermittlung des Patientenwunsches;
- Prüfung der Möglichkeiten der Implantatprothetik;
- prothetische Planung (Set-up, Wax-up) zusammen mit dem Zahntechniker;
- Diagnostik des Implantatlagers (Höhe, Breite, Querschnitt, Qualität);
- Herstellung von Bohrschablonen gemäß prothetischer Planung und Diagnostik;
- Implantation mit Bohrschablone (bei Bedarf vorher oder begleitend Augmentationen);
- Einheilzeit gemäß Diagnostik und OP-Verlauf;
- Freilegung (Mukogingivalchirurgie);
- Abformung und Registrierungen;
- Gerüsteinprobe;
- Ästhetikeinprobe;
- definitive Eingliederung.

Der Punkt in der implantatprothetischen Planung, der in dieser und der nächsten Folge der „Dentalen Trickkiste" im Fokus stehen soll, ist die Diagnostik des Implantatlagers. In diesem Zusammenhang stellen sich u. a. folgende Fragen: Wie bekomme ich exakte Werte über das zur Verfügung stehende Knochenlager in Bezug auf Höhe, Breite, Querschnitt und Qualität? Wie viel Diagnostik braucht der Implantatprothetiker bei welcher Indikation? Muss es bei einem Einzelzahnimplantat unbedingt ein Computertomogramm sein? Genügt ein OPG oder ein Einzelzahnröntgenbild, um die obigen Forderungen zu erfüllen? Welches Risiko gehe ich ein, wenn ich diese Werte über das Knochenlager nicht habe? Um wie viel wird meine Implantatprothetik dadurch teurer, weil kompliziertere zahntechnische Lösungen erforderlich sind?

Die erprobte Lösung: So viel Diagnostik wie nötig, so wenig Aufwand wie möglich!

Anhand von Patientenfällen und unterschiedlichen Indikationen sollen der Aufwand und die damit verbundenen Kosten aufgezeigt werden. Im Mittelpunkt steht die Frage, wie ich bei welcher Indikation zu meiner Information über die Höhe, die Breite, den Querschnitt und die Qualität des Implantatlagers komme, um vorhersagbar implantieren und prothetisch versorgen zu können.

Indikation: Das Einzelzahnimplantat in der Oberkieferfront

Bei einer 17-jährigen Patientin sind die beiden seitlichen Schneidezähne nicht angelegt. Die Patientin wurde alio loco mit einer Modellgussprothese versorgt, mit der sie alles andere als glücklich ist. Sie möchte die Lücken festsitzend versorgt und geschlossen haben (Abb. 1 bis 4). Folgende Therapiemöglichkeiten stehen zur Verfügung:

- Kieferorthopädischer Schluss der Lücken durch Mesialisierung der Eckzähne. Von dieser Maßnahme muss strikt abgeraten werden, da sie funktionell und ästhetisch mehr als problematisch ist. Der Eckzahn ist zur Hälfte ein Frontzahn und zur Hälfte ein Seitenzahn und ist dort, wo er hingehört, immens wichtig für die propriozeptive Steuerung des stomatognathen Systems während des Kauvorgangs (Abb. 5).
- Versorgung mit einer Marylandbrücke. Dies ist sicher möglich, ästhetisch aber problematisch. Außerdem zementieren Marylandbrücken regelmäßig ab.
- Eingliederung einer Modellgussprothese. Eine solche trägt die Patientin bereits und ist damit nicht zufrieden.
- Versorgung mit implantatgestützten Keramikkronen. Diese Versorgungsform ist der größte Wunsch der Patientin, die sich auch nach entsprechenden Möglichkeiten erkundigt hat.

Zuerst wird das Diastema zwischen den Zähnen 11 und 21 geschlossen, um die Lücken für die Implantation der seitlichen Schneidezähne zu öffnen. Dies wird mit festsitzenden

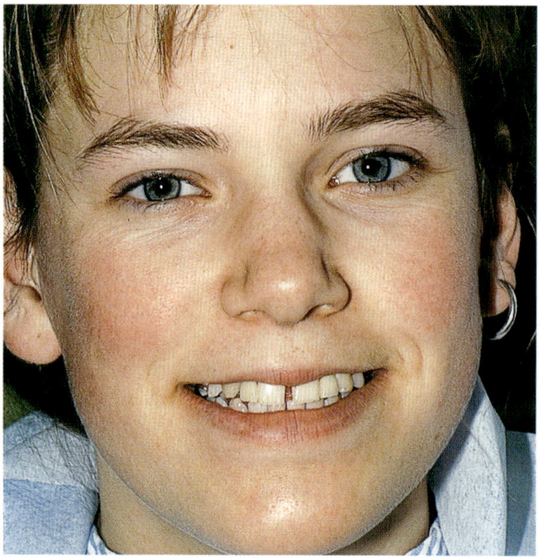

Abb. 1 17-jährige Patientin mit Nichtanlage der seitlichen Schneidezähne

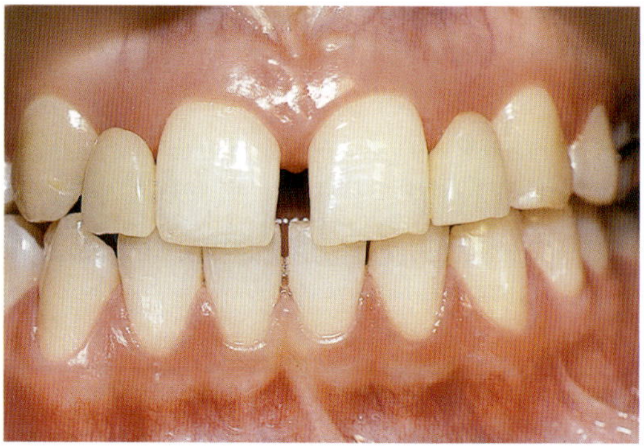

Abb. 2 Mundsituation mit Teilprothese

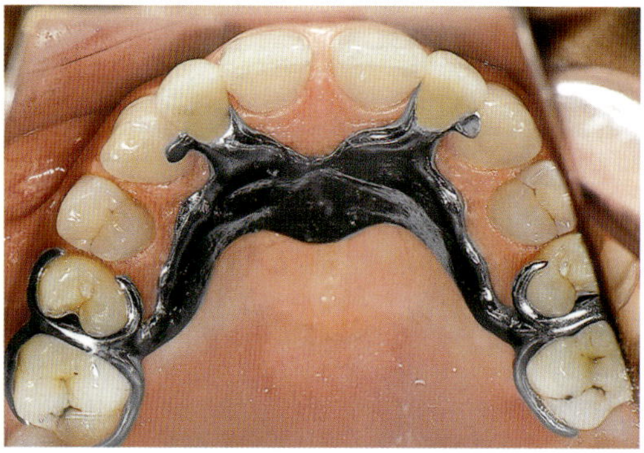

Abb. 3 Die Modellgussprothese im Mund der Patientin

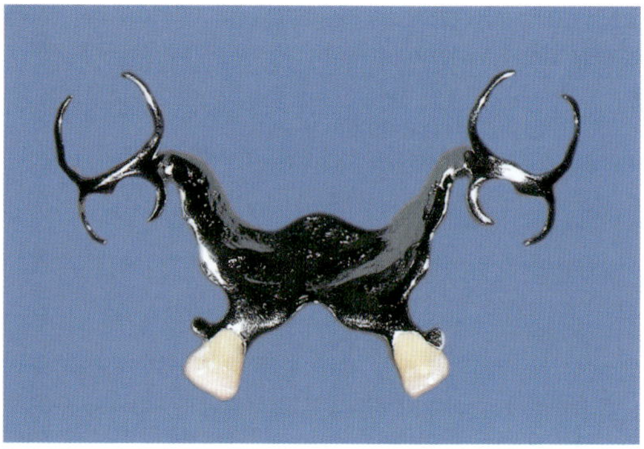

Abb. 4 Die Modellgussprothese

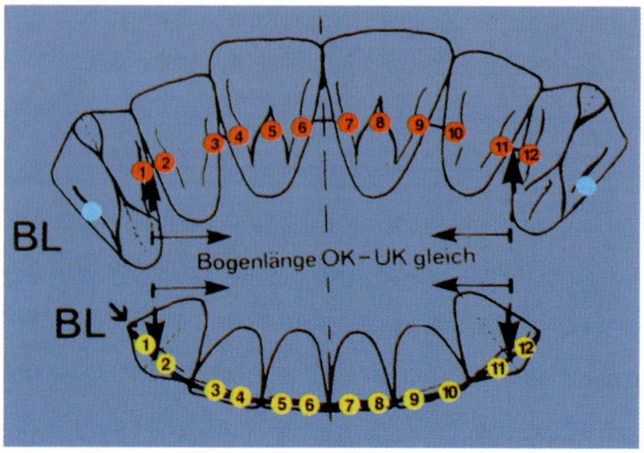

Abb. 5 Anzustrebende Frontzahnokklusion

Brackets erreicht (Abb. 6 bis 9). Die Einzelzahnröntgenaufnahmen in Rechtwinkeltechnik zeigen, dass die Lücken geöffnet sind (Abb. 10 und 11). Die Lücken hätten apikal noch weiter geöffnet werden sollen, was mit Hilfe von an den Molaren eingehängten Teilbögen mit Loops möglich gewesen wäre. Sprechen sie mit ihrem Kieferorthopäden über diese Option!

Bei Rechtwinkelaufnahmen im Frontzahnbereich ist es wichtig, nicht auf die Normwerte der Röntgengerätehersteller einzugehen, sondern am Röntgengerät die Einstellung „Zahnebene parallel Röntgenebene parallel Filmebene" zu wählen, so dass eine protrusive Ebene ebenso wie eine retrusive Ebene korrekt im Maßstab 1:1 wiedergegeben werden kann. Klären Sie Ihr Personal entsprechend auf!

Diese Rechtwinkelaufnahmen geben uns bei korrekter Röntgentechnik Informationen über die Höhe und die Breite des Implantatlagers im Maßstab 1:1. Wie gelangen wir nun an die Information zum Querschnitt? Hier bietet sich das Mittel der Schleimhautdiagnostik an. Wir brauchen fünf Messpunkte: einen Punkt zentral auf dem Kieferkamm, zwei Punkte vestibulär und zwei Punkte oral. Die Werte werden normalerweise mit einer sterilen Kanüle oder einem sterilen Endo-Reamer, der mit einem Silikonstopper versehen ist, nach Lokalanästhesie durch Einstechen ermittelt, wobei sich der Stopper verschiebt und dies anschließend mit einem Lineal abgemessen wird (Abb. 12 und 13).

Schneller und exakter geht es, wenn wir eine millimeterkalibrierte PA-Sonde anspitzen, sterilisieren und die Schleimhautdickenmessung mit ihr durchführen (Abb. 14 bis 18). Die ermittelten Werte werden notiert und auf einem Sägemodell eingezeichnet. Damit können sowohl Implantatposition und -durchmesser als auch Abutmentauswahl geplant werden (Abb. 19 und 20).

Die Position wird auf dem Modell nach den Regeln des ästhetischen Fensters nach Gomez eingezeichnet (siehe „Dentale Trickkiste" in Heft 6/2004). Anhand dieser Positionsfestlegung und der Analyse des Knochenlagers wird die Bohrschablone mit einer 2-mm-Stahlhülse (Baumarkt) hergestellt (Abb. 21 bis 23). Die zu erwartende Knochenqualität im Oberkieferfrontzahnbereich ist Knochenklasse D3, was sich bei der Implantation bestätigt.

Die Implantate werden inseriert, gedeckt und röntgenologisch kontrolliert (Abb. 24 und 25). Nach der Freilegung werden Gingivaformer zur Ausheilung der Gingiva aufgeschraubt (Abb. 26). Die prothetische Versorgung erfolgt mit abgewinkelten Abutments und metallkeramischen Kronen (Abb. 26 und 27).

Die Abbildungen 28 und 29 zeigen eine erfolgreiche ästhetisch optimale Versorgung nach 10 Jahren.

Zur Ästhetik sei angemerkt, dass wir diesbezüglich in den letzten 10 Jahren viele Fortschritte gemacht haben.

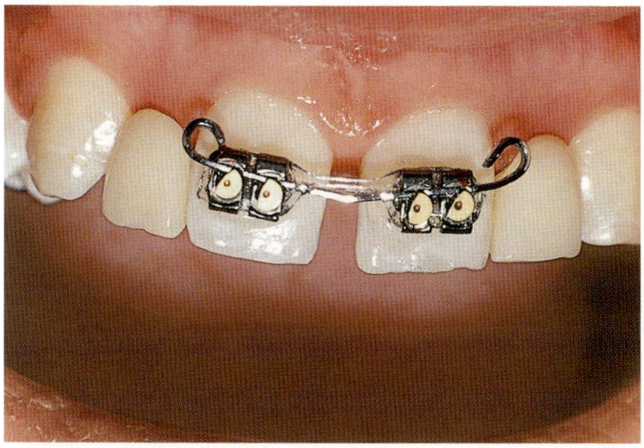

Abb. 6 Im Alter von 18 Jahren wird das Diastema kieferorthopädisch geschlossen

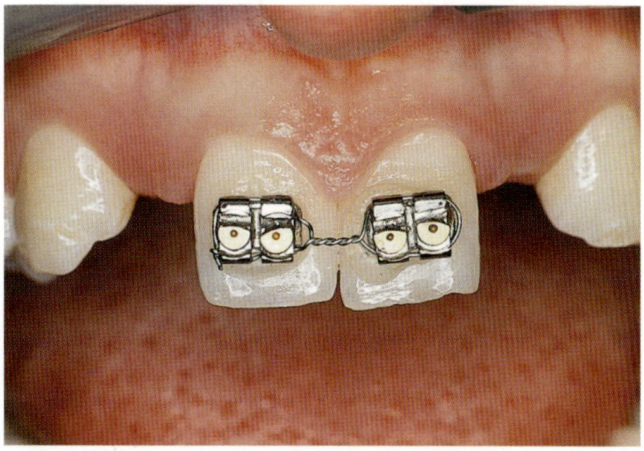

Abb. 7 Der Lückenschluss

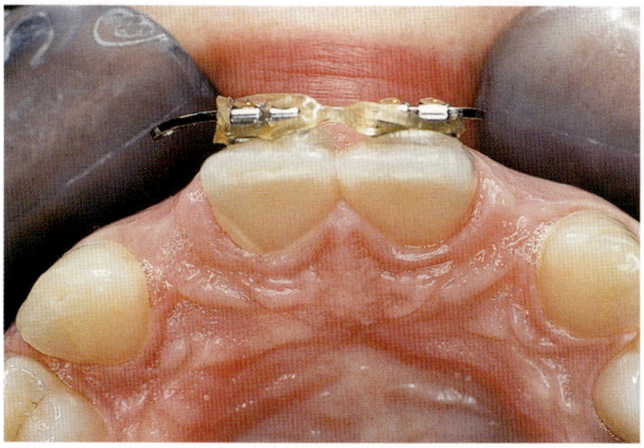

Abb. 8 Die Lückensituation (Palatinalansicht)

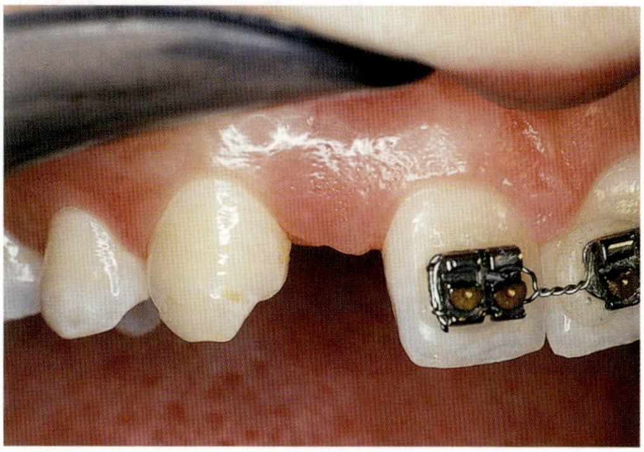

Abb. 9 Die Lückensituation (Frontalansicht)

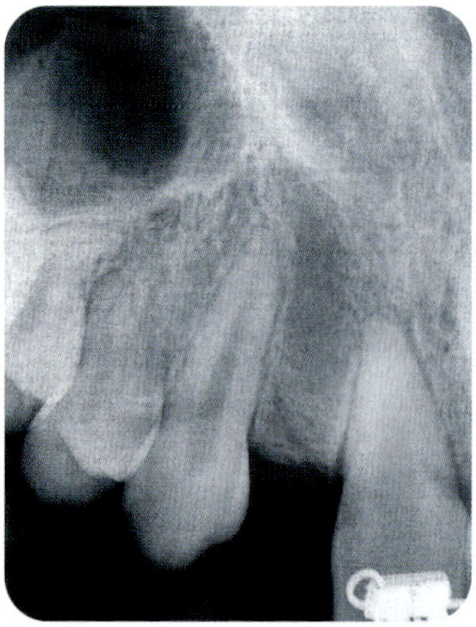

Abb. 10 Lücke 12

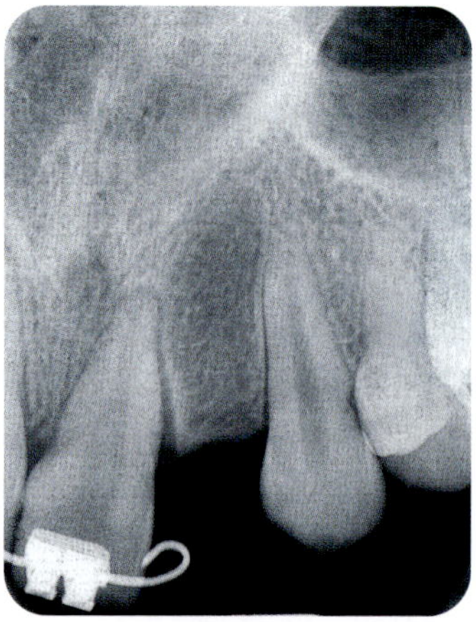

Abb. 11 Lücke 22

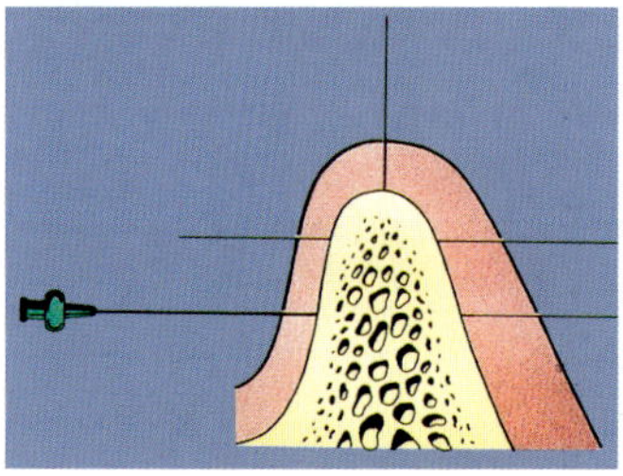

Abb. 12 Schleimhautdiagnostik im Schema

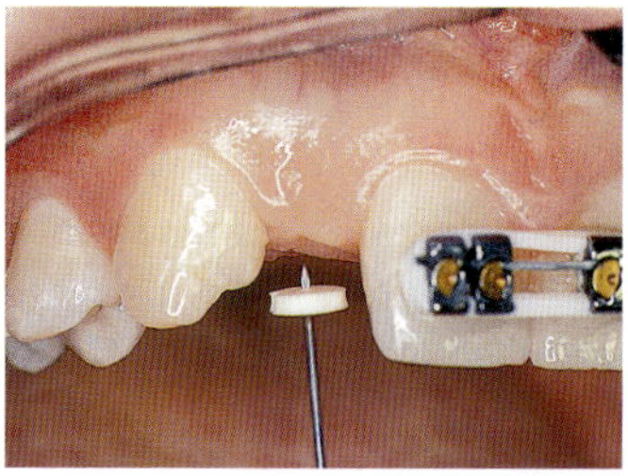

Abb. 13 Schleimhautdiagnostik mit steriler Kanüle und Silikonstopper

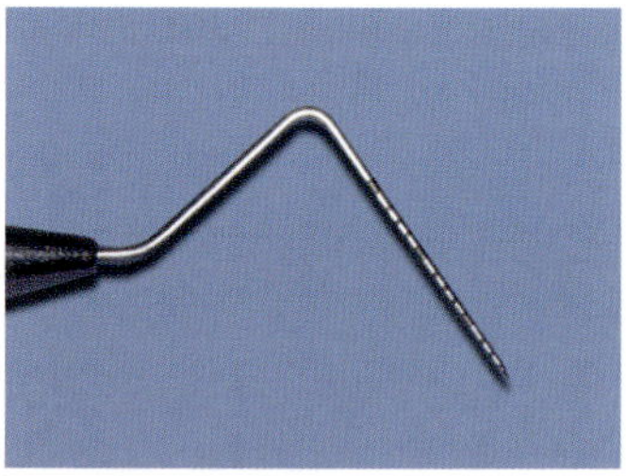

Abb. 14 Die angespitzte millimeterkalibrierte PA-Sonde

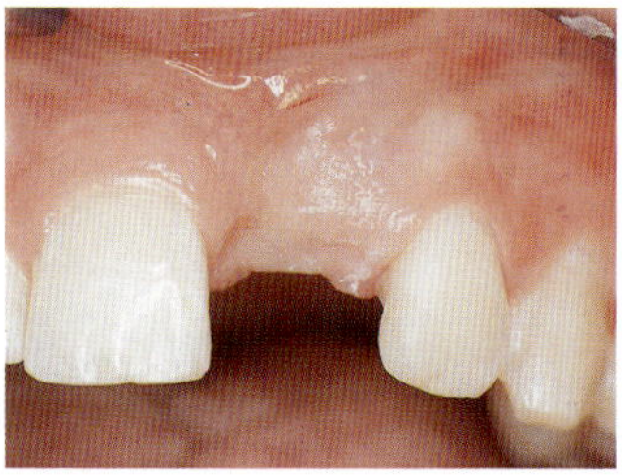

Abb. 15 Lücke 21 zur Schleimhautdiagnostik anästhesiert

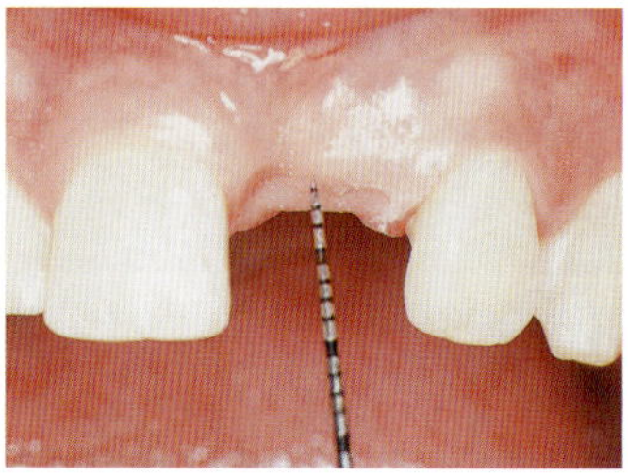

Abb. 16 Schleimhautdiagnostik mit der angespitzten PA-Sonde (Kammmessung)

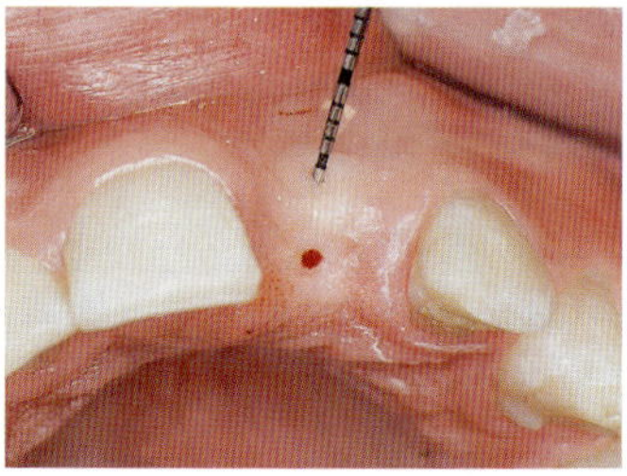

Abb. 17 Schleimhautdiagnostik mit der angespitzten PA-Sonde (vestibulärer Messpunkt)

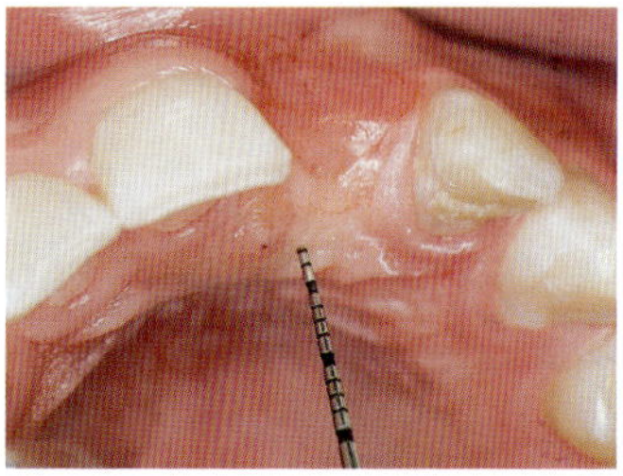

Abb. 18 Schleimhautdiagnostik mit der angespitzten PA-Sonde (palatinaler Messpunkt)

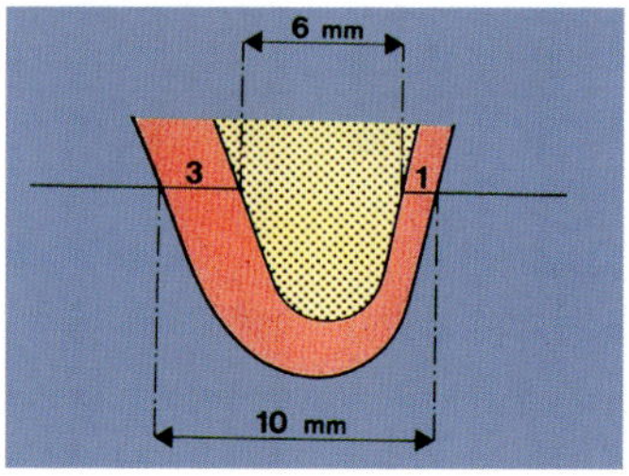

Abb. 19 Schematische Zeichnung der Schleimhautdiagnostik

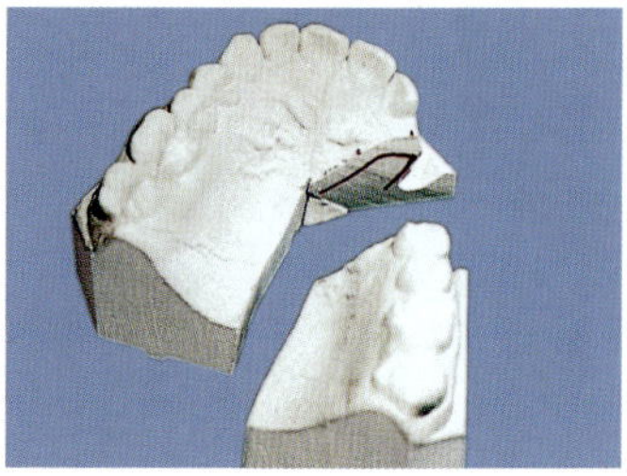

Abb. 20 Schleimhautdiagnostik am gesägten Modell

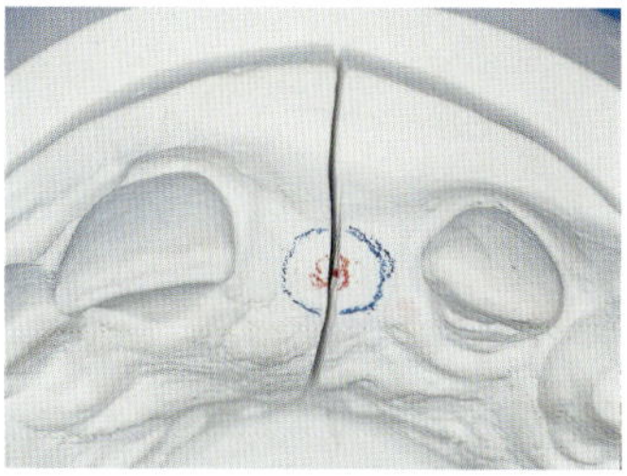

Abb. 21 Die Position des Implantates am Modell eingezeichnet

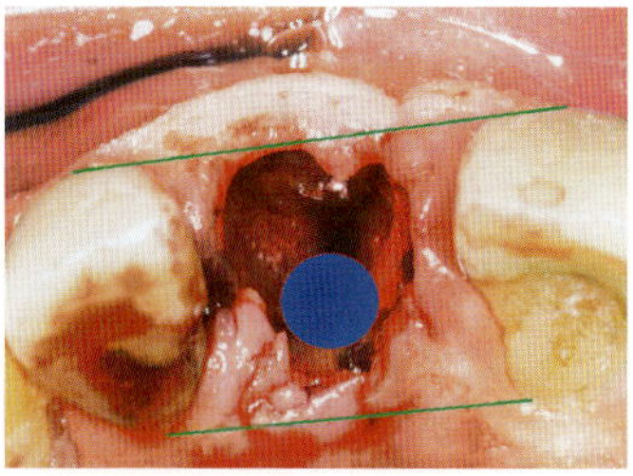

Abb. 22 Das ästhetische Fenster nach *Gomez*

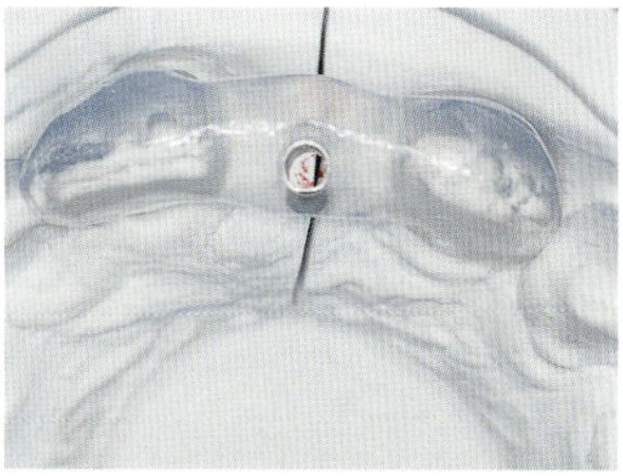

Abb. 23 Bohrschablone auf dem Modell

Abb. 24 Die inserierten Implantate (Röntgenkontrolle von bukkal)

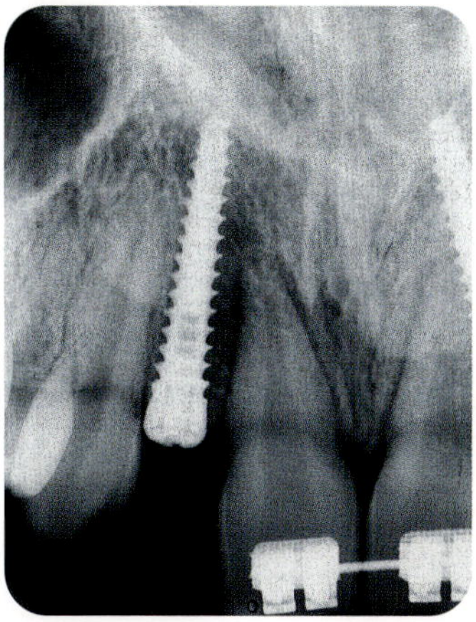

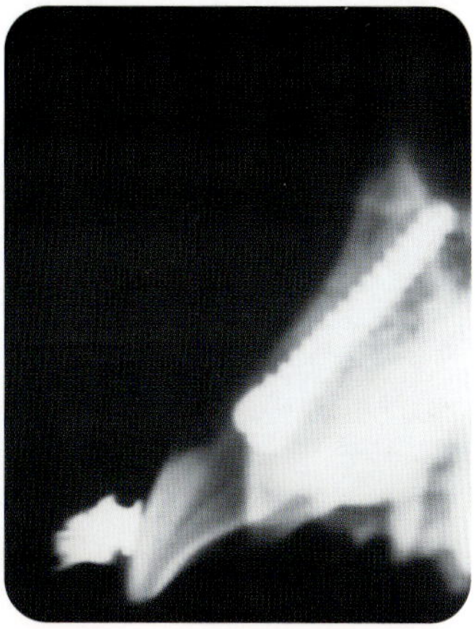

Abb. 25 Die inserierten Implantate (Röntgenkontrolle im Tomogramm)

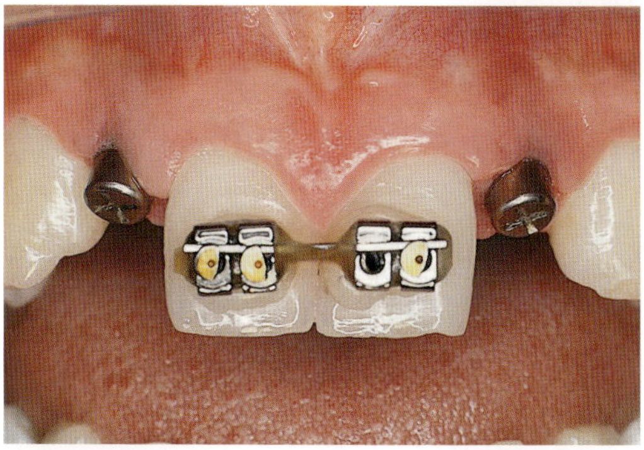

Abb. 26 Die inserierten Implantate nach der Freilegung (noch ohne Wissen über das ästhetische Fenster, deshalb vestibuläre Rezessionen)

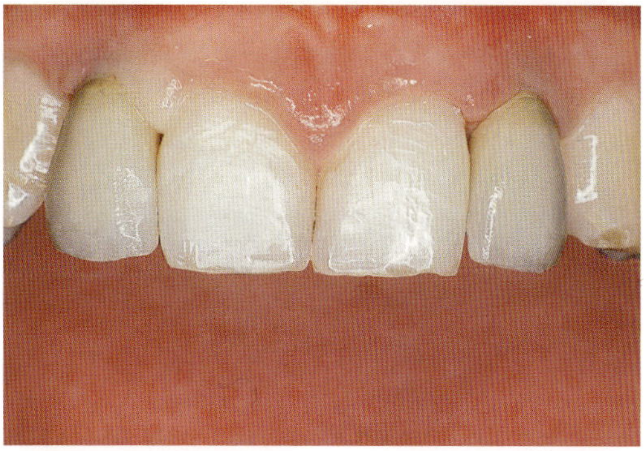

Abb. 27 Die definitive Versorgung mit metallkeramischen Kronen

Indikation: Der zahnlose Unterkiefer

Ein 75-jähriger Patient klagt über den mangelnden Halt seiner Unterkiefertotalprothese. Er hätte sie gerne „gedübelt und verschraubt", wie er sagt (Abb. 30 und 31). Wie kommen wir zu den gewünschten Werten im Hinblick auf die Höhe, die Breite, den Querschnitt und die Qualität des zahnlosen Unterkiefers?

Die Information über Höhe und Breite des zur Verfügung stehenden Knochens liefert uns das OPG (Abb. 32). Dieses stecken wir in eine Hülle, damit wir mit Faserstiften unsere Implantataufklärung topographisch einzeichnen kön-

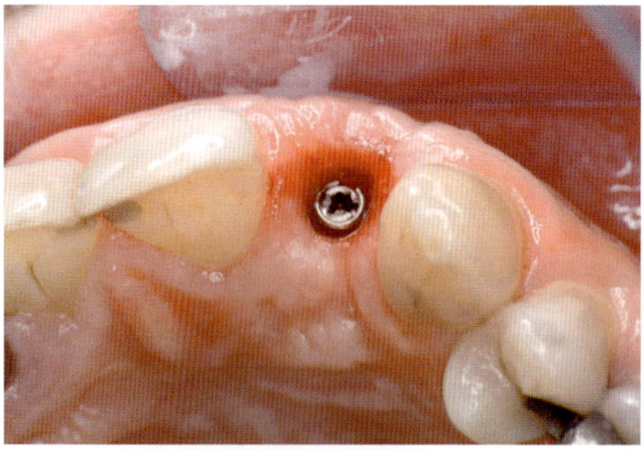

Abb. 28 Frontzahnimplantat korrekt platziert

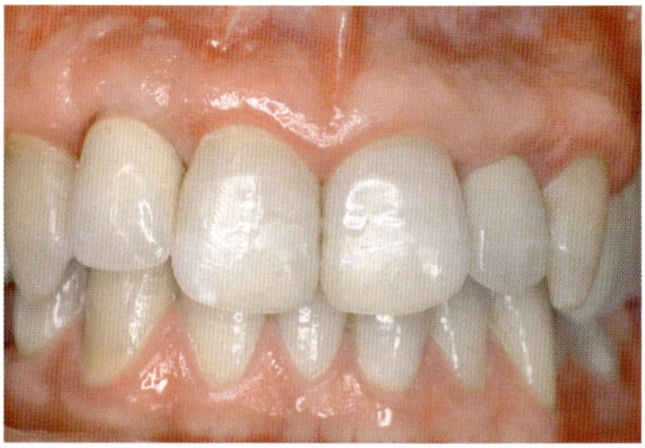

Abb. 29 Ästhetischer Erfolg

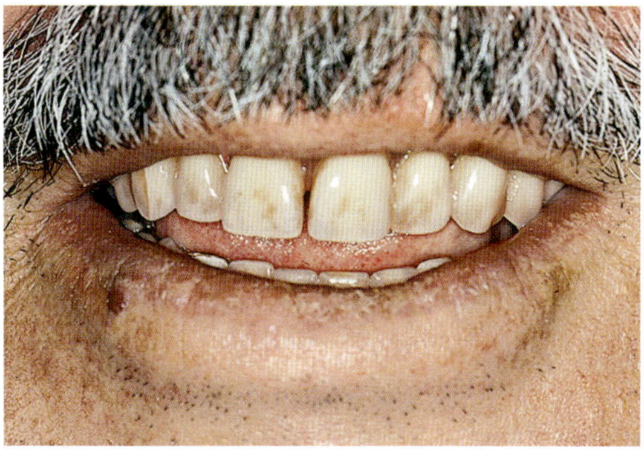

Abb. 30 Der 75-jährige Patient

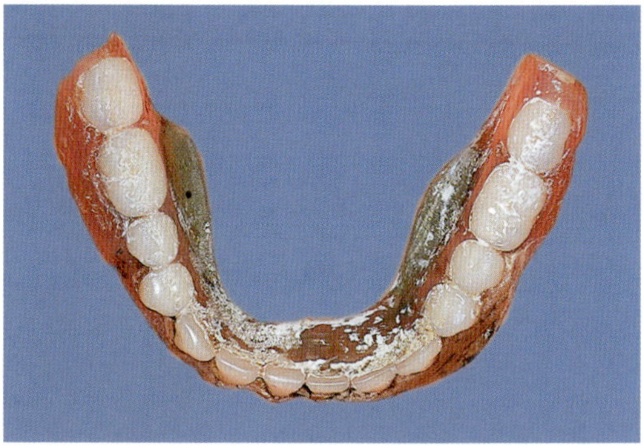

Abb. 31 Die insuffiziente, nicht haltende Totalprothese

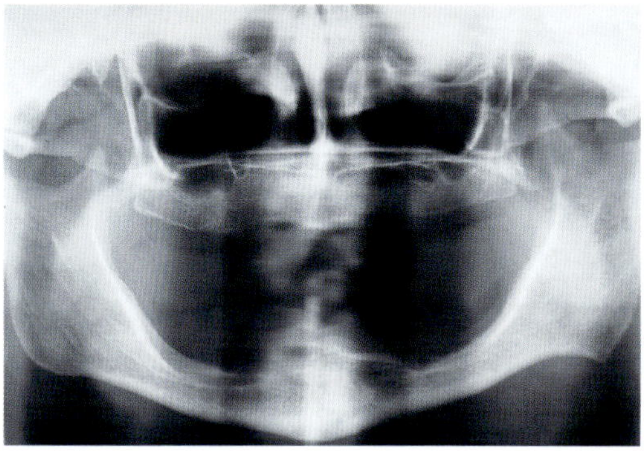

Abb. 32 Das OPG des zahnlosen Patienten

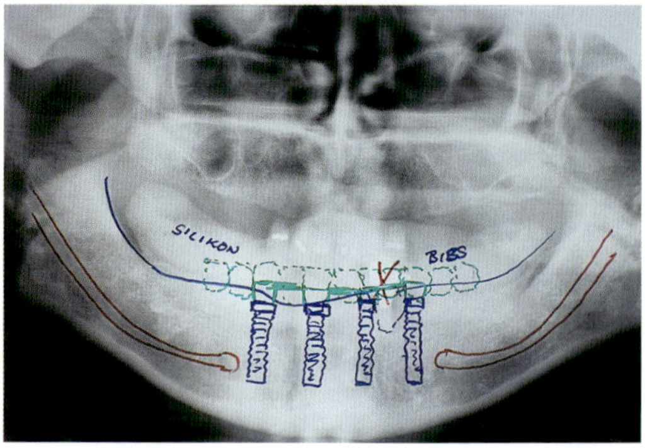

Abb. 33 Die auf die Hülle aufgemalte Aufklärung bei einem zahnlosen Patienten

nen (Abb. 33). Der Patient bekommt jetzt eine Kostenschätzung nach der praxiseigenen Schätzliste. Wenn er mit der geplanten Versorgung einverstanden ist, wird die Diagnostik des Querschnitts vorgenommen (Abb. 34 und 35).

Die schnellste Methode ist die Anfertigung einer Fernröntgenseitenaufnahme mit Bleifolien (siehe „Dentale Trickkiste" in Heft 6/2002). Dieses Tomogramm ergibt eine mittsagittale Analyse des Knochenlagers im Unterkiefer. Dadurch bietet es die Möglichkeit, die ästhetische Aufstellung der Zähne und eine eventuell nötige Implantatposition zu planen. Darüber

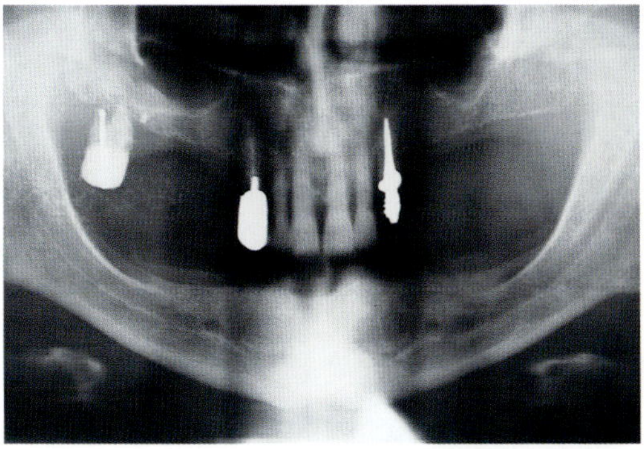

Abb. 34 OPG eines im Unterkiefer zahnlosen Patienten

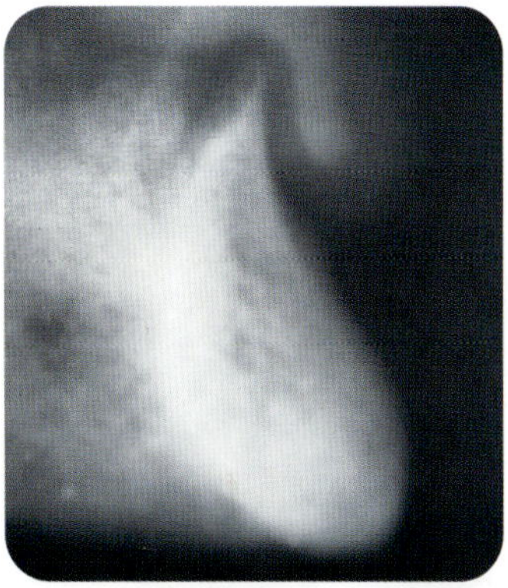

Abb. 35 Das „mittsagittale Tomogramm" – Ausschnitt aus einer Fernröntgenseitenaufnahme

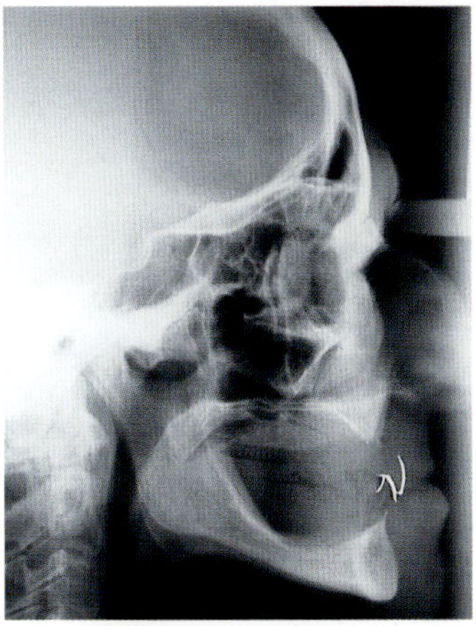

Abb. 36 Die Fernröntgenseitenaufnahme mit folienmarkierten Frontzähnen

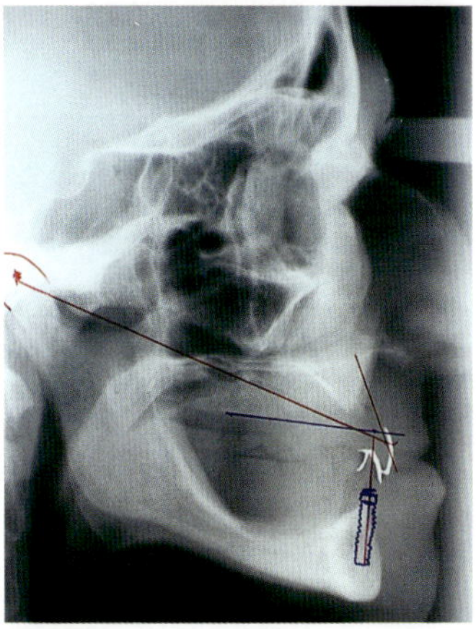

Abb. 37 Die funktionelle Fernröntgenanalyse

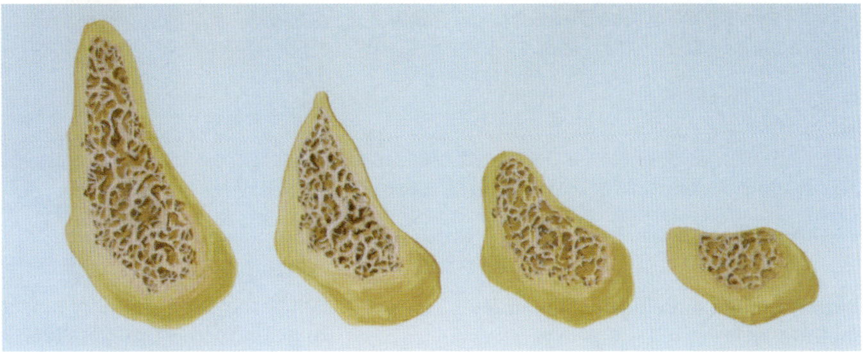

Abb. 38 Querschnitte zahnloser Unterkiefer

hinaus können die Messung der Vertikaldimension sowie eine sagittale Funktionsanalyse durchgeführt werden (Abb. 36 und 37). Damit ist der Querschnitt analysiert (Abb. 38). Die zu erwartende Knochendichte ist im zahnlosen Unterkiefer die Knochenklasse D1.

In der nächsten Folge werden die Indikationen Unterkieferseitenzahnbereich und zahnloser Oberkiefer behandelt.

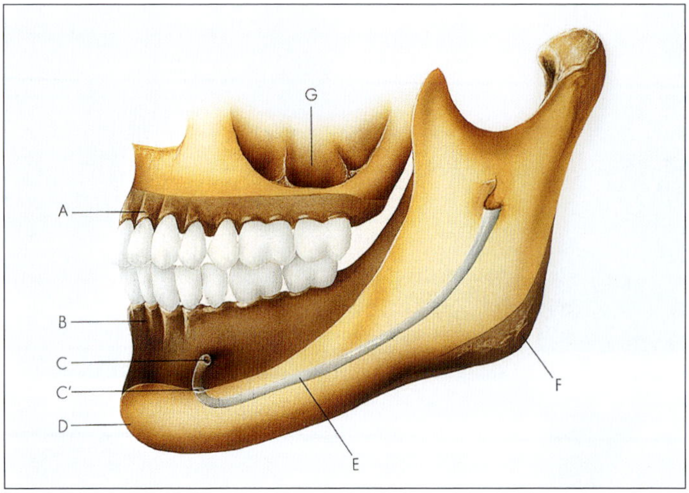

Abb. 39 Verlauf des Nervus alveolaris inferior

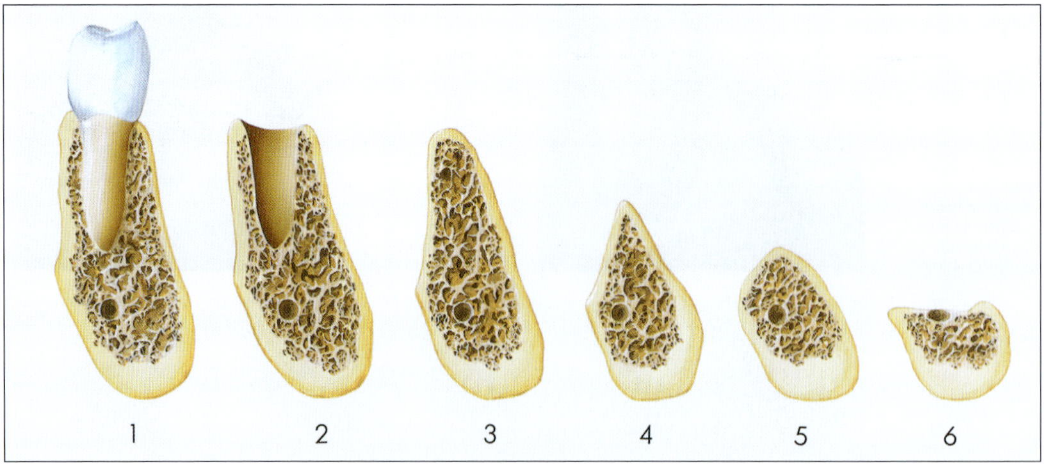

Abb. 40 Resorptionsklassen 1 bis 6 nach *Atwood* im Seitenzahnbereich der Mandibula (aus *Watzek*[4])

Indikation: Die einseitige Freiendlücke im Unterkiefer

Im Unterkieferseitenzahnbereich werden die Möglichkeiten der Implantation nicht nur durch das Knochenangebot, sondern auch durch den Verlauf des Nervus alveolaris inferior bestimmt (Abb. 39 und 40). Besonders bei fortgeschrittener Resorption der Mandibula wird die korrekte Platzierung der Implantate zunehmend schwieriger (Abb. 41 und 42).

Den Nervus alveolaris inferior nicht zu verletzen oder gar zu durchtrennen ist das wichtigste Planungskriterium im Unterkieferseitenzahnbereich (Abb. 43). Wie können also unter Berücksichtigung dieser Aspekte die benötigten Informationen über das im Unterkieferseitenzahnbereich zur Verfügung stehende Knochenlager bezüglich Höhe, Breite, Querschnitt und Qualität gewonnen werden?

Obligat ist ein OPG, eine Panoramaröntgenaufnahme mit Messkugel oder Messstiften (Abb. 44). Die Qualität der

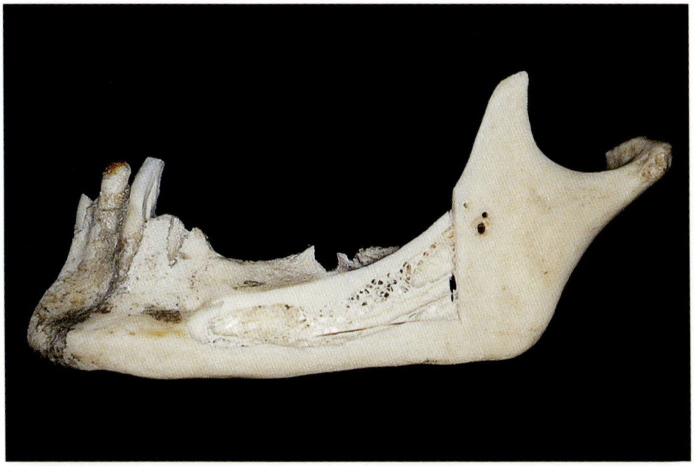

Abb. 41 Resorbierte Mandibula

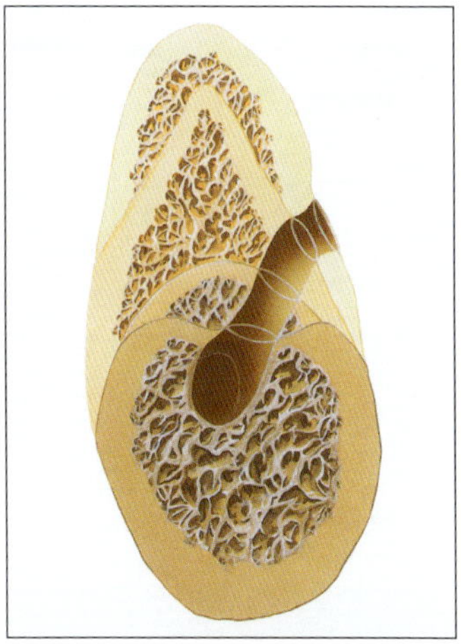

Abb. 42 Fortschreitende Resorption im Bereich des Foramen mentale (aus *Watzek*[4])

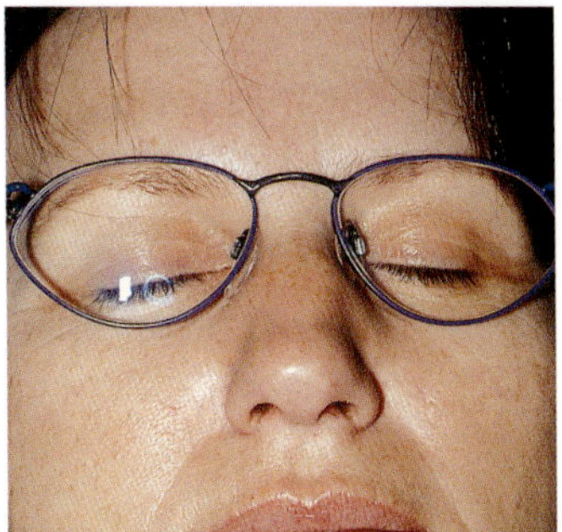

Abb. 43 Zonen der Parästhesie im Unterkieferbereich bei Verletzung des Nervus alveolaris inferior

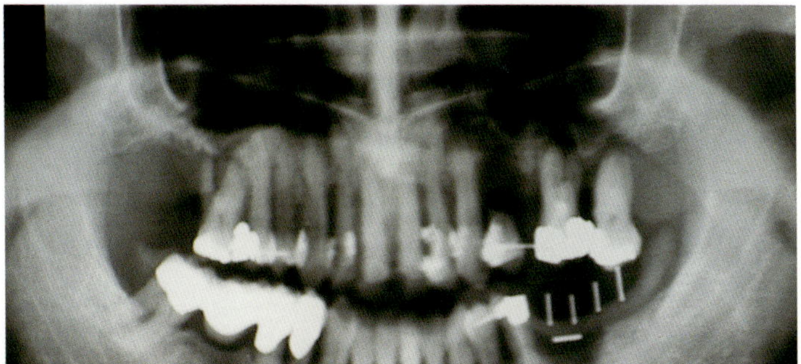

Abb. 44 OPG mit Messstiften

Panoramaröntgengeräte hat sich in den letzten Jahren stark verbessert. Die durch die Umlaufbahn des Gerätes bei der Aufnahme bedingte Verzeichnung wurde nahezu eliminiert, so dass man heute ein OPG metrisch auswerten kann. Dazu haben die Firmen Überlegschablonen für Länge und Durchmesser ihrer Implantate bereitgestellt (Abb. 45 und 46).

Weiterhin wurde ein Messlineal entwickelt, das den Maßstab 1:1 und den Maßstab der Panoramaaufnahme 1:1,25 eingraviert hat (Abb. 47). Damit ist es möglich, auch noch während des operativen Eingriffs letzte Messungen steril vorzunehmen.

Wir erkennen auf der Panoramaaufnahme meist sehr deutlich den Verlauf des Canalis mandibularis und können auch das Foramen mentale identifizieren. Letzteres liegt erstaunlicherweise immer unter dem bukkalen Höcker des zweiten Prämolaren im Unterkiefer – man muss einfach das Lot fällen. Damit haben wir Höhe und Breite unseres Implantatlagers definiert. Wie kommen wir nun zum Quer-

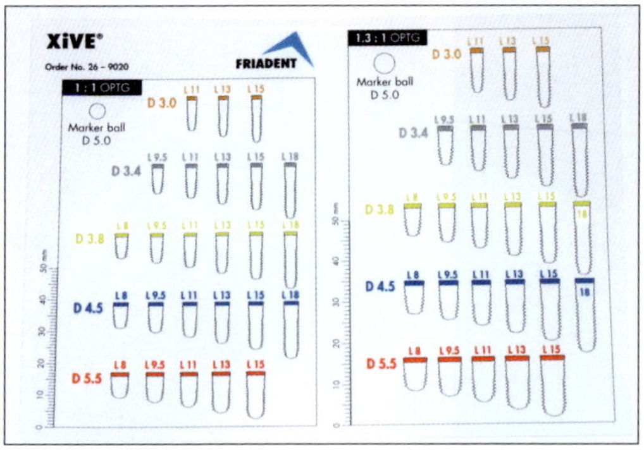

Abb. 45 Überlegschablonen

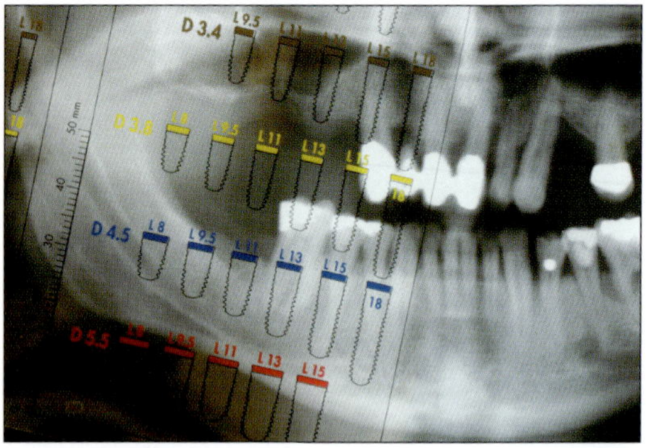

Abb. 46 Überlegschablonen auf dem OPG

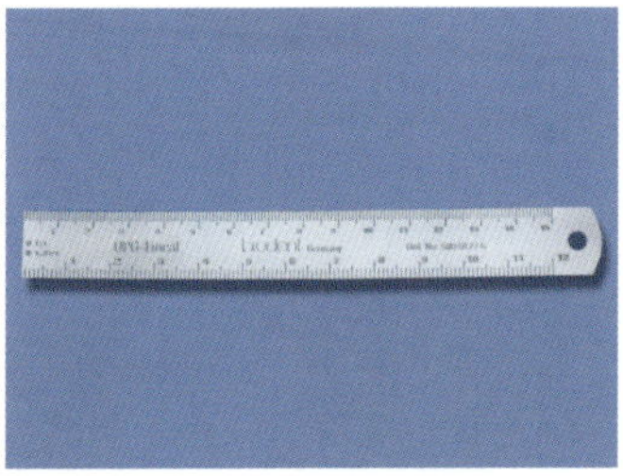

Abb. 47 Messlineal Maßstab 1:1 und 1:1,25

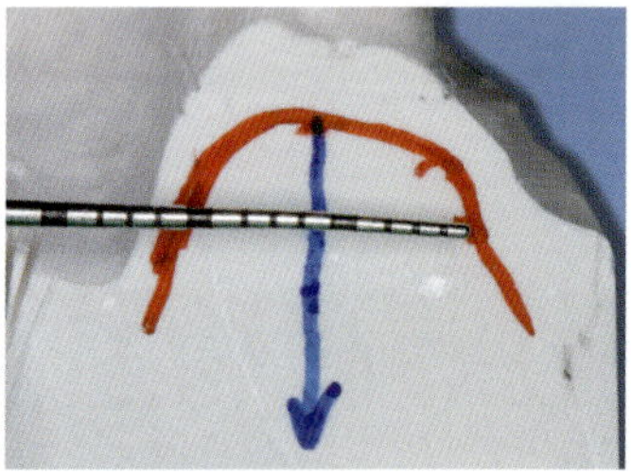

Abb. 48 Schleimhautdiagnostik auf dem Modell im Unterkieferseitenzahnbereich

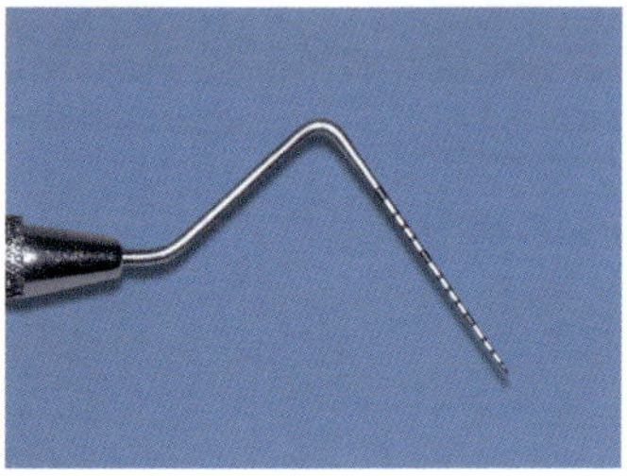

Abb. 49 Angespitzte PA-Sonde

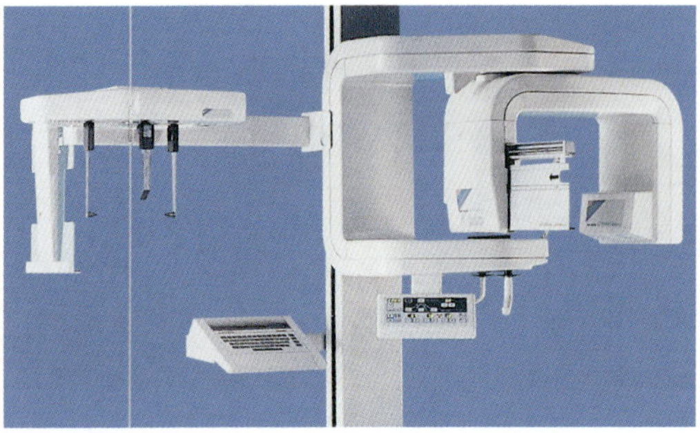

Abb. 50 Modernes Panoramaröntgengerät

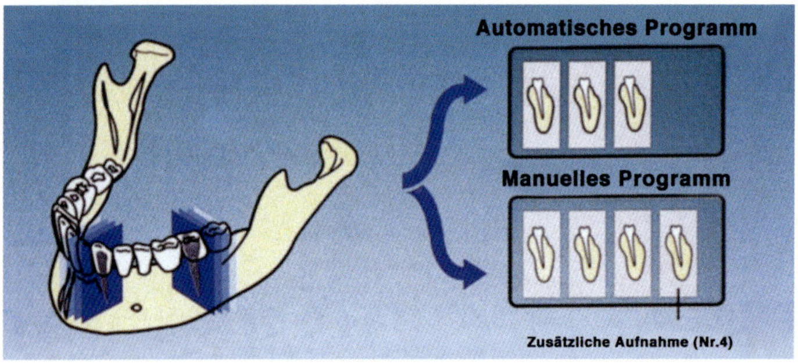

Abb. 51 Transversale Schichtung im Front- und Seitenzahnbereich

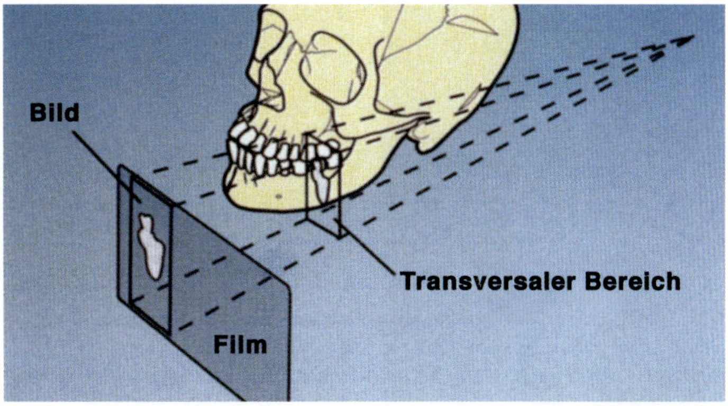

Abb. 52 Schichtaufnahmen im Unterkieferseitenzahnbereich

Abb. 53 Die Patientin sitzt zur Aufnahme im Gerät

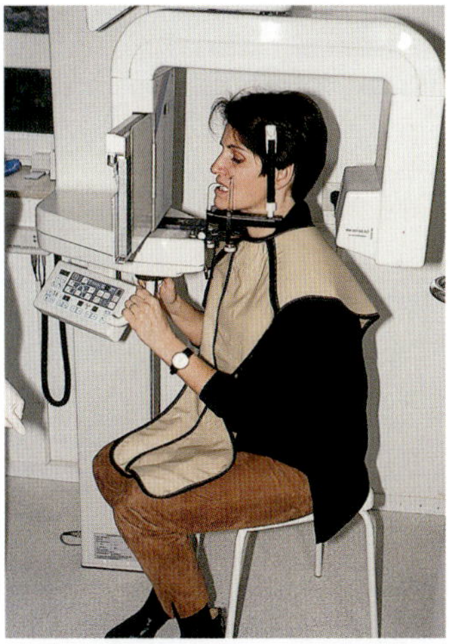

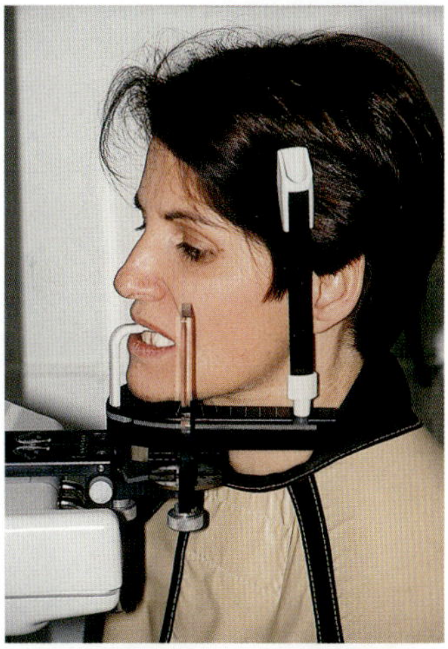

Abb. 54 Das Lichtvisier wird ausgerichtet

Abb. 55 Auflage des Kinns mit der Cross-Sectional-Einteilung

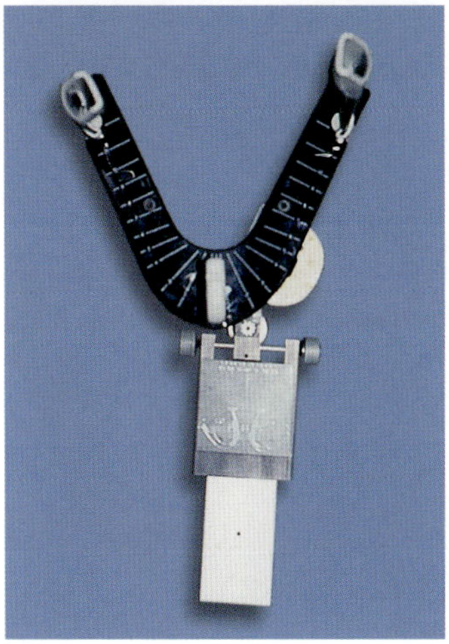

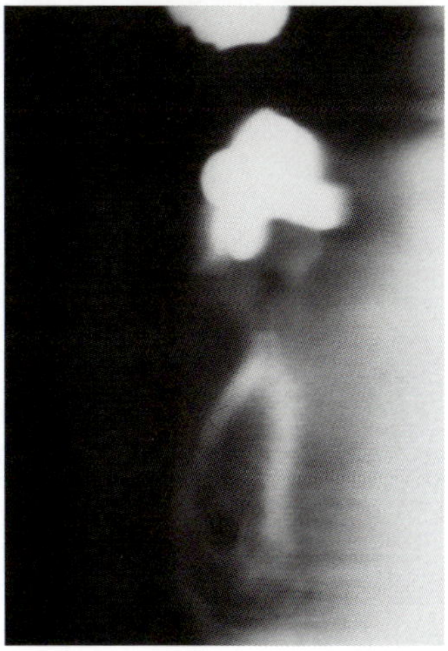

Abb. 56 Tomogramm Regio 45 (Foramen mentale)

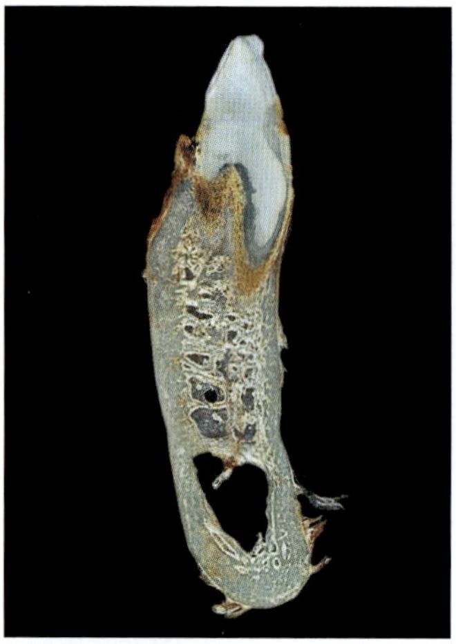

Abb. 57 Vergleichender anatomischer Schnitt (Sammlung Prof. *Benner*, München)

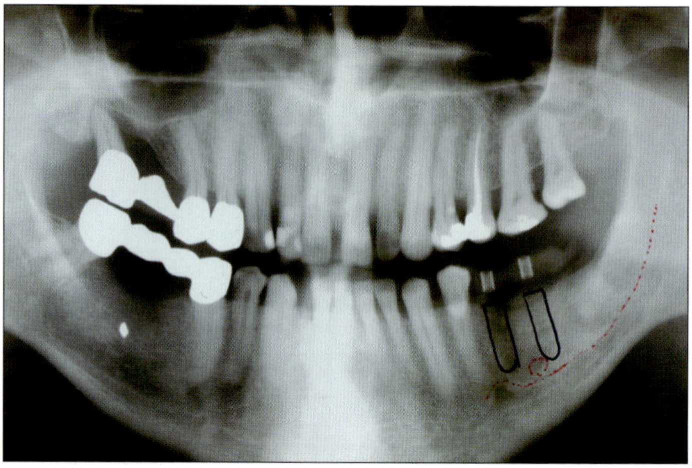

Abb. 58 OPG zur Implantatplanung (Trophy)

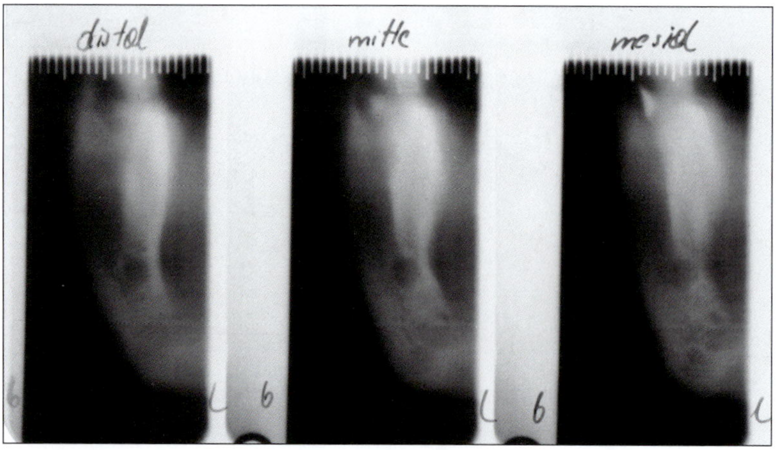

Abb. 59 Tomogramme im Implantatbereich (Trophy)

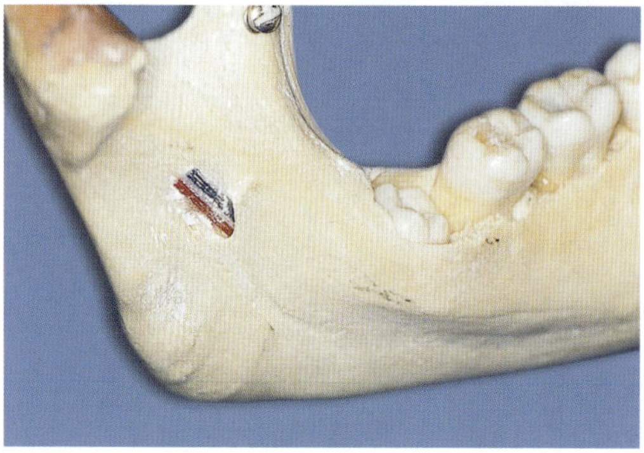

Abb. 60 Das Foramen mandibulare im aufsteigenden Ast

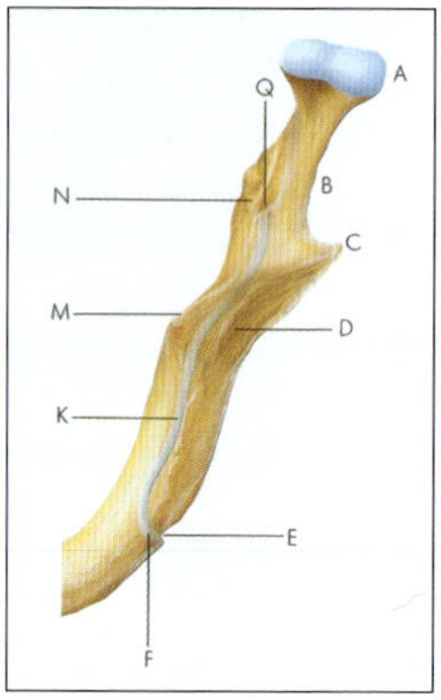

Abb. 61 Der diagonale Verlauf des Canalis mandibularis (Nervus alveolaris inferior) (aus *Watzek*[4])

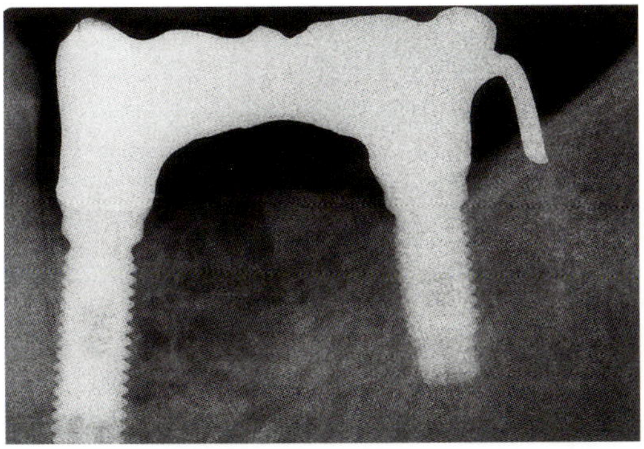

Abb. 62 Implantate Regio 36 und 37 (Gerüsteinprobe)

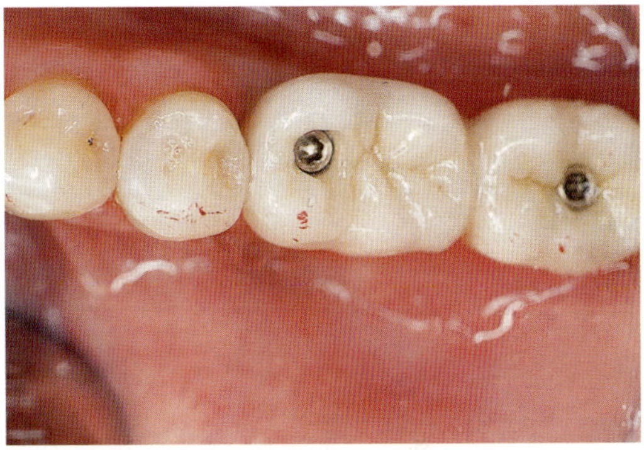

Abb. 63 Implantatprothetische Versorgung Regio 36 und 37

schnitt? Wir könnten natürlich mit unserer angespitzten PA-Sonde im zahnlosen Kieferbereich eine Schleimhautdiagnostik (wie im ersten Teil dieses Beitrags beschrieben) vornehmen, doch ist dies aufgrund der anatomischen Gegebenheiten nur unvollkommen durchführbar, da der Mundboden und das Vestibulum eine umfassende Diagnostik stark einschränken (Abb. 48 und 49).

Moderne Panoramageräte bieten heutzutage nicht nur die Möglichkeit, ein OPG aufzunehmen, sondern erlauben es auch, Schichtaufnahmen im Querschnitt zu erstellen. Diese so genannten Tomogramme (Abb. 50 bis 57) haben meist einen Vergrößerungsmaßstab von 1:1,4 (Scanora 1:1,7). Ihre anfänglich schwache Qualität wurde bis heute entscheidend verbessert (Abb. 58 und 59).

Wichtig ist es, sich ständig über die Anatomie des Unterkiefers ein dreidimensionales Bild zu machen. Hier ist ein präpariertes Schädelmodell unabdingbar. Der Nervus alveolaris inferior tritt im aufsteigenden Unterkieferast lingual am Foramen ein, läuft diagonal nach mesial durch den Unterkiefer und tritt vestibulär am Foramen mentale wieder aus (Abb. 60 und 61).

Die zu erwartende Knochenqualität ist D2, bei älteren Menschen mit länger andauernder Zahnlosigkeit muss aber mit Hohlräumen gerechnet werden. In Grenzfällen ist eine Computertomographie erforderlich. Die meisten Patienten können jedoch mit Hilfe der vorgeschlagenen Diagnostik gut versorgt werden (Abb. 62 und 63).

Zum operativen Eingriff sei noch folgende Vorgehensweise empfohlen:

- Es sollte unbedingt ein Implantatbohrer mit Tiefenanschlägen verwendet werden.
- Eine Leitungsanästhesie ist zu vermeiden. Stattdessen sollte eine Infiltrationsanästhesie im OP-Bereich appliziert und mit einem Hyaluronidasepräparat (Abb. 64) knochengängiger gemacht werden. So spürt der Patient die Bohrung erst, wenn sie ca. 2 mm vor dem Canalis mandibularis ist. Dies lässt mich in solchen Fällen bedeutend ruhiger schlafen!

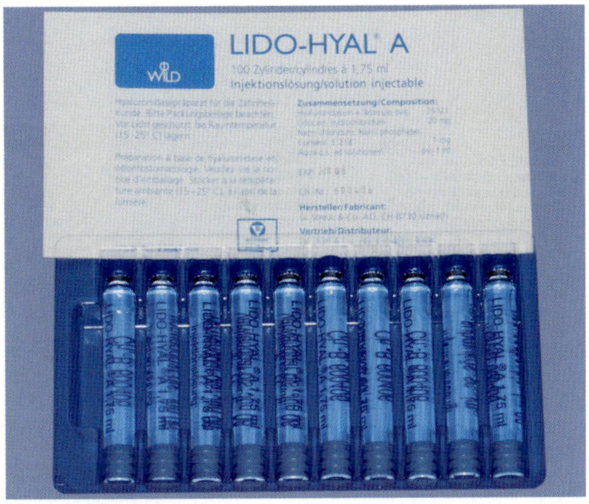

Abb. 64 Lido-Hyal A – das Hyaluronidasepräparat zur Erhöhung der Knochendurchgängigkeit

Indikation: Oberkieferfront- und -seitenzahnbereich

Im Oberkiefer kann man bei zahnlosen Abschnitten oft unangenehme Überraschungen erleben. Ein scheinbar kompakter Oberkiefer täuscht durch sein dickes, starkes Bindegewebe häufig optimale Verhältnisse für eine Implantation vor (Abb. 65). Wenn man dann aber aufgeklappt hat, trifft man rasiermesserscharfe Alveolarfortsätze mit unregelmä-

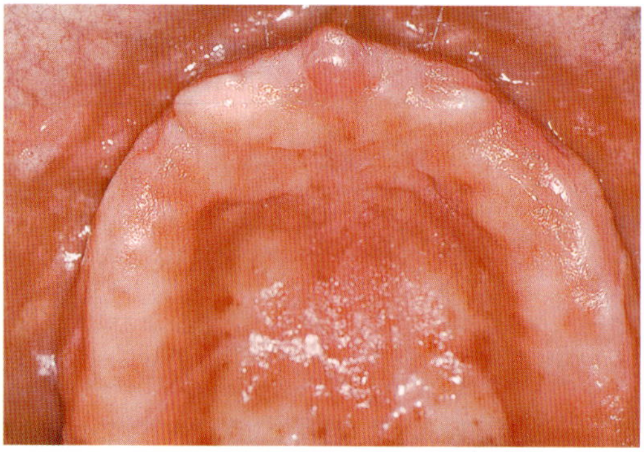

Abb. 65 Zahnloser Oberkiefer mit ausgeprägten Kieferkämmen

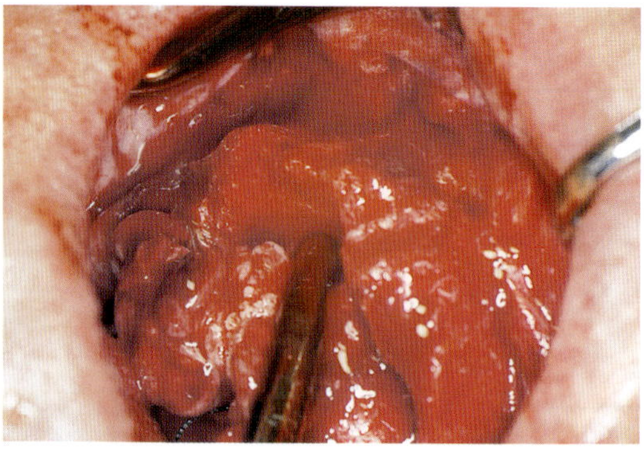

Abb. 66 Zahnloser Oberkiefer nach Aufklappung – resorbierte messerscharfe Kieferkämme erschweren die Implantation

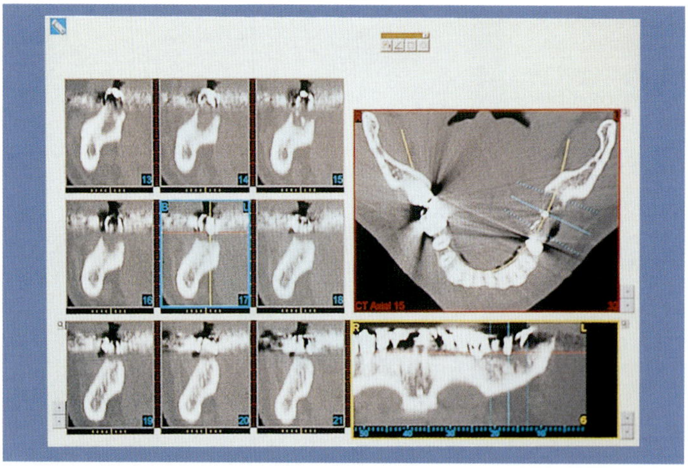

Abb. 67 Das Simplant-System – CT-Auswertung in drei Ebenen

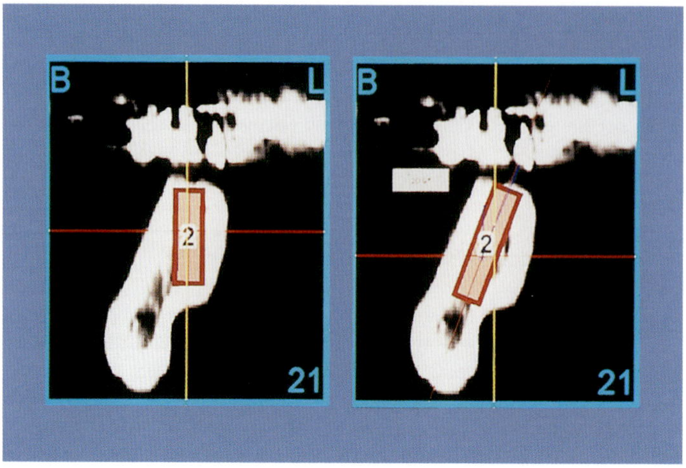

Abb. 68 Das Simplant-System – Festlegung der Implantatposition am Praxis-PC

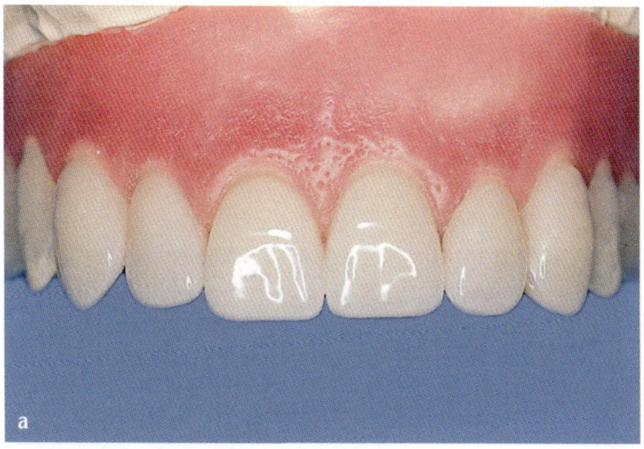
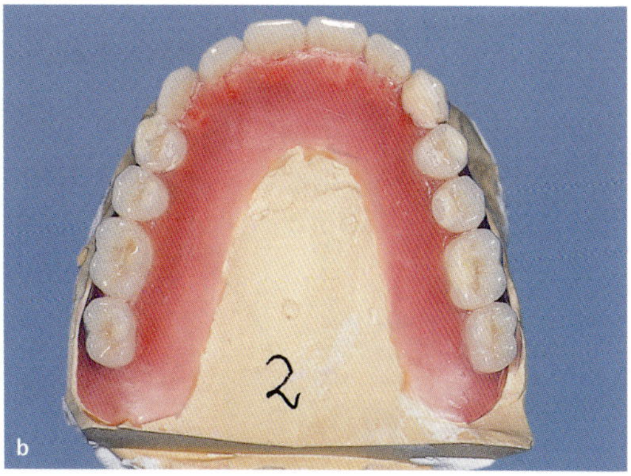

Abb. 69a und b Prothetische Planung nach Ästhetik und Funktion

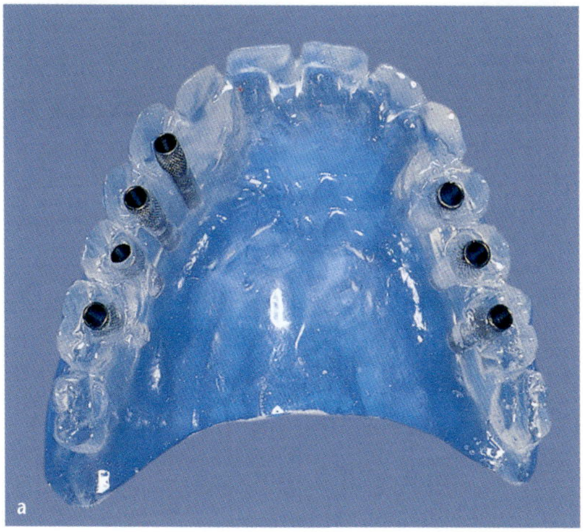
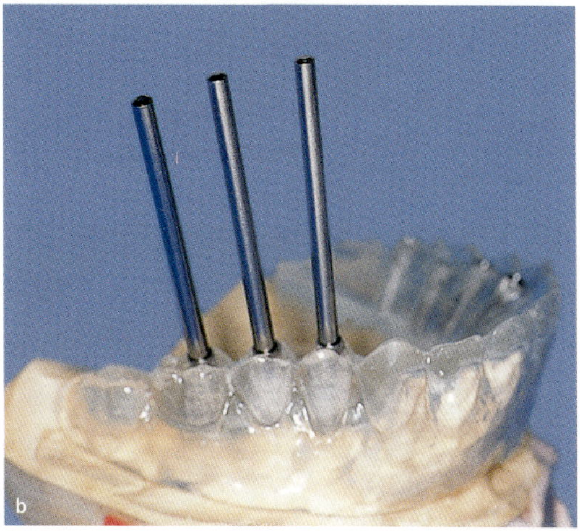

Abb. 70a und b Festlegung der Implantatposition mit Bohrhülsen entsprechend der prothetischen Planung

ßigen Resorptionen an. In solchen Momenten wird eine Implantatinsertion äußerst schwierig (Abb. 66).

Wie kommen wir nun zu den genannten Werten bezüglich Höhe, Breite, Querschnitt und Qualität des Knochens? Da die Resorptionen im Oberkiefer sehr unregelmäßig und oft mit starken Einbrüchen verbunden sind, ist für die Diagnostik der Einsatz der Computertomographie unabdingbar, denn nur so lässt sich eine Implantation exakt planen. Es gibt hierfür verschiedene Auswertungssysteme auf dem Dentalmarkt, von denen das Simplant-System eines der verbreitetsten ist.

Entsprechend ausgerüstete und ausgebildete Radiologen, die es in ganz Deutschland verteilt gibt, führen zu einem Fixpreis computertomographische Aufnahmen nach vorgegebenen Kriterien durch. Die Aufnahmen werden per Dicom-Schnittstelle elektronisch direkt an eine Auswertungszentrale weitergeleitet, dort für die Auswertung im Praxis-PC aufbereitet und anschließend in die Praxis verschickt, um dort mit der entsprechenden Software ausgewertet zu werden (Abb. 67 bis 70). Dieses Verfahren ist sowohl sehr teuer als auch aufwändig und empfiehlt sich nur bei häufigem Implantieren. Für Wenigimplantierer gibt es die Möglichkeit, sich an einen Kollegen zu wenden, der dieses System hat. Er nimmt die Auswertung vor und schickt einen Ausdruck zur Implantatplanung in die Praxis.

Richtig eindrücklich plastisch wird eine OP-Planung vor allem durch die heutigen Möglichkeiten der dreidimensionalen Darstellung des OP-Bereichs. Mit steigender Verbreitung solcher Systeme werden sicherlich die Preise fallen und auch weiterhin qualitative Verbesserungen vorgenommen.

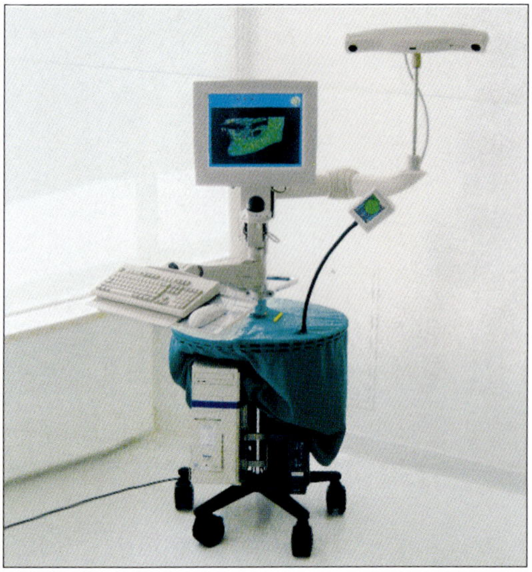

Abb. 71 Das Navigationssystem RoboDent (aus *Kniha* et al.[1])

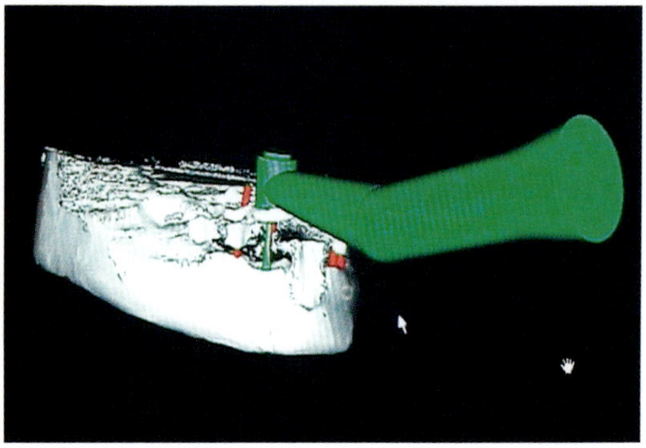

Abb. 72 Implantieren mit Navigation am dreidimensionalen Modell (aus *Kniha* et al.[1])

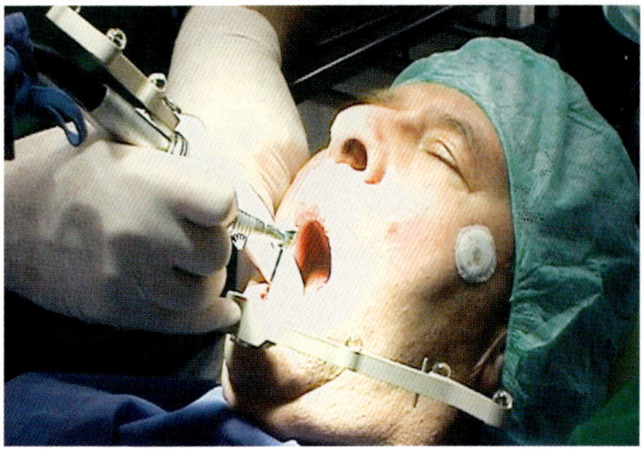

Abb. 73 Implantieren mit Navigation am Patienten (aus *Kniha* et al.[1])

Zusammengefasst kann man Folgendes sagen: Ausgedehnte Implantationen im Oberkieferfront- und -seitenzahnbereich sollten mit Hilfe der Computertomographie fundiert geplant werden, um intraoperative Überraschungen auszuschließen. Mit der Computertomographie können wir die Höhe, die Breite, den Querschnitt und die Qualität (Dichtemessung nach *Hounsfield*) des Knochenlagers vorhersagbar bestimmen.

Einen großen Fortschritt werden in naher Zukunft die Navigationssysteme bringen, welche bereits in erfolgreicher Erprobung sind und hoffentlich bald auch für die Normalpraxis erschwinglich werden (Abb. 71 bis 73).

Materialliste

1. Brackets (Fa. Forestadent, Pforzheim).
2. Einzelzahnröntgenfilm (Fa. Kodak, Stuttgart).
3. Panoramafilm (Fa. Kodak, Stuttgart).
4. PA-Messsonde angespitzt (Fa. Hu-Friedy, Leimen).
5. Verwendete Implantatsysteme: HATI (Fa. Thommen Medical, Waldenburg, Schweiz), Brånemark (Fa. Nobel Biocare, Köln) und Xive (Fa. Dentsply Friadent, Mannheim).
6. Bohrhülsen aus Edelstahl, Kabelendhülsen (Baumarkt).
7. Bohrhülsen aus Titan (Fa. Dentsply Friadent, Mannheim, u. a.).
8. Panoramaröntgengerät (Fa. Planmeca, Hamburg) mit Fernröntgen und Tomographie (Fa. Trophy, Kehl-Kork).
9. OPG-Messlineal (Fa. Bredent, Senden).
10. Lokalanästhetikum Ultracain (Fa. Hoechst, Frankfurt/M.).
11. Hyaluronidasepräparat Lido-Hyal A (Fa. Wild, Basel, Schweiz; erhältlich über die internationale Apotheke).
12. Computertomographieauswertung (Fa. Simplant, Marburg).
13. Navigationssystem (Fa. RoboDent, Berlin).
14. Anatomisches Schädelmodell (medizinischer Fachhandel).

4

Parodontologie

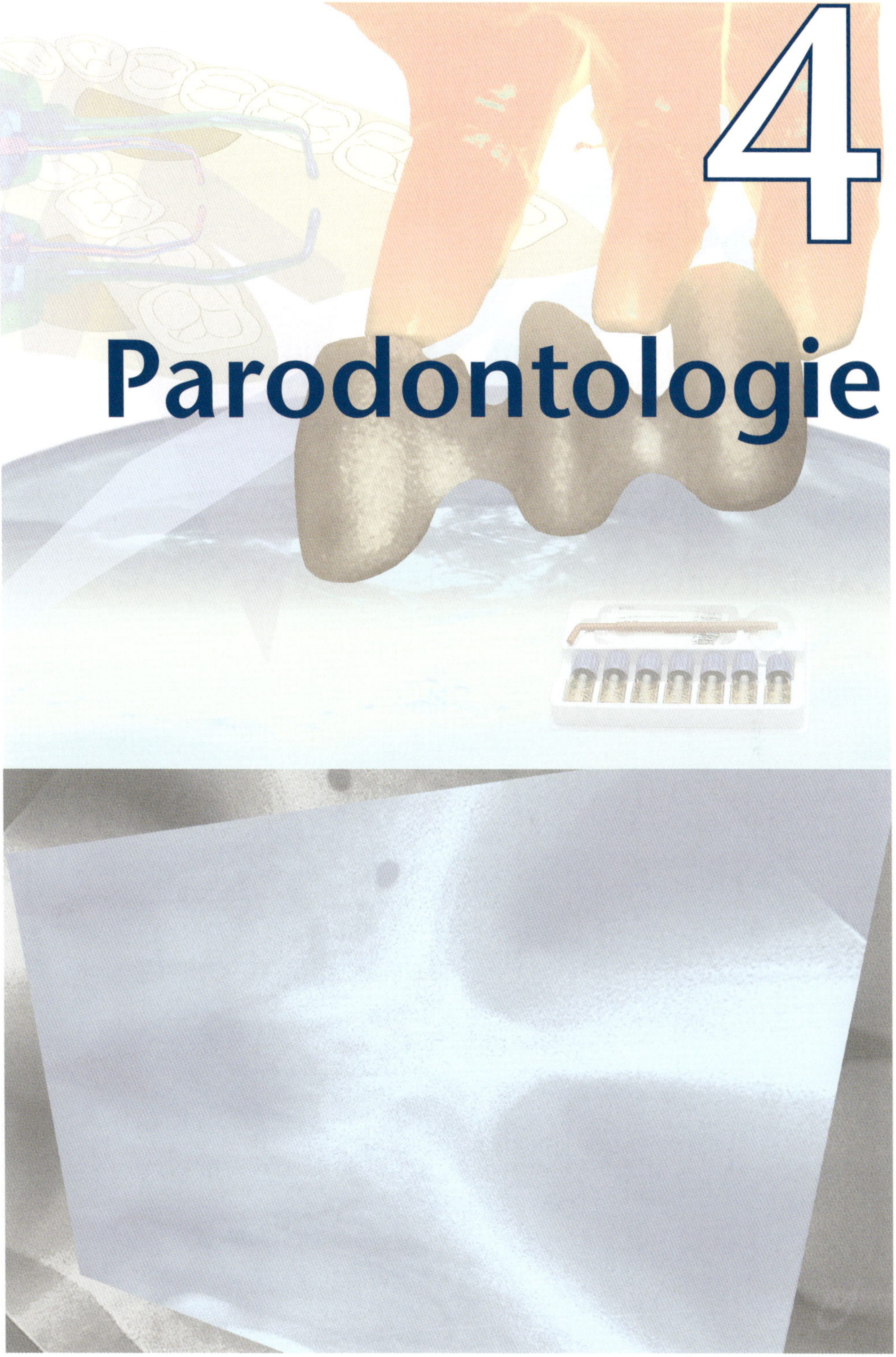

4

Die interinzisale parodontale Schienung

Die posteriore parodontale Schienung

Die vorhersagbare Papillenrekonstruktion

Zahnbett versus Implantatbett

Die interinzisale parodontale Schienung

Problem: Ästhetische und funktionelle Schienung gelockerter Frontzähne im Rahmen der parodontalen Therapie

Die Schienung parodontal gelockerter Zähne ist ein fester Bestandteil der Therapie von Zahnbetterkrankungen. Wenn der Abbau des Alveolarknochens weit fortgeschritten ist, stehen am Anfang parodontaler Behandlungsmaßnahmen die Initialtherapie (besonders Mundhygiene, verbunden mit dem Rückgang des Entzündungsgrades) und die Schienung gelockerter Zähne (Abb. 1 und 2). Wir wissen heute, dass durch die Mundhygienephase und die Schienung allein bereits ein Behandlungserfolg erzielt werden kann.

Es gibt zwei Möglichkeiten der Schienung:

1. Indirekte Schienung. Diese wird heute vorzugsweise mit Tiefziehschienen vorgenommen, welche hauptsächlich in der Nacht getragen werden. Nachteil: Es ist keine Fixation der gelockerten Zähne über 24 Stunden sichergestellt.
2. Direkte Schienung. Diese erfolgt heute unter Einsatz der Adhäsivtechnik mit Komposit und a) Drähten, b) Netzen aus Metall bzw. Kunststoff oder c) Glasfasern.
   Vorteil: Die gewünschte Dauerschienung der gelockerten Zähne sorgt für einen Behandlungserfolg.

Im Rahmen der Therapie ist es wünschenswert, dass die angestrebte festsitzende adhäsive Schienung die Mundhygienemaßnahmen des Patienten in keiner Weise beeinträchtigt und es auch zu keiner Einschränkung phonetischer oder parafunktioneller Art kommt. Dies kann am besten mit der intradentalen Adhäsivtechnik gewährleistet werden.

Für die Schienung von Frontzähnen hat sich die intradentale und interinzisale parodontale Schienungstechnik als sehr erfolgreich erwiesen!

Die erprobte Lösung: Parodontale Schienungstechnik bei Unterkieferfrontzähnen mit Hilfe der Glasfaserverbund-Adhäsivtechnik

Diese Technik wird angewandt bei

- Frontzähnen ab Lockerungsgrad 1 bis 2 und
- Abrasion der Inzisalkanten mit freiliegendem Dentin.

Das Vorgehen gestaltet sich wie folgt:

1. Die Zähne werden gereinigt.
2. Mit einem feinen Diamantschleifer werden in die Inzisalkanten der zu schienenden Zähne 1 bis 2 mm tiefe Rinnen präpariert. Cave Pulpa – die Höhe des Pulpacavums sollte unbedingt anhand von Röntgenbildern kontrolliert werden (Abb. 3 und 4)!
3. Diese Schienungskavitäten werden angeätzt, gespült und sorgfältig getrocknet (Abb. 5 und 6).
4. Das silanisierte und gebondete Glasfaserbündel wird aus der Blisterpackung entnommen, mit einem Skalpell ausgedünnt und auf die gewünschte Länge gekürzt. Diese Glasfasern lassen sich nur sehr schwer schneiden. Tipp: Auf Zug geht es ganz leicht (Abb. 7 bis 9). Das getrimmte Glasfaserbündel sollte stets so gut wie möglich vor Lichteinwirkung geschützt werden, da bereits die Aushärtung beginnt! Es empfiehlt sich das Ablegen

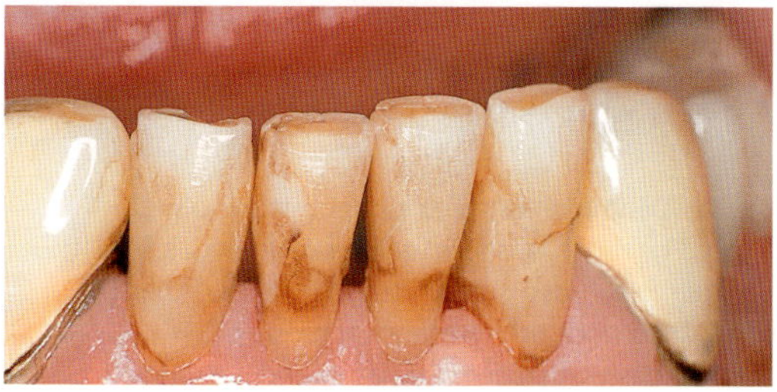

Abb. 1 Gelockerte Unterkieferfront

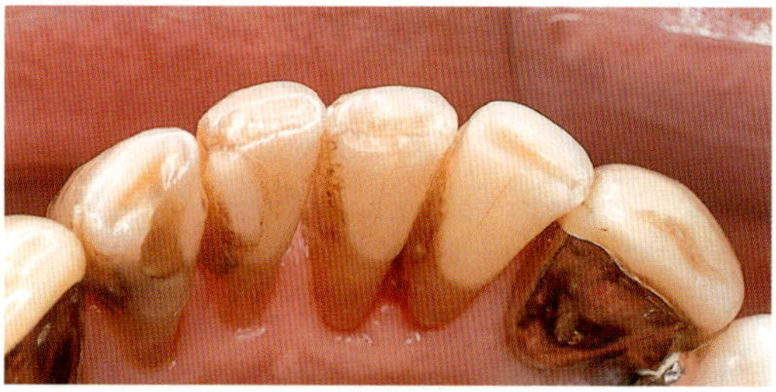

Abb. 2 Inzisalkanten mit freiliegendem Dentin

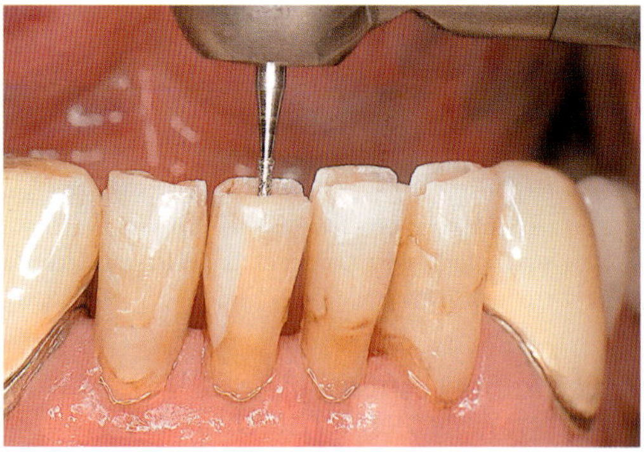
Abb. 3 Präparation der inzisalen Rinne

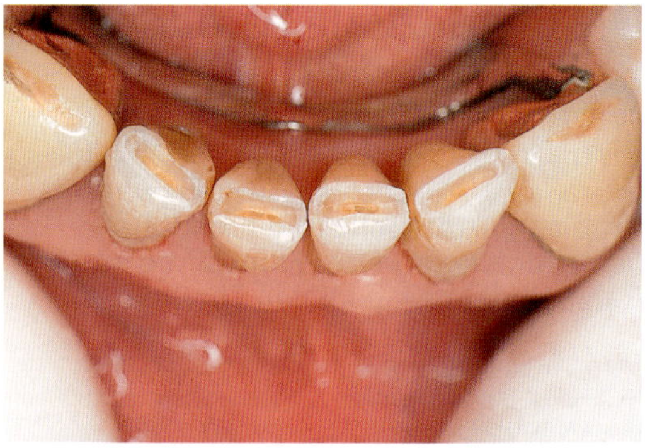
Abb. 4 Präparation (Ansicht von inzisal)

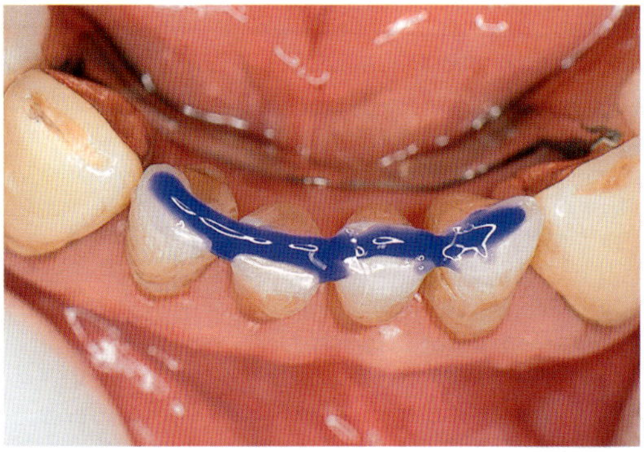
Abb. 5 Ätzung der Kavität

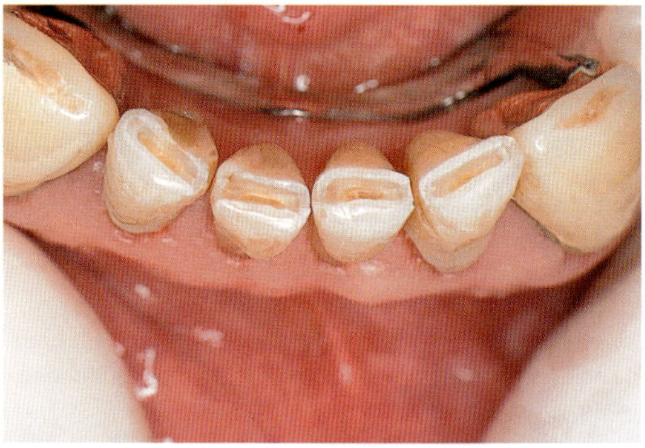
Abb. 6 Nach Abspülung und sorgfältiger Trocknung

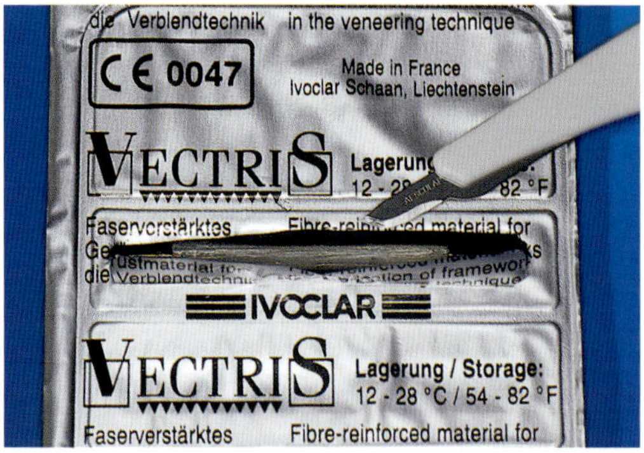

Abb. 7 Öffnen der Blisterpackung mit dem Glasfaserbündel

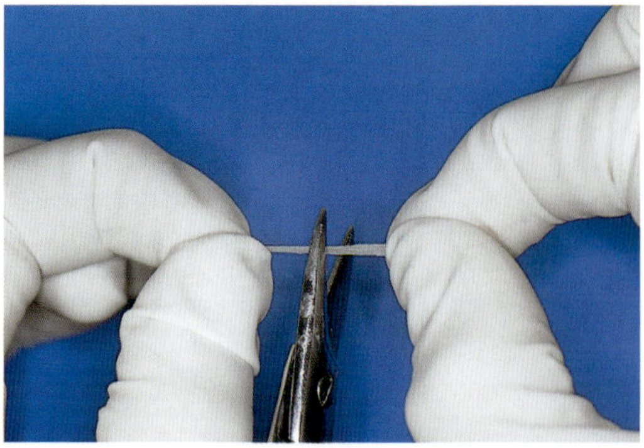
Abb. 8 Kürzen des verdünnten Bündels mit der Schere auf Zug

auf einer lichtgeschützten Anmischplatte (Abb. 10 und 11). Der Vorteil der hier einsetzten Glasfasern besteht darin, dass sie durch Silanisierung und Bonding eine feste chemische Verbindung mit dem Komposit eingehen und sich optimal polieren lassen. Einzelne herausstehende, stechende Fasern sind nicht möglich!

5. Das Dentinadhäsiv wird eingepinselt (Abb. 12) und gehärtet. Anschließend wird eine erste Schicht dünnfließenden Komposits aufgespritzt (Abb. 13).
6. In diese noch ungehärtete Kompositschicht wird das vorbereitete Glasfaserbündel eingebettet (Abb. 14).

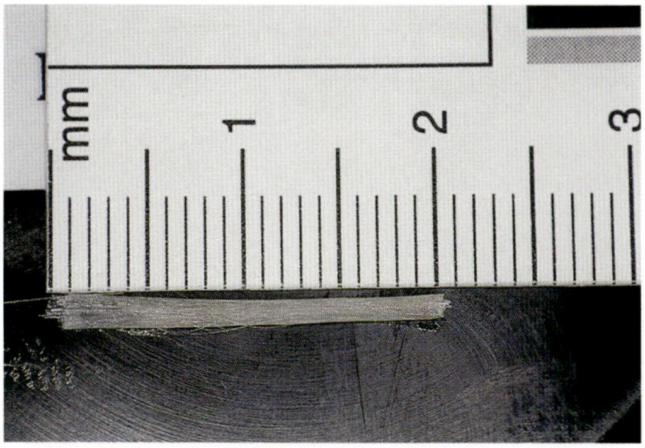

Abb. 9 Kontrolle der Glasfaserlänge

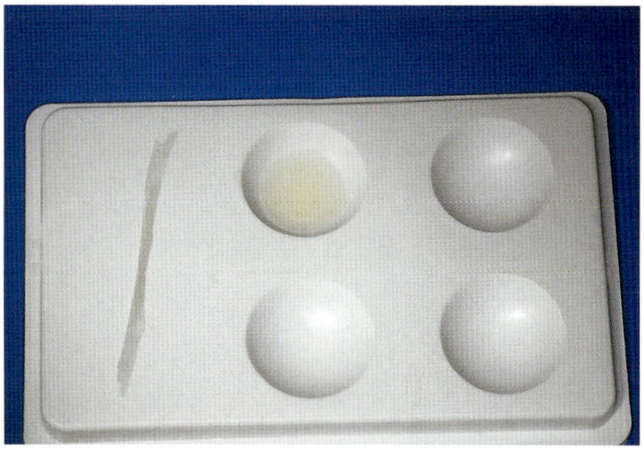

Abb. 10 Aufbewahrung auf der Anmischplatte

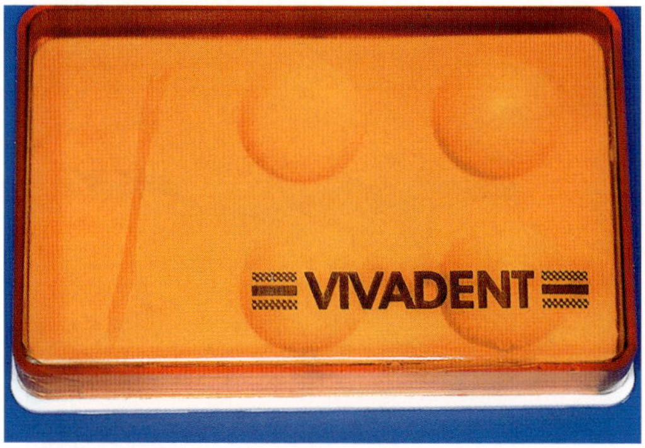

Abb. 11 Lichtschutz durch Abdeckung

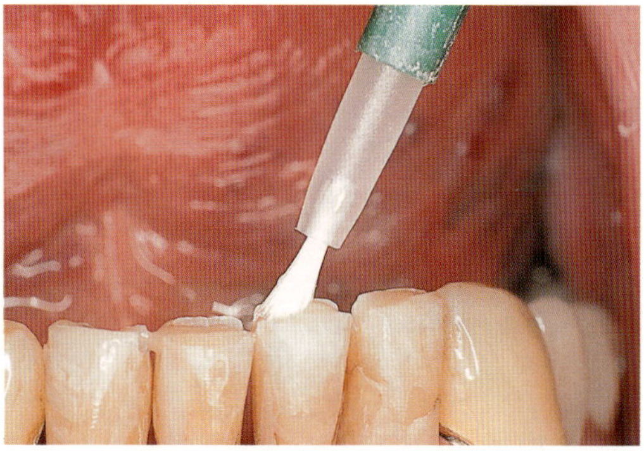

Abb. 12 Einpinseln des Dentinadhäsivs

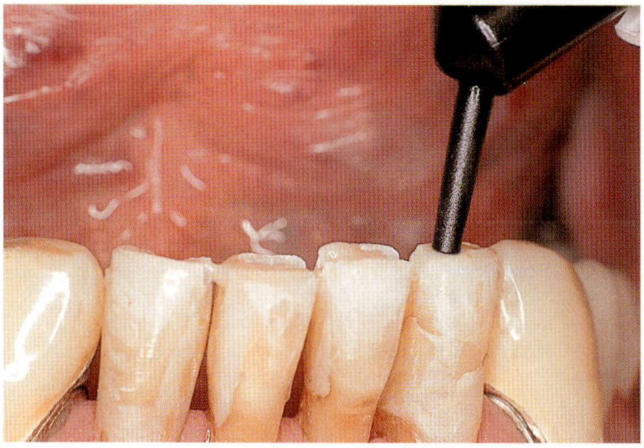

Abb. 13 Die erste Schicht dünnfließenden Komposits wird eingespritzt

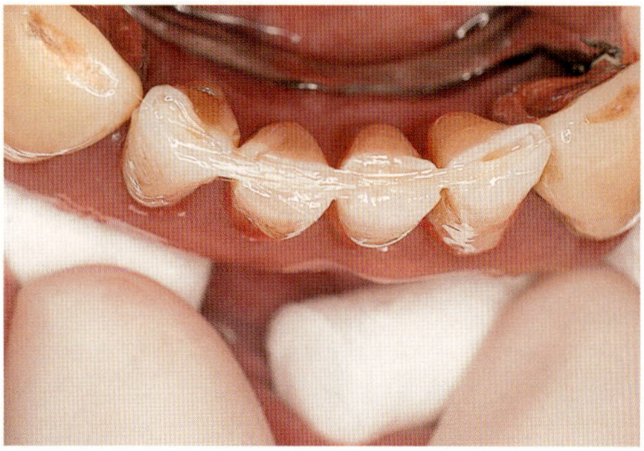

Abb. 14 Das eingelegte Glasfaserbündel

7. Mit einer Deckschicht Komposit wird die Inzisalkante ausgeformt und anschließend sorgfältig lichtgehärtet (Abb. 15 und 16).
8. Die okklusale und die ästhetische Kontrolle schließen den Schienungsvorgang ab (Abb. 17 und 18).

Durch das Abdecken des freiliegenden inzisalen Dentins wird auch das weitere Verfärben der Zähne verhindert. Sollte es bereits zu einer starken Verfärbung gekommen sein, kann an Bleichmaßnahmen gedacht werden (Abb. 19).

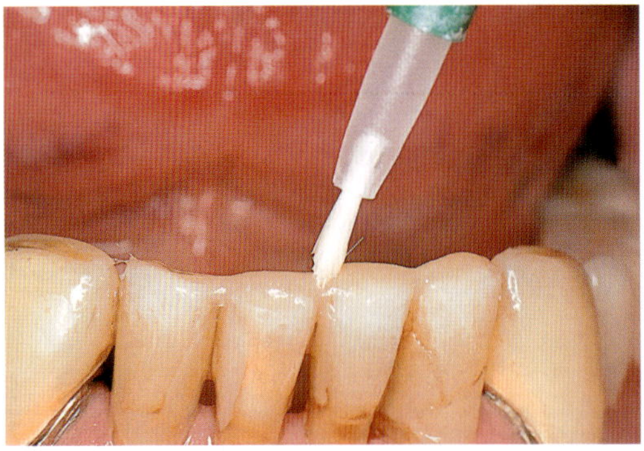

Abb. 15 Die Deckschicht wird konturiert

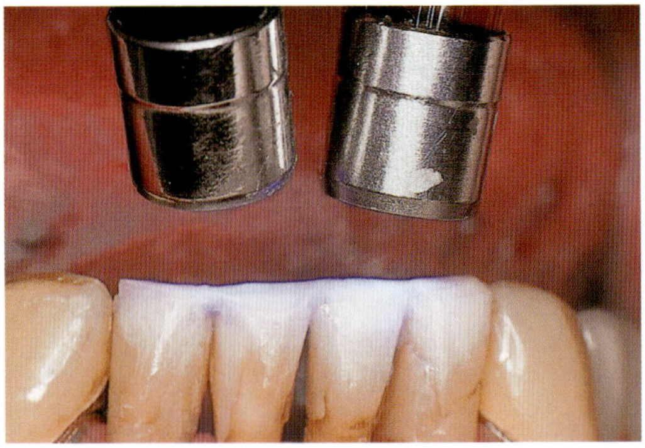

Abb. 16 Sorgfältige Lichthärtung mit zwei Lampen

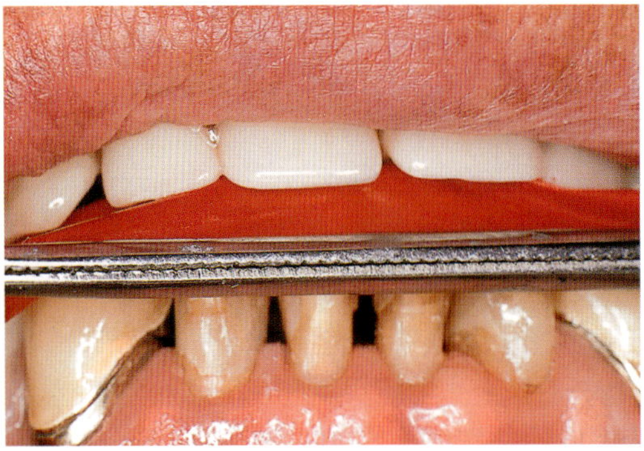

Abb. 17 Kontrolle der Okklusion

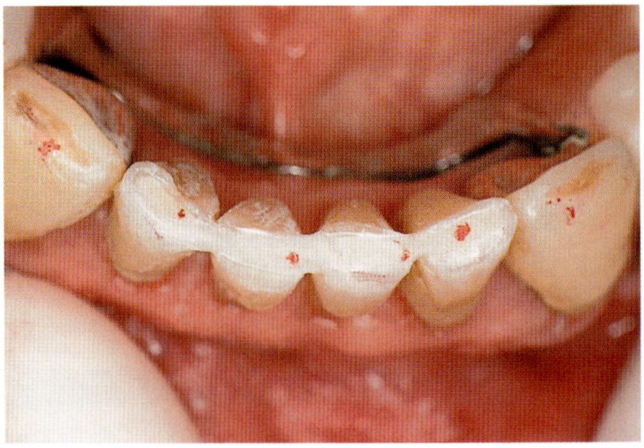

Abb. 18 Markierung der okklusalen Stopps

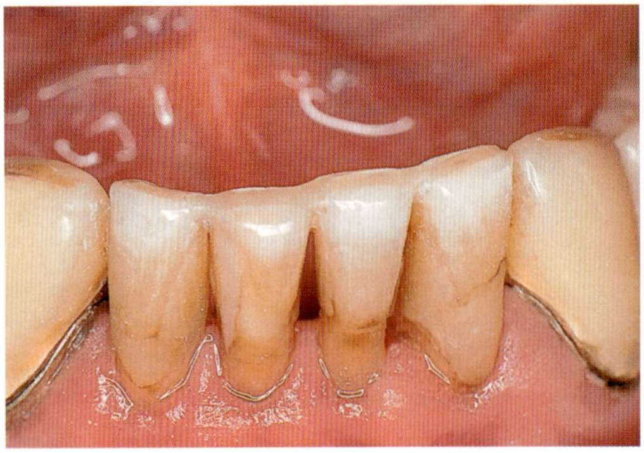

Abb. 19 Die interinzisal geschiente Unterkieferfront

Materialliste

1. Ultra-Etch (Fa. Ultradent, South Jordan, USA; Vertrieb in Deutschland: Fa. Dental Liga, Köln).
2. Dentinadhäsiv: Excite; Komposit: Tetric Flow (Fa. Vivadent, Ellwangen).
3. Glasfasern: Everstick Glasfasersystem (Fa. Loser, Leverkusen).

Die posteriore parodontale Schienung

Problem: Ästhetische und funktionelle Schienung gelockerter Seitenzähne im Rahmen der systematischen Parodontalbehandlung

In der systematischen Parodontalbehandlung nimmt die Schienung gelockerter Zähne einen wichtigen Platz ein. Besonders bei dem Krankheitsbild einer fortgeschrittenen Parodontitis marginalis profunda gilt die Grundregel: erst schienen, dann therapieren – denn das Parodontium eines gelockerten Zahnes kann nicht ausheilen!

Bisher standen uns für die intradentale Schienung Fasern und Drähte zur Verfügung, die mit Hilfe der Adhäsivtechnik im oder am Zahn befestigt wurden. Diese Fasern und Drähte verbanden sich jedoch nicht mit Befestigungskomposit (es war also nur eine mechanische Retention), so dass es sehr häufig zum Bruch der Schienungen kam.

Da die im unten vorgestellten Verfahren angewandten Glasfasern aber bereits silanisiert und mit Bonding beschichtet sind, eröffnen sich neue Möglichkeiten der parodontalen Schienung. Die Schienungen sind stabil, haltbar, der Mundhygiene zugänglich und ästhetisch sehr gut angepasst. Damit sind die Grundforderungen der parodontalen Schienung erfüllt.

Die erprobte Lösung: Interne adhäsive Schienung der Seitenzähne mit Hilfe von Glasfasern und dünnfließendem Komposit

Bei der internen parodontalen Schienung, dem so genannten A-Splinting, werden folgende Schritte durchgeführt:

1. In die zu schienenden Seitenzähne (Abb. 1) werden mit einem feinen Präparationsdiamanten okklusal-approximale Rinnen eingeschliffen (Abb. 2).
2. Mit der Parodontalsonde werden die Rinnen ausgemessen (Abb. 3) und die entnommenen Glasfaserbündel auf die benötigten Längen eingekürzt (Abb. 4 und 5).
3. Die zurechtgeschnittenen Glasfaserbündel sind lichtgeschützt aufzubewahren, da mit jeder Lichtexposition (OP-Leuchte, Sonne, Aushärtungslampe etc.) die Polymerisation bereits eingeleitet wird (Abb. 6).
4. Die eingeschliffenen Rinnen werden 30 Sekunden mit Phosphorsäure angeätzt, 15 Sekunden ausgespült und anschließend sorgfältig getrocknet (Abb. 7).

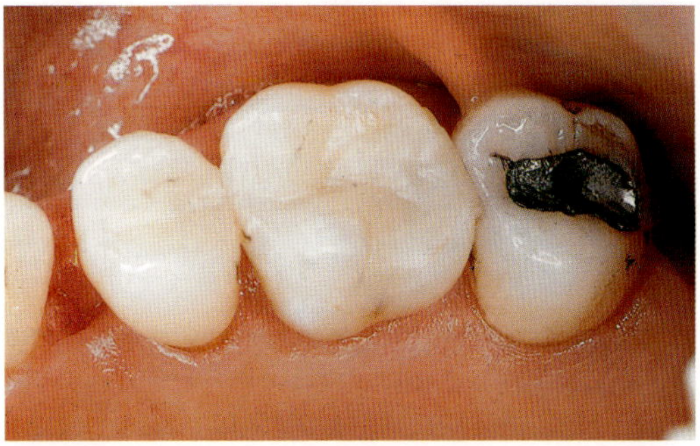

Abb. 1 Die zur Schienung vorgesehenen parodontal gelockerten Zähne

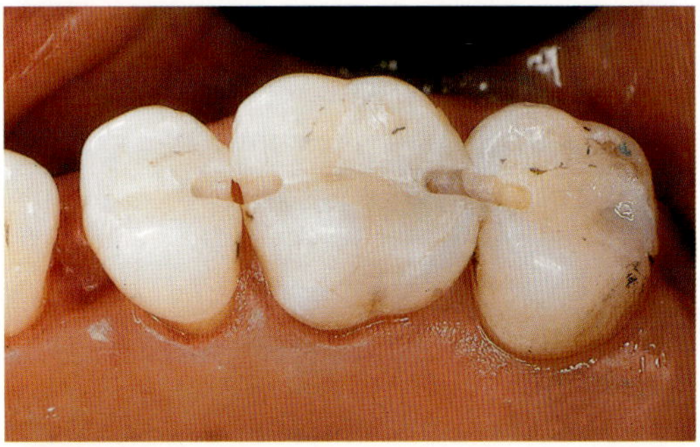

Abb. 2 Zur Aufnahme der Schienung werden okklusal-approximale Rinnen eingeschliffen

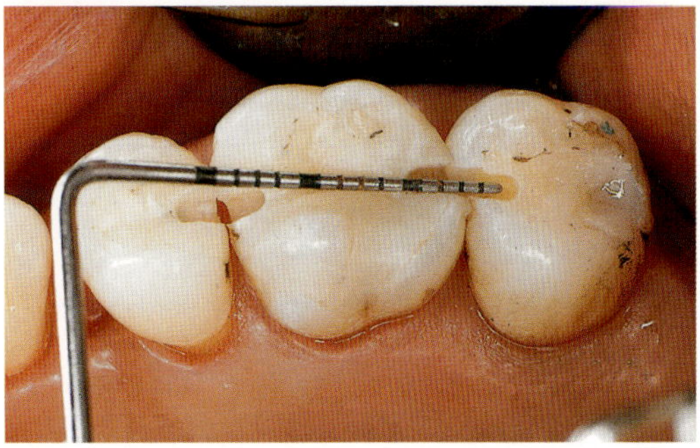

Abb. 3 Die benötigten Faserlängen werden mit der parodontalen Messsonde ausgemessen

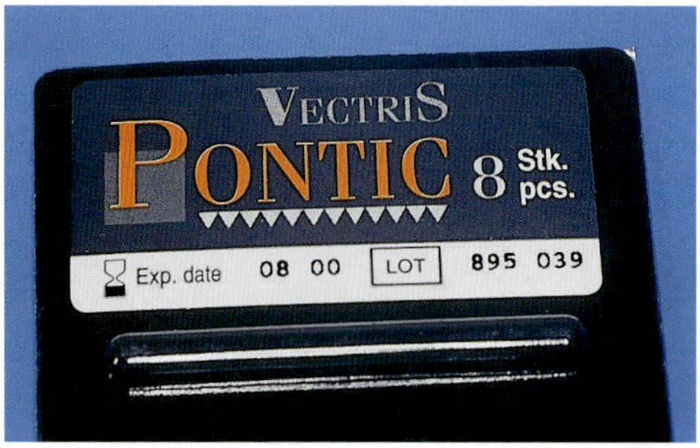

Abb. 4 Die Glasfasern in der Blisterpackung

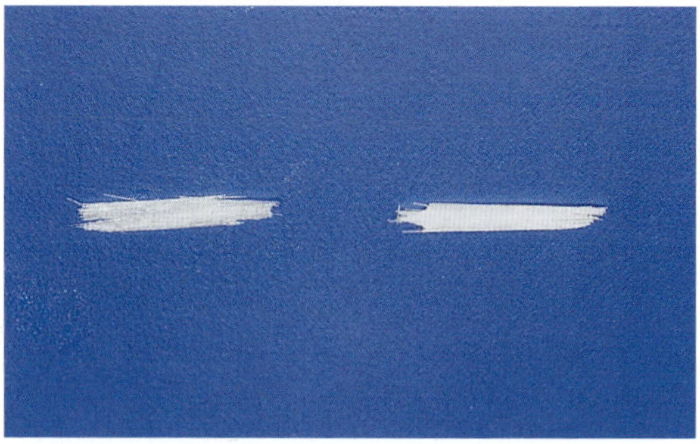

Abb. 5 Die zurechtgeschnittenen Glasfaserstücke liegen zur Schienung bereit

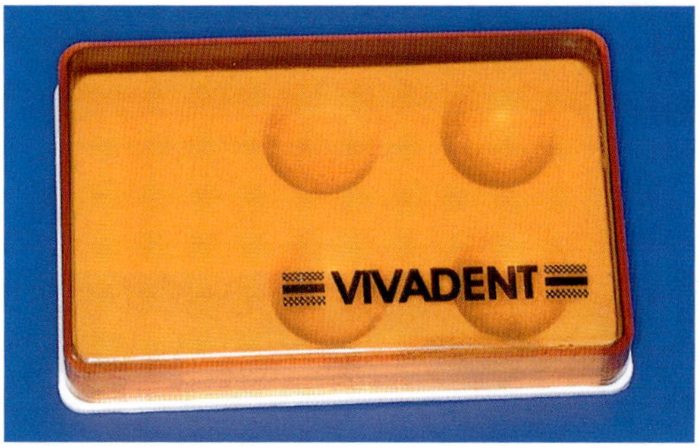

Abb. 6 Das lichtgeschützte Tray

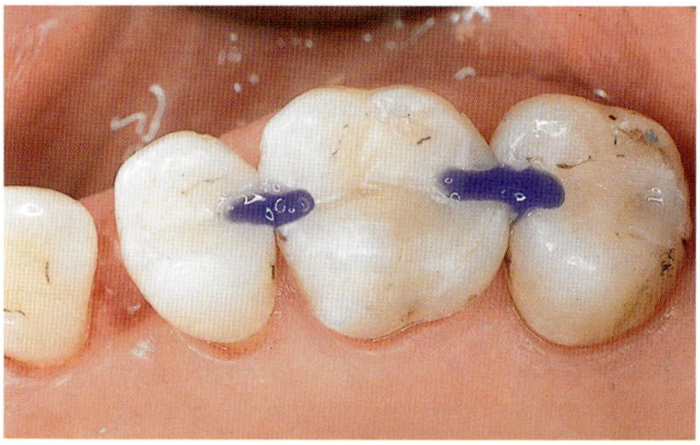

Abb. 7 Die eingeschliffenen Retentionskavitäten werden 30 Sekunden mit Phosphorsäure angeätzt

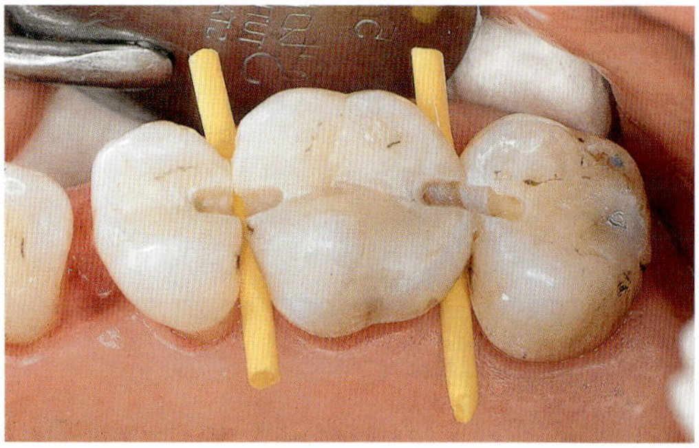

Abb. 8 Wedjets sind zur Ausformung der Interdentalräume eingebracht

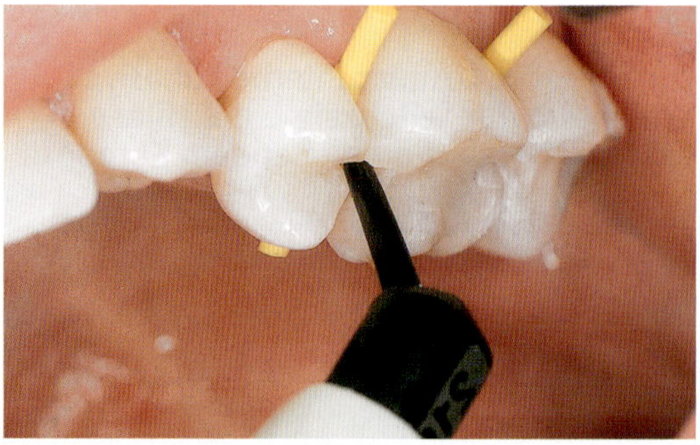

Abb. 9 Eine Unterschicht dünnfließenden Komposits wird appliziert und zwischengehärtet

5. Zur Ausformung der Interdentalräume werden leicht mit Vaseline isolierte Wedjets eingelegt (Abb. 8).
6. Bei exponiertem Dentin erfolgt der Auftrag eines Dentinadhäsivs.
7. Eine Unterschicht von dünnfließendem Komposit wird appliziert und zwischengehärtet (Abb. 9).
8. Die vorbereiteten Glasfaserbündel werden in die Kavitäten eingelegt und mit dem Einwegpinsel adaptiert (Abb. 10).
9. Mit einer zweiten Schicht dünnfließenden Komposits werden die Fasern abdeckt, und die Kavität wird vollständig aufgefüllt (Abb. 11).

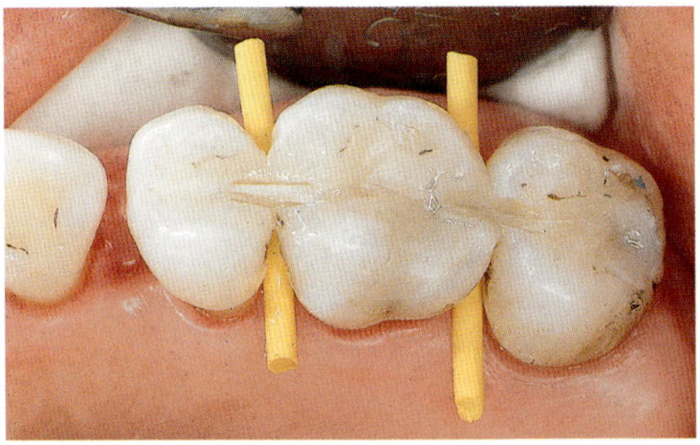

Abb. 10 Die Längsfaserbündel werden in die Kavitäten eingelegt und adaptiert

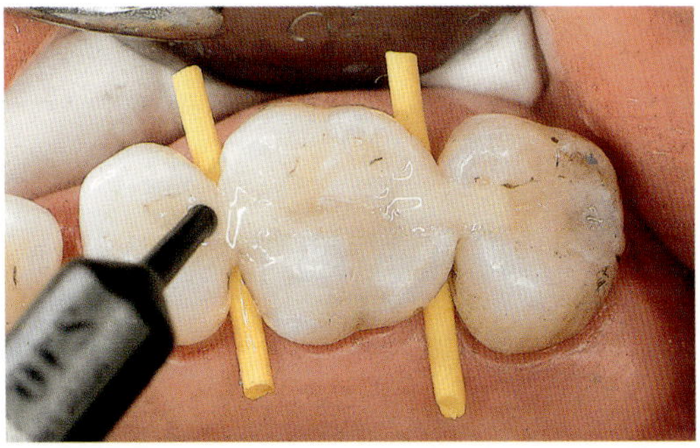

Abb. 11 Die Faserbündel werden mit Komposit abgedeckt

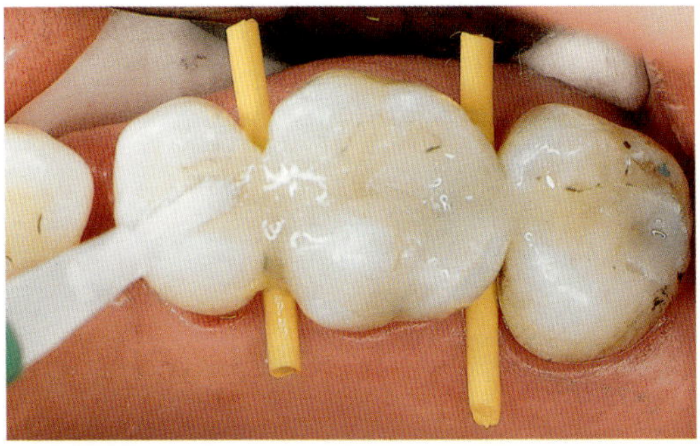

Abb. 12 Mit dem Einwegpinsel erfolgt die Konturierung der Deckschicht

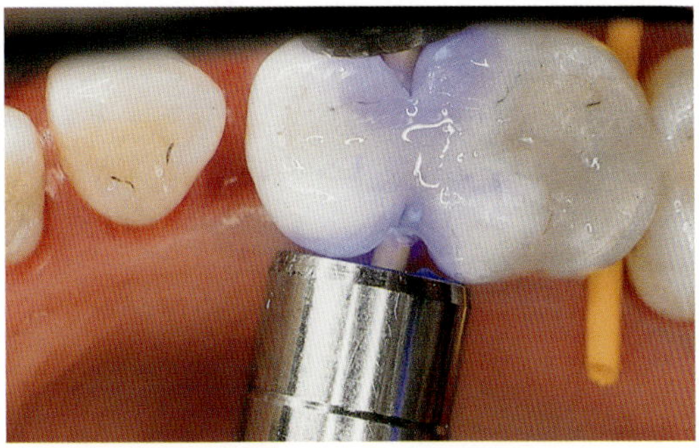

Abb. 13 Die sorgfältige Endhärtung mit zwei Lampen

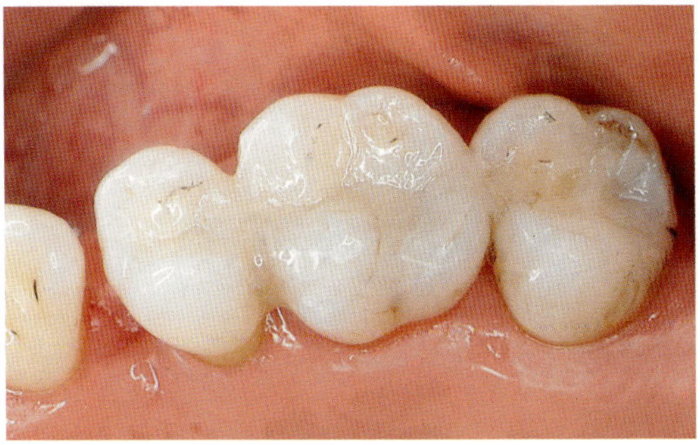

Abb. 14 Die fertige Schienung

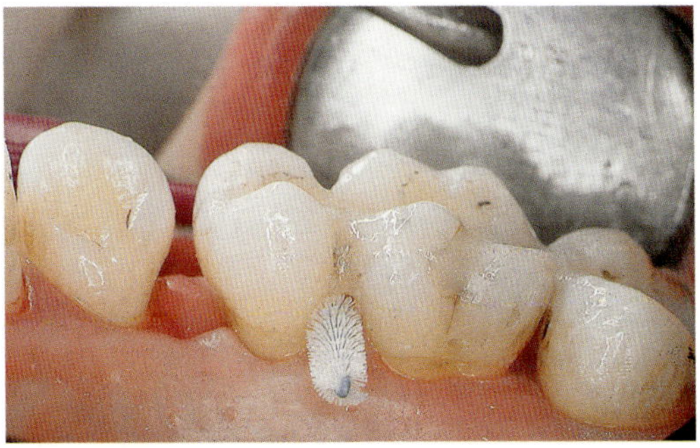

Abb. 15 Die Hygienefähigkeit wird mit der Interdentalbürste überprüft

10. Mit dem Einwegpinsel erfolgt die Konturierung der Deckschicht (Abb. 12).
11. Die sorgfältige Aushärtung erfolgt gegenläufig mit zwei Aushärtungslampen von lateral durch den Schmelz beginnend (Abb. 13).
12. Die Schienung wird ausgearbeitet und nötigenfalls poliert. Nach der Okklusionskontrolle wird dem Patienten die Hygienefähigkeit demonstriert und mit ihm die Anwendung der Interdentalbürstchen geübt (Abb. 14 und 15).

Sollten diese Schienungen einmal brechen – was bei stark gelockerten Zähnen durchaus vorkommen kann –, ist es ein Leichtes, sie mit Komposit und Glasfasern zu reparieren.

Materialliste

1. Tetric Flow (Fa. Vivadent, Ellwangen).
2. Glasfasern: Everstick Glasfasersystem (Fa. Loser, Leverkusen).
3. Wedjets im Spender (Fa. Hygenic, Akron, USA; in Deutschland bei Dentaldepots erhältlich).

Die vorhersagbare Papillenrekonstruktion

Problem: Die Interdentalpapillen sind weg und schwarze Dreiecke sichtbar – was können wir tun?

Ein großes ästhetisches Problem ist der Verlust der Interdentalpapillen besonders in der Oberkieferfront. Wenn dann noch die Gingiva beim Lachen bis weit ins Vestibulum sichtbar wird, stellt dies für fast alle Patienten eine große psychische Belastung dar.

Gesundheit ist von der Weltgesundheitsorganisation (WHO) als physisches und psychisches Wohlbefinden definiert. So sollten wir alles daransetzen, bei unseren Patienten nicht nur die so genannte weiße Ästhetik durch Kronen, Veneers und Kompositversorgungen zu restaurieren, sondern auch die rote Ästhetik, d. h. die gingivalen Weichgewebe zu berücksichtigen. Es gilt also, neben der Funktion, der Physis durch eine gute rote und weiße Ästhetik auch das Aussehen zu rekonstruieren und damit das psychische Wohlbefinden unserer Patienten wiederherzustellen.

Doch können wir diese fehlenden Interdentalpapillen tatsächlich rekonstruieren, und zwar vorhersagbar? Können wir den Patienten von seinen unschönen schwarzen Dreiecken erlösen, unter denen er leidet? In den USA spricht man sogar von einer „Black Triangle Disease" (Abb. 1 und 2).

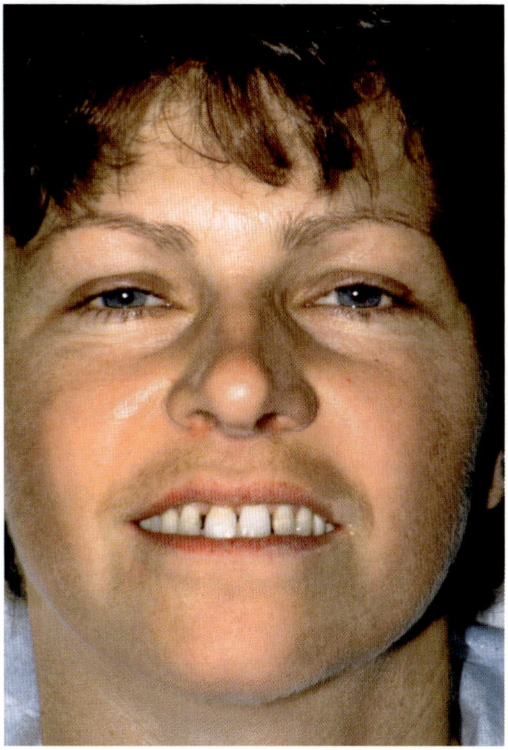

Abb. 1 Unglückliche, verkrampft lächelnde Patientin mit interdentalen schwarzen Dreiecken

Die erprobte Lösung: Sounding – die Messung der interdentalen biologischen Breite

1961 erschien die Veröffentlichung von *Gargiulo* et al.[1] über die biologische Breite, die topographischen Beziehungen zwischen Sulkus, epithelialem Attachment, bindegewebigem Attachment und Alveolarknochen (Abb. 3). Aus weiteren Untersuchungen lernten wir, dass ein Unterschreiten der Mindestabstände trotz bester Mundhygiene zur chronischen Gingivitis und Parodontitis führen muss (Abb. 4).

Weiter finden wir in den Untersuchungen von *Tarnow* et al.[4] genau definierte Beziehungen zwischen den approximalen Kontaktpunkten der Zähne und dem Alveolarknochen (Abb. 5).

Bisher schenkten wir den approximalen Kontakten nur aus ästhetischen Motiven sowie aus Gründen der Vermeidung von Speiseimpaktierung unsere Aufmerksamkeit und

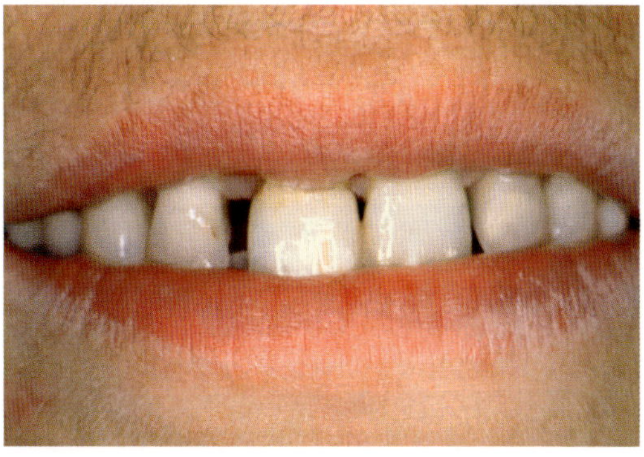

Abb. 2 Das Lippenbild der Patientin

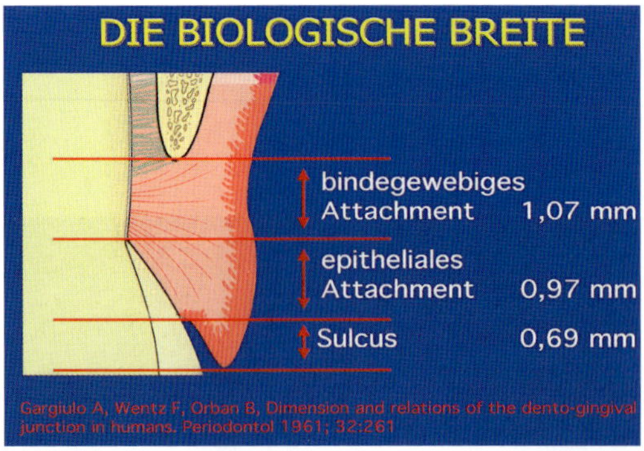

Abb. 3 Die biologische Breite

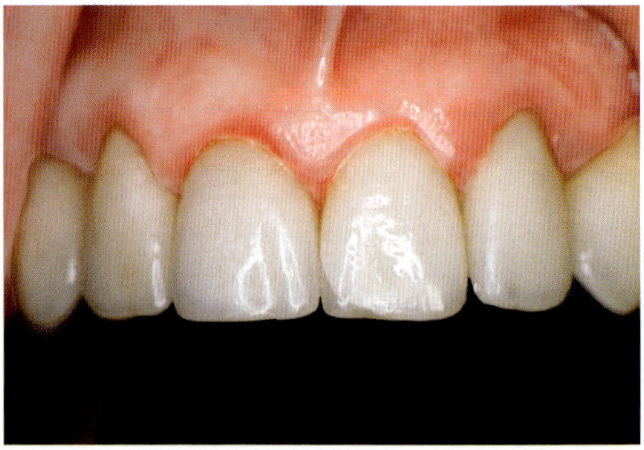

Abb. 4 Verletzung der biologischen Breite – trotz bester Mundhygiene ist eine chronische Gingivitis entstanden

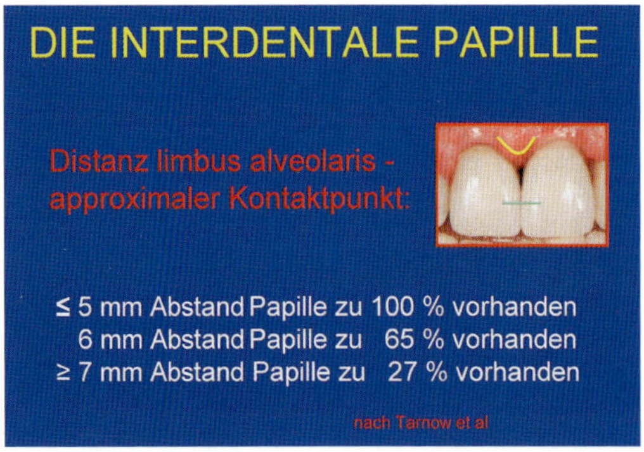

Abb. 5 Die Beziehungen zwischen Papille, Kontaktpunkt und Alveolarknochen nach *Tarnow* et al.[4]

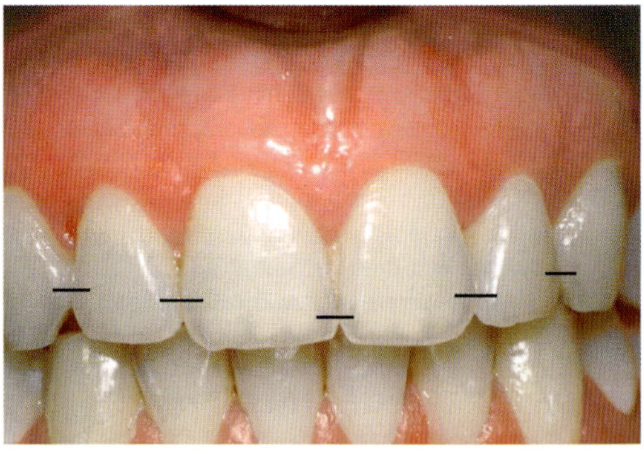

Abb. 6 Die ästhetisch-symmetrisch ansteigenden approximalen Kontaktpunkte der Oberkieferfrontzähne

rekonstruierten die Frontzähne dementsprechend (Abb. 6 und 7). Die von *Tarnow* et al.[4] definierten Distanzen zwischen Kontaktpunkt und Alveolarknochen führen uns zur Kontaktfläche, d. h., der Oberrand der Kontaktfläche ist ästhetisch definiert und der Unterrand durch den Abstand zum Alveolarknochen (Abb. 8). Wie aber können wir diese parodontale Gesetzmäßigkeit in unser Restaurationskonzept einbauen? Wie können wir die Distanzen zum Alveolarknochen festlegen?

Dies tat *Kois*[2] in seinen Untersuchungen über den dentogingivalen Komplex, den Zusammenhang aller beteiligten Strukturen. Er führte sein Konzept „Sounding to the osseous crest" in die restaurative Zahnheilkunde ein.

In Anlehnung an dieses Konzept sondieren wir nach lokaler Anästhesie mit einer Millimetersonde bis zum Oberrand des Alveolarknochens (Abb. 9) und tragen die gewonnenen Werte in ein Formblatt ein (Abb. 10). Diese Werte dienen nun als Grundlage der Rekonstruktion – sei es bei der indirekten Technik mit Komposit durch den Zahnarzt, der Verschmälerung (Stripping) und Lateralisierung durch den Kieferorthopäden oder der indirekten Versorgung mit Veneers bzw. Kronen in Zusammenarbeit mit dem Zahntechniker (Abb. 11 und 12).

Wir haben durch diese genau definierten Verhältnisse im dentogingivalen Komplex den Schlüssel zur vorhersagbaren, erfolgreichen Rekonstruktion der interdentalen Papillen in der Hand (Abb. 13)!

Bei unserer eingangs gezeigten Patientin wurde nach diesen Kriterien rekonstruiert und ein gutes Endergebnis erzielt (Abb. 14 und 15).

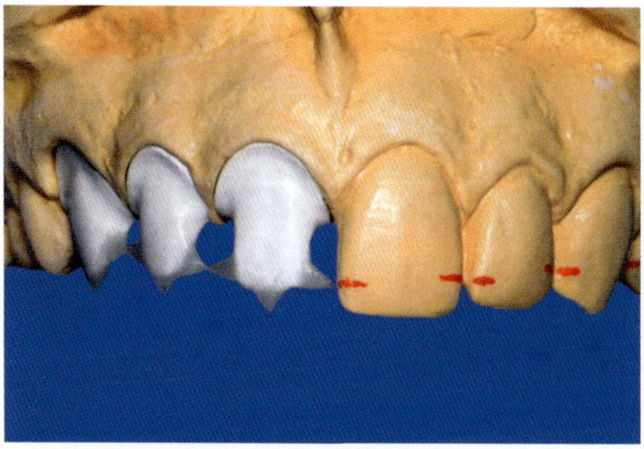

Abb. 7 Aufwachskonzept der Oberkieferfrontzähne nach *Bücking*[3]– Festlegung der Kontaktpunkte mit approximalen Kegeln

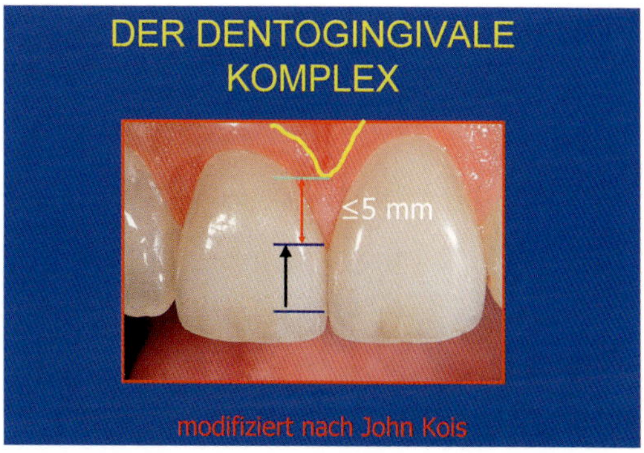

Abb. 8 Die Beziehungen zwischen approximalen Kontakten und dem alveolären Knochen nach *Tarnow* et al.[4]

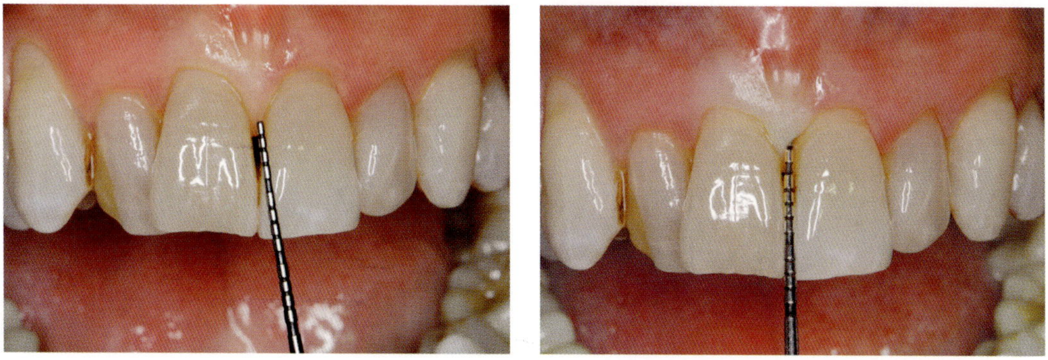

Abb. 9 Messung Papille – Kontaktfläche Unterrand (links) und „Sounding to the osseous crest", das Sondieren des alveolären Knochens (rechts)

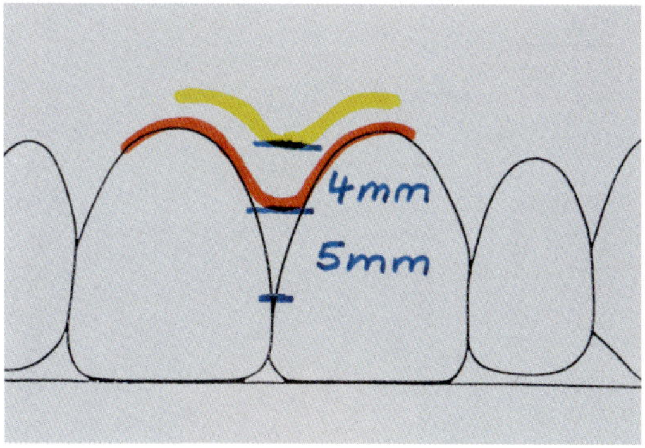

Abb. 10 Eintrag in ein Formblatt

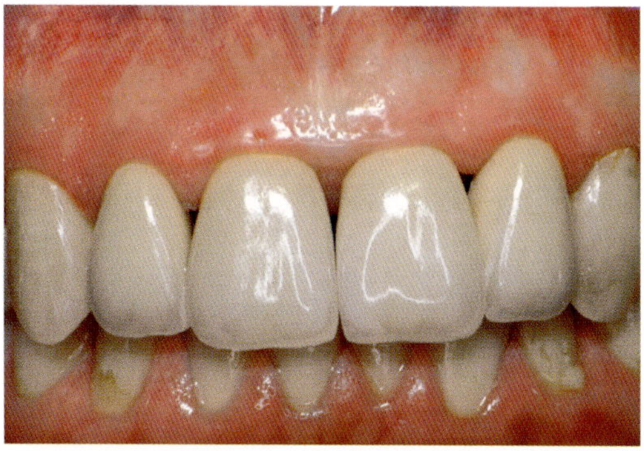

Abb. 11 Bei einem Patienten wurde die Oberkieferfront restauriert. In der 1 Woche nach der Eingliederung entstandenen Aufnahme sind noch schwarze Dreiecke sichtbar

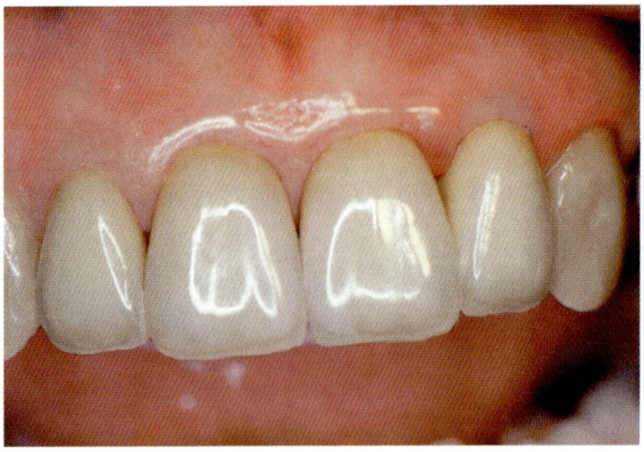

Abb. 12 Derselbe Patient nach 3 Monaten: Die interdentalen Papillen regenerieren sich, und es ist eine vollständige Regeneration zu erwarten

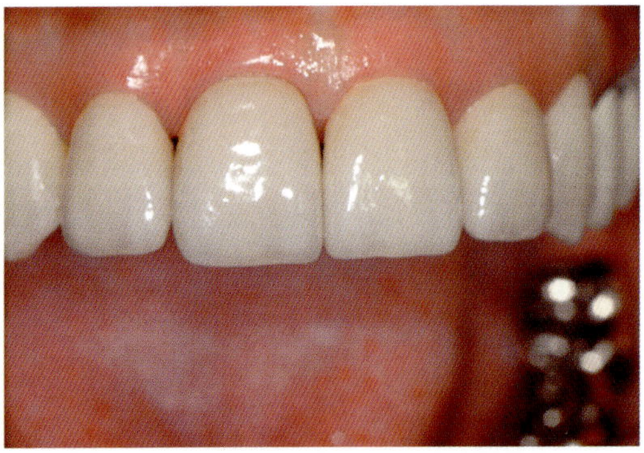

Abb. 13 Nahaufnahme der restaurierten Oberkieferfront: Die Papillen sind fast vollständig regeneriert

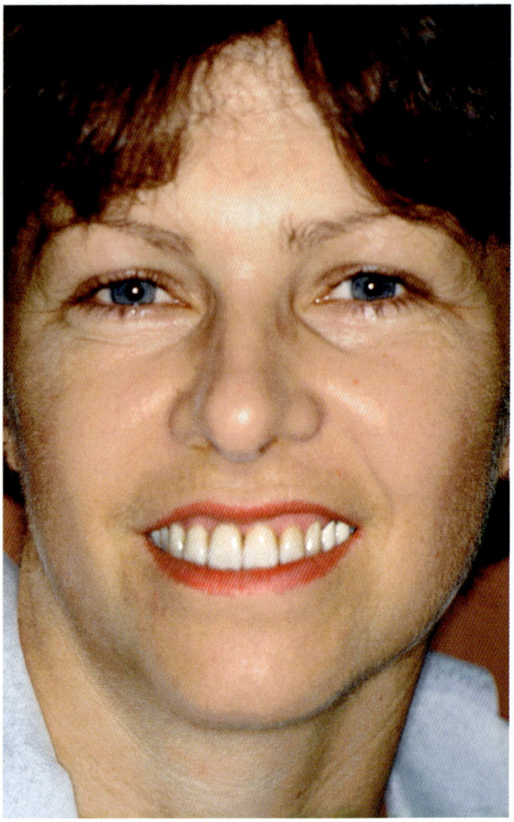

Abb. 14 Die eingangs gezeigte Patientin mit glücklichem Lächeln nach der Restaurierung

Materialliste

1. Millimetersonde (Fa. Hu-Friedy, Leimen).
2. Formblatt Biologische Breite (Praxis Dr. *Bücking*, in Vorbereitung).

Zahnbett versus Implantatbett

Problem: Wie lange kämpfen wir um das Parodontium, um noch genügend Knochen zum Implantieren zu haben?

Bei einer 45-jährigen Patientin, einer starken Raucherin, wurde vor 10 Jahren eine systematische Parodontalbehandlung erfolgreich abgeschlossen. Ihre mit elektrischer Zahnbürste, Superfloss und Zwischenraumbürstchen betriebene Mundhygiene war gut. Bei den regelmäßigen Recall-Terminen wurde aber trotz all ihrer und unserer Bemühungen ein stetiger Abbau des Alveolarknochens diagnostiziert. Wir versuchten, der Patientin klarzumachen, dass rechtzeitig extrahiert werden müsse, um noch genügend Knochen für Implantationen zur Verfügung zu haben. Sie war nicht zu überzeugen und wollte ihre Zähne behalten.

Doch bald war der Zeitpunkt erreicht, wo Zähne extrahiert werden mussten. Der Alveolarknochen wies aber nun eine starke Atrophie auf (Abb. 1). Im Unterkiefer waren bereits die Zähne des dritten Quadranten durch implantatgestützten Zahnersatz ersetzt worden, dessen Situation trotz sehr kurzer Implantate und langer Kronen stabil zu sein schien. Plötzlich beschleunigte sich der parodontale Abbau immens und führte zum Verlust der gesamten Oberkieferzähne (Abb. 2). Hinzu kam eine enorme psychische Belastung der Patientin, da sie aufgrund eines extrem starken Würgereizes bei bloßer Berührung des Gaumens keine Totalprothese tragen konnte. Die Situation im Oberkiefer der Patientin war nun nahezu hoffnungslos. Im Frontzahnbereich lag eine Resthöhe des Alveolarknochens von 10 bis 12 mm im Bereich der Zähne 13 bis 23 vor.

Eine Insertion von vier Implantaten (Länge 10 mm, Durchmesser 3,75 mm) in Regio 13, 11, 21 und 23 scheiterte. Nach Freilegung und provisorischer Belastung auf den Heilkappen lockerten sich die Implantate und mussten explantiert werden. Der Knochen der Qualität D3 bis D4 und das geringe Knochenangebot hatten der Belastung nicht standgehalten. Jetzt konnte nur noch ein Knochenaufbau durch den Kieferchirurgen helfen. Dazu war die Patientin aber nicht bereit und verließ mich total frustriert mit der Bemerkung „Sie sind ja wohl der unfähigste Zahnarzt, dem ich je begegnet bin!"

Wie können wir solche Situationen vermeiden? Was hatte ich falsch gemacht? Welche diagnostischen Möglichkeiten haben wir im Vorfeld? Wie können wir in solch extrem schwierigen Fällen vorhersagbare Therapieerfolge erzielen?

Die erprobte Lösung: Klare Diagnostik führt zur erfolgreichen Therapie

Vor einigen Jahren vollzog sich ein Paradigmenwechsel in der Parodontologie: Wissenschaftliche Untersuchungen ergaben eindeutig, dass zur bakteriellen Ursache der parodontalen Destruktion eine genetische Voraussetzung gehört. Weitere Forschungen führten zu dem Ergebnis, dass starkes Rauchen beschleunigend auf den parodontalen Abbau wirkt (Abb. 3). Rauchen ist sowohl in der Parodontologie als auch in der Implantologie eines der größten Probleme, mit denen wir in der zahnärztlichen Praxis konfrontiert sind (Abb. 4).

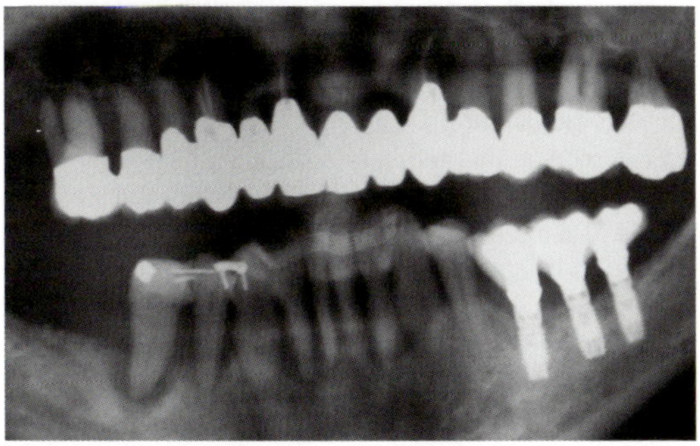

Abb. 1 Der rapide fortschreitende Knochenabbau im Orthopantomogramm

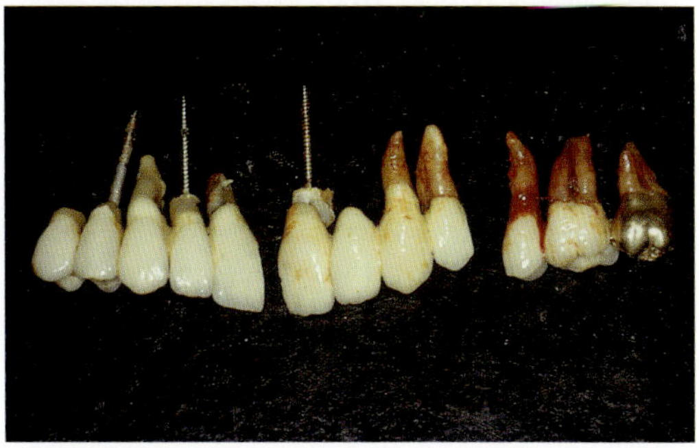

Abb. 2 Der Zusammenbruch der Dentition im Oberkiefer

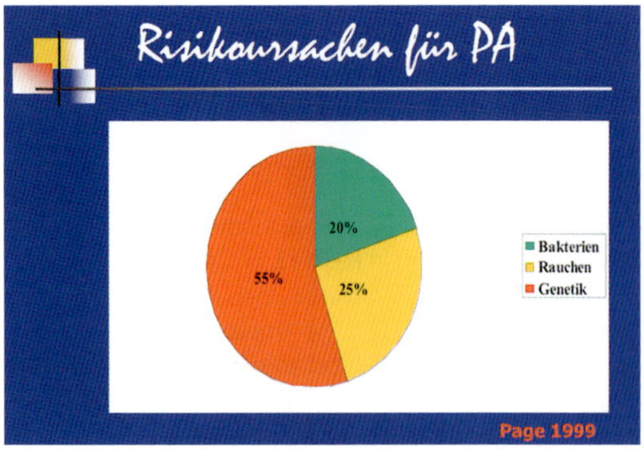

Abb. 3 Ursachen für den progressiven parodontalen Abbau

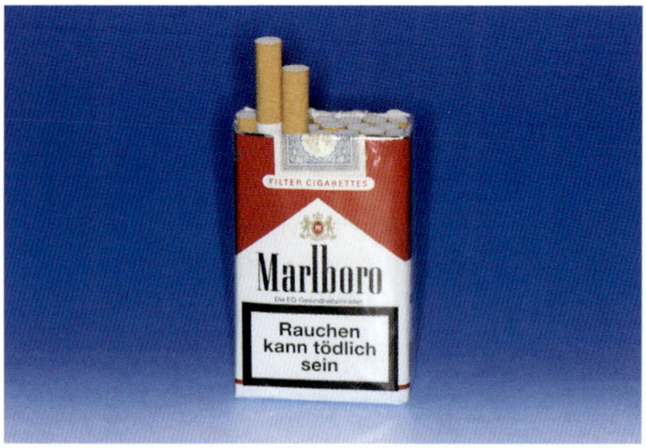

Abb. 4 Rauchen kann tödlich sein – auch fürs Parodontium!

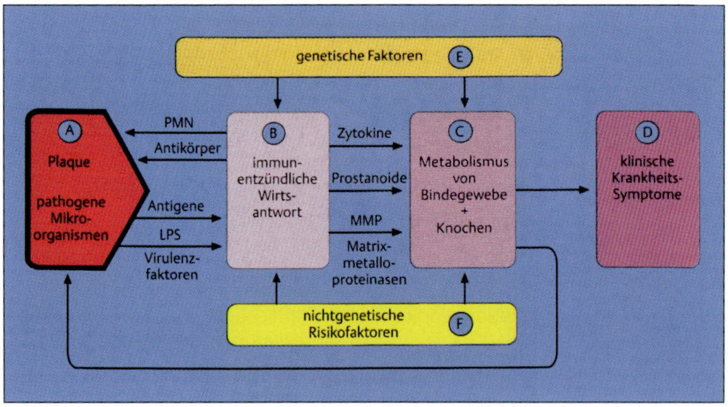

Abb. 5 Pathogenese der menschlichen Parodontitis (nach Page und Kornman)

Die Forschung identifizierte die parodontalen Abbauvorgänge in den beteiligten Geweben (Abb. 5). Aufgrund dieser Ergebnisse stellten wir unsere Diagnostik um. Seither werden folgende Maßnahmen in der Praxis durchgeführt (Abb. 6):

1. Befundung, PA-Status, Papillenblutungsindex (PBI), Röntgenstatus;
2. professionelle Zahnreinigung und Mundhygieneunterweisung in mehreren Sitzungen;
3. Bakterientest bei den noch vorhandenen entzündlich veränderten Parodontien (Abb. 7);
4. intensive Aufklärung über den Beschleuniger Rauchen mit dem Ziel, den Patienten zur Aufgabe des Rauchens zu bewegen (Abb. 8);
5. Gentest zur Bestimmung des Interleukin-1-Genotyps (Abb. 9);
6. Reevaluation der dentalen und parodontalen Mundsituation sowie ein ausführliches Aufklärungsgespräch mit allen Unterlagen zur gemeinsamen Therapiefestlegung und zum informellen Konsens.

Man sollte den Patienten niemals als unmündig behandeln, ihm stets die Diagnostik klar darstellen und eindeutige Therapievorschläge machen, ihn in die Therapie einbeziehen und einen Konsens im Falle eines Misserfolges vereinbaren. „You have to make decisions! You have to make your dentistry predictable!" – seit meinen Kursen in Swampscott, USA, habe ich diese Worte meines Freundes und Kollegen Myron Nevins im Ohr. Immer wieder predigte er mir: „Ihr Deutschen probiert zu viel. Ein Doktor, der probiert, taugt nicht viel. Kompromisse führen zu unkalkulierbaren Risiken. Der Patient will klare Therapien und Erfolgswahrscheinlichkeiten für mindestens 10 Jahre haben – also geben wir sie ihm!"

Unsere Therapie wurde wie folgt umgestellt:

1. klare Entscheidungen treffen (Welcher Zahn kann auf lange Sicht erhalten werden? Welche Zähne müssen baldmöglichst extrahiert werden?);
2. bei der Extraktion sofort augmentieren, um Knochen zu erhalten (mit antibiotischer Abdeckung);
3. Rauchen absetzen (6 Monate warten);
4. Implantation wo notwendig und möglich, chirurgischen Erstverlust einkalkulieren und Wiederholung einplanen, Konsens mit dem Patienten herstellen;
5. längere Einheilzeiten einplanen;
6. Messung der eingeheilten Implantate mit dem Periotest-Gerät;
7. provisorische Versorgung;
8. Reevaluation;
9. definitive Versorgung;
10. Nachsorge.

Es ist nicht so, dass ich seither keine Misserfolge mehr habe, aber sie sind deutlich weniger geworden. Ich habe auch gelernt, nein zu sagen, wenn der Patient meiner Therapie nicht folgen wollte und das Risiko seiner Vorstellungen für mich nicht tragbar war. Lassen wir uns nicht vom Patienten zu einer risikoreichen „Probiertherapie" verführen. Ich persönlich habe es fast immer bereut.

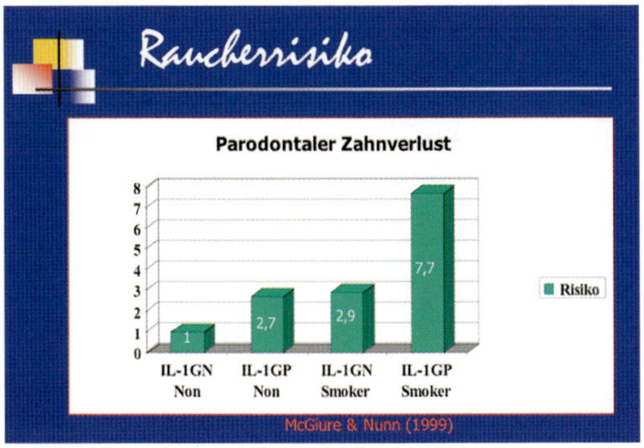

Abb. 6 Schema Screening

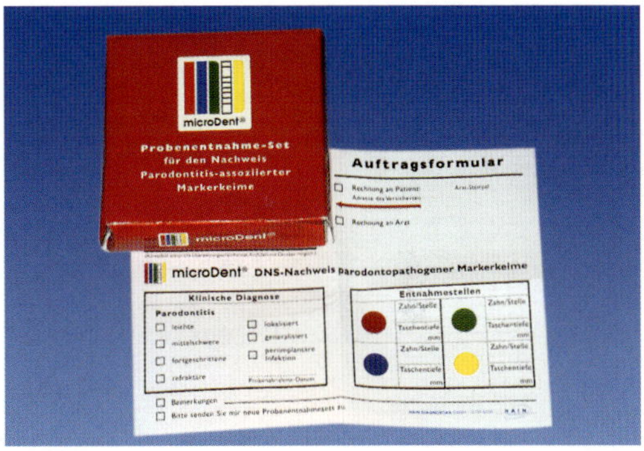

Abb. 7 Bakterientest microDent

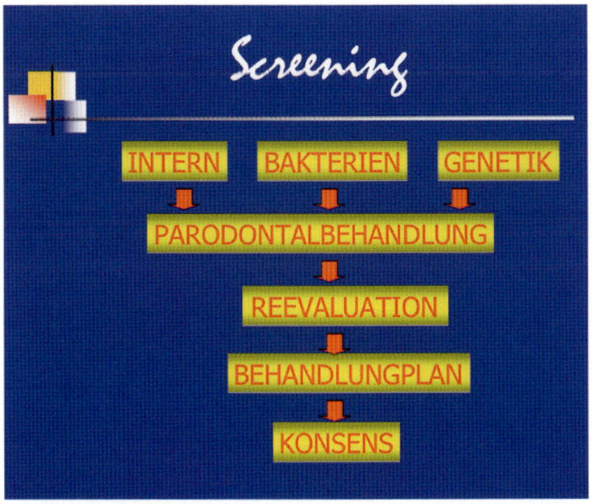

Abb. 8 Beschleunigungsfaktor Rauchen

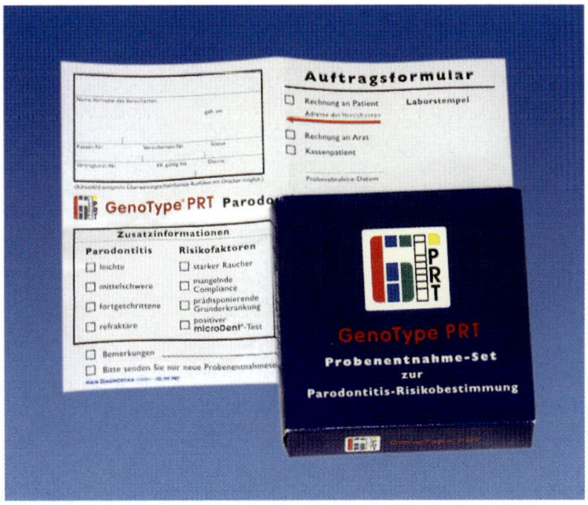

Abb. 9 Gentest GenoType PRT

Materialliste

1. Bakterientest microDent® (Fa. Hain Lifescience, Nehren). Bakterientests sind auch von anderen Herstellern erhältlich.
2. Gentest GenoType PRT® bzw. PST® (Fa. Hain Lifescience, Nehren). Gentests sind auch von anderen Herstellern erhältlich.
3. Periotest®-Gerät (Fa. Gulden, Bensheim).

5

Implantologie

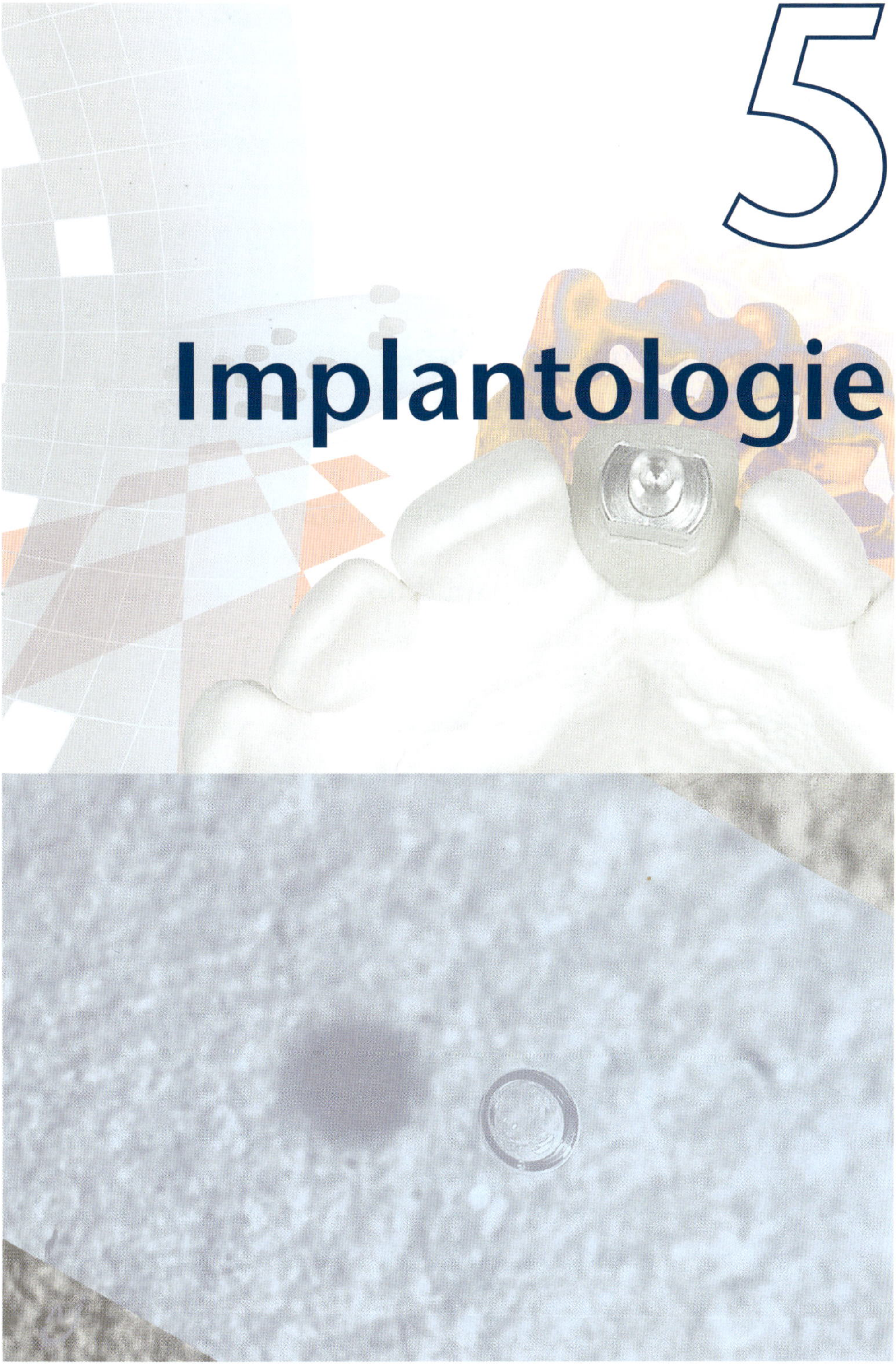

5

Nichtanlage der oberen seitlichen Schneidezähne

Implantatlagerverbesserung durch Osteotomtechnik

Implantatprothetik – definiert verschraubt

Die schonende Sofortimplantation

Anforderungen an ein modernes Implantatsystem

Nichtanlage der oberen seitlichen Schneidezähne

Problem: Wann und wie sollen die Lücken bei einer Nichtanlage der oberen seitlichen Schneidezähne versorgt werden?

Die Nichtanlage der oberen seitlichen Schneidezähne ist eine Herausforderung für den Zahnarzt, den Kieferorthopäden und den Zahntechniker (Abb. 1). Statistisch gesehen scheint diese Anomalie immer häufiger aufzutreten. Noch immer werden hier zwei Therapiekonzepte kontrovers diskutiert: Lückenschluss durch Einstellung der Eckzähne als seitliche Schneidezähne auf der einen Seite sowie Öffnung der Lücken und prothetische Versorgung auf der anderen Seite. Dabei erheben sich u. a. folgende Fragen:

- In welchem Alter kann die Nichtanlage erkannt werden?
- Gibt es eine orthodontische Vorbehandlung?
- Wann beginnt die definitive orthodontische Therapie?
- Ist die Einstellung der Eckzähne als seitliche Schneidezähne ästhetisch und funktionell sinnvoll?
- Wenn die Lücken geöffnet sind, wann und wie werden sie dann prothetisch versorgt?
- In welchem Lebensalter können die Lücken mit Kronen auf Einzelzahnimplantaten versorgt werden?

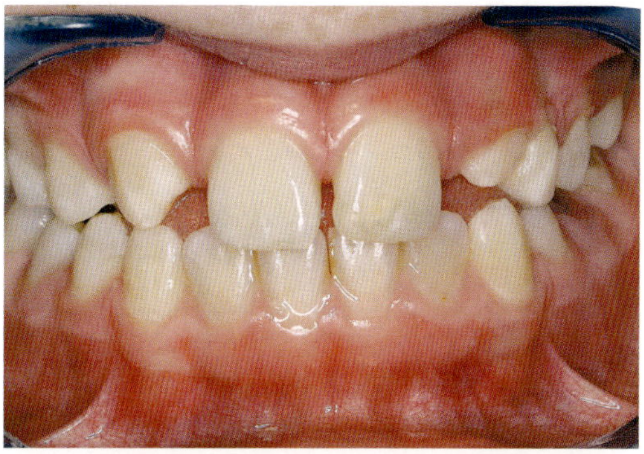

Abb. 1 Patientin mit Nichtanlage der seitlichen Schneidezähne (Foto: *A. Breunig*, Memmingen)

Therapiekonzept 1

Betrachten wir zunächst die Möglichkeit des Lückenschlusses durch Einstellung der Eckzähne als seitliche Schneidezähne (Abb. 2). Das Ergebnis dieser Therapie ist ästhetisch unbefriedigend, da der Eckzahn in Form und Farbe an der Stelle des lateralen Schneidezahnes äußerst befremdlich wirkt. Sicher kann unter Einsatz der Adhäsivtechnik mit Komposit oder Keramik ein gutes Ergebnis erzielt werden, das sich ggf. durch eine Bleichbehandlung noch verbessern lässt. Doch dieses Vorgehen widerspricht der Forderung nach einer möglichst minimalinvasiven Therapie in der heutigen Zahnheilkunde. Funktionell resultiert meist ein engerer Zahnbogen im Oberkiefer und damit ein zu geringer Überbiss oder gar ein Kopfbiss. Eine befriedigende bzw. erwünschte Front-Eckzahnführung kann damit nicht erreicht werden. Der erste Prämolar ist nur bedingt in der Lage, die laterale Führung zu übernehmen. Durch den geringen oder nicht vorhandenen Überbiss kommt es meist schnell zu Abrasionen oder Rezessionen. Ein Langzeiterfolg ist diesem Therapiekonzept nicht beschieden!

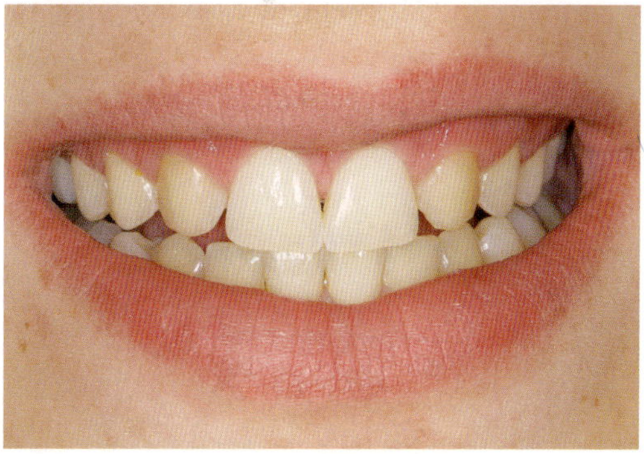

Abb. 2 Einstellung der Eckzähne an Stelle der seitlichen Schneidezähne (Foto: *A. Breunig*, Memmingen)

Therapiekonzept 2

Die zweite Möglichkeit, nämlich die Lücken mit Hilfe kieferorthopädischer Maßnahmen offen zu halten oder zu öffnen und sie anschließend prothetisch zu versorgen, ergibt ein gutes ästhetisches und funktionelles Langzeitergebnis. Die oberen Eckzähne gehören funktionell und ästhetisch an ihre vorherbestimmte Stelle. Nur dann können sie ihre Aufgabe der lateralen und protrusiven Führung erfüllen. Der obere Eckzahn ist lediglich zur Hälfte ein Frontzahn – die distale Hälfte gehört zum Seitenzahnsegment (Abb. 3).

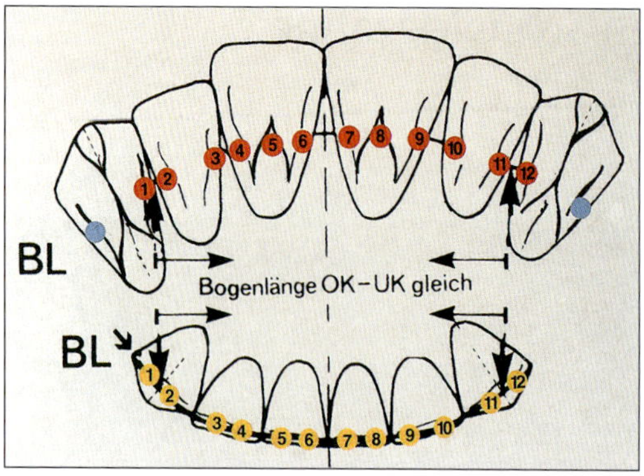

Abb. 3 Okklusale Kontakte der Frontzähne in Neutralverzahnung. Das okklusale Gewölbe von mesial 13 bis mesial 23 – die distalen Anteile gehören zum Seitenzahnsegment

Für welches Therapiekonzept entscheiden wir uns? Wie gehen wir vor?

Die erprobte Lösung: Öffnung der Lücken und prothetische Versorgung

Anhand eines Patientenfalls soll dieses Vorgehen im Folgenden Schritt für Schritt vorgestellt werden.

Bei einem 13-jährigen Patienten bestand eine Nichtanlage der Zähne 12 und 22. Die Lücken waren kieferorthopädisch geöffnet worden und sollten nun mit zwei Einzelkronen auf Implantaten versorgt werden (Abb. 4 bis 7).

Eine gewünschte implantatgestützte Einzelzahnversorgung ist aber in diesem Alter kontraindiziert, da die Gefahr besteht, dass der Alveolarfortsatz mit den Zähnen weiter-

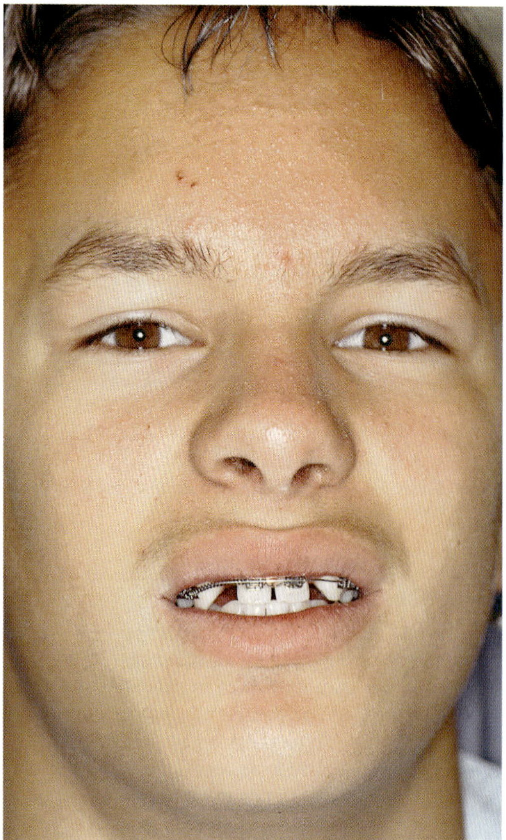

Abb. 4 13-jähriger Patient mit Nichtanlage der Zähne 12 und 22

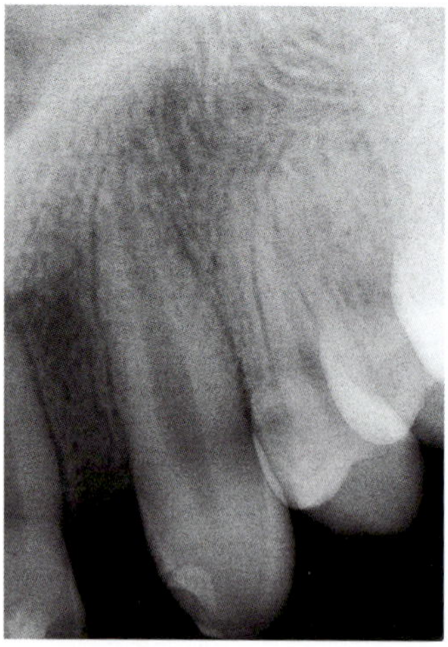

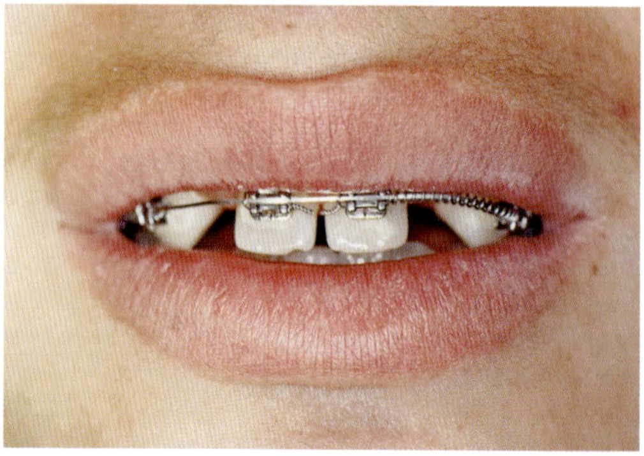

Abb. 5 Lippenbild des Patienten

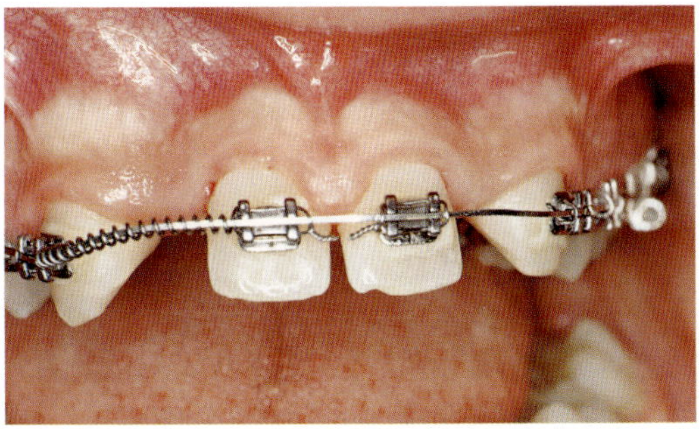
Abb. 6 Zustand nach kieferorthopädischer Lückenöffnung

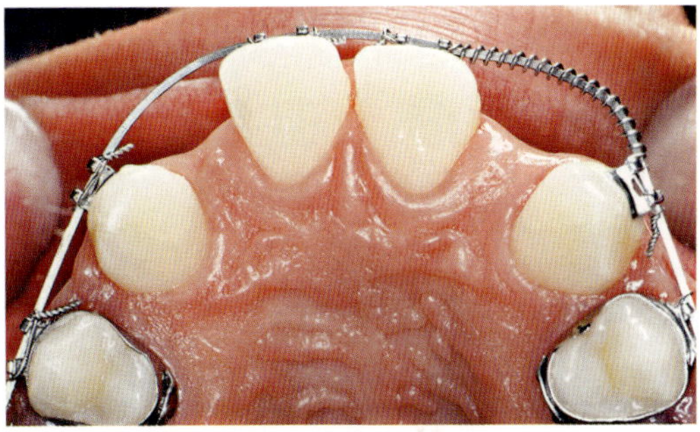
Abb. 7 Palatinalansicht der Lückensituation

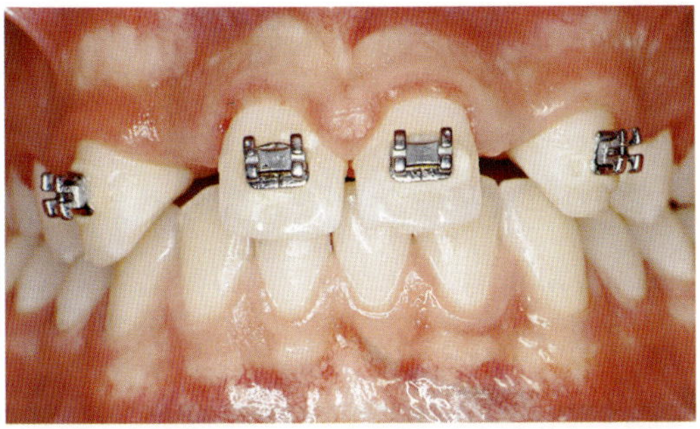
Abb. 8 Der Teilbogen wurde abgenommen

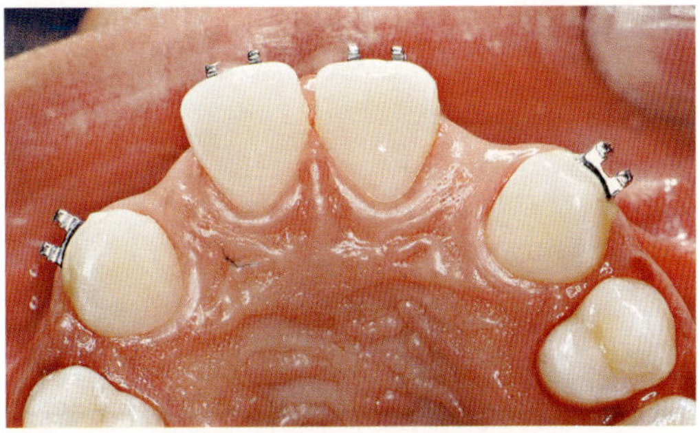
Abb. 9 In die Brückenpfeiler sind kleine Führungsnuten präpariert

wächst und die Implantatkrone stehen bleibt. Dies wäre ein ästhetisch und funktionell katastrophales Ergebnis und nicht mehr korrigierbar! Die meisten Autoren geben als frühesten Zeitpunkt für eine Implantation ein Alter zwischen 17 und 18 Jahren an.

In der Zwischenzeit sollten die Lücken bei dem Patienten beidseitig interimsprothetisch mit Klebebrücken aus Targis-Vectris versorgt werden. Das Targis-Vectris-System ist ein Glasfaserverbundsystem, das sich für diese Interimsversorgung eignet. Im Alter von 18 Jahren sollten die Lücken dann mit zwei implantatgestützten Einzelkronen definitiv versorgt werden. Eltern und Patient wurden darüber ausführlich aufgeklärt und waren mit der Vorgehensweise einverstanden. Die Behandlung sah folgendermaßen aus:

- Nach Entfernung des kieferorthopädischen Teilbogens (Abb. 8) wurden palatinal an den Zähnen 13 und 11 sowie 23 und 21 kleine Führungsnuten präpariert (Abb. 9). Vor der Abformung wurden die Brackets mit Ausblockwachs abgedeckt (Abb. 10). Die Abformung erfolgte mit Polyäther und wurde im Labor zum Meistermodell ausgegossen (Abb. 11 und 12).
- Zur weiteren Retention wurde der Teilbogen wieder eingebunden (Abb. 13).
- Im Labor wurde ein Gerüst aus Vectris-Fasern angefertigt. Es konnten nur die quer verwobenen Vectris-Frame-Fasern verwendet werden, da für die Vectris-Pontic-Fasern kein Platz vorhanden war (Abb. 14).
- Anschließend wurden die Glasfasergerüste mit Targis verblendet und fertig gestellt (Abb. 15 bis 17).
- Zur adhäsiven Eingliederung wurde der Teilbogen entfernt und Kofferdam gelegt (Abb. 18 und 19).
- Die Klebeflächen an den Zähnen wurden 30 Sekunden lang mit Phosphorsäure geätzt (Abb. 20), abgespült und getrocknet. Ein deutliches Ätzmuster war erkennbar (Abb. 21).
- Die adhäsive Eingliederung erfolgte mit einem dualhärtenden mittelviskösen Befestigungskomposit. Es wurde sorgfältig von allen Seiten durchpolymerisiert (Abb. 22).

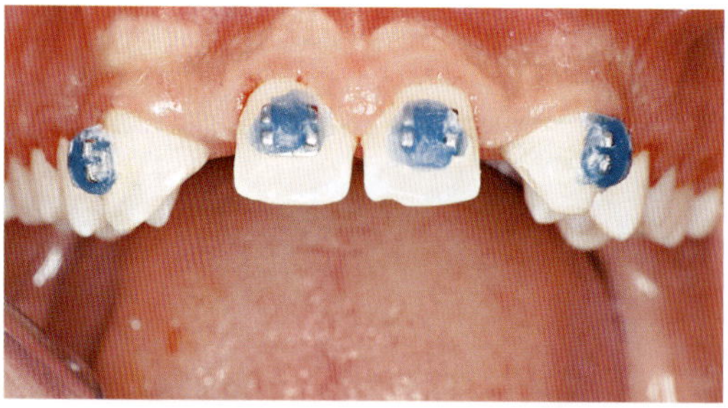
Abb. 10 Die aufgeklebten Brackets werden mit Wachs ausgeblockt

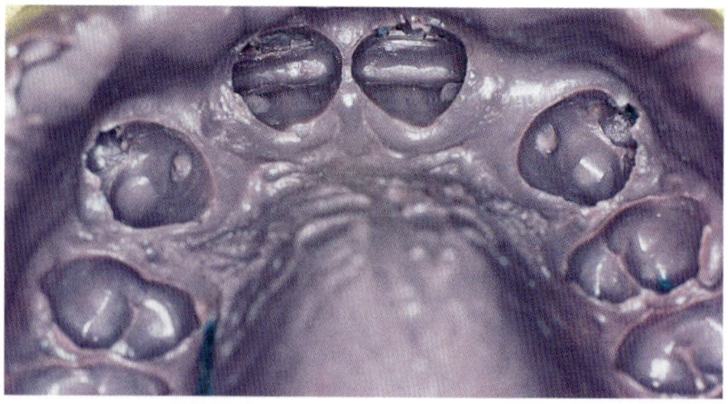
Abb. 11 Die Abformung

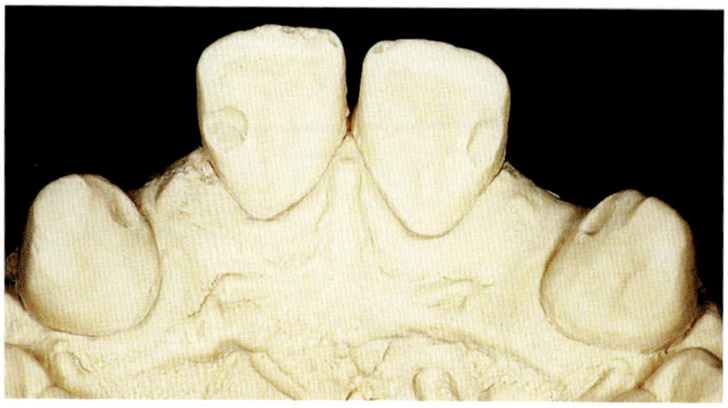
Abb. 12 Das Meistermodell

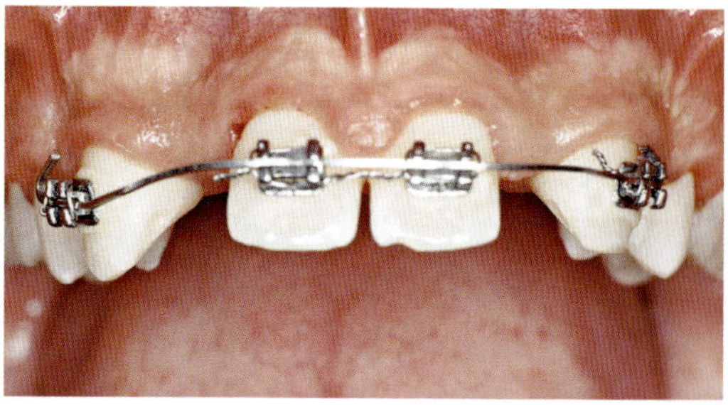
Abb. 13 Zur Retention der Pfeilerzähne wird der Teilbogen wieder eingebunden

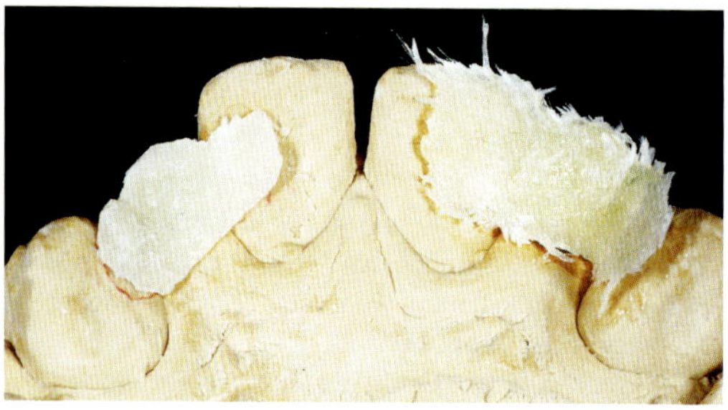
Abb. 14 Gerüstherstellung mit Vectris-Frame-Glasfasermatten

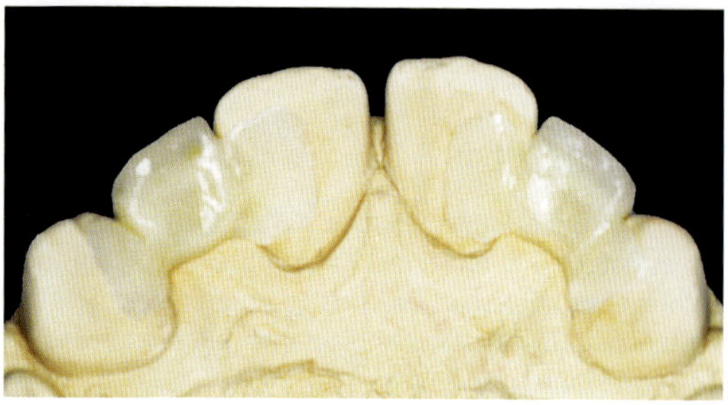
Abb. 15 Die fertigen Brücken (Palatinalansicht)

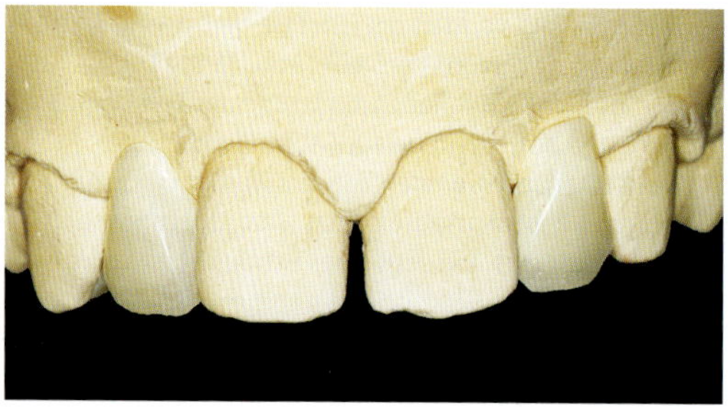
Abb. 16 Die fertigen Brücken (Labialansicht)

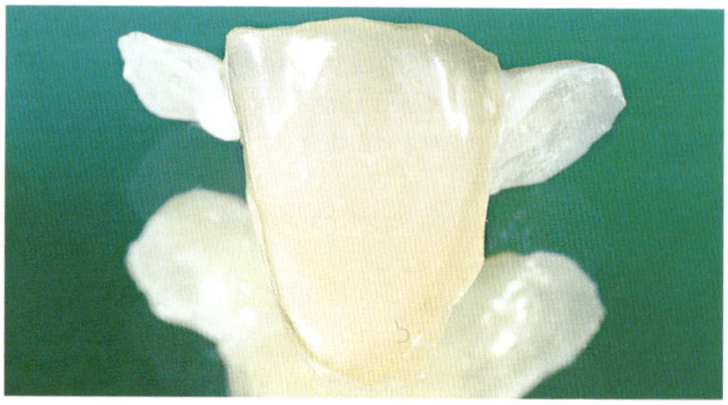
Abb. 17 Die Klebebrücke bereit zur Eingliederung

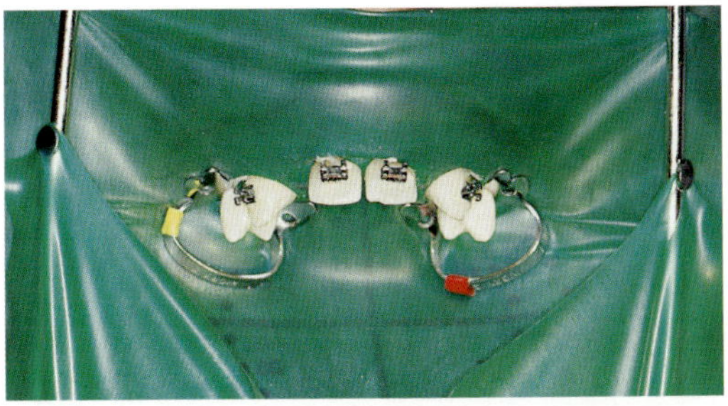

Abb. 18 Angelegter Kofferdam mit Rahmen in der Übersicht

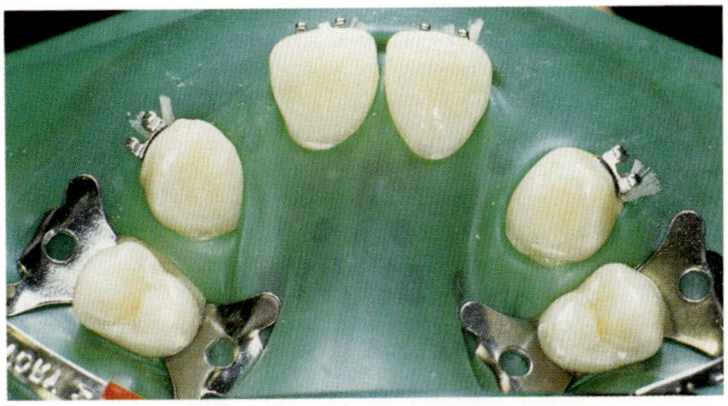

Abb. 19 Angelegter Kofferdam mit Klammern und Ligaturen in der Palatinalansicht

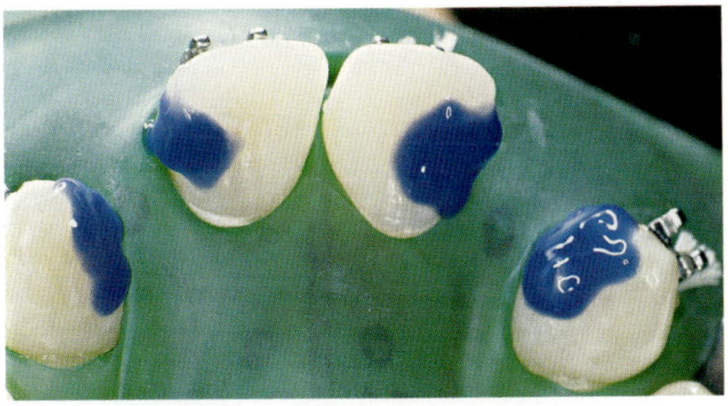

Abb. 20 Die Klebeflächen werden mit Phosphorsäure für 30 Sekunden angeätzt

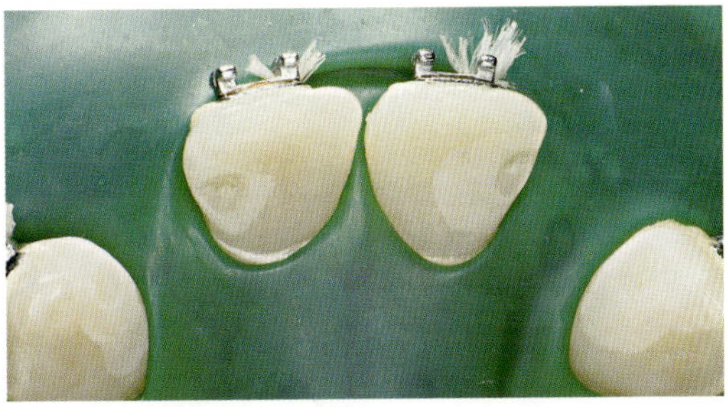

Abb. 21 Kontrolle des Ätzmusters

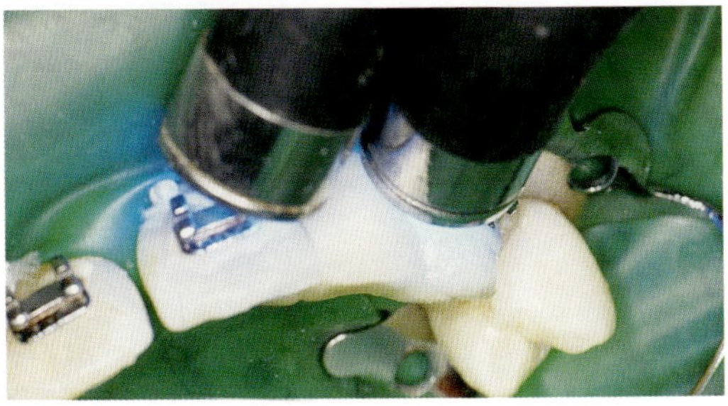

Abb. 22 Adhäsive Eingliederung der Brücken mit sorgfältiger Lichthärtung

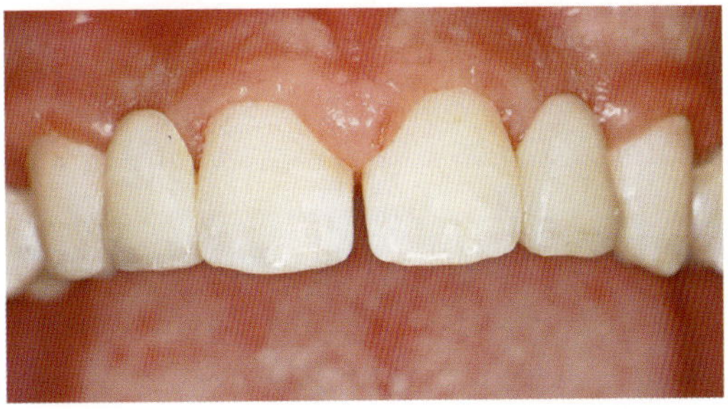

Abb. 23 Die fertig eingegliederten Brücken in der Labialansicht

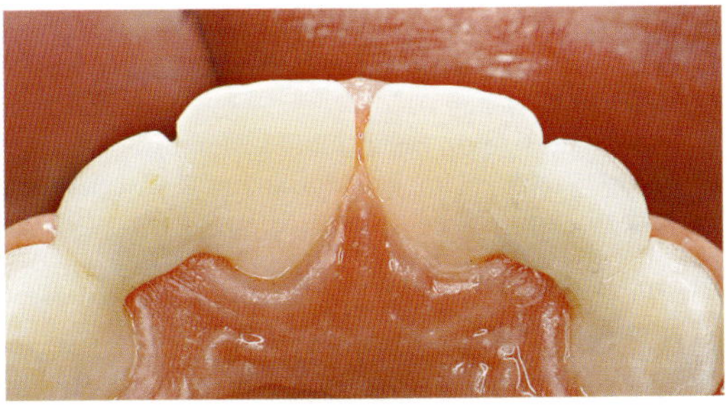

Abb. 24 Die fertig eingegliederten Brücken in der Palatinalansicht

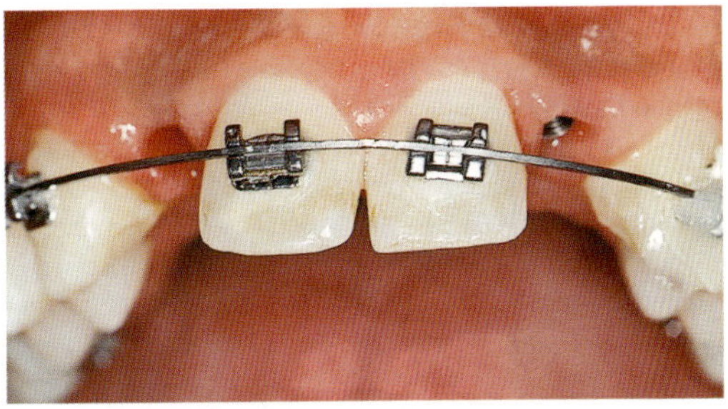

Abb. 25 Erneute Bracketierung zur Lückenöffnung. Zustand nach Implantatinsertion (Labialansicht)

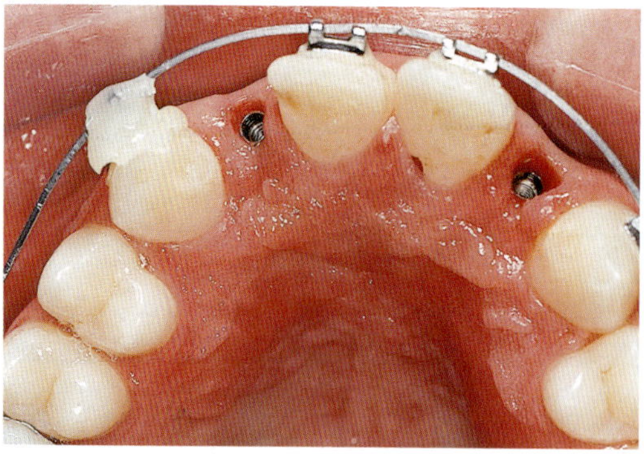

Abb. 26 Erneute Bracketierung zur Lückenöffnung. Zustand nach Implantatinsertion (Palatinalansicht)

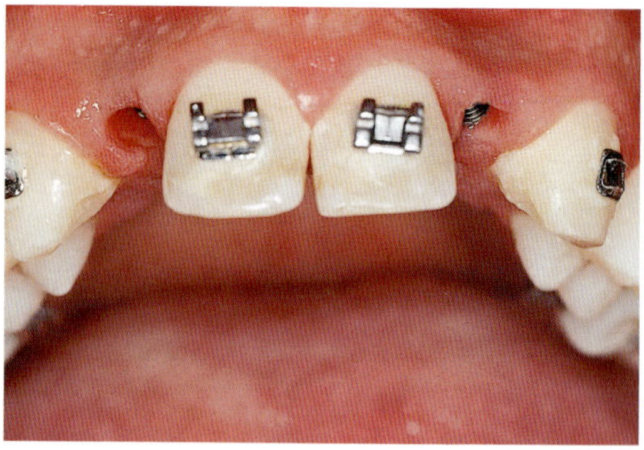

Abb. 27 Abnahme des Teilbogens. Bereit zur Abnahme der Brackets

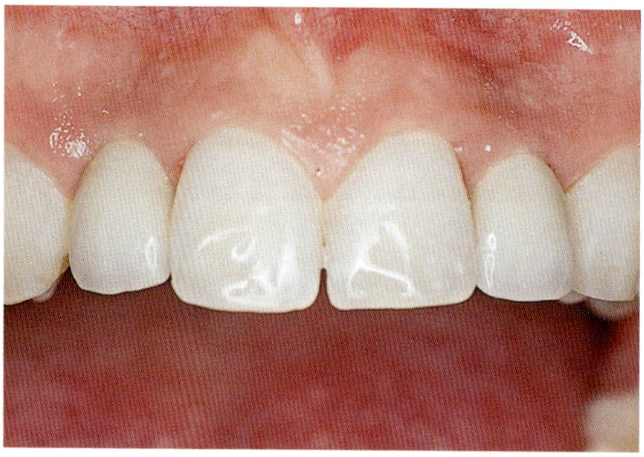

Abb. 28 Die implantatgestützten vollkeramischen Kronen sind eingegliedert

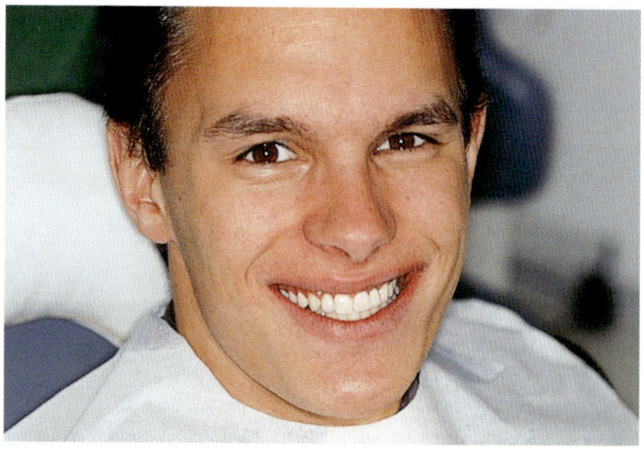

Abb. 29 Ein glücklich strahlender Patient

Nach der Endkontrolle und Fluoridierung wurde der Patient entlassen. Es konnte ein gutes interimsprothetisches Ergebnis erzielt worden (Abb. 23 und 24).

Die Klebebrücken mussten, wie fast alle Klebebrücken, im Laufe der folgenden Jahre immer wieder einmal rezementiert werden. Beide Brücken waren durch die sportlichen Freizeitbetätigungen des Patienten stets gefährdet. Im Alter von 17 Jahren wurde für kurze Zeit noch einmal bracketiert, um die Lücken für die geplanten Implantationen in Regio 12 und 22 noch weiter zu öffnen (Abb. 25 bis 27). Zu Beginn des 18. Lebensjahres wurden die Implantate gesetzt und nach einer Einheilzeit von 3 Monaten erfolgreich prothetisch versorgt (Abb. 28). Abbildung 29 zeigt das Endergebnis der Behandlung: Ein glücklicher angehender Bankkaufmann strahlt uns an.

Materialliste

1. Targis-Vectris-System (Fa. Ivoclar Vivadent, Ellwangen).
2. Impregum (Fa. 3M Espe, Seefeld).
3. Befestigungskomposit Variolink Ultra (Fa. Ivoclar Vivadent, Ellwangen).
4. Implantate 3i Micro Miniplant Ø 3,25 mm, Länge 15 mm (Fa. Implant Innovations Deutschland, Karlsruhe).

Implantatlagerverbesserung durch Osteotomtechnik

Problem: Das Implantatlager ist zu schwach

Vor geplanten Implantationen wird häufig festgestellt, dass der Knochen porös ist (Abb. 1) und/oder in Höhe und Breite zu wenig Substanz aufweist (Abb. 2).

In der zahnärztlichen Implantologie verdanken wir die Einteilung der Knochenqualität *Lekholm* und *Zarb* (Abb. 3). Diese Einteilung ist eine sichere Leitlinie zur qualitativen Beurteilung des Knochenlagers. In Röntgenbildern und Computertomogrammen kann die Qualität mit Histogrammen anhand der *Hounsfield*-Skala bestimmt werden. Doch schon die erste Inspektion der radiologischen Unterlagen gibt Hinweise auf die voraussichtlich zu erwartende Knochenqualität. Die Eigenschaften der Knochenqualitäten wurden von *Judy* und *Misch* zusammengestellt (Abb. 4a bis d).

Nach dem *Wolf*'schen Gesetz wissen wir, dass

- unbelasteter Knochen sich abbaut,
- physiologisch belasteter Knochen sich bis zum Stabilitätsgleichgewicht aufbaut und
- überbelasteter Knochen sich abbaut.

Die Krafteinleitung erfolgt bei Zahn und Implantat intraossär und trägt zur Erhaltung und Verstärkung des vorhandenen Knochens bei. Bezüglich des Knochenvolumens ist bekannt, dass eine flächige Belastung zum externen Knochenabbau an der Belastungsfläche führt (siehe Totalprothese) (Abb. 5). Eine fehlende Belastung hat dagegen eine Minderung der Knochenqualität, d. h. eine Auflösung interner Stützstrukturen zur Folge (Abb. 6). Als Fazit lässt sich festhalten, dass eine intraossäre physiologische Belastung Volumen und Qualität erhält.

Das große Problem der zahnärztlichen Implantologie ist heute die Knochenklasse D4, die wir hauptsächlich im Oberkiefer und dort besonders in distalen Bereichen vorfinden. Wenn wir das Implantatbett nur mit Bohrer und Fräsen aufbereiten, verlieren wir von dem wenigen uns zur Verfügung stehenden Knochen meist so viel, dass weder eine primäre Stabilität noch eine Einheilung der Implatate gewährleistet ist (Interface Knochen/Implantat = 25 %!).

Welche Möglichkeiten haben wir, um bei der besonders problematischen Knochenklasse D4 (vgl. Abb. 4a bis d) das zur Implantation vorgesehene Knochenlager in Qualität und Quantität zu optimieren?

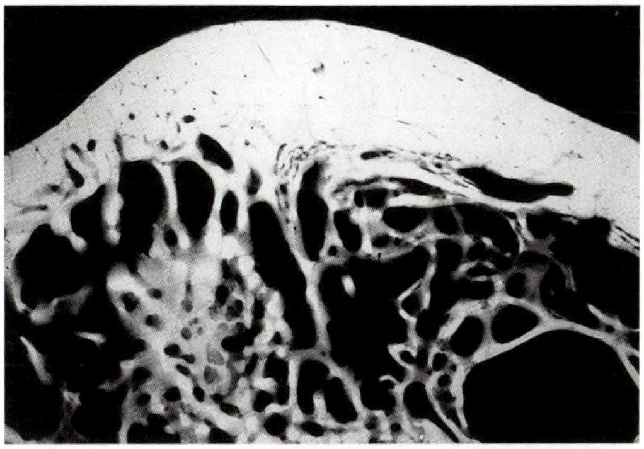

Abb. 1 Poröser Knochen der Klasse D4 (Abdruck mit freundlicher Genehmigung von Prof. *Benner*, Anatomische Anstalt München)

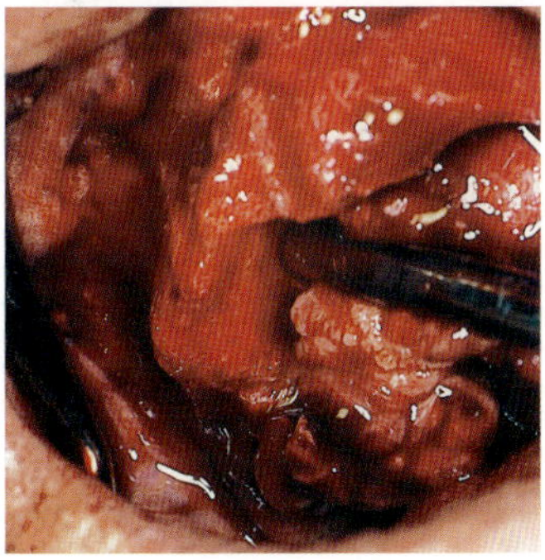

Abb. 2 Dünner Oberkieferalveolarfortsatz nach Freilegung

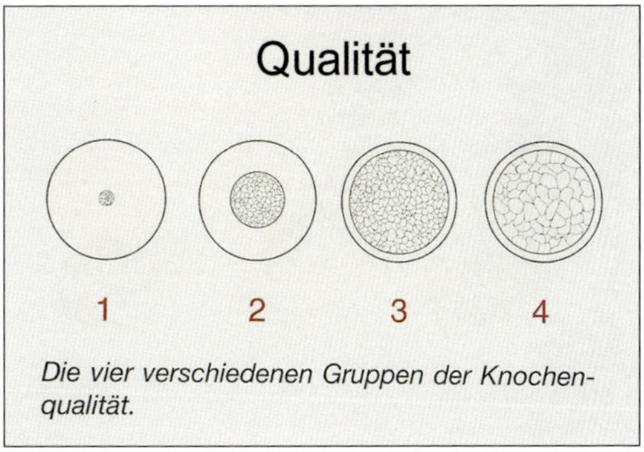

Abb. 3 Einteilung der Knochenqualität nach *Lekholm* und *Zarb*

Abb. 4a bis d Eigenschaften der Knochenqualitäten nach *Judy* und *Misch*

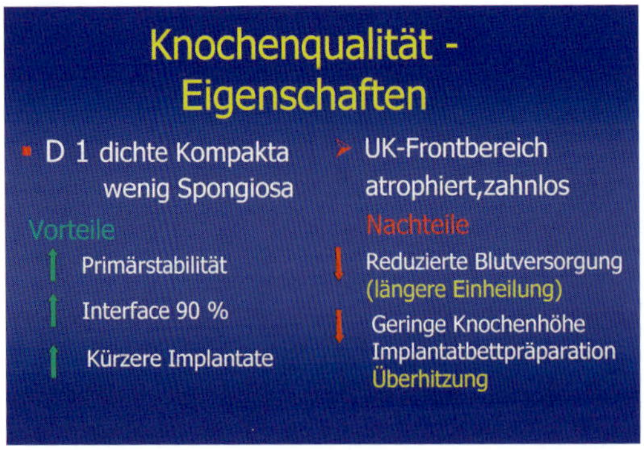

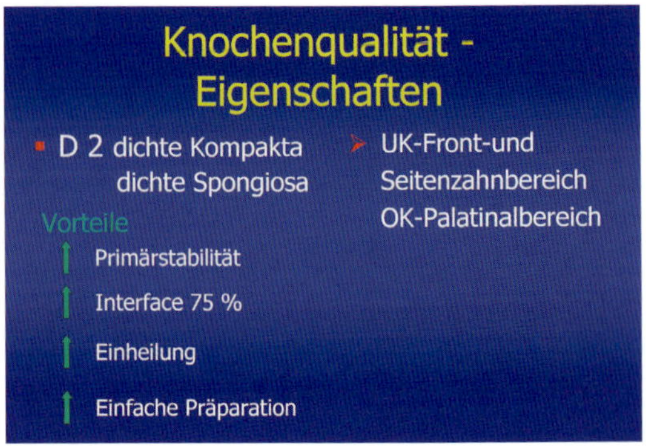

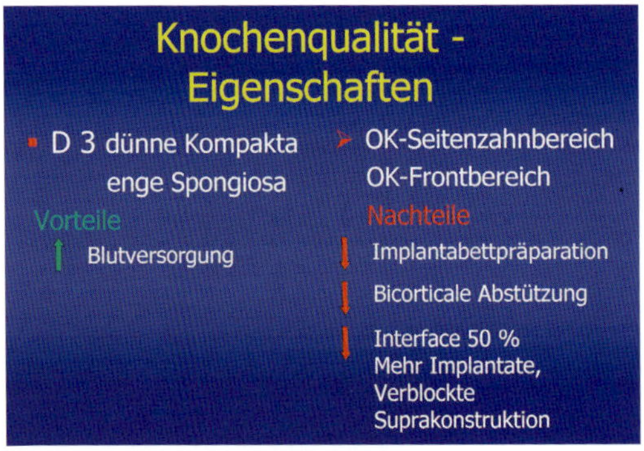

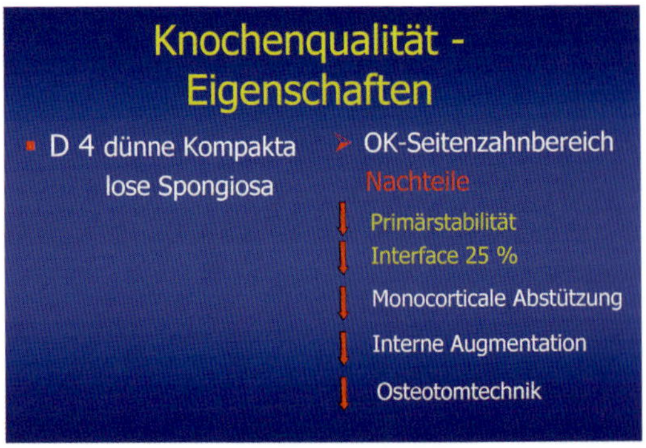

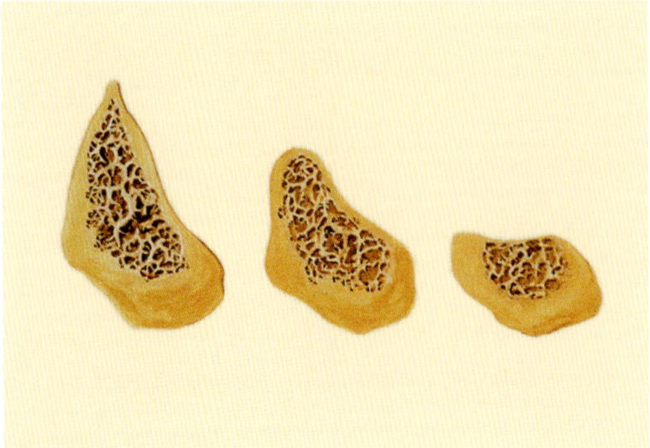

Abb. 5 Atrophierter Alveolarkamm im Unterkiefer

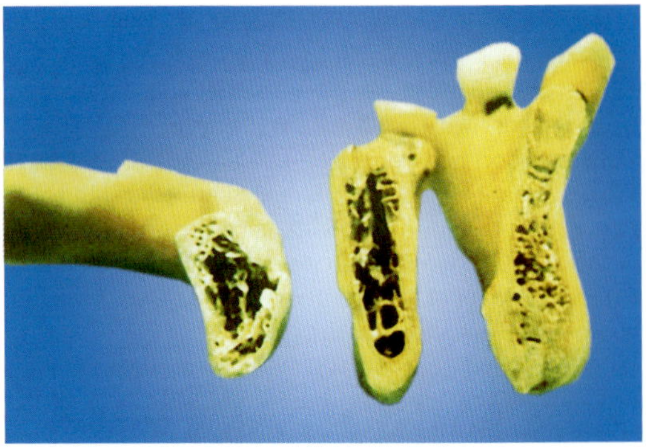

Abb. 6 Intern atrophierter Knochen mit Hohlräumen

Die erprobte Lösung: Osteotomtechnik nach *Summers*

Anfang der 90er Jahre entwickelte *Robert B. Summers* die so genannte Osteotomtechnik, eine schneidende, komprimierende und spreizende Aufbereitungstechnik mit Hohlmeißeln in konischer Form, den Osteotomen. Der Osteotomsatz umfasst fünf normierte Größen mit Tiefenmarkierungen (Abb. 7 bis 9).

Indikationen

1. Knochenverdichtung
   Bei der Kavitätenpräparation wird der Knochen nicht entfernt, sondern sowohl vertikal als auch horizontal verdichtet (Abb. 10).
2. Interne Augmentation
   Hohlräume im Knochen können mit autologem Knochen oder Knochenersatzmaterial intern augmentiert werden, um das Implantatlager zu verstärken und die Kontaktfläche zum Implantat zu vergrößern (Abb. 11).
3. Knochenspreizung
   Die Knochenspreizung, das so genannte Bone Spreading, ist nur bei Knochen mit dünner, biegsamer Kompakta möglich, also bei den Knochenklassen D3 und D4 sowie den Resorptionsstufen A, B und C im Oberkiefer (Abb. 12). Bei der Spreizung muss das Knochenverhalten genau beobachtet werden, um ein unkontrolliertes Ausbrechen zu verhindern (Abb. 13). Bei starker Kompakta ist das Bone Splitting die Methode der Wahl.
4. Indirekte vertikale Sinusbodenelevation mit Implantatinsertion
   Diese Indikation ist bei mindestens 5 mm starkem Sinusboden gegeben. Ferner sollte eine der Osteomtechnik entsprechende Kieferöffnung möglich sein.
   Es gibt die Möglichkeit, mit abgebogenen Osteotomen zu arbeiten, die aber im Hinblick auf die Taktilität etwas schwieriger zu handhaben sind (Abb. 14 bis 17).
5. Indirekte vertikale Sinusbodenelevation als Vorbereitung für eine zukünftige Implantation (Future Site)
   Mit einem Trepanbohrer großen Durchmessers (6,5 mm und größer) wird der knöcherne Sinusboden kreisrund angeritzt (Abb. 18) und dann mit dem Osteotom Nr. 5 eingeklopft (Abb. 19). Mit einem feinen Löffel aus dem Tray für die offene Sinusbodenelevation (Abb. 20) erfolgt das vorsichtige Abpräparieren der *Schneider*'schen Membran. Die Elevation wird mit Augmentationsmaterial aufgefüllt und mit einer resorbierbaren Membran abgedeckt (Abb. 21). Nach einer Ausheilzeit von 4 bis 6 Monaten kann die Implantatinsertion vorgenommen werden.

Anhand der Abbildung 22 können die Indikationen differenzialdiagnostisch ermittelt werden.

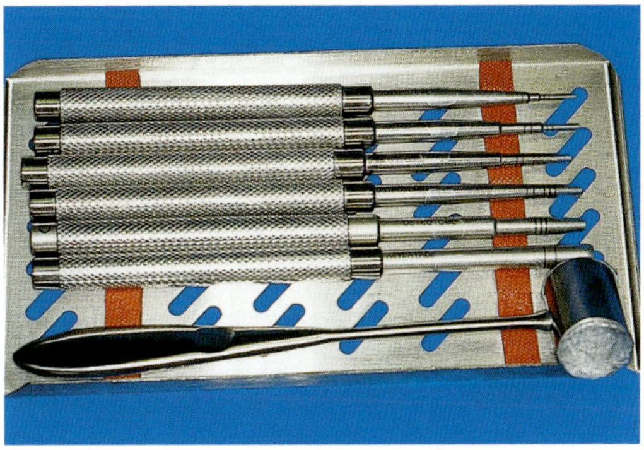

Abb. 7 Osteotom-Tray mit Hammer

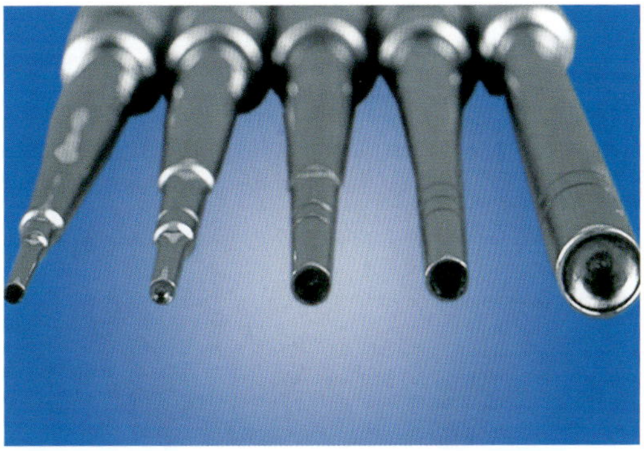

Abb. 8 Osteotomsatz mit fünf normierten Osteotomen

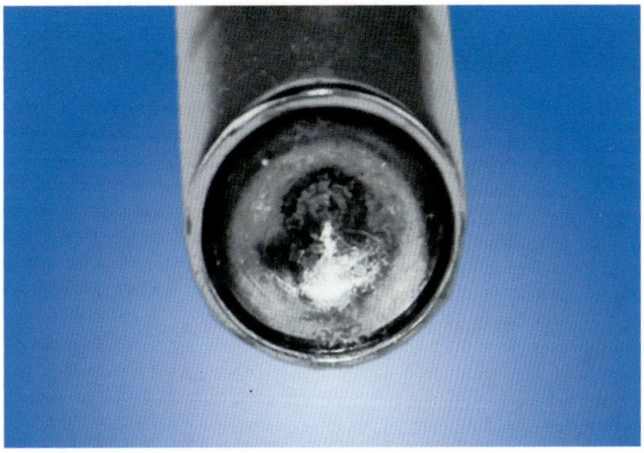

Abb. 9 Die schneidende Fläche des Hohlmeißels

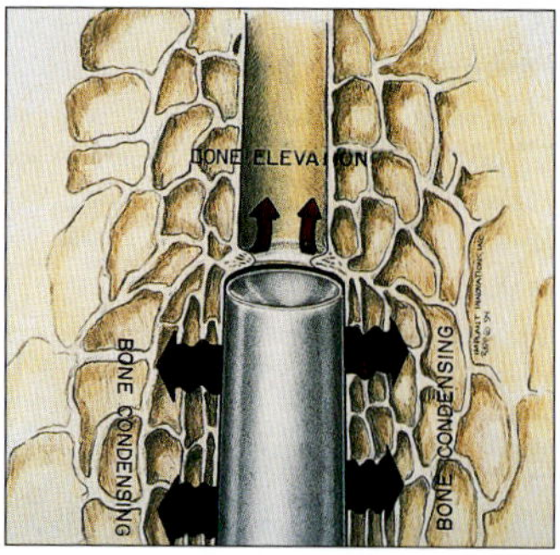

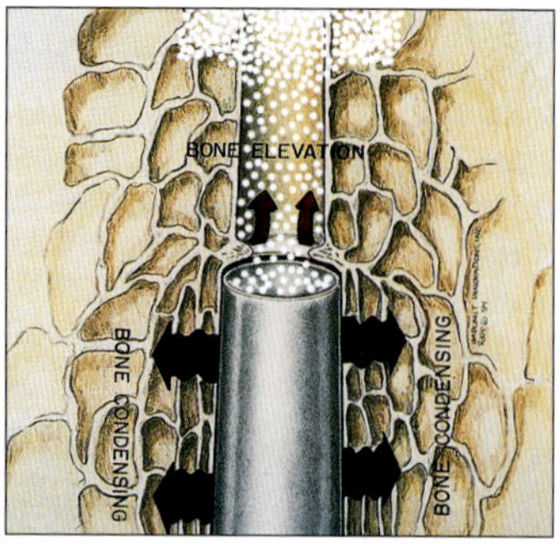

Abb. 10 Die Wirkungsweise des Osteotoms – Aufbereitung und Komprimierung (Abdruck mit freundlicher Genehmigung von Dr. *Lazzara*, Fa. Implant Innovations)

Abb. 11 Die interne Augmentation

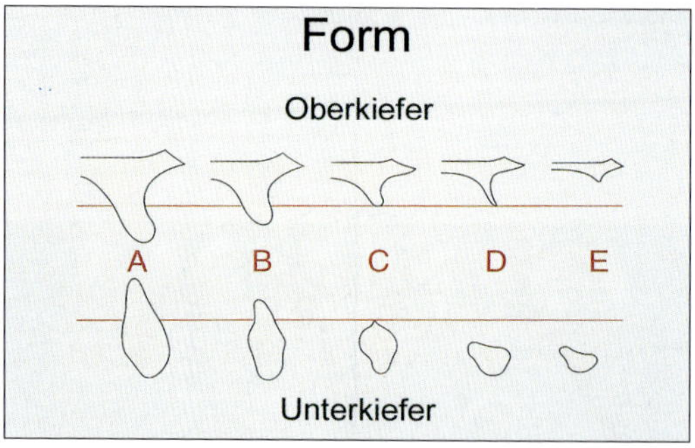

Abb. 12 Resorptionsklassen nach *Lekholm* und *Zarb*

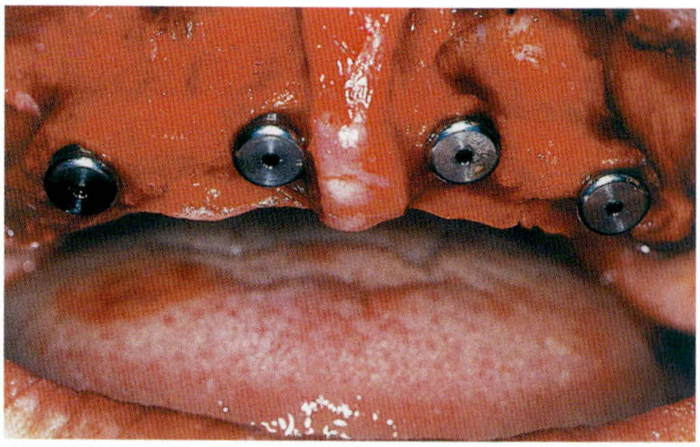

Abb. 13 Implantatinsertion nach Osteotomaufbereitung

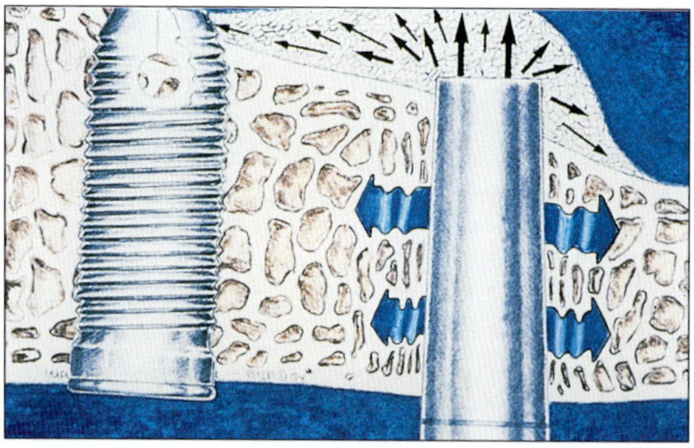

Abb. 14 Der indirekte vertikale Sinuslift (Abdruck mit freundlicher Genehmigung von Dr. *Lazzara*, Fa. Implant Innovations)

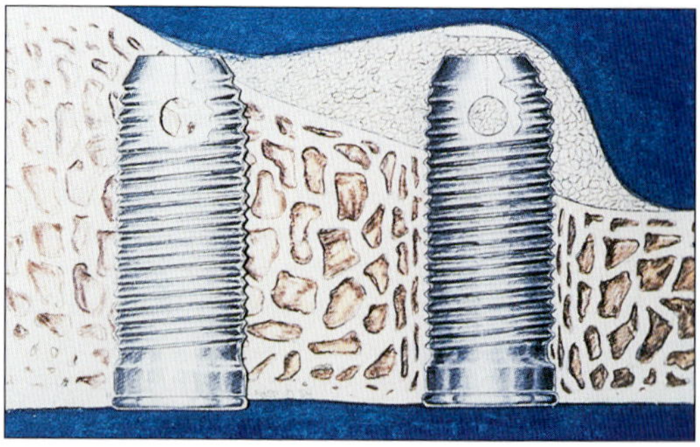

Abb. 15 Der indirekte vertikale Sinuslift nach Implantatinsertion (Abdruck mit freundlicher Genehmigung von Dr. *Lazzara*, Fa. Implant Innovations)

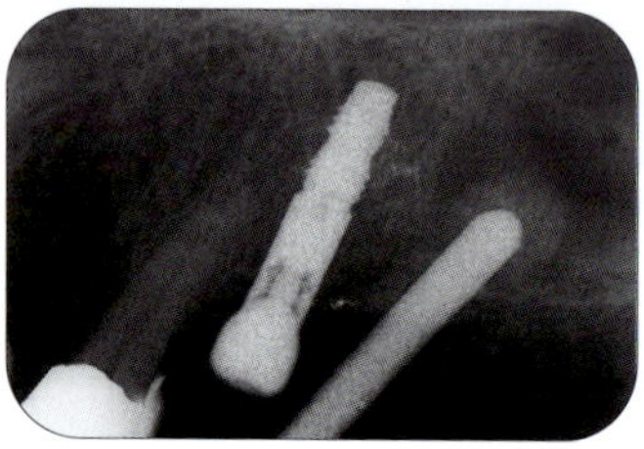

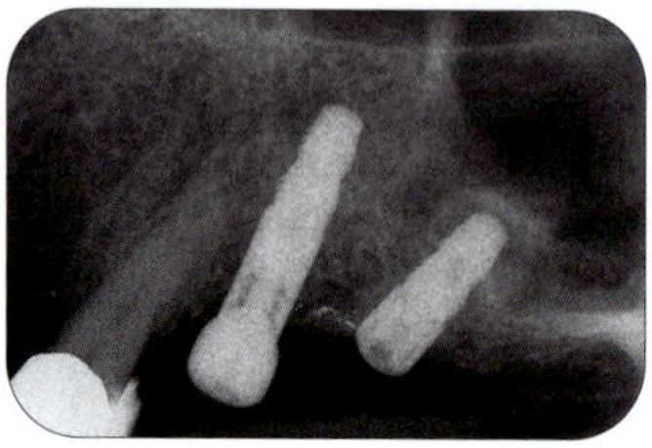

Abb. 16 Der indirekte Sinuslift am Patienten (Messaufnahme mit Messpin)

Abb. 17 Der indirekte Sinuslift nach Insertion der Implantate

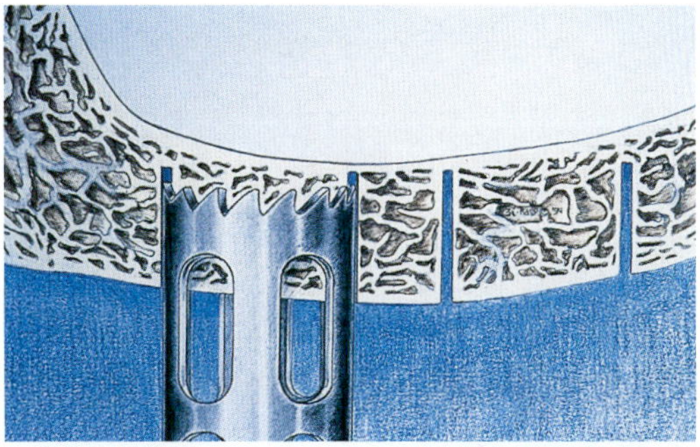

Abb. 18 Die „Trepanation" des Sinusbodens (Abdruck mit freundlicher Genehmigung von Dr. *Lazzara*, Fa. Implant Innovations)

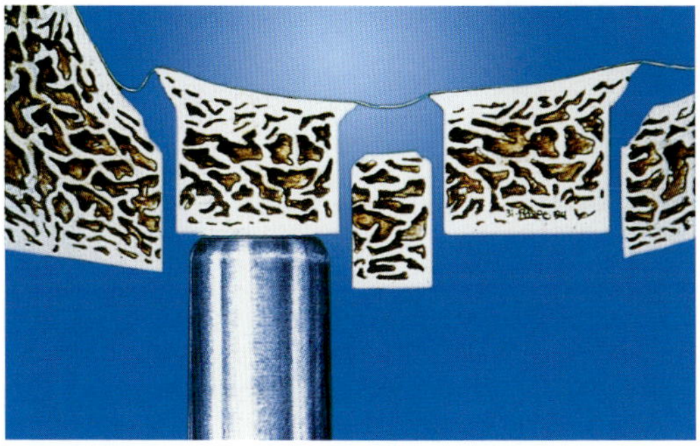

Abb. 19 Das Hochklopfen der Trepanknochenstücke (Abdruck mit freundlicher Genehmigung von Dr. *Lazzara*, Fa. Implant Innovations)

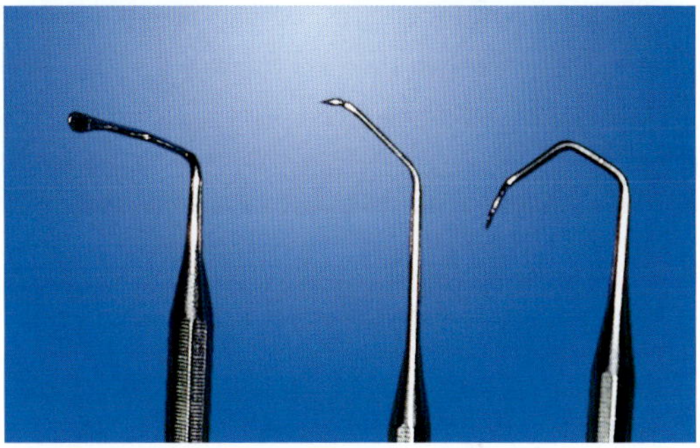

Abb. 20 Löffel aus dem Sinuslift-Tray

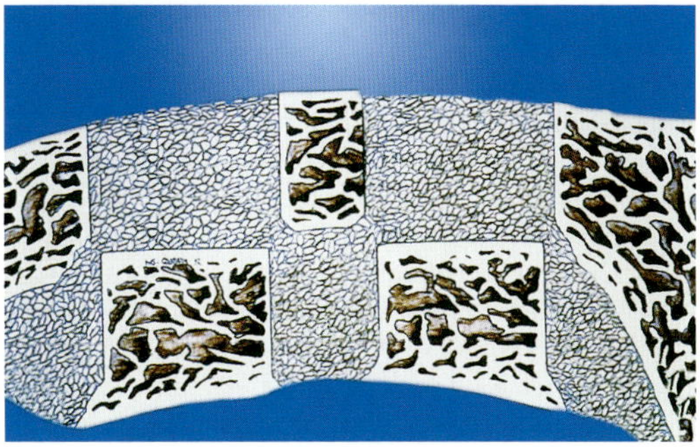

Abb. 21 Die vertikale Sinusbodenelevation als Vorbereitung zur späteren Implantation

Technik der indirekten vertikalen Sinusbodenelevation in Einzelschritten

Alle Schritte sollten peinlichst genau eingehalten werden, da sonst bei der Sinusbodenelevation mit Osteotomen kaum ein Erfolg zu erzielen ist! Die Technik der indirekten vertikalen Sinusbodenelevation sieht folgendes Vorgehen vor:

1. Zur Diagnostik des Knochenangebotes sollten Einzelzahnfilme (Maßstab 1:1), ein Orthopantomogramm (Maßstab 1:1,25, gerätespezifisch) und ein Tomogramm (Maßstab gerätespezifisch) vorliegen. Wenn immer möglich sollten die Aufnahmen mit 5-mm-Messkugeln durchgeführt werden, um innerhalb des Bildes den Maßstab verifizieren zu können.
2. Der Patient wird über die Methode und insbesondere über den Vorgang des Hämmerns sowie eventuell in den folgenden Tagen auftretende Kopfschmerzen aufgeklärt. Ein bimanuelles Halten des Kopfes durch die Assistenz mildert das subjektive Empfinden des Hämmerns.

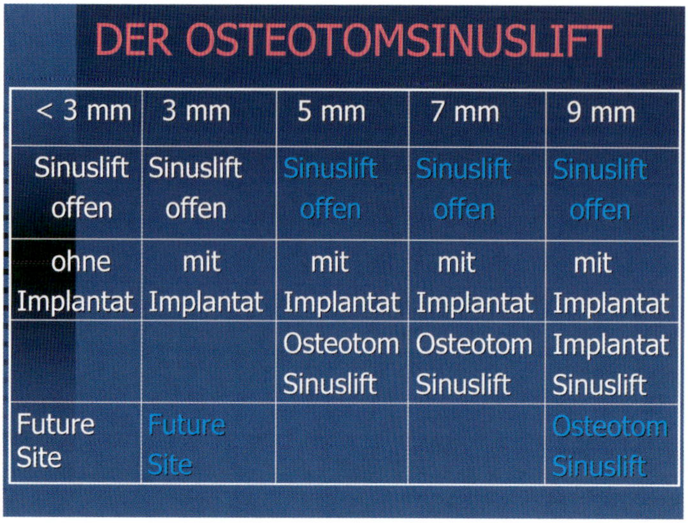

< 3 mm	3 mm	5 mm	7 mm	9 mm
Sinuslift offen	Sinuslift offen	Sinuslift offen	Sinuslift offen	Sinuslift offen
ohne Implantat	mit Implantat	mit Implantat	mit Implantat	mit Implantat
		Osteotom Sinuslift	Osteotom Sinuslift	Implantat Sinuslift
Future Site	Future Site			Osteotom Sinuslift

Abb. 22 Wann ist die offene und wann die geschlossene Sinusbodenelevation indiziert?

3. Nach Anästhesie wird der Lappen aufgeklappt und mit Haltenähten an der Wange fixiert.
4. Anschließend erfolgt eine Ankörnung der Implantatposition mit dem Rosenbohrer nach Bohrschablone.
5. Die Initialbohrung wird mit dem Spiralbohrer 2 mm bis zum Sinusboden durchgeführt. Hierbei ist ein behutsames Vorgehen angezeigt – es darf nicht perforiert werden!
6. Es wird ein Einzelzahnfilm mit kalibrierter Tiefenmesslehre angefertigt und ausgewertet.
7. Nach dieser Tiefenmessung wird mit dem Osteotom Nr. 1 bis zum Sinusboden aufbereitet.
8. Die weitere Aufbereitung erfolgt mit dem Osteotom Nr. 2 bis zum Sinusboden.
9. Mit dem Osteotom Nr. 3 wird bis zum Sinusboden aufbereitet und dabei vorsichtig der Sinusboden angebrochen. Es sollte auf den Klang beim Hämmern geachtet werden – er wird beim Anbrechen dumpfer! Mit einem kalten Mundspiegel wird überprüft, ob eine Perforation vorliegt. Der Spiegel beschlägt dann sofort, und Blutblasen treten aus der Kavität aus.
10. Jetzt wird das Augmentationsmaterial mit dem Amalgamträger in die Kavität eingebracht und mit dem Stopfer verdichtet.
11. Dieser Vorgang ist so oft wie nötig zu wiederholen. Pro Füllung und Kondensation kann 1 mm Elevation der *Schneider*'schen Membran erwartet werden.
12. Bei Bedarf und im Zweifel sollte eine Einzelzahnfilm-Röntgenaufnahme angefertigt werden, um die Elevation zu verifizieren.
13. Ist eine Sinusbodenelevation in genügendem Ausmaß sichtbar, wird ein weiteres Mal Augmentationsmaterial eingebracht und mit dem definitiven Osteotom (je nach Implantatdurchmesser Nr. 3, 4 oder 5) verdichtet.
14. Das Implantat wird aus der sterilen Verpackung entnommen und in die Kavität eingesetzt. Pressimplantate werden vorsichtig auf die gewünschte Tiefe eingeklopft und Schraubenimplantate langsam eingedreht, um die *Schneider*'sche Membran nicht zu perforieren. Das Implantat ist das letzte Osteotom!
15. Der Nahtverschluss erfolgt wie gewohnt (z. B. mit Gore-Tex CV-5).
16. Abschließend wird eine Röntgenkontrolle mittels Einzelzahnfilm oder Orthopantomogramm durchgeführt.

Abbildung 23 ist eine Innenaufnahme der Kieferhöhle mit einer Glasfaseroptik und zeigt den Zustand nach Implantation und Osteotomsinuslift.

Verhalten bei Perforationen

Sollte die *Schneider*'sche Membran perforiert sein und das Augmentationsmaterial in den Sinus entweichen, ist die Implantation abzubrechen und 3 Monate später erneut anzugehen. Alternativ kann auch sofort ein laterales Fenster angelegt, die Kieferhöhlenschleimhaut abpräpariert und eine offene Sinusbodenelevation durchgeführt werden. Die Per-

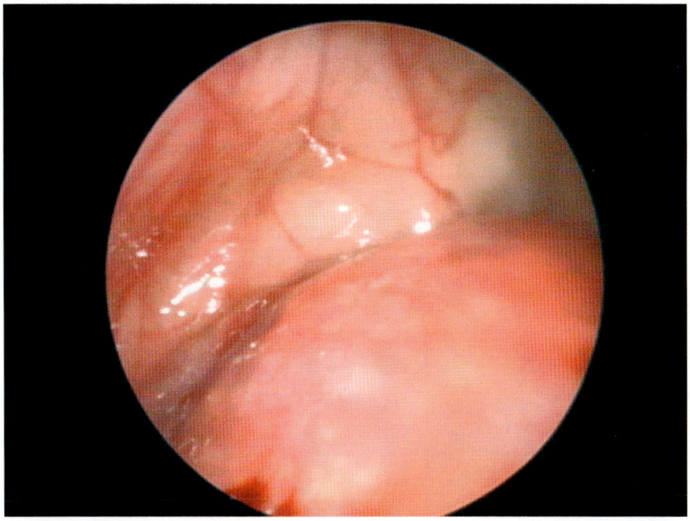

Abb. 23 Innenaufnahme der Kieferhöhle mit einer Glasfaseroptik. Zustand nach Implantation und Osteotomsinuslift (Abdruck mit freundlicher Genehmigung von Prof. *Engelke*, Abteilung für zahnärztliche Chirurgie der Universität Göttingen)

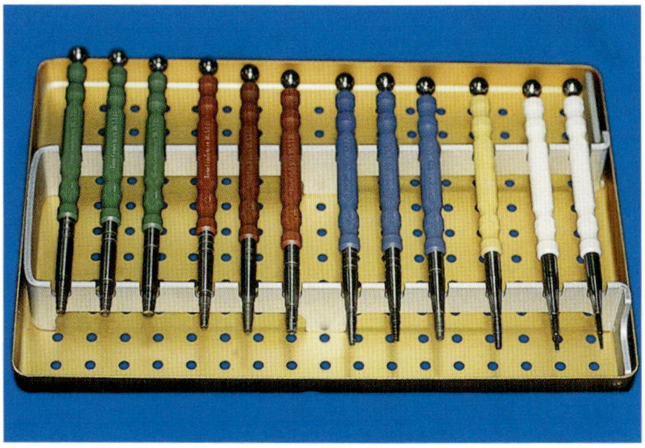

Abb. 24 Bone Condensoren für das Frialit-2-System

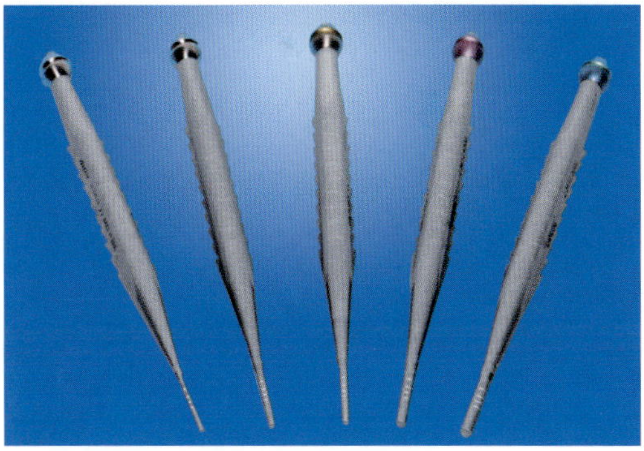

Abb. 25 Osteotome für das Camlog-System

forationsstelle wird dann mit einer Kollagenmembran abgedeckt.

Der Patient sollte unbedingt über alle operativen Maßnahmen und die Folgen aufgeklärt werden. Ein leichtes Bluten aus der Nase oder der Abgang des überstopften Augmentationsmaterials durch die Nase ist an den folgenden Tagen möglich.

Systembezogene Osteotome

Die vorgestellten *Summers*-Osteotome sind für alle zylindrischen Implantate mit Durchmessern von 3 bis 5 mm geeignet. Für andere Formen bieten die Hersteller spezielle Osteotome an, z. B. Bone Condensoren für das Frialit-2-System (Abb. 24) und Osteome für das Camlog-System (Abb. 25).

Fazit

Bei der Implantation in Knochen der Klassen D3 und D4, d. h. bei allen Implantationen im Oberkiefer, sollten die Osteotome stets parat liegen. Mit ihrer Hilfe ist fast immer eine wesentliche Verbesserung des Implantatlagers möglich. Die Osteotomtechnik sollte in Kursen, an Modellen und im Rahmen der Tierpräparation gründlich erlernt werden, um Misserfolge zu vermeiden.

Materialliste

1. Originalosteotome nach *Summers* (Fa. Implant Innovations Deutschland, Karlsruhe).
2. Osteotome für das Camlog-System (Fa. Altatec, Wurmberg).
3. Bone Condensoren für das Frialit-2-System (Fa. Friadent, Mannheim).
4. Tray für die Sinusbodenelevation mit Trepanbohrern nach *Kirsch/Ackermann* (Fa. Friadent, Mannheim).
5. Augmentationsmaterial zum Eigenknochen Bio-Oss (Fa. Geistlich, Baden-Baden).
6. Kollagenmembran Bio-Gide (Fa. Geistlich, Baden-Baden).
7. Bei Bedarf Fixationsnägel Frios-System (Fa. Friadent, Mannheim).
8. Nahtmaterial Gore-Tex CV-5 (Fa. Gore, c/o Fa. Nobel Biocare, Köln).

Q

Implantatprothetik – definiert verschraubt

Problem: Schraubenlockerungen und Schraubenbrüche – warum?

Als *Brånemark* in den 70er Jahren sein Fixturensystem mit dem Außensechskant (Höhe 1,75 mm) entwickelte, ging er davon aus, dass dieser Außensechskant nur eine mäßige Retention haben sollte, der Aufbau durch die Schraube fixiert werden sollte (Abb. 1) und die Schraube sich bei übergroßen Kräften lockern oder brechen sollte, wobei das Implantat aber unbeschädigt bleiben sollte (Abb. 2). Dies war gleichsam eine geplante Sollbruchstelle zwischen Aufbau und Implantat. Darüber hinaus waren seine Befestigungsschrauben zu dieser Zeit Schlitzschrauben, die man nur mit vergleichsweise geringen Kräften festziehen konnte (max. 20 Ncm).

Koch, Ackermann und *Kirsch* wollten beim IMZ-System die übergroßen Kräfte durch intramobile Elemente abfangen. Auch sie verwendeten bis in die 90er Jahre Schlitzschrauben, die nur eine geringe Anzugskraft (20 Ncm) erlaubten (Abb. 3). Außerdem kamen Schraube und Aufbauteil durch das intramobile Element aus Kunststoff unter flexible Spannung, was häufig zu einer Schraubenlockerung führte. Ein Schraubenbruch war aber eher selten – meist brach das intramobile Element durch Materialermüdung (Abb. 4).

Beim Frialit-2-System, einem Innensechskantsystem (Abb. 5), traten Schraubenlockerungen ebenso wie Schraubenbrüche selten auf. Es wurden Sechskantinbusschrauben verwendet, die etwas besser (25 Ncm) festzuziehen waren.

Das Problem hieß Kraftschluss zwischen Implantat und Aufbau: Wie viel zentrische und exzentrische Kraft erträgt ein Implantat? Wann kommt es zum Bruch?

So wurde im Laufe der 90er Jahre immer klarer, dass Implantate nach erfolgreicher Osseointegration sehr viel mehr Kräfte aufnehmen können, ohne zu brechen, als wir es uns je vorstellen konnten. Hier haben vor allem Finite-Elemente-Studien viel zum Wissen und zur Vorstellung über Belastungsverteilung und Kraftaufnahme beigetragen (*Vizethum*) (Abb. 6a und b). Es wurde eindeutig geklärt, dass nicht die Länge der Implantate entscheidend ist, sondern der Durchmesser an der Kontaktfläche zum Aufbau. Diese Auflagefläche sollte dem Zahndurchmesser auf Gingivahöhe entsprechen und damit bei unterschiedlichen Kaukräften zur idealen Druckverteilung auf dem Implantat führen (P = K/F, d. h. Druck ist gleich Kraft pro Flächeneinheit – je größer die Fläche, umso mehr Kraft kann aufgenommen werden) (Abb. 7a).

So ist es heute bei den meisten Implantatsystemen Standard, für den zu ersetzenden Zahn den entsprechenden Durchmesser wählen zu können (3,25 bis 6,5 mm). Längen zwischen 10 und 13 mm gelten als erfolgreich – darüber ist nicht notwendig, darunter wird es risikoreich (Abb. 7b).

Die Frage „Innensystem oder Außensystem?" wurde eindeutig zu Gunsten der Innensysteme entschieden. Die meisten Außensystemhersteller haben bereits ein Innensystem im Programm, und bei neuen Implantatsystemen wird dies ausschließlich verwendet (Abb. 8).

Wie können nun bei diesem Wissens- und Erfahrungsstand Schraubenlockerungen oder gar Schraubenbrüche vermieden werden?

Die erprobte Lösung: Verschrauben mit definierten Drehmomenten

Es ist letztlich wie in der Kfz-Technik. Die Werkstatt ist verpflichtet, die Radmuttern mit definierten Drehmomenten (8,5 Nm), d. h. mit Hilfe von Drehmomentschlüsseln festzuziehen und sie nach 20 km nachzukontrollieren. Bei einem Unfall infolge unsachgemäßen Anziehens dieser Radmuttern ist die Werkstatt sogar voll haftbar zu machen! So sollten wir uns in der Implantatprothetik auch verhalten (Abb. 9).

Kronen auf Implantaten – zementiert oder verschraubt?

Durch die Bewährung der Innensysteme, welche fast keine Schraubenlockerungen mehr aufweisen, ist die Implantologie in den überwiegenden Fällen von der Verschraubung zur Zementierung der implantatgestützten Suprakonstruktionen übergewechselt. Als Zement haben sich nicht die provisorischen Zemente wie Zinkoxid-Eugenolzemente bewährt, da diese sich unvermittelt lösen können und nicht dicht sind, sondern der Carboxylatzement Durelon (Abb. 10). Er ist dicht, weist genügend Haftkraft auf, und die damit eingesetzten Kronen können entfernt werden. Voraussetzung für die Entfernbarkeit ist aber, dass die Kronen nur im unteren Bereich mit dem Zement dünn ausgepinselt werden.

Horizontalschrauben haben sich nur mäßig bewährt. Sie sind im Mund sehr schwer ein- und auszuschrauben. Es sind meist kleine Schlitzschrauben, der Schlitz ist schnell ruiniert, und überdies ist die Gefahr des Verschluckens oder der Aspiration sehr groß.

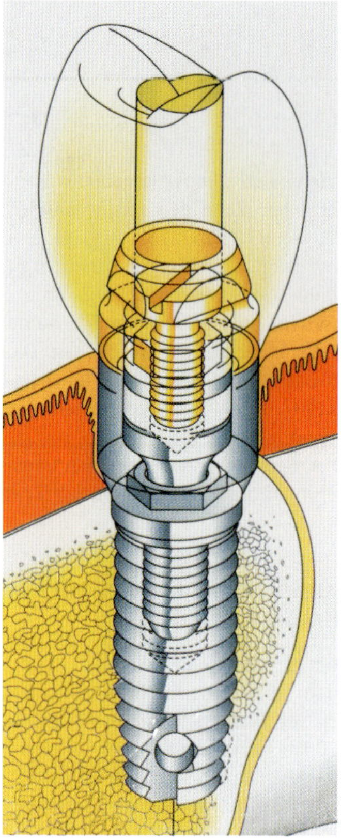

Abb. 1 *Brånemark*-Implantat mit Mesostruktur und Krone

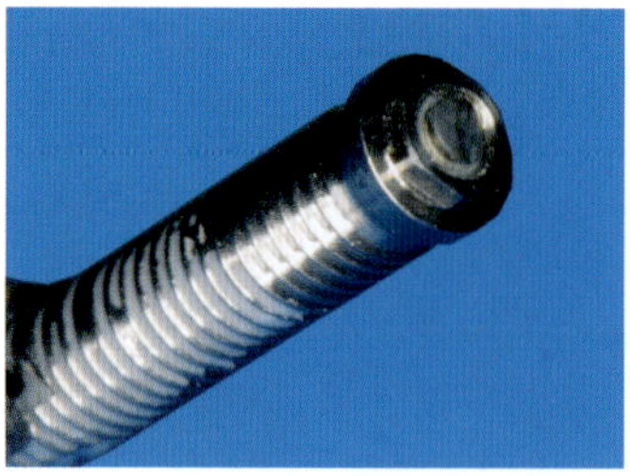

Abb. 2 Schraubenbruch bei einem Außensechskantimplantat. Das Implantat trug eine Molarenkrone und musste explantiert werden

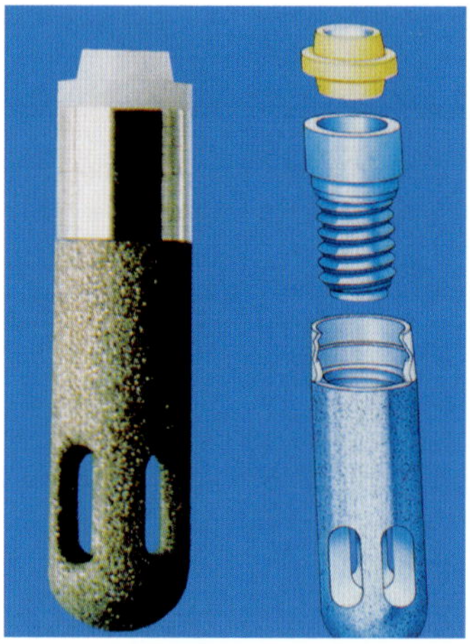

Abb. 3 Intramobiles Element – Nachfolger IMC, da bei IME Brüche (vgl. Abb. 4), mangelnde Hygiene und Schraubenlockerungen vorkamen

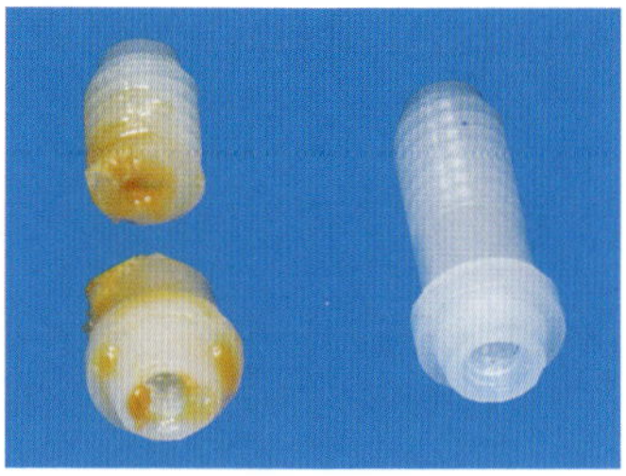

Abb. 4 Bruch des intramobilen Elementes

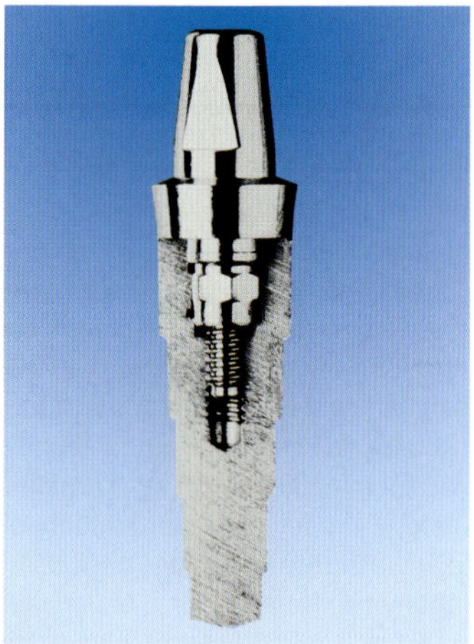

Abb. 5 Innensechskantimplantat

Doch auch bei zementierten Implantatkronen bleibt die vertikale Verschraubung des Aufbauteils. Es stellt sich die Frage nach der Art der Schraube und des Schraubenziehers sowie den anzuwendenden Drehmomenten, um eine Schraubenlockerung zu vermeiden oder zumindest sehr selten auftreten zu lassen.

Tabelle 1 Schraubenarten und zugehörige maximale Drehmomente

Schraubenart	maximales Drehmoment (Ncm)
Schlitzschrauben	20
Kreuzschlitzschrauben	30
Sechskantinbusschrauben	60
Vierkantinbusschrauben	70

Wahl der Schrauben

Die Wahl der Schrauben fällt sehr leicht, wenn man sich an den in Tabelle 1 aufgeführten Schraubenarten und den zugehörigen maximalen Drehmomenten orientiert. Schlitzschrauben haben keine und Kreuzschlitzschrauben auch nur eine bedingte Haftung am Schraubenzieher, so dass es sich empfiehlt, Sechskant- oder Vierkantschrauben zu verwenden. Vierkantinbusschrauben können aber mit dem Schraubenzieher in der Tiefe des Schraubenschachtes viel schwieriger ertastet und aufgedreht werden. Da überdies Kräfte von bis zu 70 Ncm im Mund auch nicht notwendig, sondern eher gefährlich sind, ist die Sechskantschraube unsere Schraube der Wahl! (Abb. 11). In der Technik werden noch so genannte Torxschrauben verwendet, die ein Drehmoment über 100 Ncm ermöglichen (Abb. 12). Diese Schraubenart wird nur bei ITI-Bonefit-Implantaten (Fa. Straumann) eingesetzt.

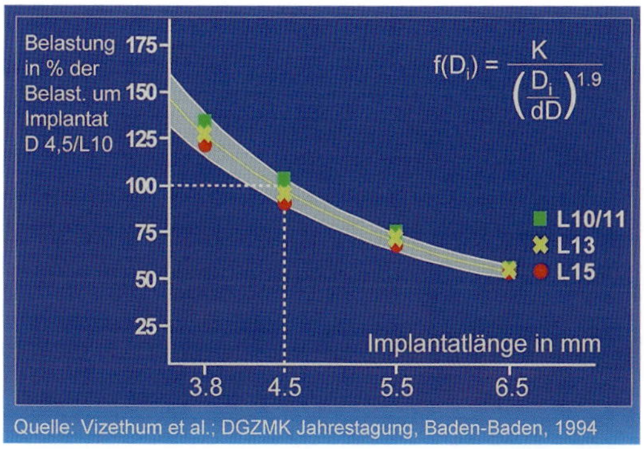

Abb. 6a Einfluss des Implantatdurchmessers auf die Knochenbelastung

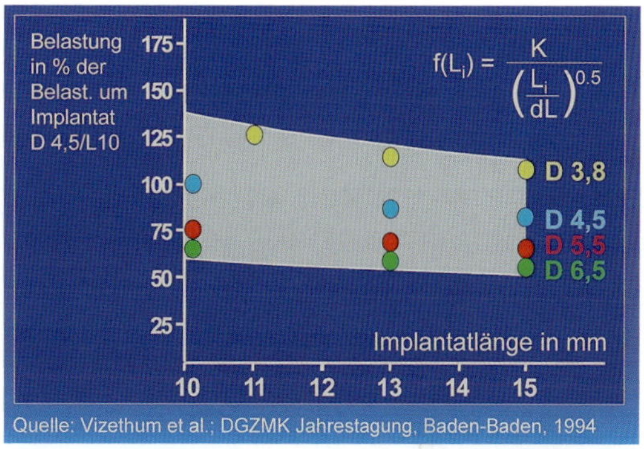

Abb. 6b Einfluss der Implantatlänge auf die Knochenbelastung

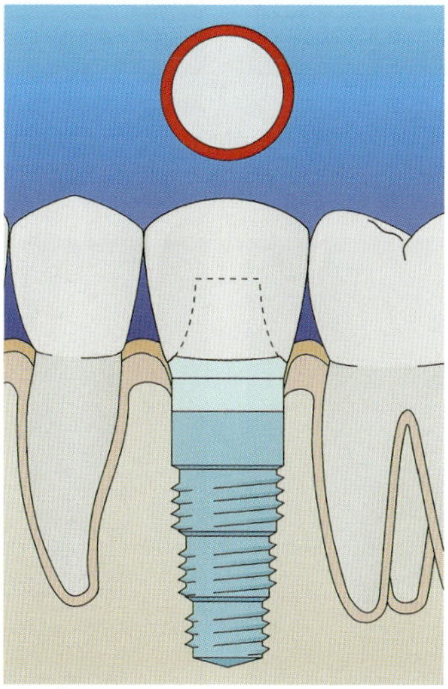

Abb. 7a Frialit 2 – Auflagefläche der Krone

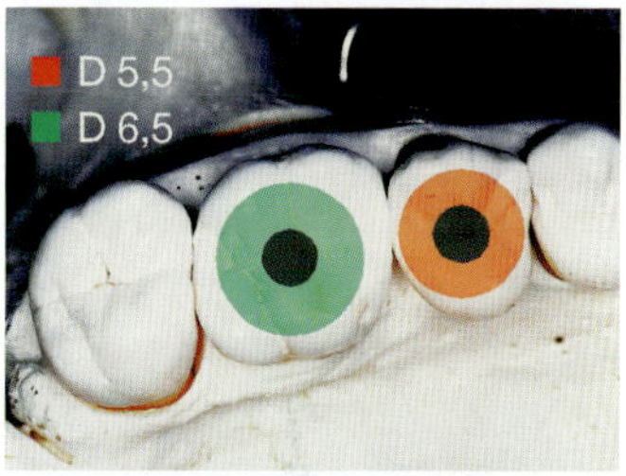

Abb. 7b Implantatdurchmesser analog zum Zahndurchmesser

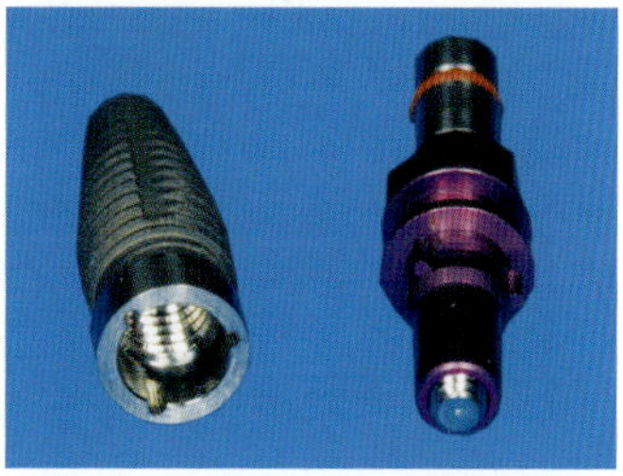

Abb. 8 Tube-in-Tube-System Camlog

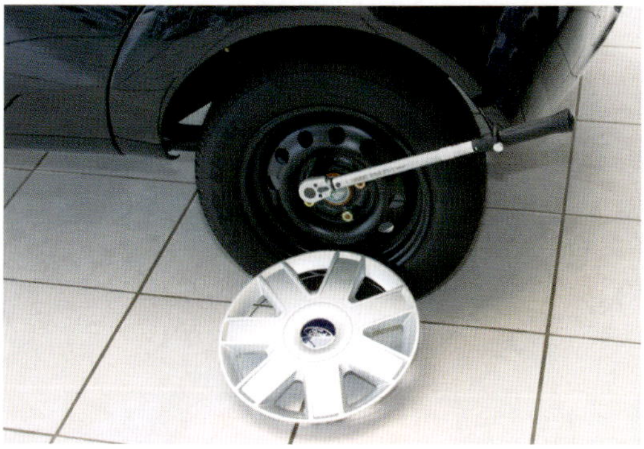

Abb. 9 Das Festziehen von Radmuttern mit dem Drehmomentschlüssel (8 N/m)

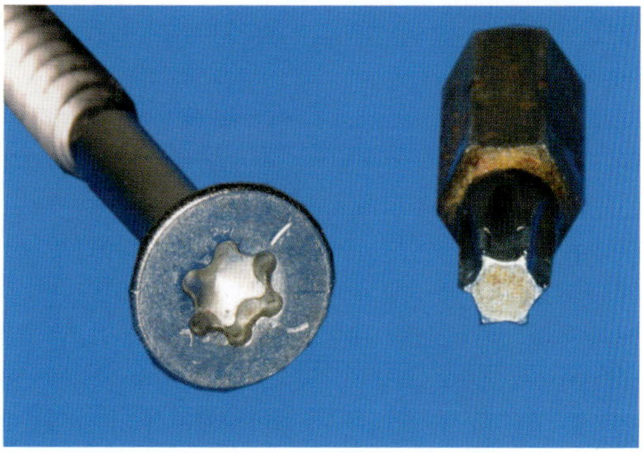

Abb. 10 Torxschraube mit maschinellem Schraubendreher (Baumarkt)

Wahl des Schraubendrehers

Wer in seiner Praxis viele implantatprothetische Arbeiten durchführt und täglich schraubt, wird bald merken, dass Handschraubendreher besonders im hinteren Mundbereich sehr schwierig und umständlich zu handhaben sind. Sie sollten überdies stets mit Zahnseide gesichert sein, um ein Verschlucken oder gar eine Aspiration zu vermeiden (Abb. 13a

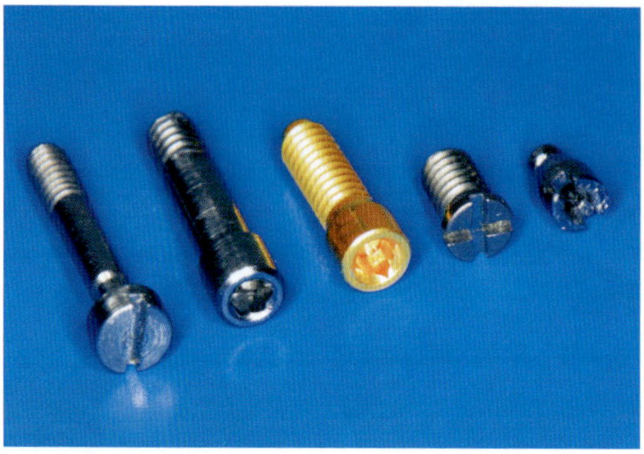

Abb. 11 Verschiedene Schraubenarten. Von links nach rechts: Schlitzschraube, Innensechskantschraube, Innenvierkantschraube, Kreuzschlitzschraube, Horizontalschraube (Kombination von Schlitzschraube und Innensechskantschraube)

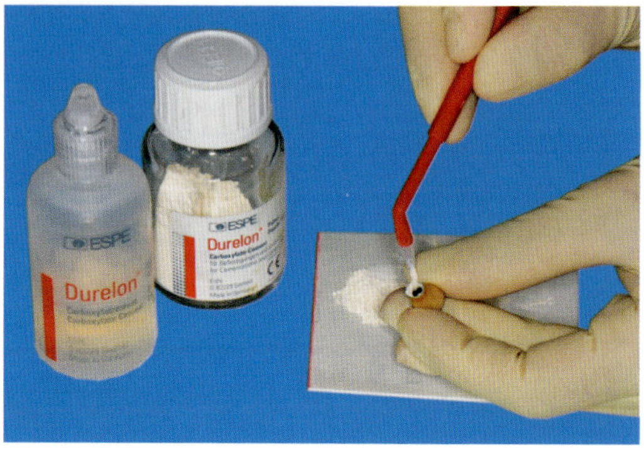

Abb. 12 Durelon anmischen und auspinseln

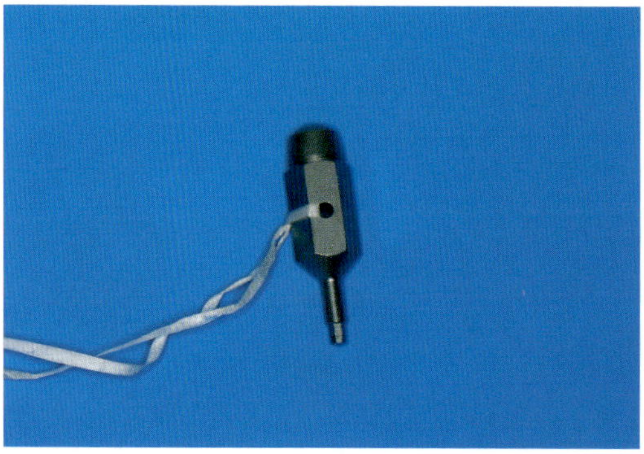

Abb. 13a Handschraubendreher mit Zahnseide gesichert

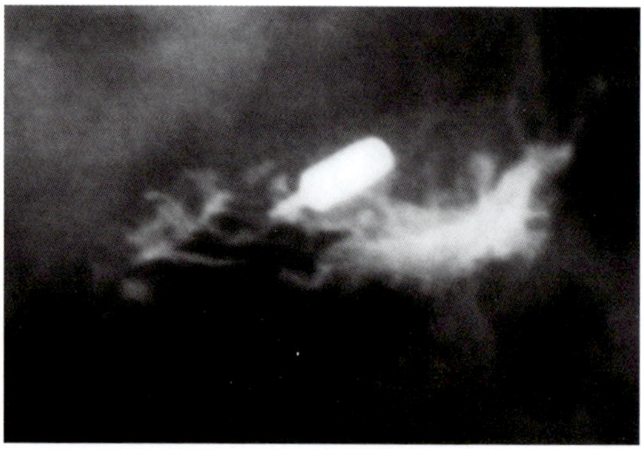

Abb. 13b Infolge fehlender Sicherung verschluckter Handschraubendreher im Magen des Patienten

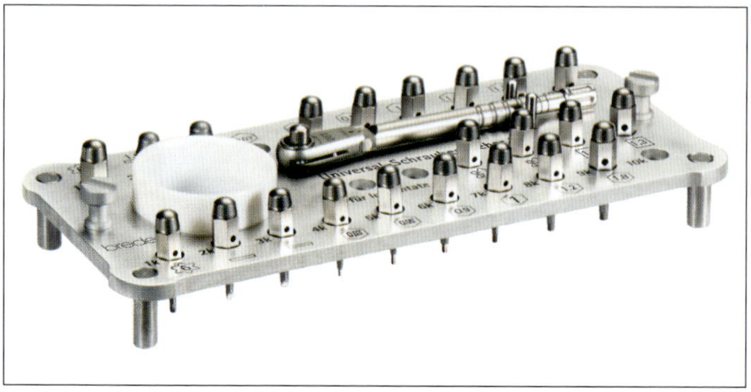

Abb. 14 Ratsche mit Bredent-Schraubendreherset

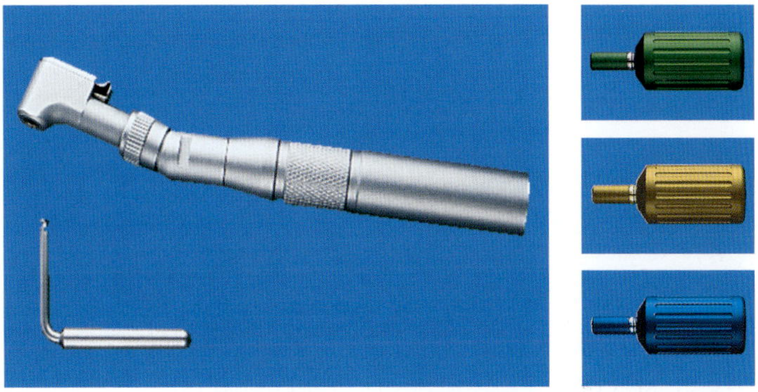

Abb. 15 Winkelschrauber von 3i mit Aufsatzstücken (10, 20 und 30 Ncm Drehmomenten)

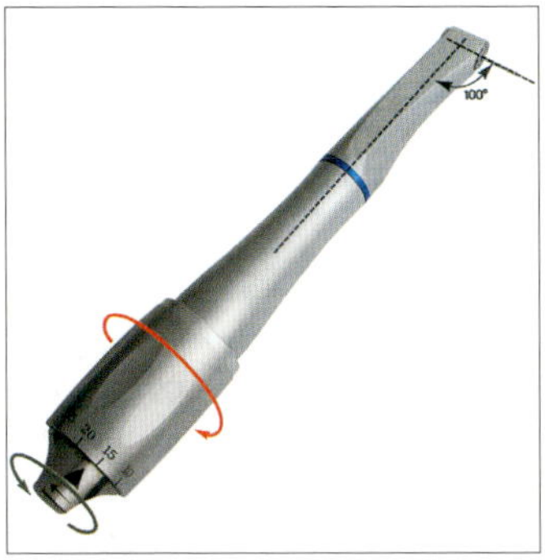

Abb. 16 Winkelschrauber von American Dental Systems mit einstellbarem Drehmoment

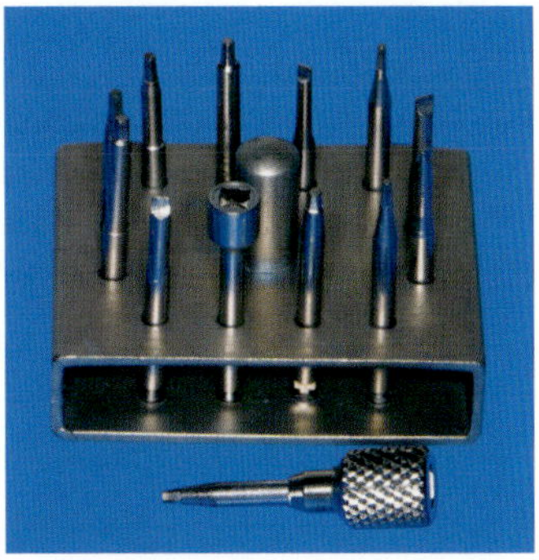

Abb. 17 Set *Bücking* zur Anwendung in Maschine und Winkelschrauber, mit Handgriff zum händischen Gebrauch im Vordergrund

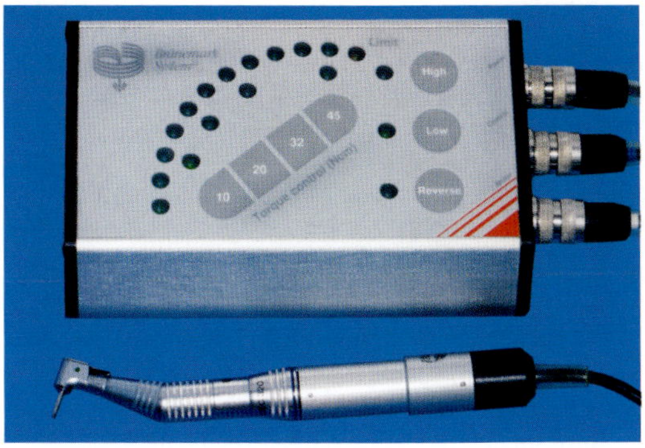

Abb. 18 Brånemark Torque Controler

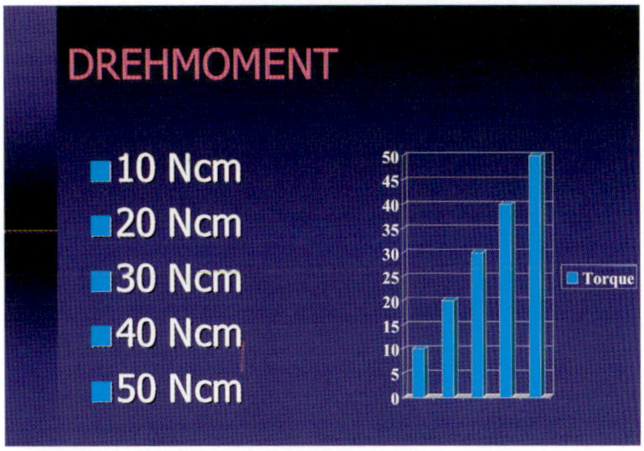

Abb. 19 Zusammenhang zwischen Drehmoment und Torque

und b). Da die Zahnseide sich aber regelmäßig um Schraubenzieher und Schraube wickelt und ein Einschrauben dadurch sehr schwierig wird, verzichten die meisten Behandler auf diese Sicherung und riskieren Verschlucken bzw. Aspiration und damit ganz erhebliche forensische Konsequenzen. Deshalb sollte der Handschraubendreher nur im Frontzahnbereich verwendet werden, da hier eine Sicherung durch einen geöffneten chirurgischen Tupfer oder durch Wundgaze am Mundboden erfolgen kann.

So empfehlen sich im hinteren Mundbereich entweder Ratschen (Abb. 14) oder Winkelschrauber (Abb. 15 bis 17), die per Hand gedreht werden. Es gibt einfache Instrumente

Drehmoment (Ncm)	Verwendung
10	– Deckschrauben – Gingivaformer – Abdruckpfosten – Horizontale Retentionsschrauben
20	– Zweizeitige Implantate – Abnehmbare Abutments
30	– Einzeitige Implantate mit Gingivaformern – Abutments für zementierten Zahnersatz
40	– Einzeitige Implantate mit provisorischem festsitzendem Ersatz außer Okklusion
50	– Einzeitige Implantate unter Sofortbelastung mit Stegprothese intraforaminal im Unterkiefer

Tabelle 2 Drehmomente und empfohlene Verwendung

ohne Drehmoment und aufwändigere mit einzustellenden Drehmomenten. In diesen können sämtliche Schraubendreher mit Winkelstückansatz eingesetzt werden. Zum definitiven Festschrauben der Vertikalschrauben empfiehlt sich die Implantatmaschine (Abb. 18) mit definierten Drehmomenten von 10 bis 50 Ncm. Abbildung 19 veranschaulicht den Zusammenhang zwischen Drehmoment und Torque.

Welche Drehmomente sollten nun für welche Teile verwendet werden? Die Tabelle 2 gibt hierüber Aufschluss. Man sollte diese Drehmomente aber mit Bedacht einsetzen und die vorhandene Knochenqualität berücksichtigen – hier kann es bei einem osseointegrierten Implantat im Oberkiefer bei 30 Ncm durchaus zu Rotationen kommen. Auch wird diskutiert, ob Einbringdrehmomente über 20 Ncm bei Schraubenimplantaten nicht zu Drucknekrosen des Knochens am Interface zwischen Knochen und Implantat führen. Deshalb sollte man nach dem Einschrauben jeweils um 1/4 Umdrehung zurückschrauben, um den Druck auf den Knochen zu vermindern.

Durch die Eigenschaften des Titans, besonders den „luting effect" (Schmiereffekt) des Metalls, kann es zu Kaltverschweißungen von Implantat und Aufbauteil kommen, d. h., das Aufbauteil ist nicht mehr zu lösen. Daher empfiehlt es sich, wohl dosierte Drehmomente im Bereich zwischen 10 und 30 Ncm einzusetzen.

Maschinen mit Drehmomenten sind bei verschiedenen Herstellern erhältlich (vgl. Materialliste).

Materialliste

1. Schraubendreher lang aus dem Baumarkt. Er enthält Schlitz-, Kreuzschlitz- und Inbusschraubendreher. Diese sind für den Gebrauch außerhalb des Mundes an Modellen gedacht.
2. Schraubendreher händisch und kurz bzw. lang. Da die Mobilität und Zahl der Patienten mit Implantaten zunimmt, empfiehlt es sich, die Schraubendreher der gängigsten Implantatsysteme vorrätig zu haben. Dabei sind viele Schraubendreher für mehrere Systeme verwendbar. In meiner Praxis sind Schraubendreher zu folgenden Systemen vorhanden: *Brånemark*, Frialit 2, Paragon, Steri-Oss, Camlog, Hati, 3i, ITI Bonefit und IMZ.
3. Schraubendrehersatz mit Ratsche (Fa. Bredent, Senden).
4. Winkelschrauber der Firmen 3i Implant Innovations (Karlsruhe), Nobel Biocare (Köln) und American Dental Systems (Vaterstetten).
5. Schraubendrehersatz für Winkelschrauber zu allen gängigen Systemen (Fa. Bredent, Senden).
6. Implantatmaschinen mit Drehmoment sind u. a. bei folgenden Firmen erhältlich: W&H Elcomed (Bürmoos, Österreich), Nouvag (Rorschach, Schweiz), Nobel Biocare (Köln), Goof (Hörholm, Dänemark), KaVo (Biberach) und Aesculap (Tuttlingen). Dies ist nur eine Auswahl der mir bekannten Maschinen mit Drehmoment. Es gibt sicherlich noch sehr gute andere auf dem Dentalmarkt.
7. Carboxylatzement Durelon, Filmdicke 10 µm (Fa. 3M Espe, Seefeld).

Die schonende Sofortimplantation

Problem: Sofortimplantate sind sehr risikobehaftet und schwer zu setzen

Auf sehr vielen Implantologiekongressen bekommt man Vorträge zu hören, welche die Sofortimplantation, die Sofortversorgung und sogar die Sofortbelastung an ausgewählten Patientenfällen als tägliche Selbstverständlichkeit in der implantologischen Praxis darstellen – frei nach dem Motto: „Was, das machen sie noch nicht?" Dann geht man als „Normalimplantologe" in seine Praxis, probiert das Gezeigte aus und hat anschließend riesige Probleme sowie jede Menge Misserfolge. Dies liegt sicher auch an Referenten, welche sich selbst profilieren wollen, ist aber zum größten Teil darauf zurückzuführen, dass in vielen Vorträgen aus Zeitgründen die Durchführungskriterien für eine Sofortimplantation nicht klar genug dargestellt werden können.

Sofortimplantate können durchaus sehr erfolgreich sein, doch müssen dann folgende Fragen beantwortet werden:

1. Ist die Alveole des Zahnes entzündungsfrei bzw. weist sie eine chronische oder gar eine akute Entzündung auf?
2. Liegt zirkulär eine ausreichend starke Knochenlamelle vor?
3. Ist für eine über den Apex hinausgehende Implantation genügend Knochen zur primären Stabilisierung des Sofortimplantates vorhanden?
4. Welche Knochenqualität ist zu erwarten?
5. Welche Analyse führe ich durch, um die Höhe, die Breite und den Querschnitt des vorhandenen Knochens zu eruieren?
6. Welche Implantatlänge und welcher Implantatdurchmesser sind notwendig?
7. Wie groß sind die Abstände zu den Nachbarzähnen?
8. Wie tief muss oder kann ich das Implantat setzen?
9. Wie kann ich extrahieren, ohne die knöcherne Alveole zu beschädigen?
10. Wie versorge ich den Zahn provisorisch?

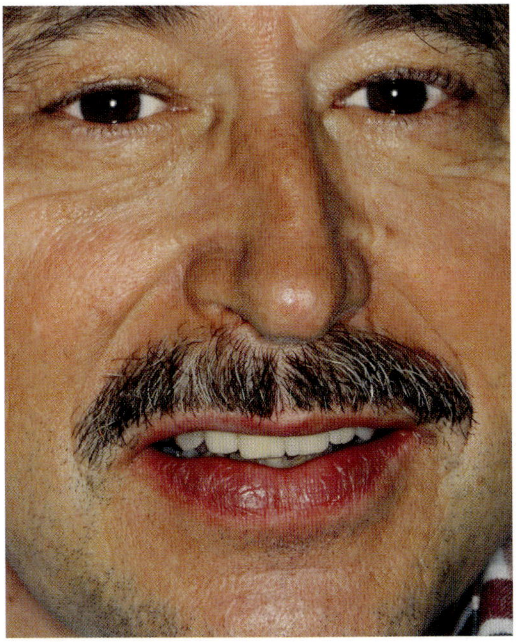

Abb. 1 Der 58-jährige Patient

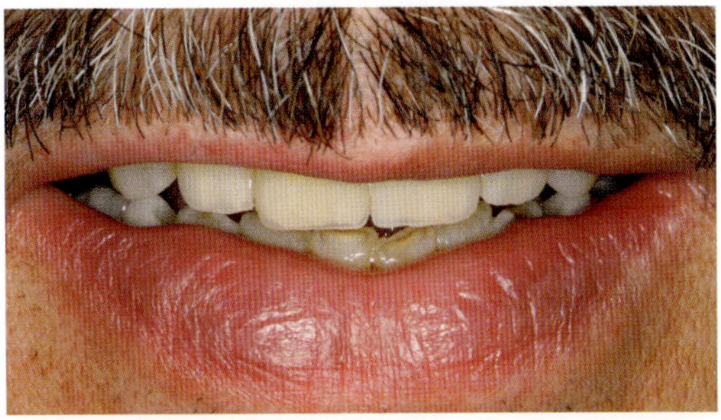

Abb. 2 Die Mundpartie des Patienten

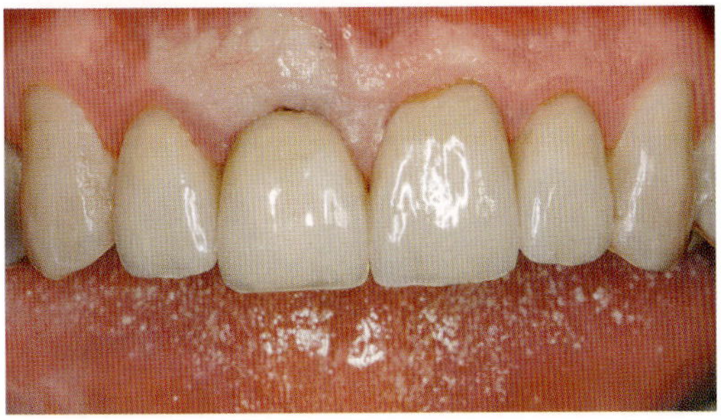

Abb. 3 Die geschlossene Oberkieferfront

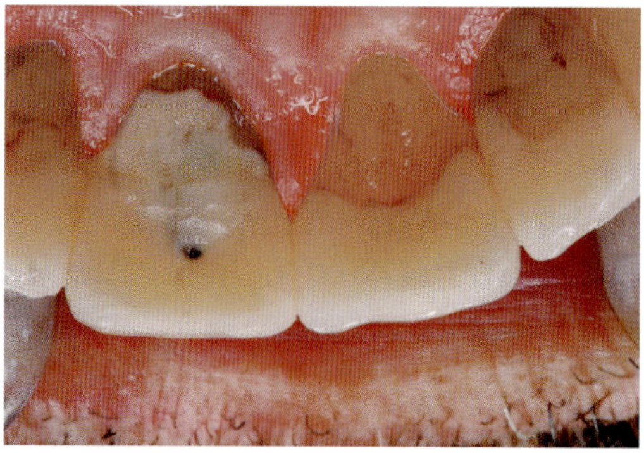

Abb. 4 Ansicht von palatinal

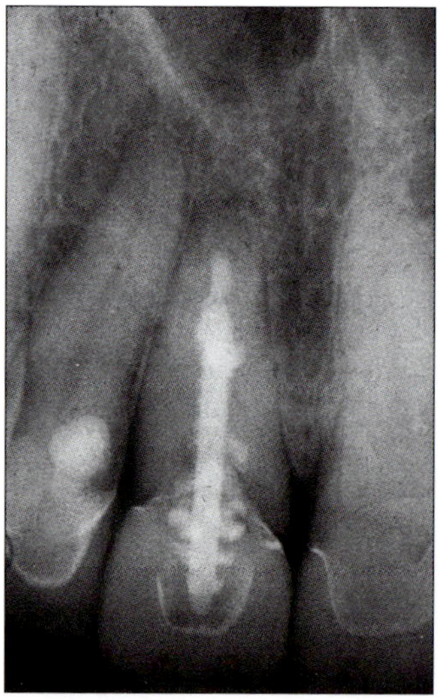

Abb. 5 Situation im Einzelzahnröntgenbild

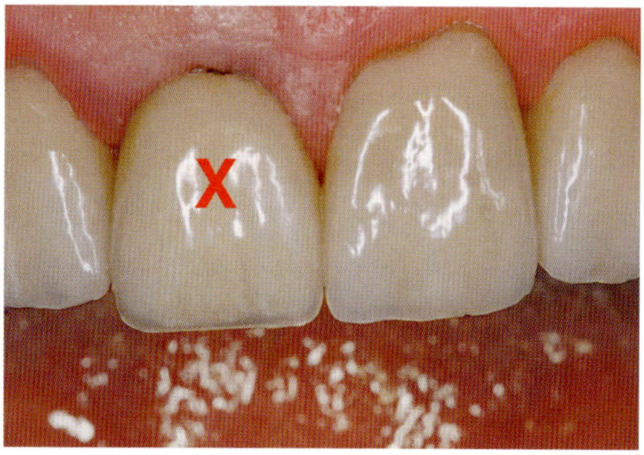

Abb. 6 Der zu extrahierende Zahn 11

Die erprobte Lösung: Sorgfältige Planung, schonende Extraktion und exakte Implantation

Anhand des im Folgenden vorgestellten Patientenfalles soll gezeigt werden, dass eine Sofortimplantation bei sorgfältiger Planung und schonender Vorgehensweise zum Erfolg führt.

Bei einem 58-jährigen Patienten war der Zahn 11 einige Jahre zuvor mit einer Vollkeramikkrone versorgt worden. Dann musste der Zahn aufgrund einer vermutlich durch Stoßeinwirkung beim Sport verursachten Pulpitis endodontisch behandelt und mit einem direkten Stiftaufbau versorgt werden. Dies ging ein ganzes Jahr lang gut, doch dann wurde der Apex stark druckempfindlich. Ein apikaler Prozess hatte sich gebildet, und der Zahn musste reseziert werden.

Nach einigen Monaten und zeitweiser Einnahme von Antibiotika war der Druckschmerz im apikalen Bereich wieder da. Es handelte sich um den typischen Verlauf eines „totbehandelten" Zahnes. Eine weitere Resektion versprach wenig Erfolg, und so entschied sich der Patient nach ausführlicher Aufklärung für die Extraktion des Zahnes und ein Sofortimplantat (Abb. 1 bis 6).

Zur Abnahme der klinischen Krone wurde eine Frontzahnzange mit Leukoplast umwickelt, um die Krone nicht zu beschädigen. Mit vorsichtigen, leichten Rotationsbewegungen gelang es, die Stiftkrone abzunehmen (Abb. 7). Die Extraktion der Wurzel wurde mit der zirkulären Durchtrennung unter Zuhilfenahme eines Periotoms nach *Schulte* eingeleitet (Abb. 8 bis 10). Der Zahn sollte bei der Entfernung unter keinen Umständen luxiert werden, damit das Alveolarfach des Zahnes nicht beschädigt wird.

Um dies zu vermeiden, wurde die noch vorhandene Wurzel mit Hilfe einer Knochenfräse im roten Winkelstück unter Wasserkühlung geviertelt (Abb. 11 bis 13). Die Einzelteile der geviertelten Wurzel wurden mit einer diamantierten Pinzette entnommen und auf Vollständigkeit kontrolliert (Abb. 14 und 15).

Nach der Extraktion wurde die Alveole sorgfältig inspiziert. Labial zeigte sich eine reduzierte Knochenlamelle (Abb. 16), die bei der Sondierung aber vollständig intakt war. Inzisionen mit dem Skalpell, besonders labial-vertikal, sollten unter allen Umständen vermieden werden!

Die Festlegung der initialen Bohrung erfolgte nach den Regeln des ästhetischen Fensters (Abb. 17): labial 1,5 mm Distanz von der zervikalen Tangente, palatinal bündig mit der zervikalen Tangente. Als Durchmesser für das Sofortimplantat wurden 4,5 mm gewählt, um die Abstände von 1,5 mm zu den Nachbarzähnen einzuhalten (Abb. 18).

Die initiale Bohrung wurde mit dem 2-mm-Bohrer eingebracht (Abb. 19) und mit dem nächsten Bohrer auf 3,2 mm

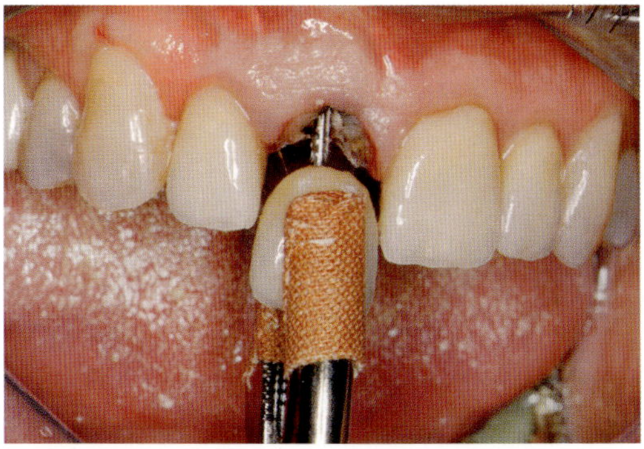

Abb. 7 Abnahme der Stiftkrone mit der beklebten Extraktionszange

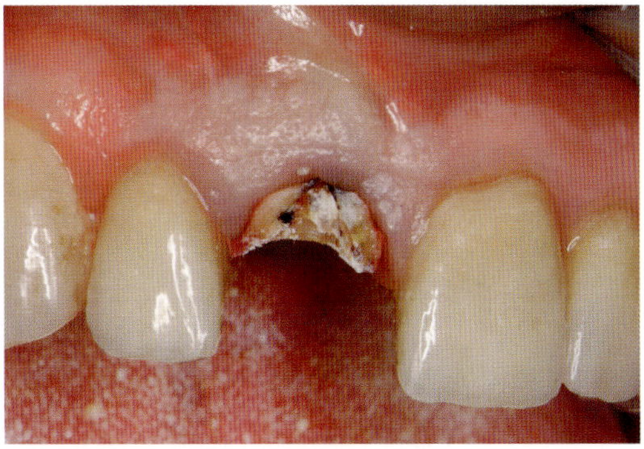

Abb. 8 Die zurückbleibende Wurzel

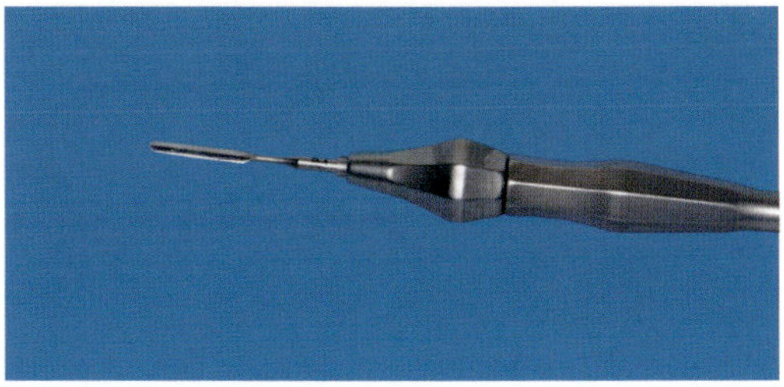

Abb. 9 Periotom nach *Schulte*

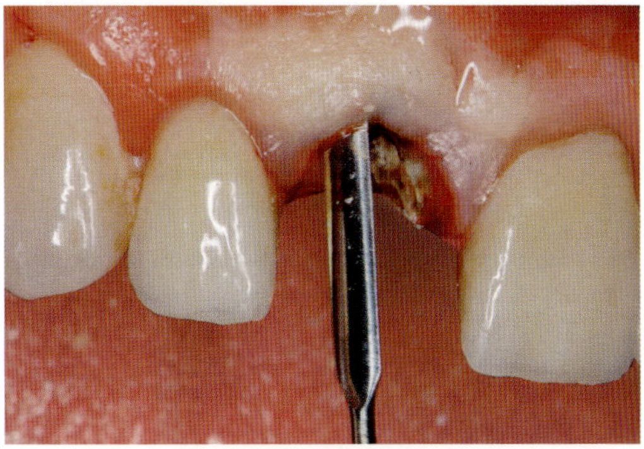

Abb. 10 Vorsichtige Durchtrennung des Ligamentum circulare mit dem Periotom

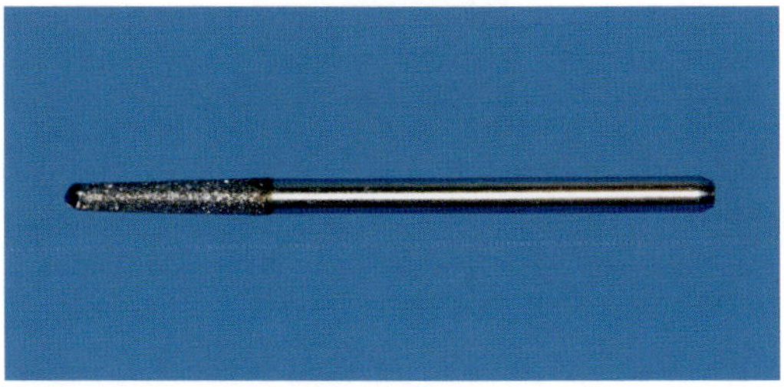

Abb. 11 Die überlange Knochenfräse

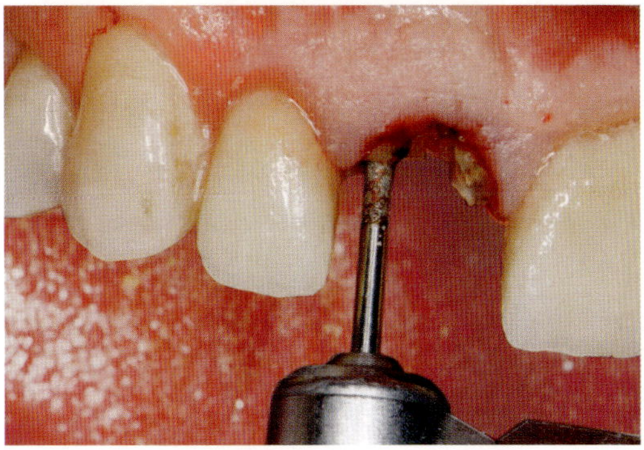

Abb. 12 Zerteilung der Wurzel in vier Teile mit der überlangen Knochenfräse

erweitert (Abb. 20). Die definierte Bohrung erfolgte mit dem 4,5-mm-Bohrer des Xive-Systems auf 15 mm bis zum Nasenboden, um genügend Primärstabilität zu bekommen (Abb. 21 und 22).

Ein Xive-Implantat wurde aus der sterilen Verpackung entnommen, mit der Maschine aus der Glasphiole aufgenommen und bei langsamer Drehzahl mit einem Drehmoment von 30 Ncm schonend inseriert (Abb. 23 bis 26).

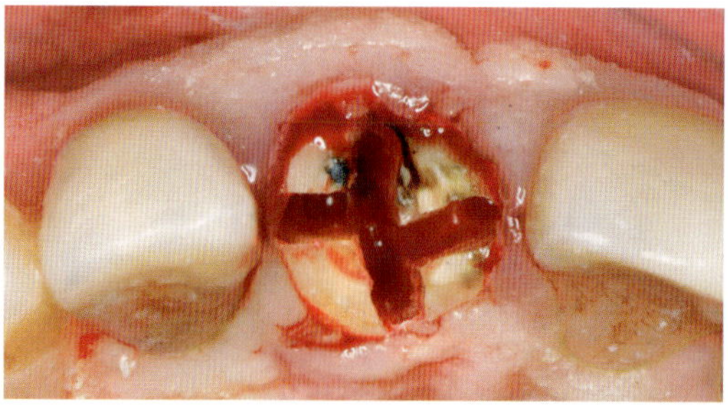

Abb. 13 Die geviertelte Wurzel

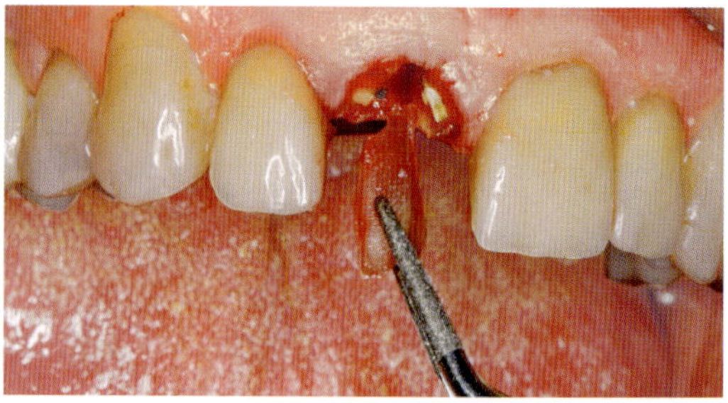

Abb. 14 „Extraktion" der Wurzelteile mit einer diamantierten Pinzette

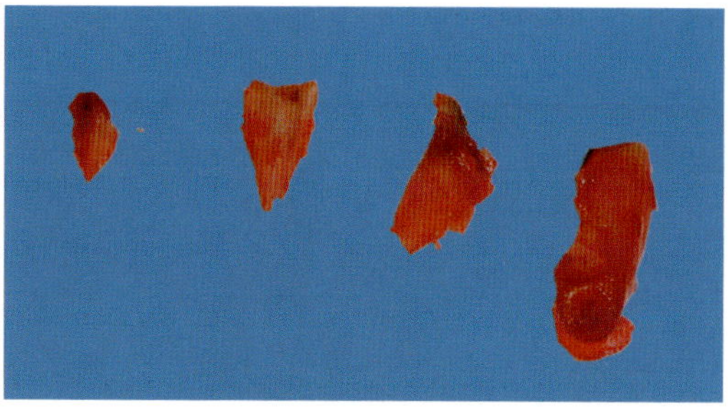

Abb. 15 Die extrahierten Wurzelteile werden auf Vollständigkeit kontrolliert

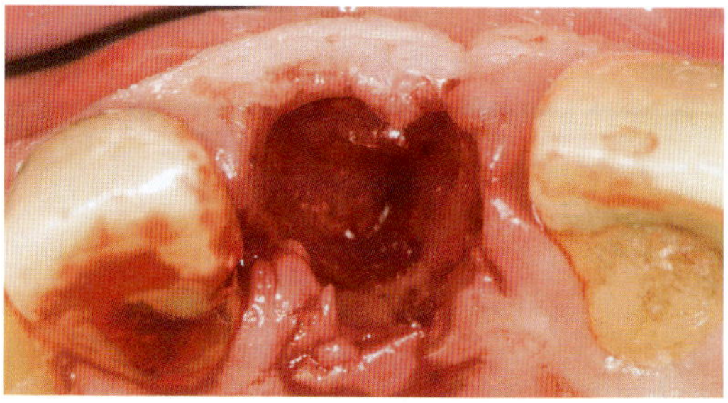

Abb. 16 Die leere Alveole wird inspiziert

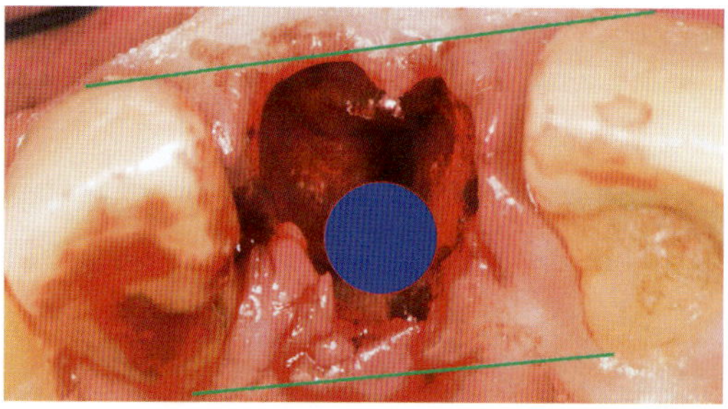

Abb. 17 Festlegung der initialen Bohrung

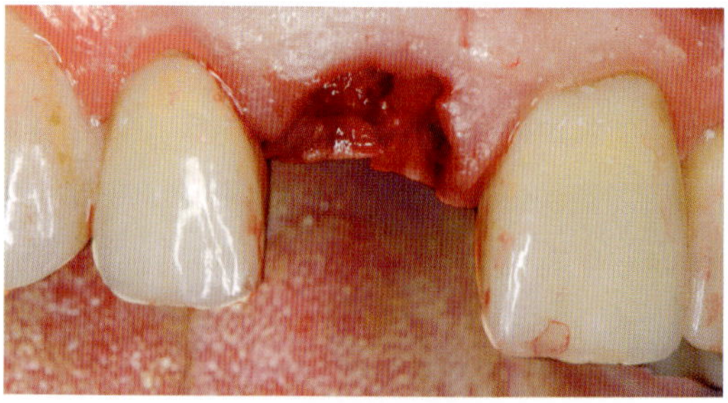

Abb. 18 Der Implantatdurchmesser wird unter Berücksichtigung der Abstände zu den Nachbarzähnen festgelegt

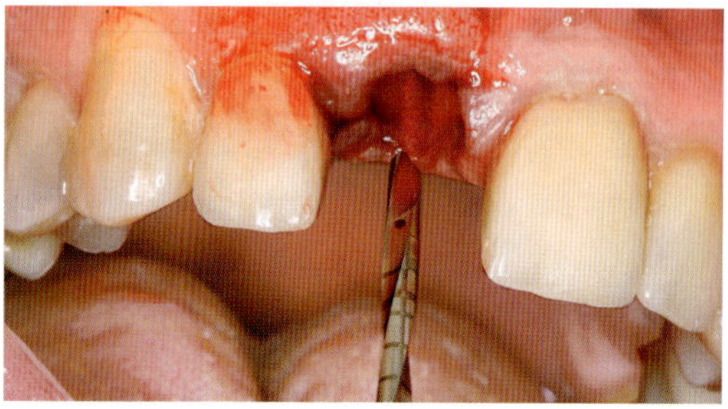

Abb. 19 Die initiale 2-mm-Bohrung

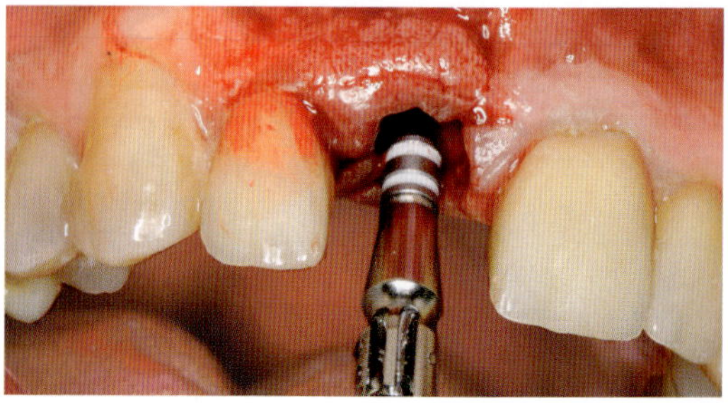

Abb. 20 Erweiterung des Bohrstollens auf 3,2 mm

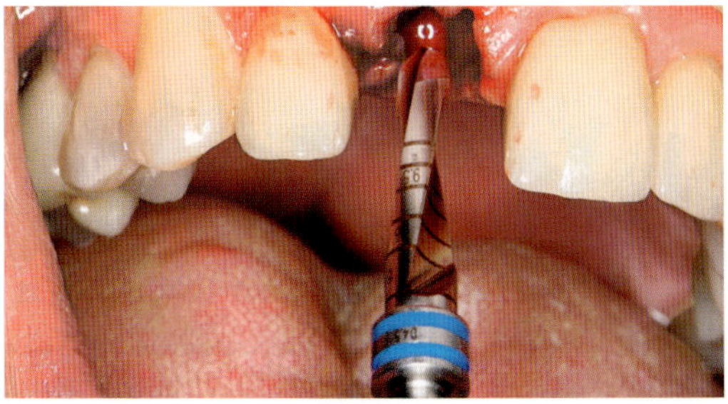

Abb. 21 Definitive Bohrung auf 4,5 mm

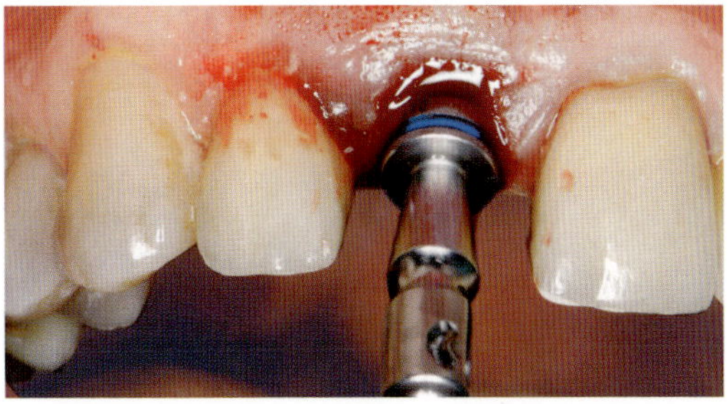

Abb. 22 Definitive Bohrung auf 15 mm Tiefe bis zum Nasenboden

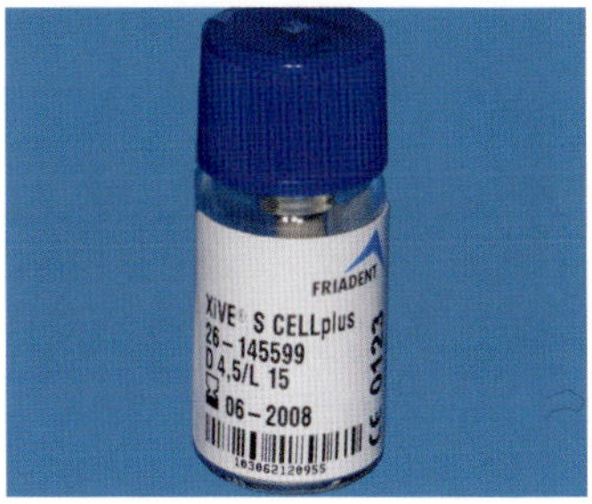

Abb. 23 Das steril verpackte Xive-Implantat

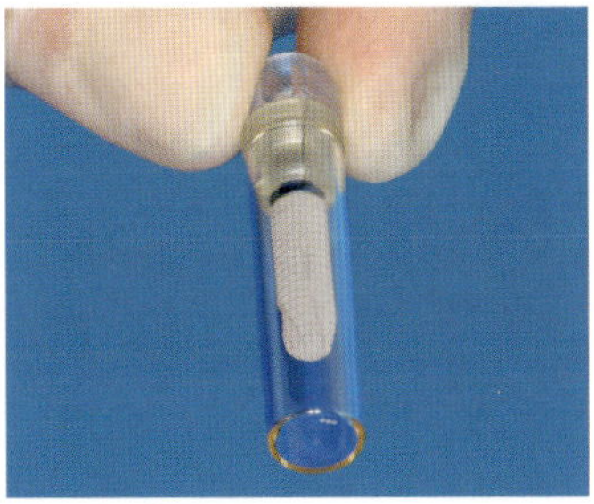

Abb. 24 Die Phiole mit dem Implantat wird entnommen

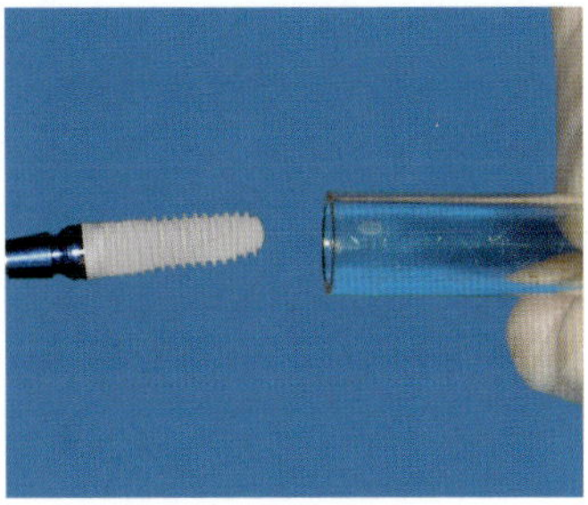

Abb. 25 Aufnehmen des Implantates mit der Maschine

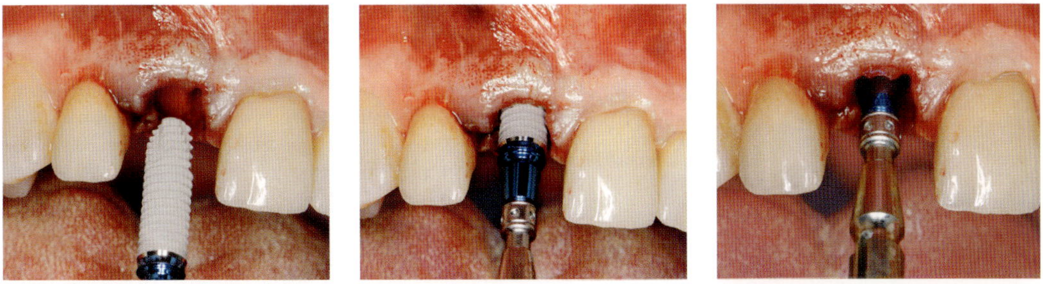

Abb. 26a bis c Vorsichtige Insertion des Implantates mit langsamer Drehzahl

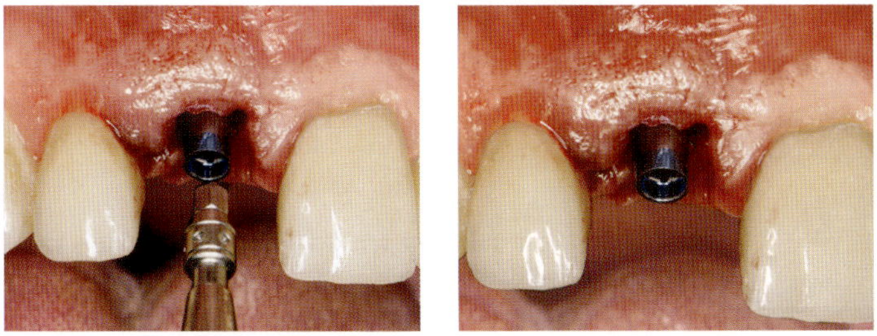

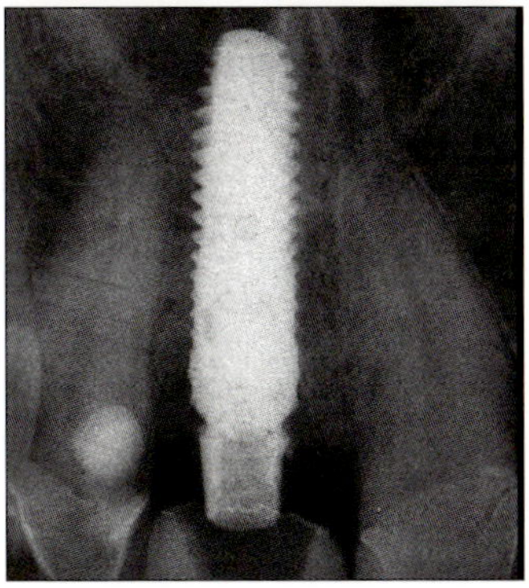

Abb. 27a bis c Das gesetzte Implantat von labial (a), in der Aufsicht (b) und in der Röntgenkontrolle (c)

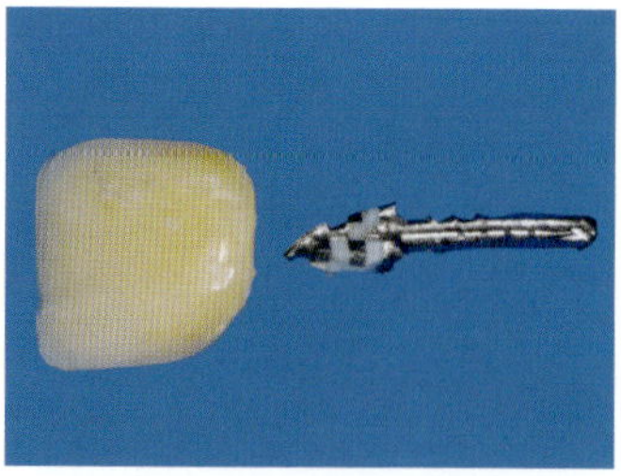
Abb. 28 Nach Entfernung des Wurzelstiftes aus der Krone wird diese ausgebohrt

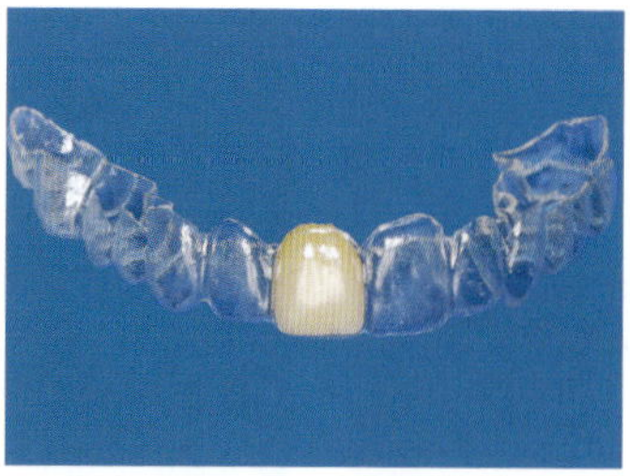
Abb. 29 Die Krone in der Tiefziehschiene

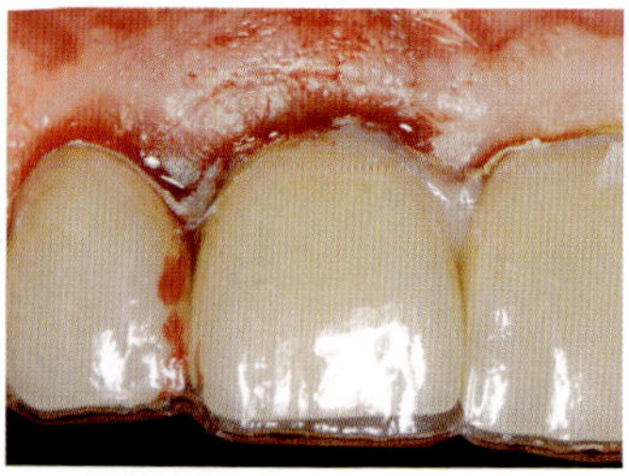
Abb. 30 Die Krone mit Acrylat beschickt und mit der Schiene platziert

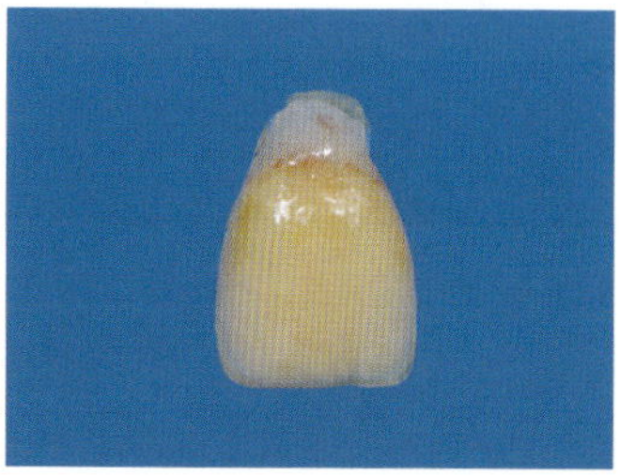
Abb. 31 Die ausgearbeitete Krone mit subgingivalem Anteil

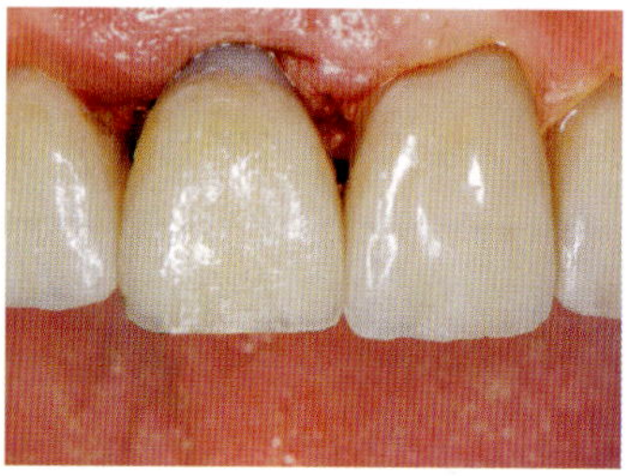
Abb. 32 Die mit provisorischem Zement eingegliederte Krone

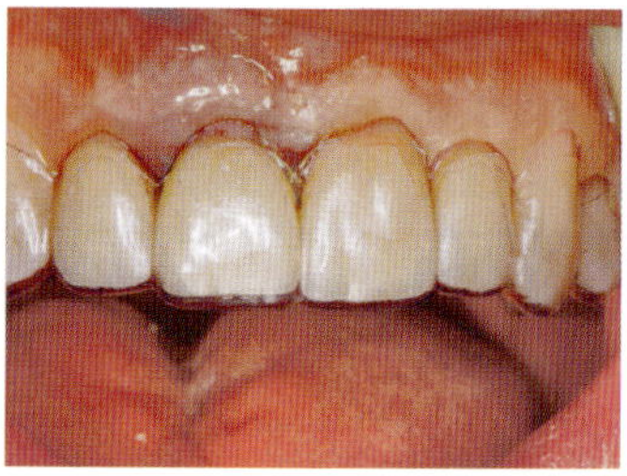
Abb. 33 Tiefziehschiene zum Schutz des Sofortimplantates

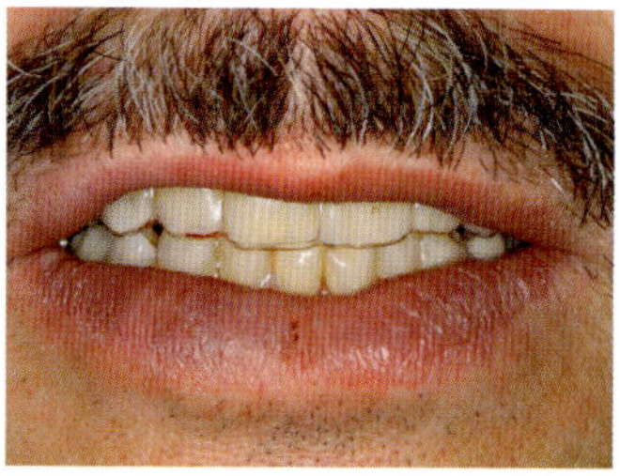
Abb. 34 Die Schiene fällt im Lippenbild kaum auf

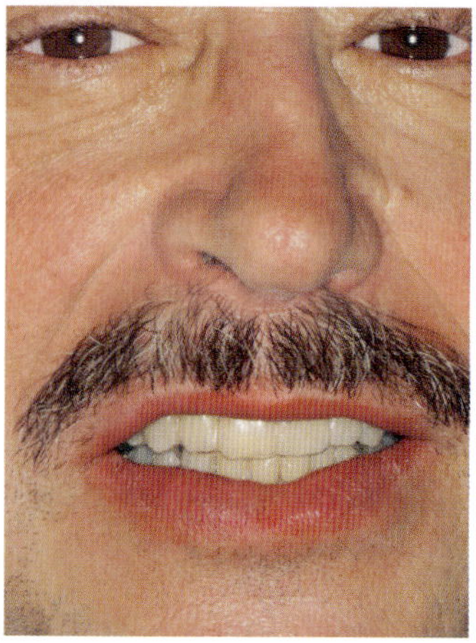
Abb. 35 Der leicht mitgenommene, aber zufriedene Patient

Anschließend erfolgte eine sorgfältige Kontrolle der Implantatposition bezüglich Höhe, Abstand und Tiefe (Abb. 27a bis c).

Zur provisorischen Versorgung des Patienten, der beruflich auf eine vollständige Zahnreihe angewiesen ist, wurde die vorhandene Krone nach Stiftentfernung ausgebohrt und mit Hilfe einer Tiefziehschiene sowie von langsam härtendem Kaltpolymerisat zur provisorischen Krone umgestaltet (Abb. 28 bis 31). Nach Ausarbeitung wurde die Krone provisorisch auf dem beim Xive-System bereits montierten Aufbau zementiert (Abb. 32). Die Tiefziehschiene zum Schutz des Sofortimplantates fiel kaum auf (Abb. 33 und 34).

Um jegliche Überbelastung zu vermeiden, wurde der Patient angewiesen, nur weiche Kost zu essen, jegliche Belastung des Implantates zu vermeiden und die Schutzschiene rund um die Uhr zu tragen. Am Ende der Behandlung verließ ein leicht mitgenommener, aber sehr zufriedener Patient die Praxis (Abb. 35).

Materialliste

1. Periotom nach Prof. *Schulte* (Fa. Friadent, Mannheim).
2. Überlange Knochenfräse Hartmetallkopf, Diamantkörper in FG-Spannung (Fa. Bredent, Senden).
3. Xive-Implantatsystem (Fa. Friadent, Mannheim).

Anforderungen an ein modernes Implantatsystem

Problem: Auswahl eines für meine Praxis geeigneten Implantatsystems

Während meiner Kurse zu den Bereichen Implantologie und Implantatprothetik werde ich fast immer mit folgenden Fragen konfrontiert: Welches Implantatsystem kommt für mich in Frage? Können Sie mir Entscheidungskriterien an die Hand geben? Was sind Ihre Erfahrungen?

Da es sich um einen weit reichenden Schritt handelt, der auch eine große Investition für die Praxis bedeutet, sollte die Entscheidung für ein Implantatsystem wohl überlegt sein. Welche Kriterien sind dazu geeignet, den Kollegen bei der Auswahl zu helfen?

Erprobte Lösung: Auswahl nach Kriterien, die alle Anforderungen an ein modernes Implantatsystem berücksichtigen

Empfehlungen

- Legen Sie sich ein Implantatsystem zu, welches bereits mindestens 10 Jahre auf dem Markt ist, also über alle Erprobungsphasen und Kinderkrankheiten hinaus ist, damit Sie in ein erprobtes System einsteigen können.
- Es sollte Anzeichen dafür geben, dass das Implantatsystem noch mindestens 10 Jahre auf dem Markt bleibt. Es wäre fatal, wenn wir nur deshalb explantieren müssten, weil keine Teile mehr hergestellt werden und es das Implantatsystem gar nicht mehr gibt.
- Schaffen Sie ein Implantatsystem an, bei welchem der betreuende Mitarbeiter der Implantatfirma für Sie stets erreichbar ist und Ihnen ständig mit Rat und Tat zur Seite steht. Die Lieferung von allen Teilen innerhalb von 24 Stunden sollte selbstverständlich sein.
- Kalkulieren sie Investition sowie voraussichtliche Amortisation sorgfältig durch und schauen Sie sich das Preis-Leistungs-Verhältnis genau an.
- Legen sie sich ein Implantatsystem zu, das ein Kollege in erreichbarer Nähe ebenfalls anwendet, so dass Sie und dieser Kollege sich ggf. mit Teilen und Ratschlägen gegenseitig aushelfen können.
- Sie brauchen als Zahnarzt unbedingt einen Spezialisten, sei es ein Oralchirurg oder ein Kieferchirurg, der Ihr System kennt, Ihnen bei Notfällen helfen kann und für Sie zu schwierige Fälle übernimmt.

Anforderungen an ein modernes Implantatsystem

Da ich im Laufe meiner Implantologenkarriere seit 1974 zehn verschiedene Systeme praktisch angewendet habe und alle Systeme wertfrei beurteile, lege ich hier meine in vielen Diskussionen mit erfahrenen Kollegen entstandene Checkliste für ein Implantatsystem vor.

1. Wurzelform

Die Natur hat einige tausend Jahre gebraucht, um die Zahnform erfolgreich zu entwickeln. Die Natur zu verbessern gelingt so gut wie nie, sie hat auch keine Redundanz, wie vielfach angenommen wird – die Endform ist schlicht und einfach perfekt.

So hat es doch einige Zeit gedauert, bis die Implantatformen bei dieser von der Natur vorgegebenen Wurzelform angelangt sind. Subperiostale Implantate leiteten die Kaukräfte nicht in den Knochen ein und waren in der Anwendung problematisch. Die so genannten Nadelstraßen entsprachen nicht den Größenverhältnissen einer Zahnwurzel. Blattimplantate waren dreidimensional nicht stabil. Zylinderimplantate, besonders solche mit größerem Durchmesser, ließen keine ausreichende Ernährung des Knochens bis in den zervikalen Bereich des Implantates zu, so dass es zu Knocheneinbrüchen kam. Deshalb ist die Wurzelform – sei sie konisch rund bis zum Apex und im oberen Durchtrittsbereich zylindrisch oder aber abgestuft wie beim Stufenzylinderimplantat – die auszuwählende Form für unser Implantatsystem (Abb. 1 bis 3).

2. Material

Im Laufe des Wettbewerbs in der Implantatentwicklung zwischen Keramik und Titan ist die Entscheidung eindeutig zu Gunsten des Titanimplantates ausgefallen, da die mechanischen Eigenschaften, d. h. vor allem die Bruchfestigkeit der Titanimplantate, deutlich besser sind. Titan gilt durch die sofort nach der Bearbeitung entstehende Oxidschicht auf der Oberfläche als bioinert und knochenfreundlich (Abb. 4). Es sind in der Wissenschaft weltweit meines Wissens keine allergischen Abstoßungsreaktionen bekannt. Millionen von Hüftgelenksimplantaten seien hier mit einbezogen. Dies ist übrigens ein gutes Argument für Zahnimplantate bei skeptischen, naturbewussten Patienten.

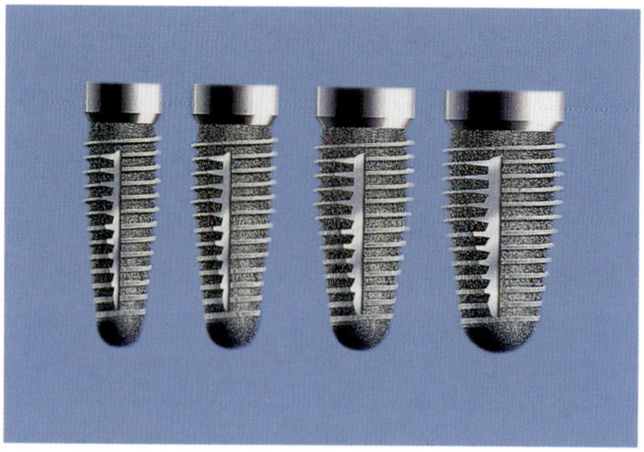

Abb. 1 Wurzelförmiges Implantat Camlog

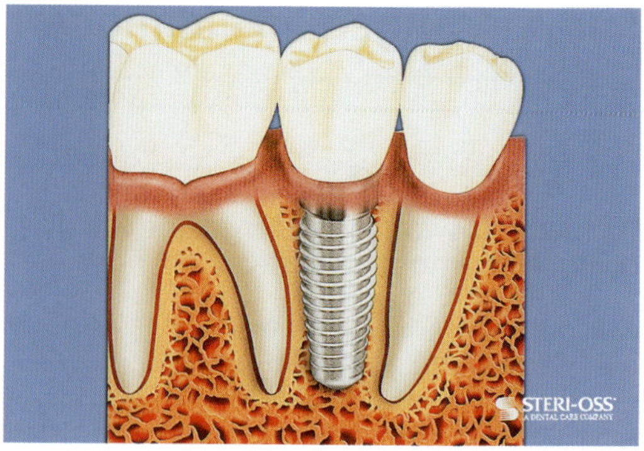

Abb. 2 Wurzelförmiges Implantat Steri-Oss

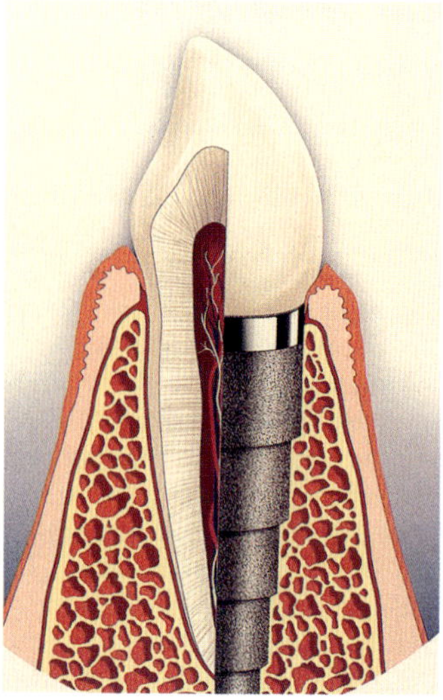

Abb. 3 Stufenförmiges Implantat Frialit 2

Zurzeit rücken Vollzirkonimplantate zunehmend in den Blickpunkt. Sie scheinen eine interessante metallfreie Alternative zu sein, wobei angemerkt werden muss, dass Zirkon ein Metall ist und die Zirkonimplantate aus Zirkonoxid bestehen. Von der Einheilung her gesehen handelt es sich m. E. eher um einen Rückschritt mit vielen offenen Fragen. Es bleibt spannend, wie diese Implantate auf Dauer abschneiden (Abb. 5).

3. Raue Oberfläche

Zur besseren mechanischen Retention und zur besseren Einheilung hat sich bei nahezu allen dentalen Implantaten eine raue Oberfläche durchgesetzt. Die Oberfläche sollte eine Rautiefe von 2 bis 20 µm aufweisen (Abb. 6). Dies wird durch Sandstrahlen und/oder Säureätzung der enossalen Oberfläche erreicht. Von Beschichtungen ist man weitgehend abgekommen. Über Hydroxylapatitoberflächen weiß man, dass sie schneller einheilen, aber eine bakterielle Infektion der Oberfläche zum raschen periimplantären Knochenabbau führt. Titanplasmabeschichtete Oberflächen verursachen

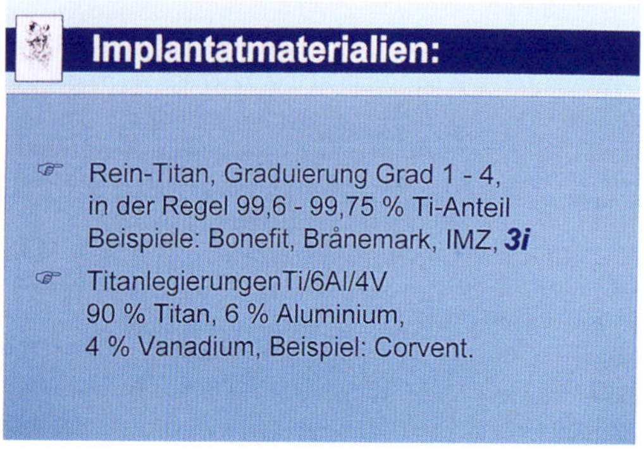

Abb. 4 Titan als Werkstoff

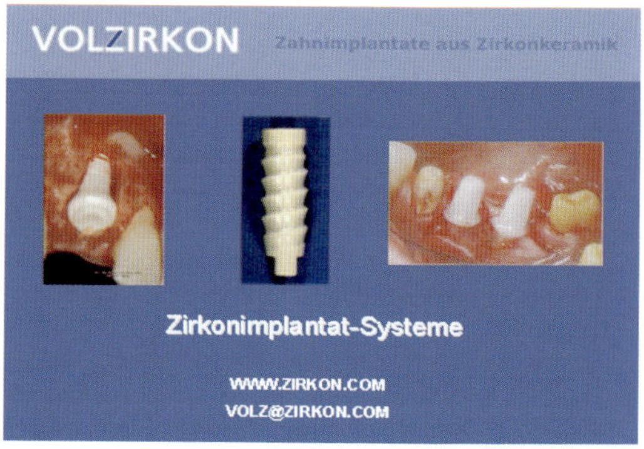

Abb. 5 Vollzirkonimplantat

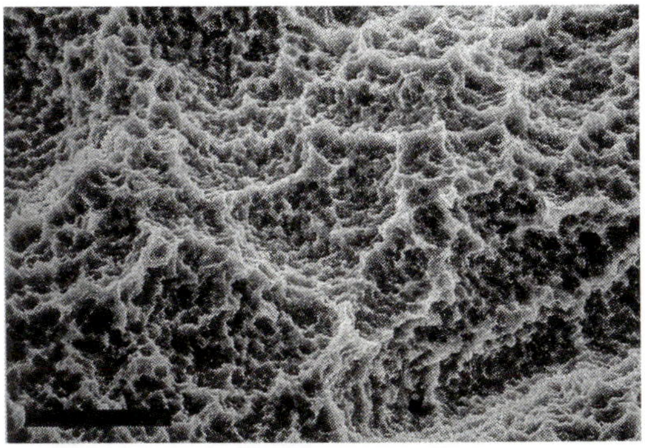

Abb. 6 Implantatoberfläche (Rautiefe 2 bis 20 µm)

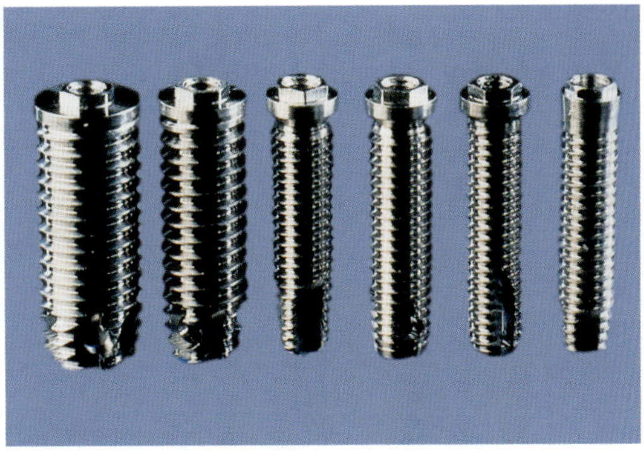

Abb. 7 Außensechskant Brånemark

angeblich Leberschäden, doch wissenschaftlich Fundiertes hierzu ist dem Autor nicht bekannt. Glatte, rein maschinell gedrehte Oberflächen, wie sie ursprünglich von *Brånemark* (eigentlich nur für den zahnlosen Unterkiefer) konzipiert wurden, sind heute kaum noch im Gebrauch. So hat sich letztendlich die gestrahlte und/oder geätzte Oberfläche bei den meisten Implantatsystemen durchgesetzt.

4. Innensystem

Der klassische Außensechskant, wie er von *Brånemark* eingeführt wurde, hat ausgedient. Da die Implantate mechanisch viel belastbarer und stabiler sind, als wir uns das je erträumt haben, besitzt der Außensechskant, der als Sollbruchstelle bei Überbelastungen gedacht war, um das Implantat zu schonen – nur die Schraube sollte in diesem Fall brechen –, keine Indikation mehr (Abb. 7).

Bei der technischen Verbindung zweier Teile differenziert man zwischen Form- und Kraftschluss. Der Formschluss ist bedingt durch das Ineinanderstecken zweier präziser Teile in Form eines Innensechskantes oder des so genannten Tube-in-Tube-Systems. Inzwischen sind auch noch andere Innensysteme entwickelt worden. Alle haben das Ziel, dass die Kraft auf das Aufbauteil über die präzise Form an das enossale Implantat weitergeleitet wird. Die vertikale Schraube, der Kraftschluss durch Eindrehen mit definiertem Drehmoment (vgl. Trickkiste in der „Quintessenz" 8/2003), bewahrt das Aufbauteil vor vertikalen Abzugskräften und fixiert es (Abb. 8 bis 11).

5. Längen

Es haben sich folgende Implantatlängen bewährt: 9 mm, 11 mm, 13 mm und 15 mm. Dabei werden in einigen Systemen noch Zwischengrößen und größere Längen angewendet. Nach den Finite-Elemente-Studien von *Vizethum* sind größere Längen als 13 mm nicht unbedingt notwendig, da die größte Belastung im zervikalen kortikalen Knochenbereich auftritt und nicht wie früher angenommen auch im apikalen Bereich (vgl. bikortikale Abstützung). Eine größere Länge bringt fast keine größere Belastbarkeit.

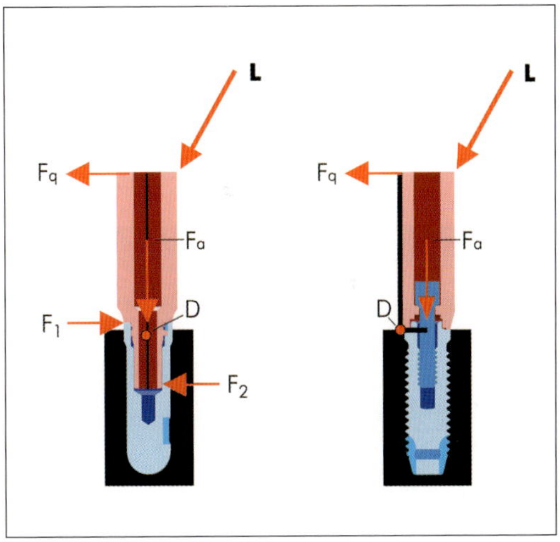

Abb. 8 Innen- versus Außensechskantsystem

Die Verlustrate bei Implantaten mit einer Länge von weniger als 9 mm ist sehr groß, so dass fast alle Implantologen davon abgekommen sind. Auch sollten 9-mm-Implantate durch die Suprakonstruktion verblockt versorgt werden, da besonders bei kurzen Implantaten das Verhältnis von Kronen- und Implantatlänge eine große Rolle spielt (Abb. 12a und b).

6. Durchmesser

Viel wichtiger als die Implantatlänge ist der Durchmesser des Implantates im zervikalen Auflagebereich der Aufbauteile (auch hier gilt die Formel: p = K/F, d. h. Druck ist gleich

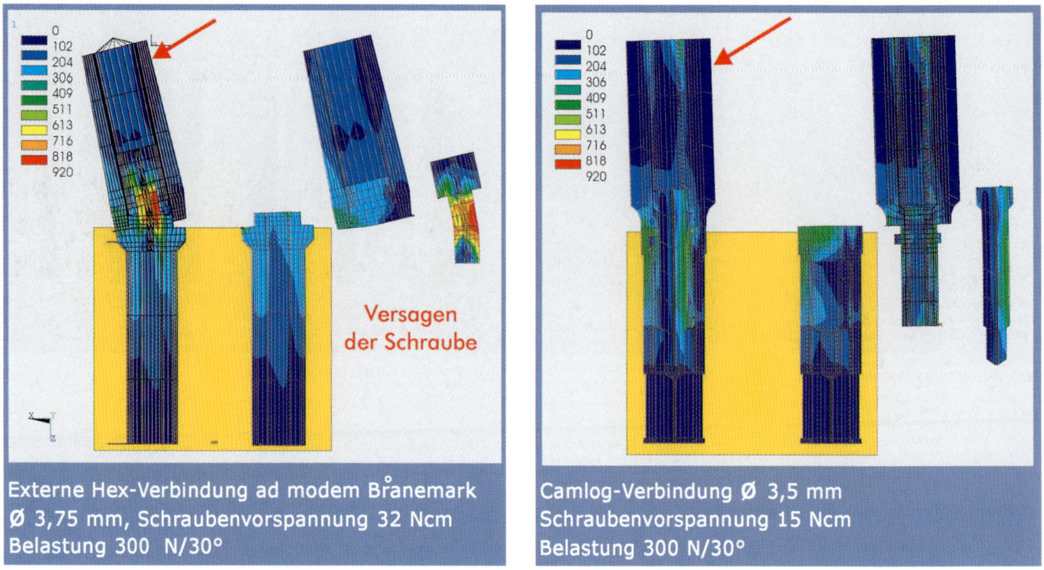

Abb. 9 Innen- versus Außensechskantsystem (Finite-Elemente-Studie)

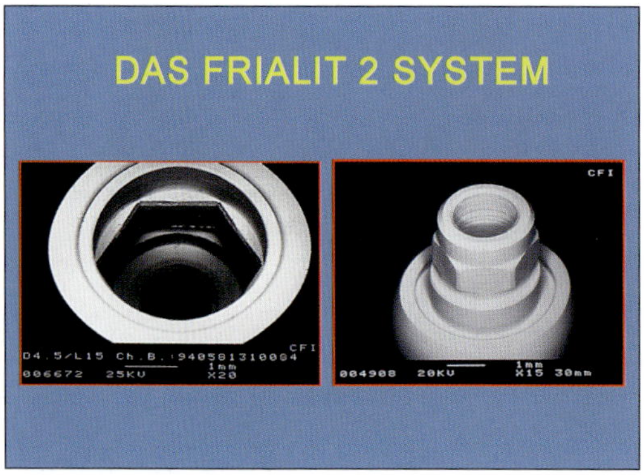

Abb. 10a Innensechskant Frialit 2

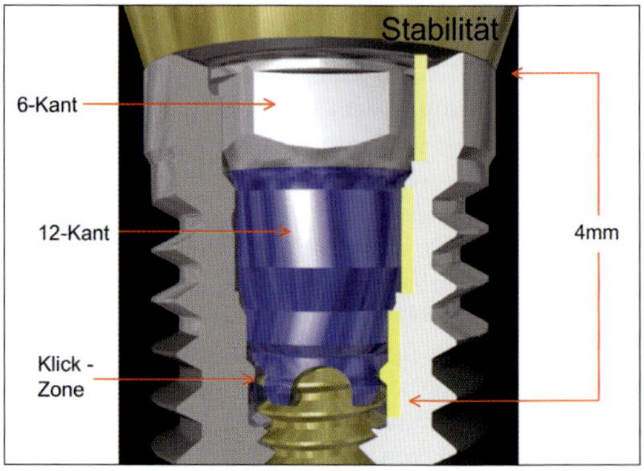

Abb. 10b Innensystem Osseotite Certain

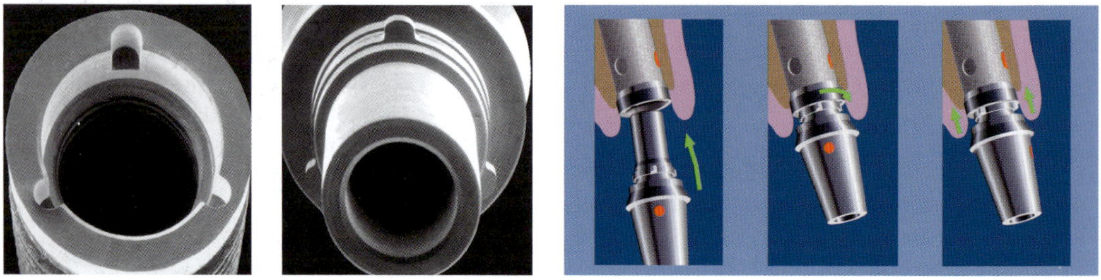

Abb. 11a bis c Tube-in-Tube-System Camlog: REM-Aufnahmen der inneren Geometrie des Implantatkörpers (a) und der äußeren Geometrie des Implantataufbaus (b); Aufbauten (c)

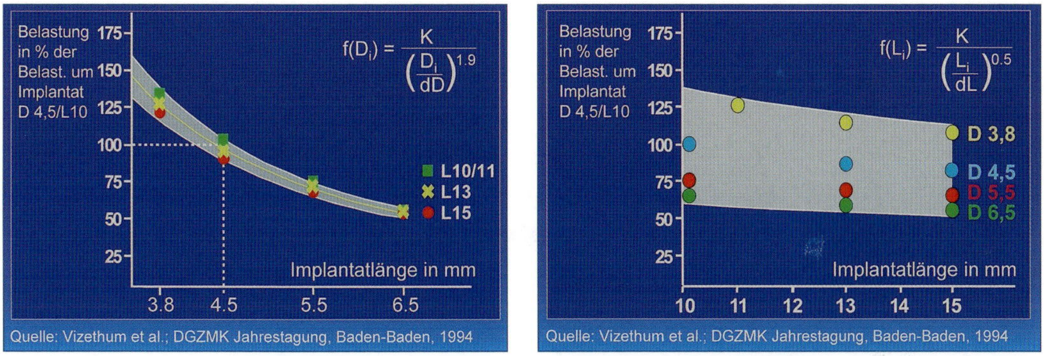

Abb. 12a und b Einfluss des Implantatdurchmessers (a) und der Implantatlänge (b) auf die Knochenbelastung

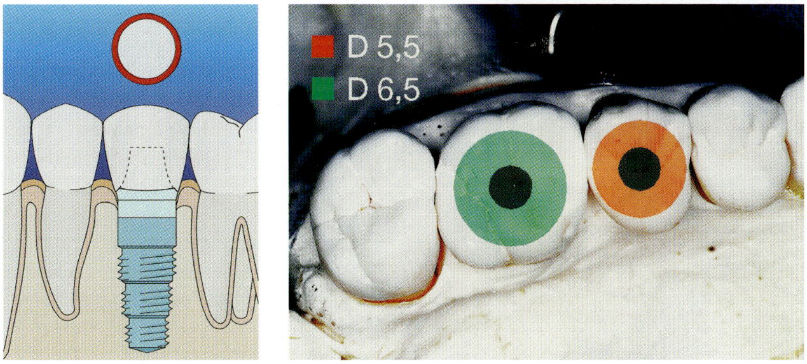

Abb. 12c und d Zahndurchmesser analog zum Implantatdurchmesser

Kraft pro Flächeneinheit). Die Auflagefläche, also der Durchmesser des Implantates, sollte dem des zu ersetzenden Zahnes auf Gingivahöhe entsprechen.

Folgende zahnanaloge Durchmesser haben sich bewährt: 3,0 mm, 3,4 mm, 3,8 mm, 4,3 mm, 5,0 mm und 6,0 mm (Abb. 12c und d). Diese Durchmesser wurden von fast allen Firmen mit verschiedenen Variationen ins Programm genommen. Zurzeit ist noch das „platform switching" in der Diskussion, d. h., aus gingivalen Gründen wird für das Aufbauteil ein kleinerer Durchmesser als der Implantatdurchmesser gewählt. Endgültige wissenschaftliche Ergebnisse hierzu liegen meines Wissens noch nicht vor.

7. Gewinde- oder Presszylinderimplantate

Es gibt für beide Formen Argumente. Gewindeimplantate sind primär stabiler, haben eine größere Oberfläche, sind aber schwieriger und zeitaufwändiger zu inserieren. Es kann bei zu großen Drehmomenten beim Eindrehen zu Drucknekrosen kommen. Deshalb sollte bei Eindrehkräften über 20 Ncm immer eine viertel bis halbe Umdrehung zurückgedreht werden. Presszylinderimplantate sollten abgestuft sein (vgl. Ernährung des zervikalen Knochens). Sie sind schneller zu inserieren und deshalb vor allem bei Behandlern, die viel implantieren, sehr beliebt. Die Implantate verfügen aber insbesondere bei Sofortimplantationen m. E. über keine ausreichende Primärstabilität.

Aus logistischen Gründen empfehle ich die Entscheidung für nur eines der Systeme. Ich persönlich habe mich für Gewindeimplantate entschieden. Beide oder mehrere Systeme in einer Praxis zu führen ist ein großes logistisches Problem für das Team und macht darüber hinaus eine kostspielige Lagerhaltung erforderlich (Abb. 13).

8. Parallelwandiges poliertes Oberteil mit abdichtender konischer Kragung

Die biologische Breite gilt, wenn auch in veränderter Form, ebenfalls für Implantate und darauf verankerten Zahnersatz. Dazu muss das Implantat mit seinem parallelwandigen Oberteil die obere Knochenkante der Implantatkavität um ca. 1 mm überragen. Implantate dürfen also niemals bündig mit dem Knochen gesetzt werden. Um dies zirkulär zu erreichen, sollte der Knochen um die Implantatkavität planiert

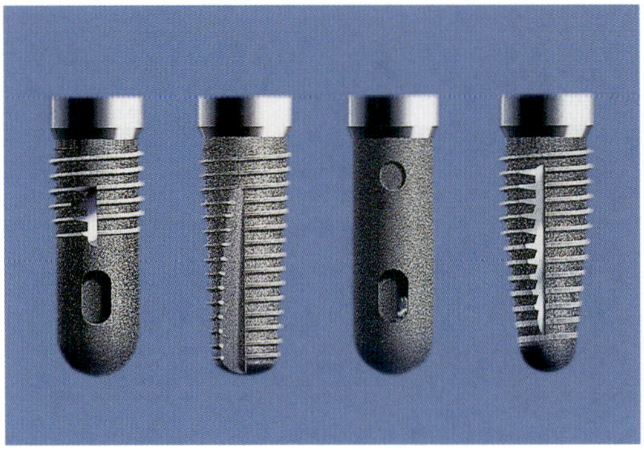

Abb. 13 Von links nach rechts: Presszylinderimplantat mit Gewinde, konisches Schraubenimplantat, Presszylinderimplantat, wurzelförmiges Schraubenimplantat mit Gewinde

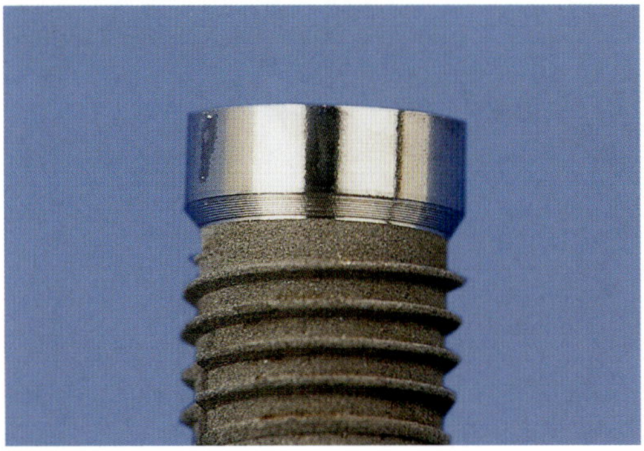

Abb. 14 Poliertes Oberteil mit Abdichtung

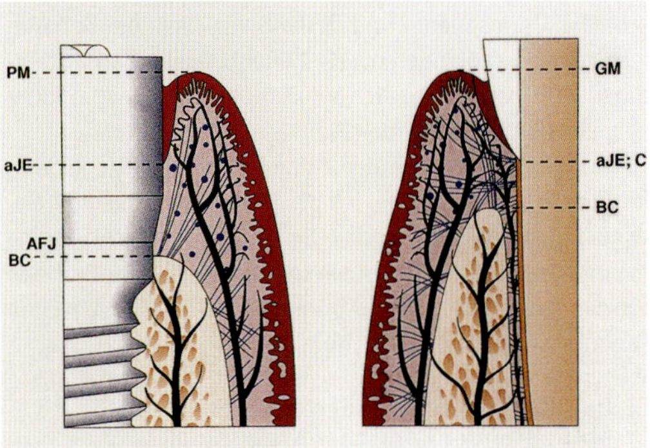

Abb. 15 Vergleich biologische Breite Zahn versus Implantat

werden. Damit gleichzeitig eine Abdichtung der Implantatkavität gewährleistet ist, sollte das parallele Oberteil eine konische Schrägung aufweisen. Durch diese Abdichtung wird verhindert, dass Bindegewebe in die Implantatkavität einwächst (Abb. 14 und 15).

9. Ein- und zweizeitige Anwendung

Wenn immer möglich sollte einzeitig implantiert werden. Dies erspart eine operative Freilegung und gestaltet die Implantation preiswerter. Alle zweiteiligen Implantatsysteme erlauben eine einzeitige Anwendung. Eine zweizeitige Implantation ist m. E. nur noch bei gleichzeitigen augmentativen Maßnahmen notwendig.

Die schnellstmögliche Implantation lässt sich bei ausreichend breiter Gingiva wie folgt durchführen:

- Initialbohrung mit einem 2-mm-Bohrer durch die definiert gesetzte Hülse einer Bohrschablone;
- Ausstanzen der Gingiva bis auf den Knochen mit einer maschinellen Schleimhautstanze;
- 3-mm-Bohrung;
- Endbohrung auf die gewünschte Länge und den gewünschten Durchmesser;
- Setzen des Implantates;
- Einschrauben eines 4 mm hohen Einheilpfostens (healing abutment).

Mit diesem Vorgehen können Nähte, Nachbeschwerden, Freilegungsoperationen und das Risiko einer Gingivarezession vermieden werden (eine Folge der Dentalen Trickkiste über dieses Thema ist in Planung).

Ein einteiliges Implantatsystem kann, muss aber nicht verwendet werden, denn dies macht nur eine aufwändigere Lagerhaltung und Logistik erforderlich.

10. Sofortimplantat

Mit dem gewählten Implantatsystem sollten eine Sofortimplantation, eine verzögerte Sofortimplantation und eine Spätimplantation möglich sein. Für die Sofortimplantation und auch für die verzögerte Sofortimplantation nach 8 Wochen ist es m. E. notwendig, im apikalen Bereich scharfe Gewindegänge zu haben, um in der Bohrung über die Alveole hinaus genügend Primärstabilität zu erzielen. Denn fast nie ist die Alveole mit dem Implantat kongruent. Übrigens heilen nur primär stabile Implantate ein (Abb. 16a bis d).

11. Maschinelles und händisches Vorgehen mit definiertem Drehmoment

Die Implantation und die Manipulation aller Teile müssen maschinell und händisch mit definiertem Drehmoment möglich sein. Hierzu darf ich auf die in der „Quintessenz" 8/2003 erschienene Dentale Trickkiste verweisen, in der alle Schrauben, Schrauber und Drehmomente beschrieben und definiert wurden.

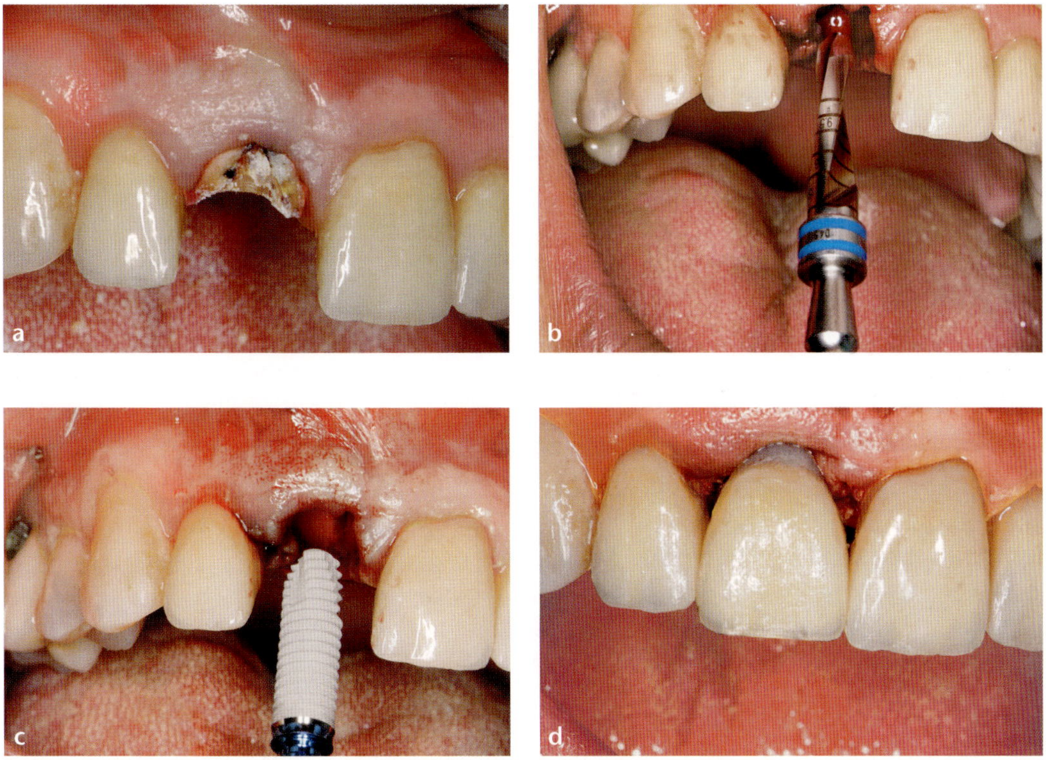

Abb. 16a bis d Sofortimplantation. Verbliebene Wurzel eines Zahnes 11 vor der Extraktion (a). Definitive Bohrung auf 4,5 mm (b). Vorsichtige Insertion des Implantates (c). Mit provisorischem Zement eingegliederte Krone (d)

12. Austauschbarer Tiefenanschlag

Alle Implantatbohrer müssen einen austauschbaren Tiefenanschlag haben! Warum? Schlicht und einfach, weil man dann besser schläft! Das Risiko, den Nervus alveolaris inferior zu verletzen, die Kieferhöhle zu eröffnen, den Nasenboden zu durchbohren etc. – alles wird durch den definierten Tiefenanschlag minimiert bis ganz ausgeschlossen. Besonders für Anfänger, aber auch für Profis ist das ein Muss (Abb. 17)!

13. Farbcodierung aller Teile

Ob Anfänger oder Könner, alle sind dankbar für die durchgehende Farbcodierung sämtlicher Teile. Dies macht den Umgang mit den Teilen logisch, schnell und zuverlässig. Die meisten Firmen haben (endlich einmal) nahezu dieselben Codierungen:

- Silber = 3,0 bis 3,4 mm Durchmesser;
- Gold = 3,8 mm Durchmesser;
- Rot = 4,0 bis 4,3 mm Durchmesser;
- Blau = 5,0 mm Durchmesser;
- Grün = 6,0 bis 6,5 mm Durchmesser (Abb. 18).

14. Implantattray mit didaktisch angeordneten Bohrern und Schraubern

Fast alle Firmen haben sterilisierbare Implantattrays mit didaktisch angeordneten Bohrern und Schraubern im Angebot. Dies ermöglicht es Anfängern wie Könnern, leicht, rationell, zügig und zuverlässig zu arbeiten. Wer viel implantiert, sollte sich unbedingt ein zweites Tray zulegen (Abb. 19).

15. Implantatmaschine mit drei Programmen

Empfehlenswert ist eine Implantatmaschine mit drei Programmen für folgende Maßnahmen:

- Bohren der Kavität,
- Eindrehen des Implantates sowie
- Eindrehen der Deckschrauben und Einheilpfosten.

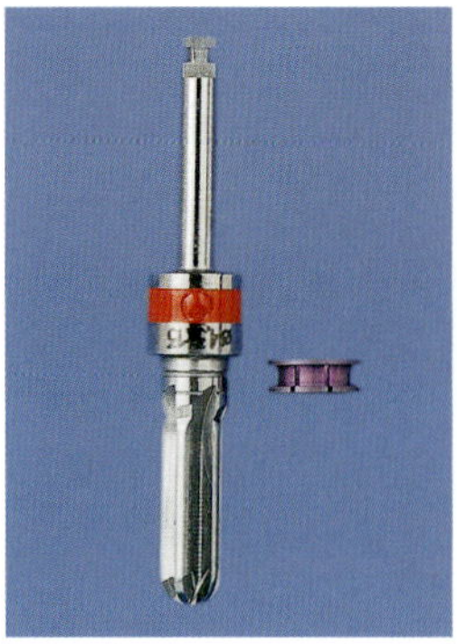

Abb. 17 Tiefenanschlag

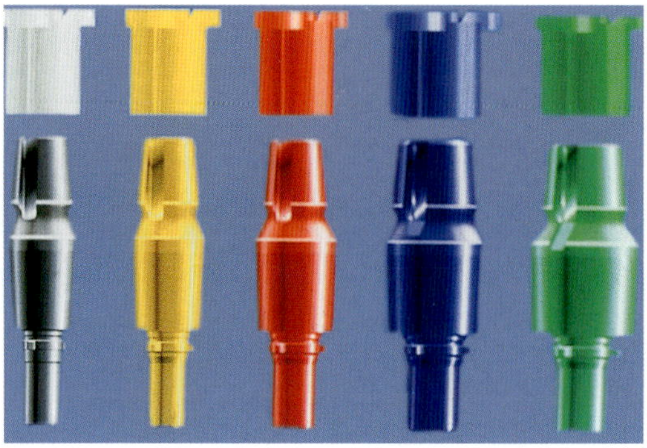

Abb. 18 Farbcodierung

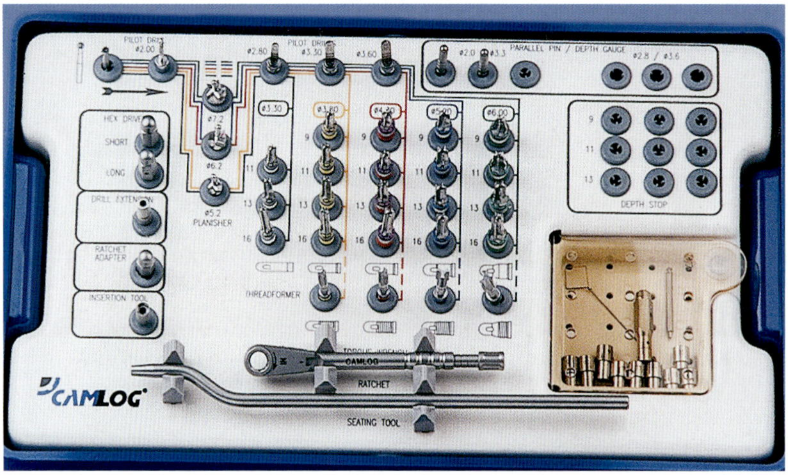

Abb. 19 Implantattray

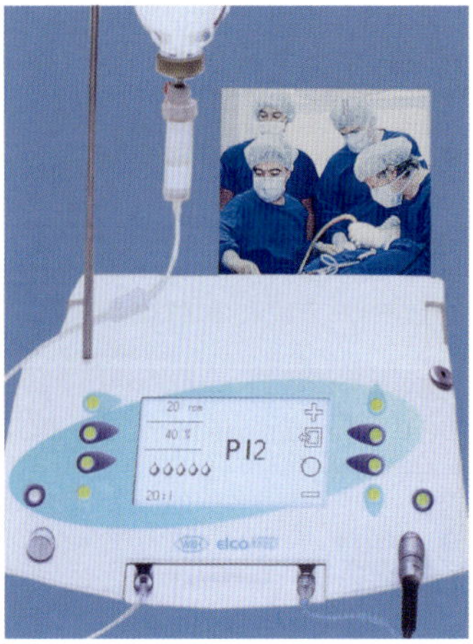

Abb. 20 Implantatmaschine

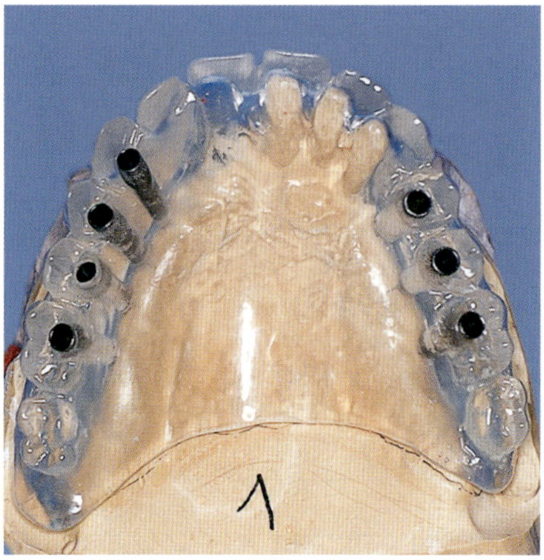

Abb. 21 Bohrschablone mit Hülsen

Ab 1.1.2005 ist es gesetzlich vorgeschriebene Pflicht, die Drehmomente bei der Implantation zu dokumentieren. Deshalb sollten Implantatmaschinen zusätzlich die Möglichkeit zum Speichern und Ausdrucken der bei der Implantation aufgetretenen Drehmomente bieten (Abb. 20). Hier sollte man nicht sparen! Ein zweiter sterilisierbarer Mikromotor ist empfehlenswert, um nach einer Implantation sofort die nächste vornehmen zu können.

16. Bohrschablonen mit Bohrhülsen aus Stahl und Titan (Durchmesser 2 mm)

Implantatprothetik ist Prothetik mit einer chirurgischen Komponente, d. h., das Implantat muss für den funktionellen und ästhetischen Erfolg exakt dort gesetzt werden, wo es prothetisch geplant war (Abb. 21). Nur dann lässt sich Implantatprothetik erfolgreich gestalten, auch wenn dies oft mit Kompromissen verbunden ist.

Titanhülsen, die sehr teuer sind, braucht man nur, wenn man mit diesen Hülsen CT-Diagnostik betreibt. Ansonsten genügen billige Edelstahlhülsen aus dem Baumarkt, so genannte Aderendhülsen für Stromkabel, die für wenige Euro erhältlich sind.

Wichtig für die Implantation sind verlässliche Informationen über die Höhe, die Breite, den Querschnitt und die Qualität des Knochens, in den wir implantieren wollen (dies wird in einer späteren Folge der Dentalen Trickkiste ausführlich behandelt).

17. Innensechskant-Vertikalschrauben, mit selbstklemmendem konischem Schrauber und definiertem Drehmoment einschraubbar

Nicht alle Schraubenarten sind für implantologische Zwecke geeignet:

- Schlitzschrauben haben im Mund absolut nichts zu suchen, da sie nicht selbstklemmend am Schrauber halten.
- Kreuzschlitzschrauben sind ebenfalls nicht selbstklemmend.
- Innensechskantschrauben sind sehr gut geeignet.
- Innenvierkantschrauben sind nicht geeignet, da sie sich in der Tiefe des Schraubenschachtes schwer im Schrauber arretieren lassen.
- Torxschrauben stellen in der Technik die erste Wahl dar, werden aber bis jetzt nur von einer Firma verwendet.
- Horizontalschrauben bei Kronen haben für mich keine Indikation mehr, da ich fast ausschließlich zementiere (Abb. 22 und 23).

18. Teilbare Abformpfosten und Abformhülsen

Bei mehreren abzuformenden Implantatpfeilern ist es bei Innensystemen notwendig, teilbare Abformpfosten zu verwenden, da divergente Pfeiler mit der Pick-up- oder Fenstertechnik nicht abzuformen sind. Mehrere Pfeiler können mit der geschlossenen Technik trotz Abformkappen m. E. nicht präzise genug abgeformt werden (Abb. 24).

19. Individualisierbare Gingivaformer für Sofort- und Spätimplantation

Die Gestaltung der roten Ästhetik, der Gingiva, ist in der Implantatprothetik ungleich schwieriger als in der normalen Prothetik, wo dies schon genügend Probleme bereitet. Die Messlatte ist die Oberkieferfront. Wer dort auch bei schwierigen gingivalen Verhältnissen „unsichtbare" Restaurationen erzielt, der beherrscht die Implantatprothetik. Dazu ist es notwendig, die entsprechenden individualisierbaren Gingivaformer oder Einheilpfosten im System zu haben, und zwar sowohl für die Sofort- als auch für die Spätimplantation (Abb. 25).

20. Gut sortiertes Prothetiksystem für alle Indikationen

Bei Prothetiksystemen ist es wichtig, dass alle Teile präzise vorfabriziert sind. Farbcodierung und systematischer Aufbau des Systems verstehen sich von selbst.

Es war stets interessant zu verfolgen, wie neue Systeme immer alles einfacher machen wollten, aber dann sehr schnell entsprechend den Anforderungen der Implantatprothetik sinnvoll erweitert wurden (Abb. 26).

Nachwort

Es ist nicht einfach gewesen, eine sinnvolle Checkliste aufzustellen. Sie ist sicherlich subjektiv, aber ich sehe eine Notwendigkeit, sie dem angehenden Implantologen an die Hand zu geben. Ich akzeptiere von Firmen und Kollegen jederzeit sachliche Kritik und Anregungen, werde aber auf unqualifizierte Kommentare von Herstellern, wie ich sie schon erlebt habe, nicht reagieren. Diese sollten besser darüber nachdenken, welche Systeme und Komponenten der Praktiker wirklich braucht.

Materialliste

Auf eine Materialliste möchte ich in dieser Folge gezielt verzichten, um es dem Leser zu ermöglichen, diesbezüglich eine wertfreie eigene Entscheidung zu treffen.

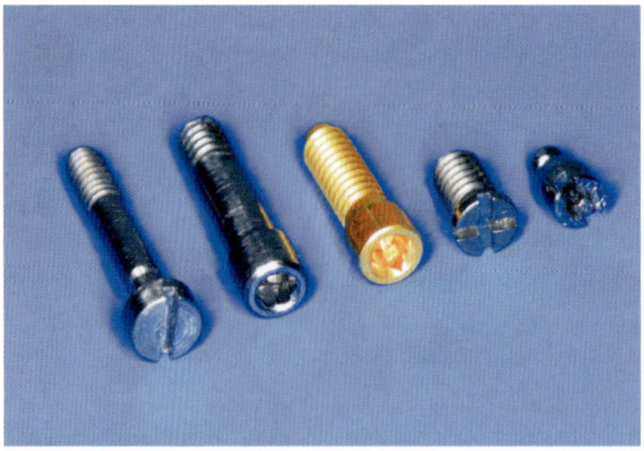

Abb. 22 Verschiedene Schraubenarten. Von links nach rechts: Schlitzschraube, Innensechskantschraube, Innenvierkantschraube, Kreuzschlitzschraube, Horizontalschraube (Kombination von Schlitzschraube und Innensechskantschraube)

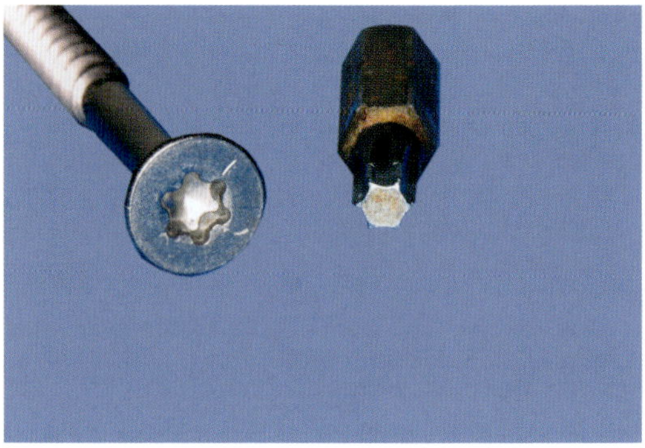

Abb. 23 Torxschraube mit maschinellem Schraubendreher

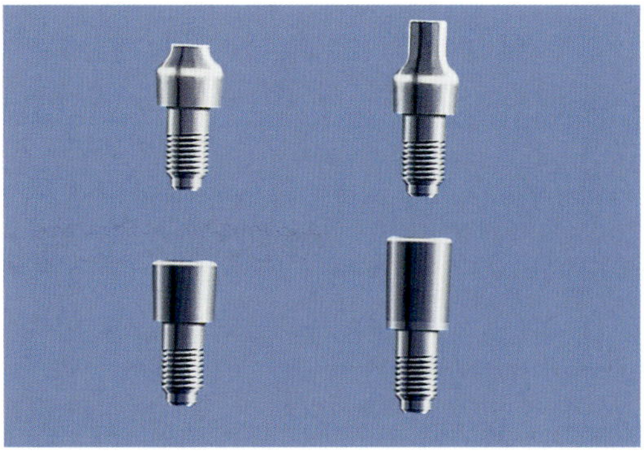

Abb. 24 Teilbarer Abformpfosten

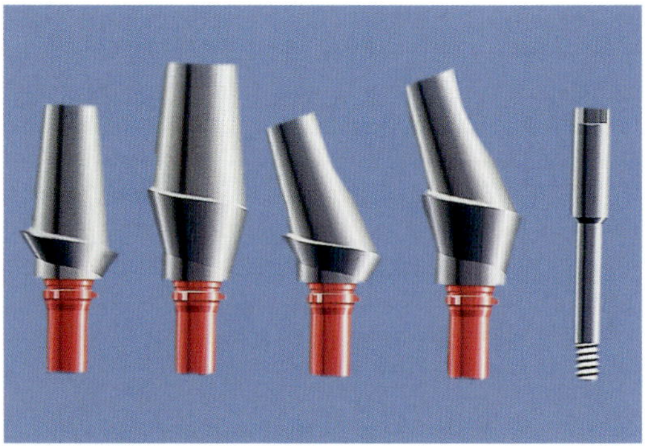

Abb. 25 Variable Gingivaformer

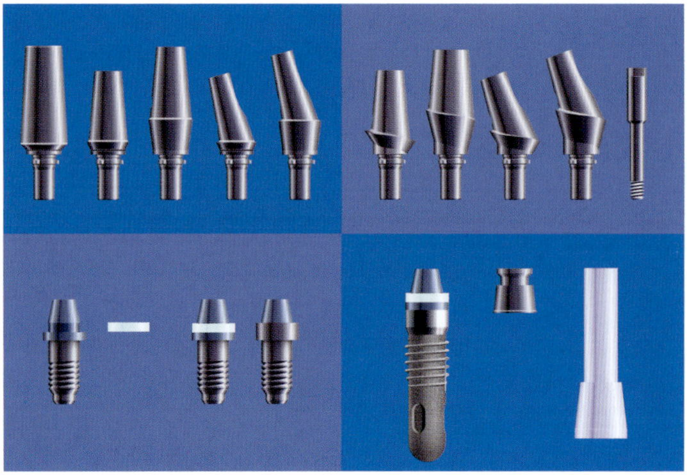

Abb. 26 Gut sortiertes Prothetiksystem (kleiner Ausschnitt – es gehören noch etliche weitere Teile wie z. B. Vollkeramik-, Teleskop-, Kugelknopf- und Magnetaufbauten in ein komplettes Prothetiksystem)

6

Ästhetische Zahnheilkunde

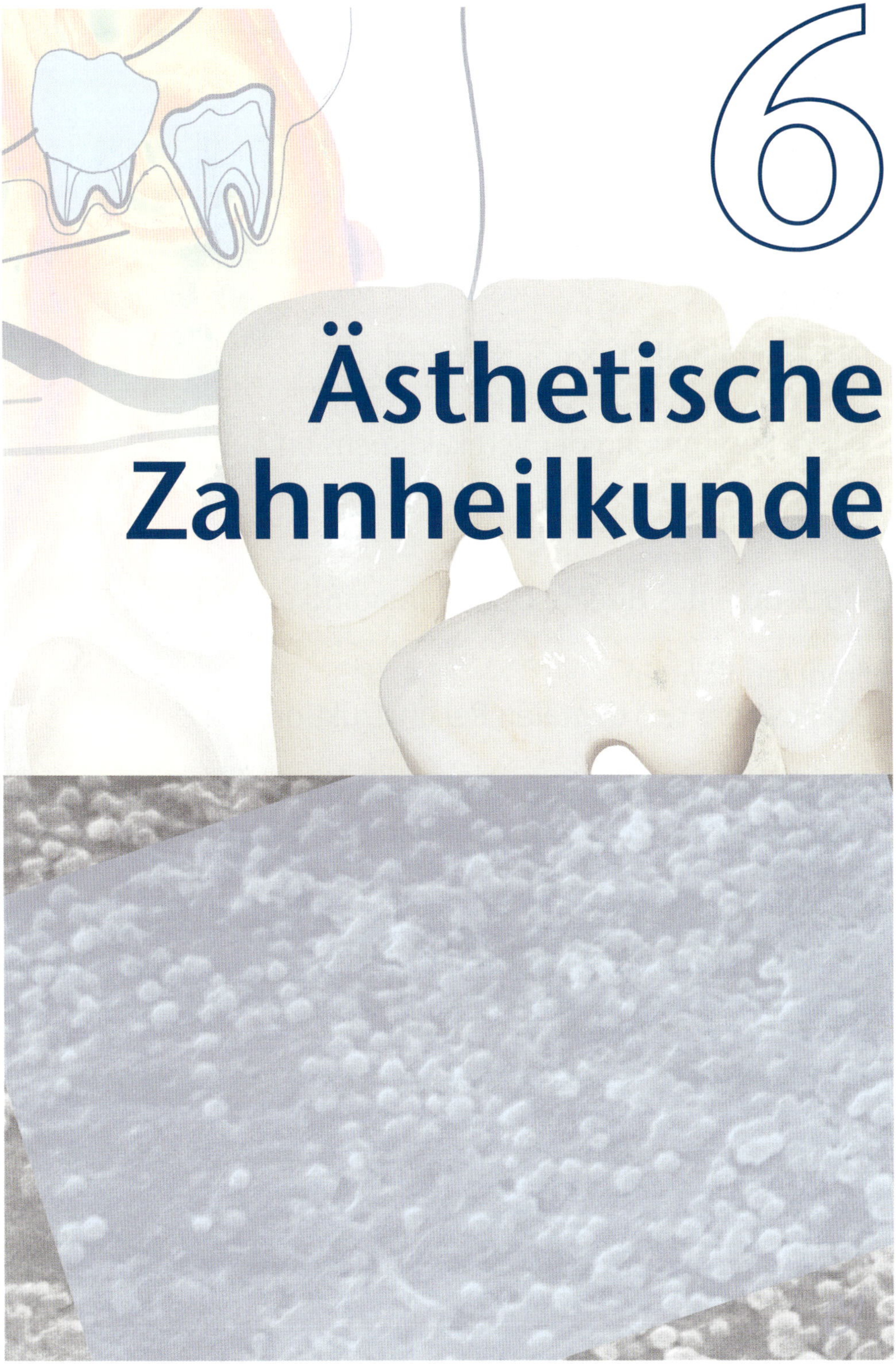

6

Die funktionelle Fernröntgenanalyse
Teil 1: Prothetische Planung
Teil 2: Bestimmung der Vertikaldimension

Die Profilanalyse des Gesichts

Mock-up – das direkte Dental Imaging am Patienten

Frontzahnlängen – ein Problem der dentalen Rekonstruktion

Die fehlerfreie Zahnfarbenbestimmung – eine Herausforderung für Zahnarzt und Zahntechniker

Die Mittellinie – vertikale Symmetrieachse des Gesichts

Die horizontalen Gesichtsebenen

Die funktionelle Fernröntgenanalyse

Teil 1: Prothetische Planung

Problem: Unsicherheiten bei der Planung komplexer Restaurationen

Bei der Planung von komplexen, großen Restaurationen für unsere Patienten tauchen oft Unsicherheiten auf. Wir müssen sehr viel mühsam eruieren bzw. ausprobieren und sind oft nur auf Lehrmeinungen angewiesen, die vielleicht heute so nicht mehr stimmig sind. In diesem Zusammenhang stellen sich u. a. folgende Fragen:

- Wie kann ich die Bisshöhe festlegen?
- Welchen Einfluss hat die Zahnaufstellung auf das Gesichtsprofil?
- Kann ich die Zähne so aufstellen, dass sie in der Belastungsachse biomechanisch richtig belastet werden?
- Was plane ich bei Dysgnathien, z. B. bei einem Distalbiss, einer Progenie oder einem Deckbiss?
- Kann ich meine Implantatposition zur ästhetischen Zahnaufstellung auch funktionell im stomatognathen System planen?
- Gibt es Messwerte für die horizontale und vertikale Dimension, für Zahnstellungen, Zahnachsen, Bissebenen etc.?

Zusammengefasst: Wie kann ich mehr Sicherheit und Vorhersagbarkeit in der prothetischen Planung meiner Patientenfälle gewinnen?

Die erprobte Lösung: Funktionelle Fernröntgenanalyse

Die Fernröntgenseitenaufnahme und ihre kephalometrische Auswertung sind in der Kieferorthopädie ein fester Bestandteil der orthodontischen Therapieplanung. Zusammen mit den oralen Befunden und der Analyse der im Artikulator montierten Modelle ergibt sich dadurch eine Sicherheit bei der Planung und der Therapie.

Dies sollten wir uns auch in der zahnärztlichen Prothetik zu Nutze machen: Die funktionelle Fernröntgenanalyse sollte ein fester Bestandteil bei der Planung, der Therapie und der Kontrolle des Endergebnisses werden.

So gilt es, eine Analogie zwischen Patient, Fernröntgenseitenaufnahme und montierten Modellen herzustellen. Erst nach Auswertung und Planung aller notwendigen Werte bei Patient, Modellen und Fernröntgenseitenbild sollte eine umfangreiche prothetische Gesamtbehandlung begonnen werden.

Die Abbildungen 1 bis 3 zeigen die Ausgangssituation bei einer Patientin, deren Oberkieferfront ästhetisch und funktionell mit implantatgestütztem Zahnersatz versorgt werden soll. Zur Unterstützung der prothetischen Planung soll eine funktionelle Fernröntgenanalyse durchgeführt werden.

Für das funktionelle Fernröntgenseitenbild muss die Patientin wie folgt vorbereitet werden:

- Damit die Aufnahme in zentrischer Position des Unterkiefers erfolgen kann, sollte diese Position gesichert sein. Ggf. kann ein frontaler Jig angefertigt werden, den der Patient zur Sicherung der Zentrik während der Herstellung des Fernröntgenseitenbildes trägt. Die Anfertigung dieses Jigs erfolgt im Artikulator mit Hilfe von lichthärtendem Löffelmaterial oder selbsthärtendem Acrylat. Der ausgearbeitete Jig wird im Mund überprüft und ggf. korrigiert. Der frontale Jig kann auch in ein Provisorium oder eine Prothese eingearbeitet sein.
- Um die Kontur der Frontzähne im Sagittalschnitt besser sichtbar zu machen, ist es notwendig, die Kontur der Zähne 21 und 31 mit einer Bleifolie zentral zu ummanteln. Aus dem Einzelzahnröntgenfilm (Abb. 4) entnehmen wir die rückwärtige Bleifolie und schneiden sie mit einer Schere in ca. 3 mm breite Streifen (Abb. 5). Diese Streifen werden mit lichthärtendem Bonding ohne Ätzung auf die Kontur der Zähne 21 und 31 geklebt (Abb. 6 bis 8).

Jetzt ist die Patientin bereit zur Aufnahme. Da in den zahnärztlichen Praxen normalerweise kein Fernröntgengerät vorhanden ist, werden die Patienten in solchen Fällen zum Kieferorthopäden geschickt, bei dem die Aufnahme durchgeführt wird. Die Patienten kommen anschließend mit der entwickelten Aufnahme in unsere Praxis zurück.

Die prothetische Planung

Die Patientin wurde im Profil fotografisch dokumentiert. Modelle sind im Artikulator montiert, und nun soll mit Hilfe der funktionellen Fernröntgenanalyse die Position der

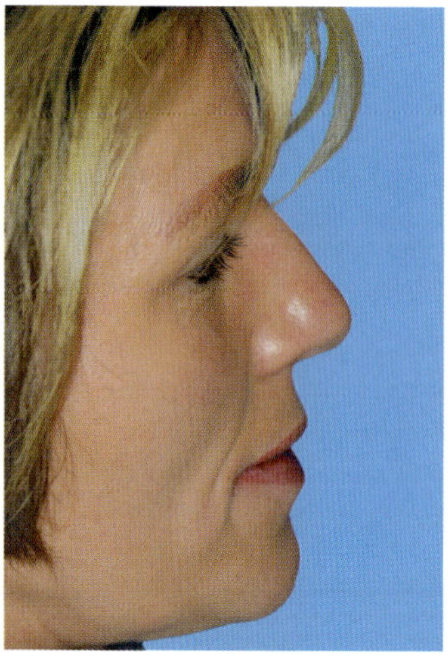

Abb. 1 Die Patientin im Profil

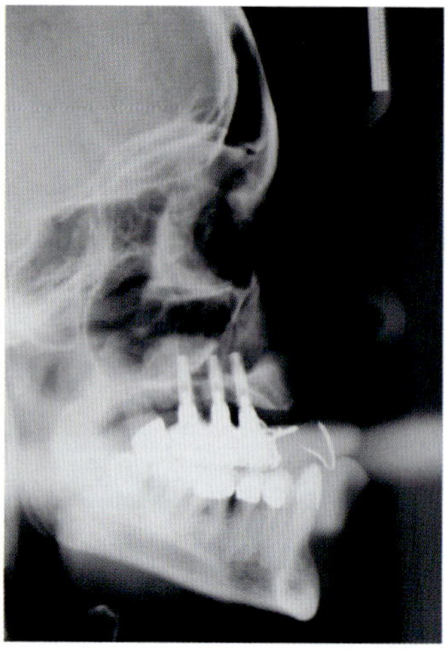

Abb. 2 Das Fernröntgenseitenbild der Patientin

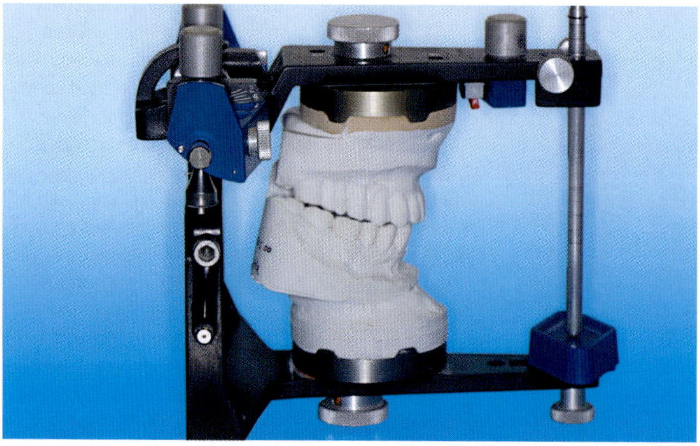

Abb. 3 Die montierten Modelle der Patientin

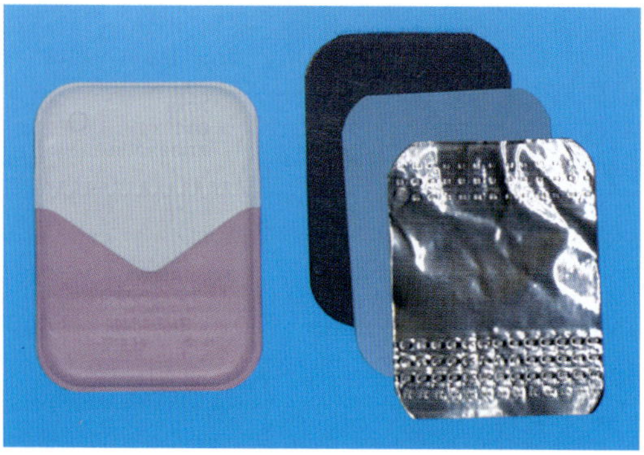

Abb. 4 Der Einzelzahnröntgenfilm mit seinen Schichten

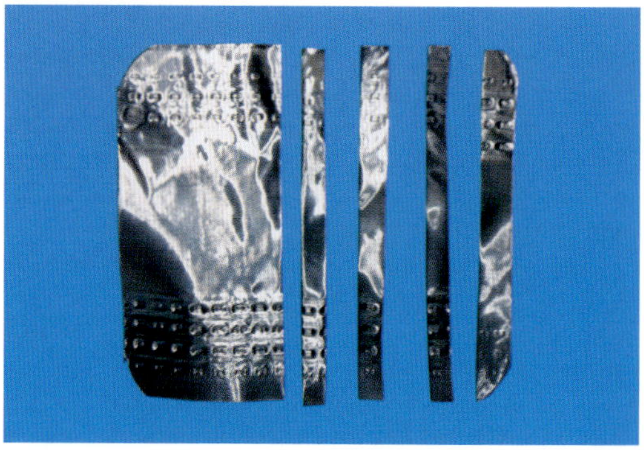

Abb. 5 Die Bleifolie wird in Streifen geschnitten

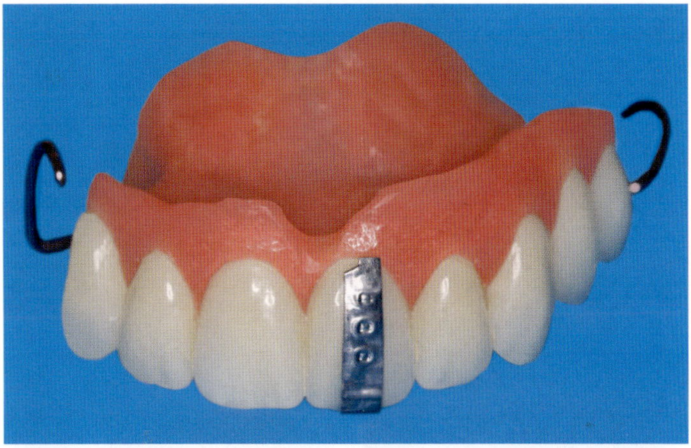

Abb. 6 Die Bleifolie wird auf die Zahnkontur adaptiert (Labialansicht Oberkieferprothese)

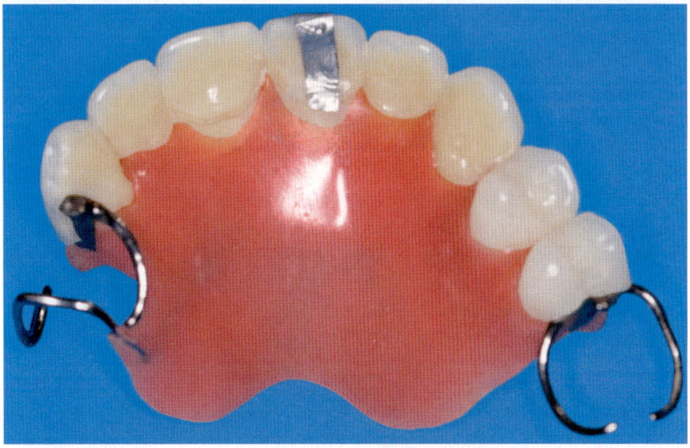

Abb. 7 Die Bleifolie wird auf die Zahnkontur adaptiert (Palatinalansicht Oberkieferprothese)

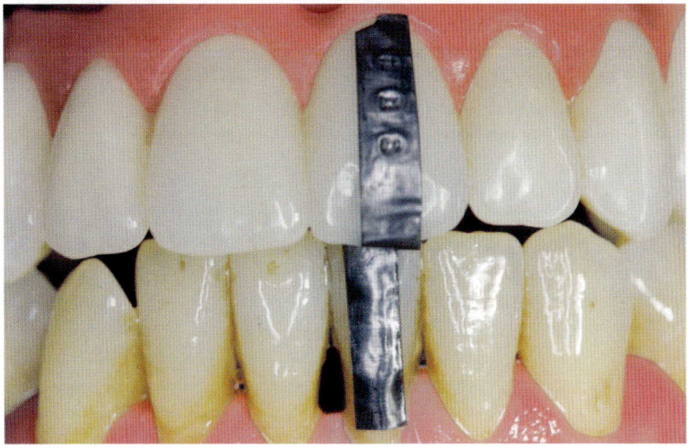

Abb. 8 Situation im Patientenmund; die Kontur der Zähne 21 und 31 ist mit Folienstreifen markiert

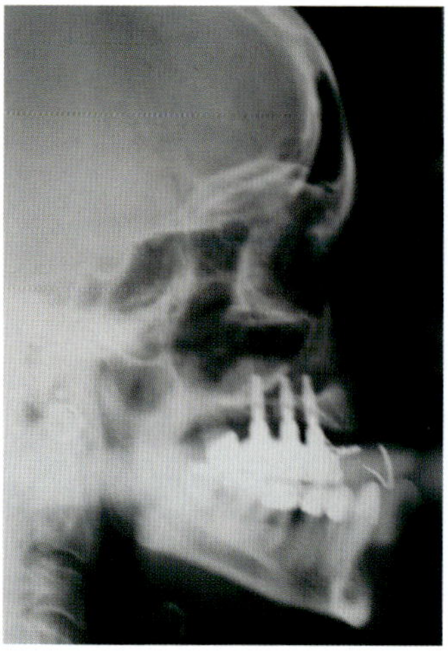

Abb. 9 Das Fernröntgenseitenbild in der Folientasche

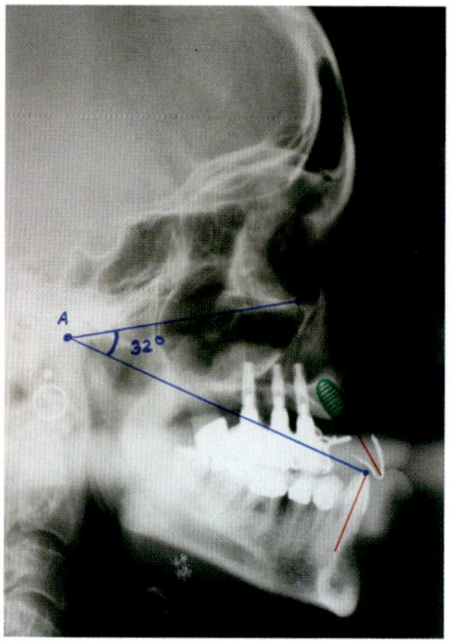

Abb. 10 Die funktionelle Fernröntgenanalyse

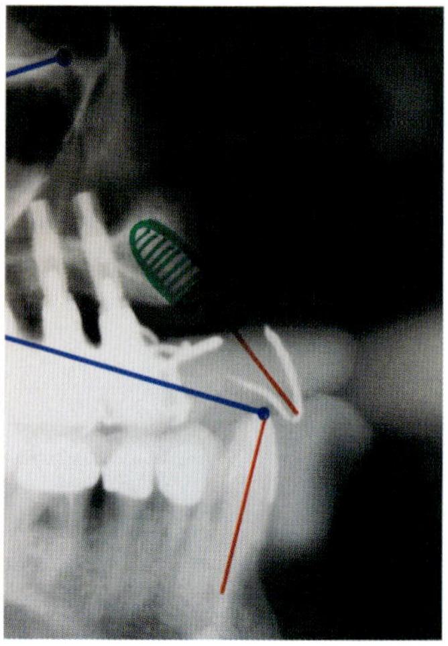

Abb. 11 Festlegung der Position des Implantates (Vergrößerung des Frontzahnbereiches)

Oberkieferfrontzähne sowie durch Analyse des Knochenangebotes die Neigungsposition der Implantate festgelegt werden. Das Fernröntgenseitenbild bietet ein mittsagittales Tomogramm. Bei allen Messungen muss Folgendes beachtet werden: Der Vergrößerungsmaßstab beträgt 1:1,10. In der Nasenstütze der Fernröntgenseitenaufnahme ist dieser Maßstab wie bei einer Seekarte aufgezeigt.

Wir gehen wie folgt vor (Abb. 9 bis 11):

- Das Fernröntgenseitenbild wird in eine Folientasche gesteckt und beschriftet.
- Der tiefste Punkt der Orbita wird als Orbitapunkt festgelegt.
- Das Zentrum des sichtbaren Kondylus wird als Achspunkt festgelegt.
- Die Achs-Orbital-Ebene wird eingezeichnet.
- Die Koppelebene, d. h. die Verbindungslinie zwischen der Inzisalkante des Unterkieferfrontzahnes und dem Achspunkt, wird eingezeichnet.
- Die Zahnachse des Oberkieferfrontzahnes wird eingezeichnet.
- Der individuelle Interinzisalwinkel wird bestimmt.
- Der Winkel zwischen Achs-Orbital-Ebene und Koppelebene wird gemessen. Er beträgt hier 32°. Die Vertikaldimension ist korrekt.
- Der Neigungswinkel des geplanten Implantates wird nach der prothetischen Position bestimmt.
- Die Bohrschablone mit Bohrhülsen wird nach dieser Analyse im Labor hergestellt.

Das Beispiel dieser Planung zeigt die Anwendung und den Nutzen einer funktionellen Fernröntgenanalyse für die prothetische Planung.

In der nächsten Folge werden die Bestimmung der Bisshöhe, die Vertikaldimension, die Frontzahnzuordnung und die zentrische Position der Kiefergelenke behandelt. Auch hier können erstaunliche Werte aus der funktionellen Fernröntgenanalyse ermittelt werden.

Materialliste

1. Fernröntgengerät Planmeca Proline 2000 (Fa. Planmeca, Hamburg).
2. Fernröntgenfilm Kodak (Fa. Kodak, Stuttgart).
3. Bleifolie aus Kodak-Einzelzahnröntgenfilm.
4. Jig aus lichthärtendem Löffelmaterial (Fa. Ivoclar, Ellwangen).
5. Röntgenbildbetrachter (über Dentaldepots erhältlich).

Teil 2: Bestimmung der Vertikaldimension

Problem: Bestimmung der Vertikaldimension bzw. der Bisshöhe

Die Bestimmung der Vertikaldimension ist eines der größten Probleme in der zahnärztlichen Prothetik. Ausprobieren, Wachswälle schnitzen, umstellen und nochmals umstellen – dies ist der prothetische Alltag.

Nach dem Stand der Ausbildung gelten folgende Grundsätze:

- Die Vertikaldimension ist eine lebenslängliche Konstante! Stimmt das?
- Die Schlussbisslage ist 2 mm niedriger als die Ruhelage. Stimmt das? (Abb. 1).
- Die Bisshöhe darf die Ruhelage nicht überschreiten. Stimmt das?

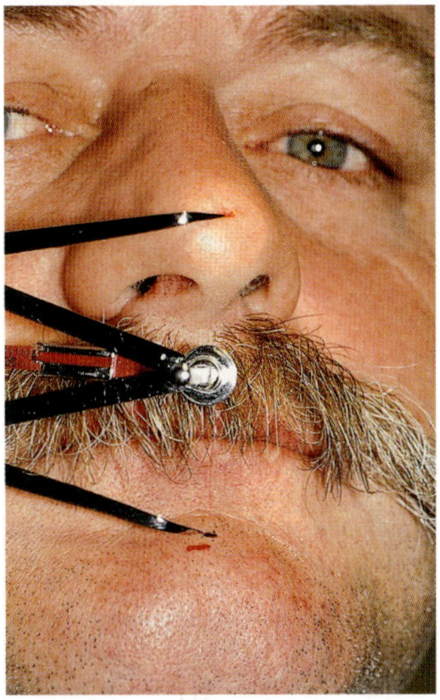

Abb. 1 So haben wir es gelernt: Die Schlussbisslage minus 2 mm ist die Vertikaldimension des Patienten

Alles, was man in der seiner Ausbildung gelernt hat, sollte man von Zeit zu Zeit auch in Frage stellen und einer erneuten Prüfung unterziehen. Hat das Erlernte heute noch Gültigkeit? Wäre ein Messwert nicht einem statistischen Wert oder dem Ausprobieren vorzuziehen? Welche Möglichkeiten zur exakten Bestimmung der Vertikaldimension haben wir? Der Autor ist auf der Suche nach einer exakten Methode zur Messung der Bisshöhe folgenden Möglichkeiten nachgegangen:

1. Auf dem Foto eines leicht lächelnden Patienten wird in der Annahme, dass dieser die Ruhelage einnimmt, der Abstand der Pupillen als Strecke x und das mittsagittale Lot bis zur Kinnspitze als Strecke y gemessen. Am Patienten wird dann der reale Abstand der Pupillen mit x' festgelegt und das mittsagittale Lot y' nach der Formel y' = x/x' mal y ausgerechnet. Die Versuche ergaben mit ± 1 mm eine Genauigkeit, die nicht befriedigen konnte und zu sehr von dem Fotografierwinkel abhing (Abb. 2 bis 4).
2. In der kephalometrischen Analyse von Hasund, der Bergen-Technik, werden die Gesichtstypen in einem Harmonieschema nach prognath, orthognath und retrognath eingeteilt[1]. Ziel der kieferorthopädischen Therapie ist es, innerhalb dieses Schemas eine lineare Harmonie herzustellen. Unser Beispiel zeigt die kephalometrischen Messwerte vor (schwarz) und nach (grün) der Therapie. Eine Linearisierung im Sinne einer erfolgreichen Harmonisierung der Messwerte ist deutlich erkennbar (Abb. 5 und 6). In der letzten Spalte ist der für die Vertikaldimension wichtige Winkel ML-NL aufgelistet. Er bewegt sich im orthognathen Bereich bei 25 bis 27°. Das ist wiederum ein Anhalt, aber die Streuung ist zu groß, um einen exakten Wert zu ergeben, der prothetisch zuverlässig verwendet werden könnte.

Die erprobte Lösung: Funktionelle Fernröntgenanalyse

In einer Arbeit der Forschungsgruppe von Prof. Dr. Kubein-Meesenburg wurde der Versuch unternommen, das Wachstumszentrum des Gesichtsschädels bei Jugendlichen zu ermitteln[2]. Es wurden in regelmäßigem zeitlichem Abstand standardisierte Fernröntgenseitenaufnahmen angefertigt, welche übereinander projiziert das Wachstum des Gesichtsschädels eindrucksvoll darstellen lassen.

Der Gesichtsschädel wächst strahlenförmig von eine Zentrum im hinteren Bereich des Schädels nach anterior, wobei die Mittelachse dieses Wachstums die so genannte Koppelebene ist. Zur Erinnerung: Die Koppelebene stellt die

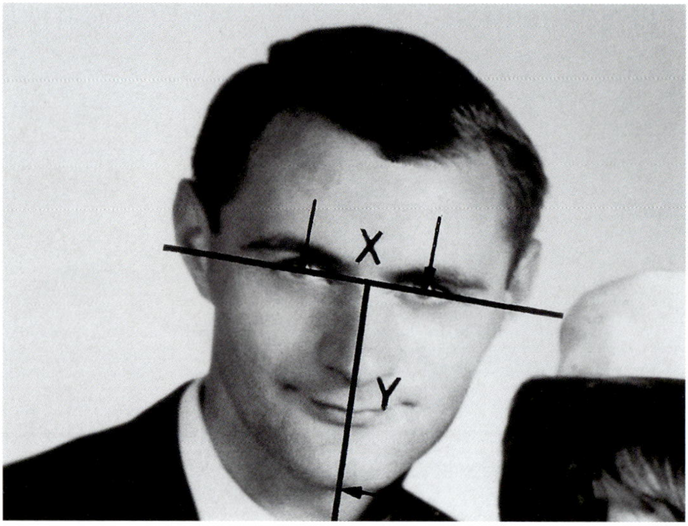

Abb. 2 Jugendfoto des Patienten mit eingezeichneter Bipupillarebene und dem mittsagittalen Lot zur Kinnspitze

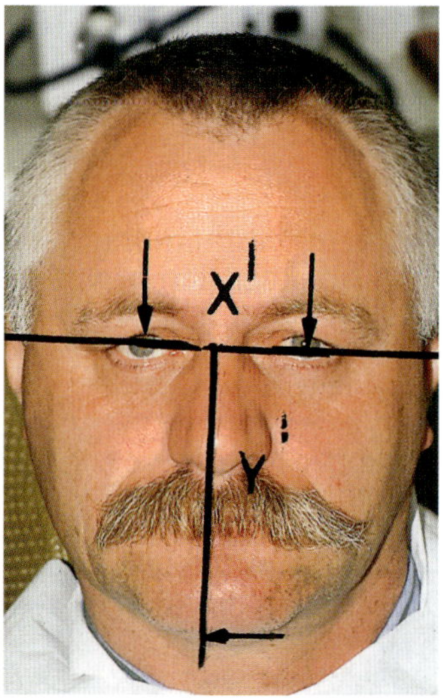

Abb. 3 Aktuelle Aufnahme des Patienten mit eingezeichneter Bipupillarebene und dem mittsagittalen Lot zur Kinnspitze

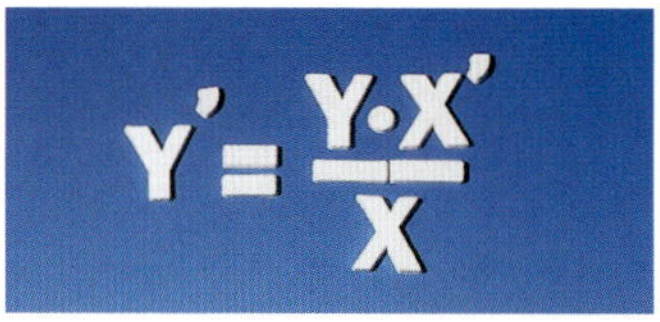

Abb. 4 Formel zur Ermittlung der Bisshöhe

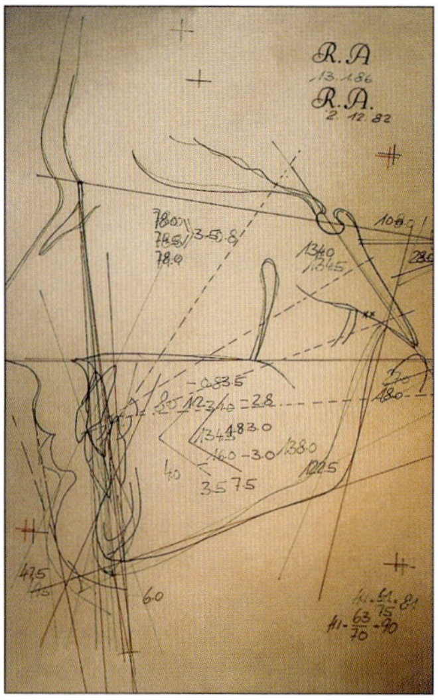

Abb. 5 Fernröntgendurchzeichnung eines Patientenfalles

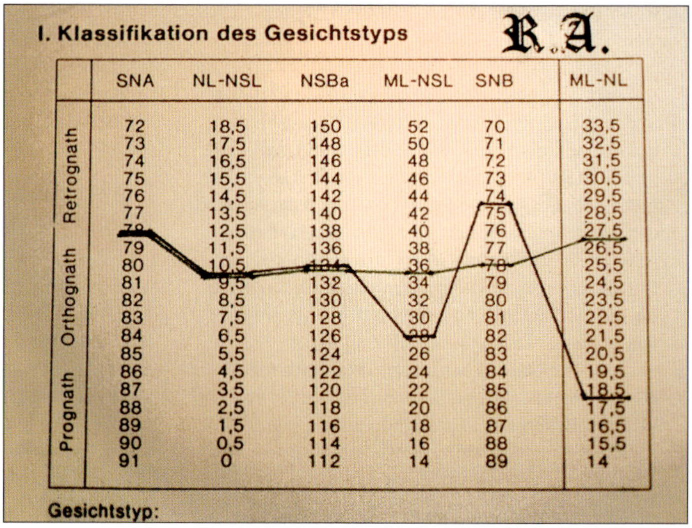

I. Klassifikation des Gesichtstyps R. A.

	SNA	NL-NSL	NSBa	ML-NSL	SNB	ML-NL
Retrognath	72	18,5	150	52	70	33,5
	73	17,5	148	50	71	32,5
	74	16,5	146	48	72	31,5
	75	15,5	144	46	73	30,5
	76	14,5	142	44	74	29,5
	77	13,5	140	42	75	28,5
	78	12,5	138	40	76	27,5
Orthognath	79	11,5	136	38	77	26,5
	80	10,5	134	36	78	25,5
	81	9,5	132	34	79	24,5
	82	8,5	130	32	80	23,5
	83	7,5	128	30	81	22,5
	84	6,5	126	28	82	21,5
	85	5,5	124	26	83	20,5
Prognath	86	4,5	122	24	84	19,5
	87	3,5	120	22	85	18,5
	88	2,5	118	20	86	17,5
	89	1,5	116	18	87	16,5
	90	0,5	114	16	88	15,5
	91	0	112	14	89	14

Gesichtstyp:

Abb. 6 Harmonieschema der Bergen-Analyse nach Prof. *Hasund* mit den Werten vor (schwarz) und nach (grün) der kieferorthopädischen Therapie

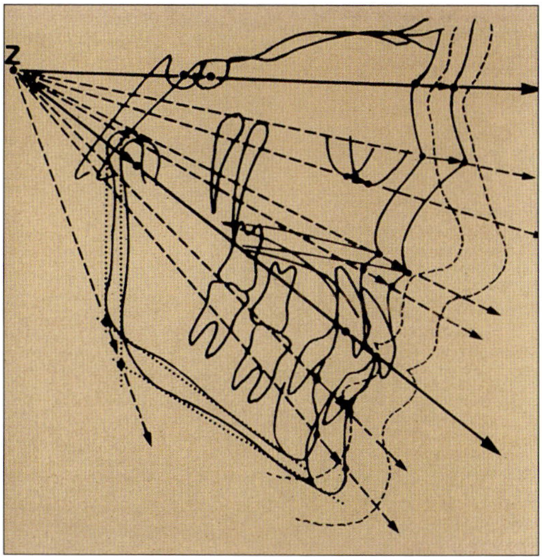

Abb. 7 Ermittlung des Wachstumszentrums im Schädel

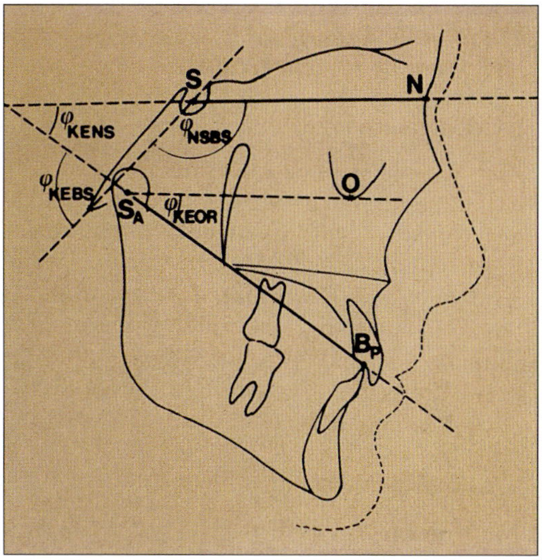

Abb. 8 Der ermittelte Winkel zwischen Koppelebene und Achsorbitalebene

Tabelle 1: Maxilläre Winkel nach Abschluss des Wachstums

	Mittelwert	Std.-Abw.
φ KENS	34,45 °	3,59 °
φ KEBS	84,95 °	5,95 °
φ KEOR	32,25 °	3,13 °

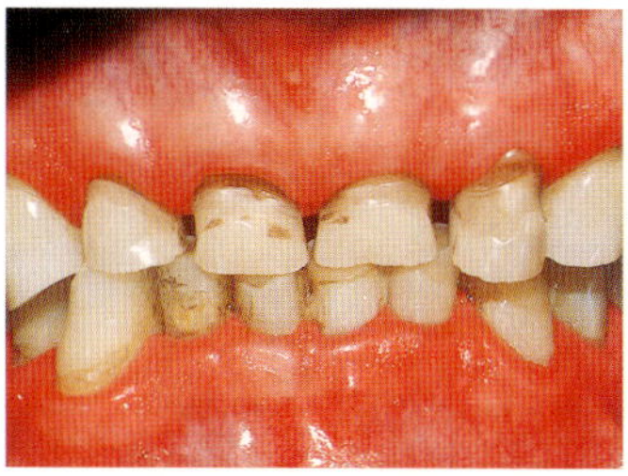

Abb. 10 Der Abrasionspatient

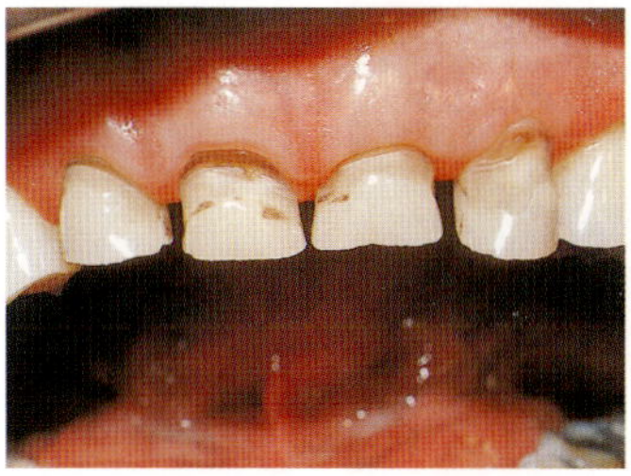

Abb. 11 Abrasion der Oberkieferzähne

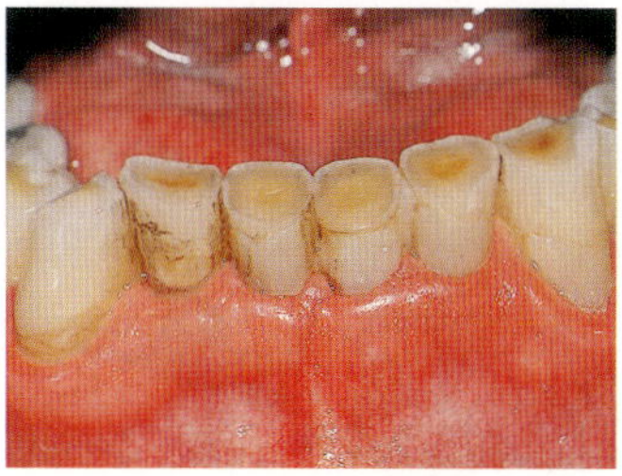

Abb. 12 Abrasion der Unterkieferzähne

Verbindungslinie zwischen der Scharnierachse der Kiefergelenke und den Inzisalkanten der Unterkieferfrontzähne dar.

In der o. g. Arbeit ist der Winkel KEOR (Koppelebene/Achsorbitalebene) aufgrund der zentralen Wachstumsrichtung zur Koppelebene sehr konstant: Bei Jugendlichen beträgt er 31,3° und bei Erwachsenen 32°. Dies ist der Schlüssel zur exakten Messung der Vertikaldimension, die im Artikulator als Messwert umgesetzt werden kann (Abb. 7 bis 8, Tabelle 1).

Patientenfall

Bei einem 55-jährigen Patienten liegt ein massiver Bruxismus mit Verlust der Vertikaldimension vor (Abb. 10 bis 12). Aufgrund des erheblichen Verlustes an Zahnhartsubstanz und freiliegenden hypersensiblen Dentins müssen alle Zähne überkront werden. Der Patient möchte gut aussehen und wieder richtig zubeißen können.

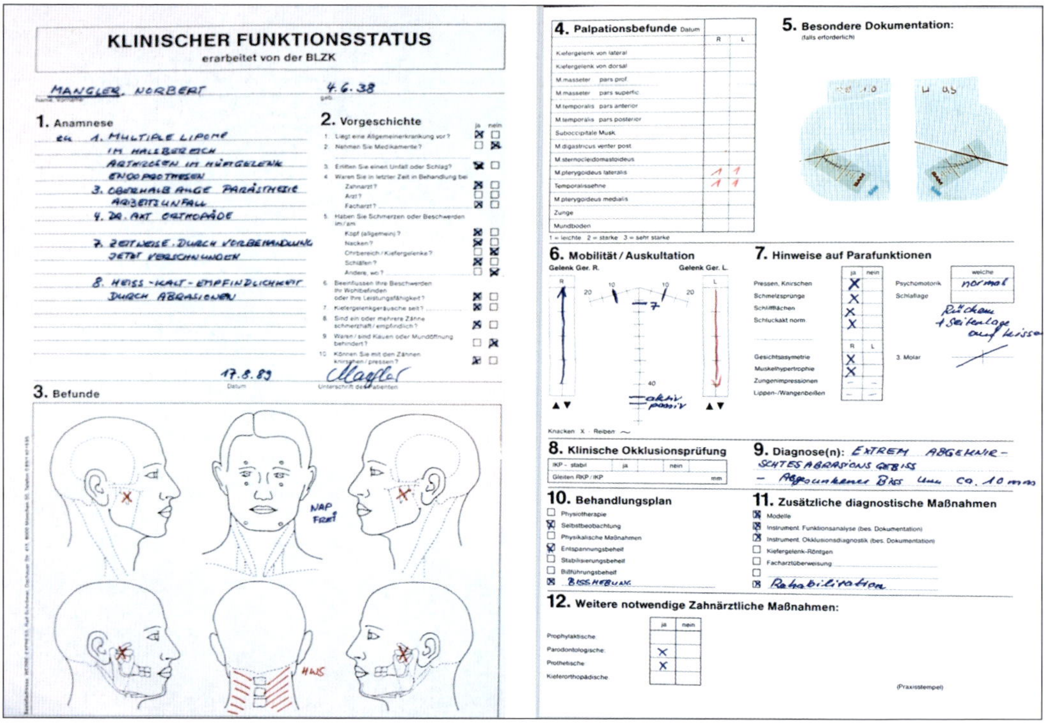

KLINISCHER FUNKTIONSSTATUS
erarbeitet von der BLZK

Name, Vorname: MANGLER, NORBERT geb. 4.6.38

1. Anamnese

zu 1. MULTIPLE LIPOME IM HALSBEREICH ARTHROSEN IM HÜFTGELENK ENDOPROTHESEN
3. OBERHALB AUGE PARÄSTHESIE ARBEITSUNFALL
4. DR. AKT ORTHOPÄDE
7. ZEITWEISE, DURCH VORBEHANDLUNG JETZT VERSCHWUNDEN
8. HEISS-KALT-EMPFINDLICHKEIT DURCH ABRASIONEN

2. Vorgeschichte

	ja	nein
1. Liegt eine Allgemeinerkrankung vor?	X	
2. Nehmen Sie Medikamente?		X
3. Erlitten Sie einen Unfall oder Schlag?	X	
4. Waren Sie in letzter Zeit in Behandlung bei		
Zahnarzt?	X	
Arzt?		
Facharzt?	X	
5. Haben Sie Schmerzen oder Beschwerden im/am		
Kopf (allgemein)?	X	
Nacken?	X	
Ohrbereich / Kiefergelenke?		X
Schläfen?	X	
Andere, wo?		X
6. Beeinflussen Ihre Beschwerden Ihr Wohlbefinden oder Ihre Leistungsfähigkeit?	X	
7. Kiefergelenkgeräusche seit?	X	
8. Sind ein oder mehrere Zähne schmerzhaft / empfindlich?	X	
9. Waren / sind Kauen oder Mundöffnung behindert?		X
10. Können Sie mit den Zähnen knirschen / pressen?	X	

Datum: 17.8.89 Unterschrift des Patienten: Mangler

3. Befunde

NAP Frei
HWS

4. Palpationsbefunde Datum

	R	L
Kiefergelenk von lateral		
Kiefergelenk von dorsal		
M.masseter pars prof.		
M.masseter pars superfic.		
M.temporalis pars anterior		
M.temporalis pars posterior		
Subocciptale Musk.		
M.digastricus venter post.		
M.sternocleidomastoideus		
M.pterygoideus lateralis	1	1
Temporalissehne	1	1
M.pterygoideus medialis		
Zunge		
Mundboden		

1 = leichte 2 = starke 3 = sehr starke

5. Besondere Dokumentation:
(falls erforderlich)

6. Mobilität / Auskultation

Gelenk Ger. R. Gelenk Ger. L.
R 20 10 10 20 L
7
40
aktiv passiv
Knacken X · Reiben ~

7. Hinweise auf Parafunktionen

	ja	nein
Pressen, Knirschen	X	
Schmelzsprünge	X	
Schliffflächen	X	
Schluckakt norm.	X	

	R	L
Gesichtsasymetrie	X	
Muskelhypertrophie	X	
Zungenimpressionen	–	–
Lippen-/Wangenbeißen	–	–

	welche
Psychomotorik	normal
Schlaflage	Rücken + Seitenlage auf Kissen
3. Molar	

8. Klinische Okklusionsprüfung

IKP - stabil	ja		nein	
Gleiten RKP / IKP				mm

9. Diagnose(n): EXTREM ABGEKNIRSCHTES ABRASIONSGEBISS – Abgesunkener Biss um ca. 10 mm

10. Behandlungsplan

- ☐ Physiotherapie
- ☒ Selbstbeobachtung
- ☐ Physikalische Maßnahmen
- ☒ Entspannungsbehelf
- ☐ Stabilisierungsbehelf
- ☐ Bißführungsbehelf
- ☒ BISSHEBUNG

11. Zusätzliche diagnostische Maßnahmen

- ☒ Modelle
- ☒ Instrument. Funktionsanalyse (bes. Dokumentation)
- ☒ Instrument. Okklusionsdiagnostik (bes. Dokumentation)
- ☐ Kiefergelenk-Röntgen
- ☐ Facharztüberweisung
- ☐
- ☒ Rehabilitation

12. Weitere notwendige Zahnärztliche Maßnahmen:

	ja	nein
Prophylaktische		
Parodontologische	X	
Prothetische	X	
Kieferorthopädische		

(Praxisstempel)

Abb. 13 Die klinische Funktionsanalyse

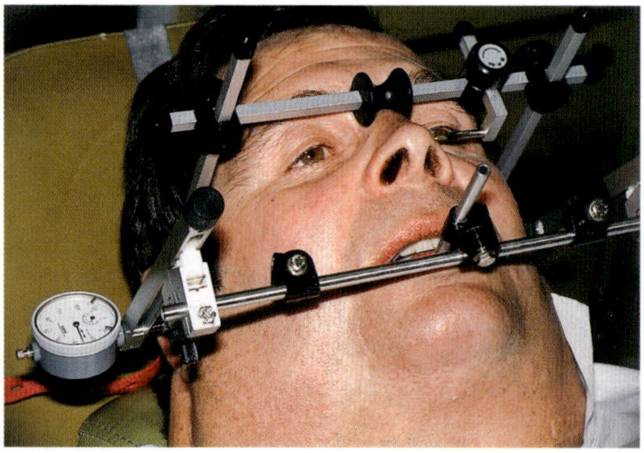

Abb. 14 Die instrumentelle Funktionsanalyse

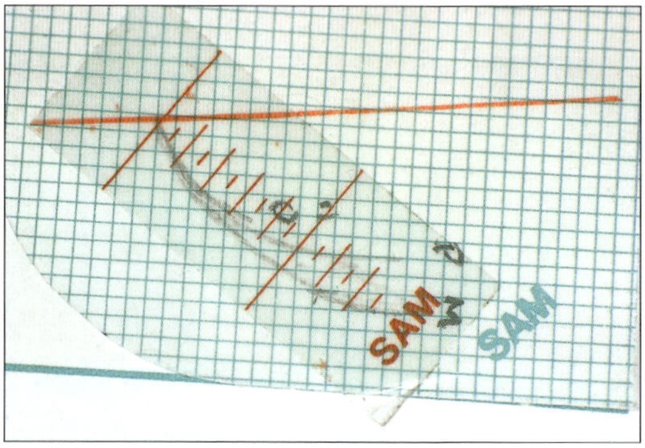

Abb. 15 Die Axiographie

Die größte Frage ist nun: Wie weit soll die abgesunkene Vertikaldimension angehoben werden?

Voraussetzung für eine problemlose Bisserhöhung sind symptomfreie Muskel- und Kiefergelenkstrukturen. Dies bestätigen die klinische und die instrumentelle Funktionsanalyse (Abb. 13 bis 15).

Ein Fernröntgenseitenbild zur funktionellen Fernröntgenanalyse wird in zentrischer Position und geringer Bisserhöhung angefertigt (Abb. 16). Nach erfolgter Bisshebung wird der Winkel KEOR eingezeichnet und mit 31 ° gemessen. Es ist noch eine Bisshebung um 1 ° notwendig.

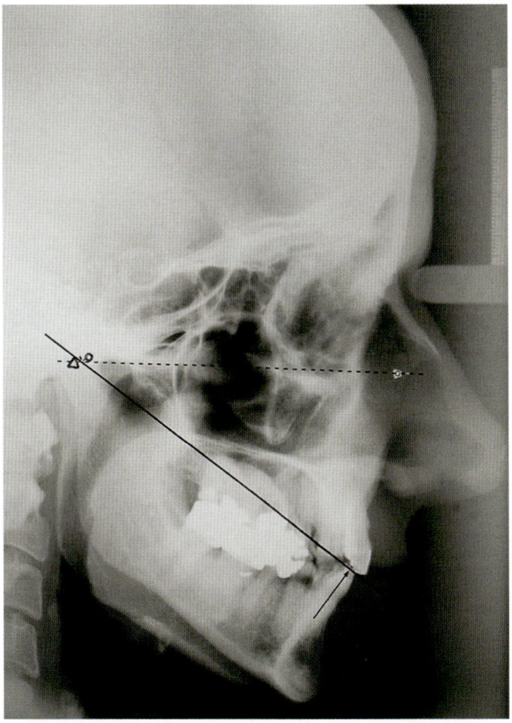

Abb. 16 Die funktionelle Fernröntgenanalyse

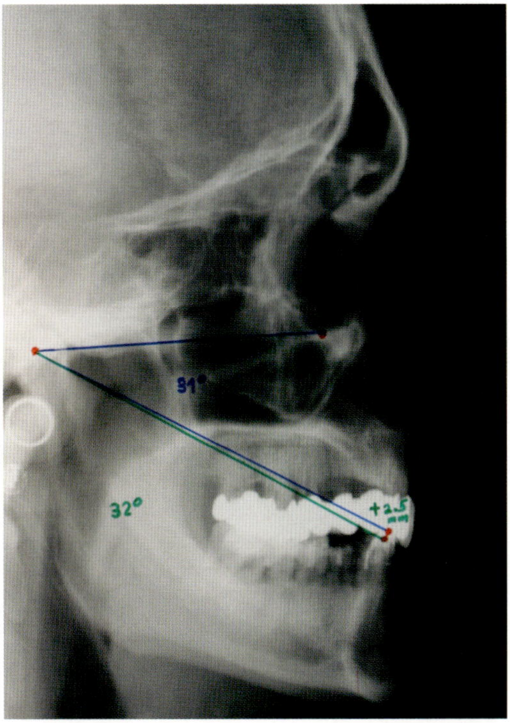

Abb. 17 Die Vertikaldimension

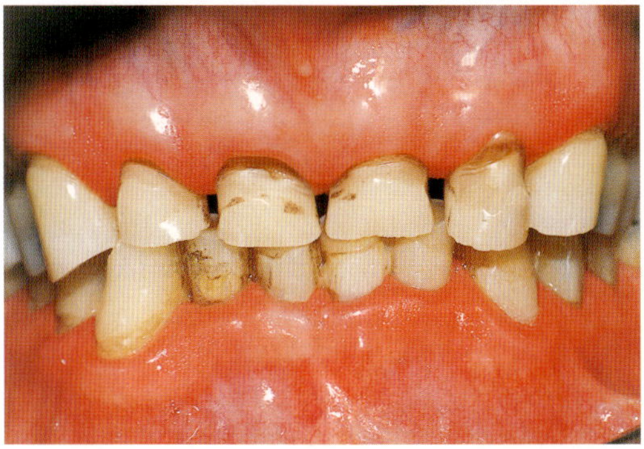

Abb. 18 Patient vor der Restauration von Ober- und Unterkiefer

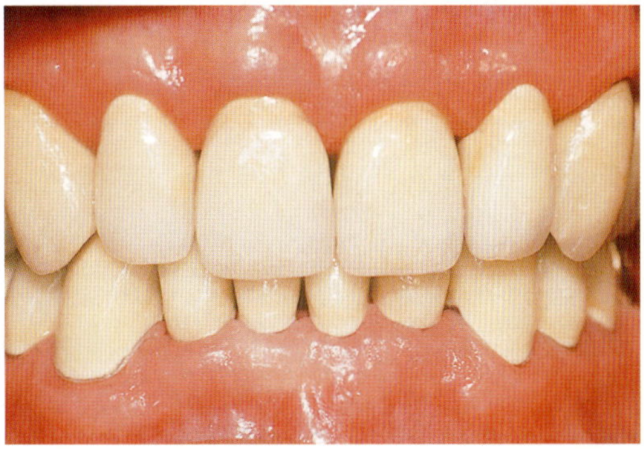

Abb. 19 Patient nach der Restauration von Ober- und Unterkiefer

Um dies in den Artikulator übertragen zu können, zeichnen wir die Koppelebene mit dem geforderten Winkel von 32° ein (Abb. 17). Mit dem Stechzirkel wird in der Zahnachse des Unterkieferfrontzahnes die Differenz zwischen den beiden Winkeln als Strecke 2,5 mm gemessen.

Das Fernröntgenseitenbild vergrößert im Maßstab 1:1,1, der auf der Nasenstütze sichtbar aufgetragen ist. Die in den Stechzirkel eingestellte Bisserhöhung wird an diesem Maßstab wie auf einer Seekarte mit 4 mm abgegriffen. Den erhaltenen Messwert setzen wir im Artikulator als Bisshebung um und stellen den Inzisalstift auf diese Bisserhöhung ein.

Da keine Muskel- und Kiefergelenksymptome vorlagen, konnte diese neue Vertikaldimension mit Schienen oder Provisorien am Patienten ausgetestet werden. Nach einer völlig problemlosen Testzeit von 6 Monaten wurde die neue Vertikaldimension in die definitive Kronenversorgung des Patienten übernommen (Abb. 18 und 19).

Die funktionelle Fernröntgenanalyse sollte nicht als mathematische Analyse auf den hundertstel Millimeter verstanden werden, sondern als Leitschnur und Hilfe zur Ermittlung der Vertikaldimension dienen, welche natürlich klinisch ausgetestet werden muss.

Die Profilanalyse des Gesichts

Problem: Veränderung des Gesichtsprofils durch Zahnbogengestaltung und Zahnaufstellung

In der festsitzenden und abnehmbaren Prothetik verändern wir sehr häufig durch eine neue Brücke oder Totalprothese im Frontzahnbereich das Profil des Patienten und haben immer wieder das Problem, dass trotz guter Okklusion und frontaler Ästhetik ein unästhetisches Gesichtsprofil entsteht. Das Gesicht wirkt eingefallen oder im Mundbereich zu prominent. Dies ist in erster Linie ein Problem der Bisshöhe, aber auch eines der Zahnaufstellung und der Zahnbogengestaltung (Abb. 1).

Die erprobte Lösung: Analyse des Gesichtsprofils

In der Kieferorthopädie ist die Weichteilanalyse mit Hilfe des Fernröntgenseitenbildes – die Analyse des Gesichtsprofils – ein fester Bestandteil der Planung (Abb. 2). Können wir uns dies nicht zu Nutze machen, um in der prothetischen Zahnheilkunde zur Freude unserer Patienten vorhersagbare Gesichtsprofile zu schaffen? Gibt es Regeln der Profilästhetik?

In der Kieferorthopädie sind mit Variationen zwei Fernröntgenanalysen in Gebrauch:

- die Fernröntgenanalyse nach *Ricketts* und
- die Fernröntgenanalyse nach *Hasund* (Bergen-Analyse).

Beide Analysen beinhalten die Weichteilanalyse, und insbesondere haben beide eine Ästhetiklinie zur Analyse des Gesichtsprofils (Abb. 3).

Die Ästhetiklinie nach *Ricketts* ist definiert als Tangente von der Nasenspitze zur Prominenz des Kinns, dem Pogonion (Pg). Die Unterlippe soll 2 mm und die Oberlippe 4 mm Abstand von dieser Ästhetiklinie haben. Dies können wir am Patienten mit einem Lineal oder Ähnlichem sehr leicht und ohne Fernröntgenanalyse sofort verifizieren.

Die Ästhetiklinie nach *Holdaway* ist definiert als Verbindungslinie vom Wendepunkt der Nasenunterseite im Übergang von Konvexität zu Konkavität zur Prominenz des Kinns, dem Pogonion (Pg). Bei dieser Ästhetiklinie sollen sich Ober- und Unterlippe berühren.

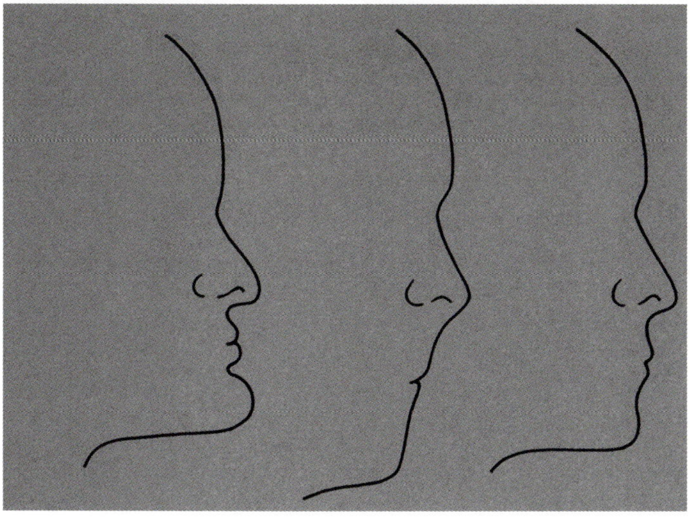

Abb. 1 Gesichtsprofile in der Durchzeichnung

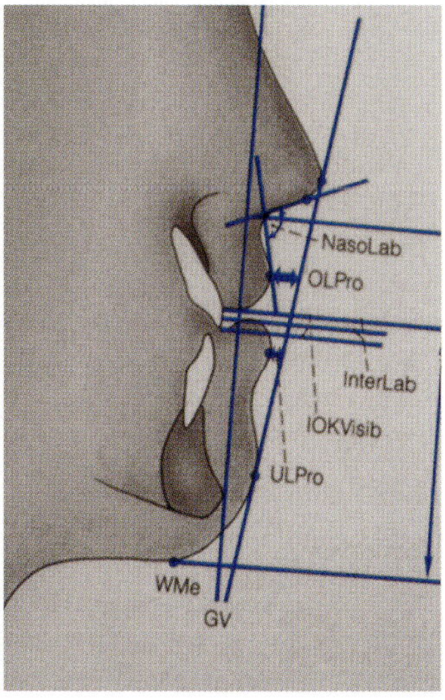

Abb. 2 Die Weichteilanalyse

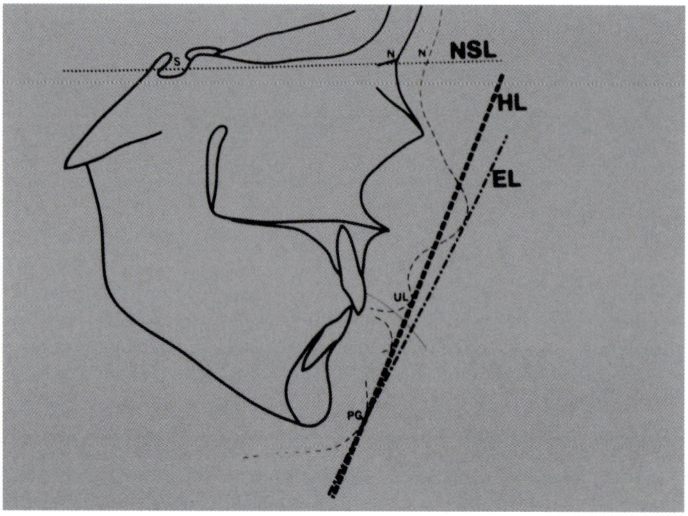

Abb. 3 Die Ästhetiklinien nach *Ricketts* und *Holdaway*

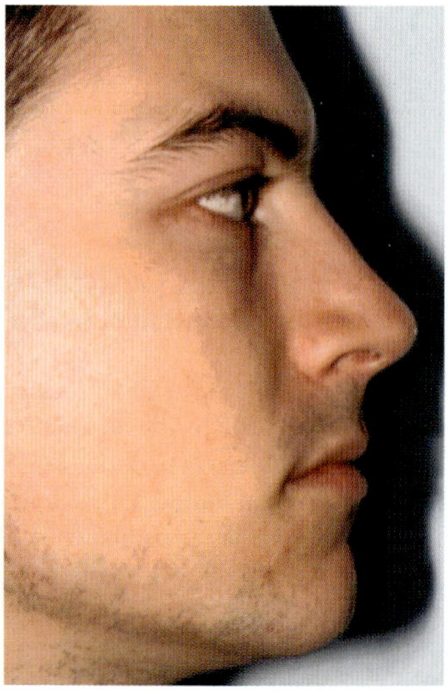

Abb. 4 Der junge Patient nach abgeschlossener kieferorthopädischer Behandlung

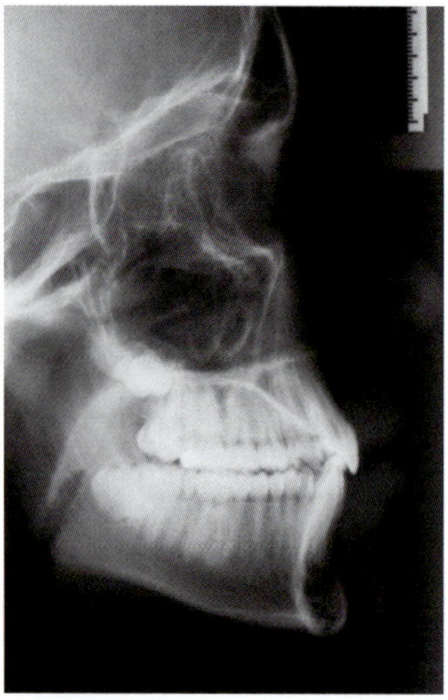

Abb. 5 Das Fernröntgenseitenbild des Patienten

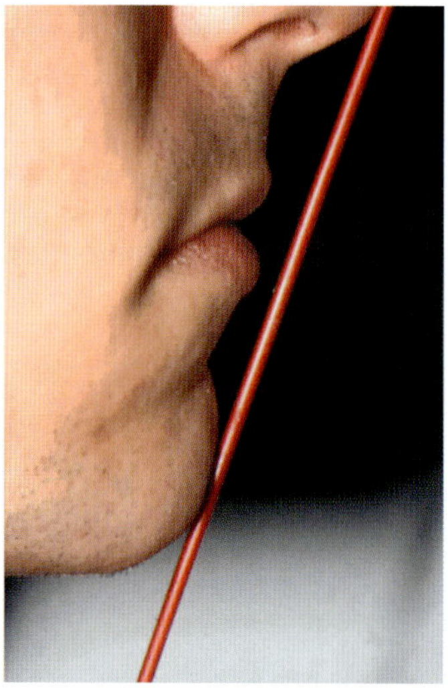

Abb. 6 Die Analyse des Gesichtsprofils mit der Ästhetiklinie nach *Ricketts*

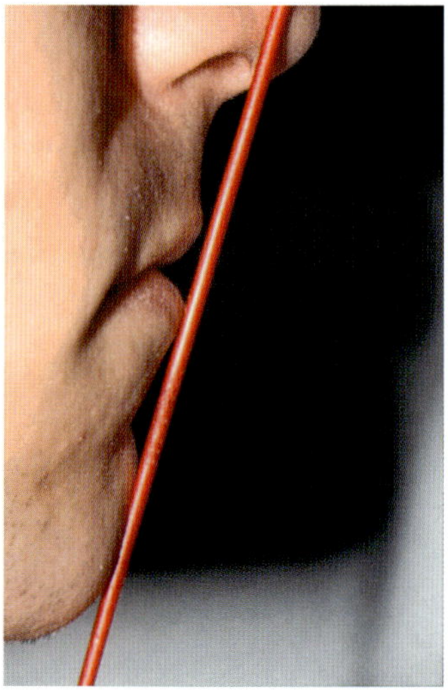

Abb. 7 Die Analyse des Gesichtsprofils mit der Ästhetiklinie nach *Holdaway*

Patientenbeispiel

An einem Beispiel aus der Praxis sollen beide Ästhetiklinien erklärt werden. Bei einem jungen Mann wurde die kieferorthopädische Behandlung vor 10 Jahren erfolgreich abgeschlossen (Abb. 4 und 5). Wir legen das Lineal an und überprüfen das Gesichtsprofil einmal mit der Ästhetikanalyse nach *Ricketts* (Abb. 6) und ein weiteres Mal mit der Ästhetiklinie nach *Holdaway* (Abb. 7). Die Profilanalyse ergibt: Der Abstand der Oberlippe zu beiden Ästhetiklinien ist 1 mm zu groß. Ein Blick auf die Modelle (Abb. 8) zeigt: Die oberen Frontzähne des Patienten stehen etwas zu steil, deshalb die Retrusion der Oberlippe.

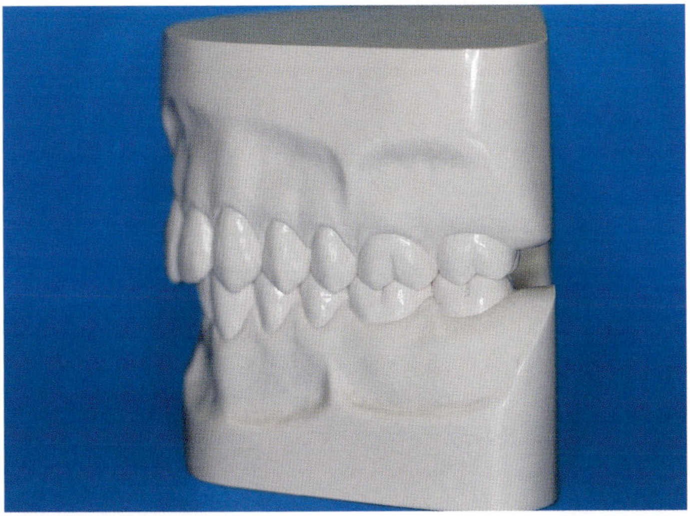

Abb. 8 Die Modelle des Patienten

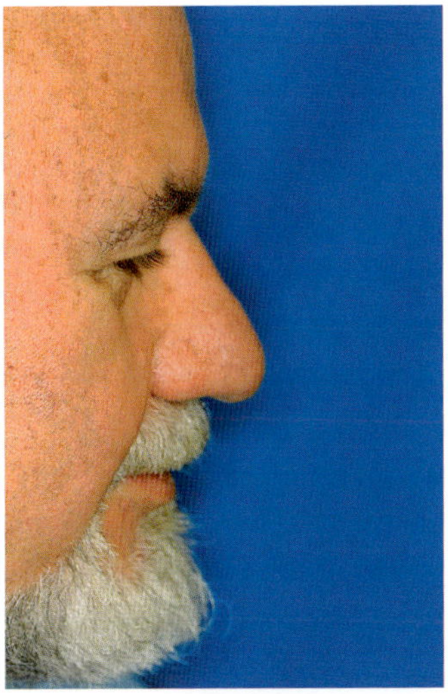

Abb. 9 Profil eines Bartträgers

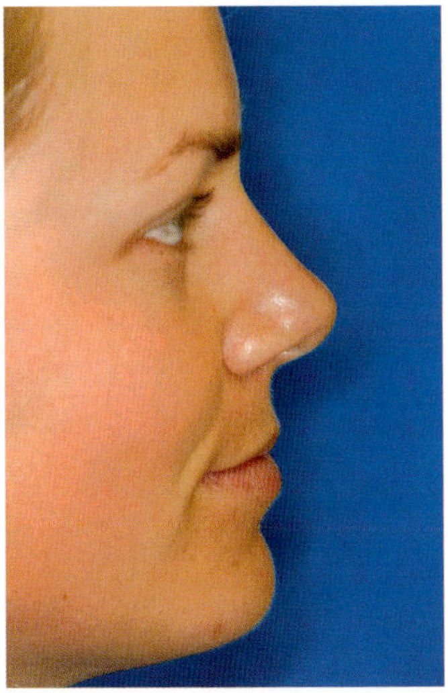

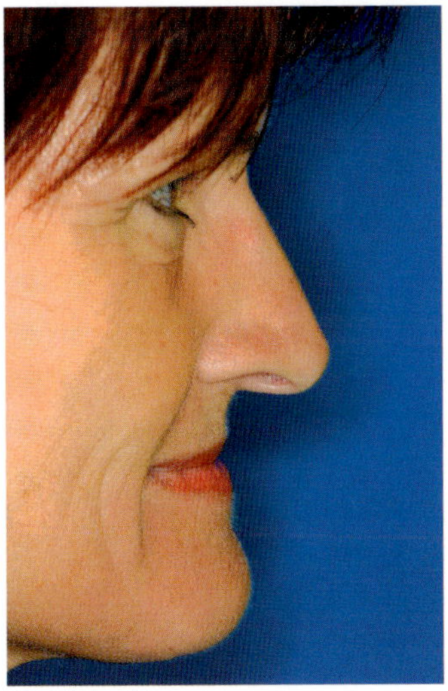

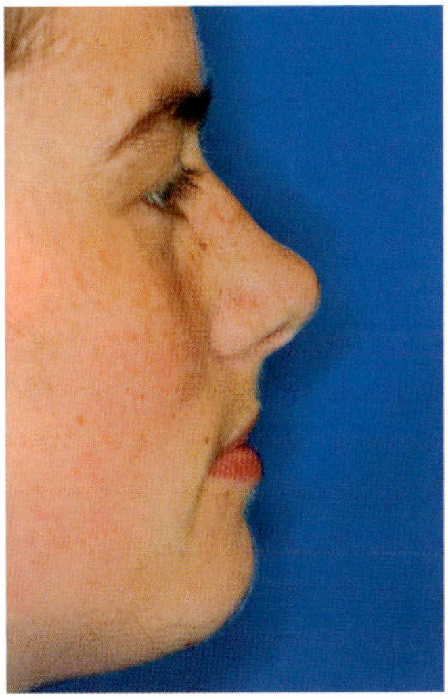

Abb. 10 bis 12 Patientenprofile zur Übung der Profilanalyse

Welcher Ästhetiklinie ist der Vorzug zu geben?

Da die Nasen unterschiedlich groß und bei vielen Patienten sehr prominent sind, stellt die Ästhetiklinie nach *Ricketts* in vielen Fällen keine Hilfe dar.

Erstaunlicherweise ist jedoch bei den meisten Nasen der Wendepunkt von der Konvexität zur Konkavität der Nasenunterseite relativ konstant, was bei der Profilanalyse mit der Ästhetiklinie nach *Holdaway* zu guten Ergebnissen führt. Die Nase kann dann so prominent sein, wie sie will – der Wendepunkt ist im unteren Bereich sehr konstant zum Gesichtsprofil.

Zum Üben der Profilanalyse sind hier drei Patientenprofile abgebildet (Abb. 10 bis 12), bei denen sich mit Lineal und feinem Bleistift die beiden Ästhetiklinien einzeichnen lassen. Interessierte Leser können sich anhand dieser Beispiele Gedanken über eine Korrektur machen.

Bei Bartträgern (Abb. 9) ist die einfache Profilanalyse mit dem Lineal nicht möglich. Hier gibt es nur zwei Alternativen: die Rasur oder die Weichteilanalyse mit dem Fernröntgenseitenbild.

Natürlich bietet die Weichteilanalyse noch sehr viel weitreichendere Möglichkeiten, mit denen sich ein Gesichtsprofil in der Kieferorthopädie vorhersagen lässt, z. B. die Zuordnung zu den skelettalen Winkeln. Auch in der plastischen Gesichtschirurgie ist die Weichteilanalyse fester Bestandteil bei der Planung operativer Eingriffe. Zur weiterführenden Lektüre sei die unten angegebene Literatur verwiesen. Q

Mock-up – das direkte Dental Imaging am Patienten

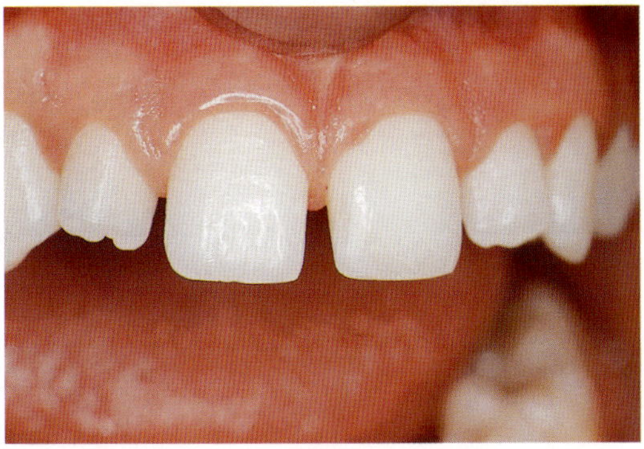

Abb. 1 Ausgangssituation – lückige Oberkieferfront

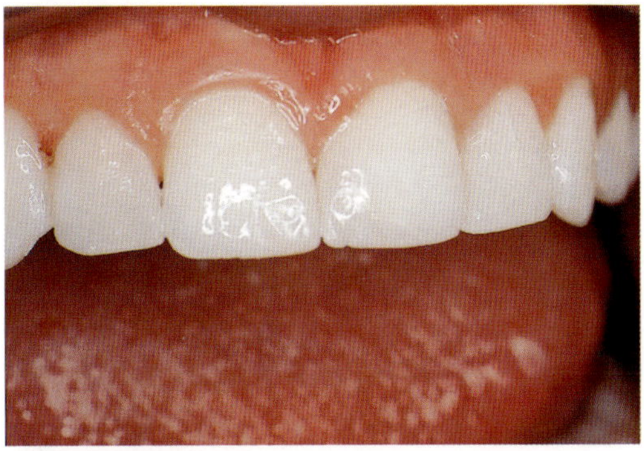

Abb. 2 Zustand nach Mock–up, dem direkten Dental Imaging

Problem: Simulation einer adhäsiven Restauration nach kieferorthopädischer Behandlung

In der täglichen Praxis ergibt sich immer wieder die Schwierigkeit, dem Patienten ein erreichbares Endergebnis so plastisch wie möglich vor Augen zu führen, und zwar einerseits, um ihn zu überzeugen, andererseits aber auch, um für den Zahnarzt und den Zahntechniker bezüglich der restaurativen Maßnahmen in Farbe und Form bereits eine klare Vision des Machbaren herauszuarbeiten. Dies alles sollte möglichst ohne irgendwelche Präparationsmaßnahmen, also nicht invasiv erfolgen, denn wenn die Präparation bereits durchgeführt wurde, ohne dass ein einvernehmlicher ästhetischer Plan vorlag, und das Endergebnis stark von den Vorstellungen des Patienten abweicht, entstehen große Probleme.

Alles was der Zahnarzt vor einem restaurativen Eingriff an den Zähnen sagt, ist Aufklärung, wohingegen es danach sehr häufig auf eine Entschuldigung bzw. eine Aussage vor irgendwelchen Ausschüssen oder gar vor Gericht hinausläuft.

Welche Möglichkeiten hat nun das Team Zahnarzt/Zahntechniker, den Patienten über ein erreichbares Behandlungsergebnis noninvasiv aufzuklären? Im Rahmen des so genannten Dental Imaging gibt es folgende Alternativen:

- Wax-up an den Modellen des Patienten. Diese Vorgehensweise besitzt für den Patienten wenig Aussagekraft.
- Computer Imaging einer digitalen Aufnahme. Diese Möglichkeit ist sehr teuer, sehr aufwändig und muss ständig geübt werden.
- Mock-up, die direkte Diagnostikfacette im Mund des Patienten. Mit einer gewissen Übung führt diese Methode zu einem durchschlagenden Erfolg (Abb. 1 und 2).

Die erprobte Lösung: Mock-up – die direkte Diagnostikfacette im Mund des Patienten

Anhand eines Fallbeispiels soll die Methode vorgestellt werden.

Eine Mutter erscheint mit ihrer 14-jährigen Tochter nach Abschluss der kieferorthopädischen Behandlung in der Praxis und bittet um Aufklärung über die Möglichkeiten eines Lückenschlusses in der Oberkieferfront (Abb. 3 bis 5). Der Kieferorthopädie hat zu schmale Zähne im Oberkiefer festgestellt und darauf hingewiesen, dass ein kieferorthopädischer Lückenschluss leider nicht möglich sei und eine restaurative Lösung beim Zahnarzt erfolgen müsse.

Dies wird durch den oralen Befund bestätigt. Es liegt eine lückige Front mit gedrehten seitlichen Schneidezähnen vor. Die Mutter wünscht keinerlei Überkronungen, sondern eine möglichst schonende Klebetechnik.

Mutter und Tochter werden darüber aufgeklärt, dass die Behandlung sowohl in direkter Technik mit Komposit als auch in indirekter Technik mit keramischen Veneers erfolgen

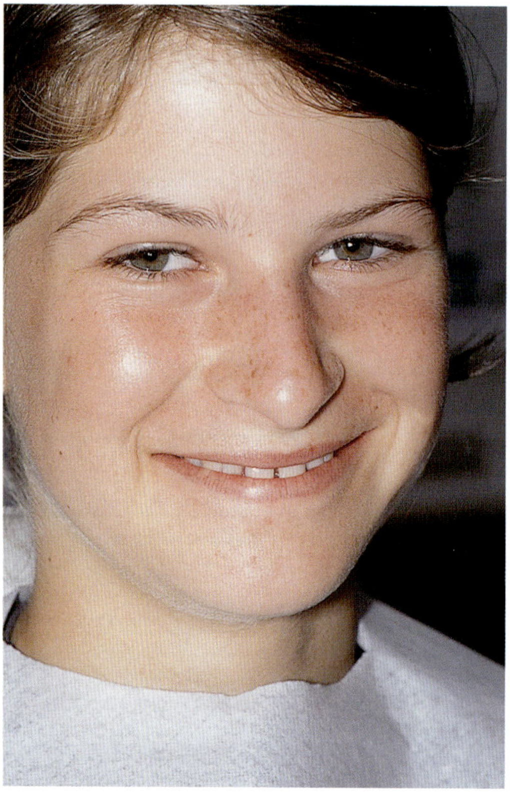

Abb. 3 Die 14-jährige Patientin

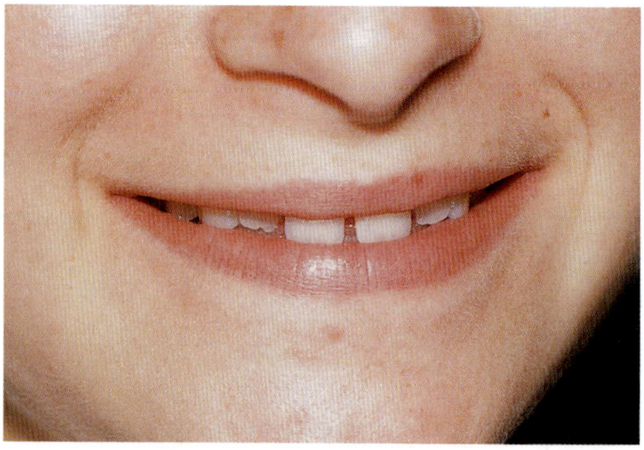

Abb. 4 Das Lächeln der Patientin

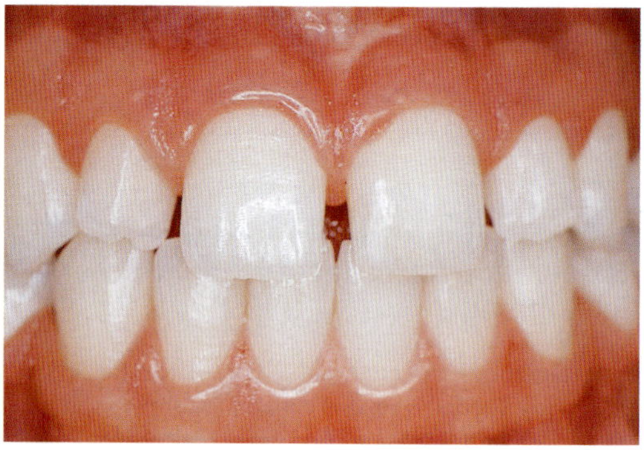

Abb. 5 Die lückige Oberkieferfront der Patientin

könne. Das Problem sei aber das erzielbare Endergebnis, das es vorher neben einem Behandlungs- und Kostenplan gemeinsam zu erarbeiten gelte. Dazu sei die Technik der direkten Diagnostikfacette ohne Zahnbeschädigung die geeignete Methode.

Diese Technik umfasst folgende Schritte:

1. Die Zähne der Patientin werden sorgfältig mit Luft getrocknet und Wangenhalter zur besseren Übersicht eingebracht (Abb. 6).
2. Die Farbauswahl erfolgt mit Hilfe der Farbauswahlskala. Meist reichen eine Körpermasse und eine Zervikalmasse aus. Bei der jugendlichen Patientin genügt eine Zahnfarbe.
3. Der Behandler sollte stets hinter dem liegenden Patienten sitzen und von oben hinten auf die Zähne schauen. Mit einem kleinen Lineal werden die Zahnbreiten kurz vermessen, und der zur Verfügung stehende Platz wird aufgeteilt.
4. Es wird immer von der Mitte nach lateral gearbeitet. Im vorliegenden Fall werden also die Zähne 11 und 21 verbreitert und verlängert.
5. Zur Gestaltung der approximalen Verbreiterung und zur Separierung konturieren wir ein Matrizenband (Abb. 7 bis 9).
6. Das Matrizenband wird am Zahn adaptiert und das Komposit aufgespritzt (Abb. 10). Dazu benötigen wir Komposit aus Spritzkarpulen, deren Öffnung wir mit einer Zange flach gestaltet haben, um ein flächiges Auftragen zu erleichtern (Abb. 11 bis 13).
7. Mit Hilfe von Gummimodellierinstrumenten wird das Komposit in die korrekte Zahnform gebracht. Ihr Vorteil besteht darin, dass sie nicht kleben, wenn sie minimal mit Bonding benetzt werden. Durch das federnde Modellieren mit den Gummiinstrumenten lässt sich sehr schnell eine gute Zahnform erzielen (Abb. 14). Diese in mehreren Formen verfügbaren Instrumente wurden speziell zum Modellieren von

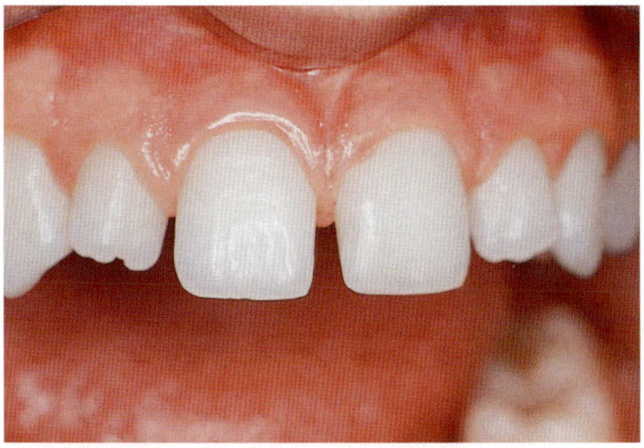

Abb. 6 Die Oberkieferfrontzähne sind getrocknet und bereit für das Mock-up

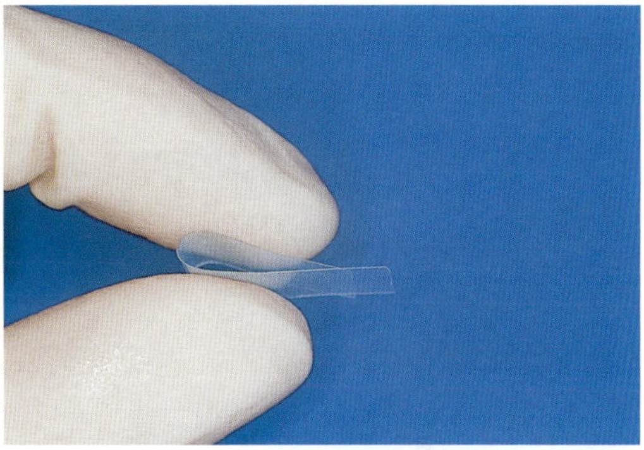

Abb. 7 Matrizenband klar

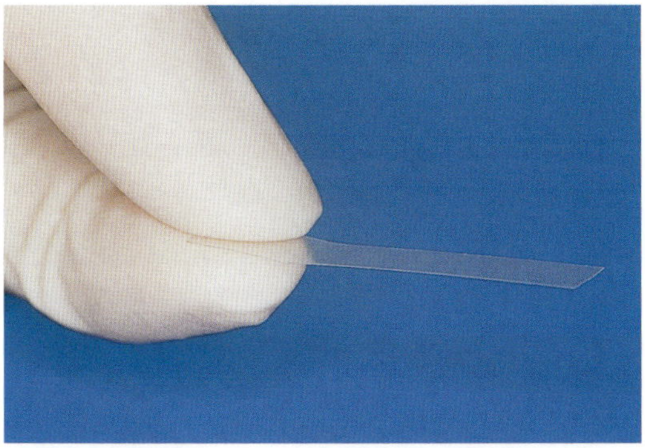

Abb. 8 Das Matrizenband wird gerollt, ohne zu knicken

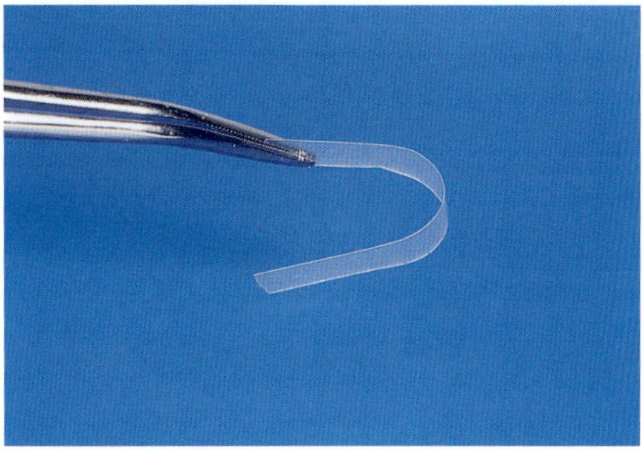

Abb. 9 Das konturierte Matrizenband

zähen Kompositmassen in Praxis und Labor entwickelt (Abb. 15). Ursprünglich fanden Nagelbettretraktoren aus Gummi Verwendung (Abb. 16). Die unterschiedlichen Formen der Gummispatel und die Anwendungsbereiche sind in Tabelle 1 aufgeführt.

8. Die mittleren Frontzähne werden ausmodelliert (Abb. 17). Zwischen den einzelnen Schichten ist eine kurze Polymerisation mit der Aushärtungslampe für 20 Sekunden empfehlenswert, um eine Verformung durch den weiteren Auftrag von Komposit zu vermeiden.
9. Die abschließende Glättung erfolgt mit einem feinen Aquarellpinsel.
10. Dann werden die seitlichen Schneidezähne mit Komposit umgestaltet (Abb. 18 und 19). Eine letzte Lichthärtung beendet das Auftragen des Komposits (Abb. 20).
11. Die Zahnkonturen werden sorgfältig ausgearbeitet und konturiert. Dabei ist eine Verletzung der natürlichen Zahnsubstanz unbedingt zu vermeiden (Abb. 21 bis 25). Übrigens: Das Mock-up soll reversibel sein! Es kann also nur additiv und nicht subtraktiv gearbeitet werden.
12. Abschließend erfolgt eine letzte Kontrolle von über Kopf und frontal (Abb. 26).

Jetzt wäre es der größte Fehler, der Patientin einfach einen Handspiegel in die Hand zu drücken und zu fragen: „Na, wie finden Sie das?" Die Wirkung der Zähne auf die gesamte Persönlichkeit sollte unbedingt an einem Ganzkörperspiegel getestet werden. Wir lassen die Patientin auf diesen Spiegel zugehen und beobachten die Wirkung unseres direkten Dental Imaging an ihren Reaktionen. In der Regel herrscht basses Erstaunen und dann große Freude über das simulierte Endergebnis (Abb. 27 und 28).

Anschließend werden Fotos mit und ohne Mock-up gemacht. Auch Situationsabformungen sind empfehlenswert, um dem Zahntechniker eine Vorstellung von dem gewünschten Endergebnis zu vermitteln.

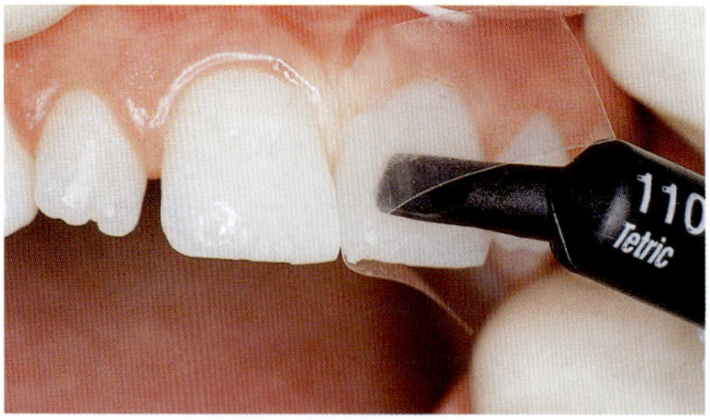

Abb. 10 Aufspritzen des Komposits

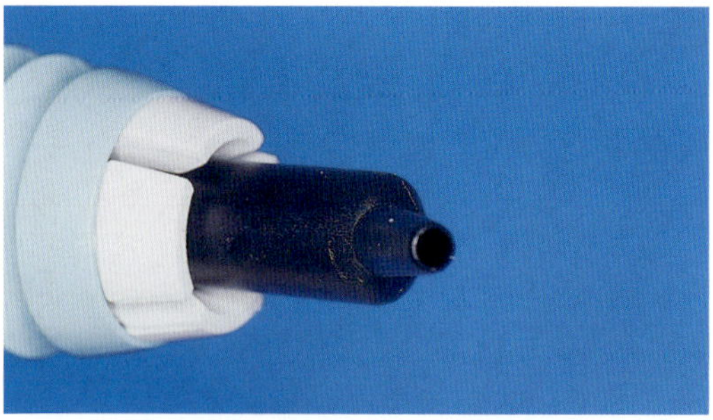

Abb. 11 Karpulenöffnung rund

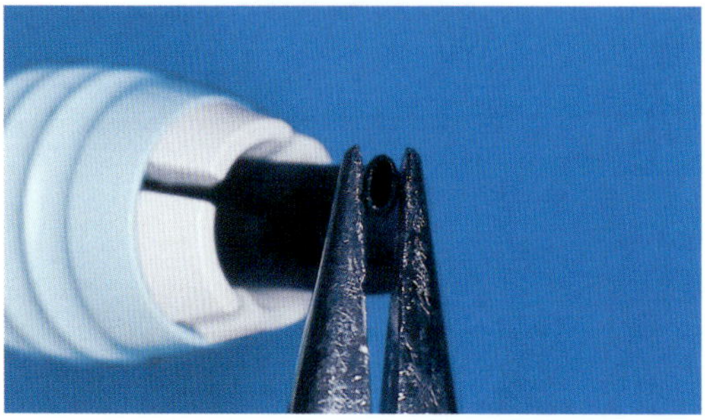

Abb. 12 Mit der Flachzange wird die Öffnung oval gepresst

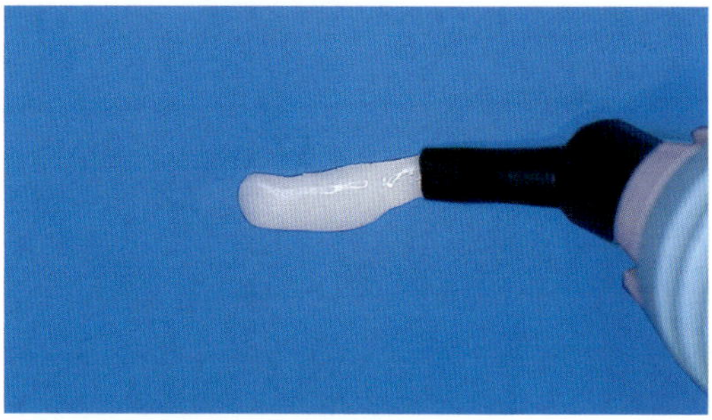

Abb. 13 Ausspritzen eines flachen Kompositstreifens

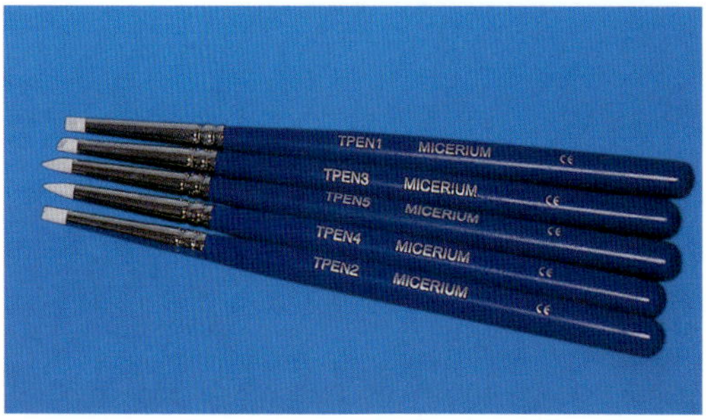

Abb. 14 Gummimodellierinstrumente nach *Vanini* (Fa. Micerium)

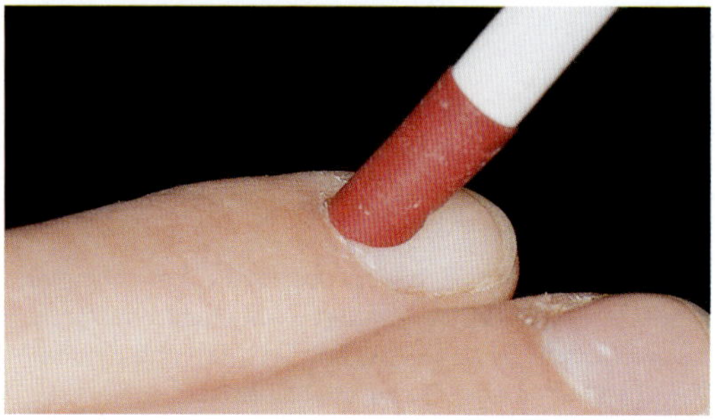

Abb. 15 Die Ursprungsform – der Nagelbettretraktor

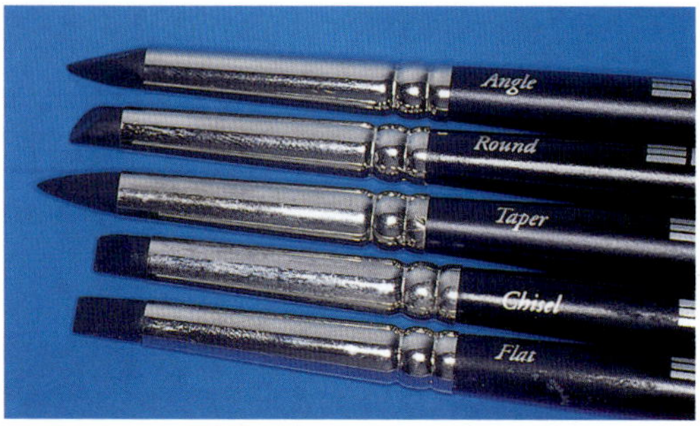

Abb. 16 Die einzelnen Formen der Gummimodellierinstrumente (Fa. Ivoclar Vivadent)

Tabelle 1 Formen der Gummispatel und deren Anwendung

Gummimodellierinstrument	Anwendung
Meißel konkav	Universalinstrument, Verteilen des Komposits, Modellation in der Fläche
Meißel oval	Modellation und Formgebung im zervikalen Bereich
Meißel flach	Schichtaufbau, Formgebung, Oberflächenstruktur
Kegelspitze	okklusale Formgebung
Keil	Opakerauftrag, Einbringen von Stains, Formgebung

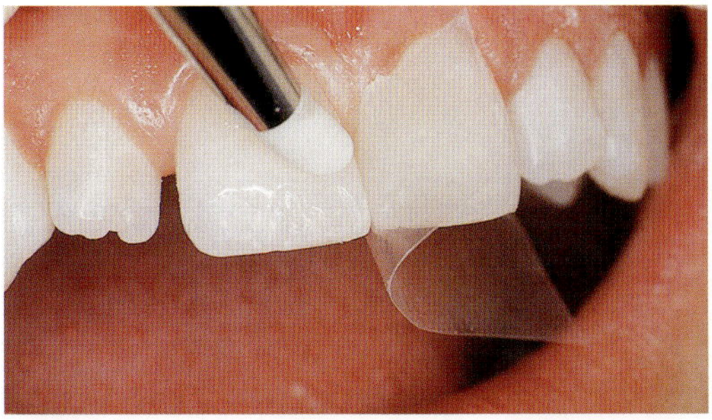

Abb. 17 Die mittleren Frontzähne werden ausmodelliert

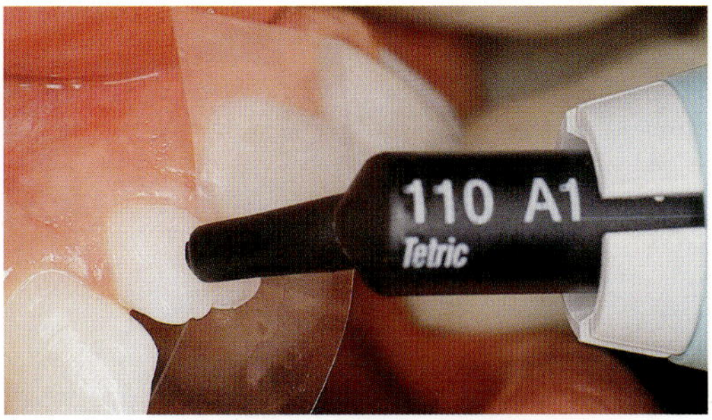

Abb. 18 bis 20 Gestaltung der seitlichen Schneidezähne

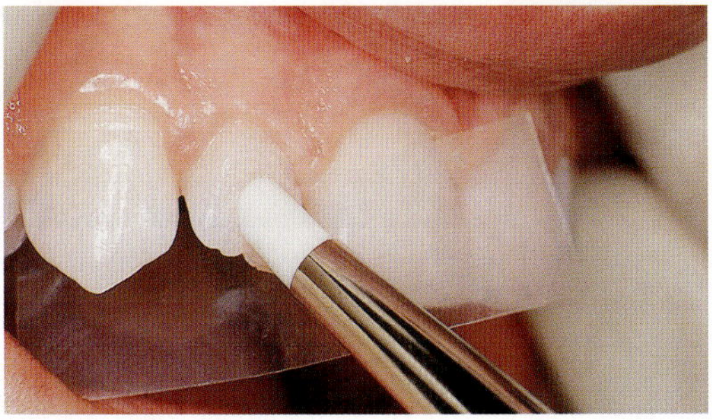

Abb. 19

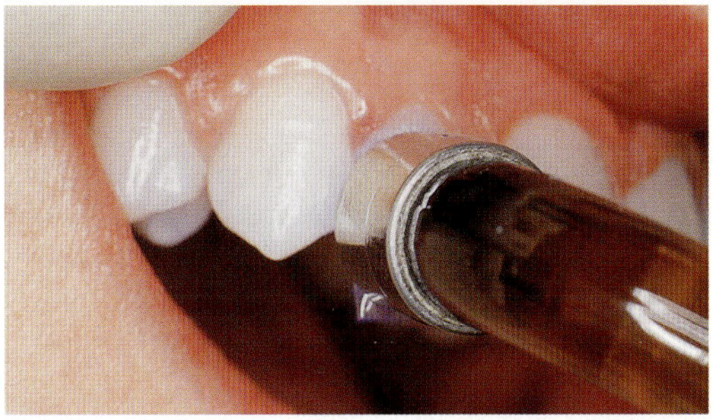

Abb. 20

Abb. 21 bis 25 Die Zahnkonturen werden sorgfältig ausgearbeitet und poliert

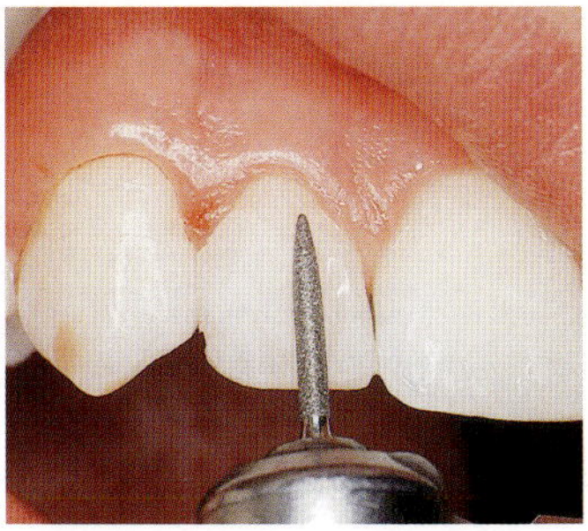

Abb. 21

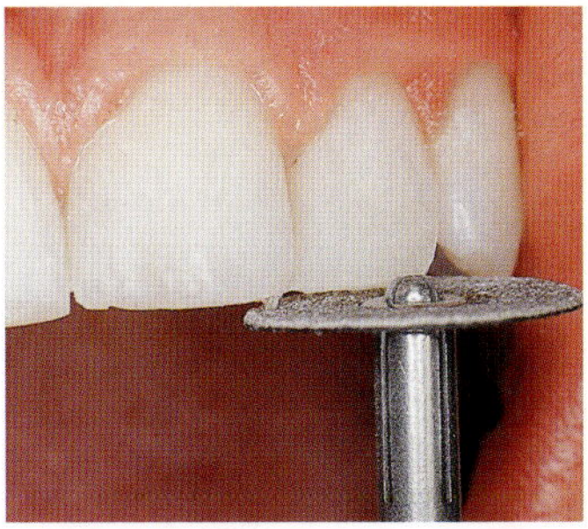

Abb. 22

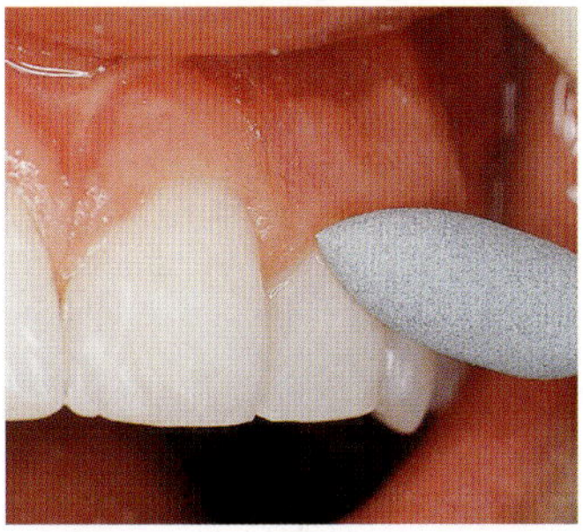

Abb. 23

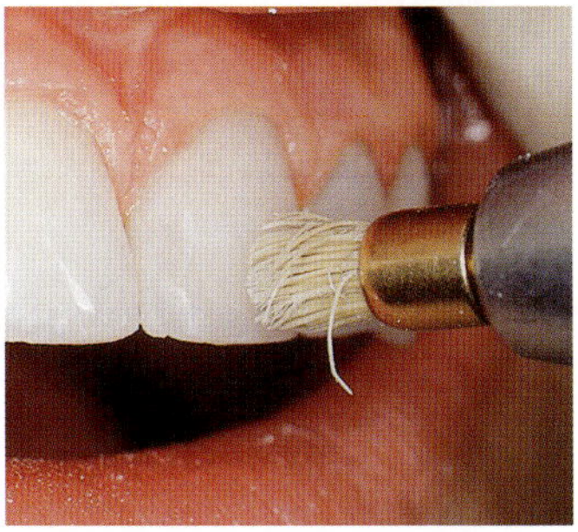

Abb. 24

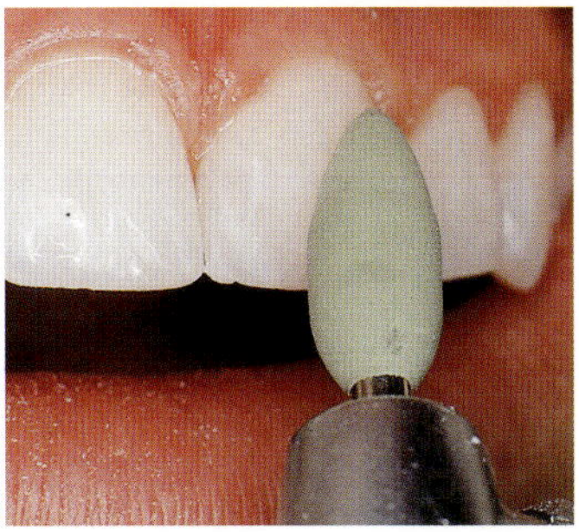

Abb. 25

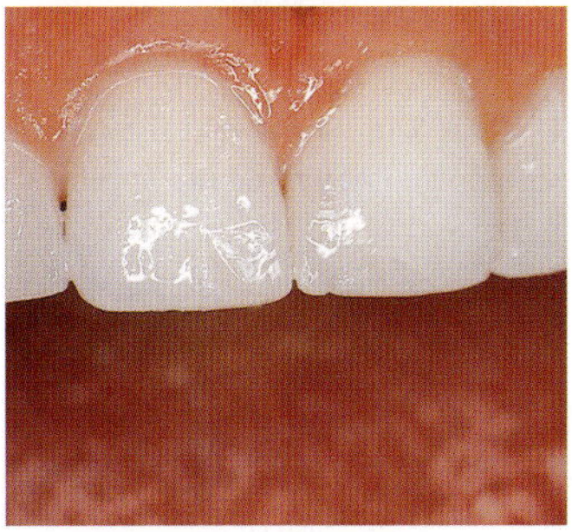

Abb. 26 Endkontrolle des Mock-up

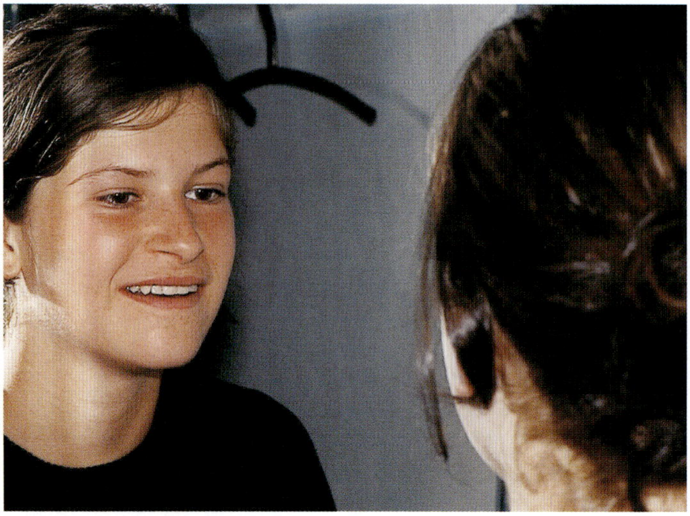

Abb. 27 Die Patientin betrachtet die neue Situation im Frontzahnbereich vor dem großen Spiegel

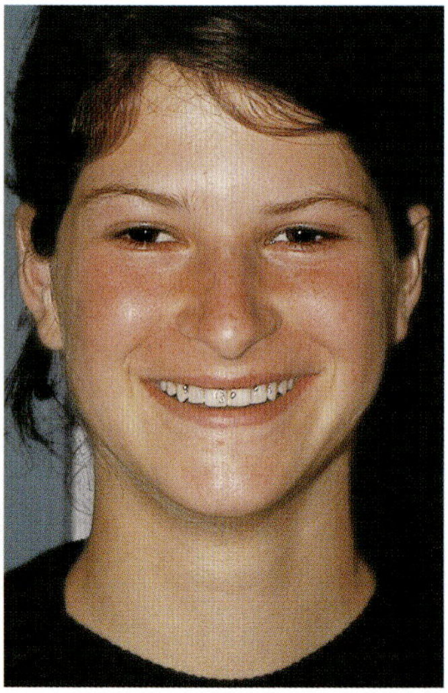

Abb. 28 Eine strahlende Patientin – das war ihr Wunsch

Jetzt ist der Zeitpunkt, mit der Patientin die Therapiemöglichkeiten zu besprechen. In unserem Fall der lückigen Front wurde Folgendes erörtert:

- Ein kieferorthopädischer Schluss des Diastemas 11/21 ist ästhetisch nicht sinnvoll, weil dann die seitlichen Schneidezähne zu breit werden.
- Bei der 14-jährigen Patientin sind der Zahndurchbruch und das alveoläre Wachstum noch nicht abgeschlossen, so dass eine Dauerversorgung noch nicht sinnvoll ist.
- Deshalb wurde folgender Behandlungsplan erstellt: sofortige Versorgung mit direkten Veneers mittels Komposit bei minimaler Präparation, im Alter von 18 bis 20 Jahren dann Versorgung mit indirekten Veneers aus Keramik, welche die geringstnötige Ausdehnung haben.

Anschließend werden die Kosten besprochen, ein Heil- und Kostenplan erstellt und die Termine vereinbart.

Die Aufklärung mit der Mock-up-Methode, dem direkten Dental Imaging, ist meines Erachtens die wirksamste Methode, den Patienten ein vorhersagbares Endergebnis vor Augen zu führen. Es macht auch sehr viel Spaß, als Behandler die positiven Reaktionen der Patienten zu erleben.

Materialliste

1. Komposit Tetric in Spritzkarpulen (Fa. Ivoclar Vivadent, Ellwangen). Es ist aber auch jedes andere qualitativ hochwertige Komposit in Spritzkarpulen anwendbar.
2. Gummimodellierinstrumente gibt es bei den Firmen Girrbach (Pforzheim) und Ivoclar Vivadent (Ellwangen). Im dem vorgestellten Fall wurden Instrumente nach Dr. *Vanini* (Fa. Micerium, Avegno, Italien) verwendet, die in Deutschland beim Dental-Depot Peter Klein, Bonn, erhältlich sind.
3. Matrizenbänder klar (Fa. Frasaco, Tettnang).
4. Aquarellpinsel C 2 (Fa. Ivoclar Vivadent, Ellwangen).

Frontzahnlängen – ein Problem der dentalen Rekonstruktion

Problem: Rekonstruktion abradierter Frontzähne

Bei der Rekonstruktion stark abradierter oberer und unterer Frontzähne ist die Zahnlänge in sehr vielen Fällen ein großes Problem den für Zahnarzt, den Zahntechniker und besonders für den Patienten, der durch die Rekonstruktion ein völlig neues (sein altes?) Aussehen erhält (Abb. 1a und b, Abb. 2a und b).

Die Rekonstruktion der korrekten Zahnlänge ergibt

- ein völlig neues Aussehen,
- ein neues Lachen,
- eine neue Koordination von Lippen, Zunge und mimischer Muskulatur sowie
- eine veränderte Phonetik.

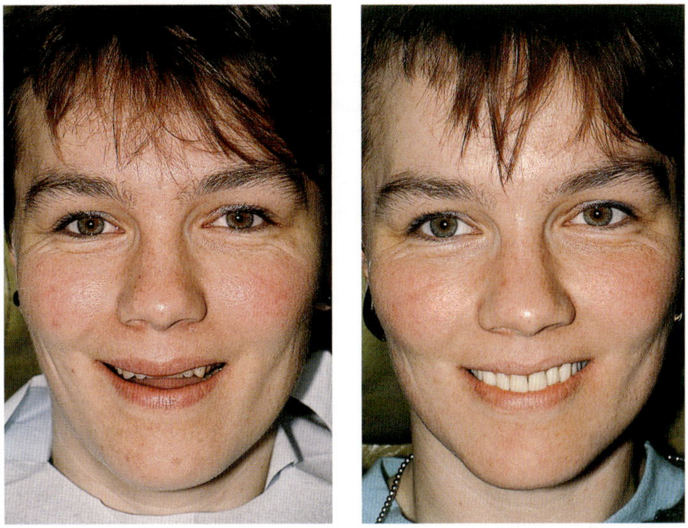

Abb. 1a und b Das Lächeln einer Patientin vor und nach der Rekonstruktion ihrer Frontzähne

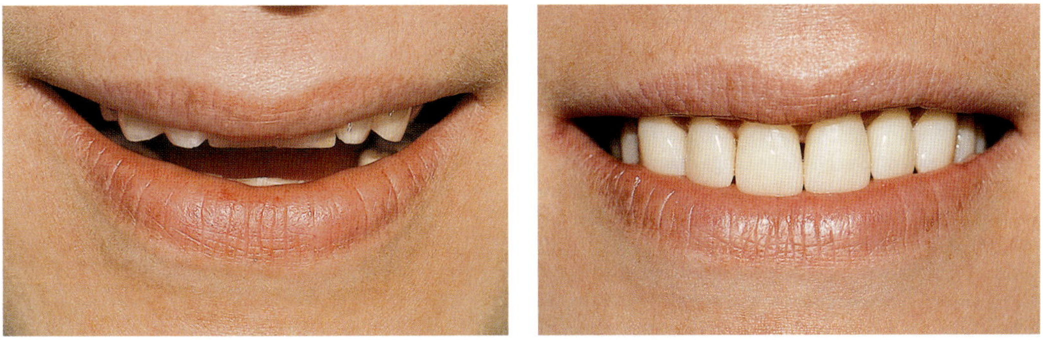

Abb. 2a und b Das Lippenbild der Patientin vor und nach der Rekonstruktion ihrer Frontzähne

Körpergröße	C	I2	I1	I1	I2	C
1,90 m	13	-2	13	13	-2	13 mm
1,80 m	12	-2	12	12	-2	12 mm
1,70 m	11	-2	11	11	-2	11 mm
1,60 m	10	-2	10	10	-2	10 mm

Tabelle 1 Körpergröße und Oberkieferfrontzahnlängen (C = Caninus, I = Inzisivus)

Dabei können folgende Probleme auftreten:

- der Patient fühlt sich entstellt,
- Sprechschwierigkeiten,
- Essprobleme sowie
- mangelnde Akzeptanz bei Angehörigen und Freunden.

Für eine erfolgreiche Rekonstruktion von Frontzähnen sind also Mut auf Seiten des Patienten zum neuen Aussehen sowie Können und Wissen auf Seiten des Zahnarztes und des Zahntechnikers erforderlich. In diesem Zusammenhang stellt sich die Frage, wie die korrekte Länge der Frontzähne ermittelt werden kann. Folgende Möglichkeiten sind hier denkbar:

- Ausprobieren mit Provisorien,
- ein altes Jugendfoto des Patienten oder
- das Urteil eines Angehörigen.

Das größte Problem ist die vorgefasste Meinung des Patienten: „Wissen Sie, Herr Doktor, wir in unserer Familie hatten immer kleine (weiße!) Zähne! Auf keinen Fall möchte ich aussehen wie Dracula!"

Welche Anhaltspunkte stehen uns für eine erfolgreiche Rekonstruktion der Zahnlänge zur Verfügung? Wie lang sind eigentlich menschliche Frontzähne? Gibt es Messwerte? Was finden wir hierzu in der Literatur?

Die erprobte Lösung: Ermittlung der Frontzahnlängen aus individuellen Messwerten

In der Literatur finden wir u. a. bei *Lee*[2], *Mühlreiter, de Jonge-Cohen* und *Carlsen* (vgl. *Lehmann*[3]), *Rufenacht*[4] sowie *Chiche* und *Pinault*[1] eine durchschnittliche Länge oberer Frontzähne von 11 bis 12 mm und unterer Frontzähne von 9 bis 10 mm (Abb. 3 und 4). Wenn die Restauration bei allen Patienten mit diesen Durchschnittswerten ausgeführt wird, haben wir das Problem aller statistischen Durchschnittswerte: Bei vielen passen diese ausgezeichnet, bei einer großen Zahl aber überhaupt nicht. Es ist dieselbe Schwierigkeit wie etwa beim Kauf von Kleidung: Wir ermitteln bei 20 Personen eine durchschnittliche Körpergröße von beispielsweise 1,7822 m und gehen nun einkaufen. Der Einkauf dürfte nur bei einer kleinen Zahl der Beteiligten befriedigend ausfallen!

Es war *Hans Naegerl* von der Universität Göttingen, der als Physikmediziner die Problemlösung aufgezeigt hat. Die meisten Körpermesswerte, postulierte er, seien proportional zur Körpergröße. Also würde ein großer Mensch meist lange Arme und große Hände besitzen und ein kleiner Mensch eben kurze Arme und kleine Hände, wobei es sicherlich auch Ausnahmen gäbe.

So führten wir in unserer Praxis an ca. 100 jugendlichen Patienten im Alter zwischen 20 und 25 Jahren Messungen der Zahnlängen durch. Bedingung war, dass vollständig durchgebrochene und nicht abradierte Frontzähne ohne Gingivarezessionen vorlagen. Es wurde vom Gingivasaum bis zur nicht abradierten Schneidekante gemessen. Diese Messwerte wurden in Bezug zur Körpergröße des Patienten gesetzt. Dabei konnten die in Tabelle 1 aufgeführten Daten ermittelt werden. Hieraus ergibt sich, dass 10 cm Veränderung der Körpergröße einer Veränderung der Oberkieferfrontzahnlängen um 1 mm entsprechen (Abb. 5).

Die seitlichen Schneidezähne sind von inzisal (weiße Ästhetik) und von der Gingiva (rote Ästhetik) gemessen jeweils 1 mm kürzer als die Eckzähne sowie die mittleren Schneidezähne, so dass die Differenz insgesamt 2 mm beträgt (Abb. 6). Die unteren Frontzähne variieren weit weniger – hier werden meist die in der Literatur angegebenen Längen von 9 bis 10 mm erreicht.

Diese Messwerte sind nicht als mathematisch absolut aufzufassen, sondern dienen der Vorgabe beim Wax-up und bei der Herstellung von Testprovisorien. Wenn man keine sonstigen Informationen über die ursprünglichen Zahnlängen hat, sind die Angaben der Tabelle eine wertvolle Hilfe bezüglich Funktion und Ästhetik.

Einen weiteren Anhaltspunkt bietet das Verhältnis von Zahnlänge zu Zahnbreite (Tab. 2, Abb. 7).

Länge		Breite	Quotient
100	:	80	1,25 ideal
100	:	95	1,05 breit
100	:	65	1,53 schmal

Tabelle 2 Verhältnis von Zahnlänge zu Zahnbreite

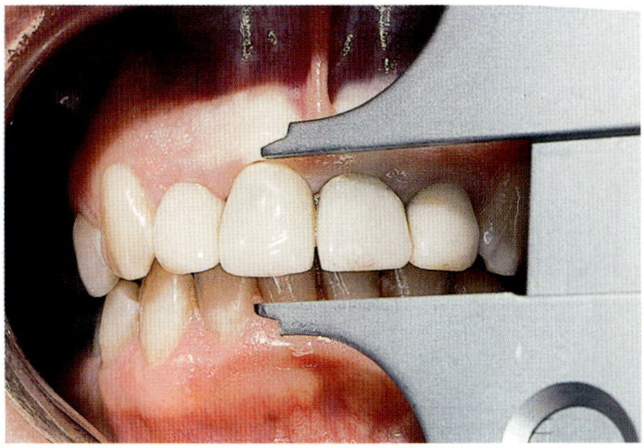

Abb. 3 Wie lang sind obere Frontzähne?

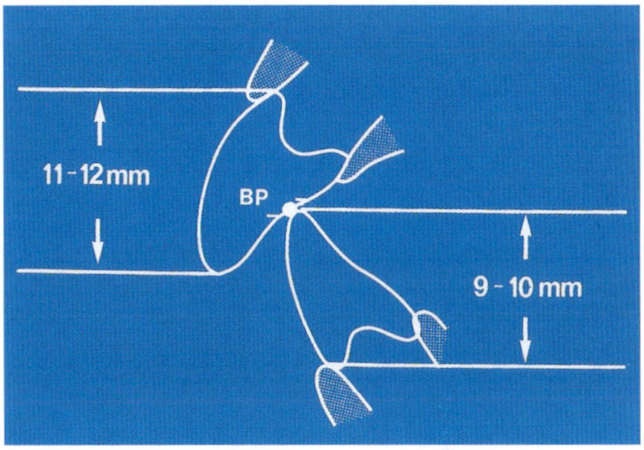

Abb. 4 Angaben des Längendurchschnitts in der Literatur

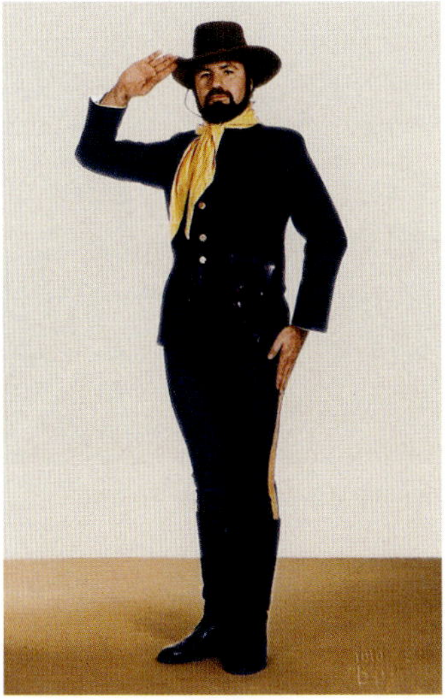

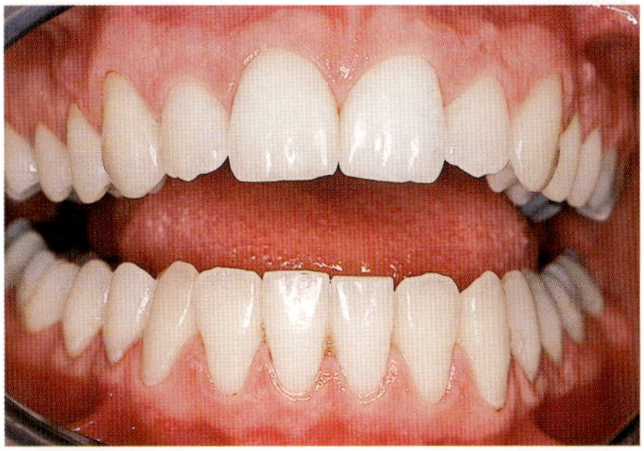

Abb. 5 und 6 Die Zahnlängen sind proportional zur Körpergröße

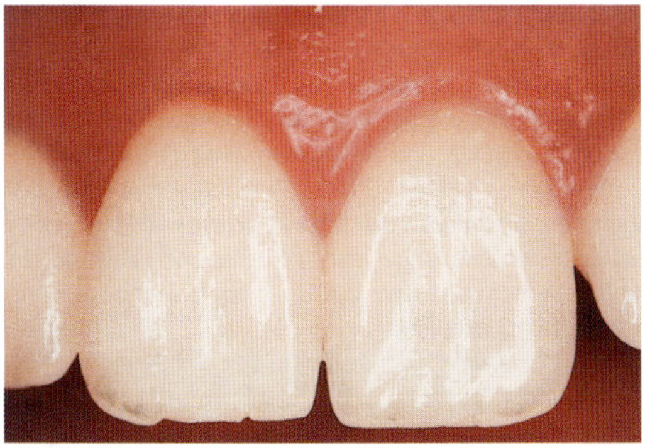

Abb. 7 Verhältnis von Zahnlänge zu Zahnbreite

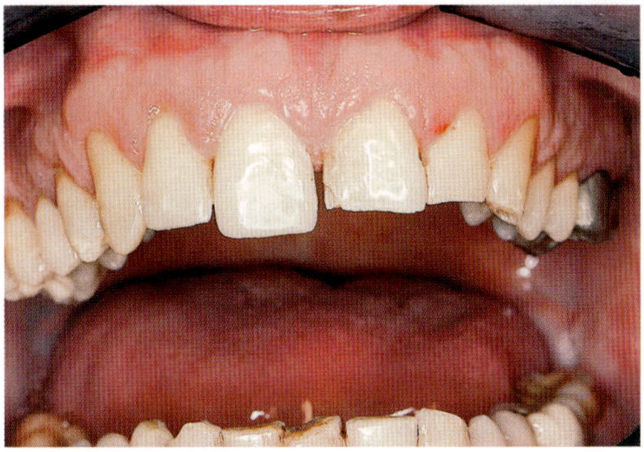

Abb. 8 Mock-up mit Komposit bei einem 28-jährigen Patienten

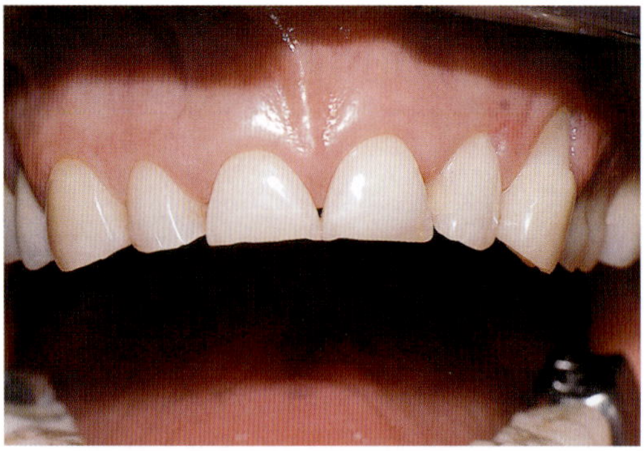

Abb. 9 Patientin mit fortgeschrittener Abrasion

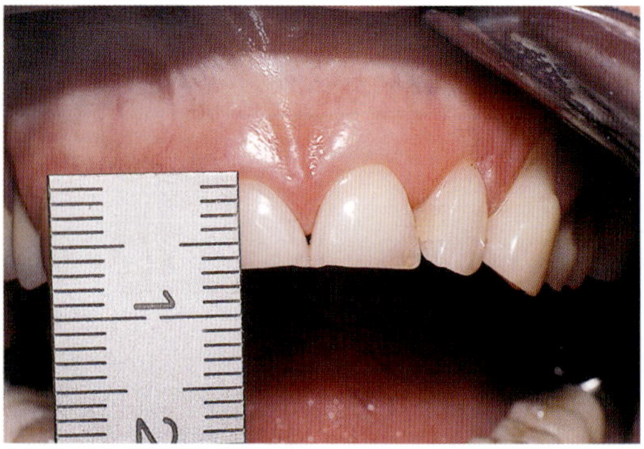

Abb. 10 Längenmessung der abradierten Frontzähne im Oberkiefer

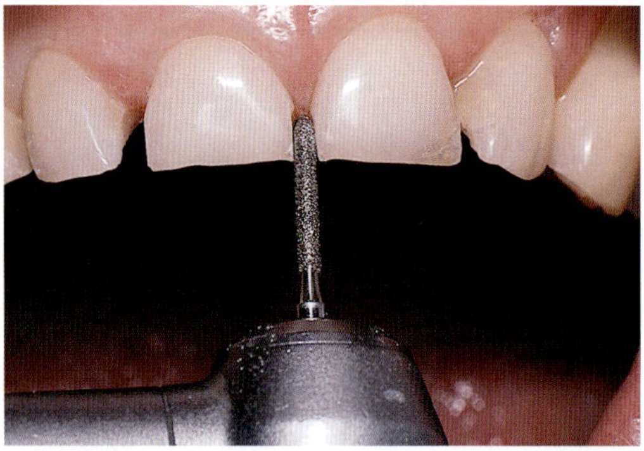

Abb. 11 Separierung der Frontzähne

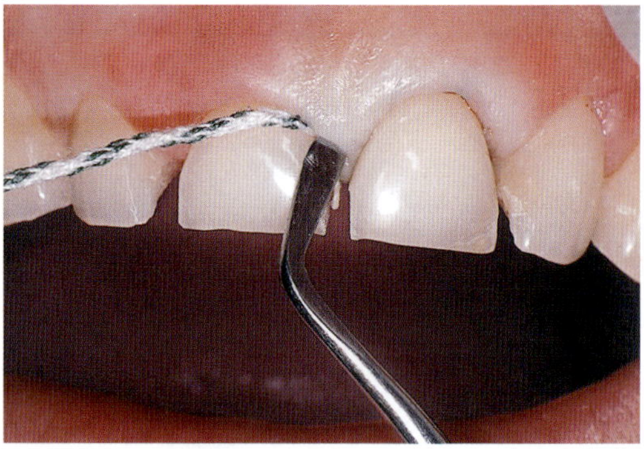

Abb. 12 Legen der Retraktionsfäden

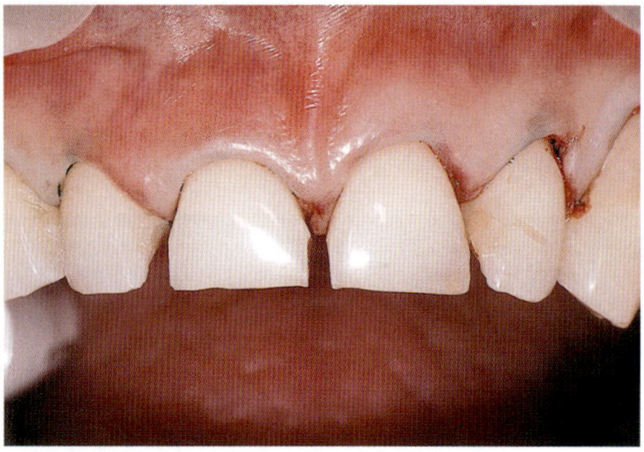

Abb. 13 Retraktion der Gingiva durch die Retraktionsfäden

Anwendung

Bei Abrasionen empfiehlt es sich, die neuen Frontzahnlängen mit einem Mock-up aus Komposit (vgl. hierzu den Beitrag in der letzten Ausgabe) auszutesten (Abb. 8). Bei fortgeschrittener Abrasion ist die Eingliederung von laborgefertigten Provisorien zu empfehlen.

Patientenfall

Bei einer 35-jährigen Patientin lag ein Gebiss mit weit fortgeschrittener Abrasion vor. Sie litt sehr darunter und wünschte eine Restauration der abradierten Frontzähne.

Die Behandlung mit einer Relaxierungsschiene war erfolgreich verlaufen, und die Muskeln sowie die Kiefergelenke zeigten keinen Befund. Um der Patientin das Ausmaß des Zahnsubstanzverlustes deutlich zu machen, wurden die noch vorhandenen Zahnlängen mit einem Stahllineal abgemessen und notiert (Abb. 9 und 10). Die mittleren Schneidezähne waren noch 7 mm lang.

Aus der Tabelle 1 konnte unter Berücksichtigung der Körpergröße der Patientin (1,71 m) der Sollwert 11 mm für die mittleren Schneidezähne entnommen werden. Der Längenverlust betrug 4 mm.

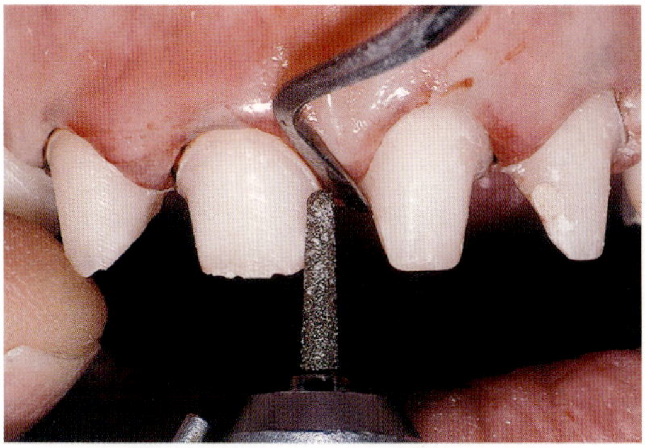

Abb. 14 Schonendes Präparieren der Frontzähne

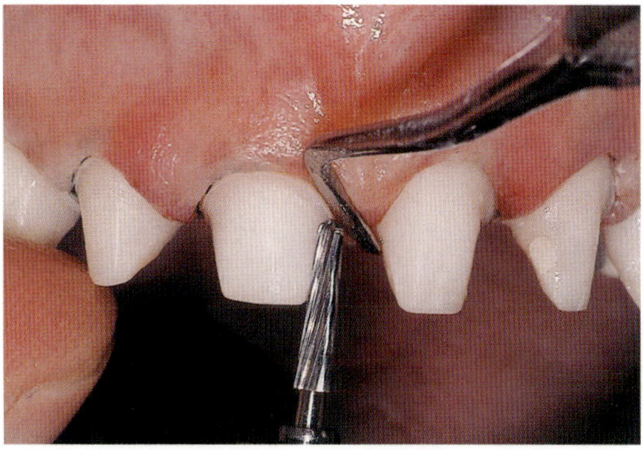

Abb. 15 Schonendes Finieren der Frontzähne

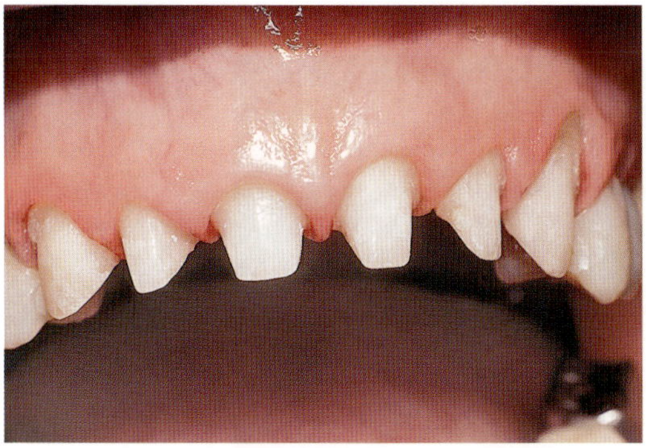

Abb. 16 Die fertige Präparation

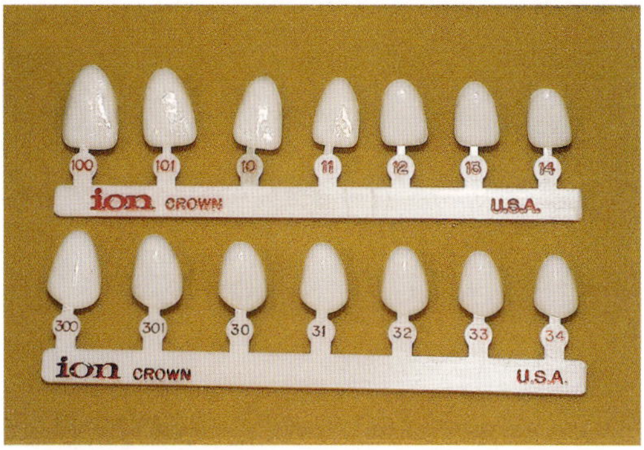

Abb. 17 Das Auswahlset der provisorischen Kronen

Gemeinsam mit der Patientin wurde der Beschluss gefasst, die abradierten Frontzähne zur Austestung provisorisch zu überkronen. Nach der Lokalanästhesie wurden die Zähne separiert. Zur Retraktion der Gingiva erfolgte die Platzierung von ungetränkten Retraktionsfäden (Abb. 11 bis 13).

Bei der folgenden Präparation und Finierung wurde die marginale Gingiva durch das Abhalten mit einem Füllspatel geschont (Abb. 14 und 15). Nach Abschluss der Präparation (Abb. 16) wurden aus dem Set vorgefertigter provisorischer Einzelkronen (Abb. 17) die passenden Größen symmetrisch ausgesucht, mit einem selbsthärtenden Acrylat unterfüttert (Abb. 18), ausgearbeitet und provisorisch zementiert (Abb. 19 und 20).

Die Patientin zeigte sich von dem Ergebnis begeistert, und ein strahlendes Lächeln war die Belohnung für den Behandler (Abb. 21 und 22)!

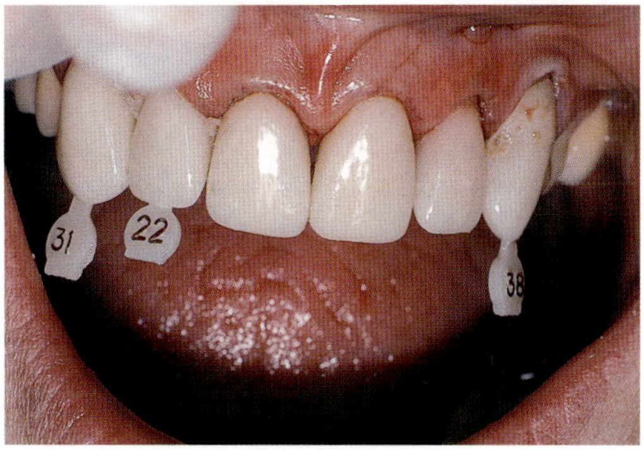

Abb. 18 Unterfütterung der ausgewählten Kronen

Abschließend ist noch darauf hinzuweisen, dass alle Frontzahnveränderungen unbedingt sowohl unter phonetischen Aspekten (F-, S-, Sch- und T-Laute) als auch hinsichtlich ihrer mimischen Auswirkungen auf die Unterlippenlinie (Lachlinie – die Inzisalkanten der Schneidezähne sollten dem Bogen der Unterlippe beim Lächeln folgen und sich im Bereich zwischen feuchtem und trockenem Lippenrot gerade berühren) überprüft werden müssen.

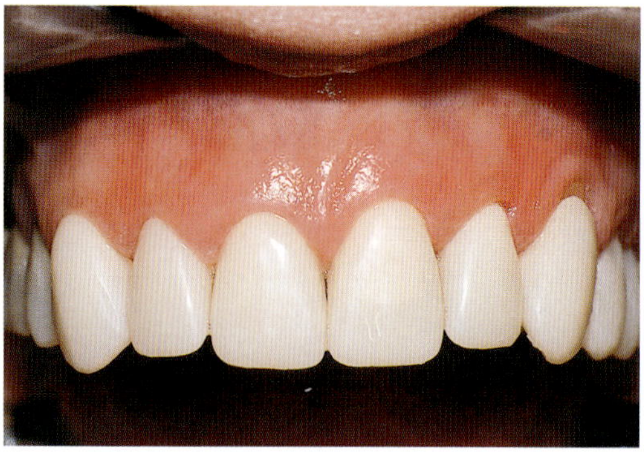

Abb. 19 Die eingegliederten provisorischen Kronen (Labialansicht)

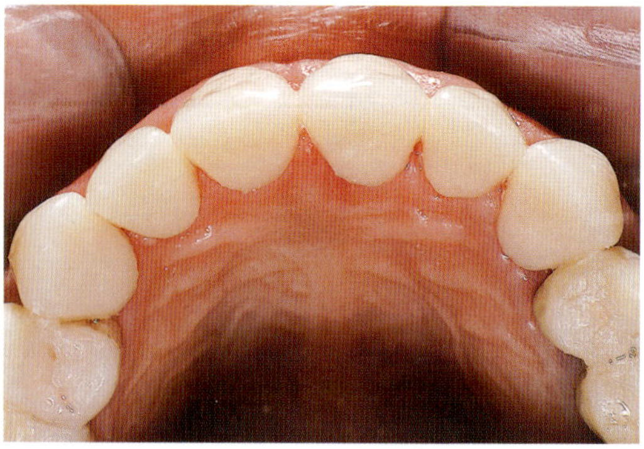

Abb. 20 Die eingegliederten provisorischen Kronen (Palatinalansicht)

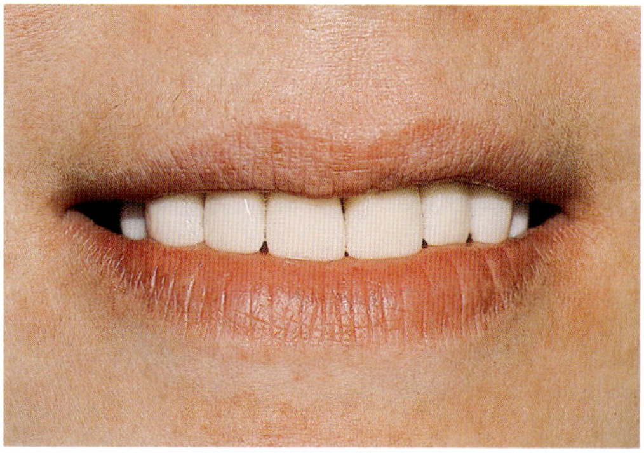

Abb. 21 Lippenbild der Patientin nach provisorischer Versorgung

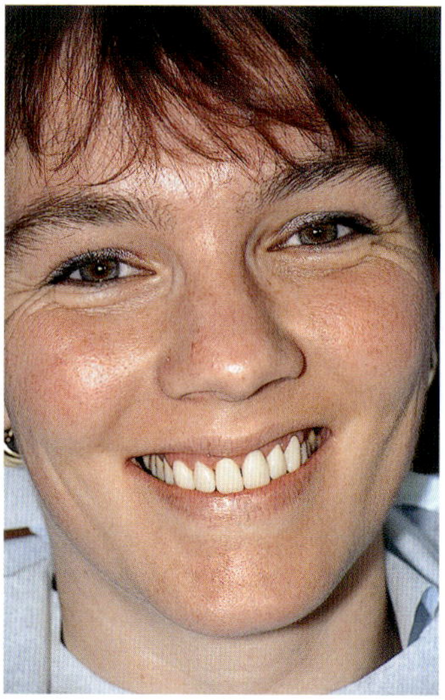

Abb. 22 Das strahlende Lächeln der Patientin

Materialliste

1. Messlineal aus Stahl (Fa. SAM Präzisionstechnik, München).
2. Schieblehre Modell Zürich (Fa. Seitz & Haag, München; erhältlich auch bei Fa. American Dental Supplies, Vaterstetten).
3. Mock-up mit Komposit, z. B. Tetric, Miris, Herculite.
4. Taschenrechner zum Ausrechnen des Quotienten Länge/Breite.
5. Präparationsdiamanten (Fa. Brasseler, Lemgo).
6. Retraktionsfäden Ultrapak (Fa. Ultradent, South Jordan, USA; Vertrieb in Deutschland: Fa. Dental Liga, Köln).
7. Vorgefertigte Einzelprovisorien Ion-Kronen (Fa. 3M/Espe, Seefeld).
8. Unterfütterung mit selbsthärtendem Acrylat Dentalon Plus (Fa. Kulzer, Wehrheim).
9. Durelon als provisorischer Zement (Fa. 3M/Espe, Seefeld).
10. Phonetischer Test (ZTM *Jürg Stuck*, Singen).

Die fehlerfreie Zahnfarbenbestimmung – eine Herausforderung für Zahnarzt und Zahntechniker

Problem: Fehlerfreie Farbbestimmung zur Rekonstruktion von Zähnen

Die Frage, wie der Zahnarzt zum Wohle seiner Patienten die korrekte Zahnfarbe oder besser die korrekten Zahnfarben bestimmt, ist ein heiß diskutiertes Problem in der restaurativen Zahnheilkunde und wird es wohl immer bleiben (Abb. 1). Abbildung 2 zeigt die Trefferquoten, die laut statistischen Untersuchungen bei der Farbbestimmung erzielt werden. Die Grafik legt nahe, dass bei 65 % der prothetischen Restaurationen

- die Arbeit wiederholt werden muss/sollte,
- der Patient neu einbestellt werden muss/sollte,
- Ausfallzeiten für Zahnarzt und Zahntechniker entstehen,
- das Vertrauen des Patienten in seinen Zahnarzt sinkt und
- das Image der Praxis von Einbußen bedroht ist.

Im Zusammenhang mit der Zahnfarbenbestimmung stellen sich u. a. folgende Fragen: Sehen alle Menschen die Farben gleich? Kann ein Mensch einem anderen eine Farbe mitteilen? Lassen sich Zahnfarben physikalisch messen? Welcher Zahnarzt bzw. Zahntechniker kennt seine Farbsehtüchtigkeit? Soll der Zahnarzt, der Zahntechniker oder gar die Helferin die Zahnfarbe bestimmen? Soll vielleicht sogar der Patient selbst die Auswahl vornehmen und damit die Verantwortung tragen?

Die erprobte Lösung: Systematische fehlerfreie Zahnfarbenbestimmung

Voraussetzungen

Der Zahnarzt, welcher eine zahnfarbene Füllung herstellt, und der Zahntechniker, welcher eine Verblend- bzw. Vollkeramikkrone oder ein Veneer im Labor anfertigt, bestimmen die Zahnfarbe selbst. Hier ergibt sich das grundsätzliche Problem, dass ein Mensch einem anderen ohne bestimmte Voraussetzungen und Hilfsmittel keine Farbe mitteilen kann.

Farbsehtüchtigkeit

Statistisch gesehen sind 8 % der Männer und 1,5 % der Frauen farbsehschwach bis farbenblind. Vor diesem Hintergrund sollten der Zahnarzt und der Zahntechniker unbedingt ihre Farbsehtüchtigkeit bestimmen lassen. Sie stellt gleichsam die Fahrerlaubnis für die ästhetische Zahnheilkunde dar.

Die Farbsehtüchtigkeit kann mit folgenden Tests ermittelt werden:

- mit den Farbtafeln nach *Isihara* (Abb. 3),
- mit dem Farbreihenfolgetest nach *Farnsworth* und
- mit dem Anomaloskop nach *Nagel*.

Alle drei Tests sind geeignet, doch bietet der mit dem Anomaloskop die höchste Zuverlässigkeit. Falls Einschränkungen

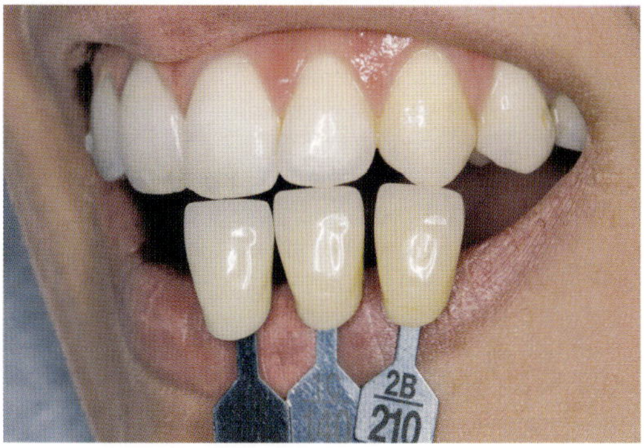

Abb. 1 Farbbestimmung am Patienten

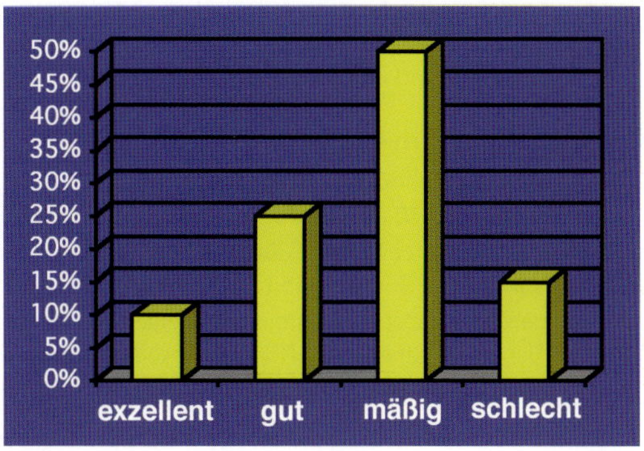

Abb. 2 Erfolgsquoten bei der Zahnfarbenbestimmung (modifiziert nach Dr. *G. Henning*, Lörrach)

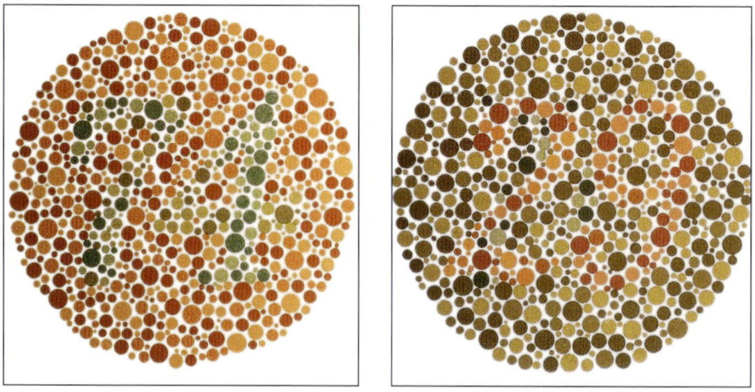

Abb. 3a und b *Isihara*-Tafeln zum Farbsehtest

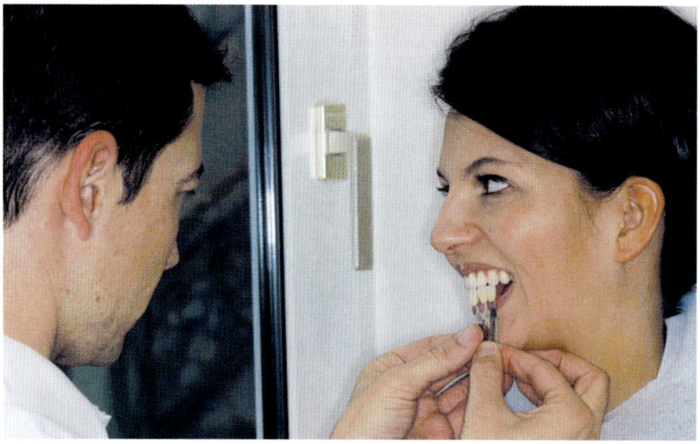

Abb. 4 Farbauswahl am Nordfenster

der Farbsehtüchtigkeit ermittelt werden, sei zum Trost erwähnt, dass der Zahnarzt oder der Zahntechniker aufgrund einer Farbsehschwäche oder gar Farbblindheit seinen Beruf nicht aufgeben muss. Er sollte sich dessen aber bewusst sein, die Farbbestimmung anderen überlassen und seine Tätigkeit entsprechend umstellen.

Konstante Lichtverhältnisse

Die ideale Beleuchtung zur Farbbestimmung ist das diffuse Tageslicht zwischen 10 und 12 Uhr an einem nach Norden ausgerichteten Fenster bei weiß bewölktem Himmel. Am Morgen vor diesem Zeitraum sind die Farben blaustichig, wohingegen sie am späten Nachmittag mit einem zu hohen roten Farbanteil versehen sind. Die Farben sollten niemals in direktem Sonnenlicht oder bei schwarz bewölktem Himmel bestimmt werden (Abb. 4).

Da die Farbbestimmung unter natürlichem Sonnenlicht zu vielen Schwankungen unterworfen ist, zieht man die konstanten Lichtverhältnisse einer Leuchtstofflampe dem natürlichen Sonnenlicht vor. Die OP-Leuchte ist nur geeignet, wenn die Helligkeit abgedimmt werden kann und ihr Licht dem Tageslicht entspricht. Alle Lichtquellen in Praxis und Labor können mit der Kodak View Card auf ihre Tageslichtqualitäten überprüft werden (Abb. 5). Bei Kunstlicht erscheinen auf der View Card vertikale Streifen, welche bei Tageslicht nicht sichtbar sind.

Wir benötigen also in Praxis und Labor eine stets gleichmäßige, normierte Beleuchtung zur Farbbestimmung. Die idealen physikalischen Werte dazu sind: Farbtemperatur zwischen 5.000 und 5.500 K (Grad Kelvin), Helligkeit zwischen 1.200 und 1.500 lx. Die Bandbreite ist in der DIN 67505 festgelegt. Von der Industrie werden Beleuchtungslampen mit diesen Werten angeboten, z. B. die Farbauswahlleuchte der Firma Waldmann für die Praxis, welche mit einem Spiegel für den Patienten und einer Lupe für den Behandler ausgestattet ist, sowie die Laborleuchte, welche mit Beleuchtung und

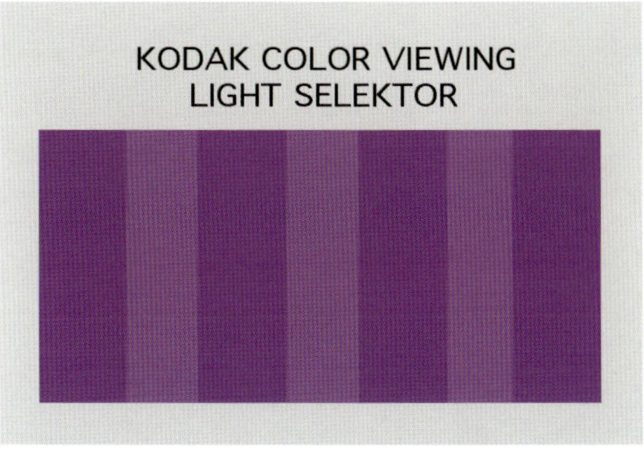

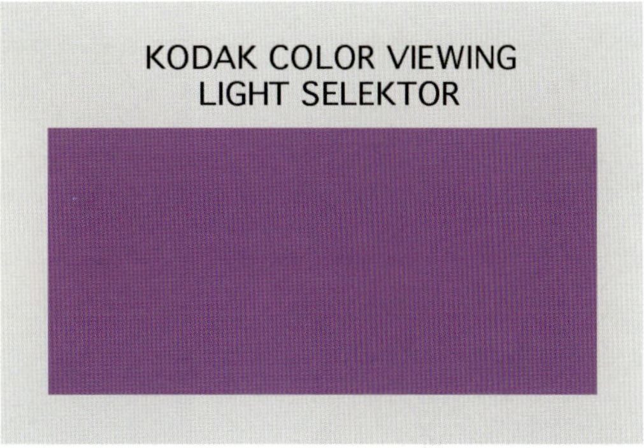

Abb. 5 Testkarte zur Bestimmung Tageslicht/Kunstlicht

Lupe für ideale Verhältnisse sorgt. Erhältlich sind auch beleuchtete Spiegel aus der Farb- und Stilberatung, welche die o. g. Werte aufweisen.

Relatives Farbsehen

Das menschliche Auge ist nicht in der Lage, eine Farbe neben einer anderen zu beurteilen. Es ist wie in der Musik – nur ein geschultes Gehör kann aus einem Akkord die Einzeltöne heraushören. Das Auge aber wird aufgrund der Seheigenschaften optisch getäuscht. Deshalb ist es äußerst wichtig, dass bei der Farbbestimmung in unmittelbarer Nähe und am Patienten keine Intensivfarben auftreten. Dies ist z. B. der Fall bei

- Lippenstift (Abb. 6),
- intensivem Make-up,
- farbiger Oberbekleidung (Abb. 7) und
- farbiger Umgebung (Wände, Bilder, Pflanzen etc.).

Wenn der Patient farbige Kleidung trägt, ist ein Umhang in Hellgrau oder Zartblau als neutraler Farbe zu empfehlen (Abb. 8 und 9).

Laut G. *Henning* ermüdet das Auge nach 5 bis 7 Sekunden. Diese Ermüdung führt zu einer Farbverschiebung. Durch Betrachten einer hellen, weißen oder hellgrauen Fläche (und nicht einer blauen Fläche, wie immer wieder angegeben!) wird das Auge im Sinne eines Weißabgleichs, wie er bei der Videokamera erfolgt, neutralisiert und ist wieder zur erneuten Farbbestimmung bereit.

Farbsysteme

Zur Farbbestimmung sind überwiegend folgende Farbringe oder besser Farbsysteme in Gebrauch:

- Farbsystem Vita Classic (Fa. Vita, Abb. 10) und
- Farbsystem Chromascop (Fa. Ivoclar Vivadent, Abb. 11).

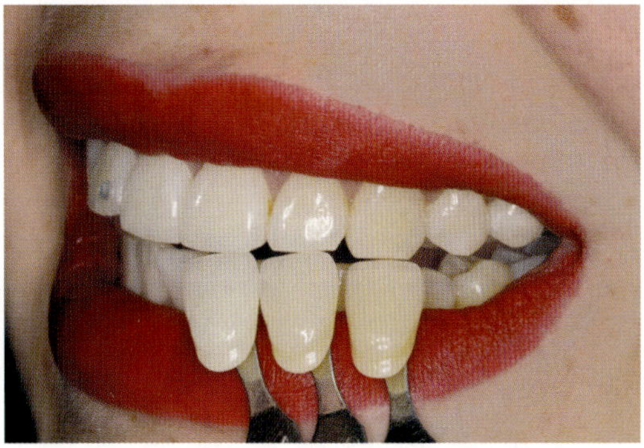

Abb. 6 Farbauswahl bei stark geschminkten Lippen

Das Farbsystem Vita Classic ist internationaler Standard. Die meisten Hersteller rund um den Globus stimmen ihre Materialien nach diesem System ab. Das früher weit verbreitete Biodent-Farbsystem (Abb. 12) spielt heute keine Rolle mehr. Es gibt viele weitere Farbsysteme, deren Bedeutung aber nicht sehr groß ist, weil sie alle an die Materialien bestimmter Firmen gebunden sind. Der Verbreitungsgrad bestimmt über die Anwendung der einzelnen Farbsysteme.

Dies ist überhaupt das ganz große Problem für Zahnarzt und Zahntechniker – es fehlt eine Normierung der Farbsysteme. Man findet z. B. ein neues Farbsystem gut, kann es aber nicht anwenden, da man dazu alle seine Materialien austauschen müsste. Eine Absprache und Normierung unter den einzelnen Herstellern wäre also mehr als wünschenswert!

Die o. g. Farbsysteme Vita Classic und Chromascop haben die Gemeinsamkeit, dass die Farben in die Gruppen weiß, gelb, (rotbraun), braun und grau unterteilt sind, d. h., die Farbe steht im Vordergrund.

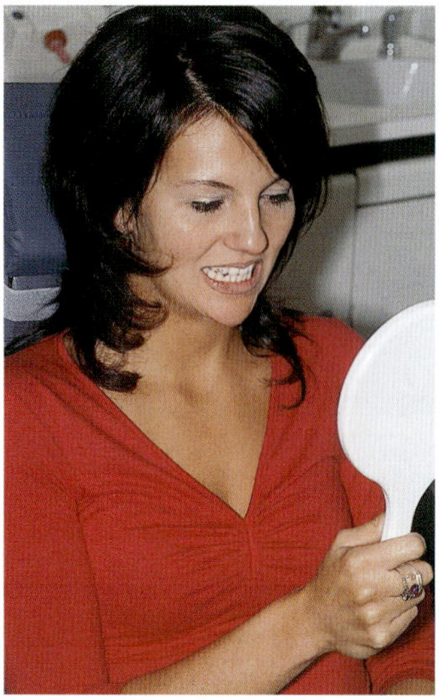

Abb. 7 Patientin mit farbigem Oberteil

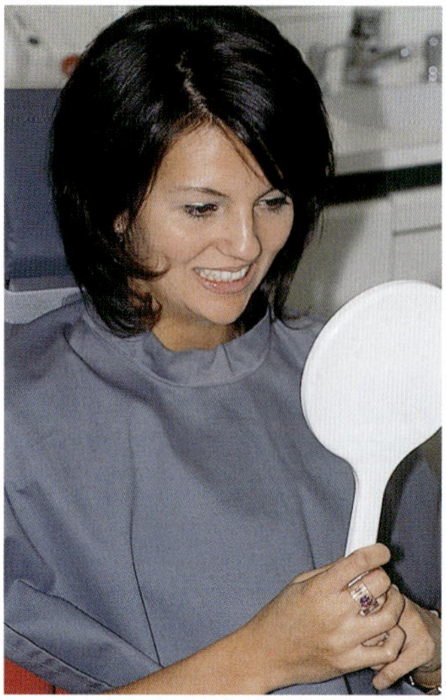

Abb. 8 Patientin mit hellgrauem Umhang

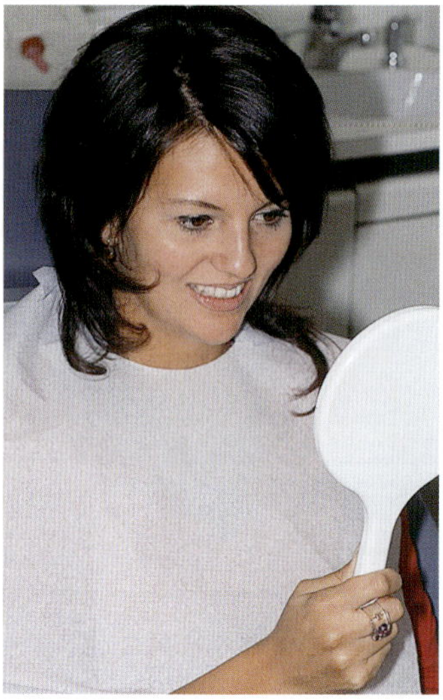

Abb. 9 Patientin mit Behandlungsumhang

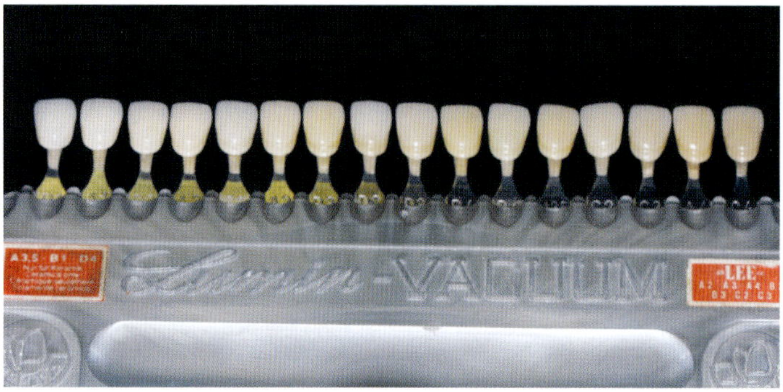

Abb. 10 Farbsystem Vita Classic

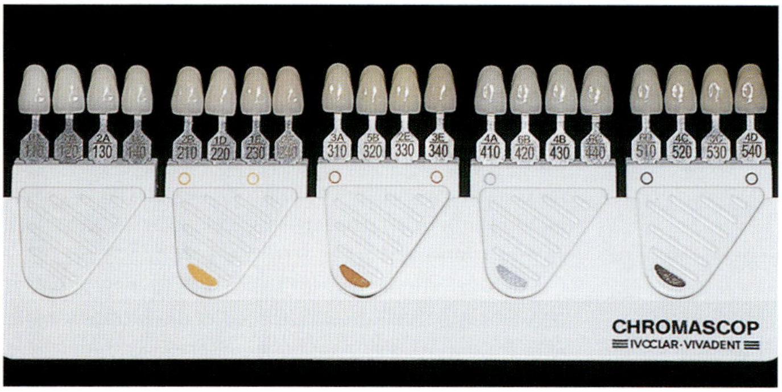

Abb. 11 Farbsystem Ivoclar Chromascop

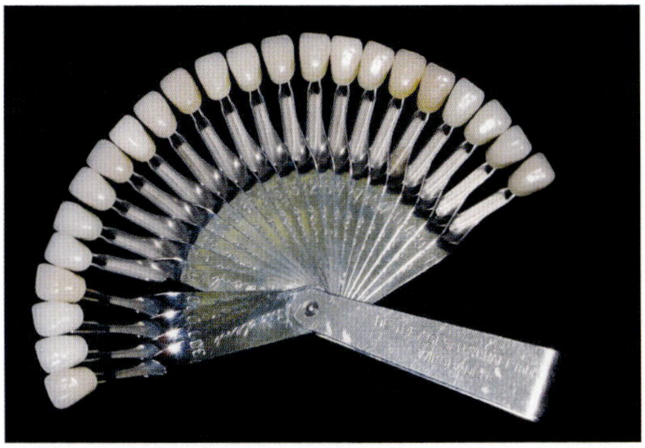

Abb. 12 Farbsystem Biodent

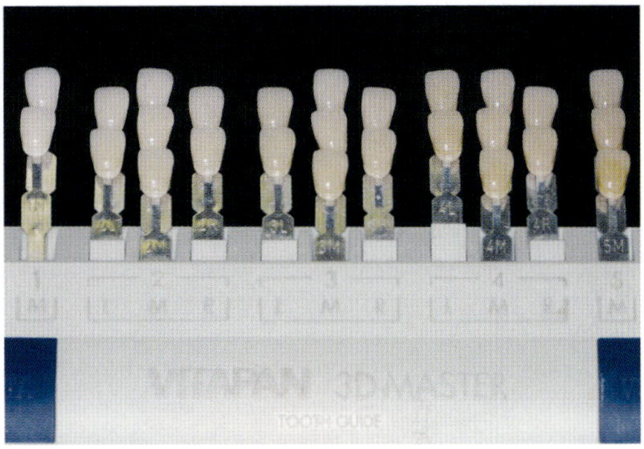

Abb. 13 Farbsystem Vita 3D-Master

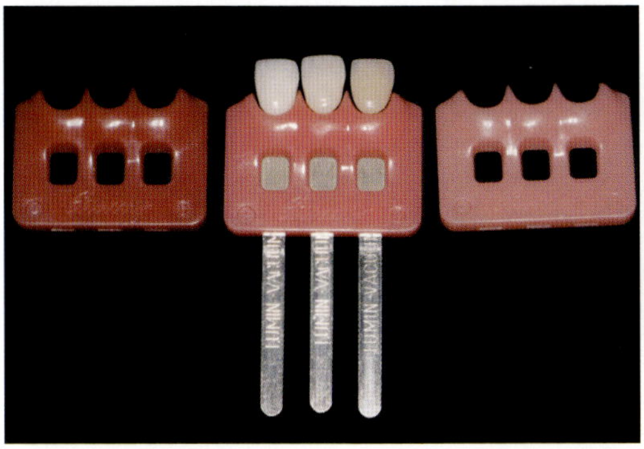

Abb. 14 Farbsystem Shofu Gingiva GUM

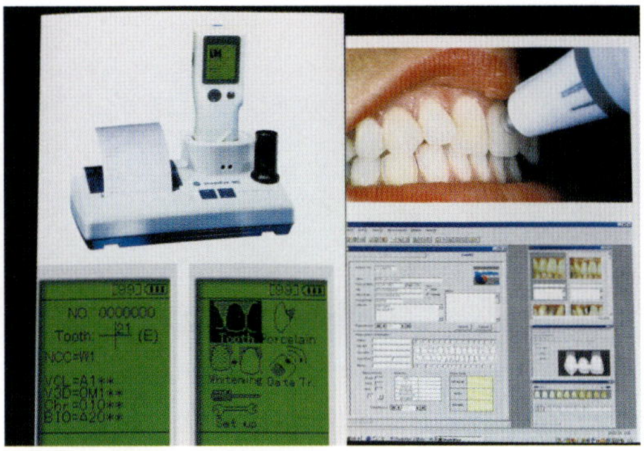

Abb. 15 Farbsystem Shofu ShadeEye NCC

Mit dem Vita 3D-Master (Abb. 13) geht die Firma Vita den physikalisch-optisch sinnvolleren Weg, erst die Farbhelligkeit, dann die Farbintensität und anschließend den Farbton (Richtung gelb oder rot) zu bestimmen. Aber auch dieses logisch richtig aufgebaute Farbsystem im dreidimensionalen Farbraum funktioniert bisher nur mit Vita-Produkten und ist daher in der Verbreitung eingeschränkt.

Eine weitere Verbesserung der Zahnfarbbestimmungssysteme besteht darin, durch Bestimmung der Gingivafarbe die weiße zahnfarbene Zahnästhetik mit der roten Ästhetik zu vereinen und so einen Gesamteindruck herzustellen (Abb. 14). Bis jetzt ist die Firma Shofu meines Wissens der einzige Anbieter, der ein gingivales Farbbestimmungssystem hat. Dieses ist aber mit jedem anderen Zahnfarbbestimmungssystem kombinierbar.

Neu sind folgende Farbbestimmungssysteme:

- Farbscanner wie das Shofu-System ShadeEye NCC (Abb. 15). Hier kann nach Einscannen des Zahnes die Farbe analysiert und im PC weiterverarbeitet werden. Das Gerät ist teuer und systemgebunden, und es werden Tücken in der Anwendung beschrieben. Auch das Sigma-System fällt unter diese Kategorie.
- Das Farbanalysesystem der Firmen Metalor/Olympus geht den Weg der digitalen Fotografie und der Computeranalyse mit einem Farbanalyseprogramm.

Die elektronischen Systeme befinden sich momentan noch in der Praxiserprobungsphase.

Die Farbbestimmung am Patienten

Nach Farbgruppe und Farbintensität mit den Systemen Vita Classic und Ivoclar Chromascop

1. Die Farbbestimmung wird vor der Behandlung durchgeführt, da die natürlichen Zähne während der Behandlung austrocknen (besonders unter Kofferdam) und dadurch bis zu zwei Stufen heller werden können.
2. Die Person (Zahnarzt oder Zahntechniker), welche die Restauration herstellt, bestimmt auch die Farbe.
3. Der die Farbe Bestimmende sitzt im Abstand von 50 bis 70 cm vom Patienten entfernt. Das Licht fällt seitlich im Winkel von 45° ein. Dann erfolgt die Auswahl der Farbgruppe (weiß, gelb etc.). Dabei ist es hilfreich, die Augen ein wenig zusammenzukneifen, um die Farbgruppe als Farbe wahrzunehmen und weniger als Einzelzähne (Abb. 16).
4. Die Farbgruppe wird herausgenommen und die Farbintensität innerhalb dieser Farbgruppe exakt festgelegt (Abb. 17).
5. Das ausgewählte Farbmuster wird herausgenommen und am trockenen, speichelfeuchten Zahn nachgeprüft (Abb. 18).
6. Während der Farbbestimmung sollte der Blick immer wieder für ca. 10 Sekunden in die Ferne und möglichst auf etwas Hellgraues gerichtet werden, um das schnell ermüdende Auge zu regenerieren.
7. Anschließend werden die Charakteristika der Zähne (Schichtung, Transparenz, Opaleszenz, Form sowie Textur) festgelegt und in ein Formblatt eingezeichnet (Abb. 19).

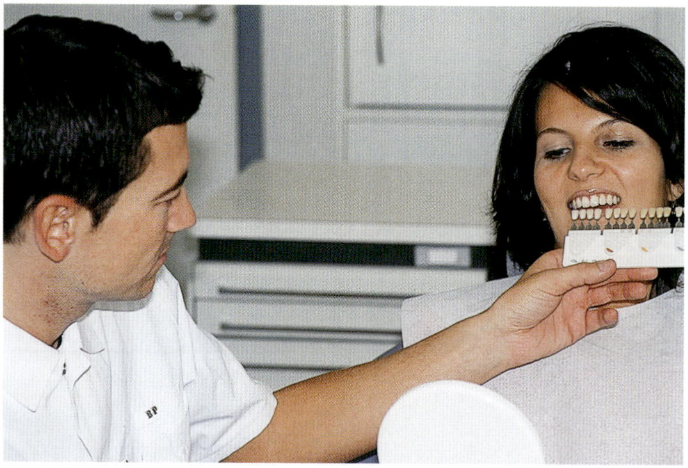

Abb. 16 Erste Farbbestimmung am Patienten aus der Distanz

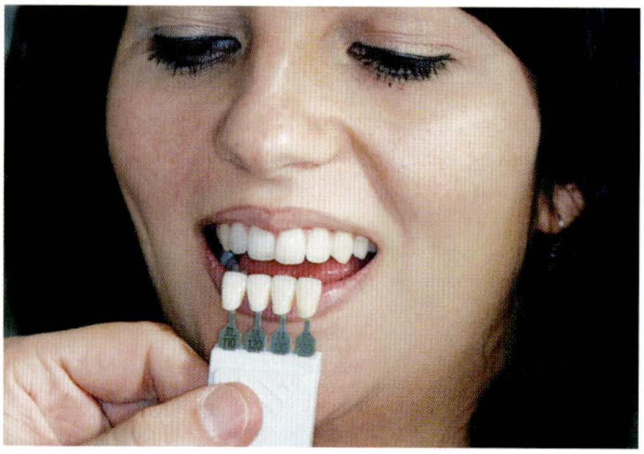

Abb. 17 Bestimmung der Farbintensität innerhalb der Farbgruppe

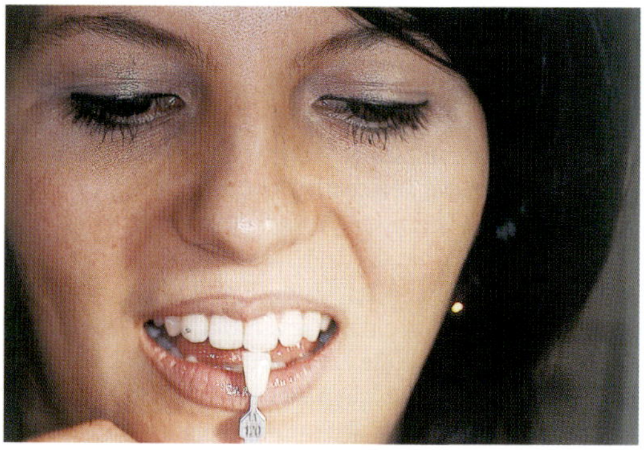

Abb. 18 Überprüfung des Farbmusters

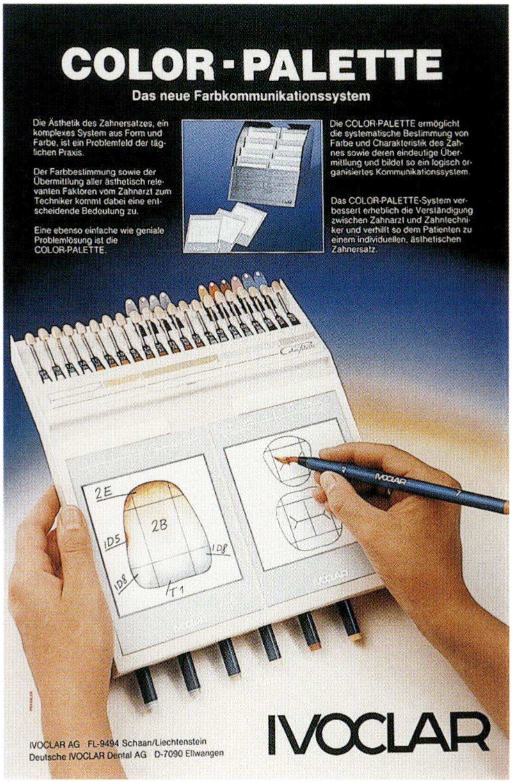

Abb. 19 Einzeichnung auf Formblatt

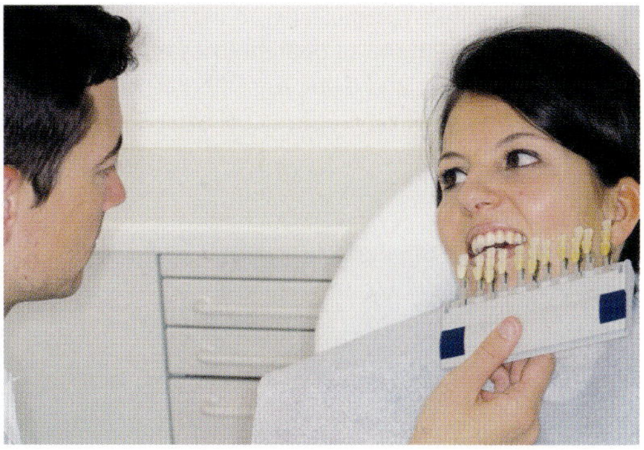

Abb. 20 Farbsystem Vita 3D-Master: Auswahl der Farbhelligkeit

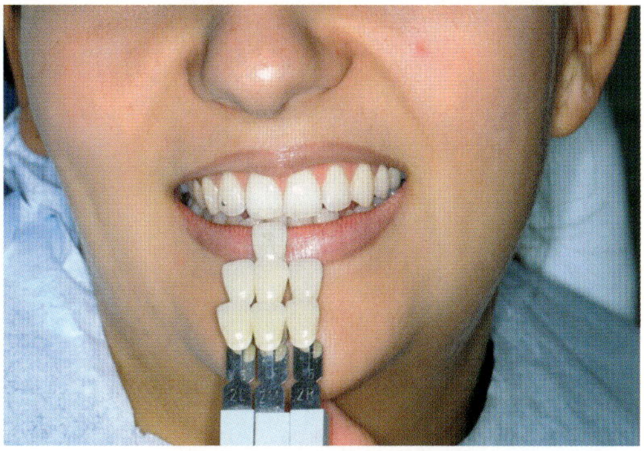

Abb. 21 Farbsystem Vita 3D-Master: Auswahl des Farbtones (L, M und R, rötlich/gelblich)

Nach Helligkeit, Farbton und Farbintensität mit dem System Vita 3D-Master

1. Auch hier wird die Farbbestimmung vor der Behandlung durchgeführt, da die natürlichen Zähne während der Behandlung austrocknen (besonders unter Kofferdam) und dadurch bis zu zwei Stufen heller werden können.
2. Die Person (Zahnarzt oder Zahntechniker), welche die Restauration herstellt, bestimmt auch die Farbe.
3. Der die Farbe Bestimmende sitzt im Abstand von 50 bis 70 cm vom Patienten entfernt. Das Licht fällt seitlich im Winkel von 45° ein. Dann erfolgt die Auswahl der Farbhelligkeit. Dabei ist es hilfreich, die Augen ein wenig zusammenzukneifen, um die Farbauswahlleiste als Farbe wahrzunehmen und weniger als Einzelzahnanordnung. Aus fünf Helligkeitsstufen wird die vorhandene Helligkeit ausgewählt (Abb. 20).
4. Aus den Farbtönen L, M und R wird ein gelblicher bis rötlicher Farbton ausgewählt (Abb. 21).

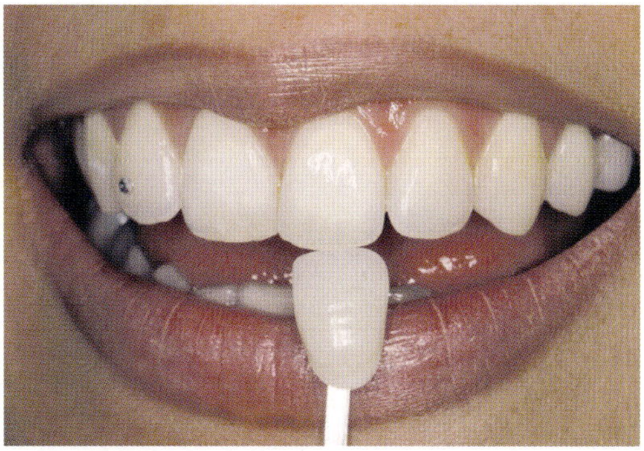

Abb. 22 Farbsystem Vita 3D-Master: Auswahl der Farbintensität

5. Als dritter Schritt erfolgt die Bestimmung der Farbintensität (blass bis satt) in den Stufen 1, 1.5, 2, 2.5 und 3 (Abb. 22).

6. Das ausgewählte Farbmuster wird herausgenommen und der Auswahlzahn so gedreht, dass Inzisalkante auf Inzisalkante steht und damit die Oberflächen von Zahn und Auswahlzahn optisch auf einer Ebene liegen (Abb. 23).

7. Während der Farbbestimmung sollte der Blick immer wieder für ca. 10 Sekunden in die Ferne und möglichst auf etwas Hellgraues gerichtet werden, um das schnell ermüdende Auge zu regenerieren.

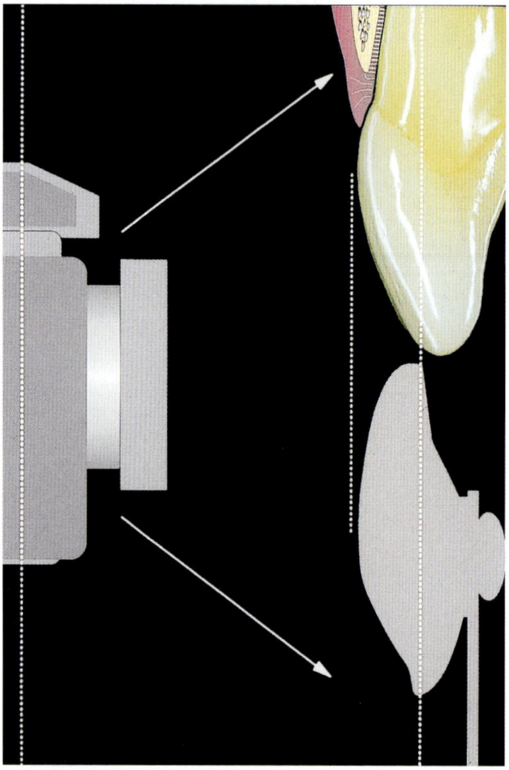

Abb. 23 Foto mit Flächen auf gleicher Ebene

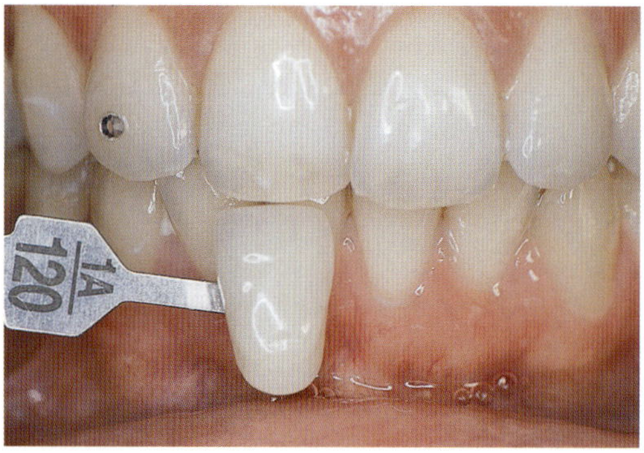

Abb. 24 Farbkontrolle Kante zu Kante

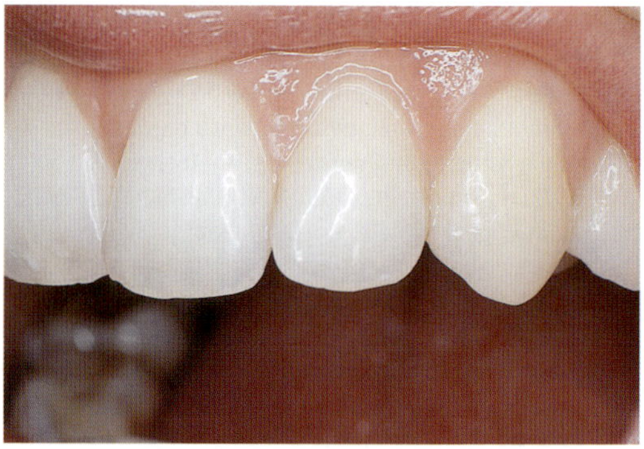

Abb. 25 Verschiedene Farben in der Oberkieferfront

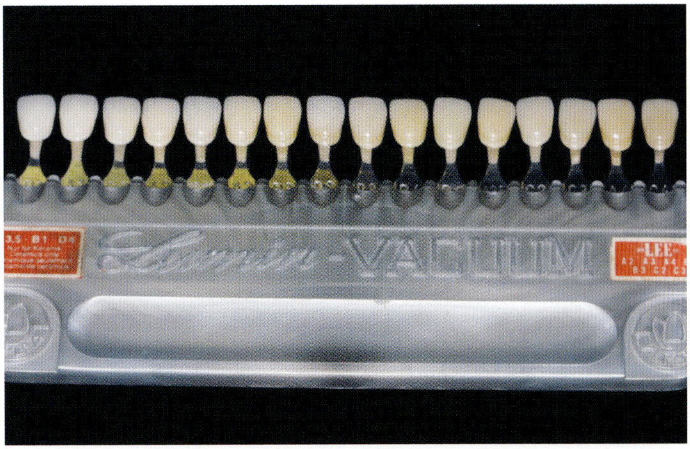

Abb. 26a Farbsystem Vita Classic

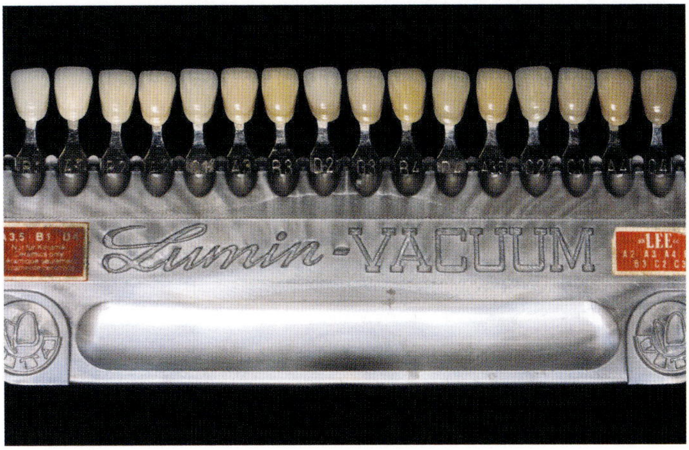

Abb. 26b Farbsystem Vita Classic nach Helligkeit geordnet

8. Innerhalb der Frontzähne ist die Zahnfarbe für die einzelnen Zähne nie identisch, sondern im Eckzahnbereich in den warmen Bereich verschoben (z. B. Frontzähne A2, Eckzähne A3.5).
9. Anschließend werden die Charakteristika der Zähne am speichelfeuchten Zahn mit dem angefeuchteten Auswahlzahn festgelegt. Die Anfeuchtung lässt Textur, Form, Schichtung und Glanzlichter besser zum Vorschein kommen. Die Kontrolle erfolgt am trockenen Zahn. Die Charakteristika sind: Schichtung, Transparenz, Opaleszenz, Form und Textur. Diese werden bestimmt und in ein Formblatt eingezeichnet.
10. Ein Foto mit der ausgewählten Zahnfarbe ist für den Zahntechniker ein Muss (Abb. 24)! Empfohlene Filme sind Kodak Ektachrome EPP 100 oder EPN 100.

Tipp

Es gibt die Möglichkeit, mit dem System Vita Classic eine Farbbestimmung nach Helligkeit, Farbton und Farbintensität vorzunehmen. Dazu muss man die Farben nach Helligkeitsstufen anordnen: B1, A1, B2, A2, C1, A3, B3, D2, D3, D4, A3.5, C2, C3, A4, C4 (nach Messung von Dr. *Henning*) (Abb. 25a und b).

Materialliste

1. Farbsysteme Vita Classic und Vita 3D-Master (Fa. Vita, Bad Säckingen).
2. Farbsystem Chromascop (Fa. Ivoclar Vivadent, Ellwangen).
3. Kodak Color Viewing Light Selector (Foto Brenner, Weiden).
4. Waldmann Leuchten (Fa. Waldmann, Villingen/ Schwenningen).
5. Isihara Tests for Colour Deficiency (Fa. Frohnhäuser, Unterhaching).
6. Fransworth Test, Anomaloskop (Auskunft: Dr. Henning, Lörrach).
7. ShadeEye NCC, Farbsystem GUMY Gingiva (Fa. Shofu, Ratingen).
8. Kodak Ektachrome-Filme (im Fotohandel erhältlich).

Die Mittellinie – vertikale Symmetrieachse des Gesichts

Problem: Die Zahnmitten sind verschoben, gekippt oder nicht erkennbar

Die Ansprüche unserer Patienten in Sachen Ästhetik sind heute um ein Vielfaches höher als noch vor einigen Jahren. Durch Artikel in vielen Zeitschriften werden „Beauty", „Wellness" und auch dentale Schönheit in den Mittelpunkt des Interesses gerückt. Das beeindruckende, fehlerfreie Lächeln mit strahlenden Zähnen ist Teil einer ersehnten Gesichtsästhetik. So wurden in den letzten Jahren auch ausgefeilte und dauerhafte Methoden entwickelt, mit denen sowohl die den Zahn betreffende weiße Ästhetik als auch die die Gingiva betreffende rote bzw. rosa Ästhetik verblüffend naturgetreu restauriert werden können. Dies führte in der Zahnmedizin, wie auch in der Medizin zu Diskussionen, ob eine ästhetische Restauration medizinisch indiziert sei und ab wann sie nur als kosmetische Verbesserung anzusehen sei. Hier liegt es an uns Zahnärzten und Zahntechnikern, klare Linien zu ziehen.

Ästhetik ist die Lehre von der vollkommenen natürlichen Schönheit, auf die der Einzelne, wenn seine äußere Erscheinung gestört ist und er darunter leidet, einen Anspruch hat. Es existiert ein Zusammenhang zwischen Psyche, Funktion und Ästhetik, was in der Abbildung 1 zum Ausdruck kommen soll. Zwischen den genannten Bestandteilen herrscht ein dynamisches Gleichgewicht. Was nicht gut aussieht, funktioniert meist auch nicht gut, und dies führt zur psychischen Beeinträchtigung. Davon müssen wir, um als Zahnmediziner glaubwürdig zu bleiben, die Kosmetik, die Kunst des Schmückens, klar abgrenzen.

Um aber in der ästhetischen Restauration erfolgreich zu sein, ist eine ästhetische Analyse unabdingbar. Wie sollen wir sonst solche Fälle wie die in den Abbildungen 2 bis 5 gezeigten Beispiele lösen können? Jede Analyse und damit jeder Behandlungsplan beginnt mit dem ersten ästhetischen Parameter, der Analyse der Gesichtsmitte. Die Gesichtsmitte ist die vertikale Symmetrieachse des Gesichts. Diese Symmetrie bedeutet zwei ausgewogene Gesichtshälften, zwei Augen, zwei Ohren, eine gerade Nase, ein gerades Kinn, ausgeglichene Wangen und noch einiges mehr (Abb. 6 und 7). Eine solche symmetrische Anordnung ist aber nicht durch eine mit dem Lineal oder der Mikrometerschraube geschaffene Symmetrie gekennzeichnet – solch ein Gesicht wirkt stereotyp und langweilig –, sondern durch eine Freihandsymmetrie, die zu einem ausgewogenen ästhetischen Gesamtbild kommt. An einem Beispiel seien die Spiegelung einer Gesichtshälfte und das Ergebnis dargestellt (Abb. 8).

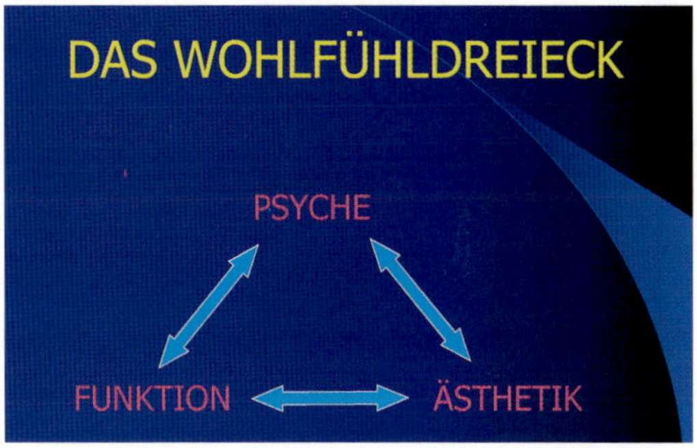

Abb. 1 Das Wohlfühldreieck - dynamisches Gleichgewicht zwischen Psyche, Funktion und Ästhetik

Für die Einordnung der Zähne im Gesicht brauchen wir die Mittellinie. Wie können wir diese festlegen?

Die erprobte Lösung: Analyse und Übertragung der Mittellinie

Folgende Gesichtspunkte stehen uns für die Ermittlung der Gesichtsmitte zur Verfügung (Abb. 9):

- die Mitte der Nasenwurzel,
- die gemessene Mitte zwischen den Pupillen,
- die Nasenspitze,
- das Philtrum,
- das Oberlippenbändchen,
- die Zahnmitte im Ober- und Unterkiefer,
- das Unterlippenbändchen und
- die Kinnspitze.

Die zuverlässigsten Orientierungspunkte sind nach den Erfahrungen des Autors die gemessene Mitte zwischen den Pupillen (Abb. 10) und das Oberlippenbändchen (Abb. 11). Doch wird man bei der Festlegung der Gesichtsmitte immer alle Punkte berücksichtigen, um ein Gesamtbild zu erhalten, in das die Gesichtsmitte eingeordnet ist. Es gibt sicher keinen Menschen, bei dem alle Gesichtspunkte auf der Mittellinie liegen.

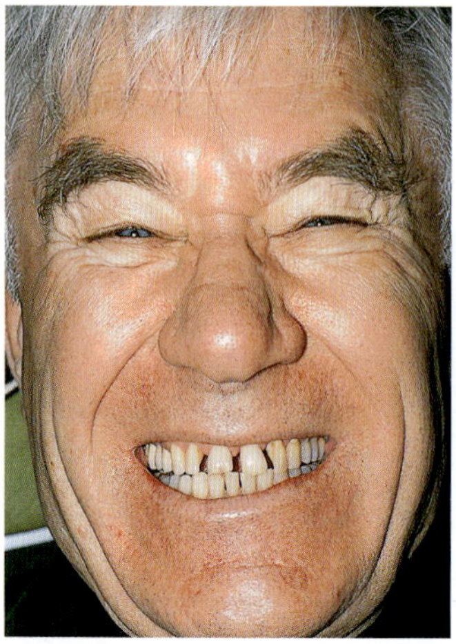

Abb. 2 Patient mit lückig aufgefächerter Oberkieferfront

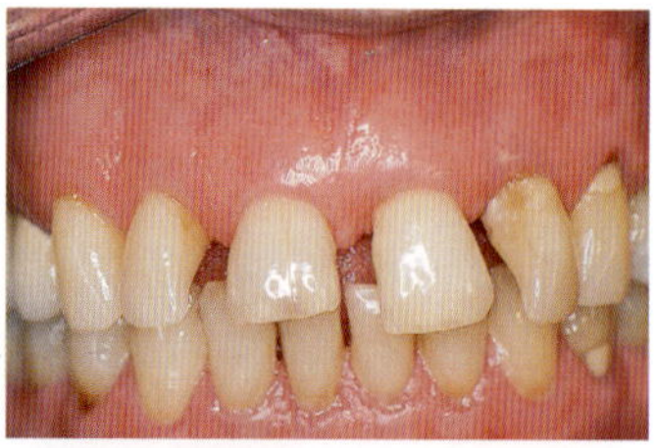

Abb. 3 Diskrepanz von Zahngröße und Zahnbogen sowie Mittenverschiebung

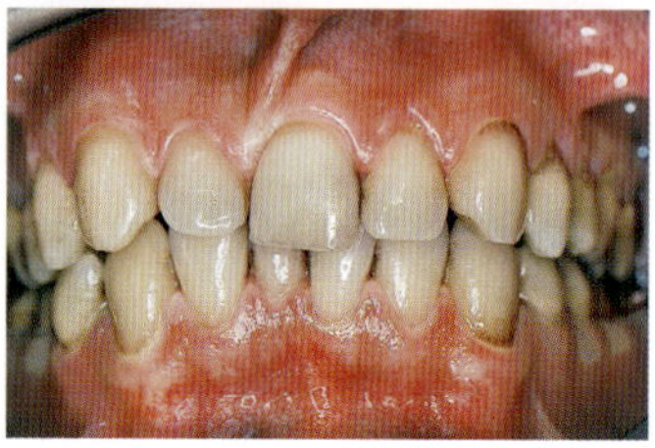

Abb. 4 Der Zahn 11 ist nicht angelegt

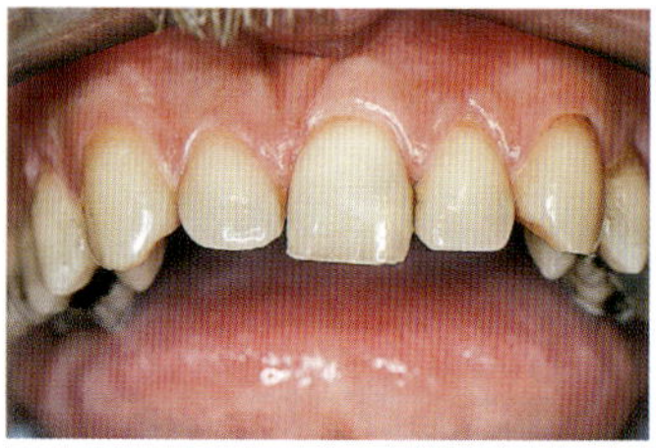

Abb. 5 Wo ist nun die Mitte?

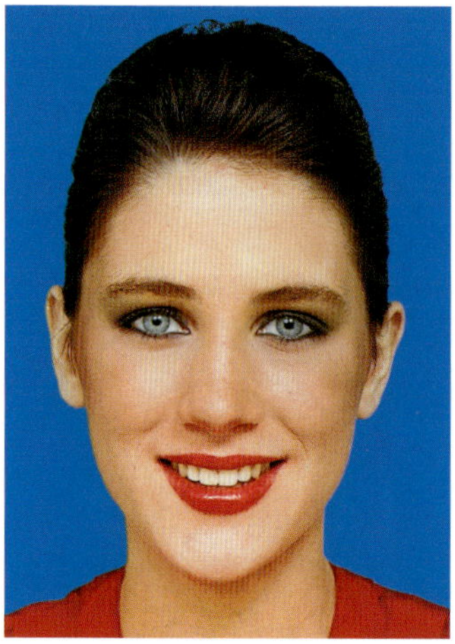

Abb. 6 Exakt frontal fotografiertes Gesicht (aus *Goldstein*[2])

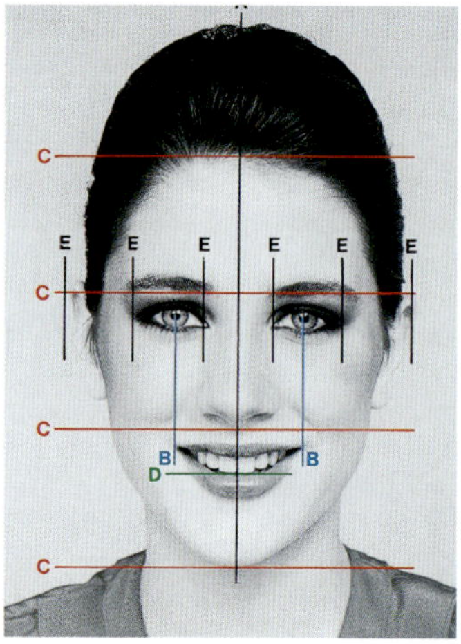

Abb. 7 Das Gesicht aus Abbildung 6 mit den Analyselinien (aus *Goldstein*[2])

Außerdem hat jeder Mensch eine schlanke und eine runde äußere Gesichtskontur. Embryologen und Anatomen nehmen an, dass dieses Phänomen bereits durch die seitliche Lagerung des Embryos im Mutterleib bei der Bildung des Gesichtsschädels durch die drei Gesichtsfortsätze entsteht und weiterhin auch die seitliche Lagerung des Säuglings eine Rolle spielen kann. Zahntechniker verwenden diesen Effekt, um entweder Entspannung (gleiche Kontur) oder Spannung (Gegenkontur) bei den Zahnkronen zu erzeugen (*Gebhardt, Schunke* u. a.) (Abb. 12).

Vorgehen am Patienten

Mit einem Lineal, in das eine Mittellinie eingeritzt ist, können wir überprüfen, ob die Mittellinie stimmt. Hier ist besonders auch ein Blick von rückwärts oben empfehlenswert, da wir so nicht durch die Wirkung der Gesichtszüge abgelenkt werden und die Mitte besser beurteilen können.

Sobald wir eine Abweichung von Mittellinie und Zahnmitte bemerken, müssen wir eine ausführliche Analyse vornehmen. Eine fotografische Dokumentation ist unbedingt

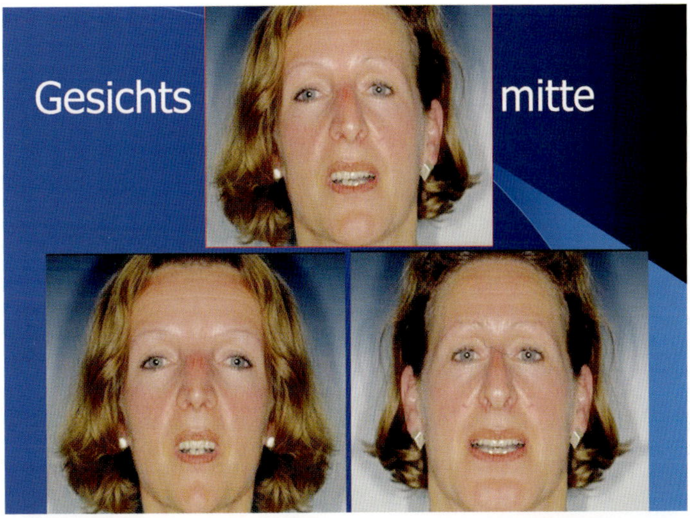

Abb. 8 Halbiert gespiegeltes Gesicht. Oben Mitte: Original; rechts unten: rechte Seite gespiegelt; links unten: linke Seite gespiegelt (Abdruck mit freundlicher Genehmigung von ZTM *Stefan Schunke*)

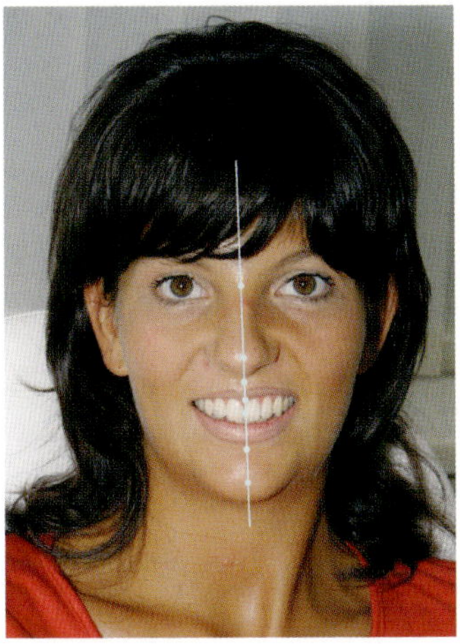

Abb. 9 Die zur Mittenanalyse nötigen Gesichtspunkte

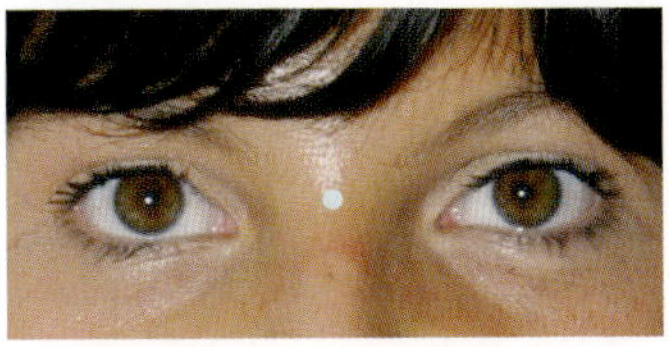

Abb. 10 Die Mitte zwischen den Pupillen

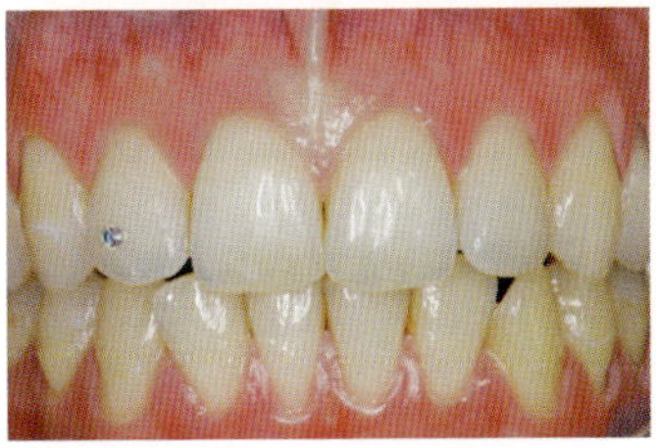

Abb. 11 Das Oberlippenbändchen

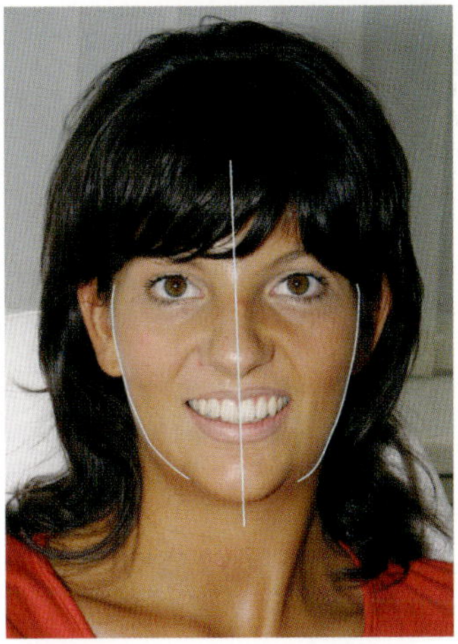

Abb. 12 Die schlanke und die runde Seite des Gesichts

zu empfehlen, wobei der Spiegel der Spiegelreflexkamera ein Orientierungsraster aufweisen sollte, um eine korrekt mittig ausgerichtete Aufnahme zu ermöglichen.

Wie können wir die Gesichtsmitte auf die im Artikulator montierten Modelle übertragen? Wir zeichnen zunächst die oben aufgeführten mittigen Punkte mit Faserstift am Patienten ein und adaptieren die mit Silikon beschickte Bissgabel des Linefinders nach *Langner* mittig (Abb. 13 bis 16). Dann wird der durch einen Magneten an der Bissgabel gehaltene Justierungsstab ausgerichtet (Abb. 17 und 18). Das Artikulatoroberteil wird umgedreht und die Bissgabel auf das montierte Oberkiefermodell aufgesetzt. Abschließend wird der Justierungsstab durch den Artikulatormittenanzeiger ersetzt, der mit einem Kaltpolymerisat in dem am Oberteil befestigten Steckschuh fixiert wird (Abb. 19 bis 22).

Der Mittenanzeiger kann jederzeit abgenommen und wieder eingesteckt werden. Zahnarzt und Zahntechniker können nun am Modell die Verschiebung der Mitte an den Modellen metrisch erfassen und in der definitiven Restauration korrigieren (Abb. 23 und 24).

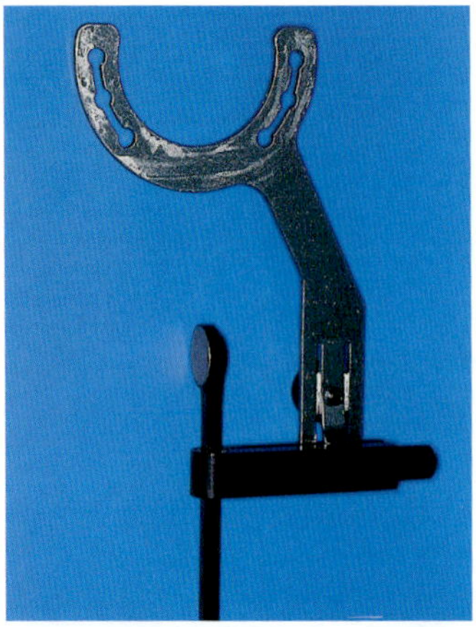

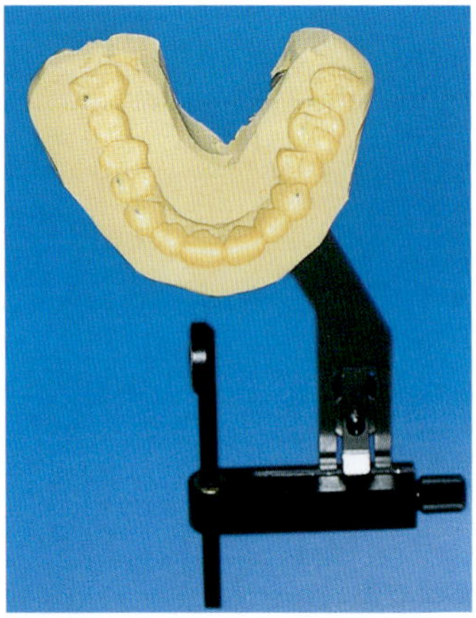

Abb. 13 Bissgabel des Linefinders

Abb. 14 Die mit Silikon beschickte und adaptierte Bissgabel

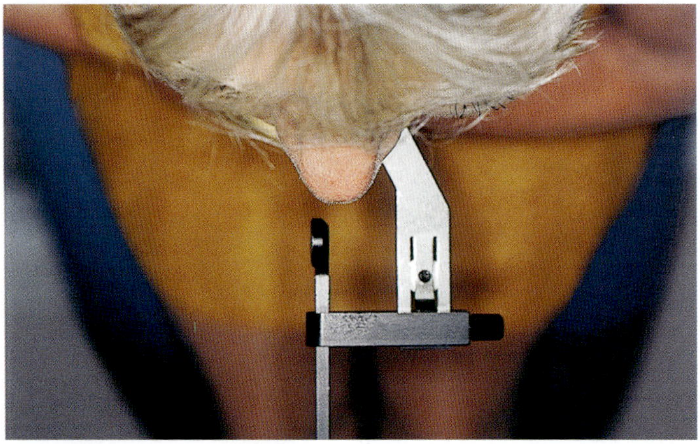

Abb. 15 Die Bissgabel mittig ausgerichtet (Ansicht von oben)

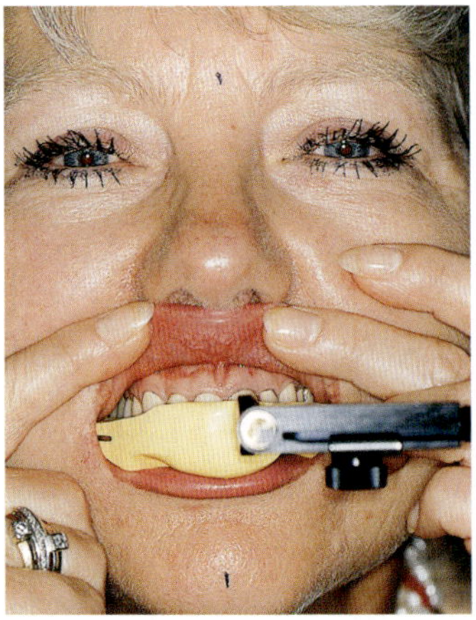

Abb. 16 Die Bissgabel mittig ausgerichtet (Ansicht von vorn)

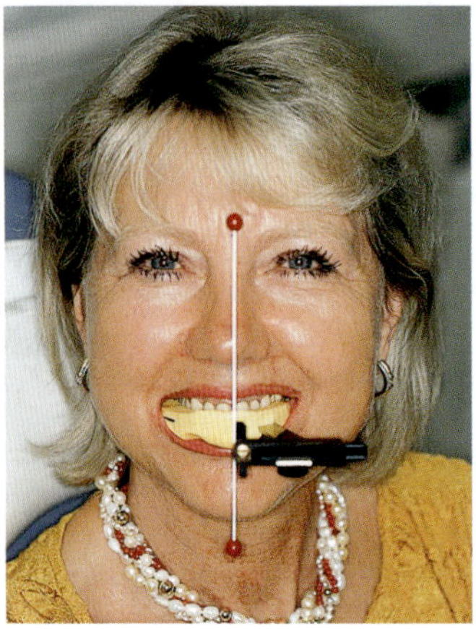

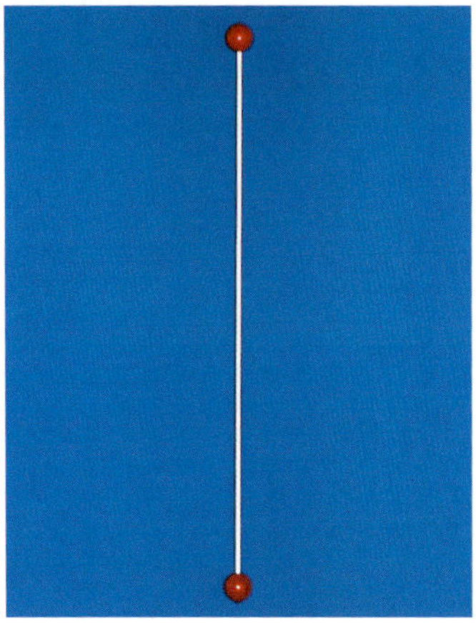

Abb. 17 Der magnetisch befestigte und ausgerichtete Justierungsstab

Abb. 18 Justierungsstab des Linefinder-Systems

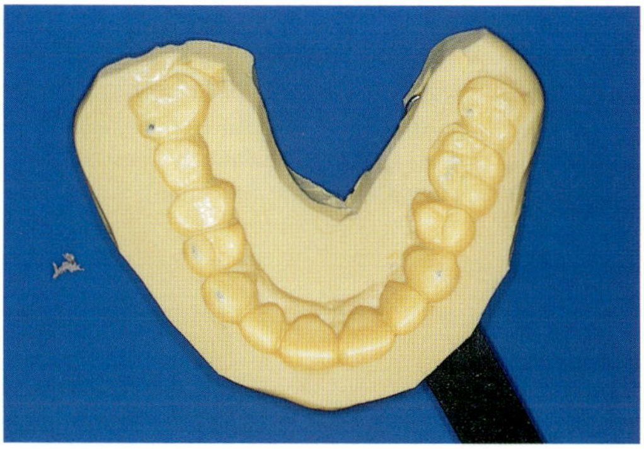

Abb. 19 Die Bissgabel abgenommen

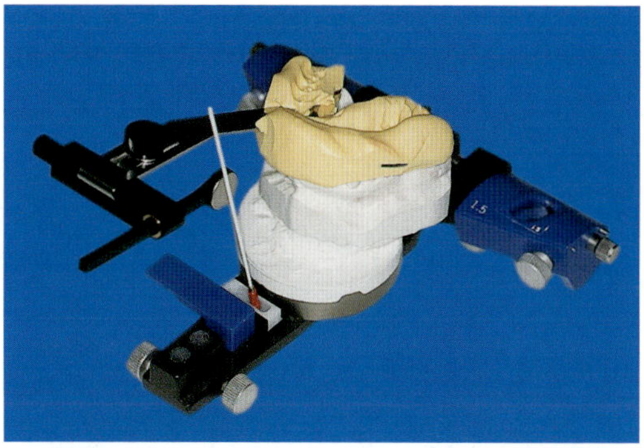

Abb. 20 Die Bissgabel auf dem im Artikulator montierten Oberkiefermodell

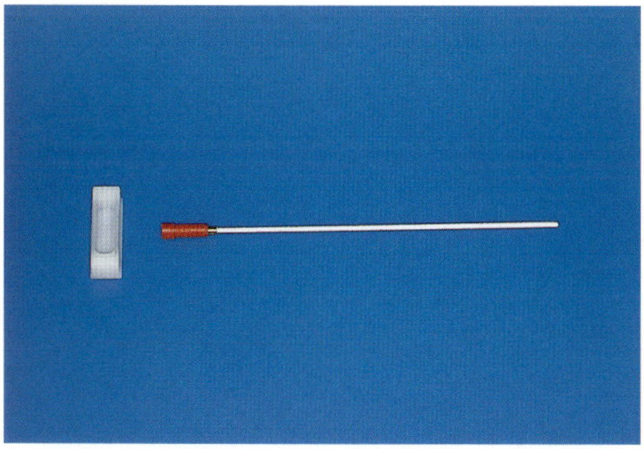

Abb. 21 Der Artikulatormittenanzeiger

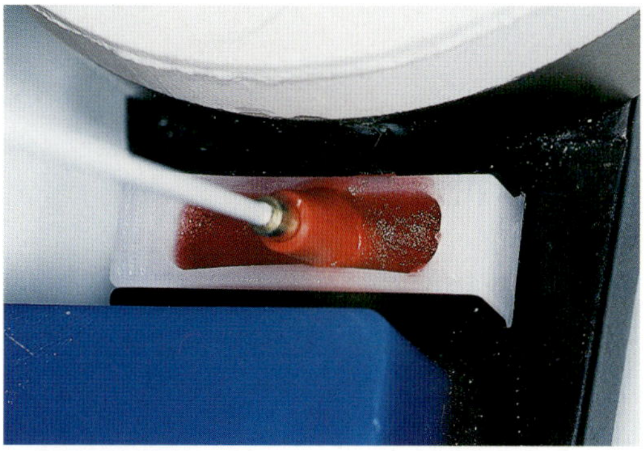

Abb. 22 Der Artikulatormittenanzeiger im Steckschuh am Artikulator fixiert

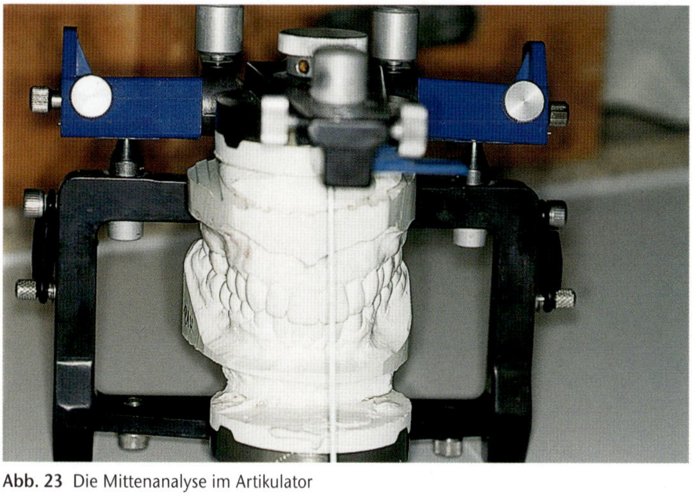

Abb. 23 Die Mittenanalyse im Artikulator

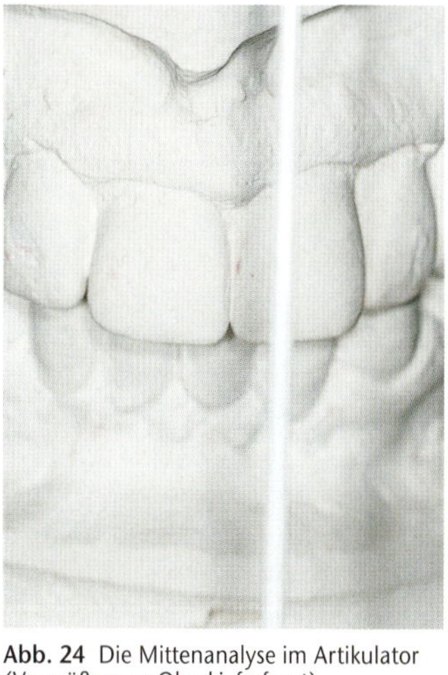

Abb. 24 Die Mittenanalyse im Artikulator (Vergrößerung Oberkieferfront)

In der nächsten Folge der „Dentalen Trickkiste" soll auf die Horizontalebenen eingegangen werden, die dann zusammen mit der Gesichtsmitte eine vollständige Einordnung der Zähne im Gesicht ermöglichen.

Materialliste

1. Transparentes, mittig mit dem Skalpell eingeritztes Lineal und Faserschreiber aus dem Schreibwarengeschäft.
3. Linefinder (Fa. Jan Langner, Schwäbisch Gmünd).
4. Pattern Resin (Fa. GC Germany, München).

Die horizontalen Gesichtsebenen

Problem: Die horizontalen Gesichtsebenen sind verschoben

Wie schon die Mittellinie, die vertikale Symmetrieachse des Gesichts (siehe „Quintessenz" 10/ 2003), spielen auch die horizontalen Gesichtsebenen für die ästhetische Einordnung der Zähne eine immens wichtige Rolle. Die Gesichtsebenen setzen sich aus folgenden Elementen zusammen (Abb. 1 bis 3):

- Die Bipupillarebene ist die Ebene durch die Mitte der Pupillen parallel zum Horizont. Sie ist sehr zuverlässig, nur in wenigen Fällen liegt ein Schiefstand vor, wenn die Augen asymmetrisch zur Horizontalebene stehen.
- Die Mundwinkelebene ist die Ebene durch die beiden Mundwinkel parallel zum Horizont. Sie ist eine von der Mimik des M. orbicularis oris gebildete „muskuläre" Ebene und sehr stark abhängig vom Alter sowie den Gewohnheiten des Patienten.
- Die frontale Okklusionsebene ist die Ebene über die Eckzahnspitzen parallel zum Horizont, zu welcher die Schneidezähne symmetrisch in harmonischem Bogen zum Verlauf der Unterlippenlinie gestellt sein sollen. Sie ist nicht die „Glasplattenebene" der herkömmlichen Totalprothetik, bei der Eckzähne sowie mittlere Schneidezähne auf der Platte und die seitlichen Schneidezähne 1 mm höher stehen sollen. Dies führt zu den berühmten „Klaviertastaturen".
- Die Gingivaebene ist die Ebene des Gingivaniveaus der Frontzähne parallel zum Horizont, bei der die Eckzähne und die mittleren Schneidezähne dasselbe Niveau haben sollten, während die Gingiva der seitlichen Schneidezähne 1 mm tiefer steht.

In den meisten Fällen befinden sich diese Gesichtsebenen in Harmonie, d. h. parallel zur Horizontalebene und parallel zueinander, so dass wir Zahnärzte keine Probleme mit der Ästhetik im Mundbereich haben. Wenn aber größere Abweichungen zwischen den Gesichtsebenen bestehen, ist es sehr schwierig, die Zähne bei der Restauration ästhetisch einzuordnen. Dies liegt daran, dass wir als Zahnärzte lediglich die rote und die weiße Ästhetik, d. h. die Gingiva und die Zähne verändern können, aber keinen direkten Einfluss auf die Gesichtszüge haben. Nur mit den Mitteln der plastischen Chirurgie lassen sich die Parameter der Gesichts bleibend verändern.

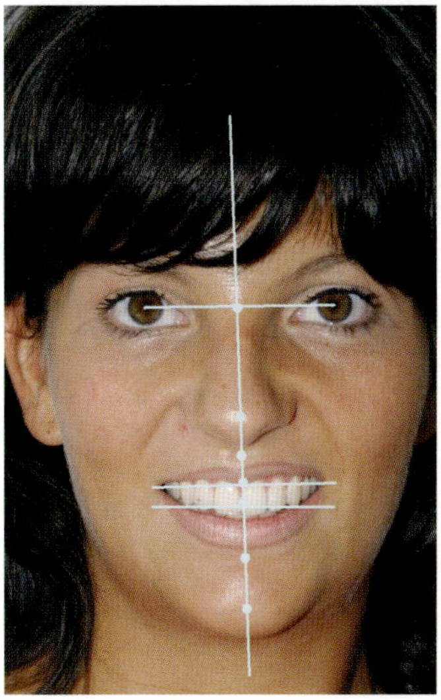

Abb. 1 Die horizontalen Gesichtsebenen (Bipupillarebene, Mundwinkelebene, frontale Okklusionsebene)

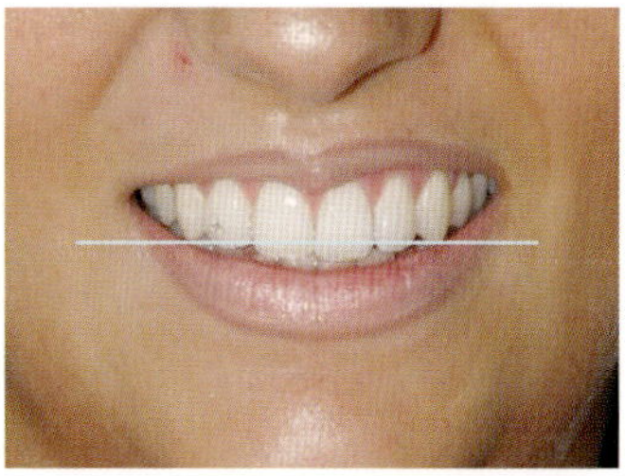

Abb. 2 Die frontale Okklusionsebene über die Eckzahnspitzen

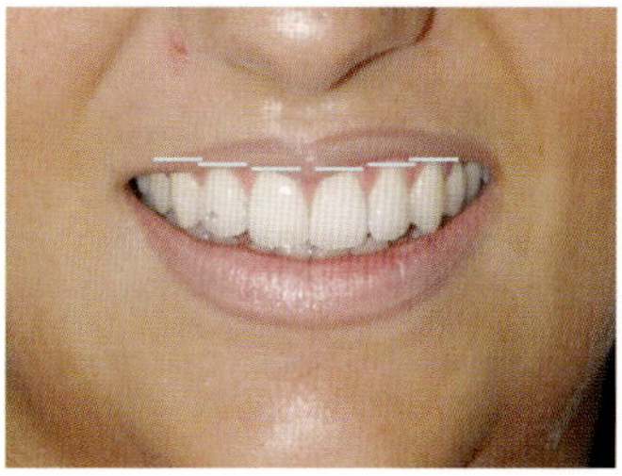

Abb. 3 Die Gingivaebene

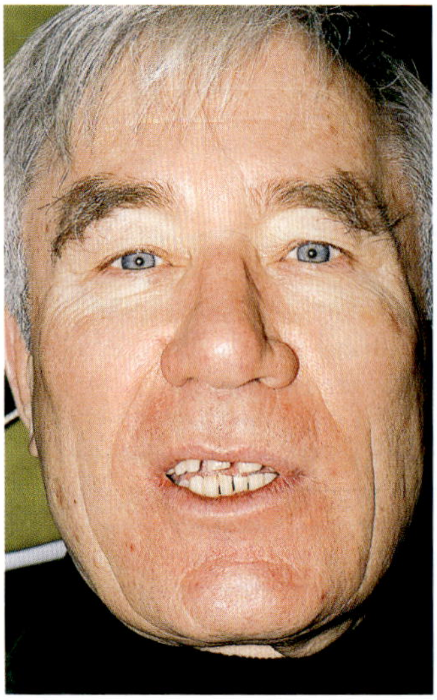

Abb. 4 Ein Patient, bei dem weder die Mitte noch die Horizontalebenen im Einklang sind

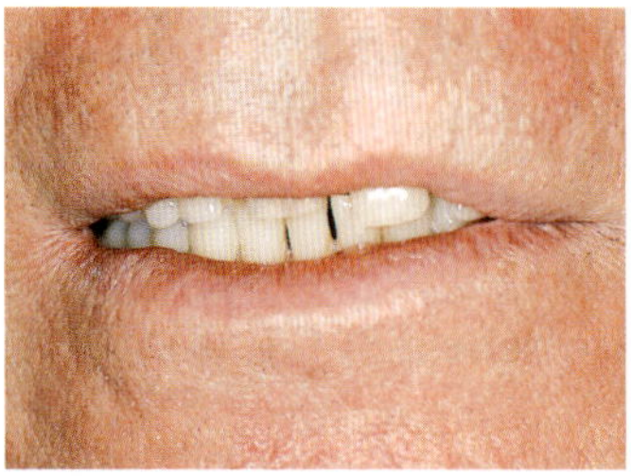

Abb. 5 Die Mundwinkelebene ist schief

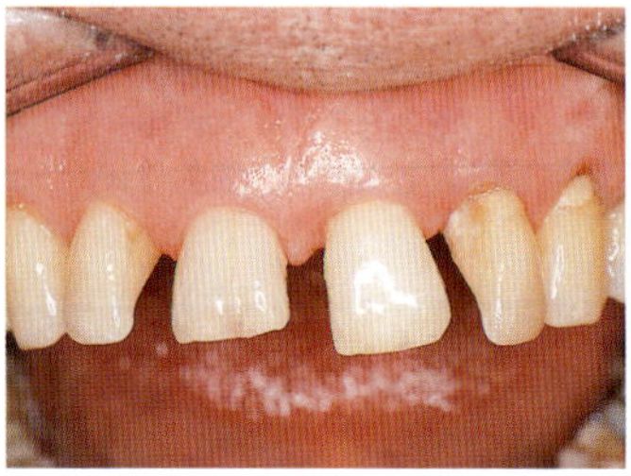

Abb. 6 Die Stellung und die Kippung der Frontzähne können nicht eingeordnet werden

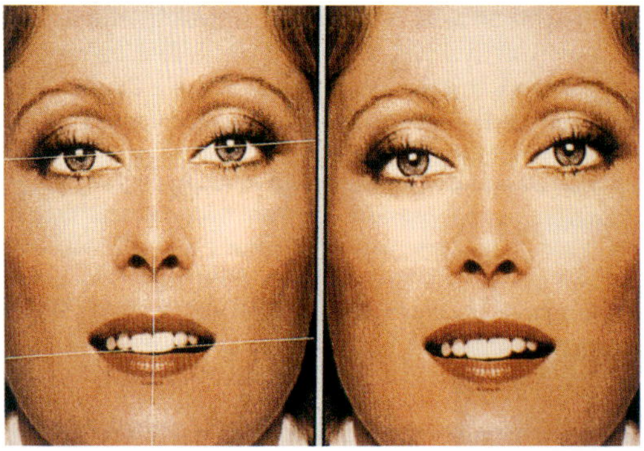

Abb. 7 Problem: Sollen die Zähne bei einem Augenschiefstand nach der Bipupillarebene oder nach der Horizontalebene ausgerichtet werden?

Folgende Probleme können im Gesichtsbereich auftreten:

- Verschiebung der Mitte (z. B. schiefe Nase, asymmetrisches Kinn);
- unharmonische Augenebene (wenn z. B. ein Auge tiefer sitzt als das andere);
- schiefe Mundwinkelebene (wenn z. B. ein Mundwinkel schräg nach unten verschoben oder asymmetrisch ausgebildet ist);
- Verformung der Lippen durch Habits (z. B. Lippenbeißen).

Im Mundbereich kann es zu folgenden Problemen kommen (Abb. 4 bis 6):

- schiefe Okklusionsebene;
- Verschiebung der Mitte;
- schiefe Zahnachsen;
- Diastemata;
- frontale Engstände;
- Protrusion der Zähne;
- Retrusion der Zähne;
- Gingiva stark unterschiedlich (besonders problematisch beim Zahnfleischlächeln).

Wie können die Zähne bei der Restauration ästhetisch eingeordnet werden (Abb. 7)?

Die erprobte Lösung: Gesichtsanalyse mit dem Dento-Facial Analyzer nach *John Kois*

Der Dento-Facial Analyzer besteht aus einem Gesichtsbogen, einer magnetisch darauf adaptierbaren Wasserwaage und einer mit dem Gesichtsbogen verbundenen Bissgabel, auf der eine individuell angepasste Bissplatte, das Index Tray, eingeklinkt werden kann (Abb. 8 und 9). Weiterhin gehört ein so genannter Golden Ruler zum System, mit dem Gesichtsproportionen, Zahnlängen, Zahnstellungen etc. nach dem goldenen Schnitt vermessen werden können (Abb. 10).

Der Dento-Facial Analyzer basiert auf folgenden Konstruktionsmerkmalen:

- Die Ausrichtung des Bogens erfolgt nach der Horizontalebene – nicht wie bei arbiträren und individuellen Gesichtsbögen nach der Frankfurter Horizontalen – mit Hilfe einer Wasserwaage, und zwar in transversaler und sagittaler Richtung (Abb. 11 und 12).
- Die Position der nach dieser Analysemethode im Artikulator montierten Modelle ist absolut vergleichbar mit den Ergebnissen bzw. Abweichungen einer arbiträren Montage gegenüber einer scharnierachsenbezogenen Montage. Dies wurde in eingehenden Untersuchungen bestätigt (Abb. 13).
- Darauf basierend beträgt der Abstand zu den Kondylen 100 mm (Abb. 14).

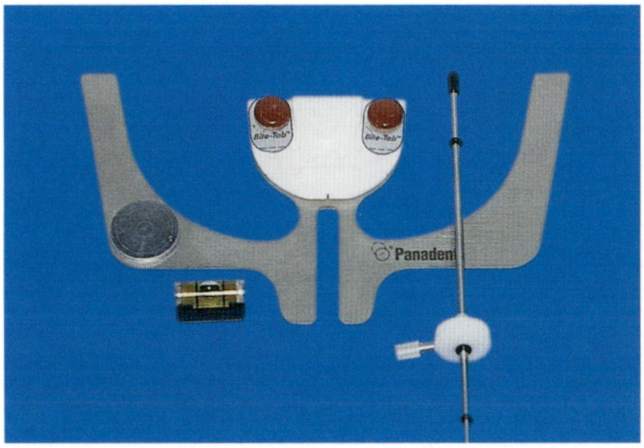

Abb. 8 Der Dento-Facial Analyzer nach *John Kois* (Einzelteile)

Am Beispiel einer Patientin sollen in Einzelschritten die Analyse des Gesichts und des Mundes sowie die restaurative Umsetzung demonstriert werden.

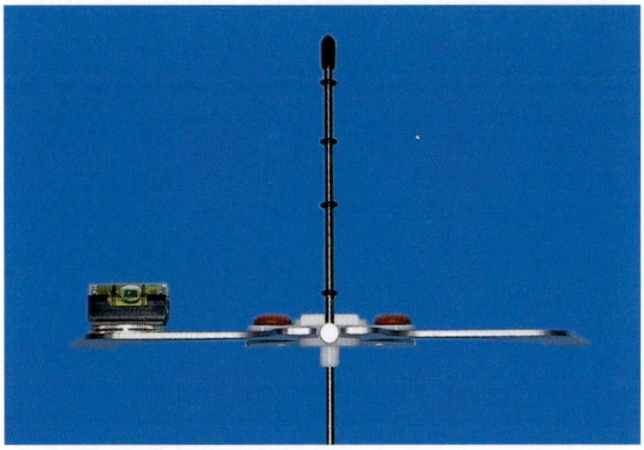

Abb. 9 Dento-Facial Analyzer montiert zur Registrierung

Die Registrierung

1. Die Bite Tabs aus Compound auf dem Index Tray der Bissgabel werden 3 Minuten im Wasserbad erwärmt (Abb. 15 bis 17).
2. Der Gesichtsbogen wird so am Patienten adaptiert, dass die Oberkieferschneidezähne exakt hinter der Indexschiene des Index Trays anstoßend aufbeißen (Abb. 18 und 19).
3. Mit Hilfe der magnetisch adaptierten Wasserwaage wird der Gesichtsbogen am frei aufrecht sitzenden Patienten sagittal und transversal zum Horizont ausgerichtet, wobei die Mittellinie mit dem vertikalen Mittenstab justiert wird (Abb. 20 und 21).
4. Auf dem Mittenstab befinden sich verschiebbare Gummiringe, die nach den Gesichtsebenen justiert werden (Abb. 22).
5. Der Gesichtsbogen wird abgenommen und das Index Tray ausgeklinkt (Abb. 23).
6. Im Artikulator – hier ein Panadent-Artikulator – ist ein Montagetisch eingeschraubt, auf dem das Index Tray eingeklinkt wird (Abb. 24 und 25). Das System ist auch in anderen Artikulatorsystemen verwendbar; dies sollte beim Hersteller bzw. Vertreiber erfragt werden (siehe Materialliste).
7. Auf das Index Tray wird das Oberkiefermodell des Patienten gesetzt und wie gewohnt eingegipst (Abb. 26 und 27).

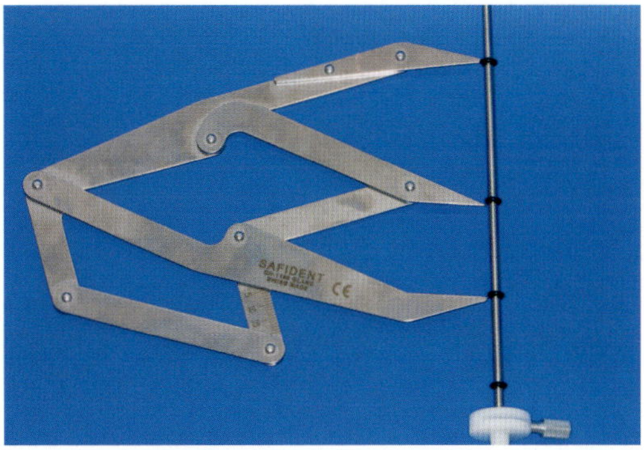

Abb. 10 Der Golden Ruler

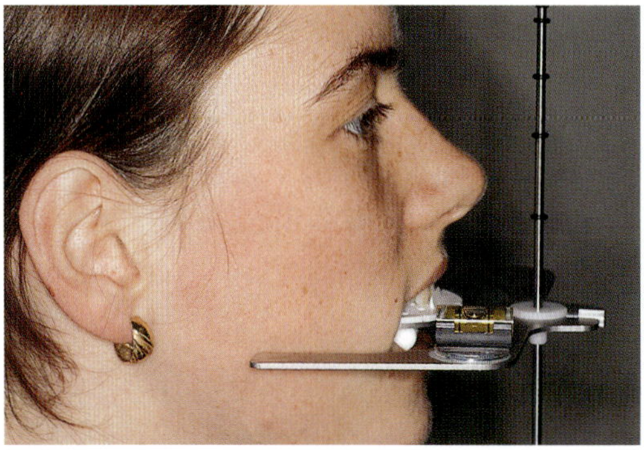

Abb. 11 Ausrichtung des Gesichtsbogens sagittal

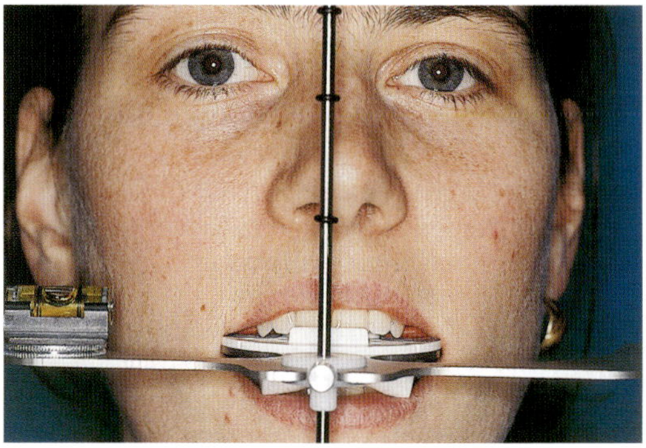

Abb. 12 Ausrichtung des Gesichtsbogens transversal

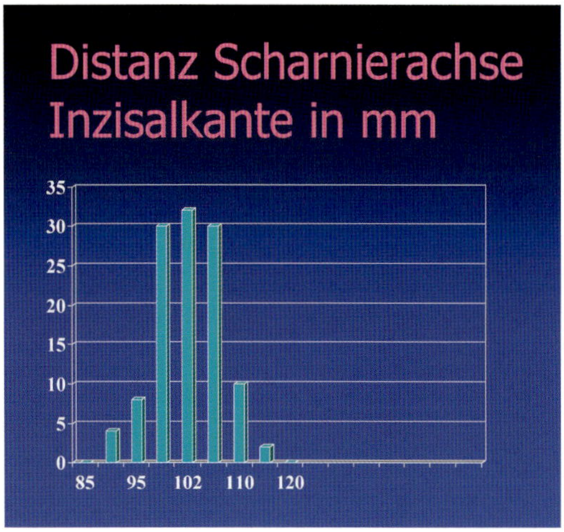

Abb. 13 Durchschnittlicher Abstand zwischen Scharnierachse des Kondylus und unterem mittlerem Schneidezahn

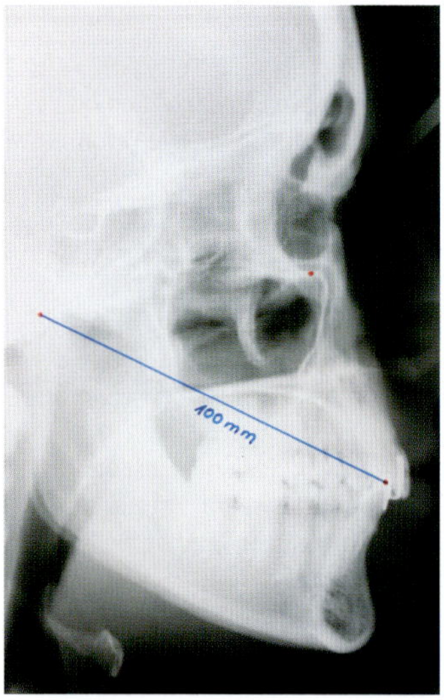

Abb. 14 Durchschnittlicher Abstand von 100 mm am Schädel dargestellt

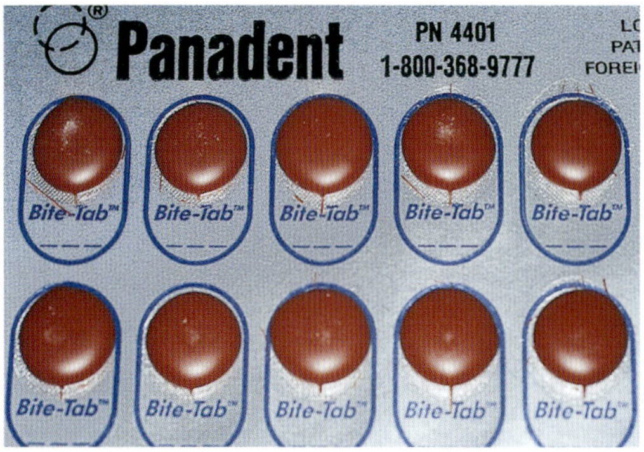

Abb. 15 Die Bite Tabs – aufklebbare Compoundtablets

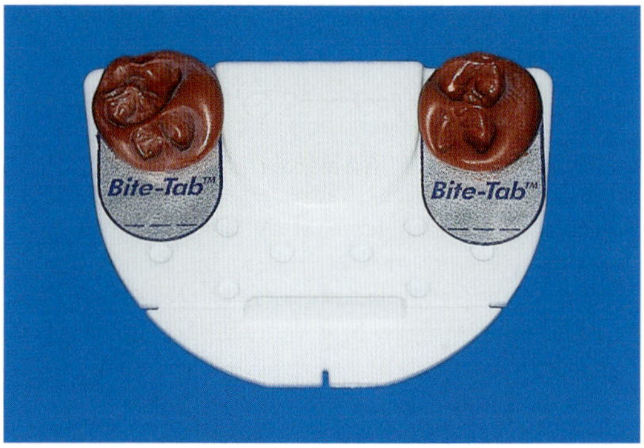

Abb. 16 Das Index Tray mit den aufgeklebten Bite Tabs

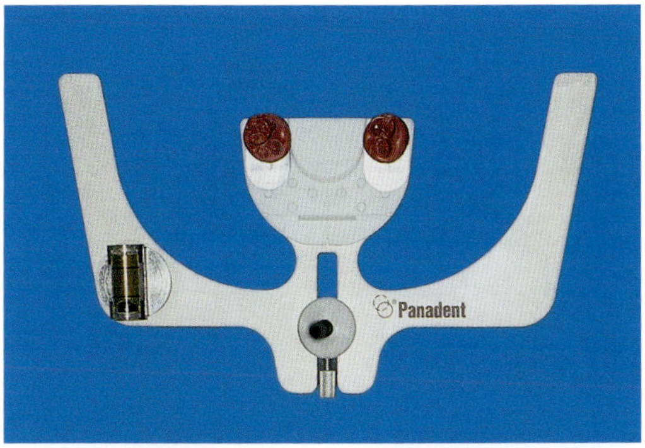

Abb. 17 Dento-Facial Analyzer bereit zur Registrierung

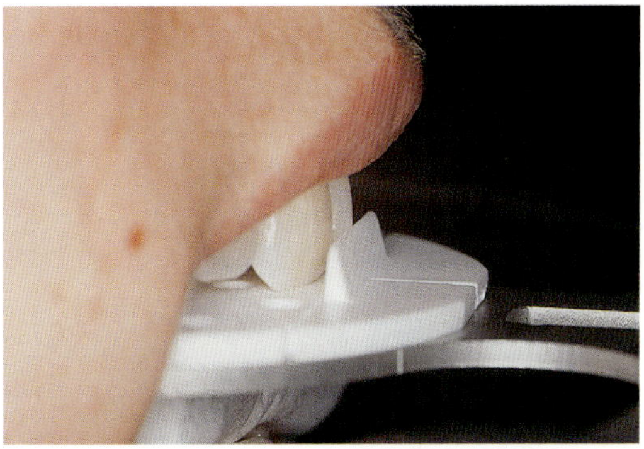

Abb. 18 Die Oberkieferfrontzähne beißen exakt hinter der Indexschiene auf

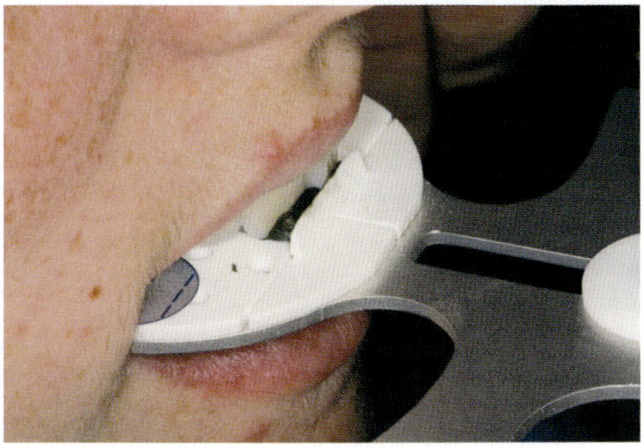

Abb. 19 Der Einbiss hinter der Indexschiene – bei der horizontalen Ausrichtung kann im Fall von Kippungen der Okklusionsebene noch Compound aufgetragen werden

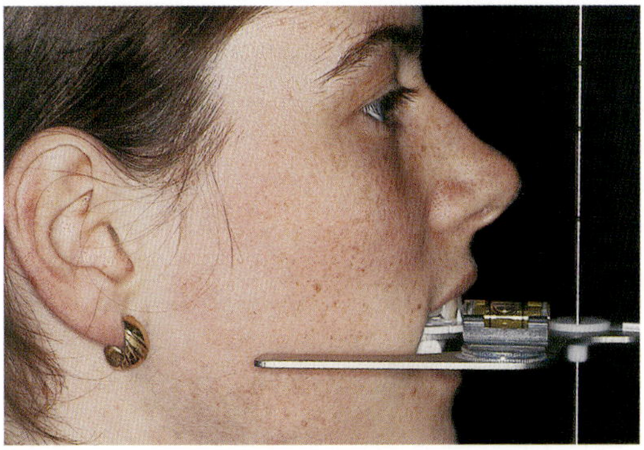

Abb. 20 Sagittale Ausrichtung mit der Wasserwaage

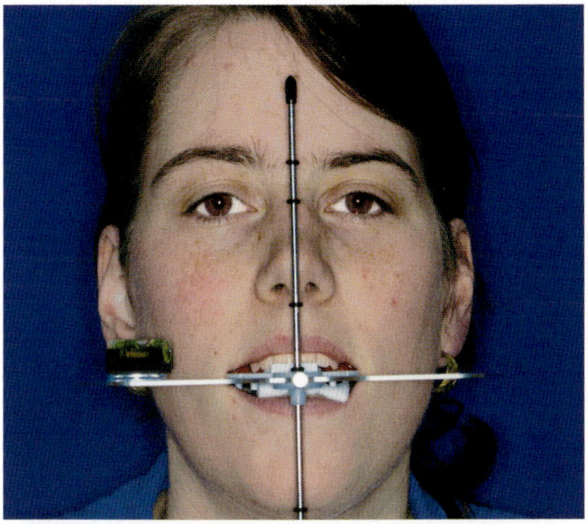

Abb. 21 Transversale Ausrichtung mit der Wasserwaage und Einstellung der Gesichtsmitte

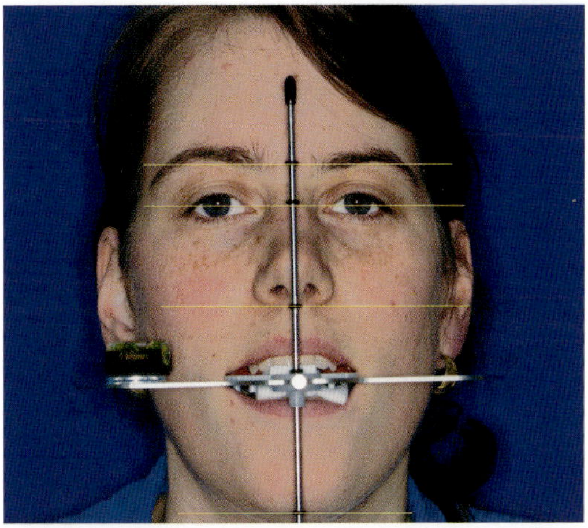

Abb. 22 Einstellung der horizontalen Gesichtsebenen am Mittenstab mit verschiebbaren Gummiringen

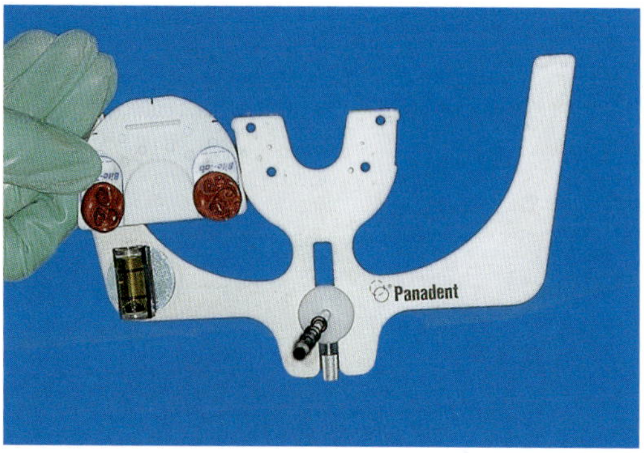

Abb. 23 Der abgenommene Gesichtsbogen mit ausgeklinktem Index Tray

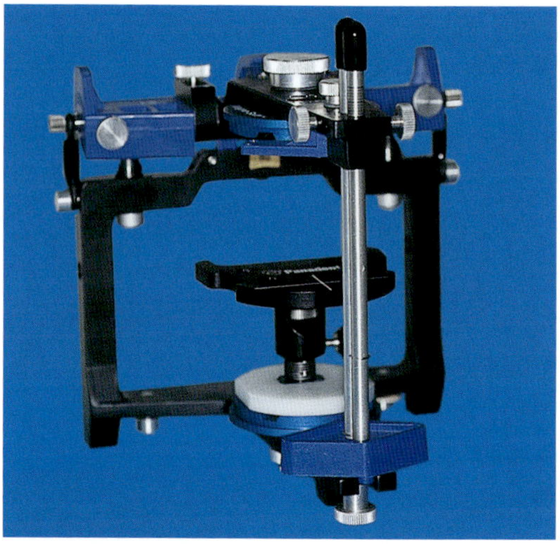

Abb. 24 Der Artikulator mit eingeschraubtem Montagetisch

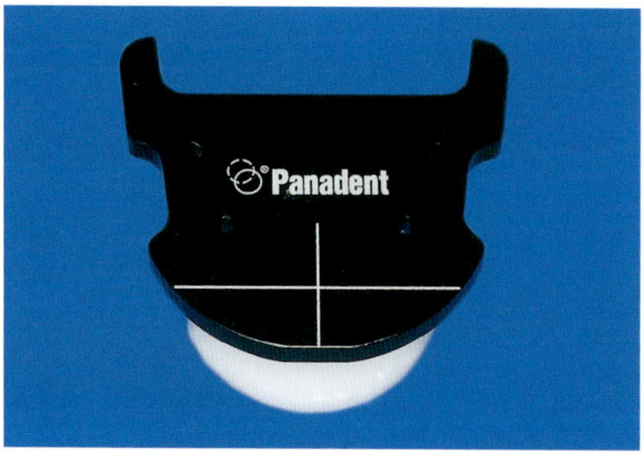

Abb. 25 Der Montagetisch zur Aufnahme des Index Trays

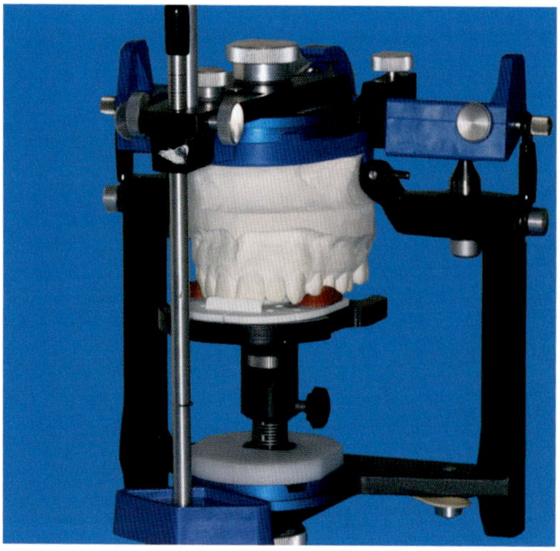

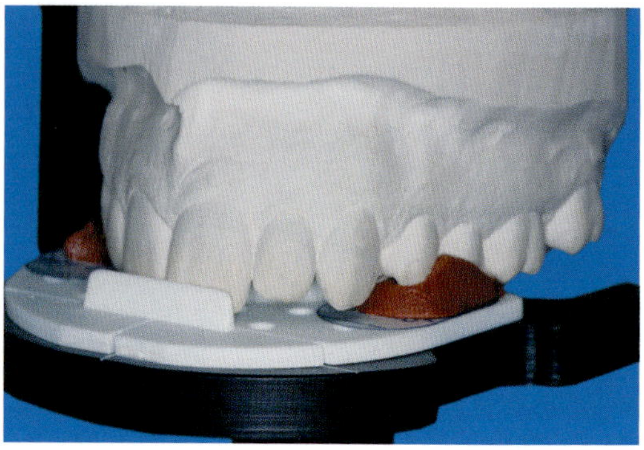

Abb. 26 und 27 Mit Hilfe des Index Trays wird das Oberkiefermodell wie gewohnt eingegipst

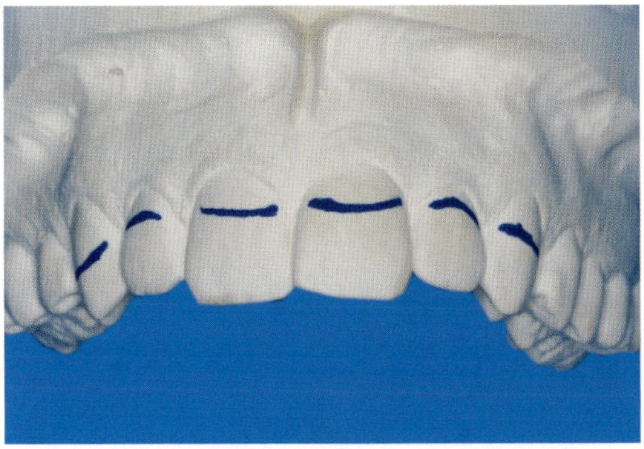

Abb. 28 Übertragung der Lachlinie auf das Oberkiefermodell

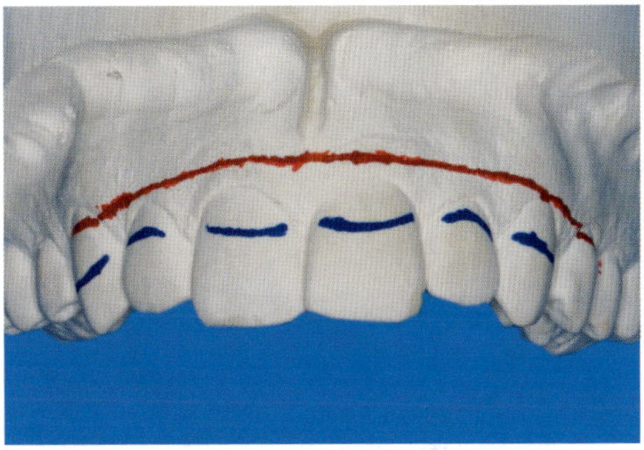

Abb. 29 Übertragung der I-Linie auf das Oberkiefermodell

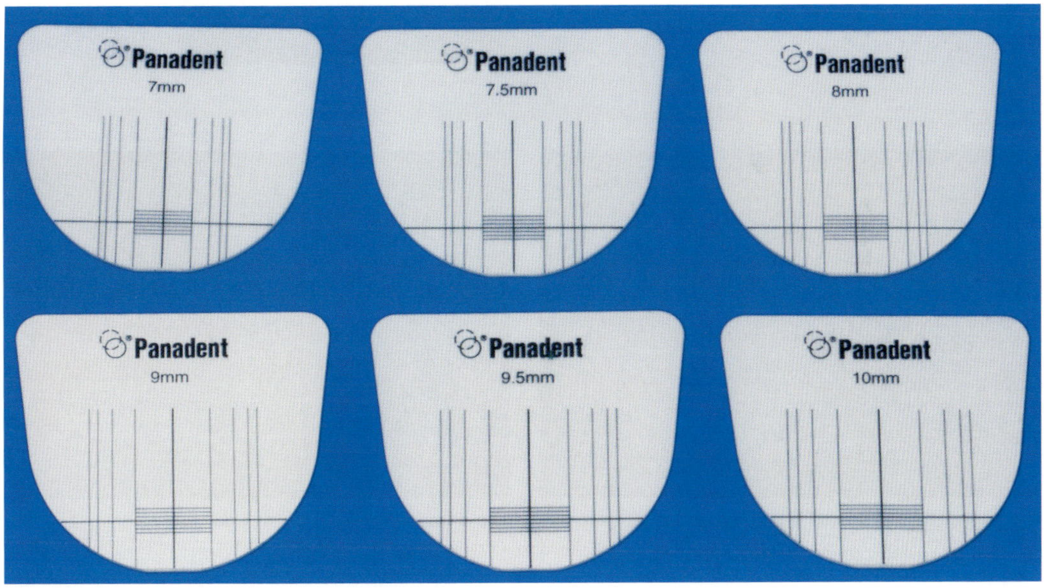

Abb. 30 Sechs Analyse- und Aufstellhilfen stehen zur Verfügung

Die Analyse

1. Die Lippen- und Lachlinie der Oberlippe wird mit einem Lineal auf das Modell übertragen (Abb. 28 und 29). Dabei ist zu beachten, dass nicht durch die Lachlinie Zähne und Gingiva am weitesten sichtbar werden, sondern durch die laute Aussprache des Lautes „i". Die gingivale Symmetrie wird überprüft.
2. Das Index Tray wird durch die Analyse- und Aufstellhilfe ersetzt, wobei diese nach der Zahnbogengröße ausgewählt wird. Sechs verschiedene Bogengrößen liegen dem Set bei (Abb. 30 und 31).
3. Mit dem Golden Ruler kann die Einordnung der Zähne im Gesicht mit Hilfe des goldenen Schnitts überprüft werden (Abb. 32). Insbesondere die zu den Gesichtsproportionen passende Zahnlängen- und Zahnbreitenverteilung lässt sich auf diese Weise kontrollieren.

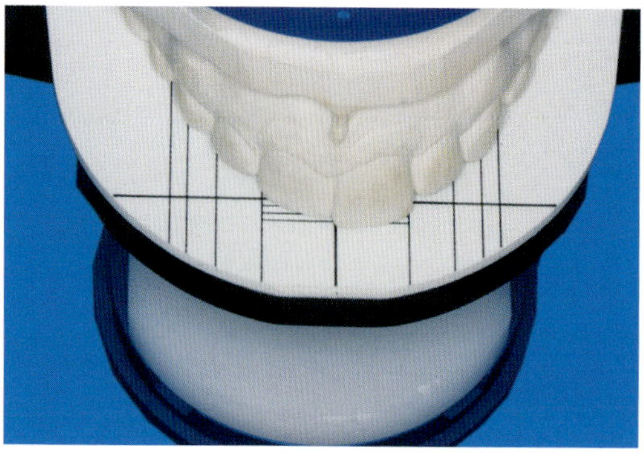

Abb. 31 Die passende Bogenbreite wird ausgewählt

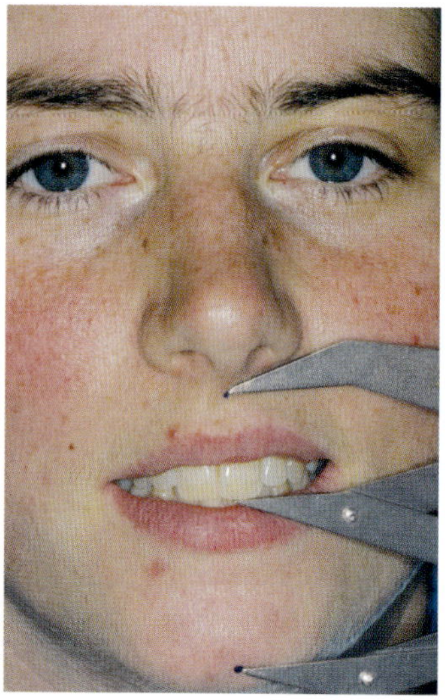

Abb. 32 Mit dem Golden Ruler wird die Einordnung der Zähne im Gesicht überprüft

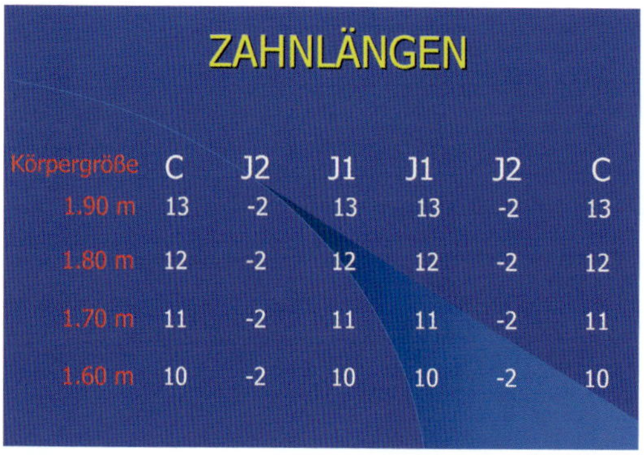

Abb. 33 Zahnlängen proportional zur Körpergröße

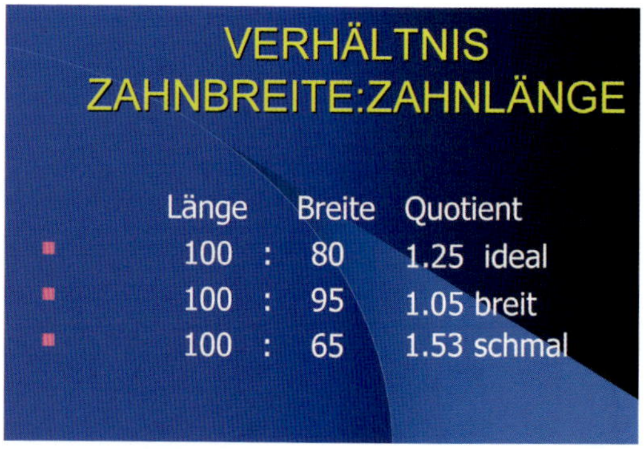

Abb. 34 Zahnlängen/Zahnbreiten-Quotient

Der ästhetische Behandlungsplan

1. Die ursprünglichen oder ästhetisch wünschenswerten Zahnlängen und -breiten können auf folgende Weise ermittelt werden:

   - Zahnlänge proportional zur Körpergröße (siehe „Quintessenz“ 10/2002) (Abb. 33);
   - Zahnlängen/Zahnbreiten-Quotient (Abb. 34);
   - Zahnbreitenverteilung nach *Levy* (Abb. 35).

   In die Analyse- und Aufstellhilfe sind diese Proportionen entsprechend der ausgewählten Bogengröße eingraviert. Sie dienen zur Analyse und zur Restauration, sei es bei der Zahnaufstellung, beim Aufwachsen der Restauration oder bei der Herstellung der definitiven Restauration.

2. Die ursprüngliche oder ästhetische Gingiva in Verlauf, Niveau und Zenith an den einzelnen Frontzähnen wird am Modell eingezeichnet. Auf dieser Grundlage werden die entsprechenden mukogingivalen Korrekturen geplant (Abb. 36).

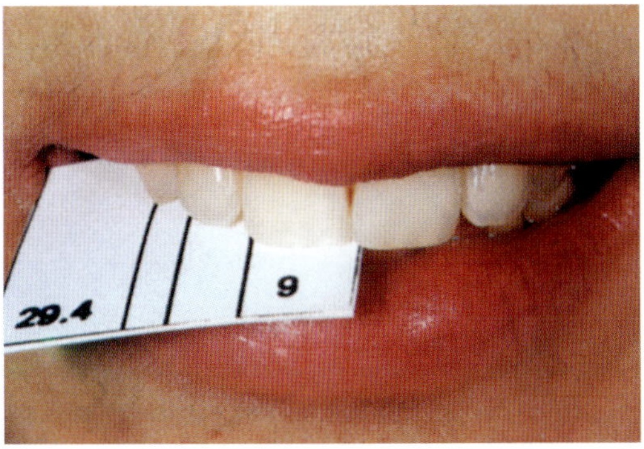

Abb. 35 Zahnbreitenverteilung nach *Levy*

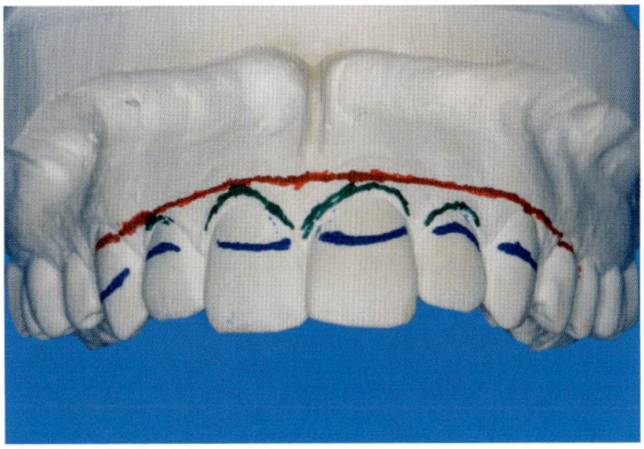

Abb. 36 Planung der Gingivakorrekturen

Resümee

Mit dem Dento-Facial Analyzer System nach *John Kois* liegt ein logisches, in sich geschlossenes sowie wissenschaftlich fundiertes Analyse- und Restaurationssystem vor, welches aus der Praxis des restaurativ tätigen Zahnarztes und aus dem Labor des Zahntechnikers nicht mehr wegzudenken ist (Abb. 37).

Materialliste

1. Dento-Facial Analyzer System (Fa. Panadent, Grand Terrace, USA; Vertrieb in Deutschland: Fa. Gerd Loser, Leverkusen).
2. Panadent-Artikulatoren (s. o.).
3. Golden Ruler (im Dento-Facial Analyzer System enthalten, aber auch einzeln bei der Fa. Safident, Gland, Schweiz, erhältlich).

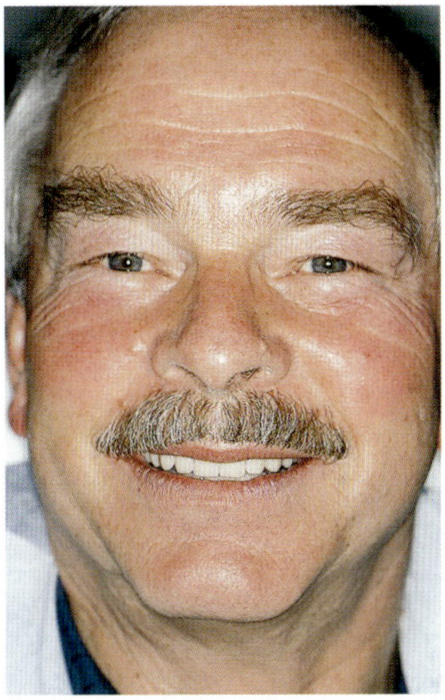

Abb. 37
Eine erfolgreiche ästhetische Versorgung

7

Kieferorthopädie

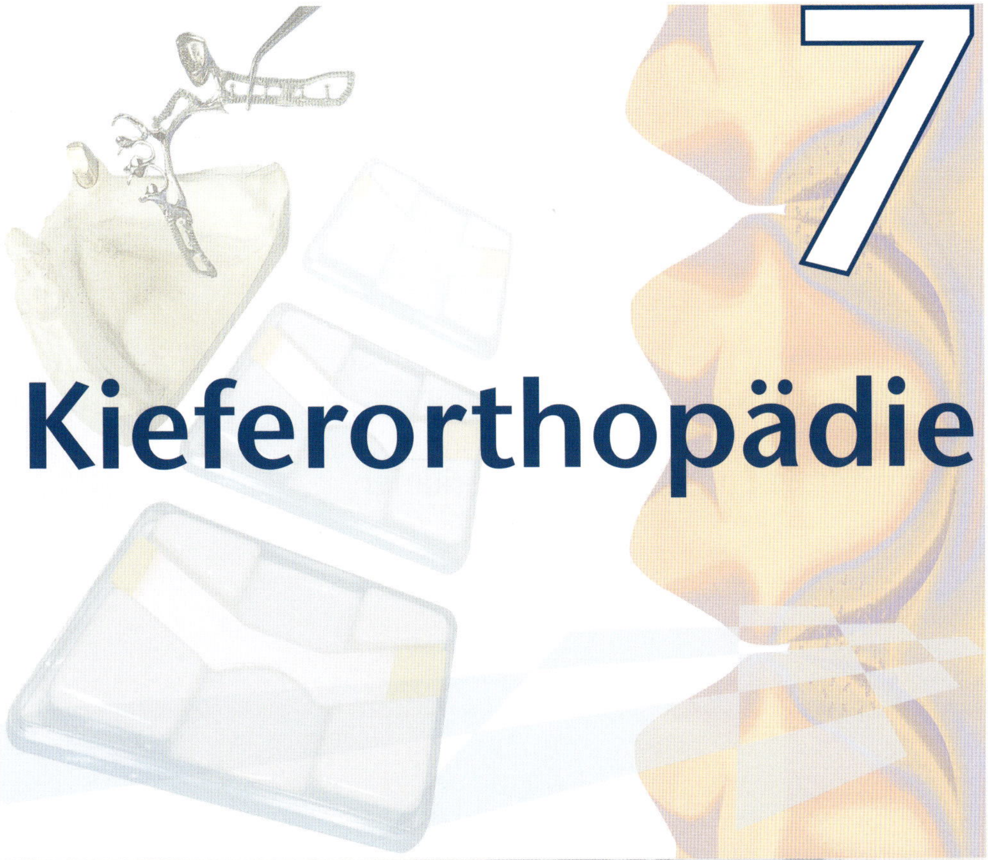

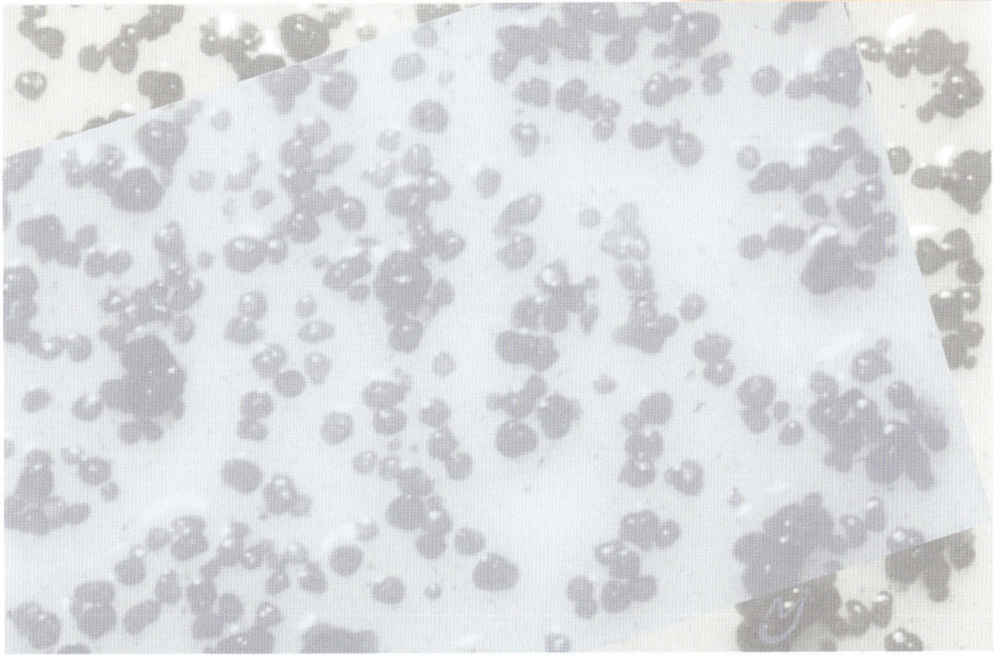

7

Der kieferorthopädische Retainer

Der frontale Engstand im Unterkiefer

Der kieferorthopädische Retainer

Problem: Funktionelle und ästhetische Retention nach kieferorthopädischer Behandlung

In der Kieferorthopädie ist die abschließende Retentionsphase ein wichtiger Bestandteil der Therapie. Nur durch sie ist ein Langzeiterfolg des Behandlungsergebnisses gewährleistet. Es bestehen folgende Möglichkeiten der Retention:

- abnehmbar mit Positionern, wenn noch ein Feinjustierung der Okklusion geplant ist;
- abnehmbar mit Retainern aus Kaltpolymerisat oder Tiefziehschienen, welche vorzugsweise in der Nacht getragen werden und damit eine Rezidivgefahr in sich bergen;
- festsitzend mit Drähten, die intraoral an den Zähnen verklebt werden. Diese Art der Schienung kann Sprechschwierigkeiten, eine Behinderung der Mundhygiene und okklusale parafunktionelle Störungen nach sich ziehen.

Die erprobte Lösung: Festsitzende Retention mit Adhäsivtechnik und Glasfaserverbundtechnologie

Die für den Patienten wesentlich angenehmere Retention ist die festsitzende Retention mit Kleberetainern, vor allem wenn diese funktionell und ästhetisch sind. Die Vorgehensweise soll hier anhand von Fallbeispielen erläutert werden.

Die direkte Retention

Bei einer 42-jährigen Patientin ist die kieferorthopädische Behandlung (Beseitigung eines frontalen retrudierten Engstandes der Oberkieferfront) abgeschlossen. Es soll nun direkt festsitzend für 1 Jahr retiniert werden (Abb. 1 und 2).

In Einzelschritten sei die Methodik vorgestellt:

1. Zunächst erfolgt die Säuberung und Anätzung der zu retinierenden Zähne (Abb. 3 bis 5).
2. Zur Ausblockung der Interdentalräume werden Wedjets appliziert, die uns von der Kofferdam-Technik vertraut sind. Sie dienen nicht nur zur Ausblockung, sondern auch zur Ausformung von Führungskanälen für Superfloss und Interdentalbürstchen (Abb. 6 und 7).
3. Die Länge des Retainers wird mit einer parodontalen Messsonde im Mund ausgemessen (Abb. 8). Vectris-Pontic-Fasern werden entsprechend zugeschnitten, nachdem man das gewünschte Faserbündel vorsichtig mit dem Skalpell separiert hat (Abb. 9 bis 11).
   Das getrimmte Faserbündel wird auf einem lichtgeschützten Tray aufbewahrt, um eine vorzeitige Polymerisation zu vermeiden.
   Die Vectris-Pontic-Fasern sind silanisiert und mit BIS-GMA beschichtet.
   Sie dürfen nicht vorzeitig aushärten!

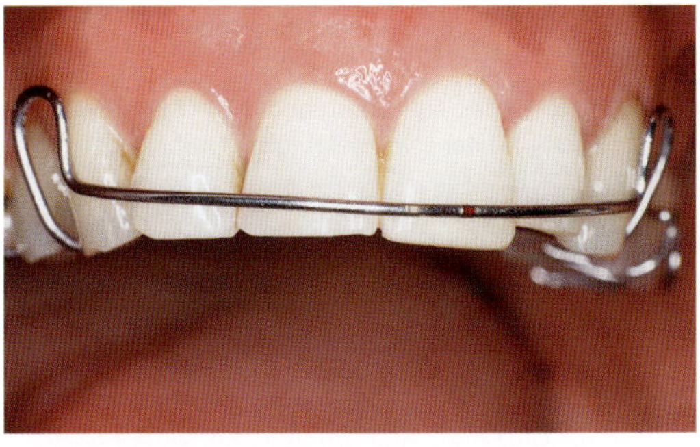

Abb. 1 Das kieferorthopädische Gerät im Mund der Patientin. Die Ausrundung der Oberkieferfront ist abgeschlossen

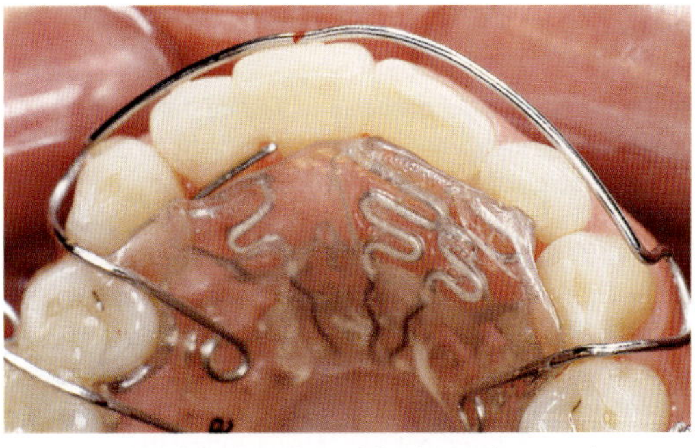

Abb. 2 In der Palatinalansicht sind die aktiven Elemente des Gerätes, Protrusionsfedern und Labialbogen, erkennbar

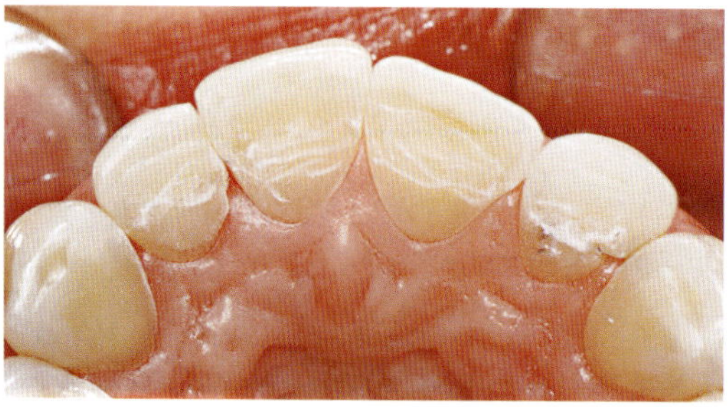

Abb. 3 Die zur Klebung vorgesehenen Flächen werden gereinigt und leicht angeraut

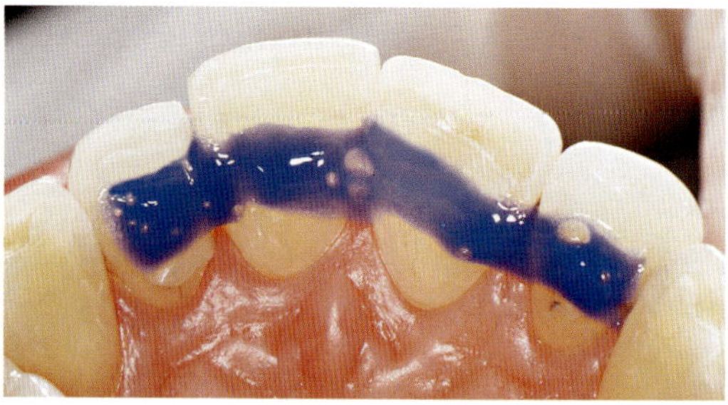

Abb. 4 Mit Phosphorsäure erfolgt die Anätzung für 30 Sekunden

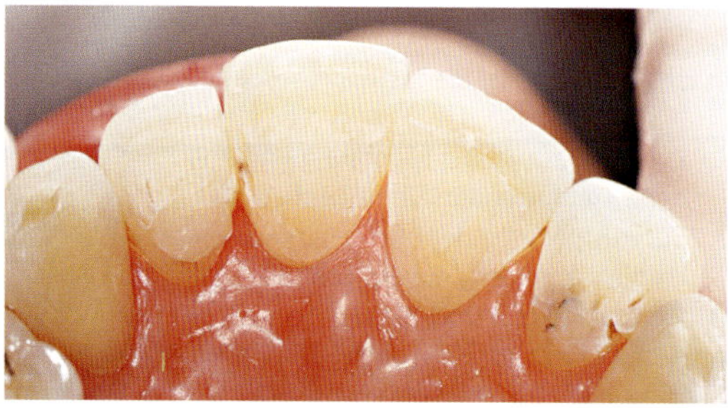

Abb. 5 Kontrolle des Ätzmusters

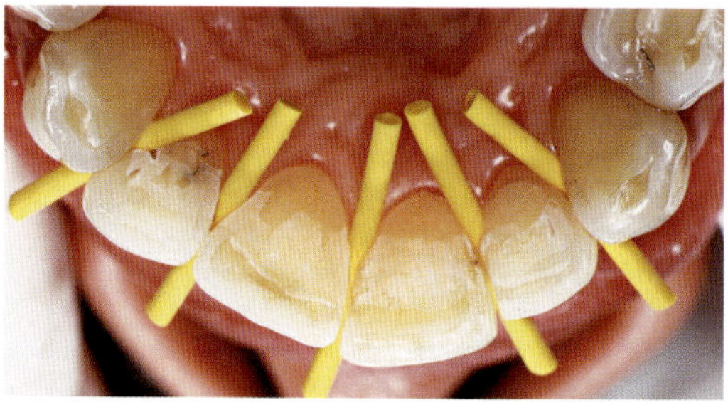

Abb. 6 Zur Ausblockung der Interdentalräume und zur Ausformung von interdentalen Führungskanälen für Superfloss und Interdentalbürstchen werden Wedjets appliziert

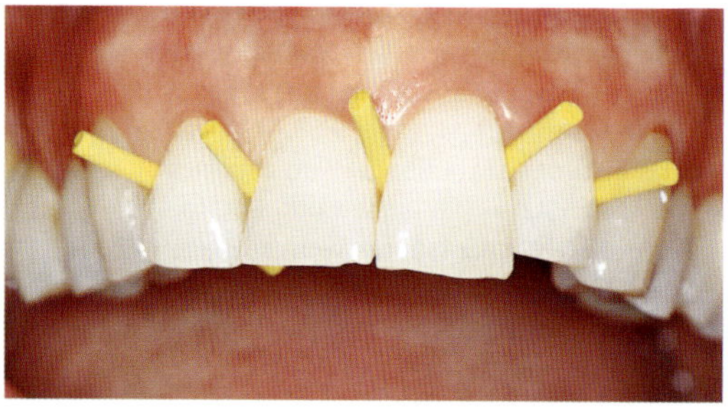

Abb. 7 Oberkieferfront mit applizierten Wedjets (Labialansicht)

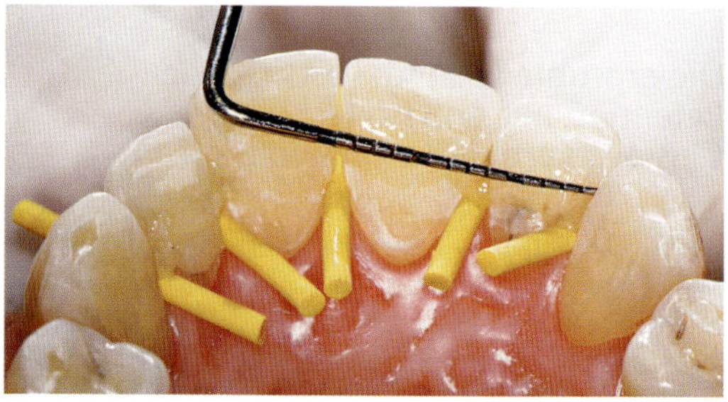

Abb. 8 Mit einer parodontalen Messsonde wird die Länge der Retentionszone ausgemessen

4. Im Mund wird auf die Palatinalflächen der Oberkieferfrontzähne eine dünne Schicht dünnfließenden Mikrofeinhybrid-Kompositmaterials aufgetragen (Abb. 12). Dann wird das Faserbündel vorsichtig so flach wie möglich adaptiert und Schritt für Schritt, d. h. Zahn für Zahn auspolymerisiert (Abb. 13 und 14).
5. Zum Abschluss wird eine dünne Deckschicht dünnfließenden Mikrofeinhybrid-Kompositmaterials appliziert, ausmodelliert und mit zwei Aushärtungslampen sorgfältig durchpolymerisiert (Abb. 15).
6. Der letzte Arbeitsschritt besteht aus einer Kontrolle der Okklusion und der Hygienefähigkeit (Abb. 16).

Die indirekte Retention

Bei einer 20-jährigen Patientin wurde ein frontaler Engstand kieferorthopädisch beseitigt. Die orthodontisch ausgerichteten Zähne sollen für einen Zeitraum von 2 Jahren retiniert werden, da erhebliche Drehstände beseitigt wurden und eine hohe Rezidivgefahr besteht.

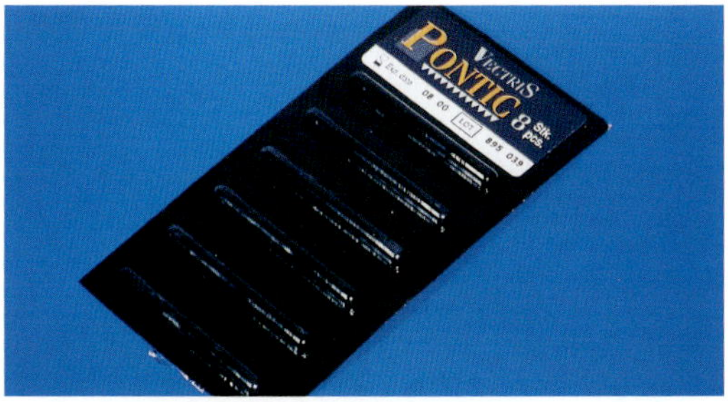

Abb. 9 Zur Retinierung bzw. Schienung werden die Längsfasern aus dem Vectris-System (Pontic-Fasern) verwendet

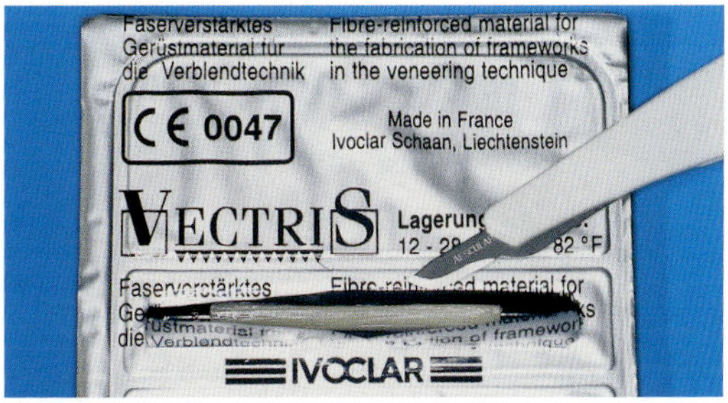

Abb. 10 Die silanisierten und mit BIS-GMA beschichteten Fasern werden der Packung entnommen

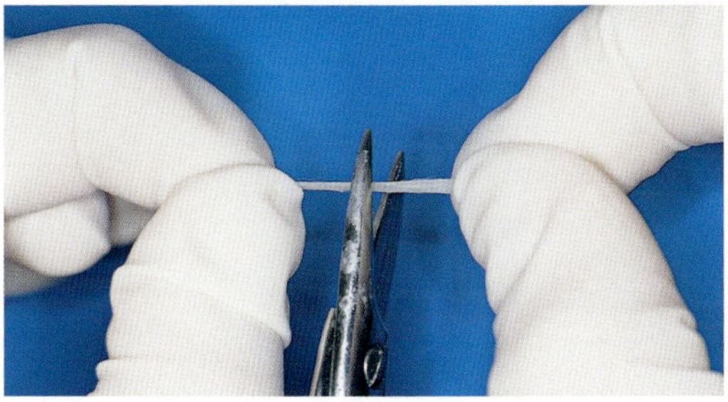

Abb. 11 Die Faserbündel werden mit dem Skalpell vorsichtig zerteilt und mit der Schere zugeschnitten. Empfehlung: Da die Fasern sehr glitschig sind, sollten sie mit Hilfe einer Assistenz auf Zug durchgeschnitten werden

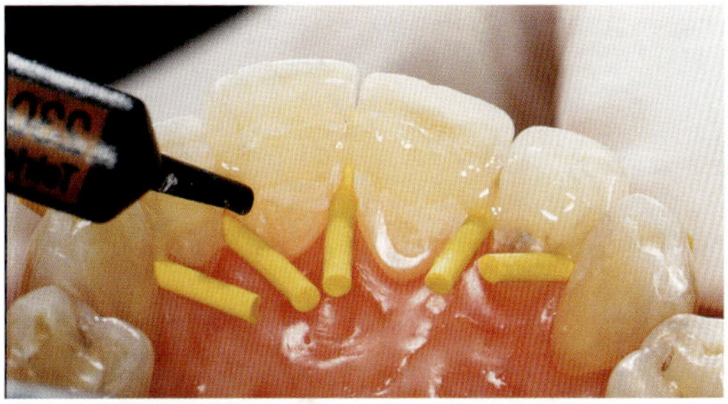

Abb. 12 Eine Unterschicht dünnfließenden Komposits wird appliziert und zwischengehärtet

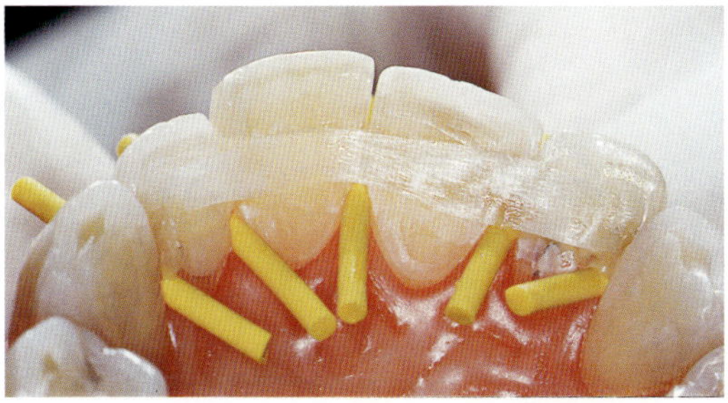

Abb. 13 Die Glasfasern werden adaptiert, flachgedrückt und mit Komposit abgedeckt

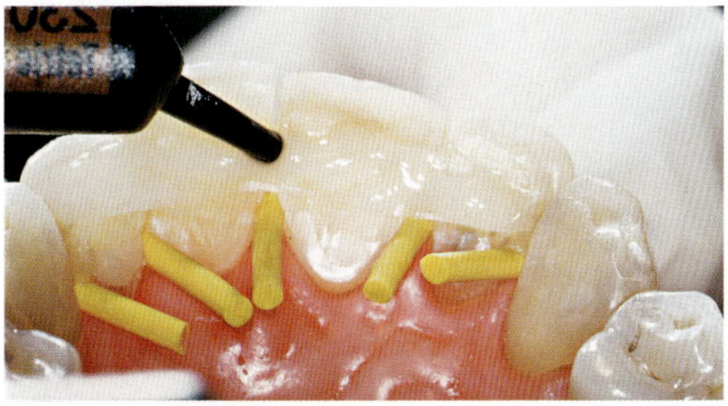

Abb. 14 Sukzessive wird das flachgedrückte Glasfaserbündel unter ständigem Zwischenhärten adaptiert

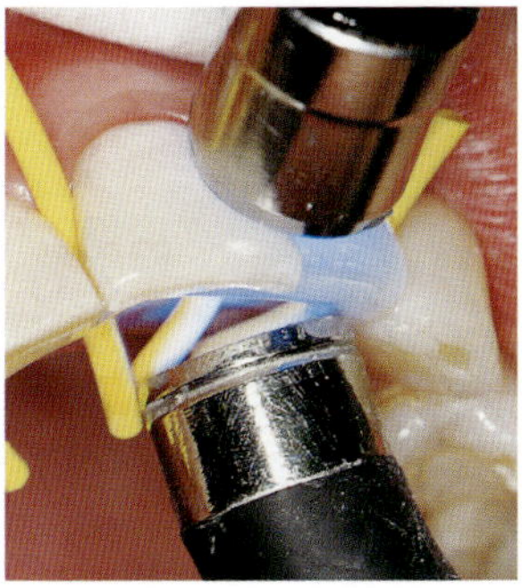

Abb. 15 Nach Applikation einer letzten Abdeckschicht mit Komposit wird die sorgfältige Endhärtung mit zwei Aushärtungslampen durchgeführt

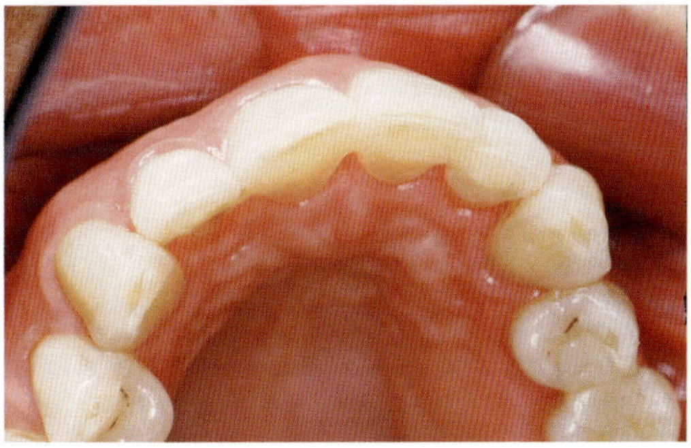

Abb. 16 Die fertige metallfreie ästhetische Retinierung

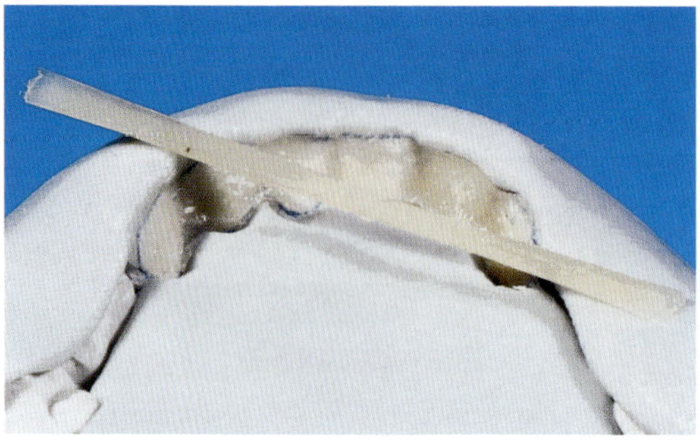

Abb. 17 Retainerherstellung im Labor. Base ist aufgetragen und vorgehärtet. Die Vectris-Pontic-Fasern werden adaptiert

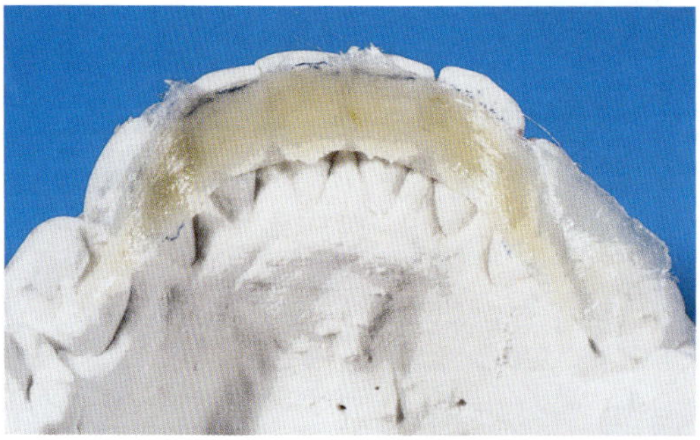

Abb. 18 Das fertige Glasfasergerüst. Zum Abschluss erfolgt das Abdecken mit dem farblich abgestimmten Targis-Verblendmaterial

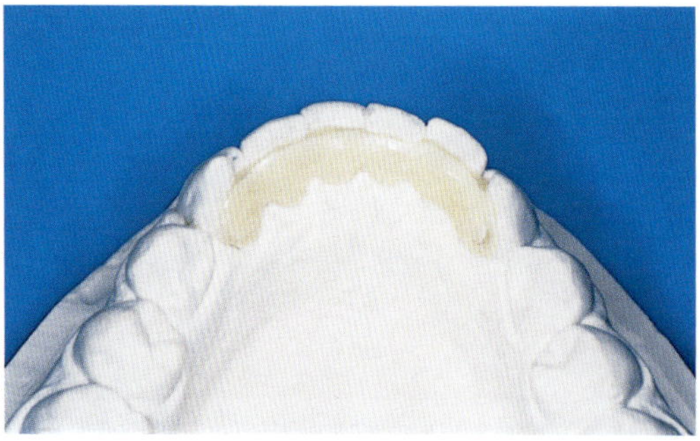

Abb. 19 Der fertiggestellte kieferorthopädische Retainer auf dem Modell

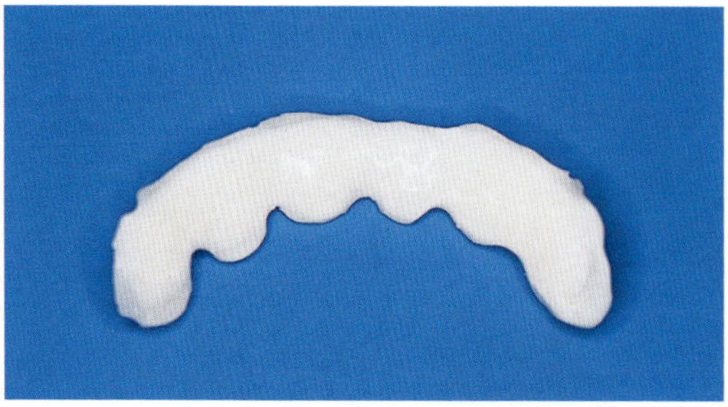

Abb. 20 Vom Modell abgenommener kieferorthopädischer Retainer

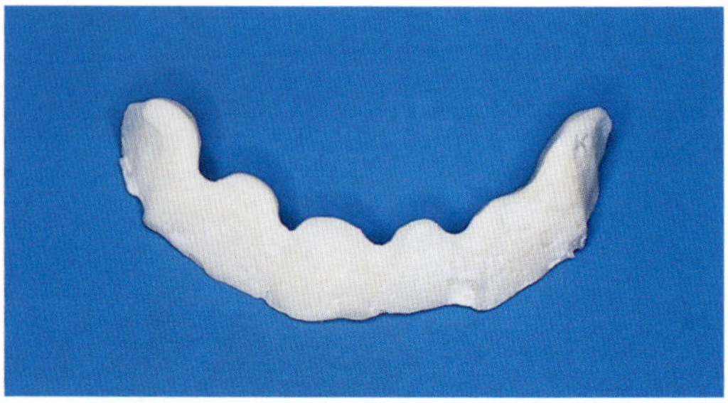

Abb. 21 Der sandgestrahlte, gereinigte und silanisierte kieferorthopädische Retainer ist für die adhäsive Eingliederung bereit

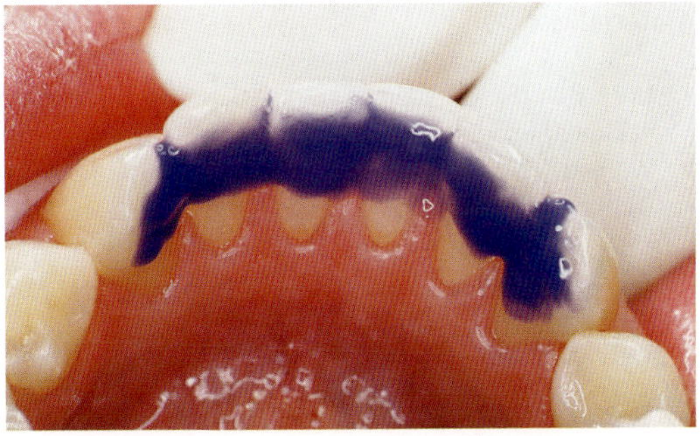

Abb. 22 Nach der Oberflächenreinigung erfolgt die Anätzung des Schmelzes

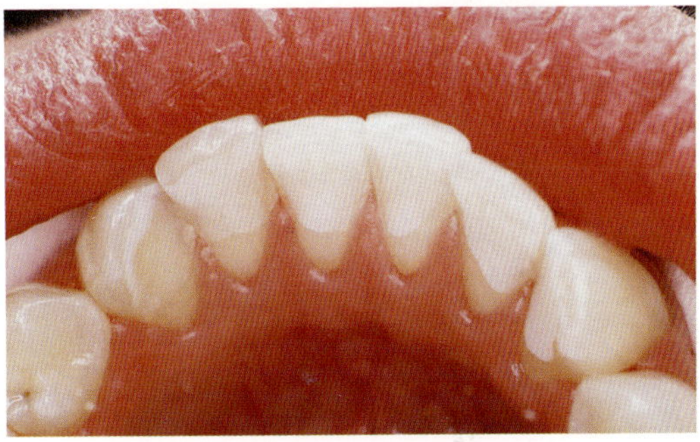

Abb. 23 Kontrolle des Ätzmusters

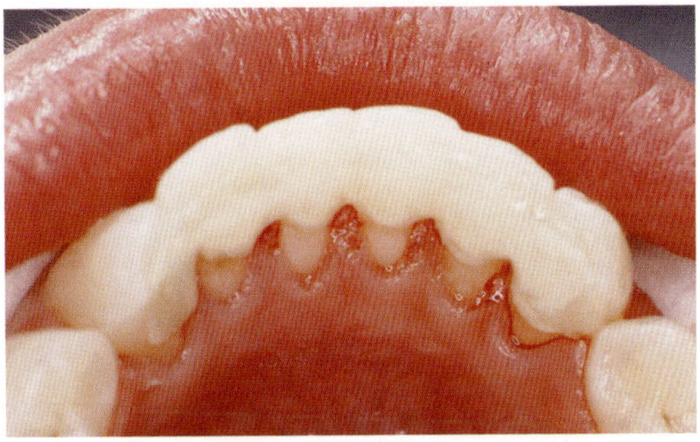

Abb. 24 Der adhäsiv eingegliederte kieferorthopädische Retainer

Deshalb wird im Labor mit dem Targis-Vectris-Glasfaserverbundsystem ein Langzeitretainer hergestellt (Abb. 17 bis 21). Dieser wird nach sorgfältiger Einprobe adhäsiv zementiert (Abb. 22 und 23). Eine Okklusions- und Hygienekontrolle schließt die Eingliederung ab.

Parodontale Schienung

Die Schienung von aus parodontalen Gründen gelockerten Zähnen erfolgt nach derselben Methodik.

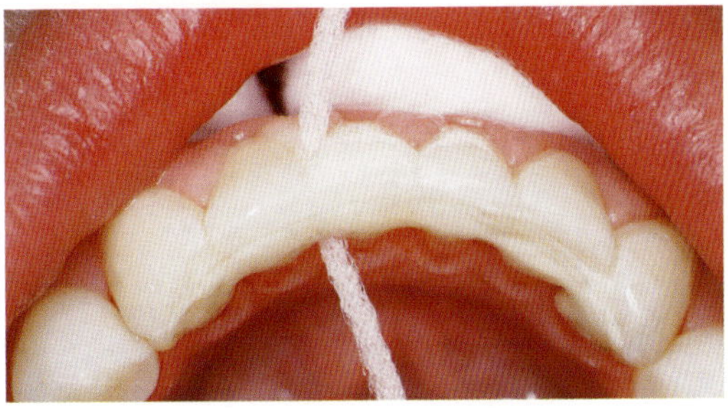

Abb. 25 Kontrolle der Hygienefähigkeit mit Superfloss

Materialliste

1. Ultra-Etch (Fa. Ultradent, South Jordan, USA; Vertrieb in Deutschland: Fa. Dental Liga, Köln).
2. Wedjets (Fa. Hygenic, Akron, USA; in Deutschland bei Dentaldepots erhältlich).
3. Dünnfließendes Mikrofeinhybrid-Kompositmaterial verschiedener Hersteller, beziehbar über Dentaldepots; hier wurde Tetric Flow (Fa. Vivadent, Ellwangen) verwendet.
4. Vectris-Pontic-Fasern, Targis-Vectris-System (Fa. Ivoclar, Ellwangen).

Der frontale Engstand im Unterkiefer

Problem: Der frontale Engstand im Unterkiefer ist ein funktionelles, ästhetisches und hygienisches Problem

Frontale Engstände (Abb. 1 und 2), besonders im Unterkiefer, weisen folgende Probleme und Risiken auf:

1. Durch Zahnfehlstellungen, -schachtelungen, -kippungen und -überlappungen ist die anteriore Führung meist stark beeinträchtigt. Das stomatognathe System reagiert darauf entweder mit Kompensation durch dysfunktionelle Abrasion oder mit Zahnlockerungen und Rezessionen. Geringe Fehlstellungen können funktionell durch selektives Einschleifen verbessert werden, größere müssen orthodontisch behandelt werden.
2. Die Ästhetik ist durch die Fehlstellung beeinträchtigt, worunter manche Patienten sehr stark leiden. Da die Annahme, dass kieferorthopädische Maßnahmen nur bei Kindern durchgeführt werden können, weit verbreitet ist, haben die meisten Patienten sich damit resignierend abgefunden.
3. Die Putzbarkeit der eng stehenden Zähne ist eingeschränkt, und durch die in der Folge entstehende Belagbildung wird die Ästhetik zusätzlich beeinträchtigt, ebenso wie durch Rezessionen und freiliegende Zahnhälse. Die parodontalen Probleme werden dann in vielen Fällen mit Hilfe der mukogingivalen Parodontalchirurgie behandelt, was aber letztlich keine Lösung des Problems Engstand darstellt.
4. Bei mangelhafter Mundhygiene, die oft aus diesen Engständen resultiert – der Patient kann gar nicht richtig reinigen –, ist natürlich auch ein erhöhtes Kariesrisiko vorhanden. Dadurch entstehende kariöse Defekte sind für den Zahnarzt, bedingt wiederum durch den Engstand, nur sehr schwer mit Füllungen zu versorgen.

Die erprobte Lösung: Beseitigung des frontalen Engstandes durch kieferorthopädische Behandlung

Es ist leider eine Tatsache, dass der normale zahnärztliche Praktiker nur ganz geringe kieferorthopädische Kenntnisse hat. Sein Wissensstand stammt meist noch aus Studienzeiten. Während des Studiums wurde ihm über die Kieferorthopädie oft nur vermittelt, dass er sie unter keinen Umständen in seiner Praxis durchführen solle und dass jede Zahnbewegung in die Hände der Fachzahnärzte für Kieferorthopädie gehöre. Diese wiederum haben sich von der allgemeinen Zahnmedizin so weit entfernt, dass zwischen der Allgemeinpraxis und der kieferorthopädischen Fachpraxis eine weitgehende Sprachlosigkeit besteht. Man überweist den Patienten bei Fehlstellungen bzw. Dysgnathien einfach an den Kieferorthopäden. Keine der beiden Seiten ist sich über die Therapie und vor allem über das gemeinsame Behandlungsziel im Klaren.

So überweist der eine, und der andere führt seine Therapie nach bestem Wissen und Gewissen durch, aber ein gemeinsames Behandlungsziel, welches für den Patienten immerhin lebenslang den Erhalt, die Funktion, die Ästhetik und die parodontale Gesundheit der Zähne beinhalten sollte, ist nicht definiert. Schließlich stellt der Kieferorthopäde seine Anfangs- und Endmodelle, 4,8 bis 5,2 cm hoch, auf den Kanten stabil stehend, hochglanzpoliert mit Talkum, in seinen Schrank und ist überzeugt, er habe einen dauerhaften Erfolg erzielt. Der überweisende Zahnarzt jedoch begleitet die Patienten meist sein ganzes Berufsleben lang und sieht den Erfolg oder Misserfolg über einen langen Zeitraum.

Wenn man aber andererseits den Patienten zur Durchführung kleiner orthodontischer Maßnahmen wie der Beseitigung frontaler Engstände, z. B. als präprothetische Maßnahme, an den Kieferorthopäden überweist, will der meist eine kieferorthopädische Gesamtbehandlung einleiten, nach dem Motto: entweder – oder! Dann kommt der verwirrte Patient, der unter keinen Umständen eine sich über Jahre erstreckende Gesamtbehandlung will, in die Zahnarztpraxis zurück und berichtet, der Kieferorthopäde habe gesagt, dass kleine Maßnahmen sinnlos sind. So werden dann in den Praxen frontale Engstände und anderes mit Hilfe von Komposit, Veneers oder gar Vollkronen und Brücken kieferorthopädisch-prothetisch beseitigt. Das ist für mich keine zeitgemäße Zahnheilkunde!

Deshalb ist es an der Zeit, den Dialog aufzunehmen, gemeinsame Ziele zu definieren und sich über die Möglichkeiten des anderen zu informieren. Kieferorthopäden müssen wieder mehr Zahnärzte werden, und Zahnärzte sollten die Kieferorthopädie als festen Teil der Zahnheilkunde in ihr Behandlungsspektrum integrieren. Wer aber von den Zahnärzten Freude an der kleinen Kieferorthopädie hat, sollte sich in entsprechenden Kursen oder durch seinen Kieferorthopäden fortbilden lassen. Dies setzt allerdings voraus, dass Kieferorthopäden, die Zahnärzte unterrichten, nicht weiterhin von ihren Kollegen stigmatisiert werden.

So habe ich vor vielen Jahren, inspiriert durch meinen dentalen Adoptivvater Dr. *Günter Staehle*, Böblingen, mit der kleinen Kieferorthopädie begonnen, wobei ich mir aber stets meiner Möglichkeiten und Grenzen bewusst war. Durch die Zusammenarbeit mit dem Team der Universität Göttingen unter Prof. *Kubein-Meesenburg* wurde besonders die funktionelle Bedeutung der Beseitigung frontaler Engstände im Unterkiefer durch die prothetische Rehabilitation mit dem Contur-Curven-Former (CCF) äußerst wichtig.

Die Behandlung des frontalen Engstandes im Unterkiefer

Die Beseitigung des frontalen Engstandes wird in meiner Praxis fast ausschließlich bei erwachsenen Patienten aus den oben genannten Gründen durchgeführt. Bei diesen Patienten ist das Wachstum abgeschlossen, eine Veränderung im Sinne einer Kieferdehnung mit kieferorthopädischen Mitteln also nicht mehr möglich.

Engstand bedeutet, dass Zahnbreiten und Kieferbogengröße nicht zusammenpassen, der Kieferbogen zu klein ist und die Zähne verschachtelt stehen. Wenn die Zähne korrekt aufgereiht werden sollen, müssen wir mit dem vorhandenen Platzangebot zwischen den Eckzähnen auskommen, da die Distanz zwischen ihnen beim erwachsenen Patienten ohne lebenslangen Retainer nicht verändert werden kann.

So sind wir gezwungen, die Inzisivi seitlich zu verschmälern – die Kieferorthopäden nennen das Strippen. Vor diesem Strippen sollten wir aber exakt das Platzangebot und den Betrag der Verschmälerung der einzelnen Zähne berechnen. Auch ein Set-up in Wachs zur Simulation des geplanten Behandlungsergebnisses ist zu empfehlen. Der Patient sollte über die Unschädlichkeit des Abtrages nur im Schmelz und die anschließende schützende Fluoridierung aufgeklärt werden.

Für die Beseitigung frontaler Engstände im Unterkiefer stehen folgende Behandlungsmethoden zur Verfügung:

1. Es kann eine abnehmbare Platte mit Federarmen und Lingualbogen eingesetzt werden. Diese Behandlung wird von Erwachsenen aber nach meiner Erfahrung durchweg abgelehnt.
2. Die Behandlung mit dem abnehmbaren *Crozat*-Gerät, welches nur aus verlötetem Draht besteht (Abb. 3), wird von Erwachsenen in der Regel akzeptiert. Sie ist für den Zahnarzt sehr einfach durchzuführen, da durch die Federarme übersichtliche und definierte Zahnbewegungen vorgenommen werden können. Zur Herstellung des Gerätes wird ein Speziallabor benötigt.
3. Mit den unter 1. und 2. aufgeführten Geräten sind nur kippende, aber kaum körperliche Zahnbewegungen möglich. Bei körperlichen Bewegungen ist die Anwendung einer festsitzenden Apparatur mit Brackets notwendig. Brackets aus Metall (Abb. 4) werden aber von im Berufsleben stehenden Erwachsenen so gut wie nie akzeptiert, wohingegen zahnfarbene Brackets aus Keramik oder Kunststoff meist kein Problem sind. Es gibt inzwischen sogar zahnfarbene Teilbögen zum Einligieren.
4. Seit ca. 10 Jahren ist die linguale – also für die Umwelt unsichtbare – Technik mit Brackets in der Therapie bei Erwachsenen sehr erfolgreich. Die Apparatur wirkt oral, und keiner sieht es. Die Möglichkeiten der Selbstligierung, welche seit einigen Jahren auf dem Markt sind, erlauben auch dem orthodontisch ungeübten Zahnarzt das schnelle Einlegen und Fixieren des Bogens.

Therapie mit Lingualbrackets

Bei einer 26-jährigen Patientin lag ein geringfügiger frontaler Engstand im Unterkiefer vor, welcher auf ihren Wunsch hin aus ästhetischen Gründen beseitigt werden sollte (vgl. Abb. 1).

Die Platzverteilung wurde vermessen, ein Set-up war nicht notwendig. Die Platzierung der Brackets sollte indirekt vorgenommen werden. Bei diesem Verfahren werden die Brackets gezielt auf einem Arbeitsmodell angebracht und dann mit einer Schablone in den Mund übertragen. Dazu wurden die Brackets nach Markierung mit einem Bleistift mit Hilfe eines Papierklebers fixiert (Abb. 5 bis 11). Anschließend wurde ein transparentes Silikon darüber gespritzt und geformt (Abb. 12 und 13). Nach Aushärtung wurde die Schablone mit den Brackets abgenommen, kontrolliert, sandgestrahlt und gereinigt (Abb. 14 und 15).

Im Mund wurden die Schneidezähne lateral um den berechneten Betrag gestrippt (Abb. 16). Verwenden kann man dazu entweder einen diamantbelegten, in einer Arterienklemme fixierten Metallstreifen (Abb. 17 und 18) oder ein maschinelles Hilfsmittel wie den oszillierenden Osada-Aufsatz für das Winkelstück, in den man sowohl einen Diamantmetallstreifen als auch einen Polierstreifen einspannen kann (Abb. 19 bis 23).

Die Zähne wurden mit Reinigungspaste gereinigt und abgespült (Abb. 24). Dann wurde die Schablone auf exakten Sitz einprobiert (Abb. 25). Nun erfolgte eine Säureätzung für 30 Sekunden. Nach 15-sekündigem Abspülen und einer

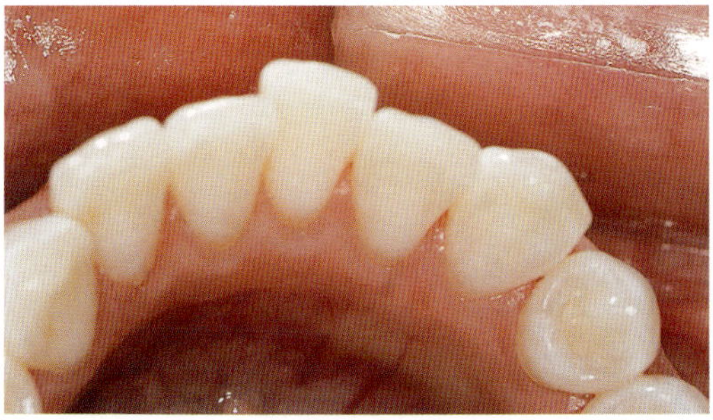

Abb. 1 Frontaler Engstand im Unterkiefer (Lingualansicht)

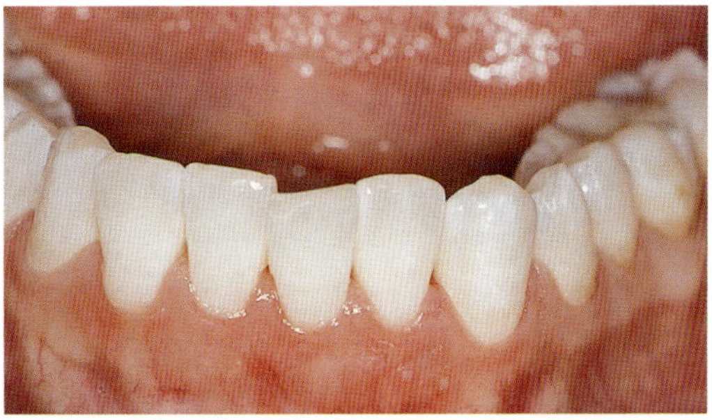

Abb. 2 Frontaler Engstand im Unterkiefer (Labialansicht)

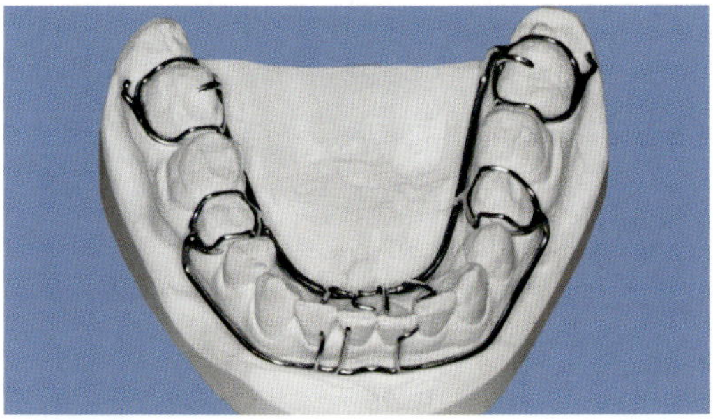

Abb. 3 Das *Crozat*-Gerät auf dem Modell

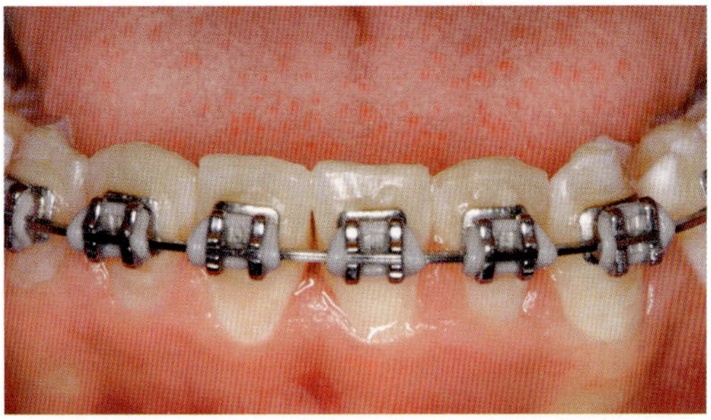

Abb. 4 Die bei Erwachsenen so unbeliebten Metallbrackets

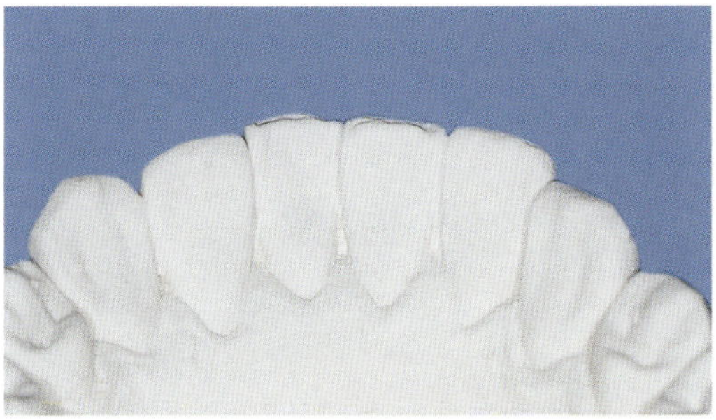

Abb. 5 Das Arbeitsmodell für die indirekte Bracketplatzierung

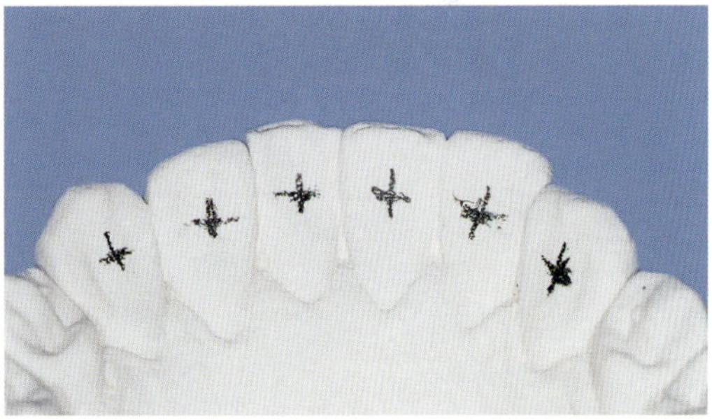

Abb. 6 Die Platzierungspunkte für die Lingualbrackets sind eingezeichnet

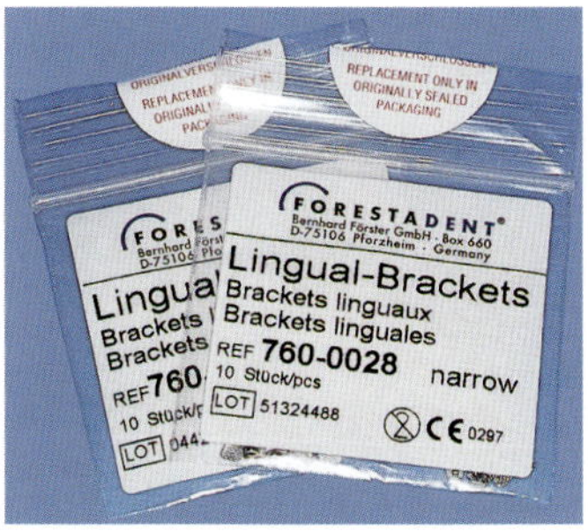

Abb. 7 Lingualbrackets in der Verpackung

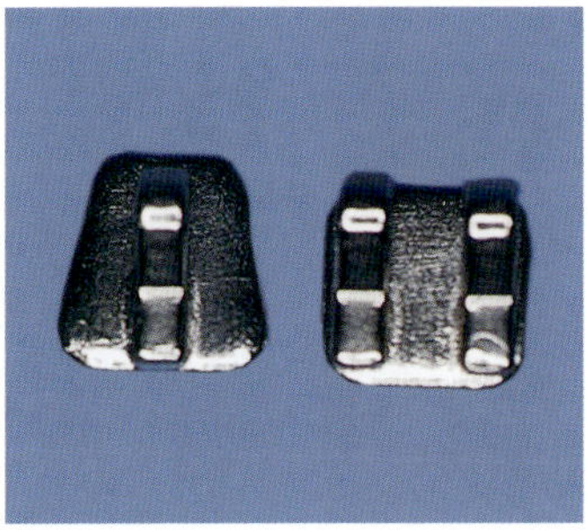

Abb. 8 Selbstligierende Lingualbrackets

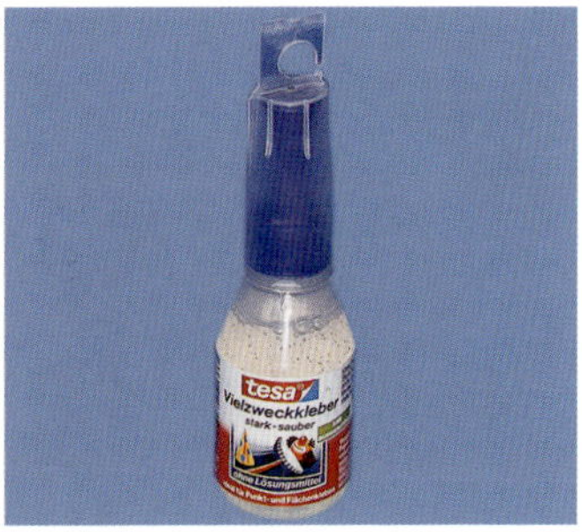

Abb. 9 Der Papierkleber

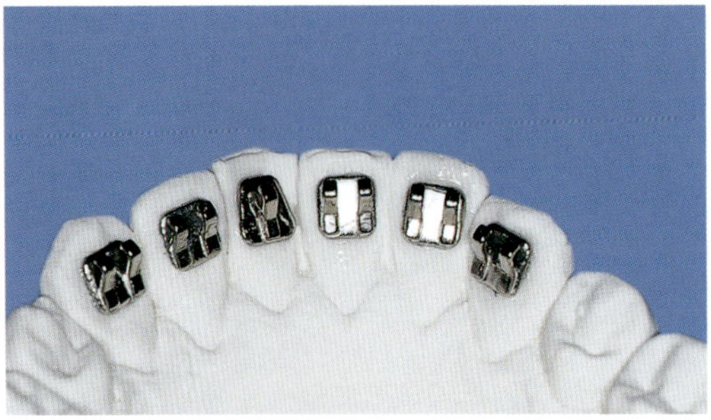

Abb. 10 Die aufgeklebten Brackets (Lingualansicht)

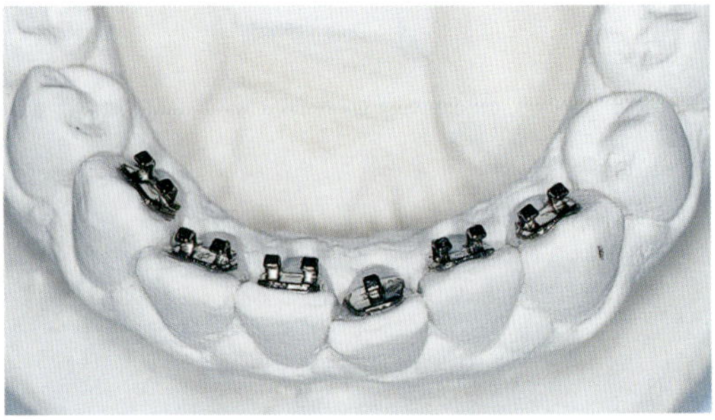

Abb. 11 Die aufgeklebten Brackets (Aufsicht)

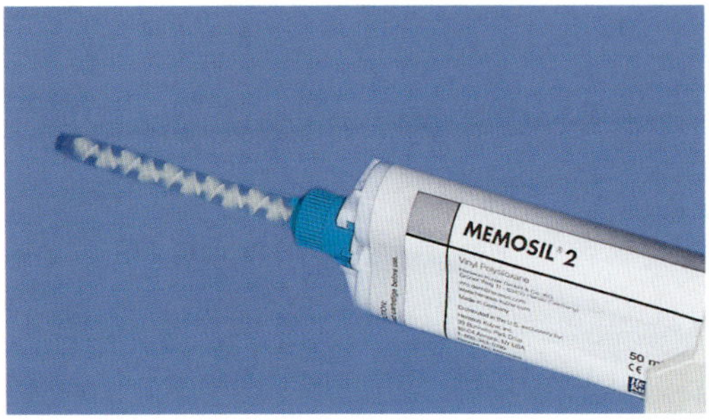

Abb. 12 Transparentsilikon in der Mischspritze

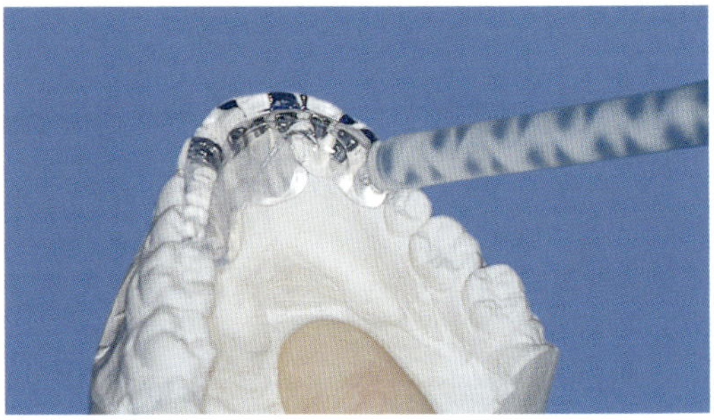

Abb. 13 Das Transparentsilikon wird aufgespritzt

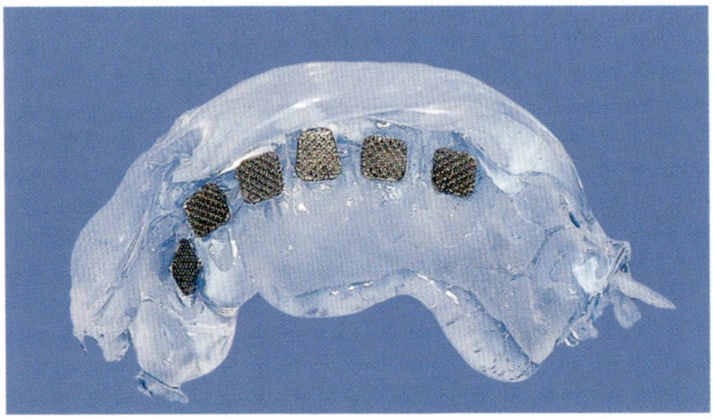

Abb. 14 Platzierungsschablone mit den Brackets (Basalansicht)

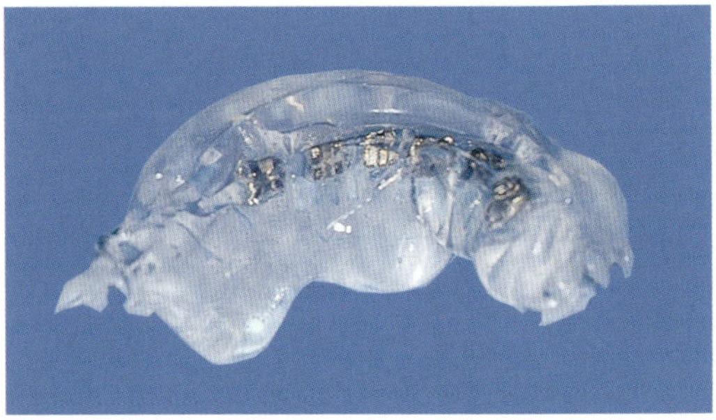

Abb. 15 Platzierungsschablone mit den Brackets bereit zur Einprobe

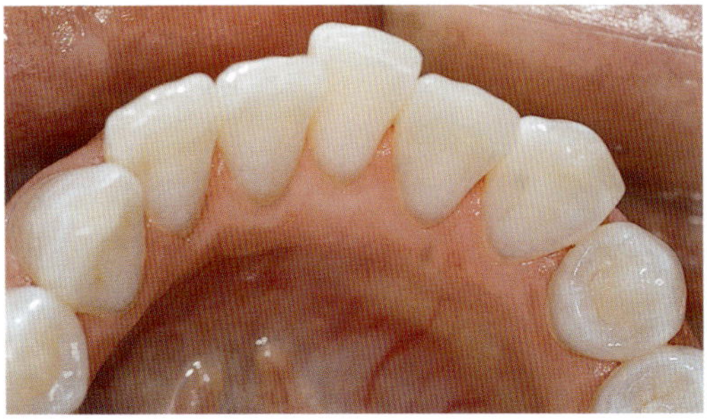

Abb. 16 Die Platzverteilung im Unterkiefer-Frontzahnbogen

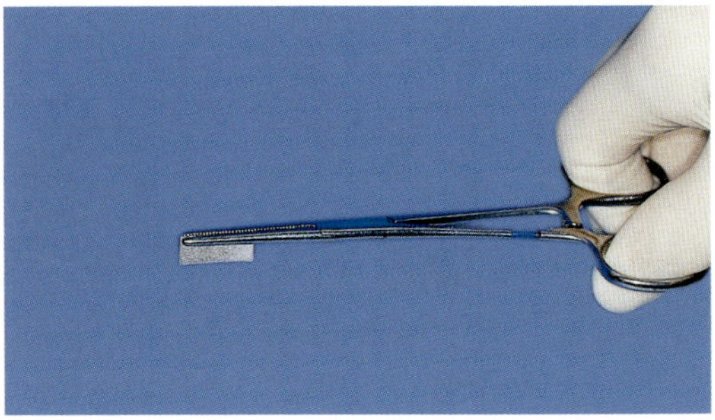

Abb. 17 Der in die Arterienklemme eingespannte Diamantstreifen

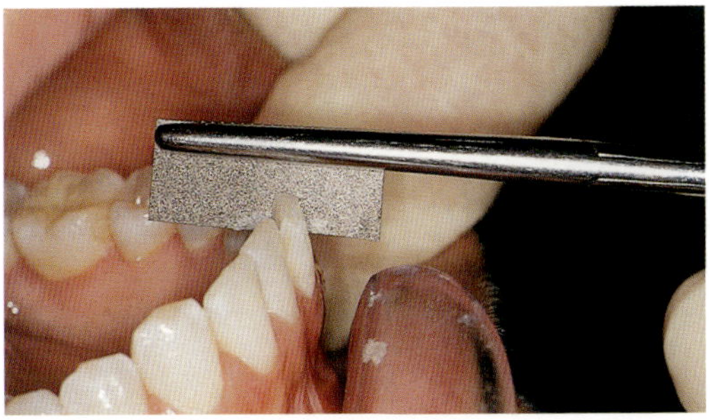

Abb. 18 Strippen mit dem Diamantstreifen

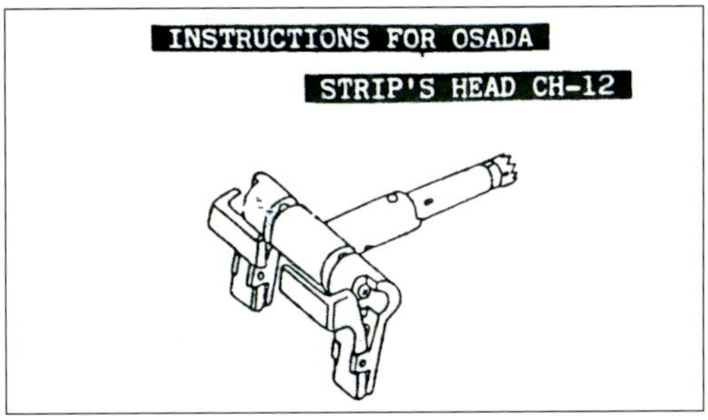

Abb. 19 Der Osada-Strip-Kopf für das Winkelstück

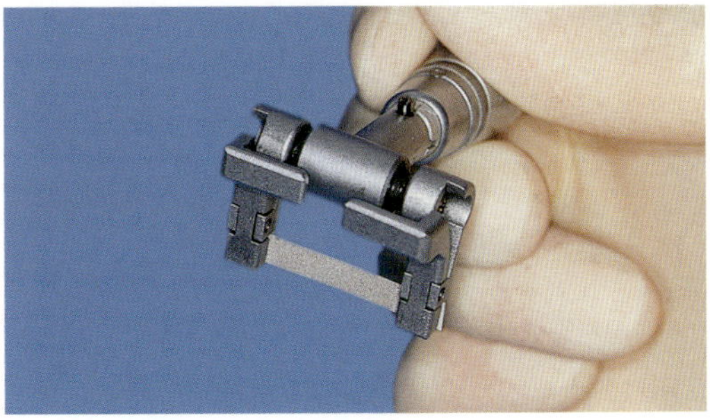

Abb. 20 Der montierte Osada-Strip-Kopf

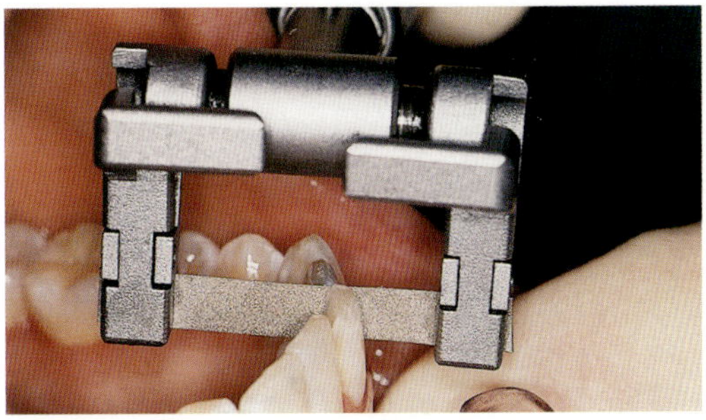

Abb. 21 Gerades Strippen mit Diamantstreifen

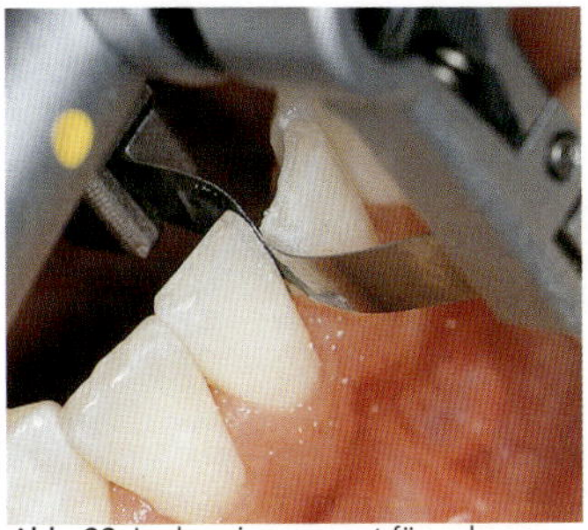

Abb. 22 Locker eingespannt für gebogenes Strippen

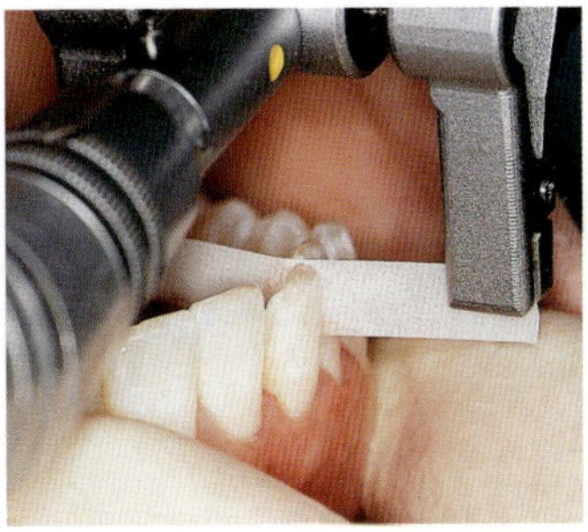

Abb. 23 Finieren mit dem Polierstreifen

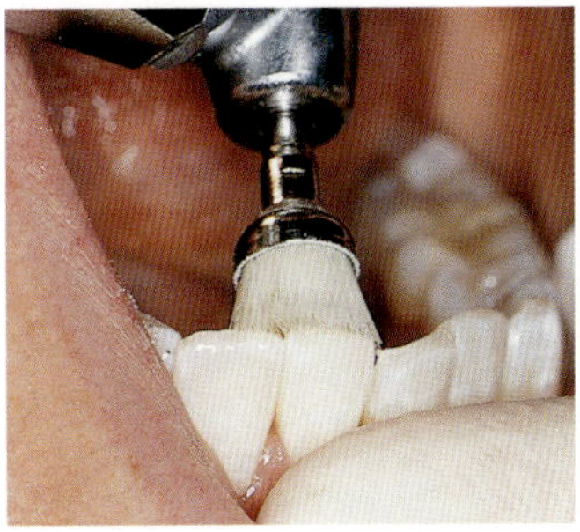

Abb. 24 Reinigen der Zähne mit Bimssteinpaste

Kontrolle des Ätzmusters (Abb. 26 und 27) wurde ein lichthärtender Bracketkleber auf den Zahn sowie die in der Schablone fixierten Brackets aufgebracht und eingepinselt (Abb. 28 bis 30). Die Schablone mit den Brackets wurde an die Frontzähne adaptiert und angedrückt (Abb. 31). Die Aushärtung des Klebers erfolgte mit zwei Lichtgeräten durch die transparente Schablone hindurch (Abb. 32). Nach vorsichtiger Abnahme wurde der Sitz der Brackets im Mund kontrolliert, und eventuell vorhandene Klebereste wurden entfernt (Abb. 33).

Der Teilbogen (Runddraht) wurde mit einem Ligaturenschneider abgeschnitten, angepasst (Abb. 34 und 35) und in die Bracketschlösser eingelegt. Anschließend wurden die Schlösser mit der *Weingart*-Zange, einer äußerst praktischen gekrümmten Spitzflachzange, zugekniffen (Abb. 36). Sie ist die Universalzange des Kieferorthopäden, lässt sich aber auch in der Allgemeinpraxis vielseitig verwenden. Eventuell störende Enden können in dieser Phase noch mit einem fließfähigen Komposit abgedeckt werden (Abb. 37).

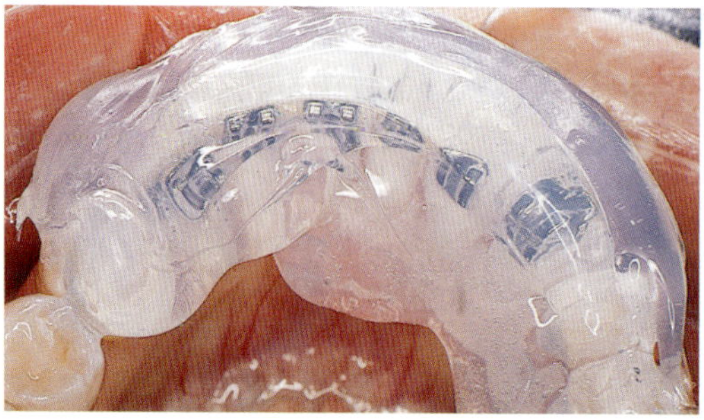

Abb. 25 Einprobe der Schablone im Mund

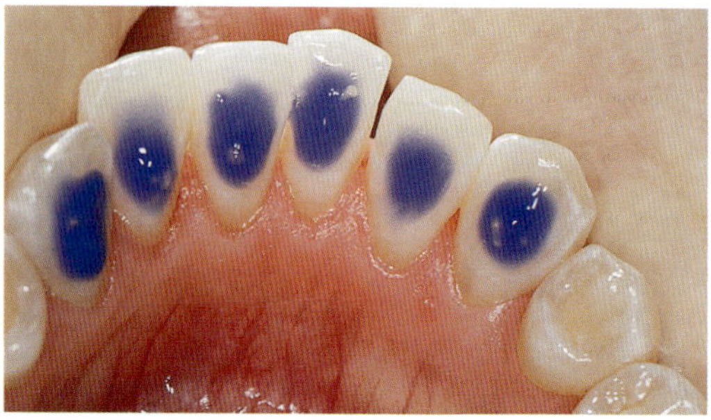

Abb. 26 Ätzung der Klebestellen mit Phosphorsäure

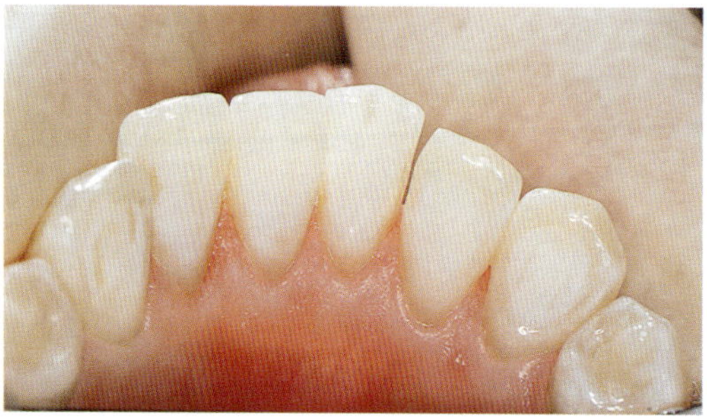

Abb. 27 Kontrolle der Ätzung

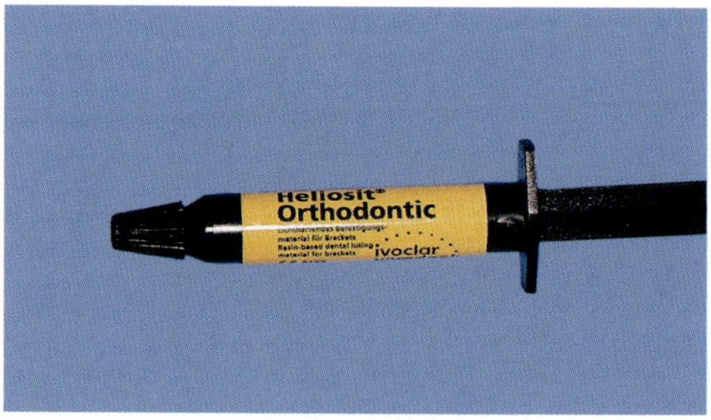

Abb. 28 Bracketkleber

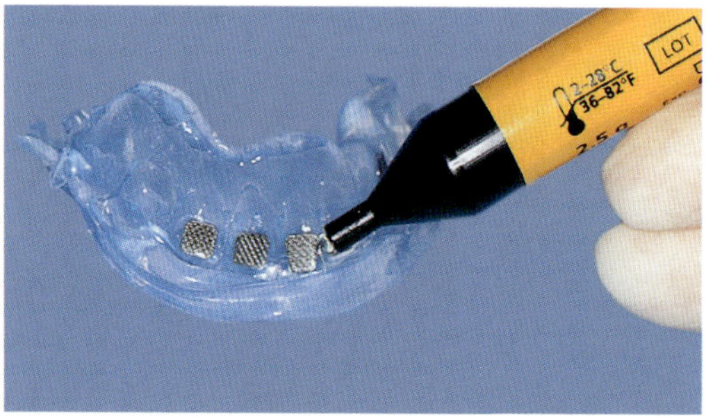

Abb. 29 Der Bracketkleber wird wohldosiert aufgetragen

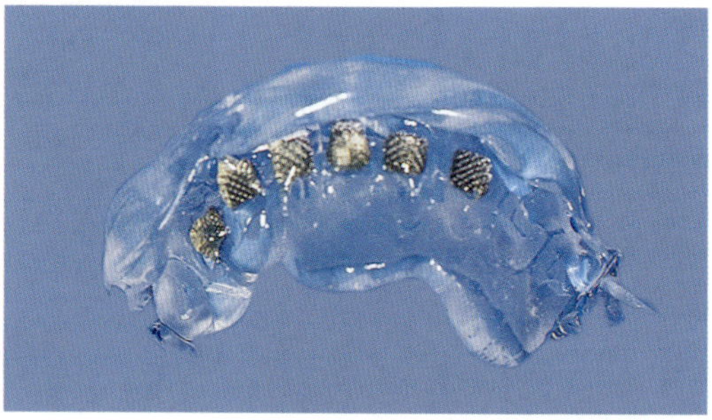

Abb. 30 Alle Brackets sind mit Kleber beschickt und fertig zur Platzierung

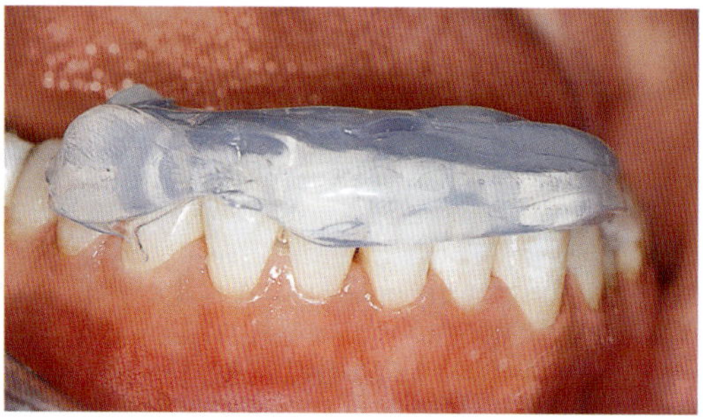

Abb. 31 Die Brackets werden mit der Schablone platziert

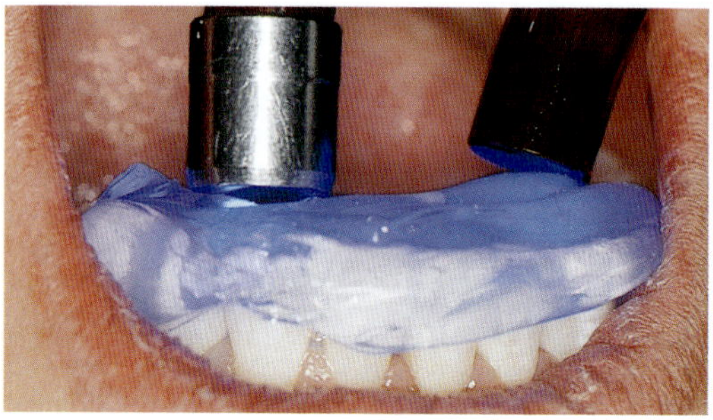

Abb. 32 Lichthärtung mit zwei Lampen

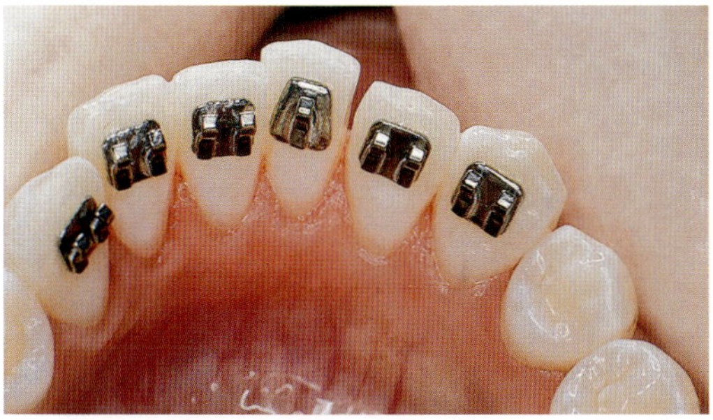

Abb. 33 Die geklebten Brackets

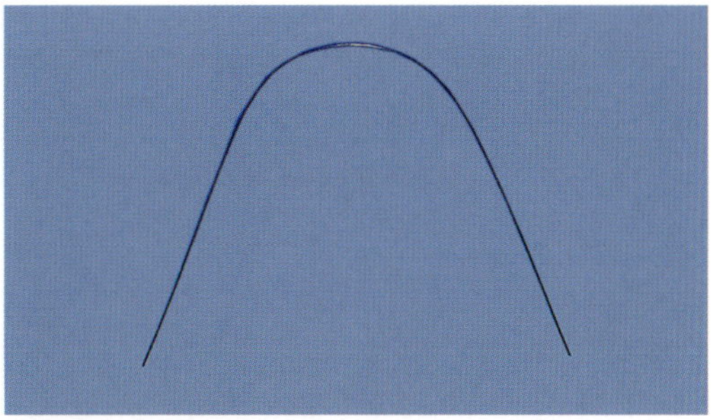

Abb. 34 Der Memory-Bogen Runddraht

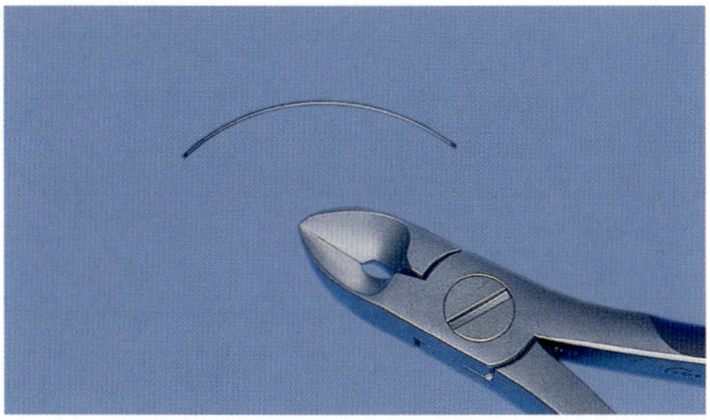

Abb. 35 Auf exakte Länge gekürzter Bogen

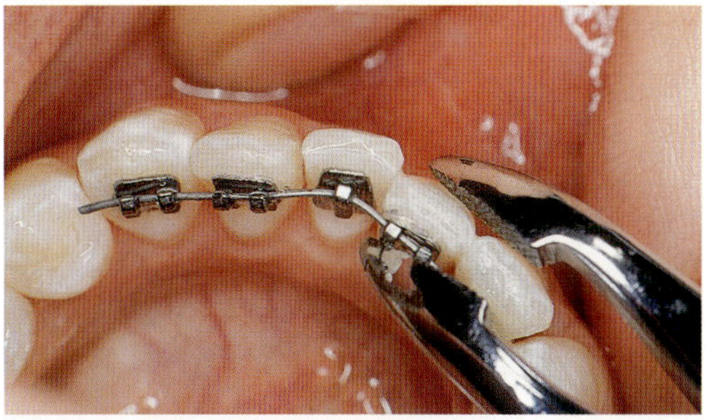

Abb. 36 Der eingelegte Bogen wird durch Zukneifen der Schlösser einligiert

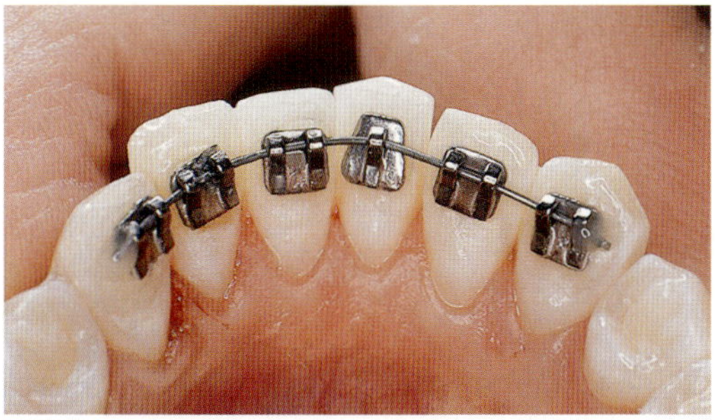

Abb. 37 Der einligierte Bogen – die Enden sind zum Schutz der Patientin mit fließfähigem Komposit abgedeckt

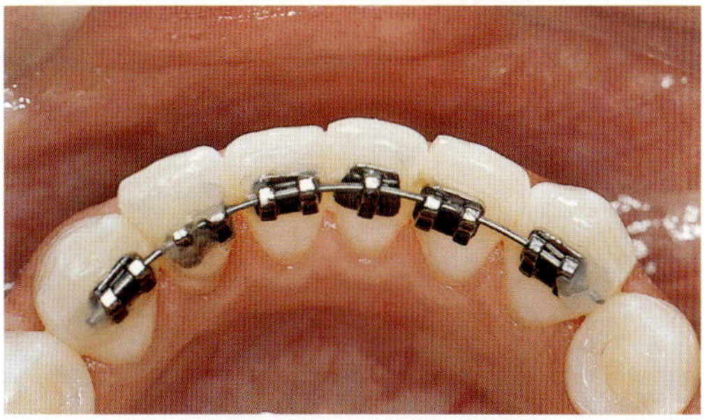

Abb. 38 Der fortschreitende Erfolg der Behandlung

Die Patientin wurde von der Assistenz in der richtigen Putztechnik unterwiesen. Alle 3 Wochen erfolgte eine Kontrollsitzung, bei welcher der Fortgang der Behandlung kontrolliert, ggf. nachgestrippt oder der Bogen aktiviert wurde (Abb. 38). Nach 6 Monaten konnte das in Abbildung 39 gezeigte Behandlungsergebnis erzielt werden.

Abschließend wurde der Teilbogen mit den Brackets abgenommen, und die Kleberreste wurden sorgfältig mit einem halbstumpfen gewendelten Hartmetallfinierer entfernt. Dies sollte unter der Lupenbrille erfolgen, um unter keinen Umständen den Zahnschmelz zu beschädigen. Es wäre wünschenswert, einen Bracketkleber mit Farbumschlag zur Verfügung zu haben, damit die Klebereste besser erkannt werden können. Der Autor ist diesbezüglich an einer Entwicklung beteiligt.

Die leicht gelockerten Zähne der Unterkieferfront haben natürlich ein Rückstellungsbestreben und müssen nun für die Dauer von ca. 1 Jahr retiniert werden. Dies geschieht mit Hilfe von fließfähigem Komposit sowie mit silanisierten und mit Bonding benetzten Glasfasern. Wed Jets sind eingelegt, um die Putzbarkeit mit der Proxobrush zu gewährleisten (Abb. 40 bis 44) (vgl. Dentale Trickkiste in der „Quintessenz" 4/2001).

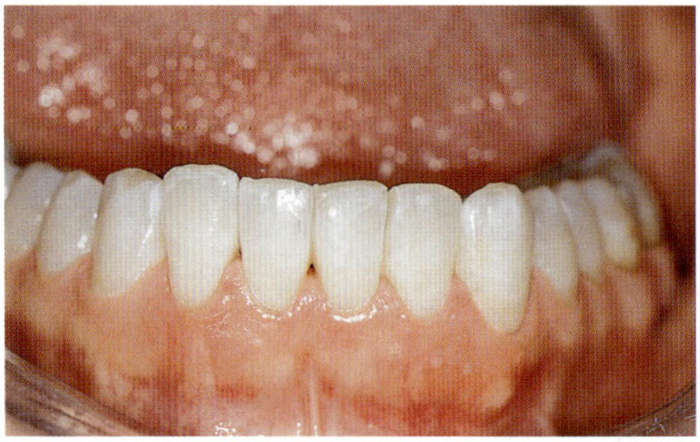

Abb. 39 Endzustand nach 6 Monaten

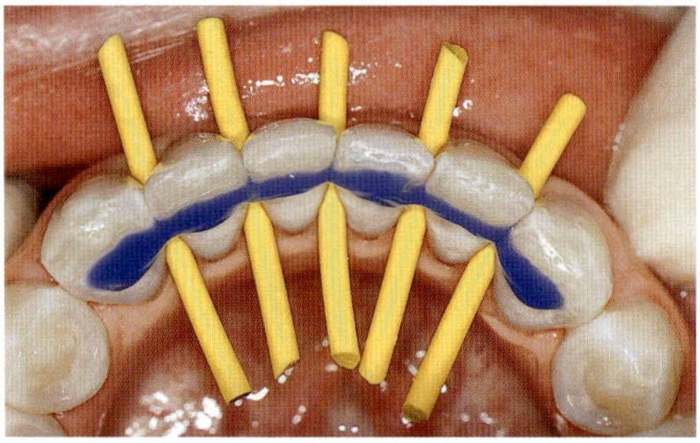

Abb. 40 Fertig zur Retention – Ätzung der Lingualflächen und Wed Jets eingelegt

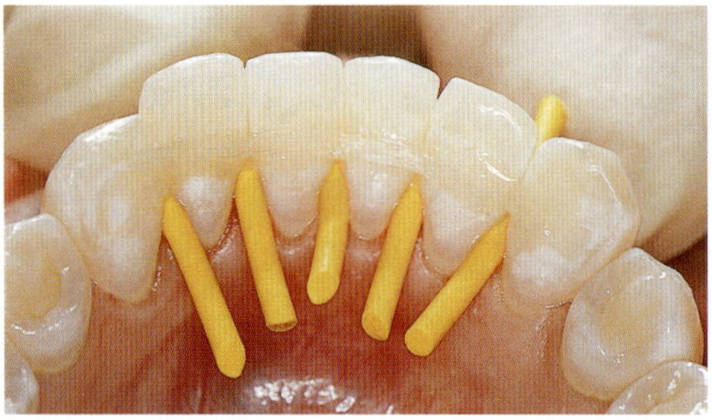

Abb. 41 Die Glasfasern werden mit fließfähigem Komposit sorgfältig adaptiert

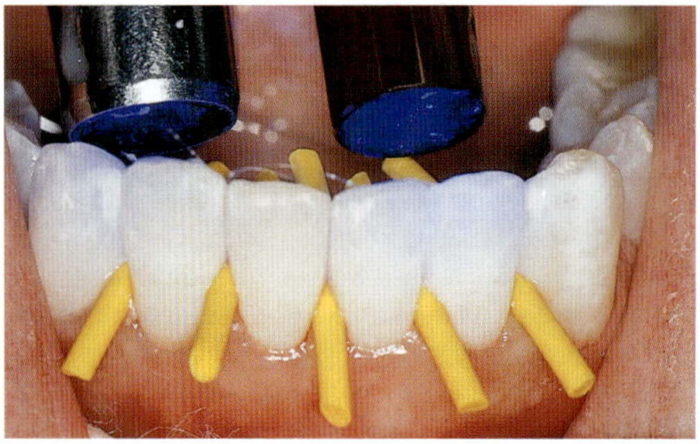

Abb. 42 Lichthärtung der Schienung mit zwei Lampen

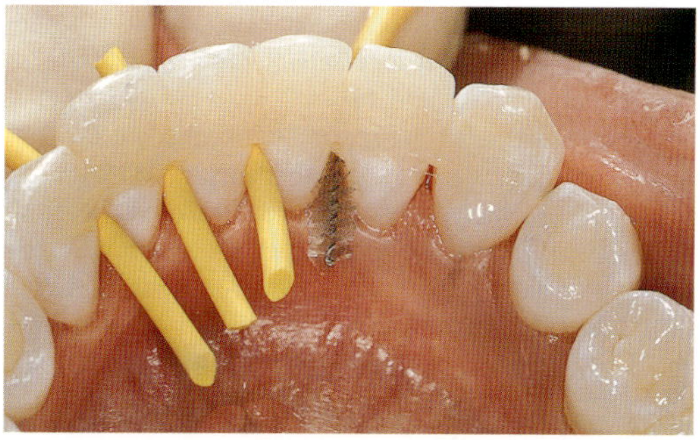

Abb. 43 Wed Jets als Platzhalter für die Proxobrush

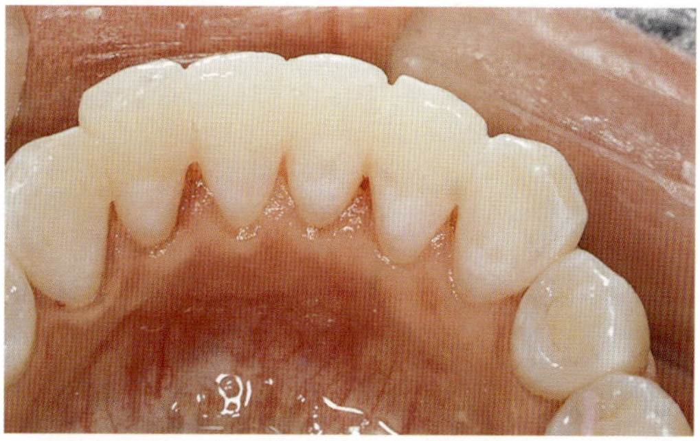

Abb. 44 Der fertige Kleberetainer

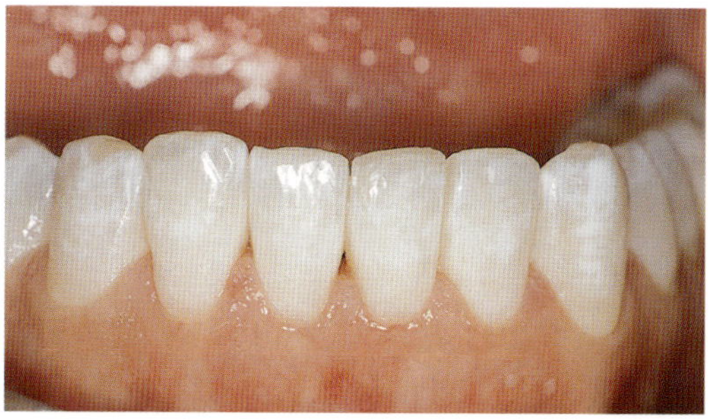

Abb. 45 Das Endergebnis – der Engstand ist erfolgreich beseitigt

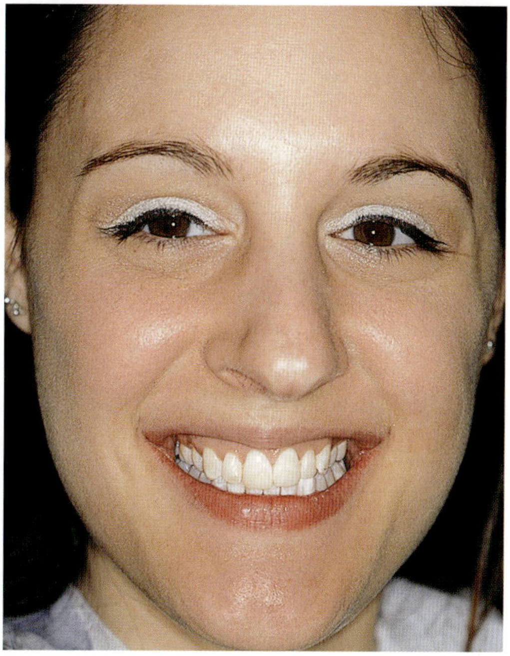

Abb. 46 Die strahlende Patientin

Am Schluss der Behandlung dankte uns die mit dem Endergebnis hoch zufriedene Patientin mit einem strahlenden Lächeln (Abb. 45 und 46).

Dieser einfache Fall wurde ausgewählt, um dem Zahnarzt Mut zu machen, kleine kieferorthopädische Maßnahmen selbst durchzuführen. Der Autor verbindet dies mit der Hoffnung, dass die Kieferorthopäden sich für unsere Wünsche öffnen und wieder als Zahnärzte „ins Boot" kommen. Wie heißt es doch: Gemeinsam im Team sind wir unschlagbar!

Materialliste

1. *Crozat*-Geräte (Dentallabor Egger, Kempten; Spezialabteilung und Kurse).
2. Lingualbrackets (Fa. Forestadent, Pforzheim).
3. Tesa-Vielzweckkleber (Schreibwarenhandel).
4. Transparentsilikon für die Schablone Memosil (Fa. Heraeus Kulzer, Wehrheim).
5. Diamantstreifen (Fa. Horico Dental, Berlin).
6. Polierstreifen (Fa. Hawe Neos Dental, Bioggio, Schweiz).
7. Arterienklemme (Fa. Aesculap, Tuttlingen).
8. Osada Strip Head (Fa. Osada, Tokio, Japan).
9. Bracketkleber Heliosit Orthodontic (Fa. Ivoclar Vivadent, Ellwangen).
10. Rundbogen Memory-Draht Nitinol Round Arch .016 Lower (Fa. 3M Unitek, Puchheim).
11. Ligaturenschneider (Fa. Forestadent Pforzheim).
12. *Weingart*-Zange (Fa. Forestadent, Pforzheim).
13. Fließfähiges Komposit Tetric Flow (Fa. Ivoclar Vivadent Ellwangen).
14. Glasfasern Vectris Pontic Fibers (Fa. Ivoclar Vivadent, Ellwangen) oder Glasfasern (Fa. Loser, Leverkusen).
15. Wed Jet Gummischnüre (Fa. Hygenic, Akron, USA).
16. Proxobrushes (Fa. Butler, Kriftel).

8

Ergonomie

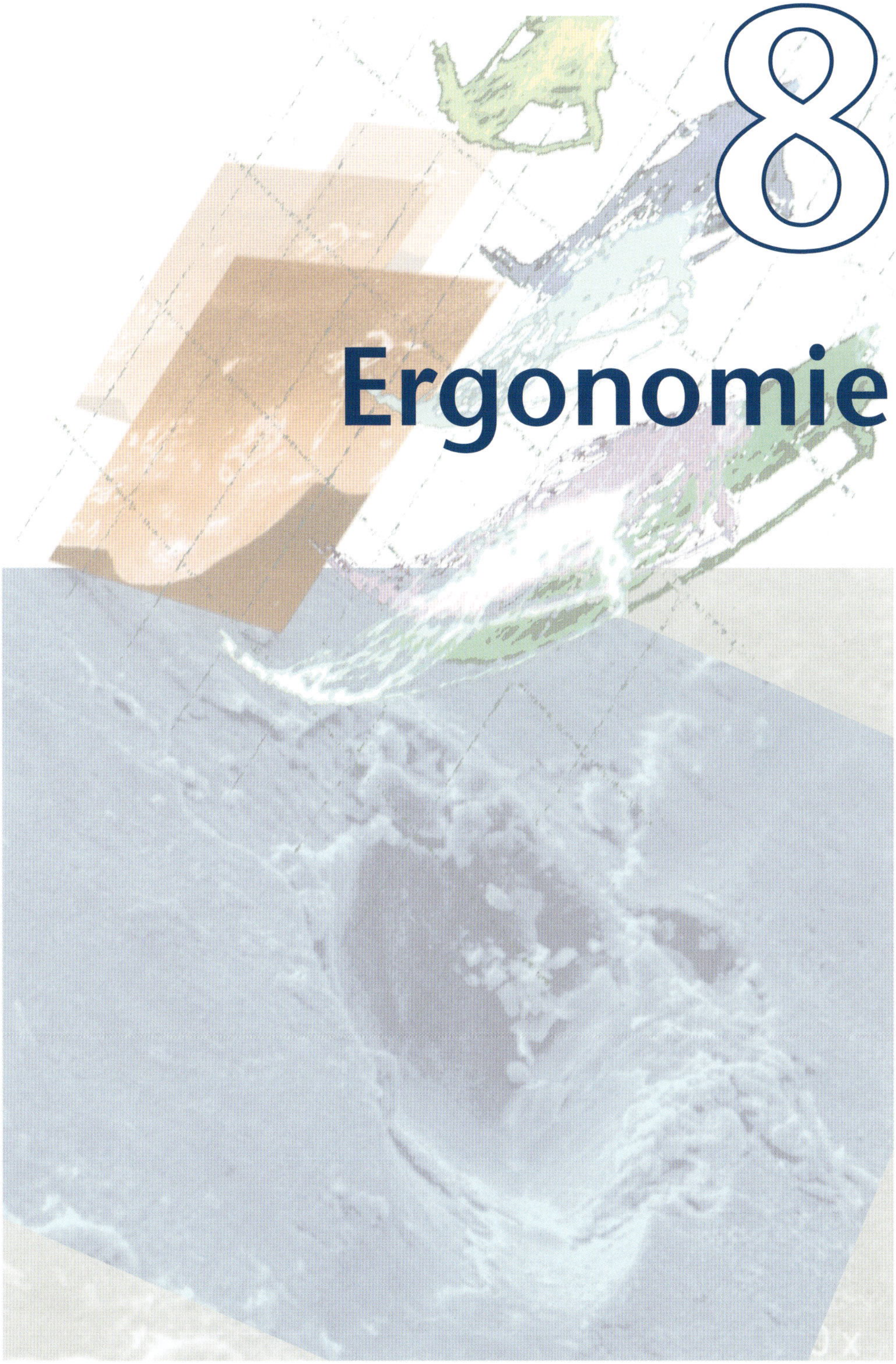

8

Ergonomie in der Praxis

Teil 1: Der Arbeitsplatz des Zahnarztes

Teil 2: Die Arbeitsweise des Zahnarztes

Ergonomie in der Praxis

Teil 1: Der Arbeitsplatz des Zahnarztes

Problem: Was macht den Zahnarzt krank?

Der Zahnarzt unterliegt in seiner beruflichen Tätigkeit einer sehr hohen psychischen Belastung durch höchste Konzentration und Überlastungsstress sowie einer sehr großen tagtäglichen körperlichen Anstrengung (Abb. 1). Unnatürliche Körperhaltung und isometrische Anspannung der Muskulatur über Stunden wirken sich gesundheitsschädlich aus. Ein sehr hoher Prozentsatz von Kolleginnen und Kollegen sind schon in frühen Berufsjahren orthopädisch so geschädigt, dass sie ihren Beruf nur noch unter Beschwerden, mit Therapie und Medikamenten ausüben können.

Mitte der 60er Jahre wurden weltweit der gesunde zahnärztliche Arbeitsplatz und die ergonomische Arbeitsweise propagiert. In Deutschland waren es die Kollegen *Schön* (Abb. 2), *Neuhauser, Kimmel* und *Hilger*, welche sich um die Ergonomie, die Arbeitsweise in rationeller und vor allem gesundheitsschonender Weise bemühten. Damals wurde der Schritt von der stehenden, verkrümmten Arbeitsweise am hoch sitzenden Patienten zur vierhändigen Arbeitsweise des sitzenden Praxisteams am liegenden Patienten vollzogen. Es wurden zahnärztliche Behandlungsplätze konzipiert und gebaut, welche diese Forderungen bestmöglich umsetzbar machten. Zu jener Zeit war dies eine Revolution!

Doch die meisten ergonomischen Definitionen und Forderungen sind in Vergessenheit geraten, der Behandlungsplatz unterliegt heute wieder mehr dem Marketing und dem Design – die Umsetzung ergonomischer Prinzipien ist nur noch schwer zu erkennen. So sehen wir heute in den meisten Praxen wieder unnatürlich verkrümmte Behandler und Assistenzen, die sehr häufig über Beschwerden klagen und ihren Beruf als der Gesundheit abträglich empfinden – ein vorzeitiger Verschleiß findet statt.

Die erprobte Lösung: Ergonomie – zurück zu den Wurzeln!

Besinnen wir uns auf eine physiologische Arbeitsweise, wie sie vor über 30 Jahren definiert wurde: die vierhändige sitzende Behandlungstechnik am liegenden Patienten. Kaufen wir uns einen Behandlungsplatz für die Praxis unter gesundheitlichen Aspekten. Beeinflussen wir die Industrie, bei der Entwicklung ihrer Produkte etwas mehr an unsere Gesundheit zu denken. Machen wir uns klar, dass die ca. 35 Jahre unserer zahnärztlichen Tätigkeit eine Marathonstrecke sind, die wir möglichst gesund überstehen wollen (Abb. 3)!

Der zahnärztliche Arbeitsplatz besteht aus folgenden Elementen:

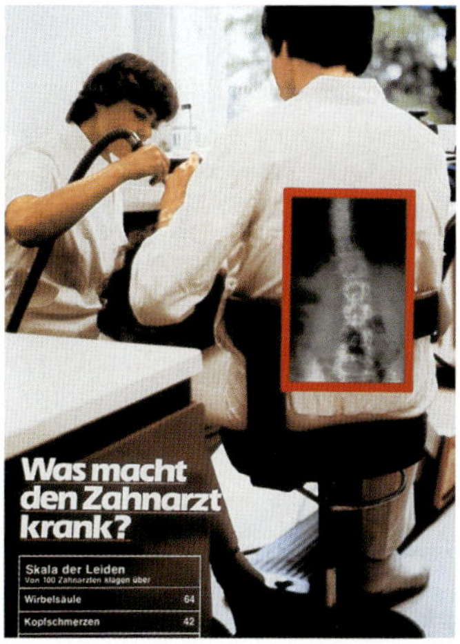

Abb. 1 Was macht den Zahnarzt krank? (Ausschnitt aus einem Titelblatt der ZM)

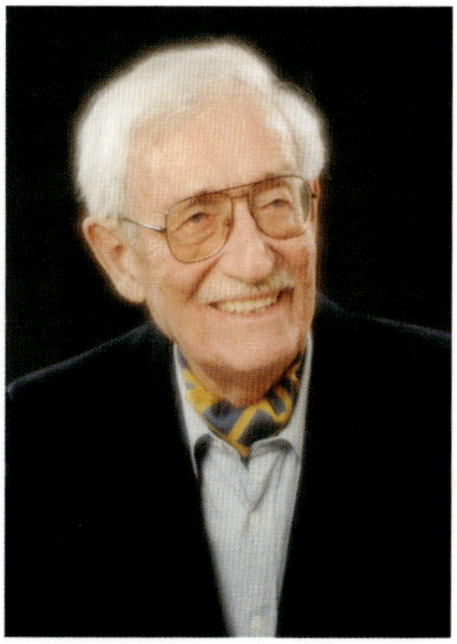

Abb. 2 Prof. Dr. Dr. *Fritz Schön*, Bad Reichenhall

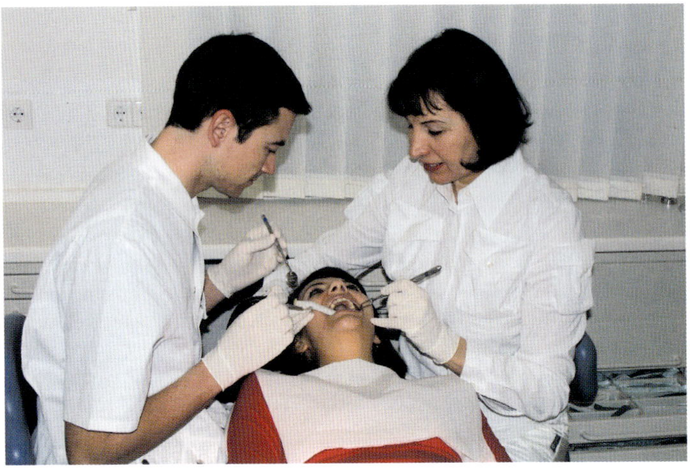

Abb. 3 Die vierhändig sitzende Behandlungsweise am liegenden Patienten

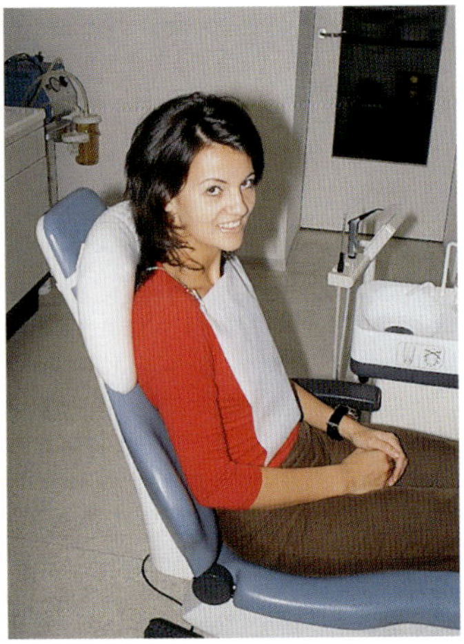

Abb. 4 Der Patientenstuhl

- dem Patientenstuhl mit Speibecken und Ablage,
- der Zahnarzteinheit,
- Sitzstühlen,
- der Helferinneneinheit mit Absaugung,
- dem Traytisch,
- der OP-Leuchte,
- den Arbeitsflächen Z1 und Z2 auf Schränken mit zugeordneten Schubladen sowie
- den Arbeitsflächen H1 und H2 auf Schränken mit zugeordneten Schubladen.

Der Patientenstuhl

Der Patientenstuhl (Abb. 4) sollte bequem sein, und der Körper des Patienten sollte möglichst an allen Punkten entspannt aufliegen. Er sollte die Positionen aufrecht sitzend sowie liegend in allen Variationen ermöglichen. Die Einstellungen sollten programmierbar und mit Hand- und Fußschaltern verstellbar sein.

Das Kopfpolster sollte bequem für den Patienten und fixierbar für die Behandlung sein, vor allem für Langzeitbehandlungen. Die meisten derzeit angebotenen Kopfauflagen sind äußerst unbequem (Abb. 5). Die Dentaldesigner sollten sich doch einmal selbst auf einer solchen Auflage behandeln lassen! Nach wie vor kann die Schulter-Nacken-Rolle nach Prof. Schön empfohlen werden (Abb. 6). Bei ihr ist eine gleichzeitige Abstützung von Nacken und Schulter gewährleistet. Es gibt aber auch neue Polster, die eine bequeme Kopfauflage ermöglichen.

Eine Armlehne sollte nur auf der vom Behandler abgewandten Seite angebracht sein, so dass dieser näher an den Stuhl heranrücken kann (Abb. 7). Eine Fußstütze, wie sie zum Teil immer noch vorkommt, ist obsolet: Der Patient braucht sich bei unseren heute doch wesentlich schonenderen Behandlungsmethoden nicht mehr „aufbäumend" abzustützen.

Ein am Stuhl in Reichweite des Patienten angebrachtes Speibecken sollte diesem das Ausspülen ermöglichen. In den meisten Praxen werden dazu Einmalbecher mit temperiertem Wasser aufgefüllt. Ein richtiges Trinkglas mit frischem Wasser passt aber meines Erachtens besser zum Stil einer guten Praxis (Abb. 8)! Neben diesem Glas sollte immer ein frisches Papiertaschentuch liegen. Ebenso sollte eine Ablage für die Brille vorhanden sein. Unterhalb der Ablage sollte außerdem ein Haken für die Handtasche angebracht sein, so dass diese stets in Reichweite ist (Abb. 9).

Die Zahnarzteinheit

Die ergonomisch beste Einheit ist die „Split Unit", welche eine Trennung zwischen Zahnarzt- und Helferinneneinheit aufweist (Abb. 10). Auf der Zahnarztseite sind die Turbine sowie mit Hand- und Winkelstücken bestückte Mikromotoren untergebracht. Es gibt verschiedene Konzepte – meines Erachtens ist dem der hängenden Schläuche der Vorzug zu geben. Bezüglich der Anordnung sollte folgende Reihenfolge von links nach rechts vorliegen (Abb. 11):

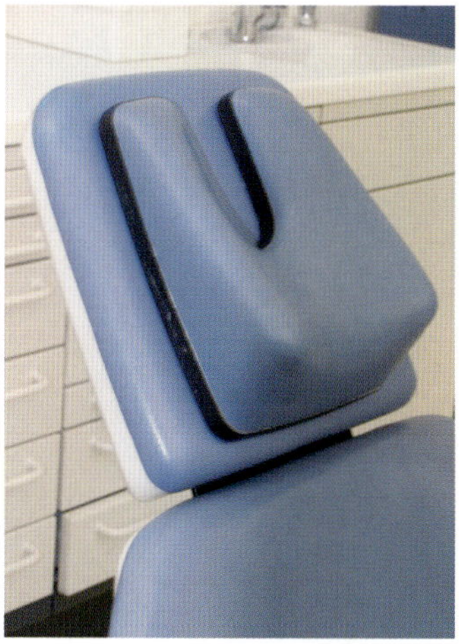

Abb. 5 Herkömmliche Nackenstütze

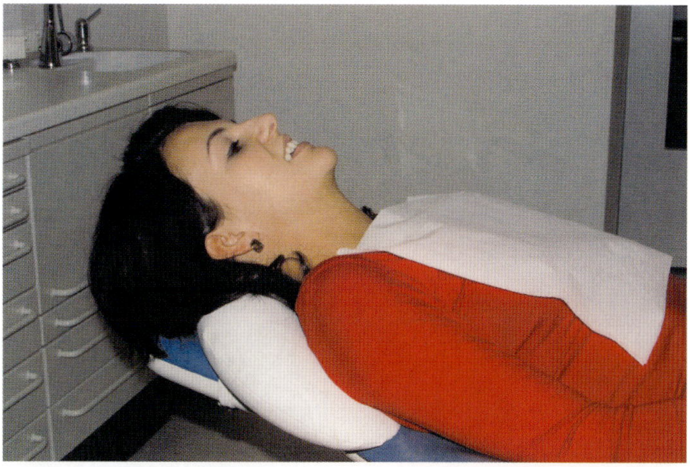

Abb. 6 Die Schulter-Nacken-Rolle nach Prof. *Schön*

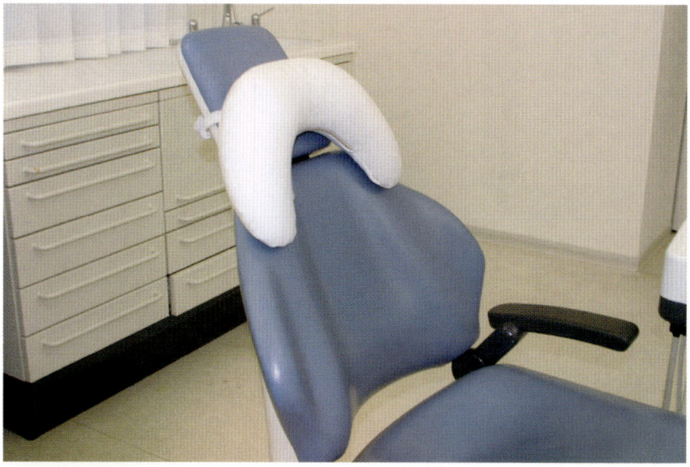

Abb. 7 Armlehne nur links

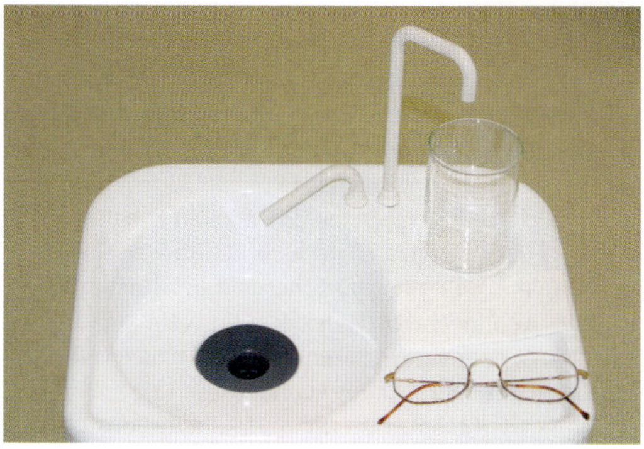

Abb. 8 Das Speibecken mit Taschentuch, Mundspülglas und Brillenständer

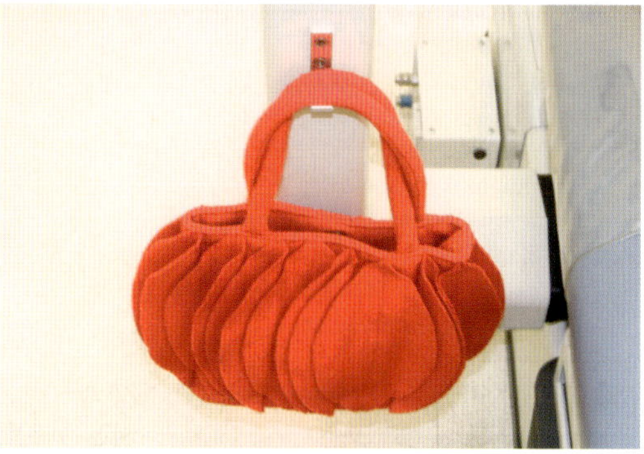

Abb. 9 Ein Haken für die Handtasche in Reichweite

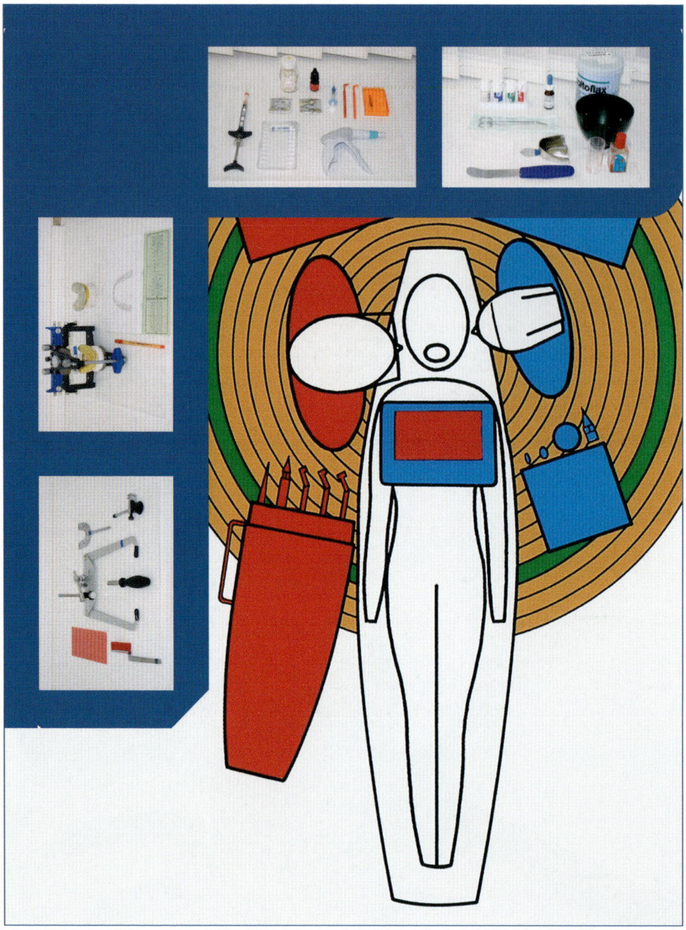

Abb. 10 Das Split-Unit-Konzept (Zahnarztteil rot, Helferinnenteil blau)

- Turbine mit Licht,
- rotes Winkelstück mit Licht,
- grünes/blaues Winkelstück (bei Bedarf Handstück) mit Licht,
- Luft-/Wasserspritze,
- Piezomultifunktionsgerät Zahnstein/Ultraschalleingliederung/Endo etc.,
- Elektrotom,
- Funktionstasten für Stuhleinstellung/Vor- und Rücklauf/Tourenzahl u. v. m.

Oberhalb dieser Zahnarzteinheit sollte die Möglichkeit der Ablage für Präparationskits und Ähnliches sein. Empfehlenswert sind auch ein Magnetständer für die Ablage von Diamanten, Finierern etc. und eine Schale für nicht mehr benötigte rotierende Instrumente. Die Ablage der Zahnarzteinheit ist der Bereich für die rechte Hand.

Die Turbine und die Mikromotoren werden über einen Fußschalter gesteuert (Drehzahl, Links-Rechts-Lauf, Umschaltung mit oder ohne Wasserspray). Viele Fußschalter sind zu hoch, so dass sie bei sitzender Position nicht unter dem Stuhl platziert werden können. Die meisten Behandler verschieben den Fußschalter nach rechts und spreizen das rechte Bein in völlig unnatürlicher und belastender Weise ab (Abb. 12). Ideal war der leider nicht mehr angebotene Flachstarter, der mit dem linken und dem rechten Fuß unter dem Stuhl gesteuert werden konnte (Abb. 13).

Heutige Fußschalter dienen als Multifunktionsschalter, sind meist zu hoch und unphysiologisch zu bedienen (Abb. 14). Vorsicht ist geboten, wenn man unterschiedliche Fabri-

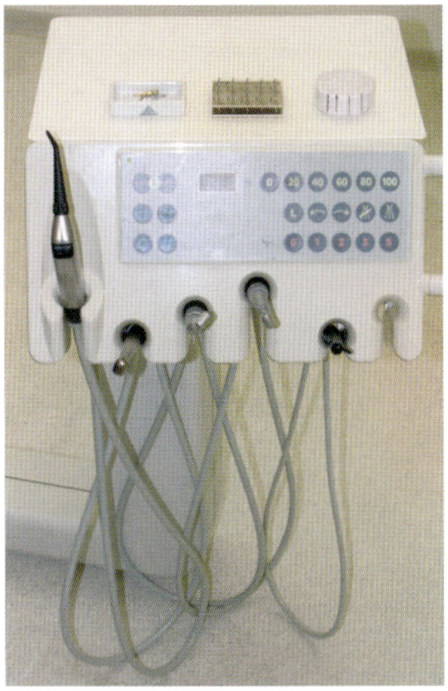

Abb. 11 Die Zahnarzteinheit

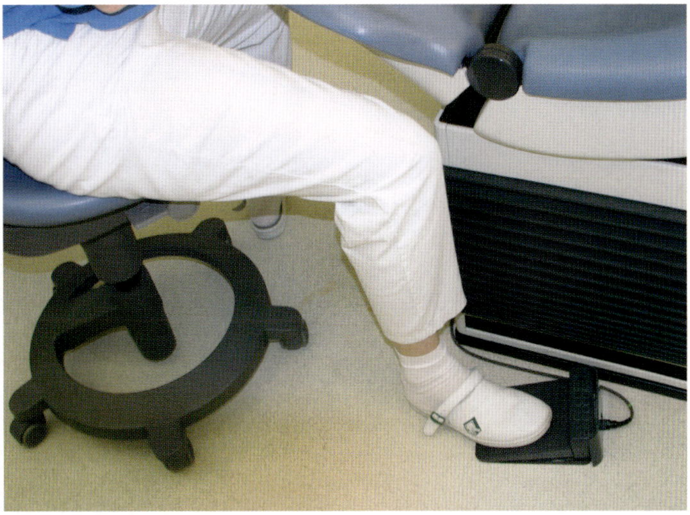

Abb. 12 Unphysiologisches Abspreizen des linken Beines zum Fußstarter

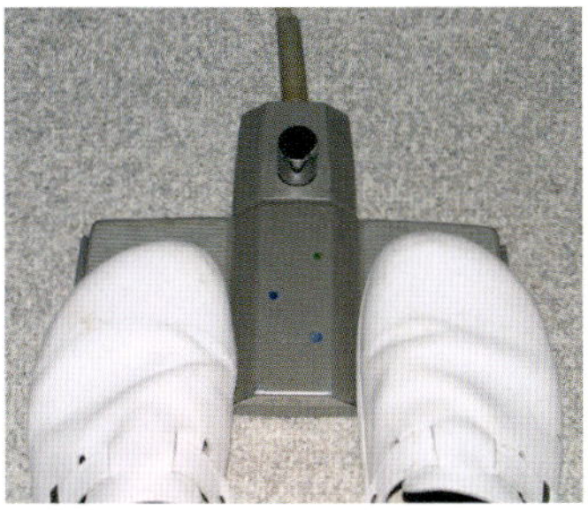

Abb. 13 Flachstarter alter Bauart, mit beiden Füßen bedienbar

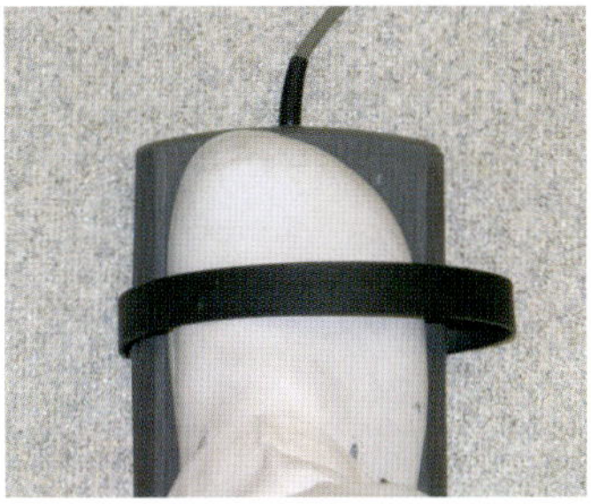

Abb. 14 Moderner Multifunktionsfußschalter

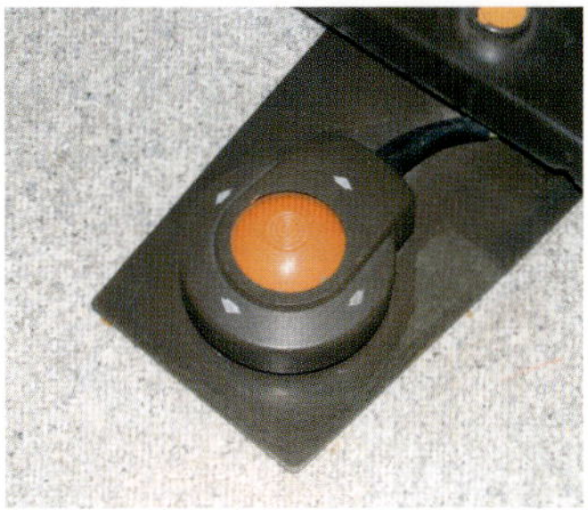

Abb. 15 Kugelschalter zur Einstellung des Behandlungsstuhles mit dem Fuß

kate oder Jahrgänge von Fußschaltern in der Praxis hat, denn dann kommt es häufig zu unbeabsichtigten und überraschenden Funktionseinstellungen!

Sehr empfehlenswert ist auf jeden Fall ein separates Bedienelement für die Einstellung des Behandlungsstuhles, um während eines Eingriffes noch Feinjustierungen vornehmen zu können (Abb. 15).

Sitzstühle

Zum aufrechten, stabilen Sitzen werden fünffüßige Rollstühle angeboten, die im Wesentlichen alle sehr geeignet sind (Abb. 16). Diskutiert werden von orthopädisch-dentaler Seite noch Sattelstühle (Reitersitz) und Kniestühle (Kniestand).

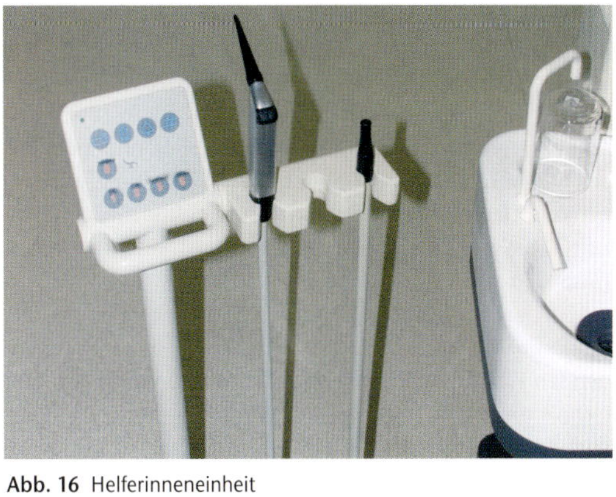

Abb. 16 Helferinneneinheit

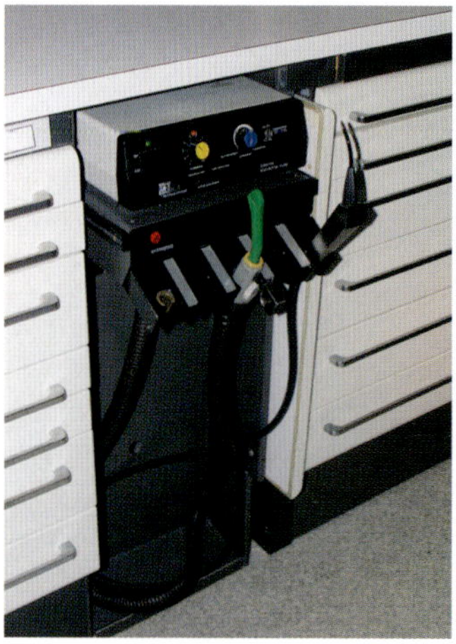

Abb. 17a Hinterkopfabsaugung (Sironette E)

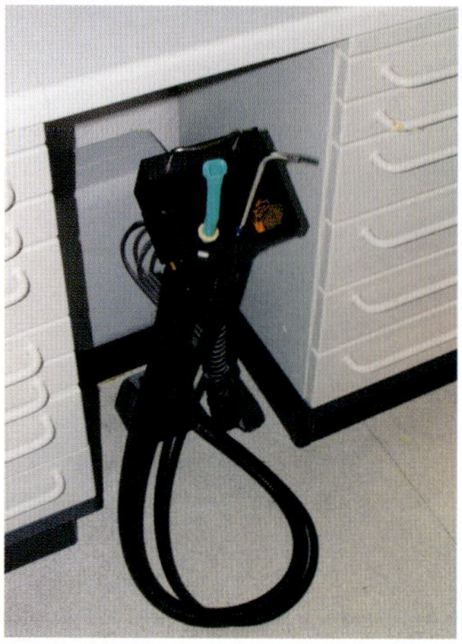

Abb. 17b Hinterkopfabsaugung (Dürr)

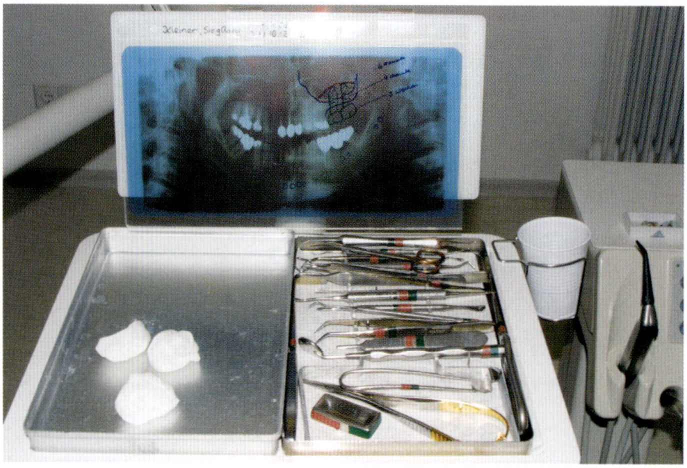

Abb. 18 Traytisch mit Bildschirm und aufgeklapptem Tray

Die Helferinneneinheit

An den meisten Dentaleinheiten ist die Helferinneneinheit auf der linken Stuhlseite angebracht. Sie besteht aus folgenden Elementen: große und chirurgische Absaugung, Luft-/Wasssersspritze, Speichelsauger und Funktionstasten (Abb. 17a und b).

Bei der in der nächsten Folge vorgestellten Behandlungssystematik der vierhändigen sitzenden Arbeitsweise am liegenden Patienten mit systematischer Absaug- und Abhaltetechnik unter direkter Sicht ist der Hinterkopfabsaugung der Vorzug zu geben. Die Wege links und rechts vom Patienten sind gleich weit (Abb. 18).

Die Hinterkopfabsaugung wird leider nur noch von wenigen Herstellern zu einem sehr hohen Preis angeboten. Hier sollte ein Umdenken stattfinden!

Der Traytisch

Ein über den Patienten schwenkbarer Traytisch sollte die zentrale Ablage für die anstehende Behandlung sein. Ein aufgeklapptes Tray sollte exakt darauf Platz finden.

Empfehlenswert ist ein hinten senkrecht angebrachter Röntgenbildbetrachter im Format eines Orthopantomogramms. Neuere Einheiten sind oft mit einem Bildschirm und einer intraoralen Kamera zur direkten Patientenaufklärung versehen. Dies erweist sich vor allem dann als nützlich, wenn der Bildschirm so hell ist, dass er gleichzeitig als Röntgenbildbetrachter dienen kann. Beim Urkonzept der Split Unit konnte der Traytisch beliebig tief geschwenkt werden, was bei den heutigen Einheiten sehr häufig nicht mehr möglich ist – man behandelt im Sitzen am liegenden Patienten und muss fast aufstehen, um den Traytisch zu erreichen!

Der Traytisch ist der Bereich für die rechte Hand vorwärts ohne Körperdrehung.

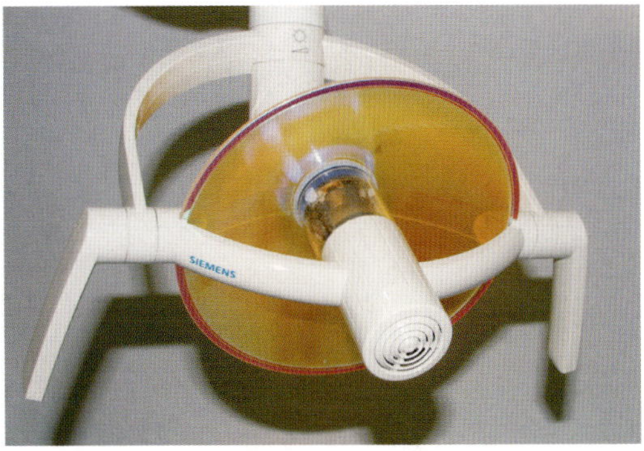

Abb. 19 Die OP-Leuchte

Die OP-Leuchte

Die OP-Leuchte sollte Tageslichtqualität haben und stufenlos abdimmbar sein (Abb. 19). Sie sollte sich aber auf bestimmte Helligkeiten (Lux) programmieren lassen, damit unterschiedliche Behandlungsschritte unter optimaler Beleuchtung durchgeführt werden können:

- Untersuchung,
- Farbauswahl,
- Füllungstherapie mit lichthärtenden Materialien,
- Einschleifen und Ausarbeitung sowie
- Diaphanoskopie.

Auch hier ist es bei den heutigen Einheiten meist nicht mehr möglich, die OP-Leuchte tief genug zu schwenken, um den Mund des liegenden Patienten auszuleuchten!

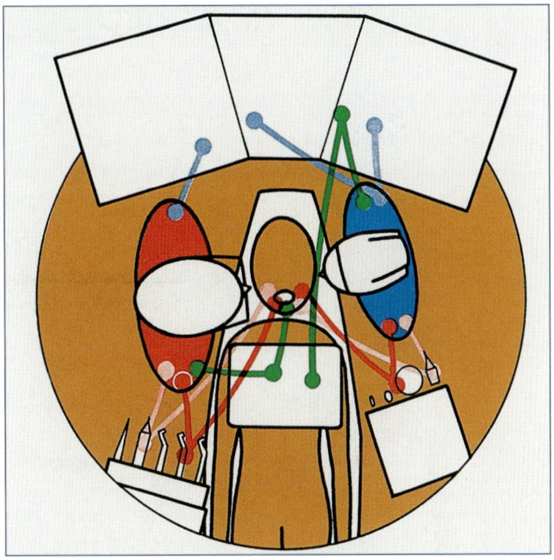

Abb. 20a Die kurzen Griffwege des Zahnarztes und seiner Assistenz beim Split-Unit-Konzept

Arbeitsflächen des Split-Unit-Konzepts (Abb. 20a und b)

Die Arbeitsflächen für den Zahnarzt (Z) und die Helferin (H) befinden sich auf Schränken mit zugeordneten Schubladen und lassen sich folgendermaßen unterteilen (Abb. 21 bis 24):

- Z1 am Kopfende ist die Arbeitsfläche für das Instrumentarium und kann ohne Körperdrehung mit der linken Hand erreicht werden.
- Z2 liegt hinter dem Behandler auf der rechten Seite und lässt sich durch eine Linksdrehung mit der linken Hand erreichen.
- H1 am Kopfende rechts neben der Hinterkopfabsaugung ist die wichtigste Arbeitsfläche der Assistenz, die sie mit der rechten Hand ohne Körperdrehung erreichen kann. Hier befinden sich meist Licht- und Anmischgeräte; auf einer Ausziehplatte wird geschrieben oder die Tastatur des Computers bedient.

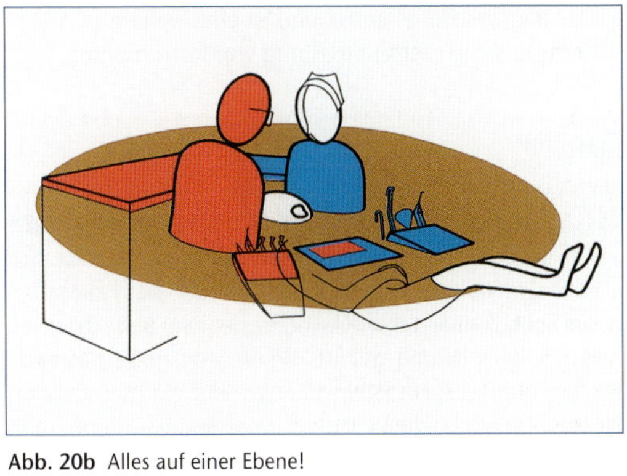

Abb. 20b Alles auf einer Ebene!

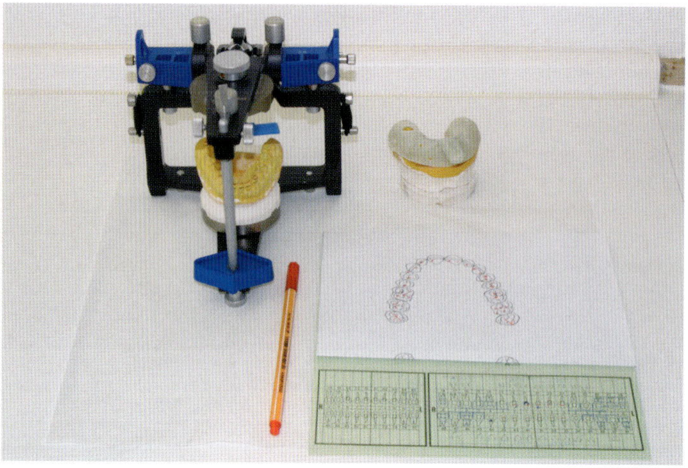

Abb. 21 Arbeitsfläche Z1

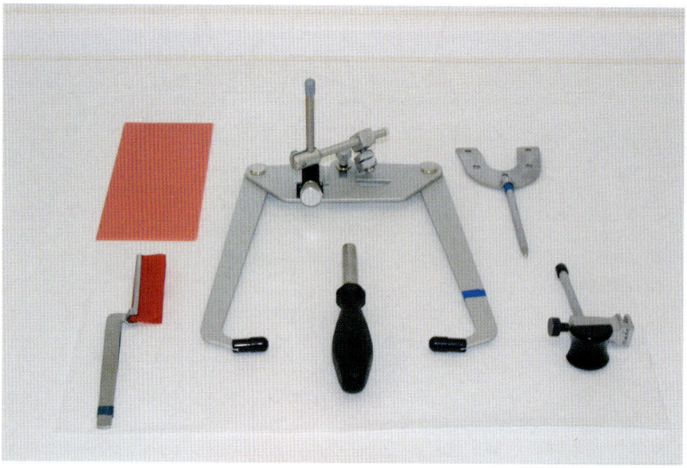

Abb. 22 Arbeitsfläche Z2

- H2 liegt rechts neben H1 und ist eine weitere Arbeitsfläche zur Bereitstellung von Instrumenten.

Das Ziel

Mit der Gestaltung des zahnärztlichen Arbeitsplatzes in der vorab geschilderten Weise soll erreicht werden, dass sich alles in Griffweite auf einer Ebene befindet, der Patient bequem liegt, Zahnarzt sowie Assistenz bequem aufrecht sitzen und die Beleuchtung gut ist. Wenn jetzt noch passende Hintergrundmusik eingeblendet wird und ein menschliches Einvernehmen zwischen Patient und Team besteht, kann einer erfolgreichen, entspannten Behandlung nichts mehr im Wege stehen. Nicht vergessen: Wir Zahnärzte verkaufen menschliche Zuwendung mit dentalem Hintergrund!

Appell an die Dentalindustrie

Es wäre wünschenswert, dass die Dentalindustrie in stärkerem Maße auf die Prinzipien der Ergonomie, der Physiologie und der gesunden Körperhaltung eingeht. Viele tausend Wirbelsäulen von Zahnärzten und ihren Helferinnen werden es ihr danken. Dazu gehört aber eine gute Zusammenarbeit! Die soll ihr hiermit angeboten sein. Dies darf ich im Namen vieler in der Arbeitssystematik engagierter Kollegen sagen.

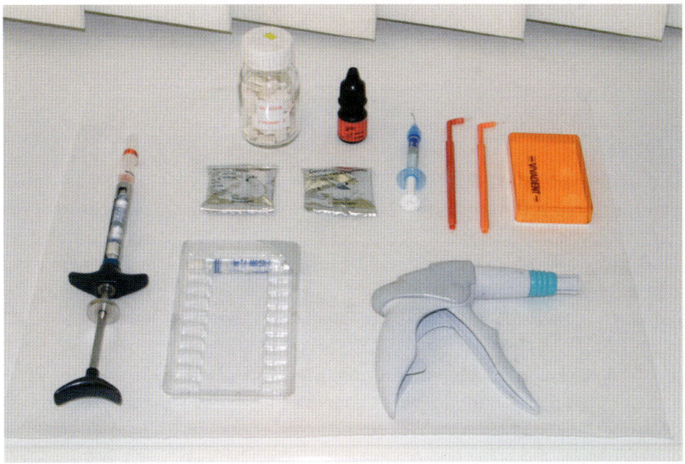

Abb. 23 Arbeitsfläche H1

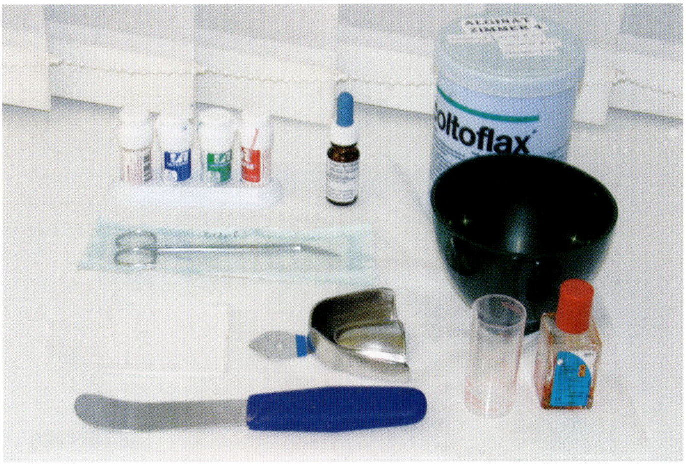

Abb. 24 Arbeitsfläche H2

Materialliste

Es ist mir nicht möglich, an dieser Stelle auf alle angebotenen Dentaleinheiten und Systeme einzugehen. Ich bekomme immer wieder Anrufe, E-Mails etc., in denen gefragt wird: „Warum haben Sie mein System, mein Material nicht berücksichtigt?" Ich kann nur aus meiner Dentalwelt berichten, wie sie mir zugänglich ist, stehe aber jeder Information und jeder Technologie immer offen gegenüber. Im Folgenden sind die von mir verwendeten Einheiten und Instrumente aufgeführt.

1. Siemens Sironette/Sirotesse (ehemals Fa. Siemens, Bensheim).
2. Siemens Dentaleinheit M1 (ehemals Fa. Siemens, Bensheim).
3. Sirona C2 (Fa. Sirona Dental Systems, Bensheim).
4. Schulter-Nacken-Rolle nach Prof. *Schön* (z.B. Fa. Demedis Dental Depot, München).
5. Kopfstützen (Fa. Böse, Timmendorfer Strand).
6. Hinterkopfabsaugung (Fa. Dürr, Bietigheim-Bissingen).
7. Mundspülgläser (Fa. Becht, Offenburg).
8. Handtaschenhaken (erhältlich im Metallwarenhandel, selbst montiert).
9. Brillenablage (erhältlich im Autozubehörhandel).

Teil 2: Die Arbeitsweise des Zahnarztes

Die Arbeitsposition des zahnärztlichen Behandlungsteams

Die Arbeitsweise des Zahnarztes im Zusammenspiel mit der zahnärztlichen Assistenz wird bestimmt durch die vierhändig sitzende Behandlungstechnik am liegenden Patienten in direkter Sicht. Das in der Praxis des Autors gewählte (und in der letzten Folge vorgestellte) Konzept ist das Split-Unit-Konzept, d. h. Zahnarzt- und Helferinneneinheit sind aufgeteilt nach dem Basiskonzept 1/2 nach *Kimmel* et al.[2]. Andere Konzepte sind sicher diskussionswürdig, doch hat sich das hier vorgestellte in der Praxis des Autors am besten bewährt (Abb. 1 und 2). In Reichweite der Arme befinden sich vor dem Patienten der Traytisch, rechts neben dem Patienten die Zahnarzteinheit, am Kopfende die Helferinneneinheit mit Hinterkopfabsaugung und auf den Arbeitsplatten die Arbeitsflächen Z1, Z2, H1 und H2.

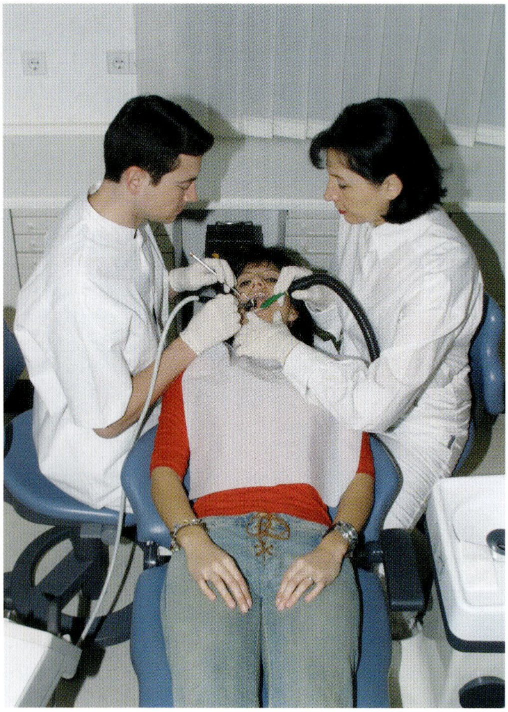

Abb. 1 Das Behandlungsteam mit dem Patienten

Das Behandlungsteam trägt Hosen, um durch Ineinanderschieben der Beine möglichst nahe an den Kopf des Patienten rücken zu können (Abb. 3). Der Stuhl des Zahnarztes ist in der Höhe so eingestellt, dass der Winkel zwischen Ober- und Unterschenkel möglichst 105° beträgt (Abb. 4). Die Assistenz sollte etwas höher sitzen, da sie sehr häufig von schräg oben über den Patientenkopf in den Mund blicken muss. So wird ihr Sitzwinkel größer sein. Dies ist aber abhängig von den körperlichen Maßen des Behandlungsteams. Die Sitzpositionen sollten ausprobiert, festgelegt und beibehalten werden. Der Fußstarter bzw. der Multifunktionsfußschalter sollte unter den Kopfteil des Patienten geschoben werden, so dass er sich in gerader Sitzposition erreichen und bedienen lässt. Dazu kann der Fuß auf der unteren Ringleiste des Behandlungsstuhles bequem abgestützt werden (Abb. 5).

Der Arbeitsbereich des zahnärztlichen Teams wird wie beim Militär in Uhrzeitsegmente aufgeteilt. Der Kopf des Patienten ist die 12-Uhr-Position, und von diesem Ausgangspunkt gesehen sitzt der Zahnarzt in der 9-Uhr- und die Assistenz in der 3-Uhr-Position. Dies sind die Ausgangsstellungen zu Beginn der Behandlung. Bei einzelnen Behandlungen in den verschiedenen Kieferbereichen ist es aber notwendig, die Position des Zahnarztes zwischen 9 und 12 Uhr sowie die der Assistenz zwischen 1 und 3 Uhr zu variieren (Abb. 6).

Die Lagerung des Patienten

Der zu Beginn sitzende Patient wird entsprechend dem Behandlungsgebiet Ober- oder Unterkiefer liegend gelagert. In der Unterkieferposition befinden sich Augen und Fußspitzen des Patienten auf gleicher Ebene (Abb. 7). In der Oberkieferposition wird sein Kopf auf einer Nackenrolle überstreckt und so weit wie möglich gekippt (Abb. 8). Die flache Lagerung ist notwendig, um einerseits das Arbeiten unter direkter Sicht zu ermöglichen und andererseits durch den Verschluss des Rachens ein Verschlucken oder Aspirieren von Fremdkörpern zu vermeiden. Jede Lagerung unter 45° bringt sofort die Gefahr des Verschluckens oder der Aspiration mit sich! Es wird empfohlen, einmal den Wassertest durchzuführen, bei dem man selbst diesen Effekt erleben kann. Dazu wird einer liegenden Person aus einem Glas vorsichtig Wasser in den Mund gegeben. Die Person

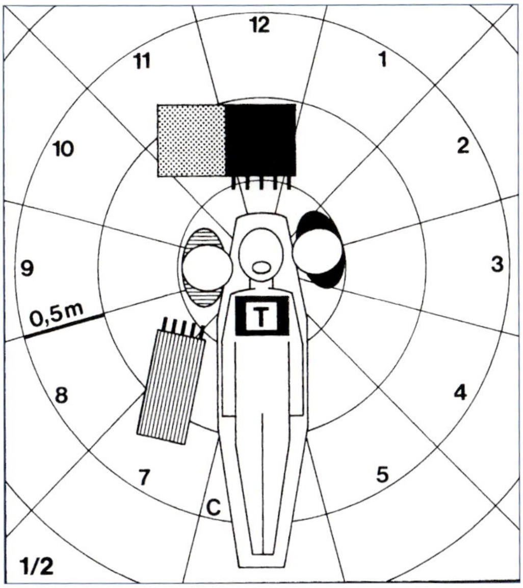

Abb. 2 Das Behandlungskonzept 1/2 (aus *Hilger*[1], koloriert)

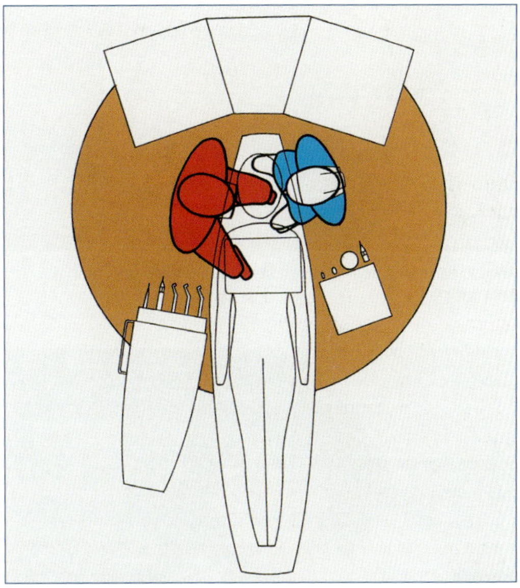

Abb. 3 Sitzposition des Zahnarztes und der Assistenz in Hosen mit verschachtelten Beinen

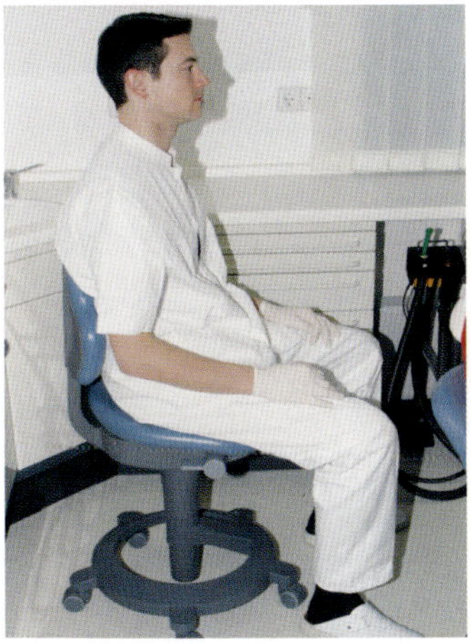

Abb. 4 Sitzposition des Zahnarztes: Ober- und Unterschenkel im Winkel von 105°

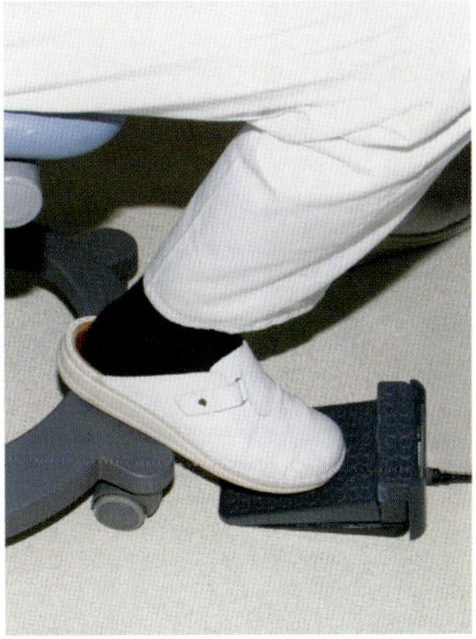

Abb. 5 Position des rechten Beines auf dem Fußschalter, abgestützt auf der Ringleiste des Stuhles

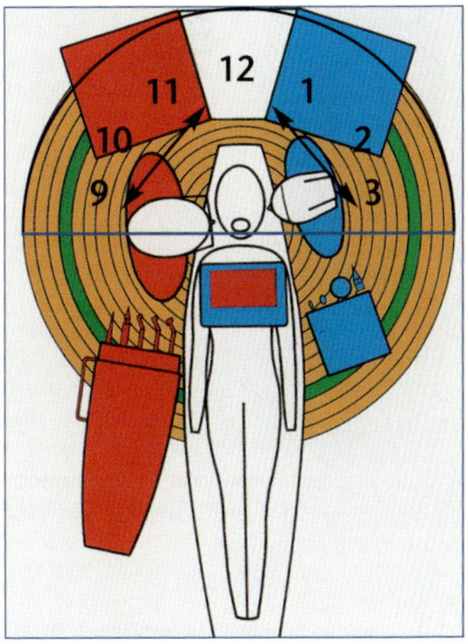

Abb. 6 Schwenkbereich des Zahnarztes (9-12 Uhr) und der Assistenz (1-3 Uhr)

hat jetzt noch kein Bedürfnis zu schlucken. Dann wird der Behandlungsstuhl langsam nach vorn gekippt. Sobald der Proband die Neigung von 45° erreicht, schluckt er spontan (Abb. 9 bis 11). Die liegende Position ist also eine wichtige Schutzfunktion, um das Schlucken und Aspirieren von Fremdkörpern zu vermeiden.

Abhaltetechnik

Zum Abhalten der Wange und Zunge sowie zum Aufweiten des Vestibulums dienen im Frontzahnbereich die Finger (Abb. 12) und im Seitenzahnbereich Mundspiegel. Ein doppelstieliger Mundspiegel ist für den Patienten wesentlich

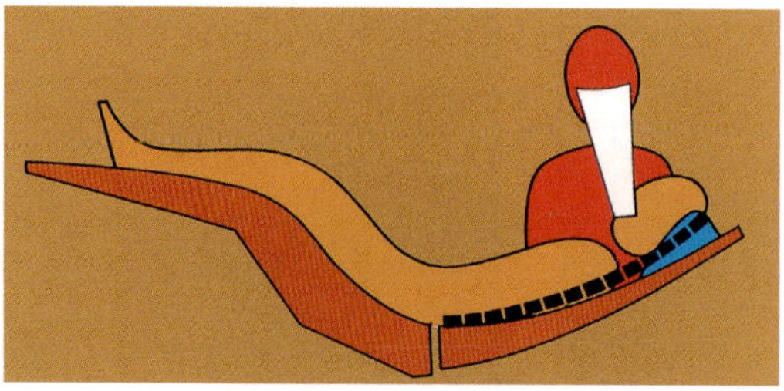

Abb. 7 Lagerung des Patienten bei der Unterkieferbehandlung (aus *Schön*[3])

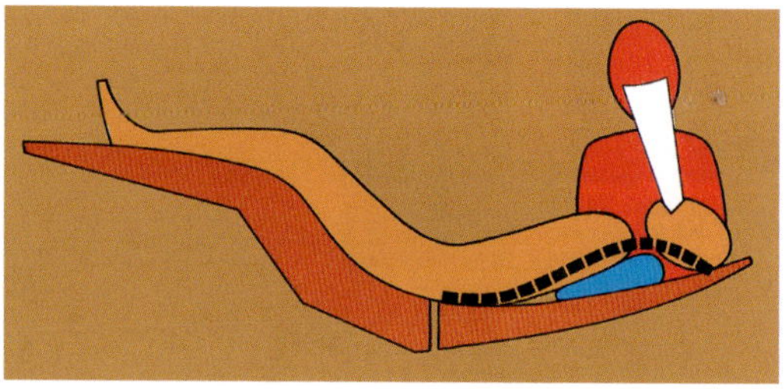

Abb. 8 Lagerung des Patienten bei der Oberkieferbehandlung (aus *Schön*[3])

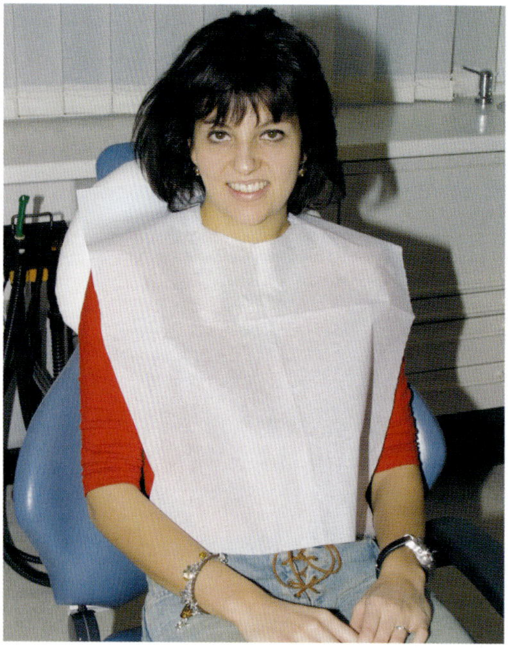

Abb. 9 Sitzende Patientin mit einem unten beschichteten, wasserundurchlässigen Umhang zum Schutz ihrer Kleidung

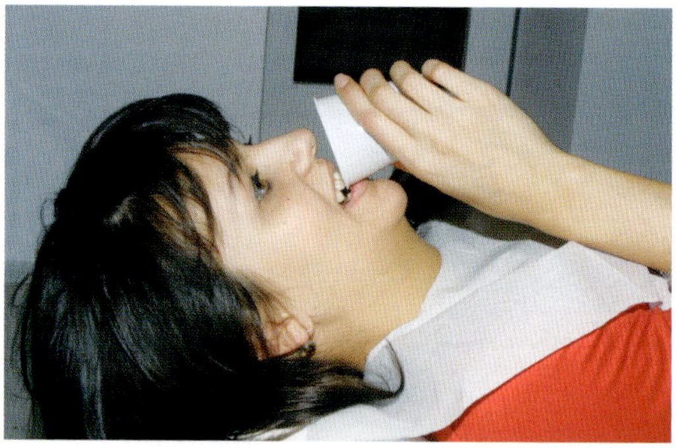

Abb. 10 Der Wassertest

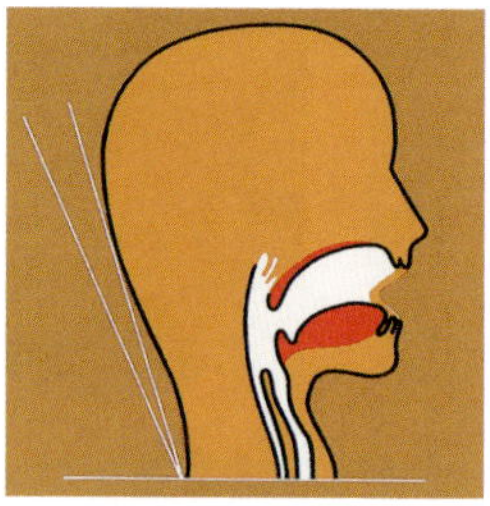

Abb. 11a Die Zunge dichtet im Liegen den Rachen ab (aus *Schön*[3])

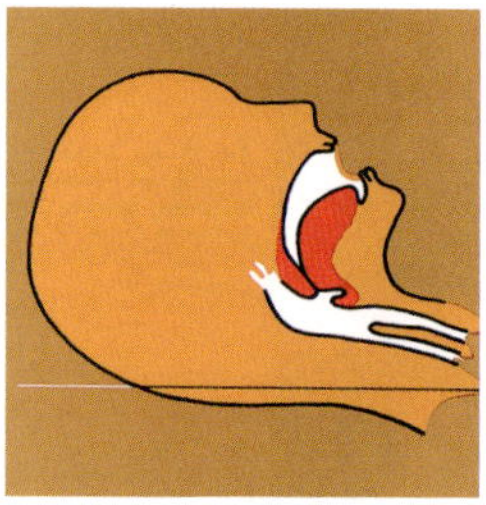

Abb. 11b Im Sitzen ist der Rachen offen (aus *Schön*[3])

angenehmer als ein einstieliger. Es sollte auch daran gedacht werden, bei Langzeitbehandlungen die Mundwinkel mit Vaseline oder Heilsalbe zu schützen (Abb. 13 und 14).

Absaugtechnik

Zum Absaugen und zum Abhalten der Zunge haben sich Absaugrohre aus Kunststoff mit Abhalteschild bewährt. Diese gibt es in verschiedenen Farben. Es sollte eine kräftige Farbe gewählt werden, um einen Kontrast zur Zahnfarbe zu erreichen. Dies ist besonders bei der Versorgung von Frontzähnen wichtig.

Für die Federhalterabsaug- und Abstütztechnik sind diese Absaugrohre aber zu lang und müssen eingekürzt werden. Die dickere Kupplung hinter dem Absaugrohr am Saugschlauch sollte in der Beuge zwischen Daumen und Zeigefinger zu liegen kommen. Durch diese Federhalterposition mit eingekürzter Absaugkanüle ist es der Assistenz möglich, sich mit dem kleinen Finger am Kopf des Patienten abzustützen und auf diese Weise eine besser fixierte sowie entspanntere Absaugposition zu erreichen (Abb. 15 bis 18).

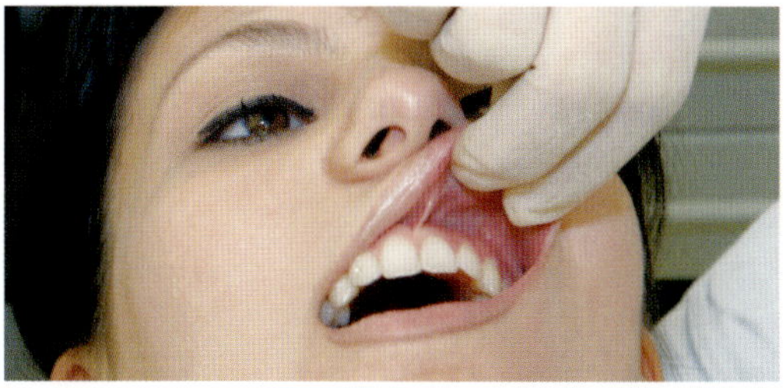

Abb. 12 Das Abhalten der Oberlippe mit zwei Fingern und dem Daumen

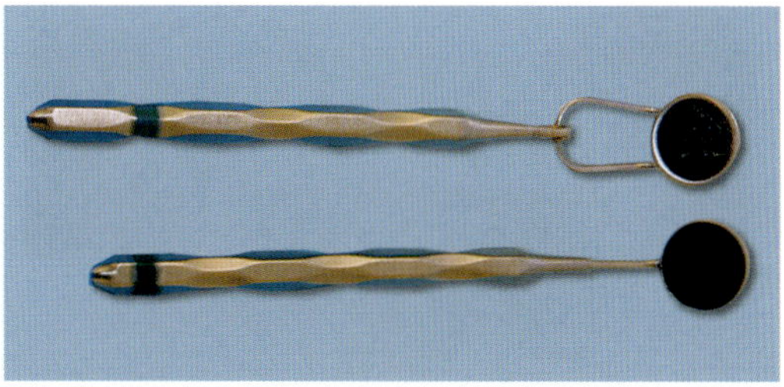

Abb. 13 Mundspiegel einstielig und doppelstielig

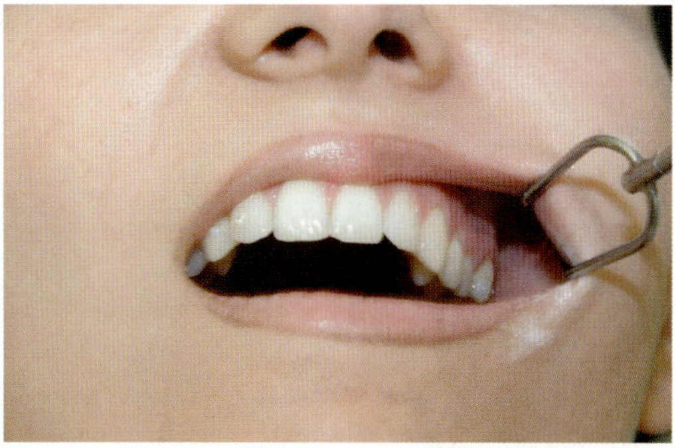

Abb. 14 Abhaltebeispiel für den linken Oberkiefer-Seitenzahnbereich. Der Mundwinkel ist mit Salbe geschützt

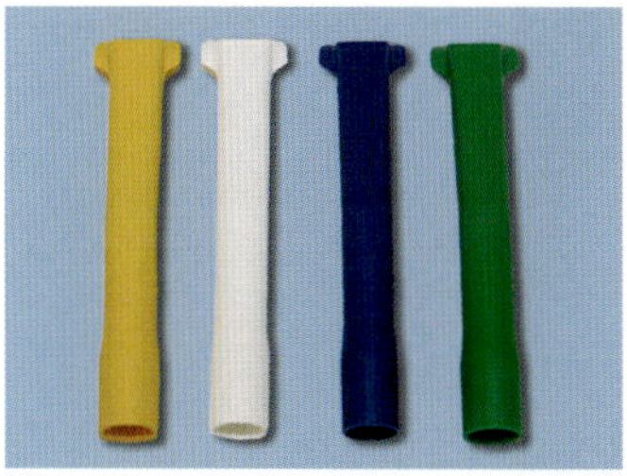

Abb. 15 Verschiedenfarbige Absaugrohre

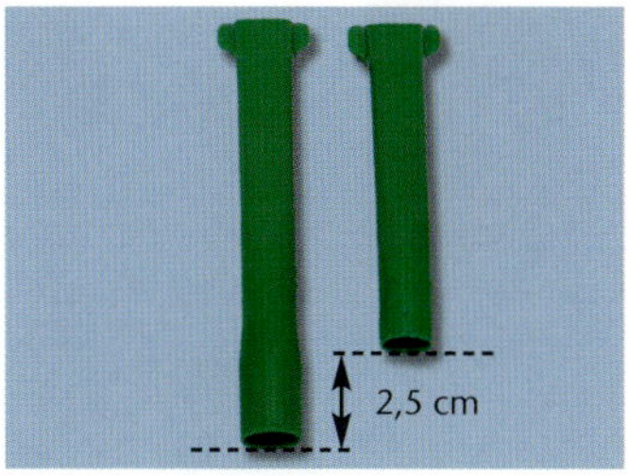

Abb. 16 Absaugrohr lang und gekürzt

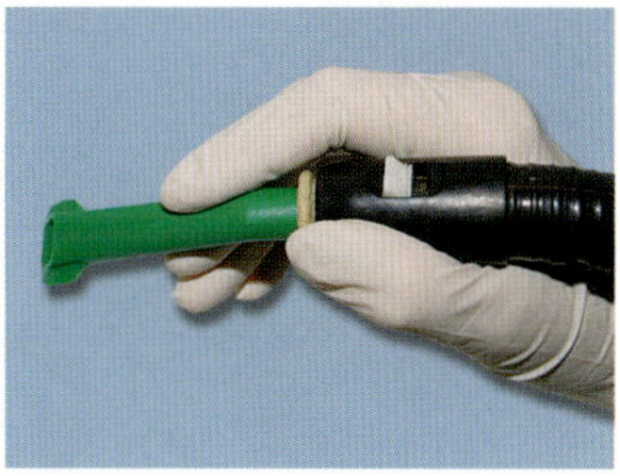

Abb. 17 Die Federhalterposition

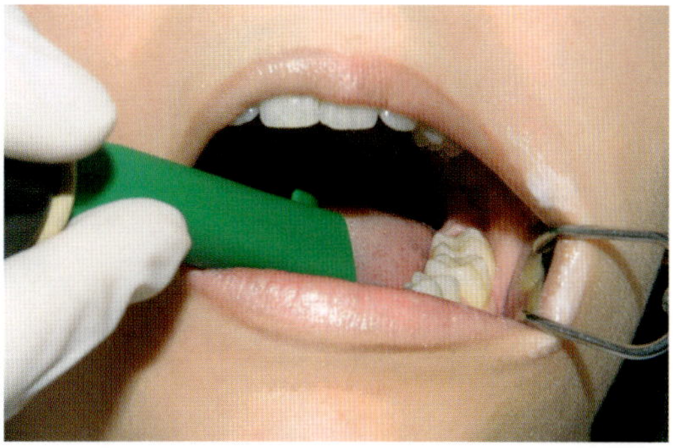

Abb. 18 Die Federhalterposition am Patienten (linker Unterkiefer)

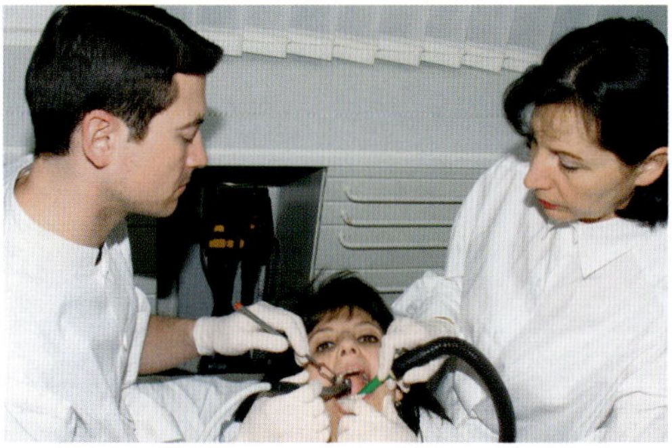
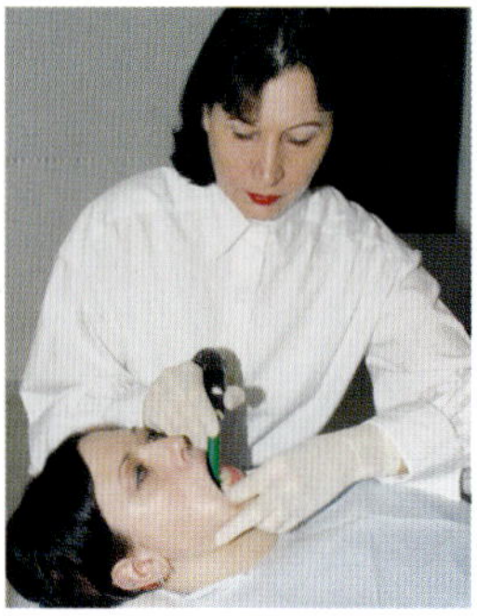

Abb. 19 Rechter Unterkiefer-Seitenzahnbereich: Übersicht mit dem Team

Abb. 20 Rechter Unterkiefer-Seitenzahnbereich: Absaug- und Abhaltetechnik der Assistenz

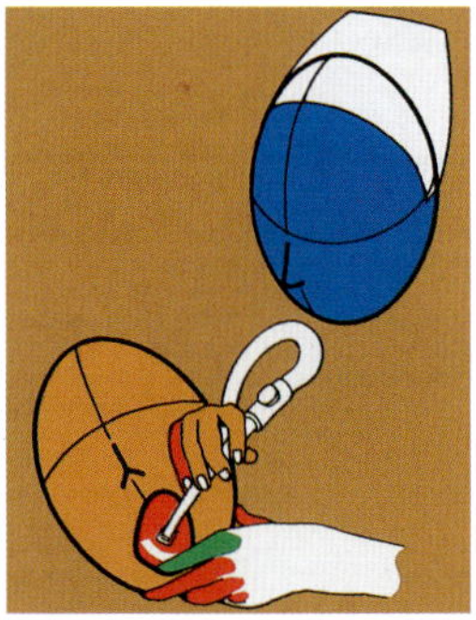
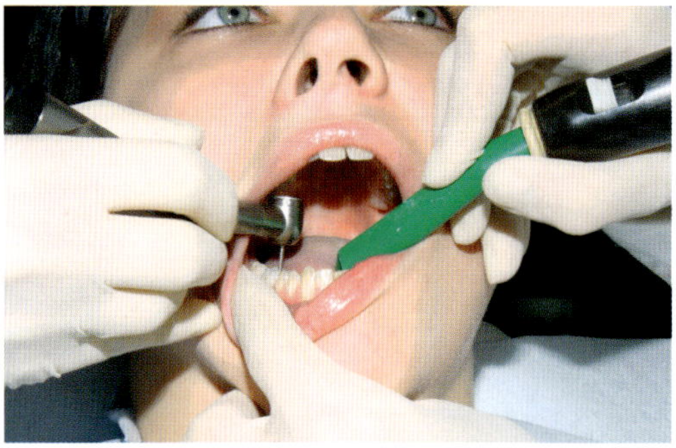

Abb. 21 Rechter Unterkiefer-Seitenzahnbereich: Absaug- und Abhaltetechnik der Assistenz in zeichnerischer Darstellung (aus *Schön*[3])

Abb. 22 Rechter Unterkiefer-Seitenzahnbereich: Präparationsposition des Zahnarztes

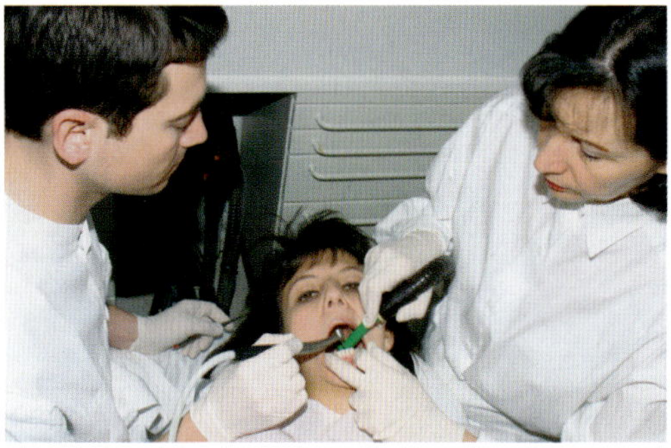
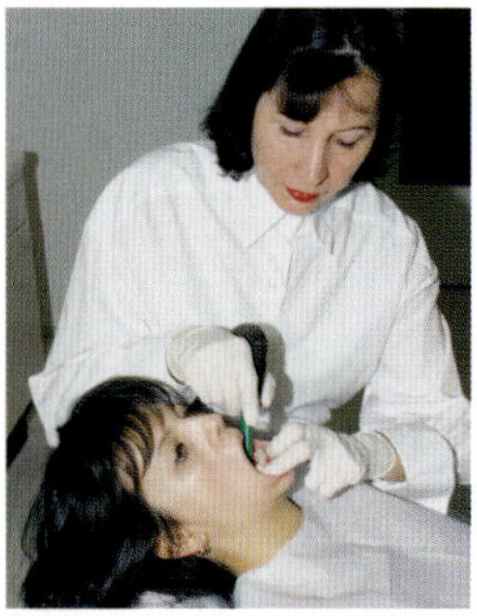

Abb. 23 Unterkiefer-Frontzahnbereich: Übersicht mit dem Team

Abb. 24 Unterkiefer-Frontzahnbereich: Absaug- und Abhaltetechnik der Assistenz

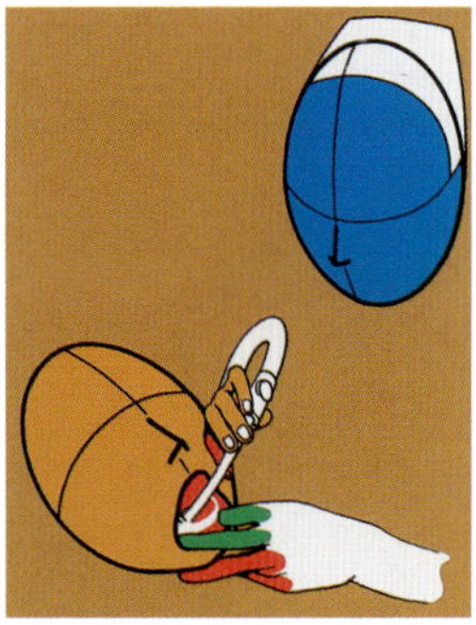
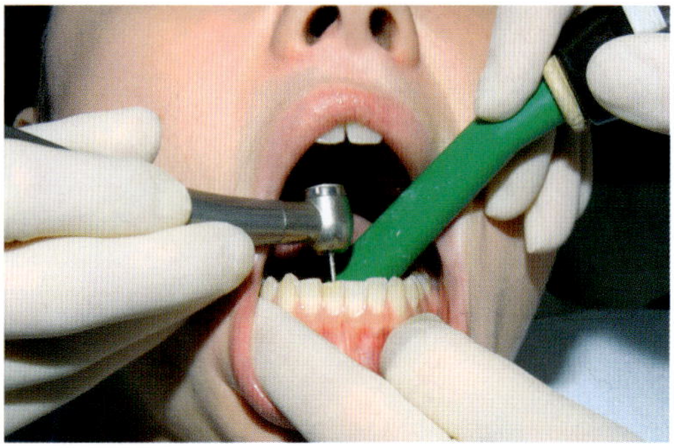

Abb. 25 Unterkiefer-Frontzahnbereich: Absaug- und Abhaltetechnik der Assistenz in zeichnerischer Darstellung (aus *Schön*[3])

Abb. 26 Unterkiefer-Frontzahnbereich: Präparationsposition des Zahnarztes

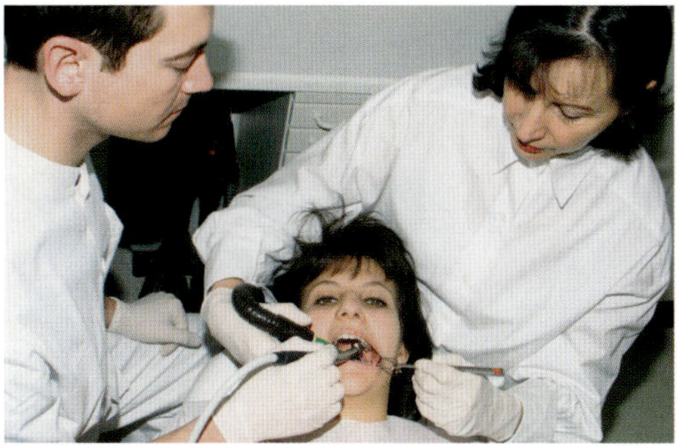

Abb. 27 Linker Unterkiefer-Seitenzahnbereich: Übersicht mit dem Team

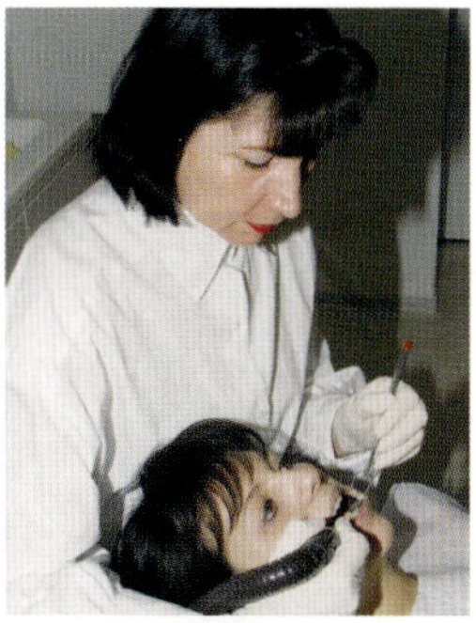

Abb. 28 Linker Unterkiefer-Seitenzahnbereich: Absaug- und Abhaltetechnik der Assistenz

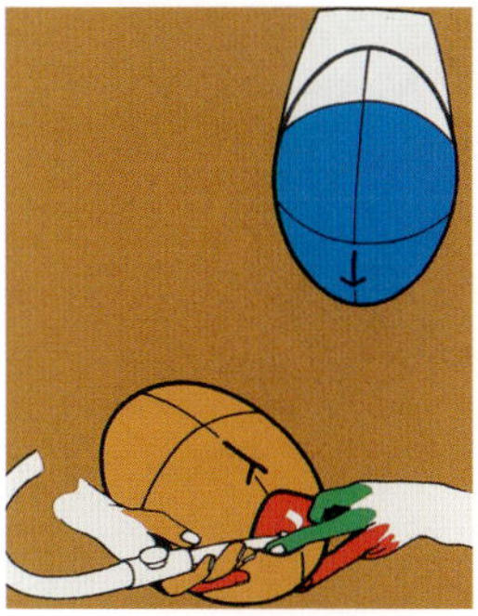

Abb. 29 Linker Unterkiefer-Seitenzahnbereich: Absaug- und Abhaltetechnik der Assistenz in zeichnerischer Darstellung (aus *Schön*[3])

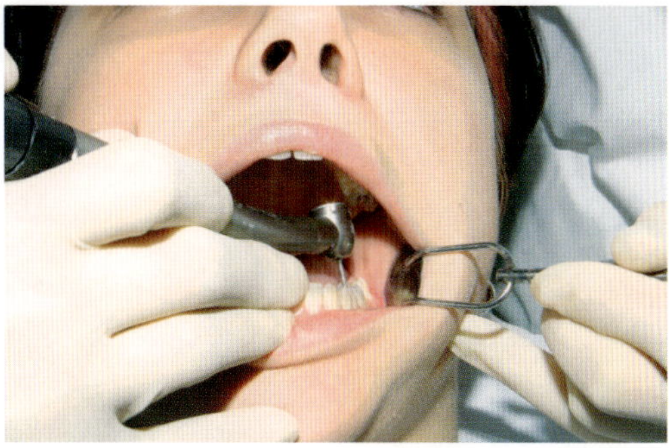

Abb. 30 Linker Unterkiefer-Seitenzahnbereich: Präparationsposition des Zahnarztes

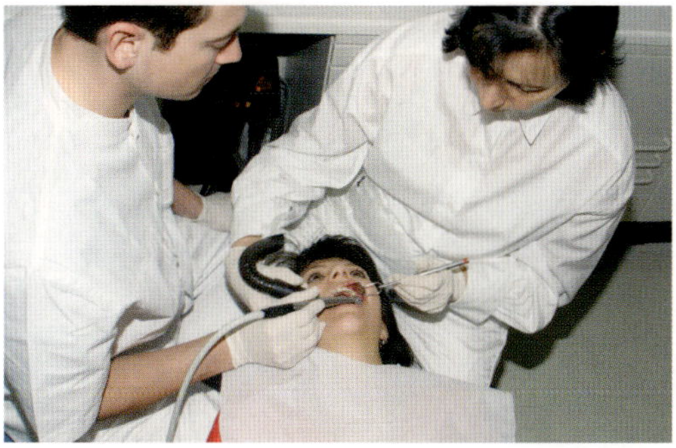

Abb. 31 Linker Oberkiefer-Seitenzahnbereich: Übersicht mit dem Team

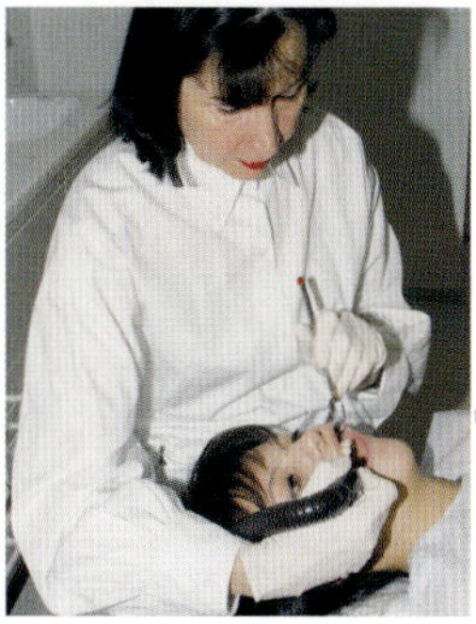

Abb. 32 Linker Oberkiefer-Seitenzahnbereich: Absaug- und Abhaltetechnik der Assistenz

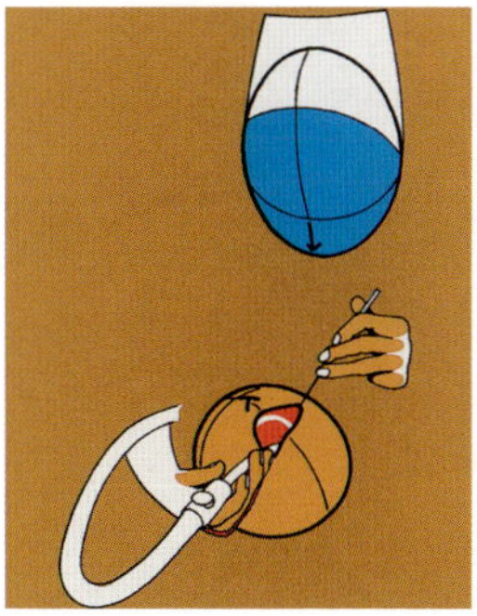

Abb. 33 Linker Oberkiefer-Seitenzahnbereich: Absaug- und Abhaltetechnik der Assistenz in zeichnerischer Darstellung (aus *Schön*[3])

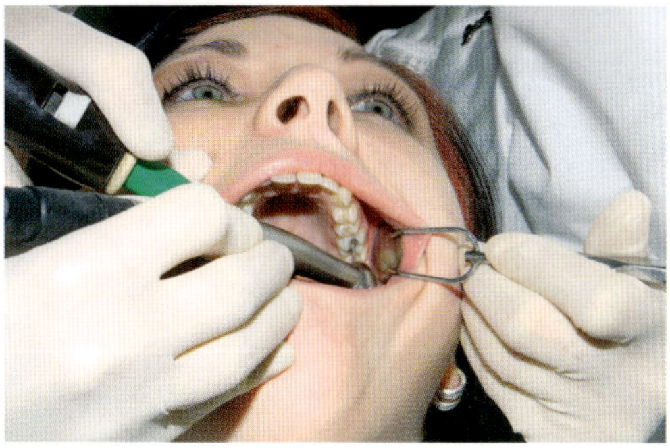

Abb. 34 Linker Oberkiefer-Seitenzahnbereich: Präparationsposition des Zahnarztes

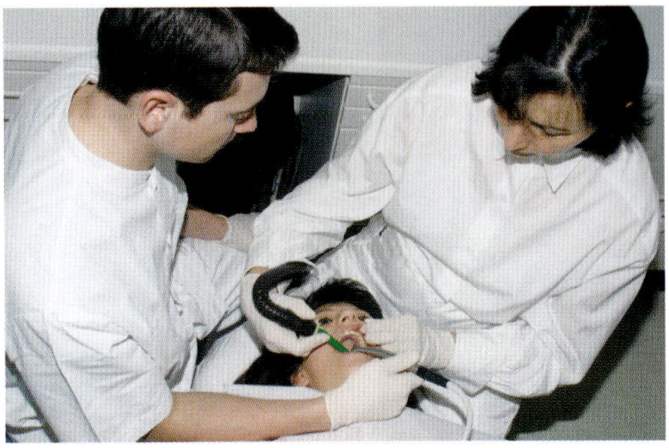

Abb. 35 Oberkiefer-Frontzahnbereich: Übersicht mit dem Team

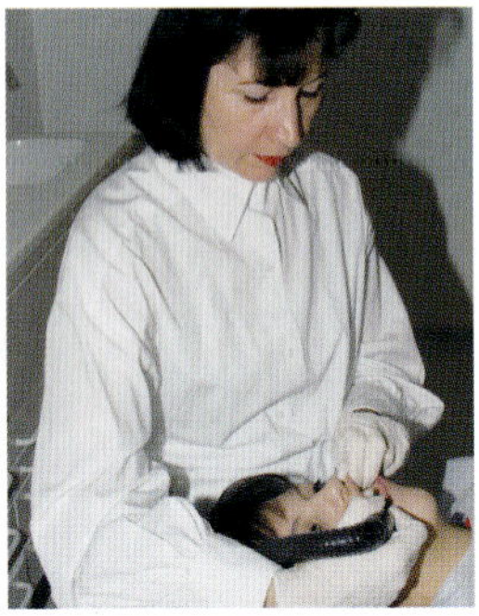

Abb. 36 Oberkiefer-Frontzahnbereich: Absaug- und Abhaltetechnik der Assistenz

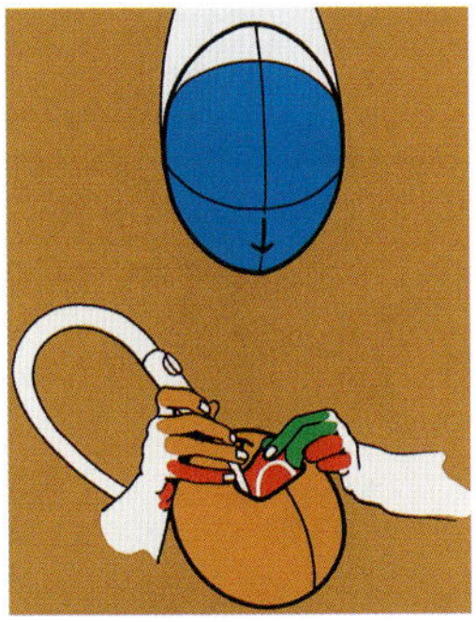

Abb. 37 Oberkiefer-Frontzahnbereich: Absaug- und Abhaltetechnik der Assistenz in zeichnerischer Darstellung (aus *Schön*[3])

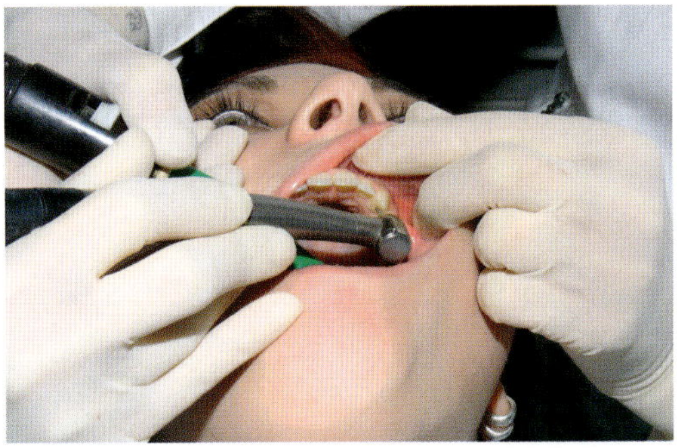

Abb. 38 Oberkiefer-Frontzahnbereich: Präparationsposition des Zahnarztes

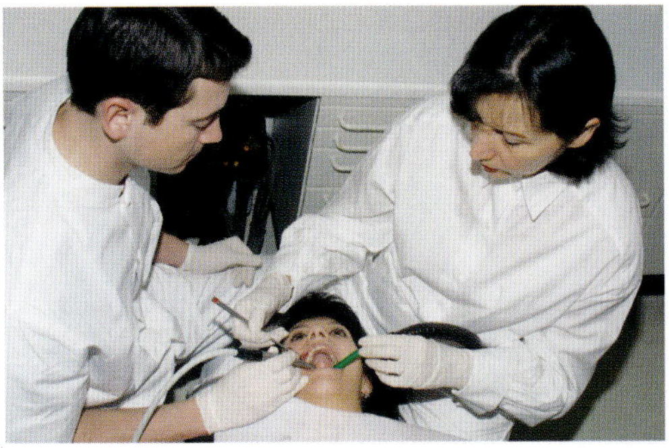

Abb. 39 Rechter Oberkiefer-Seitenzahnbereich: Übersicht mit dem Team

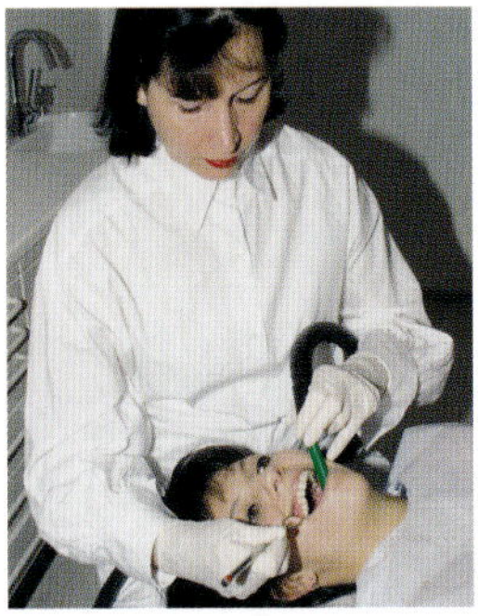

Abb. 40 Rechter Oberkiefer-Seitenzahnbereich: Absaug- und Abhaltetechnik der Assistenz

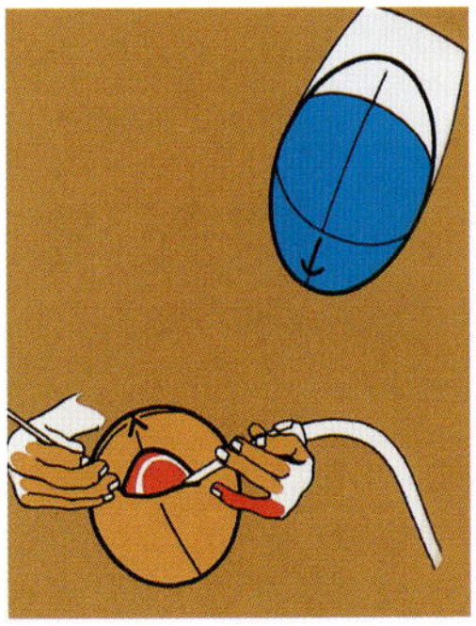

Abb. 41 Rechter Oberkiefer-Seitenzahnbereich: Absaug- und Abhaltetechnik der Assistenz in zeichnerischer Darstellung (aus *Schön*[3])

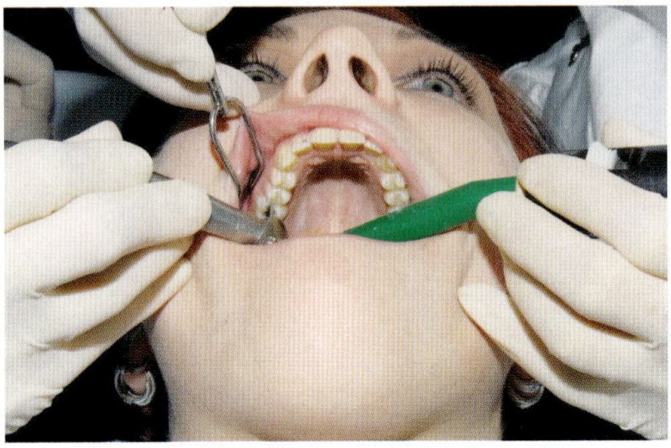

Abb. 42 Rechter Oberkiefer-Seitenzahnbereich: Präparationsposition des Zahnarztes

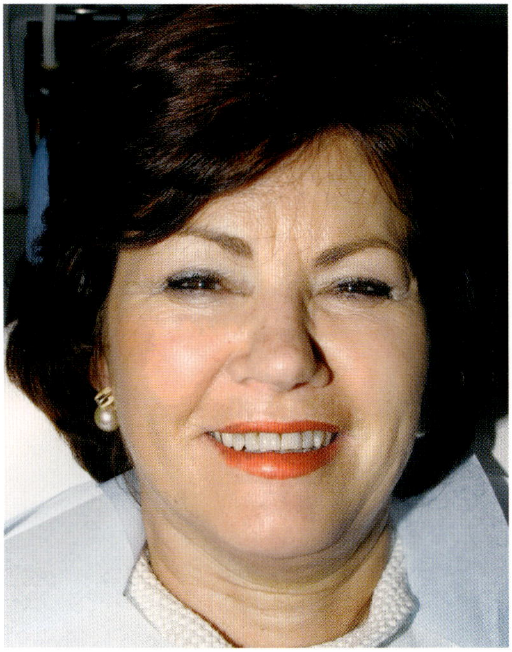

Abb. 43 Patientin mit Make-up

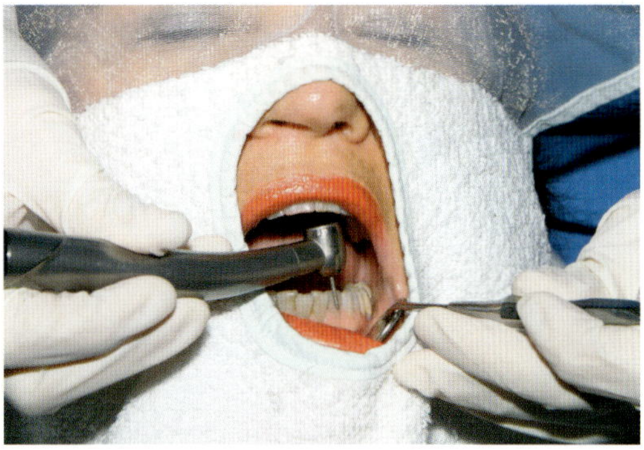

Abb. 44 Patientin mit Gesichtsschleier geschützt

Beim Absaugen sollte unbedingt darauf geachtet werden, dass immer etwas Wasser im Rachen des Patienten verbleibt, damit er zwar schlucken, aber nicht aspirieren kann. Dies dient seiner und unserer Sicherheit!

Die Assistenz führt in ihrer Halte- und Absaugposition durch ihre Abstützung mit den Stützfingern den Kopf des Patienten. Sie denkt sich eine Blicklinie des Behandlers und bringt den Kopf des Patienten in eine möglichst optimale Position. Hierbei sollten keine Kompromisse eingegangen werden! Für den Patienten ist dies am Anfang etwas ungewöhnlich, aber für den direkten, schnellen und exakten Behandlungsablauf in gesunder Position für das Team ist es sehr wichtig. Der Patient hat schließlich in der Regel nur den einen Wunsch, nämlich unsere Praxis so schnell wie möglich bestens versorgt wieder zu verlassen.

Die Halte- und Absaugtechnik am Patienten

Abschließend sollen die einzelnen Behandlungspositionen detailliert mit Bildbeispielen vorgestellt werden. Verdeutlicht wird dabei jede Position mit

- einer Übersichtsaufnahme mit dem Behandlungsteam,
- einer Aufnahme der Abhalte- und Absaugposition der Assistenz,
- einer Skizze der Stellung der Abhaltefinger (grün) und der Abstützfinger (rot) sowie der Position der Absaugung mit Stützfinger (rot) und
- einer Aufnahme der Präparationsposition des Zahnarztes.

Im Unterkiefer wird unterschieden zwischen

- rechter Seitenzahnbereich (Abb. 19 bis 22)
- Frontzahnbereich (Abb. 23 bis 26) und
- linker Seitenzahnbereich (Abb. 27 bis 30).

Die gleiche Einteilung gilt für den Oberkiefer:

- linker Seitenzahnbereich (Abb. 31 bis 34),
- Frontzahnbereich (Abb. 35 bis 38) und
- rechter Seitenzahnbereich (Abb. 39 bis 42).

Noch ein Tipp: Wenn lediglich eine kurze Behandlung erforderlich ist, empfiehlt es sich, bei Patientinnen mit Make-up einen Gesichtsschleier aufzulegen, um das Make-up nicht zu zerstören (Abb. 43 und 44). Bei Langzeitbehandlungen sollten die Patientinnen abgeschminkt sein.

Materialliste

Es ist mir nicht möglich, hier auf alle angebotenen Dentaleinheiten und Systeme einzugehen. Ich bekomme immer wieder Anrufe, E-Mails etc., in denen gefragt wird: „Warum haben Sie mein System, mein Material nicht berücksichtigt?" Ich kann nur aus meiner Dentalwelt berichten, wie sie mir zugänglich ist, stehe aber jeder Information und jeder Technologie immer offen gegenüber. Im Folgenden sind die von mir verwendeten Einheiten und Instrumente aufgeführt.

1. Siemens Dentaleinheit M1 (ehemals Fa. Siemens, Bensheim).
2. Schulter-Nacken-Rolle nach Prof. *Schön* (z. B. Fa. Demidis Dental Depot, München).
3. Absaugrohre, Handschuhe (erhältlich über Dentaldepots).
4. Beschichtete Patientenumhänge (Fa. Nordenta, Hamburg).
5. Doppelstieliger Mundspiegel (Fa. Lercher, Emmingen-Liptingen).
6. Vaseline und Mundheilsalbe Bepanthen (Fa. Roche, aus der Apotheke).
7. Gesichtsschleier: Reusable Terry Face Drapes waschbar (Fa. ProSafe Professional Linens, Grand Junction, USA).

9

Anhang

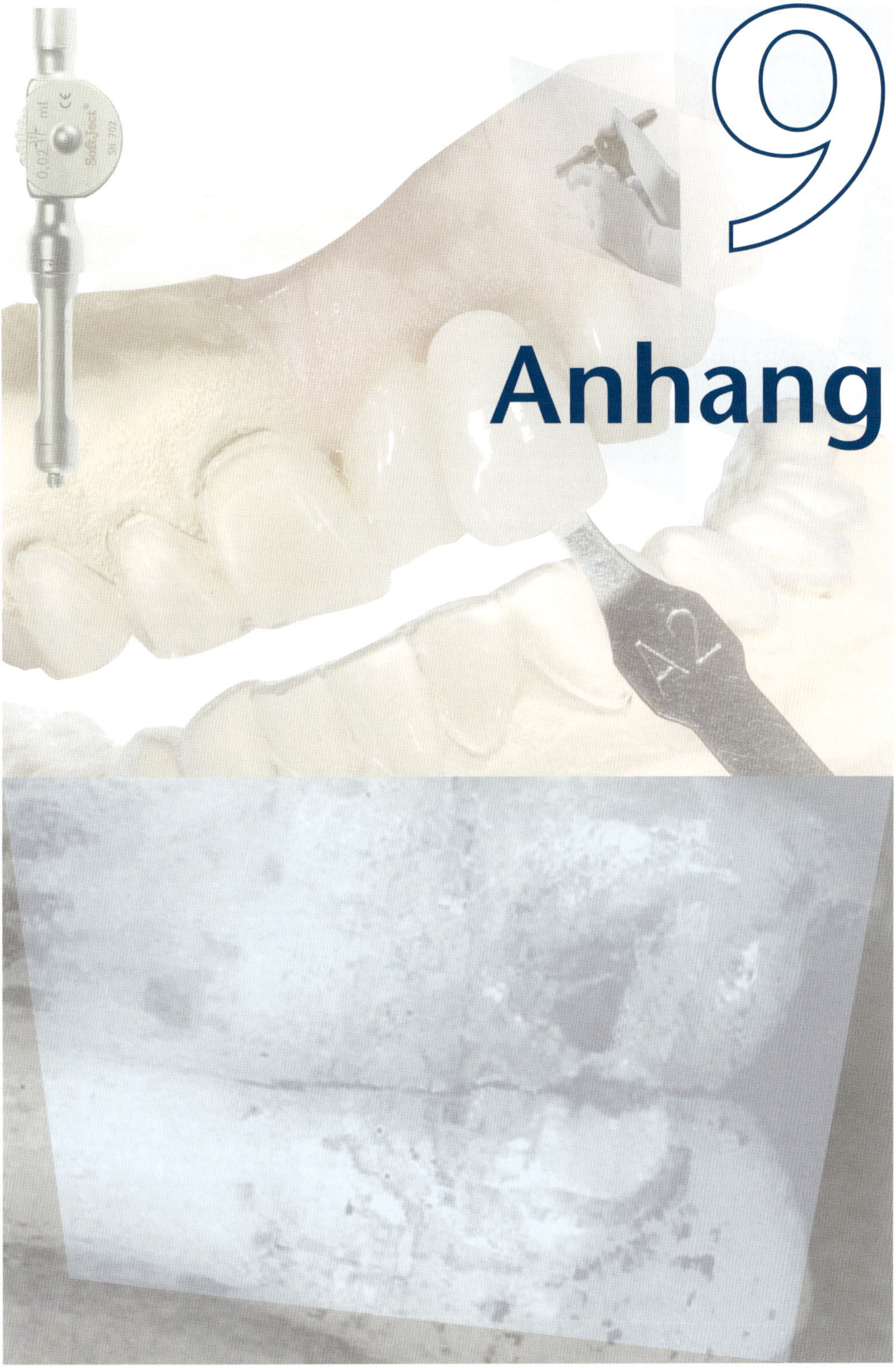

9

Sachwortregister
Literatur

Sachwortregister

Literatur

1 Prothetische erste Hilfe

Brückenpfeiler gehen verloren – was tun?

1. *Bücking, W.*: Erste Hilfe bei Totalprothesen [Die Dentale Trickkiste]. Quintessenz 53, 4, 407-414 (2002).
2. Dentatus USA Ltd.: Literaturliste zum MTI-System, wobei einzelne Titel auch heruntergeladen werden können, im Internet unter <www.dentatus.com/lit_mti2003.html>.

2 Zahnerhaltung

Die rationelle adhäsive Eingliederung keramischer Inlays

Mein Dank gilt den Kollegen und Freunden des (ehemaligen) Berliner Teams: Prof. Dr. Jean-François Roulet, Prof. Dr. Michael Noack und Dr. Uwe Blunck. Sie haben meine Methodik ermöglicht und mir mit ihrem wissenschaftlichen Beistand die praktische Anwendung erleichtert. An die oben in der Danksagung aufgeführten Wissenschaftler kann sich der geneigte Leser wenden, sollte er sich für die mehr als umfangreiche Literatur auf dem Gebiet der adhäsiven Befestigung interessieren. Auch ein Surfausflug ins Internet fördert erstaunliche wissenschaftliche Hintergrundinformationen zu Tage.

Lückenschluss mit Contour Strip und Komposit

In Leserzuschriften, ja sogar von Verlag und Druckerei wird die Qualität meiner Digitalfotografie gelobt; dies verdanke ich allein meinem Freund und Kollegen Dr. Wolfgang Bengel aus Bensheim. Sein im Quintessenz Verlag erschienenes Buch „Dentale Fotografie – Konventionell und digital" kann ich jedem Kollegen nur wärmstens ans Herz legen.

3 Prothetik

Die systematische Arbeitskette in Labor und Praxis

Hingewiesen sei auf das Buch Martignoni/ Schönenberger „Präzision und Kronenkontur in der restaurativen Zahnheilkunde" (Quintessenz, Berlin 1990), in dem ausführlich auf das Thema Präzision zwischen Labor und Zahnarztpraxis eingegangen wird.

Zähneknirschen – psychisch oder okklusal bedingt?

Das umfangreiche Literaturverzeichnis von Prof. *Lüscher* und eine Bücherliste sowie alle benötigten Unterlagen (Farbtesttafeln, Auswertungsbögen, PC-Auswertungsprogramm) können angefordert werden bei Lüscherdiagnostik, Mühlestiegstr. 29, CH-4125 Riehen/BS, www.luscher-color.com.

Zentrische Schienen mit anteriorer Führung

Suckert, R.: Okklusionskonzepte. 2. Aufl. Verlag Neuer Merkur, München 1999.

4 Parodontologie

Die interinzisale parodontale Schienung

Bezüglich der Prinzipien der dentalen Schienung wird auf die einschlägige Literatur in den parodontologischen Lehrbüchern und Fachzeitschriften verwiesen.
Speziell zur Technik mit Glasfaserverbundwerkstoffen sei das Buch des Autors mit dem Titel „Metallfreie Restaurationen mit glasfaserverstärkter Verbundtechnologie" (Quintessenz, Berlin 1999) empfohlen. Hier sind auch noch weitere parodontale Schienungstechniken nachzulesen.

Die vorhersagbare Papillenrekonstruktion

1. *Gargiulo, A.W., Wentz, F.M., Orban, B.*: Dimensions and relations of the dentogingival junction in humans. J Periodontol 32, 261-267 (1961).
2. *Kois, J.C.*: Altering gingival levels: The restorative connection. Part I: Biologic variables. J Esthet Dent 6, 3-9 (1994).
3. *Kubein-Meesenburg, D., Nägerl, H., Bücking, W.*: Die Biomechanik der Okklusion. In: *Suckert, R.*: Okklusionskonzepte. 2. Aufl. Verlag Neuer Merkur, München 1999, S. 231-278.
4. *Tarnow, D.P., Magner, A.W., Fletcher, P.*: The effect of the distance from the contact point to the crest of bone on the presence or absence of the interproximal dental papilla. J Periodontol 63, 995-1004 (1992).

5 Implantologie

Die schonende Sofortimplantation

Es gibt unzählige Veröffentlichungen zur Sofortimplantation, welche an dieser Stelle aus Platzgründen nicht aufgeführt werden können. Interessierten Kollegen empfehle ich die beim Quintessenz Verlag beziehbare Zeitschrift „The International Journal of Oral & Maxillofacial Implants" und außerdem intensive Internetrecherchen.

6 Ästhetische Zahnheilkunde

Die funktionelle Fernröntgenanalyse

1. *Hasund, A.*: Klinische Kephalometrie für die Bergen-Technik. Universität Bergen 1972.
2. *Kubein-Meesenburg, D., Nägerl, H., Schwestka, R., Jäger, A.*: Wachstum des Gesichtsschädels und Biomechanik des stomatognathen Systems. Inf Orthod Kieferorthop 22, 7-23 (1990).
3. *Schatz, J.-P., Joho, J.-P.*: Atlas der Anatomie im Fernröntgenbild. Quintessenz, Berlin 1986.

Die Profilanalyse des Gesichts

1. *Hasund, A.*: Klinische Kephalometrie für die Bergen-Technik. Universität Bergen 1972.
2. *Lemperle, G.*: Ästhetische Chirurgie. ecomed, Landsberg 1998 (Loseblattwerk, wird ständig aktualisiert).

Frontzahnlängen – ein Problem der dentalen Rekonstruktion

1. *Chiche, G.J., Pinault, A.*: Ästhetische Gestaltung festsitzenden Frontzahnersatzes. Quintessenz, Berlin 1994.
2. *Lee, R.L.*: Frontzahnführung. Hanser, München 1985.
3. *Lehmann, K.M.*: Einführung in die Zahnersatzkunde. Urban und Schwarzenberg, München 1988.
4. *Rufenacht, C.R.*: Ästhetik in der Zahnheilkunde – Grundlagen und Realisierung. Quintessenz, Berlin 1990.

Die fehlerfreie Zahnfarbenbestimmung – eine Herausforderung für Zahnarzt und Zahntechniker

1. *Chiche, G.J., Pinault, A.*: Ästhetische Gestaltung festsitzenden Frontzahnersatzes. Quintessenz, Berlin 1994.
2. *Henning, G.*: Tipps zur fehlerfreien Farbbestimmung. Arbeitsblatt, erhältlich bei Dr. *G. Henning*, Lörrach.
3. Ivoclar Vivadent: Chromascop – die Harmonie der Farben. Schaan, Liechtenstein.
4. *Magne, P., Belser, U.*: Adhäsiv befestigte Keramikrestaurationen. Quintessenz, Berlin 2002.

Die Mittellinie – vertikale Symmetrieachse des Gesichts

1. *Bengel, W.*: Dentale Fotografie – Konventionell und digital. Quintessenz, Berlin 2001.
2. *Goldstein, R.E.*: Dein neues Lächeln. Quintessenz, Berlin 1990.
3. *Rufenacht, C.R.*: Ästhetik in der Zahnheilkunde – Grundlagen und Realisierung. Quintessenz, Berlin 1990.

Die horizontalen Gesichtsebenen

1. *Chiche, G.J., Pinault, A.*: Ästhetische Gestaltung festsitzenden Frontzahnersatzes. Quintessenz, Berlin 1994.
2. *Goldstein, R.E.*: Dein neues Lächeln. Quintessenz, Berlin 1990.
3. Kois, J.: Studien zum Dento-Facial Analyzer. Erhältlich bei Fa. *Gerd Loser*, Leverkusen; E-Mail: Info@Loser.de.
4. *Rufenacht, C.R.*: Ästhetik in der Zahnheilkunde – Grundlagen und Realisierung. Quintessenz, Berlin 1990.
5. *Rufenacht, C.R.*: Grundsätze der ästhetischen Integration. Quintessenz, Berlin 2000.

7 Kieferorthopädie

Der kieferorthopädische Retainer

Weitere Möglichkeiten der Schienung werden in dem Buch des Autors mit dem Titel „Metallfreie Restaurationen mit glasfaserverstärkter Verbundtechnologie" (Quintessenz, Berlin 1999) erläutert.

Der frontale Engstand im Unterkiefer

Dazu wenden Sie sich bitte an Ihren Kieferorthopäden oder recherchieren Sie im Internet.

8 Ergonomie

Ergonomie in der Praxis

1. *Hilger, R.*: Arbeitssystem Zahnarztpraxis. Quintessenz, Berlin 1988.
2. *Kimmel, K., Wagner, B., Dombrowsky, K.J.*: Die zahnärztliche Praxis. Deutscher Ärzte-Verlag, Köln 1978.
3. *Schön, F.*: Teamarbeit in der zahnärztlichen Praxis. Quintessenz, Berlin 1972.. (Das Buch ist leider vergriffen!)